Jorda / Schwägerl GEBURT IN GEBORGENHEIT U

Beate Jorda
Ilona Schwägerl

GEBURT IN GEBORGENHEIT UND WÜRDE

Aus dem Erfahrungsschatz einer Hebamme

IRISIANA

IRISIANA

Eine Buchreihe herausgegeben von
Margit und Ruediger Dahlke

Die Deutsche Bibliothek – CIP-Einheitsaufnahme
Jorda, Beate:
Geburt in Würde und Geborgenheit / Beate Jorda; Ilona Schwägerl. –
Kreuzlingen; München: Hugendubel, 1999
(Irisiana)
ISBN 3-89631-345-2

Umschlaggestaltung: Zembsch' Werkstatt, München,
unter Verwendung eines Motivs von Ernst Mayerhofer
Produktion: Tillmann Roeder, München
Satz: Design-Typo-Print, Ismaning
Druck und Bindung: Franz Spiegel Buch, Ulm
Printed in Germany

ISBN 3-89631-345-2

Inhalt

Vorwort
Ein ganz anderes Buch zum Thema Schwangerschaft

Bücher über Schwangerschaft und Geburt gibt es wie Sand am Meer. Dieses hier ist anders. Ein Buch von Frauen für Frauen. Es ist kein medizinisches Fachbuch, denn davon gibt es genug. Unserer Meinung nach braucht eine schwangere Frau keine akribische Auflistung von möglichen Fehlentwicklungen, Störfaktoren und Anomalien. Die überwiegende Mehrzahl aller Schwangerschaften läuft ohne größere Probleme ab. Wir möchten Frauen einfach helfen, eine gute Einstellung zu Schwangerschaft und Geburt zu entwickeln, weil wir zutiefst davon überzeugt sind, daß das die allerbeste Vorbereitung für eine erfüllte Schwangerschaft und eine schöne Geburt ist. Dieses Buch ist allen Frauen gewidmet, die noch über ihren Körper staunen können, die ihn lieben oder lieben wollen, und die Schwangerschaft und Geburt noch als sinnliches Wunder betrachten.

Wir möchten den Frauen ihr Selbstbewußtsein zurückgeben, das sie durch die gesellschaftliche Entwicklung der letzten Jahrzehnte leider oft verloren haben. Paradoxerweise haben wir Frauen uns viele Rechte erkämpft, gleichzeitig aber auch eine weibliche Domäne sukzessive aus der Hand nehmen lassen: die Geburt. Ohne hochtechnisierte Kliniken, ohne den Herrn Professor, ohne medizinische Instrumente und Medikamente scheint eine Geburt nicht mehr möglich zu sein. Viele Frauen haben heute das Vertrauen verloren, ohne medizinischen Beistand ein Kind zur Welt zu bringen. Wir haben uns tatsächlich einreden lassen, daß wir ohne »Schulmedizin« nicht gebären können. Wir vertrauen Daten und Zentimetern mehr als unserem Instinkt. Dieses kostbare Gefühl als Gradmesser und Kraftquelle wiederzuentdecken, ist ein Ziel des vorliegenden Buches.

Wir wollen Frauen ermutigen, hellhöriger zu werden für die Signale des Körpers. Die Schwangerschaft bietet dazu eine wunderbare Gelegenheit. Frauen sind in dieser Phase ihres Lebens besonders sensibel und offen für neue Erfahrungen. Trotz all der Hektik um uns herum ist die Schwangerschaft eine Zeit der inneren Einkehr, des Überdenkens der eigenen Wertvorstellungen, der Erinnerung an die eigene Kindheit. Ein Kind im Mutterleib konfrontiert uns mit unserer eigenen Vergangenheit und aus der Auseinandersetzung mit dem Ich wächst die Kraft für die Zukunft, für das werdende, besser gesagt, gewordene Kind.

Sie werden in diesem Buch auch Ratschläge und Tips finden, die Ärzte oft gar nicht kennen. Ilona Schwägerl ist in einer Gemeinschaft aufgewachsen, in der die Hebamme noch eine zentrale Rolle spielte und Zugang zu altem Hebammenwissen hatte, das von einer Generation zur nächsten weitergegeben wurde. Von diesem reichen Erfahrungsschatz konnte Ilona Schwägerl profitieren. Sie bezieht ihr Wissen auch aus dem intensiven Erfahrungsaustausch mit anderen Frauen. Nach ihrer Ausbildung zur Hebamme und einem Jahr im Krankenhaus von Zell am See/Österreich arbeitete sie zwölf Jahre lang im Krankenhaus Baden/Österreich und begleitet seit 1991 als selbständige Hebamme Frauen bei Hausgeburten.

Viele Frauen wünschen sich heutzutage eine schmerzfreie Geburt und bestehen daher auf einem geplanten Kaiserschnitt. Daß ein Kaiserschnitt aber mit weit größeren Schmerzen – sowohl körperlicher als auch seelischer Natur – verbunden sein kann, wissen sie nicht. Wir versuchen Frauen zu helfen, sich für den Geburtsschmerz zu öffnen. Wir kennen die Ängste und zwiespältigen Gefühle während der Schwangerschaft aus eigener Erfahrung und wissen, daß wir sie nicht wegdiskutieren können und dürfen. Es wäre aber genauso falsch, sich von diesen Ängsten »auffressen« zu lassen. Wie wir mit ihnen umgehen können, soll dieses Buch zeigen.

Sie erfahren auch, warum alternative Hilfsmöglichkeiten in sehr vielen Fällen besser sind als Medikamente. Wir stehen an der Schwelle zum 21. Jahrhundert und sind froh über den medizinischen Fortschritt. Niemand will zurück ins Mittelalter. Glücklicherweise können heute im Notfall Mutter und Kind durch einen Kaiserschnitt gerettet werden. Oft ist ein Kaiserschnitt aber nicht notwendig und damit ein medizinischer Kunstfehler. Was hier recht harmlos klingt, bedeutet aber, daß Frauen völlig unnötig operiert und damit gewissen Risiken ausgesetzt werden. Darüber hinaus werden Mutter und Kind einer natürlichen Geburt beraubt, was für beide sehr wohl negative Auswirkungen haben kann. Rund 280 Tage (so lange dauert etwa eine Schwangerschaft) wußte der weibliche Körper genau, wie er mit dem Baby am besten zurechtkommt; warum sollte ausgerechnet am Tag der Geburt der Arzt besser Bescheid wissen? Frauen können mit diesem Buch wieder berechtigtes Vertrauen zu ihrem Körper gewinnen und unterscheiden lernen, für welche Situationen sie selbst die Verantwortung übernehmen sollen und in welchen Fällen Ärzte gefordert sind.

Ein großes Kapitel ist dem Thema Hausgeburt gewidmet. Geht eine Frau tatsächlich ungeheure Risiken bei einer Hausgeburt ein? Wir meinen: nein! Gerade heute, wo uns zahlreiche medizinische Kontrollmöglichkeiten zur Verfügung stehen, ist die Hausgeburt mindestens ebenso sicher wie eine Geburt im Krankenhaus. Wir haben Frauen gebeten, über ihre Geburtserlebnisse sowohl zu Hause als auch in der Klinik zu berichten. Umfassende Informationen sollen Ihnen helfen, den für Sie richtigen Weg zu finden.

Wie kommt eine Lehrerin dazu, ein Buch über Schwangerschaft und Geburt zu schreiben? Ich habe drei Kinder zur Welt gebracht, zwei im Krankenhaus und das dritte zu Hause. Ich besuchte während jeder Schwangerschaft die Geburtsvorbereitungskurse der Hebamme Ilona Schwägerl. Beim ersten Kind war sie noch im Krankenhaus tätig, und es eilte ihr bereits damals ein großer Ruf voraus. Alle meine Freundinnen legten mir ans Herz, ihre Kurse zu besuchen. Und mir war auch bei der ersten Begegnung sofort klar, daß Ilona Schwägerl eine außergewöhnliche Persönlichkeit ist. Ich konnte während meiner drei Schwangerschaften ihre Entwicklung genau verfolgen und jedesmal dachte ich: Warum schreibt sie kein Buch? Da ich meine Schwangerschaften sehr bewußt erlebte und auch sehr viel zum Thema Geburt las, wußte ich, welche Bücher es auf dem Markt gab. Ich empfand sehr viele dieser Bücher, so ausführlich und erschöpfend sie auch waren, als unbefriedigend. Entweder war ständig die Rede von Problemen und Krankheiten, was sich nicht gerade positiv auf die Psyche einer werdenden Mutter auswirkt, oder sie liefen auf die Botschaft hinaus: Kümmere dich um nichts, dein Arzt wird schon wissen, was für dich das beste ist. Diese Art Bücher war zwar auf den ersten Blick beruhigend, weil »frau« eigentlich gar nichts falsch machen kann, aber insgesamt wenig hilfreich. In keinem Buch fand ich einen Satz über die Würde der Frau und des Kindes, die während der Schwangerschaft und der Geburt nicht verletzt werden dürfen. Nirgendwo fand ich die wertvollen Tips und Ratschläge, die Ilona Schwägerl den Frauen während der Geburtsvorbereitungskurse gibt. Durch ihre speziellen Gaben ermöglicht sie es werdenden Müttern, Schwangerschaft und Geburt in einem ganz anderen Licht zu sehen. Dieses Buch soll mehr Frauen die Gelegenheit geben, von diesem Wissen und dieser Weisheit zu profitieren.

Während meiner dritten Schwangerschaft wurde bei mir der Wunsch immer stärker, unser Kind zu Hause zur Welt zu bringen. Für meinen Mann und mich war die Hausgeburt, bei der mir natürlich Ilona Schwägerl beistand, ein besonderes Erlebnis. Ein Jahr nach der Geburt unseres dritten Kindes beschäftigte mich das Thema Geburt immer noch intensiv, bis ich Ilona Schwägerl eines Tages fragte, ob sie nicht ein Buch mit mir schreiben wolle. Sie sagte zu meinem Erstaunen sofort ja. Erst später erfuhr ich, daß sie schon öfter ein derartiges Angebot bekommen, es aber immer sofort abgelehnt hatte. Offensichtlich verband und verbindet uns etwas, das sich nicht mit Worten beschreiben läßt, das aber stark genug ist, um dieses Projekt, das uns beiden am Herzen liegt, voll Vertrauen zu wagen. Ja, so war´s. Und jetzt halten Sie es in den Händen und wir wünschen uns von ganzem Herzen, daß Ihnen dabei die Augen aufgehen...

Beate Jorda
Ilona Schwägerl

Von der Geburtsbetreuerin zur Lebensbegleiterin: Werdegang einer Hebamme

Ilona Schwägerl ist seit 21 Jahren Hebamme, hat bisher über 4000 Geburten, davon mehr als 800 Hausgeburten, begleitet und kann daher auf eine große eigene Erfahrung zurückblicken.

Sie wuchs als sechstes von neun Kindern in Saalbach auf. Ihre Mutter brachte alle Kinder zu Hause zur Welt, fünf davon in der Steißlage. Als Kind erlebte Ilona, daß eine Geburt etwas ganz Natürliches ist, ein Fest für die ganze Familie. Es wurde sehr viel über Schwangerschaft und Geburt gesprochen. So wußte jedes Kind genau darüber Bescheid, wie seine Geburt verlaufen war. In der Tat ist es für jeden Menschen äußerst wichtig zu wissen, unter welchen Umständen er gezeugt und geboren wurde. In der Geburt spiegelt sich die Seele eines Menschen wider, und deshalb ist es nicht egal, wie sie verläuft.

Ilona Schwägerls Vorstellung vom Beruf einer Hebamme wurde in ihrer Kindheit geprägt und unterscheidet sich wesentlich von der heute vorherrschenden Anschauung, der Kontakt zwischen der werdenden Mutter und der Hebamme beschränke sich – wenn es der Dienstplan in einem Krankenhaus überhaupt erlaubt – auf die Dauer der Geburt. Ilona erlebte in ihrer Kindheit und Jugend die Hebamme als Vertraute der Familie, als Freundin, die einem bei kleineren und größeren Wehwehchen zur Seite stand, die immer Rat wußte. Dieses Wissen hat sie nicht auf einer Universität gelernt, sondern von anderen Frauen vermittelt bekommen, aus eigenem Erleben erfahren. Bei den Schwangerschaften standen nicht medizinische Probleme im Vordergrund, sondern immer der ganze Mensch, bei dem Körper, Geist und Seele einander bedingen. Die Hebamme kannte die Frauen, die sie bei der Geburt begleitete und sie konnte daher eventuell auftretende Probleme viel leichter einordnen und lösen. Die Hebamme begleitete die Mädchen und Frauen durch das ganze Leben. Als Frau wußte sie, wovon sie sprach, und am meisten lernte sie von den Frauen, die zu ihr Vertrauen hatten und offen über ihre Probleme redeten. All das wird bei den heute üblichen Krankenhausgeburten zwangsläufig stark vernachlässigt.

Als Ilona mit vierzehn Jahren beschloß, Hebamme zu werden, war sie bereits sehr stark vom Berufsverständnis der Saalbacher Hebamme geprägt. Mit zwanzig Jahren besuchte sie die Hebammenschule in Salzburg und wurde erstmals mit der sogenannten »Schulmedizin« konfrontiert. Wie ein Schwamm sog sie alles auf, was sie dort lernte und erzählte zu Hause stolz über ihre neuen Kenntnisse. Zu ihrem Erstaunen konnte allerdings ihre Mutter diese Begeisterung überhaupt nicht teilen, sondern wunderte sich immer nur, wie kompliziert die »Schulmedizin« an eine Geburt heranging. Sie schüttelte bei Ilonas Erzählungen ungläubig den Kopf und meinte verwundert, entweder stimme etwas nicht mit den jungen Frauen, die ihre Kinder nicht mehr normal zur Welt bringen konnten, oder es stimme etwas nicht mit diesen Ärzten und Hebammen, für die Komplikationen offensichtlich im Vordergrund ihrer Betrachtungen stünden. Ilona erinnert sich an zahlreiche heftige Diskussionen zu Hause rund um das Thema Geburt. Sie konnte ihre Mutter damals noch nicht wirklich verstehen, wurde aber von deren Ansichten in dem Sinn beeinflußt, daß sie nicht alles kritiklos übernahm, was die Ärzte sie lehrten.

Nach ihrem Diplomabschluß ging sie für ein Jahr nach Zell am See. Danach ließ sie sich mit ihrem Mann in einem Ort am Fuße der Hohen Wand nieder und begann ihre Tätigkeit im Krankenhaus Baden. Als sie zum ersten Mal schwanger wurde, riet man ihr aufgrund ihres schmalen Beckens (Kleidergröße 36, 48 kg bei einer Größe von 1,73 m) zu einem Kaiserschnitt. Ilona, das Beispiel ihrer Mutter vor Augen, die trotz eines noch schmäleren Körperbaus neun Kinder problemlos zu Hause zur Welt gebracht hatte, wollte den ärztlichen Ratschlag nicht annehmen und wandte sich an ihren früheren Chef, den Primarius von Zell am See, der ihr die Möglichkeit gab, die Geburt auf natürlichem Weg zu versuchen. Ilona brachte innerhalb kürzester Zeit ohne irgendein Problem ihre Tochter zur Welt, ein Jahr später – wieder in Zell am See – schenkte sie ihrer zweiten Tochter das Leben. Ihre Erfahrung lehrte sie, Vertrauen zu haben in das eigene Gefühl und nicht alles widerspruchslos anzunehmen, was von einem Arzt kommt.

Die Geburt ihrer Kinder stellte einen wichtigen Schritt in ihrer Entwicklung als Hebamme dar. Ihre positive Einstellung zur natürlichen Geburt wurde verstärkt und ihre Skepsis gegenüber der Schulmedizin, wie sie vielfach ausgeübt wird, wuchs.

Von 1979 bis 1991 konnte sie im Krankenhaus Baden wertvolle Erfahrungen sammeln und sehr viele ihrer Ideen verwirklichen. Sie setzte sich für eine intensive Geburtsvorbereitung ein und baute so den wichtigen Kontakt zwischen der Schwangeren und der Hebamme bereits vor der Geburt auf. Es zeigte sich deutlich, daß Frauen, die gut vorbereitet sind, mit der Geburt viel besser zurechtkommen als Frauen, die sich mit dem Thema Geburt wenig auseinandergesetzt haben. Großen Einfluß auf ihr Denken hatten Gynäkologen wie Wolf Jaskulski, Michael Adam und Volker Korbei. Sie alle treten für eine größere Selbstbestimmung der Frau während der Geburt ein. Ihre Ansichten leiteten einen großen Umdenkprozeß in der österreichischen Geburtshilfe ein, von dem die Frauen heute profitieren. Diesen Ärzten ist es zu verdanken, daß Frauen die Gebärstellung jetzt weitgehend selbst bestimmen und ihre Kinder auch im Krankenhaus rund um die Uhr bei sich haben können.

Allerdings waren Ilonas Entwicklung im Spital auch Grenzen gesetzt, und sie spürte in zunehmendem Maß, daß sie Frauen anders und vor allem intensiver begleiten wollte. Sie lernte zwar die Frauen während des Vorbereitungskurses kennen, doch dann entschied der Dienstplan, wem sie bei der Geburt beistehen konnte. Außerdem riß der Kontakt zu den meisten Frauen nach der Geburt schlagartig ab, was sie ebenfalls als unbefriedigend empfand. Es gab zwar einen Rückbildungs-

Gymnastikkurs, aber auch hier war eine optimale individuelle Nachbetreuung der Frauen nicht möglich. Ihre Vorstellungen, Wünsche und Ansprüche an sich und die Geburtsbedingungen ließen sich im Krankenhaus allmählich nicht mehr verwirklichen, weshalb sie sich 1991 selbständig machte und ab diesem Zeitpunkt nur noch Hausgeburten betreute.

Um für die Frauen noch besser da zu sein, wenn sie den Kontakt wollten oder Rat und Hilfe suchten, eröffnete sie 1992 das Mütterstudio (das dritte in Niederösterreich) in Bad Fischau. Damit war ein Ort der Begegnung geschaffen, wo sie auch mit Frauen Kontakt hat, die zwar ihre Kinder lieber im Krankenhaus zur Welt bringen möchten, vor und nach der Geburt aber in einer Weise versorgt werden wollen, wie es in einer Klinik nicht möglich ist. All diese Frauen kommen zu Ilona Schwägerl, weil sie wissen, daß sie mit ihren Anliegen ernstgenommen werden und in den meisten Fällen wertvolle Hilfe bekommen. Oft nehmen sie einen weiten Weg in Kauf, weil sie sich hier verstanden und geborgen fühlen. Sie treffen sich mit Gleichgesinnten, um Erfahrungen auszutauschen, um sich manchmal auszuweinen, weil ein Baby eben nicht nur euphorisches Glück, sondern auch zahllose schlaflose Nächte bedeuten kann, um zu erfahren, wie sie ihre Kinder bei bestimmten Beschwerden massieren können, was sie ihnen am besten zu essen geben usw. Ilona Schwägerl bietet in ihrem Mütterstudio immer wieder interessante Vorträge und Kurse an, die weit über das Thema Schwangerschaft und Geburt hinausgehen, weil sie überzeugt ist, daß positive Erfahrungen während dieser Zeit für jede Frau zu einer Kraftquelle werden, die ihnen hilft, ihr Leben umzugestalten. Denn die Geburt jedes Kindes bedeutet Veränderung und Aufbruch und ist damit auch eine Zeit der Krise. Ilona Schwägerl möchte die Frauen und deren Familien während dieser Zeit begleiten, wenn sie das wünschen.

Es war und ist für Ilona Schwägerl persönlich wichtig, durch ihr eigenes Leben zu erfahren, daß Familie und Beruf grundsätzlich vereinbar sind, und daß sich mit Phantasie und gutem Willen viele Probleme lösen lassen.

Jede Geburt ist ein Höhepunkt im Leben der Menschen. Aus dieser Überzeugung heraus ist es Ilonas Ziel, daß alle Frauen und deren Familienangehörige diese Reise ins Leben als Fest empfinden können. Mit einer glücklichen Geburt ist nicht alles vorbei, im Gegenteil, jede Geburt ist ein Aufbruch in Unbekanntes. Die körperliche Abnabelung nach der Geburt soll mit großer Sorgfalt und Liebe erfolgen, denn sie ist der erste Schritt in die Unabhängigkeit. Diesem äußeren Prozeß folgt eine lebenslange innere Abnabelung des Kindes, und wer für die Geburt ein gutes Gefühl mitbringt, wird auch später wissen, wann und in welchem Maße die Kinder loszulassen sind. Die richtige Balance zu finden zwischen Eigenverantwortung des Kindes und Kontrolle durch die Eltern ist der Grundpfeiler für eine gute Erziehung und ein positives Verhältnis zwischen Eltern und Kindern. Eine gute Geburt ist daher viel mehr als ein punktuelles Ereignis im Leben, sie ist ein Schöpfungsakt, der ein Menschenleben hervorbringt und dadurch Menschenleben verändert.

1. Schwanger werden – ist der Boden bereit?

Viele Frauen wollen ein Kind haben. Das ist eine Tatsache. Es ist ebenso eine Tatsache, daß es Frauen gibt, die keine Kinder bekommen können, und es scheint, als ob die Zahl dieser Frauen wachsen würde. Woran liegt das? Manchmal sind es körperliche Ursachen, die sich heute durch eine ärztliche Behandlung beseitigen lassen. Es kommt aber gar nicht so selten vor, daß eigentlich niemand weiß, warum es nicht klappt. Es gibt auch Paare, die sich jahrelang bemühen, ein Kind zu bekommen, und wenn sie sich mit ihrer Kinderlosigkeit beinahe abgefunden haben, ist es plötzlich soweit. Warum? Gewöhnlich wird das damit erklärt, daß durch den Wegfall des Drucks, ein Kind »machen« zu »müssen«, plötzlich die Voraussetzungen für das Entstehen neuen Lebens gegeben sind. Möglich, sogar wahrscheinlich – und doch, es scheint uns keine ausreichende Erklärung zu sein. Die Ursachen liegen unserer Ansicht nach tiefer, viel tiefer: in unserer Seele. Der nur allzu verständliche Wunsch einer Frau: »Ich will ein Kind haben«, ist nur die Spitze des Eisberges. Das, was dahinter steht, ist entscheidend. Vielleicht will eine Frau in Wahrheit noch gar kein Kind. Der Kinderwunsch hat auch etwas mit Konventionen (»weil es halt dazugehört«) und gesellschaftlichem Druck zu tun (»Nur eine Frau, die ein Kind hat, ist eine Frau«). Bei einem Mann käme niemand auf die Idee, seine Männlichkeit mit der Vaterschaft in Verbindung zu bringen, zumindest heute nicht mehr. Frauen stehen in dieser Hinsicht viel stärker unter »Erfolgszwang«. Wir sollten uns dieser Tatsache stärker bewußt sein. Der Gedanke: »Ich will ein Kind haben« hat etwas Zwanghaftes an sich, das hinterfragt werden sollte. Warum eigentlich? Wenn die Antwort etwa in die Richtung geht, »weil ich ein Kind empfangen möchte, weil ich zu einer tiefgreifenden Veränderung in meinem Leben bereit bin, weil ich auf vieles, das jetzt mein Leben bestimmt, gerne verzichte, weil meine Partnerschaft reif ist für neues Leben ...« – wenn Sie zu solchen Überlegungen kommen, dann ist der Boden bereit. Das heißt jetzt nicht, daß diese Veränderungen bedeuten, daß Sie auf Ihren Beruf verzichten sollten. Das meinen wir keinesfalls; die Ideologie »Zurück an den Herd« lehnen wir völlig ab.

Wenn sich nach ehrlicher Auseinandersetzung mit Ihrem Kinderwunsch trotzdem kein Kind einstellt, können Sie durch Ihre Lebensweise sehr viel bewirken. Wir versuchen hier, Tips zu geben, ohne Ihnen das Gefühl vermitteln zu wollen, jeder einzelne müßte beherzigt werden, und dann sind Sie schwanger. Das wäre grundfalsch. Es geht vielmehr darum, gute Bedingungen für einen fruchtbaren Boden zu schaffen.

Was können Sie also tun? Wenn Sie sich ein Kind wünschen, ist es sehr wichtig, ruhiger zu werden, öfter aus der Hektik des Alltags bewußt herauszutreten. Gehen Sie viel und lange spazieren, denken Sie über sich und Ihr Leben nach, gehen Sie geistig in Ihre Kindheit zurück. Was bedeutet Muttersein für Sie, wie haben Sie Ihre Mutter erlebt? Wenn es möglich ist, sprechen Sie mit Ihrer Mutter über Ihre Beziehung zueinander. Arbeiten Sie an Ihrer Partnerschaft, nehmen Sie sich viel Zeit füreinander, fragen Sie sich, was Ihnen wirklich wichtig ist, setzen Sie Prioritäten, versuchen Sie nicht, alles unter einen Hut zu bringen, vermeiden Sie zuviel Streß, pflegen Sie Freundschaften, stellen Sie sich den Themen, die Sie bisher vielleicht beiseite geschoben haben, die Sie aber möglicherweise blockieren. All das und noch mehr könnten Sie tun; es fallen Ihnen bestimmt noch viele Dinge ein. Es geht darum, daß Sie sich selber Zeit und Raum für eine neue Entwicklung schenken. Eine neue Sichtweise kann damit eine Chance erhalten. Durch Wegschauen ist keine Veränderung möglich. Spüren Sie wieder, wer Sie sind. Spüren Sie sich selbst.

Was können Sie noch tun, um die Voraussetzungen für eine Schwangerschaft zu verbessern? Die Ernährung spielt hier zweifellos eine große Rolle. Meiden Sie Schweine-, Puten- und Hühnerfleisch. Nicht Fett und Kalorien sind hier ausschlaggebend, sondern die heutige Massentierhaltung und die barbarischen Schlachtmethoden, die Tiere veranlassen, Hormone auszuschütten, die im begründeten Verdacht stehen, Menschen unfruchtbar zu machen. Es ist auch bekannt, daß die Tiere, um sie »gesund« zu erhalten, mit Antibiotika gefüttert werden, was natürlich ebenfalls katastrophale Auswirkungen auf unsere Gesundheit hat. Meiden Sie diese Fleischarten daher, nicht nur vor bzw. während der Schwangerschaft und in der Stillzeit, sondern am besten immer. Einmal pro Woche sollte Fisch auf Ihrem Speiseplan stehen (Forelle, Makrele, Dorsch). Essen Sie überhaupt bewußter, machen Sie sich Gedanken darüber, was Sie zu sich nehmen, und woher es kommt, wenn Sie das nicht ohnehin schon tun. Eine gesunde Ernährungsweise wird im nächsten Kapitel eingehender behandelt. Hier nur kurz einige Anregungen, die helfen, diese Zeit der Besinnung zu unterstützen.

Als hilfreich erweist sich das Trinken einer Tasse Storchenschnabeltees täglich. Nach sechs bis acht Wochen legen Sie wieder eine längere Pause ein. Die Nervenkekse der Hildegard von Bingen bewähren sich jetzt ebenso wie in vielen anderen kritischen Situationen.

Hier das Rezept:

3/4 kg Dinkelfeinmehl
1/4 kg Dinkelschrot
1/2 kg Butter
300g Rohrzucker
4–5 Eier
2 Prisen Salz
1 Packung Weinsteinpulver
45g Muskatnußpulver
45g Zimtpulver
10g Nelkenpulver

Die Zutaten zu einem Teig verkneten und eine Stunde ruhen lassen. Nochmals kurz kneten, dann dünn ausrollen und mit dem Teigroller Rauten ausschneiden. Mit Eiweiß bepinseln und eventuell jeweils mit einem Stückchen Mandel verzieren. Auf ein eingefettetes Backblech schichten und acht Minuten bei 180 Grad Heißluft backen.

Bitte beachten Sie, daß es sich hier um hochwirksame Substanzen handelt und nicht um eine harmlose Nascherei. Sie sollten daher nur drei bis fünf kleinere Kekse täglich essen.

Beide Partner können zur allgemeinen Stärkung einmal pro Woche einen Eßlöffel norwegischen Dorschlebertran einnehmen. Auch Fasten kann eine bewußte Hinwendung auf eine Schwangerschaft positiv unterstützen, denn es entschlackt nicht nur den Körper, sondern auch die Seele. Nehmen Sie in diesem Zusammenhang Entschlackungsbäder und machen Sie Einlaufkuren; Anleitungen dazu finden Sie in den entsprechenden Kapiteln. Schränken Sie den Konsum von Nikotin und Alkohol weitgehend ein. Weder Männer noch Frauen sollten zu eng sitzende Hosen tragen. Lassen Sie möglichst nur natürliche und unbehandelte Materialien an Ihre Haut. Für Männer ist es nicht günstig, eine Sauna zu besuchen, weil die große Hitze Spermien schwächen kann. Lassen Sie Ihre Schlafstelle auf mögliche Wasseradern untersuchen und stellen Sie die Betten gegebenenfalls um. Ein idealer Schlafplatz wirkt sich günstig aus. Das sind einige Vorschläge, wie Sie gute Voraussetzungen für eine eventuelle Schwangerschaft schaffen können. Es ist nicht so, daß ein einzelner Faktor schuld ist, wenn Sie nicht schwanger werden. Ein Urlaub könnte ebenfalls eine gute Gelegenheit sein, die Empfängnisbereitschaft zu erhöhen; eine neue Umgebung, ein anderes Klima, eine entspannte Atmosphäre wirken oft Wunder in dieser Hinsicht.

Viele Paare machen den Fehler, daß sie unentwegt versuchen, ein Kind zu zeugen. Es wäre weit besser, den Zyklus der Frau genau zu beobachten und nur die Zeit um den Eisprung gezielt zu nützen. Den Geschlechtsverkehr zu funktionalisieren und auf das Zeugen eines Kindes zu reduzieren, ist nicht der Weg, der zum Ziel führt, weil Mann und Frau in dieser Situation nicht frei und unbeschwert sind. Um den weiblichen Zyklus noch besser zu verstehen, empfehlen wir Ihnen, sich mit der Rötzer-Methode auseinanderzusetzen, die Ihnen hilft, die fruchtbaren und unfruchtbaren Tage zu erkennen.[1] Es gibt zahlreiche Frauen, die rund um die Menstruation und während dieser Kinder empfangen können, obwohl sie damit

[1] Rötzer, Josef: »Natürliche Geburtenregelung. Der partnerschaftliche Weg«. Wien 1979

überhaupt nicht rechnen. Zur Unterstützung für Frauen mit Kinderwunsch empfiehlt sich täglich ein warmes Sitzbad mit Frauenmanteltee und Schafgarbentee. Nach der Vereinigung ist es vorteilhaft, liegen zu bleiben und sich ein Kissen unter das Becken zu schieben. Eine gute Zeit für die Liebe ist der Morgen, wenn Sie vom Schlaf völlig entspannt sind, und die Spermien kräftiger sind. Verzichten Sie auf die Verwendung von Tampons, tragen Sie luftdurchlässige Binden ohne Plastikstreifen und meiden Sie zu große Anstrengungen (z.B. Sport) während der Periode, weil in dieser Zeit die Gebärmutter sehr viel Energie braucht, die Sie nicht anderwertig vergeben sollten.

Sollte alles nichts helfen und Sie nicht schwanger werden, bestünde die Möglichkeit, die Hilfe eines guten Therapeuten in Anspruch zu nehmen. Sie können natürlich auch die künstliche Befruchtung in Erwägung ziehen. Dies sollte allerdings sozusagen der letzte Ausweg sein und nicht der erste Gedanke, weil hier viele Frauen erst recht unter massiven Druck geraten, der keine ideale Ausgangslage für eine Schwangerschaft ist. Wofür Sie sich auch entscheiden – versuchen Sie noch einen anderen Aspekt mit einzubeziehen. Wir wissen heute, daß eine »richtige« Erziehung nicht geben kann, weil jedes Kind eine eigene, unverwechselbare Persönlichkeit ist, und eine sinnvolle Erziehung immer auf die unterschiedlichen Charaktereigenschaften des Kindes eingehen sollte. Ferner wissen wir, daß bereits in der Schwangerschaft ein Zusammenspiel von Mutter *und* Kind für das Wohlergehen beider sehr wichtig ist. Wenn das jetzt auch merkwürdig klingt: Vielleicht sollten wir dem Kind bereits vor der Schwangerschaft eine Chance zur Mitbestimmung einräumen und ganz einfach auf es warten können. Oft nehmen wir einem Kind jahrzehntelang die Möglichkeit zu kommen, und dann soll es auf einmal sofort klappen. Das wird in vielen Fällen nicht so sein. Körper, Geist und Seele werden zuerst *behutsam* auf Empfang gestellt. Wir sind Menschen und keine technischen Geräte, die auf Knopfdruck funktionieren. Die Planbarkeit und Machbarkeit unseres Lebens stößt hier auf natürliche Grenzen. Empfängnis funktioniert nicht auf Befehl, und die Zeit, in der wir nicht schwanger werden, werden wir wohl brauchen. Das Gefühl »Jetzt tu ich alles,und es geht trotzdem nicht« ist sehr belastend und damit kontraproduktiv. Es gibt Kinder, denen man die größten Barrieren in den Weg legt, und sie kommen dennoch allen widrigen Umständen zum Trotz. Und es gibt Kinder, die nicht kommen wollen. Vielleicht wäre der Gedanke tröstlich, daß das niemandes Schuld ist. Das Leben ist einfach so.

Lassen Sie sich niemals Druck von außen machen. Viel zu häufig wird das Alter von Erstgebärenden überbewertet. Bleiben Sie geduldig und sagen Sie sich: Es ist, wie es ist, und so ist es gut. Halten wir uns bereit und offen für ein Kind, aber lassen wir ihm Zeit.

Wir sollten uns auch nicht zu stark darauf fixieren, in einem bestimmten Alter Eltern zu werden. Junge Eltern haben für Kinder Vor- und Nachteile; dasselbe gilt für ältere Eltern. Es gibt sie nicht, die hundertprozentig passenden Umstände, die wir gerne herbeizaubern würden. Wenn wir das ein bißchen mehr beherzigen könnten und offener für Überraschungen wären, würden viele Zwänge wegfallen, und der Weg würde frei für ... was immer es ist.

Ein Kind ist ein *Geschenk*, das wir uns von ganzem Herzen wünschen können, bestellen können wir es allerdings nicht. Ein Geschenk ist ein Geschenk und kein Rechtsanspruch.

2. Schwanger sein – was jetzt?

Sobald Sie wissen, daß ein Kind unterwegs ist, stellt sich möglicherweise – neben zahlreichen anderen Gefühlen – eine gewisse Ratlosigkeit ein. Die meisten Frauen – egal, ob das Kind geplant oder ungeplant ist – wollen das Bestmögliche tun, um dem Baby einen guten Start zu ermöglichen. Geburtsvorbereitungskurse werden aber erst ab der 25. Schwangerschaftswoche empfohlen, zu einem Zeitpunkt also, an dem die Schwangerschaft bereits weit fortgeschritten ist. Viele Frauen fragen sich aber schon lange vor dieser Zeit, was sie tun können, damit es ihnen und ihrem Kind möglichst gutgeht. Eine gute Ernährung und viel Bewegung an frischer Luft gehören unserer Meinung nach von Anfang an zu einer optimalen Geburtsvorbereitung. Es ist in diesem Zusammenhang zielführend, sich über die bisherige Lebensweise Gedanken zu machen. Oft sind Frauen, die ihr erstes Kind erwarten, in dieser frühen Phase der Schwangerschaft noch ziemlich allein mit der neuen Situation. Vielleicht kann ihnen dieses Buch helfen, sich rechtzeitig einzustimmen.

Im Kapitel über Geburtserleichterungen erfahren wir, daß die Geburt auch ein Spiegel dafür ist, wie es einer Frau während der Schwangerschaft ging. Eine gute Vorbereitung kann also nicht früh genug einsetzen. An einem Bild läßt sich das vielleicht verdeutlichen: Wenn wir die Geburt mit einem Liebesakt vergleichen, die sie ja auch tatsächlich ist, so kommt der Schwangerschaft die Bedeutung des Vorspiels zu. Jede Frau und jeder Mann weiß, wie wichtig das Vorspiel ist, um Erfüllung zu erfahren. Auf sexuellem Gebiet ist uns das durchaus bewußt. Was für das Vorspiel zutrifft, gilt im selben Maß für die Schwangerschaft. Es lohnt sich, seine Phantasie und seine Kraft in dieser Zeit besonders einzusetzen. Auch wenn die Schwangerschaft ungeplant und ungewollt eingetreten ist, haben wir neun Monate Zeit, uns darauf einzustellen und vorzubereiten. Man könnte die Schwangerschaft mit einem richtig verstandenen Advent vergleichen, der ja eine stille Zeit der Vorfreude sein sollte. Auch in der Schwangerschaft ist es günstig, sich ein bißchen zurückzuziehen aus all der Hektik, dem Hickhack des Alltags, den das zwischenmenschliche Klima vergiftenden Banalitäten und – innezuhalten. Kehren wir ein bei uns selbst, um frei zu werden für das neue Lebewesen in uns. Die Ankunft eines Kindes ist eine gewaltige Veränderung im Leben jedes Paares. Nichts wird je mehr so sein, wie es einmal war. Es drängt uns in dieser Situation danach, uns den auftauchenden Fragen zu stellen. Je mehr wir uns auf das Wunderbare und auch Erschreckende einlassen, um so schöner werden wir die Geburt unseres Kindes erleben, auch dann, wenn es eine schwere Geburt ist. Eine Gebärende bringt nicht nur ihr Kind auf die Welt, sie gebiert auch sich selbst neu. Ein bißchen erschafft sie damit die Welt neu. Es gibt nichts »Schöpferischeres« als die Geburt.

Es ist daher wichtig, daß jede Frau besonders in der Schwangerschaft sehr sorgsam mit sich umgeht. Die Kunst des Gebärens und letztlich auch des Lebens besteht darin, im Hier und Jetzt zu sein, sich voll Vertrauen mit sich selbst auseinanderzusetzen, um sich neu zu finden. Schwangerschaft heißt auch, lachenden Herzens hineinzuwachsen in die Verantwortung. Jede Frau kann freudig zur Geburt gehen, wenn sie nur will. Die Geburt ist ja nicht das notwendige Übel, das wir über uns ergehen lassen müssen. Niemand würde so von einem Liebesakt sprechen. Die Geburt gleicht einem Orgasmus, sie ist der Höhepunkt der Schwangerschaft, den wir voll Vorfreude und Vertrauen herbeisehnen. Gebären ist wie ein Liebesakt.

Was ist zu tun, werden Sie nun berechtigt fragen, um die Geburt so erleben zu können? Nehmen Sie sich Zeit, Zeit, Zeit. Zeit ist Balsam für die Seele. Es ist uns selbstverständlich bewußt, daß Zeit heute ein sehr kostbares und rares Gut ist, das uns nicht unbegrenzt zur Verfügung steht. Die meisten Frauen sind heute berufstätig, doch das sollte uns keineswegs hindern, Freiräume für uns zu schaffen. Gehen wir einfach sorgsamer mit der uns zu Verfügung stehenden Zeit um. Planen Sie, sooft es geht, einen Spaziergang in Ihrem Terminkalender ein. Eigentlich sind wir ja allesamt viel zu beschäftigt, um Zeit zum Spazierengehen zu haben. Nur wenn wir es bewußt einplanen, wird es funktionieren. Sich täglich einen Freiraum zu schaffen, in dem Sie mit der Seele baumeln können, sollte Priorität vor anderen Dingen haben. In dieser Zeit ist es ganz besonders bereichernd, eine oder mehrere gute Freundinnen zu haben. Reden Sie sich alle Zweifel und Ängste von der Seele. Das verhindert, daß sie zu mächtig werden. Negative Gefühle werden ganz bestimmt dann und wann auftauchen, auch wenn Sie sich nichts sehnlicher wünschen als ein Kind. Bleiben Sie nicht allein mit diesen zwiespältigen Gefühlen, reden Sie mit Ihrem Partner darüber. Mit *einem* intensiven Gespräch wird die Sache nicht abgetan sein. Mit Reden meinen wir *immer wieder* reden. Glauben Sie bitte nicht, Ihren Partner schonen zu müssen. Geben Sie ihm doch die Chance, Ihre möglicherweise auftretenden Launen besser zu verstehen und darauf mit Rücksichtnahme reagieren zu können. Das ist viel besser, als immer die glückliche Schwangere zu spielen, und die Launen, die sich nicht wirklich unterdrücken lassen, trotzdem auszuleben. Es ist viel schwerer, mit unterdrückten Gefühlen, die sich irgendwann doch ein Ventil suchen, umzugehen, weil die Ursachen schwer faßbar sind. Eine schwangere Frau braucht außerdem das Gefühl, sich fallenlassen zu können. Im Berufsleben müssen wir immer perfekt funktionieren, im Privatleben dürfen wir dieses Korsett hoffentlich ablegen.

Vielleicht sollte eine schwangere Frau auch ihre Fernsehgewohnheiten überdenken. Sie tragen jetzt nicht nur für sich, sondern auch für Ihr Kind, das Ihre Gefühle genau spürt, Verantwortung. Angstmachende, bedrohliche, laute, brutale und problembeladene Filme sollten Sie meiden. Auch wenn diese Filme Sie normalerweise nicht in existentielle Krisen stürzen, oder Sie gar ein Horrorfilmfreak sind, sollten Sie sich solche Filme jetzt nicht anschauen. Eine Schwangerschaft macht jede Frau wesentlich empfindsamer. Ein Kind im Mutterleib hat keine Chance, sich gegen das zu wehren, was Sie ihm vorsetzen. Aber das spüren die meisten Frauen ohnehin. Ähnliches gilt auch für das Musikhören. Musik kann uns sanft und ruhig machen oder uns aufwühlen oder gar deprimieren. Als ich mit meinem ersten Kind schwanger war, davon aber noch nichts wußte, besuchten mein Mann und ich ein Elton-John-Konzert. Nach zirka zehn Minuten war ich, ohne zu wissen warum, in Tränen aufgelöst. Mein Mann starrte mich fassungslos an, denn solche Reaktionen war er von mir nicht gewohnt. Wir verließen fluchtartig die Wiener Stadthalle, und ich hegte keinerlei Wunsch, das Konzert bis zum Ende anzuhören. Erst ein paar Tage später war mir klar, daß dieses für mich unerklärliche Erlebnis mit meiner Schwangerschaft zu tun hatte.

Versuchen Sie auszuwählen, was Sie in Ihr Innerstes hineinlassen. Schützen Sie sich ein bißchen. Überlegen Sie, was Ihrem Kind gefallen würde, und Sie wissen genau, was wir meinen.

Jede Frau stellt während der Schwangerschaft große Veränderungen an sich fest. Seien Sie offen für diese neuen Seiten an sich. Viele Frauen reagieren plötzlich ganz heftig auf bestimmte Gerüche. Es kann leicht sein, daß Sie Ihr Lieblingsparfum plötzlich ekelerregend finden. Lassen Sie es einfach weg, und heben Sie es sich für später auf, für viel später. Babys mögen nämlich auch keine Parfums; sie empfinden sie wie Schranken, die sie vom geliebten Geruch der Mutter fernhalten.

Seien Sie auch auf Veränderungen in Ihrem Liebesleben gefaßt. Vielleicht gefällt Ihnen plötzlich etwas, das Sie bisher nie wollten. Sie dürfen ruhig über Ihre Träume staunen und ganz neue Facetten an sich entdecken, die Ihrem Partner möglicherweise sehr entgegenkommen. Es kann natürlich auch sein, daß Sie allgemein wenig Lust auf Sex verspüren. Das ist ebenso normal wie die Scheu vieler werdender Väter vor sexuellem Kontakt während der Schwangerschaft. Obwohl es nicht erwiesen ist, daß die körperliche Liebe einem Ungeborenen schaden könnte, ist es wichtig, die Gefühle des Partners zu akzeptieren.

Vergessen Sie bitte die immer wiederkehrenden Bedenken, Geschlechtsverkehr könnte eine Fehlgeburt auslösen. Sollte das einer Frau tatsächlich passieren, kann sie sicher sein, daß Ihr Kind in jedem Fall gegangen wäre. Es gibt Kinder, die nicht kommen können. So traurig und schlimm das ist, es sollte kein Gefühl der Schuld entstehen. Wir werden ja für unsere Liebesfähigkeit nicht bestraft, sondern reich beschenkt. Jedes Kind entsteht aus einem Liebesakt (die künstliche Befruchtung ausgenommen) und trotzdem wird, sobald ein Kind unterwegs ist, die Sexualität tabuisiert. Damit gehen viele Chancen auf neue Impulse, Erkenntnisse und besonders Gefühle verloren, vor allem aber die Möglichkeit, eine in jeder Hinsicht erfüllte Schwangerschaft zu erleben.

Nochmals betonen wir, wie wichtig der Partner – sofern es einen gibt – während der Schwangerschaft ist. Er sollte seiner Frau, Lebenspartnerin oder Freundin sooft wie möglich das wertvollste Geschenk machen, das es gibt, nämlich sich Zeit und immer wieder Zeit nehmen. Nur so hat er eine Chance, soviel wie möglich von den Veränderungen, die eine Schwangerschaft mit sich bringt, zu verstehen. Wenn ihm auch manche Launen und Empfindsamkeiten auf die Nerven gehen sollten, durch Flucht aus der Partnerschaft wird alles nur schlimmer. Wenn er die Umstände genauer kennenlernt, wird er begreifen, daß sich viele Aggressionen und Verletzungen nicht gegen ihn persönlich richten, sondern Folgen gewaltiger Veränderungen im Leben seiner Partnerin sind. Damit wird er auch besser umgehen können, und es wird ihm leichter fallen, behutsam und geduldig zu sein.

Gut essen – sinnvolle Tips jenseits von Ernährungsideologien

Es ist ja nichts Neues, daß eine gesunde Ernährung für das Wohlergehen eines Menschen sehr wichtig ist, und doch gibt es – wie es scheint – immer weniger Menschen, die sich ausgewogen und vernünftig ernähren. Ausgewogen essen heißt beispielsweise, deutlich zwischen Wochen- und Feiertagen zu unterscheiden. Täglich Mehlspeisen zu essen ist ungesund. Pro

Woche sollte nur ein- bis zweimal Fleisch auf den Teller kommen. Sowohl Mehlspeisen als auch Fleischgerichte sollten wieder Sonn- und Feiertagen vorbehalten sein. Ideal ist es, jeden Tag ein Getreidegericht zu essen (Müsli, Suppe, Vollkornbrot, etc.). Vor einer süßen Hauptspeise ist es empfehlenswert, eine Suppe zu essen. Salat eignet sich bestens als Vorspeise. Trinken Sie viel Wasser und versuchen Sie einmal Trennkost, vor allem, wenn irgendein gesundheitliches Problem auftritt. Ab 18 Uhr sollte man nach Möglichkeit nur noch leichte Kost zu sich nehmen, kein Obst, kein Gemüse und keinen Zucker. Dies sind nur einige grundsätzliche Empfehlungen.

»Essen und trinken hält Leib und Seele zusammen« – das sollte wieder unser Motto werden. Essen ist nicht nur Nahrungsaufnahme, sondern ein sinnliches Vergnügen. Diese Einsicht kommt leider heute etwas zu kurz, weil Kalorien zählen und übertriebene Vitaminzufuhr und Fertignahrung im Vordergrund unseres Denkens stehen. Dabei müßte doch jedem Menschen einleuchten, daß das nicht der Weisheit letzter Schluß sein kann. Ich kann mich, obwohl ich die »richtige« Anzahl von Kalorien zu mir nehme, trotzdem höchst ungesund ernähren und damit meinem Körper Schaden zufügen. Hinter der krankhaften Jagd nach Vitaminen steckt sehr viel Geschäftemacherei. Der gesunde Menschenverstand sollte einem sagen, daß es heute in unserer im Überfluß lebenden Gesellschaft keinen Vitaminmangel gibt. Im Angesicht hungernder Menschen ist es geradezu obszön, von Mangelernährung in unseren Breiten zu sprechen. Es ist übertrieben, wie viele Vitamine wir mit der Nahrung aufnehmen. Wenn wir zusätzlich noch Vitaminpräparate schlucken, so ist das wenig sinnvoll und kann sogar gefährlich werden. Was Fertiggerichte betrifft, so sind wir natürlich froh, sie zu haben, um ab und zu schnell etwas auf den Tisch zaubern zu können. Trotzdem lohnt es sich, die Liste der Inhaltsstoffe dieser Produkte genau durchzulesen.[1] Sehr oft vergeht uns dann ohnehin der Appetit. Hin-

[1] siehe dazu: Grimm, Hans Ulrich: »Die Suppe lügt. Die schöne neue Welt des Essens« Stuttgart 1997

ter Geschmacksverstärkern, Farb-und Konservierungsstoffen verstecken sich oft gesundheitsschädliche Substanzen. Wenn Fertigprodukte die Grundlage unserer Ernährung bilden, kann sich das nicht positiv auf den Menschen auswirken. Das heißt nicht, daß wir täglich stundenlang kochen müssen, um uns gut zu ernähren. Das geht heute gar nicht, weil oft beide Elternteile berufstätig sind. Und doch kann man mit etwas Phantasie und Planung gesundes Essen auf den Tisch bringen, ohne stundenlang an den Herd verbannt zu werden.

Eine Schwangerschaft ist für viele Frauen der Anlaß, sich erstmals bewußt mit Ernährungsfragen auseinanderzusetzen, weil ihnen jetzt klar wird, daß gutes Essen auch ihrem Kind zugute kommt und schlechtes Essen dem Kind schaden kann. Die Schwangerschaft bietet somit einen Anreiz und damit eine große Chance zum Umdenken und zu einer positiven Veränderung. Was sollte dabei beachtet werden? Grundsätzlich ist es günstig, beim Kauf von Lebensmitteln nicht nur auf den Preis zu achten. Sparen ist notwendig und wichtig, aber bitte nicht beim Essen. Bevorzugen Sie Lebensmittel, die in Ihrer Nähe erzeugt oder geerntet wurden. Je länger beispielsweise eine Frucht unterwegs ist, um so stärker muß sie haltbar gemacht werden. Wir finden in unserer Umgebung jahraus jahrein genügend Obst und Gemüse, um uns gesund zu ernähren. Es ist nicht nötig oder gar günstig, den ganzen Winter Orangen, Mandarinen und Kiwis zu essen, auch nicht, wenn uns die Werbung vorgaukelt, wir bräuchten sie, um genügend Vitamin C aufzunehmen. Besonders Kinder können auf diese Früchte allergisch reagieren, und auch für Erwachsene sind sie nicht so gesund, wie man uns glauben machen will. Es ist viel besser, jeden Tag einen Apfel zu essen. Das ist weniger spektakulär, aber bestimmt gesünder und bekömmlicher. Achten Sie beim Kauf heimischer Produkte auf deren Herkunft und Vorbehandlung. Meiden Sie gespritzte und gedüngte Obst- und Gemüsesorten und kaufen Sie, wenn möglich, Ware von einem Biobauern, dem Sie vertrauen. Auch beim Fleisch sollte Ihnen die Herkunft nicht egal sein. Ein mit Hormonen und Antibiotika überfüttertes Huhn aus der Massentierhaltung kann nicht gesund sein. Wir wollen keine neue, unsinnige Ernährungsideologie anbieten, sondern Sie in diesem Kapitel nur ermuntern, mit Verstand und Gefühl an die Ernährung heranzugehen. Auf Ihrem Speiseplan sollten täglich mindestens ein Stück Obst und eine Gemüsesorte oder/und eine Salatportion stehen. Essen und trinken sind zu wichtig, um es beiläufig zwischen Tür und Angel zu »erledigen«. Nehmen Sie sich Zeit dafür! Mit Phantasie, ein bißchen Energie und viel Liebe kann Essen heilsam sein. Entdecken Sie wieder die Kräfte der Natur, aber bitte nicht in Form von Kapseln und Pillen. Jeder wird für sich das »Richtige« und Passende finden, denn es gibt keine allgemein gültige ideale Ernährungsweise für jeden Menschen zu jeder Zeit. Essen Sie mit Verstand und Herz, und es wird Ihnen guttun. Wenn wir von Verstand sprechen, so gilt es, einiges zu bedenken.

Zucker

Zuviel Zucker ist äußerst schädlich für jeden Menschen. Es wird immer davon gesprochen, wie schlecht Rauchen für das Kind im Mutterleib ist, was natürlich stimmt. Übermäßiger Zuckerkonsum kann aber für Mutter und Kind ebenso schädlich sein, wobei davon jedoch weit weniger oft die Rede ist. Hier eine kurze Übersicht, was übermäßiger Zuckerkonsum bewirken kann:

Er kann eine spätere Zuckerkrankheit nicht nur bei der Mutter, sondern möglicherweise auch beim Kind auslösen. Es können massive Konzentrationsschwierigkeiten auftreten. Die Zahnanlage des Kindes kann beeinträchtigt werden. Zu viel Zucker schadet dem Gewebe der Frau, was zu verstärkten Blutungen bei der Geburt führen kann und die Gefahr eines Dammrisses vergrößert. Übertriebener Zuckerkonsum führt zu Verdauungsproblemen (was harmloser klingt als es ist: Giftstoffe bleiben damit länger im Körper und können den Organismus schädigen!). Der Stoffwechsel wird negativ beeinflußt, was in Extremfällen einerseits eine Frühgeburt auslösen oder andererseits ein deutliches Überschreiten des Geburtstermines bedingen kann. Übermäßiger Zuckerkonsum ist auch schlecht für das Blutbild, weil er starken Eisenmangel verursachen kann (Zucker ist der größte Vitamin-B-Räuber. Vitamin B_{12} und der Vitamin B-Komplex werden benötigt, um Zucker umzuwandeln. Muß zuviel Zucker umgewandelt werden, entsteht Eisenmangel). Welch negative Auswirkungen zuviel anscheinend harmloses Naschen haben kann, ist leider allgemein noch nicht genügend bekannt.

Setzen Sie Zucker eher als Gewürz ein und meiden Sie größere Mengen an Süßigkeiten und Fruchtsäften. Die Alternative sollten aber keine künstlich gesüßten Säfte sein, denn diese sind auf jeden Fall schädlich. Wenn Sie Durst haben, trinken Sie ungesüßten Tee oder ganz einfach Wasser, falls das Wasser an Ihrem Wohnort Trinkwasserqualität hat. Wenn Sie sich das angewöhnen, und auch Ihre Kinder mit normalem Leitungswasser aufwachsen, tragen Sie wesentlich zur Gesunderhaltung nicht nur der Zähne bei.

Salz

Verwenden Sie jodiertes Salz und gehen Sie äußerst sparsam damit um. Nur im Sommer, wenn wir viel schwitzen, vertragen wir auch mehr Salz. Vergessen Sie nicht, daß in Wurst, im Schinken und in Räucherwaren das gesundheitsschädliche Pökelsalz enthalten ist. Auch Hartkäse sollte wegen des hohen Salzgehaltes nicht zu häufig gegessen werden. Mineralwasser ist zu salzhaltig, um ständig getrunken zu werden. Trinken Sie lieber Tafelwasser oder Leitungswasser.

Es wäre allerdings nicht gesund, vollkommen salzlos zu essen. Gehen Sie sparsam damit um. Die Verwendung von anderen Gewürzen ist leider etwas in Vergessenheit geraten. Dabei könnte man durch die vielfältige Anwendung der in der Natur vorkommenden Gewürze Salz sparen und nebenbei heilsame Effekte erzielen. Besonders zu empfehlen sind Majoran, Kümmel, Thymian, Anis, Fenchel, Oregano, Liebstöckl, Schnittlauch, Petersilie, Bärlauch, Basilikum, Curry, Kerbel, Safran und Salbei. Auch seltenere Gewürze wie Quendel, Galgant,

Ysop oder Brennnessel sollten in der Küche verwendet werden. Sie werden staunen, wieviel Abwechslung und Geschmacksvielfalt Sie durch Gewürze erzielen können, und welch angenehme und gesunde Nebenwirkungen diese haben. In der Schwangerschaft und in der Stillzeit sollten vor allem folgende drei Gewürze zum Einsatz kommen: Ein Hauch Muskatnuß hebt die Stimmung bei schlechter Laune und vertreibt Müdigkeit und Lustlosigkeit. Etwas Zimt ist günstig bei großer Unzufriedenheit und Unruhe, denn Zimt wärmt Körper und Seele. Nelken verringern die Schmerzempfindung, und sie können daher während der Geburt sehr dienlich sein. Diese drei Gewürze finden sich in den Hildegard-Keksen, von denen Sie ab der 34. Schwangerschaftswoche täglich drei Stück essen sollten, um sich die Geburt zu erleichtern (Rezept siehe S. 19).

Fleisch

In den letzten Jahren sind viele Menschen aus verschiedenen Gründen Vegetarier geworden, was zweifellos gut ist. Gänzlich auf Fleisch zu verzichten, ist vom gesundheitlichen Standpunkt nicht notwendig. Allerdings wird im allgemeinen viel zuviel Fleisch gegessen. Ein- bis maximal zweimal pro Woche ein Fleischgericht wäre optimal, wobei es nur einen kleinen Teil des Tellers bedecken sollte, also eher als Beilage und nicht als Hauptgericht. Schweinefleisch ist eher ungünstig, nicht etwa wegen des hohen Fettgehalts, wie viele glauben, sondern wegen der Massentierhaltung und -schlachtung. Wir essen die Todesangst der Tiere mit, und das muß Auswirkungen auf den Menschen haben. Glücklicherweise gibt es heute schon Metzger (Fleischhauer), die sich darauf spezialisiert haben, nur Fleisch von Bauern zu kaufen, die ihre Tiere gut behandeln. Seien Sie auch beim Kauf von Fleisch sehr kritisch und fragen Sie nach, woher es kommt. Zu empfehlen ist neben gutem Rindfleisch auch Lamm, Schaf, Kaninchen und Ziege. Qualitativ hochwertiges Hühnerfleisch und Truthahn sind sehr schwer zu bekommen. Verzichten Sie im Zweifelsfall darauf. In der Schwangerschaft ausdrücklich verboten ist jegliches rohe Fleisch und roher Fisch, weil dadurch Toxoplasmose übertragen werden kann, eine durch Parasiten hervorgerufene Infektionskrankheit, die bei der Schwangeren nur als grippaler Infekt wahrgenommen wird, die Gesundheit des Kindes aber massiv schädigen kann.

Kuhmilchprodukte

Vegetarier sollten viele Kuhmilchprodukte essen, um genügend tierisches Eiweiß und Fett zu sich zu nehmen. Für Fleischesser allerdings sind sie nur dann gesund, wenn sie selten gegessen werden. Zu viel tierisches Fett und Eiweiß sind für den ganzen Organismus ungesund. Es wäre z. B. kontraproduktiv, Milch als Durstlöscher zu verwenden. Ein Liter Milch entspricht einem durchschnittlichen Menü! Leider gibt es noch immer zu viele Ärzte, die schwangeren Frauen das Milchtrinken wegen des hohen Kalzium- und Magnesiumgehalts besonders empfehlen. Auch die Werbung bläst in ein ähnliches Horn, nicht nur Frauen, auch Kindern wird Milch, oft sogar in Form einer Nascherei, empfohlen.

Um unseren Bedarf an Kalzium und Magnesium zu decken, ist Vollwertgetreide weit besser geeignet. Falls es in Ihrer Familie Allergien gibt, sollten Sie unbedingt auf Milch, Joghurt, Quark (Topfen) und Molke verzichten. Ab und zu Sauerrahm oder Sahne (Schlagobers) ist hingegen kein Problem.

Wenn man logisch überlegt, kann Kuhmilch für den Menschen gar nicht so gesund sein. Kuhmilch ist für ein Kalb ideal, das bei seiner Geburt um ein vielfaches schwerer ist als ein neugeborenes Kind. Sie ist für den Menschen viel zu ausgiebig und fett und enthält zu viele Wachstumshormone, die in diesem Ausmaß für den Menschen nicht gesund sind.

Ziegen- und Schafmilch hingegen können uneingeschränkt genossen werden. Als Alternative bieten sich auch Soja-, Reis- und Mandelmilch an.

Fisch

Fisch, der nicht roh gegessen wird, ist selbstverständlich gesund. Das Problem ist nur, daß er aus einem einigermaßen sauberen Gewässer kommen sollte, was sich ja bei Meeresfischen vollkommen unserer Kontrolle entzieht. Ein besonders empfehlenswerter Fisch ist der Dorsch, wobei Sie ihn in einer Fischhandlung kaufen sollten. Panierte Fischstäbchen aus der Tiefkühltruhe des Supermarktes sollten auf Ihrem Speiseplan eher die Ausnahme bilden. Es wäre gut, viel öfter auf heimische Süßwasserfische, wie beispielsweise Forellen und Makrelen, zurückzugreifen. Von Karpfen raten wir ab, weil er kein ausgewähltes Futter frißt, sondern so ziemlich alles, was ihm unterkommt.

Getreide

Getreide kommt leider heute noch immer viel zu kurz, außer bei Menschen, die sich der Vollwertkost verschrieben haben. Dabei ist Getreide so wertvoll und bietet viele Möglichkeiten, um geschmackvolle Speisen zuzubereiten und Abwechslung auf den Speiseplan zu bringen. Wenn Sie wenig Erfahrung mit den Verwendungsmöglichkeiten von Getreide haben, raten wir Ihnen, sich ein gutes Kochbuch zuzulegen und sich ein bißchen damit zu beschäftigen. *Mais (Kukuruz)* ist äußerst wichtig für die Zahnanlage, *Hafer* strafft und stärkt das Gewebe, was bei Schwangeren besonders wichtig ist, weil dadurch die sogenannten Schwangerschaftsstreifen gemildert auftreten und der Damm eine höhere Spannkraft erhält. Hafer ist ein ausgesprochener Energiespender (Wenn jemand überaus kraftvoll agiert, sagt man in Österreich: »Den sticht der Hafer!«). Sehr temperamentvolle, heißblütige Menschen sollten Hafer eher meiden. Für müde, passive und eher antriebslose Menschen ist der Hafer dagegen ein ideales Lebensmittel.

Hirse enthält viel Kieselsäure und stärkt damit Haut, Haare und Nägel. Nicht vergessen werden darf der hohe Eisengehalt von Hirse. Auch auf *Leinsamen* und *Sesam* sollten Sie besonders in der Schwangerschaft nicht verzichten; er hilft bei der Verdauung und wirkt schleimfördernd. Wichtig für eine gute Verdauung ist es, daß Sie viel trinken, sonst erzielt man mit Leinsamen die gegenteilige Wirkung, nämlich Verstopfung. Sie brauchen sich nun aber nicht krampfhaft überlegen, welche neuartigen Speisen mit Leinsamen zubereitet werden, es genügt völlig, ihn beispielsweise in Saucen und Salatmarinaden zu geben. Mit Leinsamen lassen sich etwa auch Fische panieren. Viele Speisen lassen sich durch die Zugabe von Leinsamen aufwerten.

Die *Gerste* stärkt Haut, Haare und Nägel und kann als »Nervenfutter« bezeichnet werden. Sie hilft unruhigen und nervösen Menschen, ihre Gelassenheit wiederzufinden. Bei großer innerer Unruhe empfiehlt es sich, in einigen Litern Gerstensud zu baden.

Das wertvollste Getreide ist der *Dinkel*, der heute glücklicherweise wieder in Mode kommt. Dinkel enthält alles, was dem Organismus guttut, nämlich Vitamine und Spurenelemente. Er wirkt sich äußerst positiv auf Gesundheit und Gemüt aus. Eine Dinkelsuppe sollte die erste Nahrung für jeden Menschen sein, der krankheitsbedingt lange nichts gegessen hat. Er wird damit im Nu seine Kraft wiedergewinnen und sich wohl fühlen. Aufzuzählen, was der Dinkel noch alles vermag, würde den Rahmen dieses Buches sprengen.

Auch *Roggen* stärkt den Organismus. *Reis*, besonders Vollwertreis, sollte oft gegessen werden, ebenso *Grünkern*. *Weizen* ist selbstverständlich ebenfalls sehr gesund, wobei allergiegefährdete Frauen ihn in der Schwangerschaft jedoch eher meiden sollten. Eine gute Gelegenheit, genug Getreide zu essen, ist das morgendliche Müsli, in das Sie mehrere Getreidesorten mischen können. Selbstverständlich ist es nur ungezuckert wirklich gesund. Der Geschmack kann durch frisches Obst und Nüsse aufgebessert werden.

Obst

Ein englisches Sprichwort sagt: »One apple a day keeps the doctor away« (Essen Sie jeden Tag einen Apfel und Sie werden keinen Arzt brauchen). Ein einfacher Ratschlag, dem wir Beachtung schenken sollten. Die beste Zeit, einen Apfel zu essen, ist der Vormittag. Verwenden Sie nur heimische, ungespritzte, natürliche Äpfel, die sich vielleicht nicht durch Schönheit, aber durch Qualität auszeichnen. Durch seine gute Lagerfähigkeit ist der Apfel das Herbst- und Winterobst. Grundsätzlich gilt für Obst und Gemüse: Sie sollen am besten zu der Zeit gegessen werden, in der sie frisch geerntet werden, denn dann sind sie am bekömmlichsten und am gesündesten. Erdbeeren im Januar sind paradox! Essen Sie einfach das, was frisch und hoffentlich ungespritzt gerade geerntet wurde.

Nach 15 Uhr sollten Sie besonders bei einem empfindlichen Magen- und Darmtrakt kein Obst und kein Gemüse mehr essen, nach 17 oder spätestens 18 Uhr nach Möglichkeit nur noch leichte Kost zu sich nehmen, um einen ruhigen und angenehmen Schlaf zu haben. Was Sie hier an Tips finden, gilt übrigens für jeden Menschen, der gesund leben will, für Schwangere jedoch ganz besonders.

Gemüse

Bohnen sollten öfter auf Ihrem Speiseplan stehen, weil sie den Darm gut reinigen. Durch das Würzen mit Bohnenkraut können Sie schmerzhafte Blähungen verhindern. Linsen entwässern besonders gut. Ein- bis zweimal pro Woche sollte eine Kohlart auf den Tisch kommen: Kraut, Broccoli, Kohlsprossen, Kohl, Kohlrüben und Blumenkohl (Karfiol) sind sehr gesund, weil sie viel Vitamin K enthalten, das für die Blutgerinnung äußerst wichtig ist. Außerdem sind diese Gemüsesorten besonders schmackhaft. Bei der Zubereitung ist es vorteilhaft, dem Kohlgemüse viel Kümmel beizumengen, um es bekömmlich zu machen. Kümmel wirkt gegen Blähungen. Zum Gemüse könnten Sie auch nicht allzu frisches Fenchelbrot essen, das einen ähnlichen Effekt wie Kümmel hat. Neben den bereits genannten Gemüsesorten sind außerdem noch folgende besonders zu empfehlen: Rote Rübe, Sellerie, Fenchel, Kürbis, Zucchini, Mangold, Spinat, Karotten, grüne und gelbe Erbsen.

Salat

Bei der Zubereitung der Marinade sollten Sie nur kaltgepreßte Öle und guten Essig (Rotwein- oder Apfelessig) verwenden. Besonders gesund ist es, immer zwei Salate zu servieren, von denen einer unter (Kartoffeln, Rüben, Sellerie, Karotten, Rettich) und einer oberhalb der Erde (grüne Salate, Bohnen, Blumenkohl, Gurken, Tomaten, Mais) gewachsen ist.

Beilagen

Die Beilagen sollten eigentlich den Hauptteil eines Gerichtes ausmachen. Essen Sie viele Nudelgerichte (wenn möglich Dinkel- oder Hirseteigwaren), Naturreis und ab und zu Kartoffeln.

Trinken

Wie bereits erwähnt, ist es am besten, Wasser oder eventuell Tafelwasser zu trinken. Gegen Bier und einen guten Rotwein in geringen Mengen ist auch nichts einzuwenden. Wenn Sie gerne Kaffee trinken, müssen Sie auch in der Schwangerschaft nicht darauf verzichten, wenn Sie wenig davon trinken und das nicht später als 16 Uhr. Statt Milch sollten Sie allerdings Sahne (Schlagobers) in den Kaffee geben, weil durch Milch das Koffein im Darm gebunden wird und zu lange im Körper bleibt. Ausgesprochen günstig ist es, Malzkaffee zu trinken.

Überaus gesund ist es, jeden Morgen vor dem Frühstück einen viertel Liter nicht zu kaltes Wasser zu trinken, um den Körper gut durchzuspülen.

Zum Abschluß noch einige Teerezepte, auf die Sie – falls es notwendig ist – zurückgreifen können. Grundsätzlich sollte uns bewußt sein, daß Kräutertees Heiltees sind und eine bestimmte Wirkung haben. Sie sind daher nicht für den täglichen Bedarf gedacht, sondern für zirka sechswöchige Kuren bei auftretenden Problemen. Wenn Sie Kräutertee gerne mögen, sollten Sie die Zusammensetzung oft wechseln und nicht immer den gleichen Tee trinken.

In der Schwangerschaft empfiehlt es sich, öfter Kümmel-Fenchel-Anistee zu trinken, weil diese Mischung für den Darm gut ist. Brennnesseltee entwässert und wirkt sich positiv auf das Blutbild aus. Wenn Sie unter Krampfadern leiden, fügen Sie Ihrem Tee Grapefruitsaft bei.

Hopfen- und Melissentee hilft bei Schlafstörungen, bei innerer Unruhe und Ängstlichkeit. Probieren Sie den Tee ein paar Tage lang, und beobachten Sie, ob er bei Ihnen wirkt. Wichtig ist auch, daß er Ihnen einigermaßen schmeckt. Wenn Sie ihn nur widerwillig trinken, lassen Sie es lieber. Frauen, denen oft kalt ist, streuen ein wenig Zimt in den Tee.

Majorantee stärkt die Abwehrkräfte und hilft gegen Anfälligkeit für Schnupfen. Lavendeltee, eventuell vermischt mit Melisse, hilft bei großer Unruhe, Verspannungen und gereizten Nerven. Auch Baldriantee beruhigt.

Wir sollten dem Essen insgesamt wieder eine größere Bedeutung beimessen und uns genügend Zeit dafür nehmen. Essen ist auch ein Gemeinschaftserlebnis, dem wir eine größere Aufmerksamkeit und innere Bereitschaft schenken sollten. Die Festlichkeit des Essens und Trinkens darf sich nicht nur auf zwei- oder dreimal im Jahr beschränken. Auch im Alltag soll das Essen ein sinnliches Erlebnis sein und Freude machen.

In diesem Buch wird im 4. Kapitel unter »Ernährung im ersten Lebensjahr«, S. 160, noch einmal über gesunde Ernährung die Rede sein, wenn es gilt, das Baby allmählich von der Muttermilch auf »normale« Kost umzustellen.

Fruchtwasseruntersuchung – Babys auf dem Prüfstand

Neben den routinemäßig durchgeführten Blutbildtests und Antikörperbestimmungen macht Sie Ihr Arzt oder Ihre Ärztin auf die Möglichkeit einer Fruchtwasseruntersuchung *(Amniozentese)* aufmerksam. Wenn Sie über 35 Jahre alt sind, wenn es in Ihrer Familie an Down-Syndrom erkrankte Mitglieder gab oder gibt, oder wenn es in einer vorangegangenen Schwangerschaft zu Mißbildungen des Kindes kam, wird Ihnen Ihr Arzt auf jeden Fall dazu raten. Was kann diese Untersuchung, und ist sie wirklich notwendig? Sind damit Risiken verbunden? Wie wird sie durchgeführt?

Die Fruchtwasserpunktion wird meist zwischen der 16. und 18. Schwangerschaftswoche angesetzt. Unter örtlicher Betäubung wird eine hohle Nadel durch die Bauchdecke und die Gebärmutterwand gestochen. Dann wird eine kleine Menge Fruchtwasser abgesaugt und auf Anomalien untersucht. Dieser Vorgang nimmt zwei bis drei Wochen Zeit in Anspruch. Erst dann kann festgestellt werden, ob das Kind unter bestimmten Erbgutschäden wie Trisomie 21 (Down-Syndrom) oder Mißbildungen der Wirbelsäule leidet.[1] Ebenfalls festgestellt werden kann das Geschlecht des Kindes. Ob Sie diese Untersuchung durchführen lassen, ist Ihre ganz persönliche Entscheidung. Es sollten Ihnen nur zwei Dinge bewußt sein. Erstens kann diese Untersuchung nur relativ wenige und selten auftretende Erkrankungen erkennen. Viele Paare glauben, mit dieser Untersuchung hätten sie eine Garantie in der Hand, ein vollkommen gesundes Kind zu bekommen. Diese Annahme ist falsch. Zweitens stellt der Eingriff ein gewisses, wenn auch geringes Risiko dar. In 0,5 bis ein Prozent der durchgeführten Fruchtwasseruntersuchungen kommt es nach dem Eingriff zu einer Fehlgeburt.[2]

---

[1] Van Leeuwen, Christa, Maris, Bartholomeus: »Schwangerschafts-Sprechstunde«. Urachhaus 1995, S. 215

[2] Van Leeuwen: S. 216

Die davon betroffenen Frauen machen sich dann oft Vorwürfe. Überhaupt stellt die Untersuchung eine schwere psychische Belastung sowohl für die Mutter als auch für das Kind dar. Schließlich bedeutet sie zwei bis drei Wochen angstvolles Warten für Mutter und Kind. In dieser Zeit muß die schwangere Frau mit sehr ambivalenten Gefühlen fertig werden. Die Vorfreude auf das Kind muß sie sich gewissermaßen versagen, weil sie ja noch nicht weiß, ob sie dieses Kind auch behalten wird. In dieser Phase des bangen Wartens auf das Untersuchungsergebnis versuchen viele Frauen, die Schwangerschaft einfach zu ignorieren.[3] Was das für das Kind im Mutterleib bedeutet, wissen wir nicht; es ist aber schwer vorstellbar, daß sich ein Kind in dieser Zeit vor dem endgültigen »Urteil« gut fühlt. Dem Kind wird vermittelt: Du darfst nur bleiben, wenn mit dir alles in Ordnung ist, und du vollkommen gesund bist. Es ist möglich, daß eine derartige Belastung des Kindes im Mutterleib später psychische Auswirkungen hat, die schwer zu fassen sind.

Die Fruchtwasseruntersuchung ist ein chirurgischer Eingriff mit gewissen Risiken. Sie sollten sich vor diesem Eingriff gut informieren und ihn nur dann durchführen lassen, wenn Sie fest entschlossen sind, die Schwangerschaft im Falle einer festgestellten Beeinträchtigung des Kindes abbrechen zu lassen. Die Untersuchung sozusagen sicherheitshalber durchführen zu lassen und sich erst dann die Konsequenzen zu überlegen, ist nicht ratsam. Wenn wir davon ausgehen, daß ein Kind die Gefühle und Gedanken der Mutter spüren kann, so muß eine solche Untersuchung eine schwere Krise in einem Lebewesen auslösen, die man nur dann in Kauf nehmen sollte, wenn man meint, mit einem kranken Kind nicht leben zu können. Es wäre hilfreich, sich schon vor der Schwangerschaft mit der Möglichkeit auseinanderzusetzen, daß ein Kind auch krank auf die Welt kommen kann, auch wenn das Risiko sehr gering ist und sich selbstverständlich alle ein gesundes Kind wünschen. Sprechen Sie mit Ihrem Partner eingehend darüber.

---

[3] Adam, Michael u.a.: »Kinder kriegen«. Köln 1986, S. 44

Die Chorionzottenbiopsie ist eine zweite Möglichkeit, Erbgutschäden frühzeitig festzustellen. Chorionzotten sind ein Bestandteil des Mutterkuchens, die mit einem dünnen Schlauch abgesaugt werden. Ein Vorteil dieser Untersuchung ist, daß sie früher, zwischen der neunten und zwölften Woche, durchgeführt werden kann.[4] Der Nachteil ist, daß sie ein etwa doppelt so hohes Risiko einer Fehlgeburt birgt wie die Fruchtwasseruntersuchung.[5]

Seien Sie bitte darauf gefaßt, daß Ihnen Ihr Arzt unter bestimmten Umständen zu einer Fruchtwasseruntersuchung raten wird. Manche Frauen fühlen sich in dieser Situation unter Druck gesetzt. Wenn das bei Ihnen der Fall ist, wechseln Sie den Frauenarzt. Es steht ihm lediglich zu, Sie zu informieren, und nicht, Sie in irgendeine Richtung zu drängen. Leider leben wir in einer Zeit, in der ein starker gesellschaftlicher Druck herrscht, nur gesundes Leben sei lebenswert. Die pränatale Diagnostik bietet heute die Möglichkeit, sehr früh schwere Krankheiten festzustellen. Doch diese medizinische Leistung hat zweifellos gravierende Schattenseiten. Eine schwangere Frau und ihr Partner fühlen sich mit einem möglicherweise ungünstigen Befund allein gelassen und überfordert. Welche Konsequenz stellt sich nun? Viele suchen daher Rat bei ihrem Arzt, dem so eine schwerwiegende Entscheidung aber keinesfalls zusteht. Geben Sie nicht Ihrem Arzt die Macht, über das Leben Ihres Kindes zu entscheiden.

---

[4] Adam, Michael u.a.: »Kinder kriegen«. S. 45

[5] Van Leeuwen: S. 217

Vorsorgeuntersuchung und Ultraschall: Wie vermessen, alle 14 Tage ein Kind zu vermessen!

Seit Anfang der achtziger Jahre werden vermehrt Ultraschallgeräte in den Arztpraxen eingesetzt, um das ungeborene Kind möglichst früh und möglichst oft anzuschauen. Zweifellos ist dies eine große medizinische Errungenschaft, die allerdings ebenfalls Nachteile hat. In den seltenen Fällen, wo eine schwere Erkrankung des Kindes festgestellt werden kann, gibt es wieder nur einen kleinen Bruchteil von Krankheiten, die pränatal behandelt werden können. Für diese Fälle läßt sich das Ultraschallgerät optimal einsetzen. Um diese wenigen Fälle zu erfassen, wird in Deutschland und in Österreich zu zwei Ultraschalluntersuchungen geraten. Die erste sollte möglichst im fünften Schwangerschaftsmonat (16. bis 20. Schwangerschaftswoche), die zweite im achten Schwangerschaftsmonat (30. bis 34. Woche) durchgeführt werden. Bis heute wurden durch diese Untersuchungen zwar keine schädlichen Wirkungen auf das Ungeborene nachgewiesen, wobei jedoch niemand Aussagen über die psychischen Auswirkungen auf das Kind machen kann. Inzwischen gibt es vermehrt kritische Stimmen, die einen Zusammenhang zwischen übermäßigen Ultraschalluntersuchungen und immer häufiger auftretenden Krankheiten, wie z. B. Neurodermitis, vermuten. Das wird sicher in der nächsten Zeit genauer untersucht werden. In der ersten Euphorie über die Erfindung der Ultraschallgeräte haben sich die meisten Gynäkologen ein solches Gerät für ihre Praxis angeschafft. Daß diese modernen Geräte eine große finanzielle Belastung darstellen, steht außer Zweifel. Ein Ultraschallgerät ist in einer Arztpraxis nur dann sinnvoll, wenn es auch möglichst oft verwendet wird. Und spätestens hier regt sich Unbehagen. Wir wollen keinem Arzt unterstellen, daß er aus finanziellen Motiven Ultraschalluntersuchungen durchführt, aber sobald das Gerät in seiner Praxis steht, will er es auch einsetzen. Besonders Privatpatientinnen geraten häufiger als Kassenpatientinnen in den »Genuß« vieler Ultraschallaufnahmen ihres Kindes. Sie erfahren besondere »Betreuung« durch besondere Überwachung. Und diese Frauen sind meist auch besonders begeistert darüber. Sie sind geradezu süchtig danach, alle drei bis vier Wochen eine fotografische Bestätigung über den guten gesundheitlichen Zustand ihres Kindes zu bekommen. Diese Frauen würden eine ganz andere Behandlung brauchen. Die jeweiligen Maße ihres Kindes, die Länge, das Gewicht, der Kopfumfang, wird sie immer nur im Moment beruhigen. In Wirklichkeit leiden sie unter einem mangelnden Gespür für ihr Kind. Dieses Defizit sollte keine Frau auf die leichte Schulter nehmen und unbedingt Hilfe in Anspruch nehmen. Das Ultraschallgerät wird ihr dabei sicher nicht helfen.

Unlängst las ich einen Artikel des kanadischen Regisseurs Robert Lepage, der über seine Film- und Theaterarbeit sprach. Was er sagte, läßt sich eins zu eins auf die moderne Medizin übertragen. Lepage meinte: »Die Beziehungen zwischen den Menschen sind heutzutage immer durch die Technologie gefiltert. Wir filtern die Menschen längst, wir versuchen durch sie hindurchzusehen, denn wir können einander nicht mehr vertrauen, oder sollen wir einander etwa vertrauen? Wir leben in einer total geröntgten Welt, werden überall durchsucht und befragt. Aber so findet man keine Wahrheit, nur mechanische und chemische Körperreaktionen.«[6]

Die Autoren Michael Adam, Renate Daimler und Volker Korbei gehen in ihrem Buch »Kinder kriegen« noch einen entscheidenden Schritt weiter und raten vom routinemäßigen Einsatz von Ultraschallgeräten ab, solange es keine ausreichend gesicherte Forschung zum Verhältnis von Nutzen und Schaden des Ultraschalls gibt. Ihrer Meinung nach sollte eine Ultraschalluntersuchung nur in folgenden Fällen durchgeführt werden:[7]

---

[6] »Die Presse« Schaufenster Nr. 1. 2. Januar 1998, Robert Lepage S. 5

[7] Adam, Michael u.a.: »Kinder kriegen«. S. 42f.

- wenn der Termin der letzten Regel oder der Empfängnis nicht bekannt ist
- bei Blutungen und Schmerzen
- bei unklarem Tastbefund
- gegen Ende der Schwangerschaft, zwischen der 32. und 35. Woche bei Verdacht auf Lagewidrigkeiten des Kindes und des Mutterkuchens und Entwicklungsstörungen des Ungeborenen (nur in Verbindung mit einer Plazentahormonbestimmung)
- wenn es Anzeichen für Mehrlinge gibt
- wenn die Herztöne nicht zu hören sind
- wenn das Kind sich längere Zeit nicht bewegt
- bei Verdacht auf Mißbildungen
- vor der Durchführung einer Fruchtwasserpunktation durch die Bauchdecke (Amniozentese) zur Lagebestimmung des Kindes.

Recht häufig bewirkt eine falsche Interpretation der Ultraschalluntersuchung gegen Ende der Schwangerschaft oft unnötige Sorgen und damit ein unnötiges und schädliches Eingreifen in die Natur. Gewicht und Größe des Kindes sollten keine Rolle spielen. Traurigerweise werden häufig geschätzte Werte, die sich oft im nachhinein als falsch erweisen, überbewertet. Aufgrund von Größe und Gewicht werden Geburten eingeleitet, weil man meint, das Kind sei »voll ausgereift« – was immer das heißen mag, und wer immer sich einbildet, das beurteilen zu können! Manchmal werden sogar Kaiserschnitte durchgeführt, weil das Kind angeblich »zu groß« ist, um auf natürlichem Wege zur Welt zu kommen. In dieser Hinsicht kann der Ultraschall nachweislich Schaden anrichten. Betont werden muß natürlich immer wieder, daß alle medizinischen Geräte nur so gut sind wie ihre Bediener. Das medizinische Personal muß schon sehr viel Fingerspitzengefühl und Erfahrung mitbringen, um das Ultraschallgerät optimal einzusetzen. Wenn ein Arzt über dieses Gespür verfügt, braucht er das Gerät in der Regel aber auch viel weniger.

Selbst auf die Gefahr hin, daß wir Sie ein wenig verunsichern, wollen wir erreichen, daß Sie nicht alles, was ein Arzt sagt, kritiklos übernehmen. Auch Ihr Arzt kennt nicht immer alle Auswirkungen bestimmter Aussagen und Ergebnisse. Sie selbst sollten stets die Verantwortung für das übernehmen, was Sie mit sich machen lassen, und sich Ihre eigenen Gedanken darüber machen. Sie können nur versuchen, sich so gut wie möglich zu informieren und sich stärker auf Ihr Gefühl zu verlassen. Lassen Sie sich nicht durch medizinische Daten blenden, auch wenn diese Ihnen das Gefühl vermitteln, Sie seien zuwenig Experte. Um ein Kind zur Welt zu bringen, brauchen Sie keine Experten, sondern nur ein gutes Gefühl für sich selbst.

Muß, kann, darf, soll der Mann bei der Geburt dabeisein?

Solange Geburten vorwiegend zu Hause stattfanden, war es eine Selbstverständlichkeit und manchmal auch notwendig, daß der Mann seiner gebärenden Frau zumindest teilweise beistand. Während und nach dem Zweiten Weltkrieg wurde es immer üblicher, im Krankenhaus zu gebären. Mit einem Schlag war der werdende Vater vom Geburtsgeschehen total ausgeschlossen. In alten Filmen kann man sie noch sehen, die Männer, die vor den Kreißsälen – mit einem Blumenstrauß bewaffnet – ruhe- und rastlos auf- und abgehen und auf die erlösende Botschaft der Schwester oder des Arztes warten. So komisch das in Filmen wirken mag, so furchtbar müssen sich viele Männer gefühlt haben: nutzlos, überflüssig, ohnmächtig, ausgeliefert, vollkommen ausgeschlossen von einem der wichtigsten Momente in ihrem Leben. Sie sind Opfer einer Gynäkologie geworden, die Technik und Fachwissen über den Menschen und die Natur stellt. In dieser Zeit waren alle Opfer: Frauen, Kinder und Männer, denen jedes Recht auf Miterleben abgesprochen wurde.

Und heute? Heute läuft auf den ersten Blick alles ganz anders, viel freier ab. Umgekehrt traut sich heute ein Mann kaum noch zuzugeben, daß er bei der Geburt seines Kindes lieber nicht dabeisein will. Allein das Aussprechen dieses Ansinnens macht ihn schon fast zu einer »Unperson«. Und das sollte uns zu denken geben. Wir fallen nämlich von einem Extrem in das nächste. Ständig lassen wir uns von den jeweils geltenden gesellschaftlichen Normen bestimmen und vergessen dabei, daß wir uns eigentlich stets von neuem frei entscheiden können und auch sollen, um nicht Marionetten des Zeitgeistes zu werden. Welcher Mann darf sich heute ehrlich mit dieser Frage auseinandersetzen, ohne gleich als altmodisch oder rücksichtslos abgestempelt zu werden? Wir sind davon überzeugt, daß es keine endgültige Antwort auf die Frage geben kann, ob ein Mann bei der Geburt seines Kindes dabeisein soll oder nicht. Leider wird die Anwesenheit von Vätern bei der Geburt heute überbewertet. Es scheint fast, als ob ein Mann, der – aus welchem Grund auch immer – bei der Geburt seines Kindes nicht dabei war, keine Chance mehr hätte, ein positives Verhältnis zu seinem Kind aufzubauen. Das ist natürlich vollkommen absurd. Er wird noch viele Gelegenheiten haben, sich als guter und liebender Vater zu erweisen. Umgekehrt ist es ebenso unsinnig zu glauben, ein Mann, der bei der Geburt des Kindes dabei war, sei automatisch ein guter Vater. Wir möchten an jede Frau appellieren, bei der Geburt nicht auf der Anwesenheit ihres Mannes zu bestehen. Er soll sich wirklich frei entscheiden können. Wenn schon unsere Gesellschaft diese Freiheit nicht bietet, schenken Sie sie Ihrem Mann, Partner oder Freund. Er soll sich ehrlich mit dieser Frage auseinandersetzen und nicht nach vermeintlichen gesellschaftlichen Zwängen handeln. Das würde seine Anwesenheit auch entwerten, weil er ja gar keine Wahl hatte. Reden Sie eingehend und oft über dieses Thema und versuchen Sie, den für Sie und Ihren Mann besten Weg zu finden. Der beste Weg ist nicht unbedingt der, den alle gehen. Haben Sie Mut zu Ihrer Individualität. Vor allem sollte der Mann genug Vertrauen haben, um über seine Ängste zu sprechen und sich die Möglichkeit offenlassen zu können, während der Geburt in einen anderen Raum zu gehen, ohne sich deswegen als Versager zu fühlen. Überlegen Sie als Frau auch, welche Menschen Ihnen sehr nahestehen und wen Sie sich bei der Geburt als Begleiterin wünschen. Denken Sie dabei eventuell auch an Ihre Mutter, Schwester oder Freundin. Viele Frauen machen mit diesen Menschen wunderbare Erfahrungen und öffnen Tore für eine neue Dimension in der gegenseitigen Beziehung.

Die Anwesenheit einer Vertrauensperson, sei es der Mann oder eine andere, der Gebärenden nahestehende Person, ist besonders im Krankenhaus von großer Wichtigkeit. Sie kann der Frau das Gefühl der Geborgenheit vermitteln, sie trösten und ihr gut zusprechen, ihr durch Massieren die Geburt erleichtern und – was entscheidend sein kann – ihr Sprachrohr sein. Sie sollte der Frau das Gefühl geben, mit dem Geburtsteam gut zurechtzukommen, um – falls es notwendig sein sollte – der Frau zu helfen, ihre Wünsche auch im Krankenhaus weitgehend durchzusetzen. Im Wehenschmerz stellt sich bei manchen Frauen eine gewisse Gleichgültigkeit ein, und sie lassen sich dann vielleicht Dinge einreden (ein Schmerzmittel etwa), die sie eigentlich ablehnen. Die Vertrauensperson wird in solchen Situationen zum Anwalt der Gebärenden und hat genügend Energie, um Probleme in diesem Sinne zu lösen. Voraussetzung dafür sind selbstverständlich zahlreiche Gespräche vor der Geburt, damit die Begleitperson die Wünsche der Frau überhaupt kennt.

Manche Männer, die bei der Geburt dabei sind, sind nachher enttäuscht, weil sie sowenig helfen konnten. Vielleicht sollten Sie sich mit dieser Möglichkeit schon vorher auseinandersetzen. Es kann tatsächlich sein, daß sich eine Frau in ihrem Wehenschmerz sehr auf sich konzentriert und alles rundherum »vergißt« oder daß sie auf jede Zuwendung aggressiv reagiert. Dahinter steckt natürlich keine Lieblosigkeit, sondern es ist ihre Art, mit der Situation fertig zu werden, und das muß unbedingt respektiert werden. Nicht jede Frau will – selbst wenn sie sich das vorher so vorstellt – gestreichelt oder massiert werden. Für viele ist eine Berührung während einer Wehe eher unangenehm oder gar unerträglich. Alles ist möglich – keine Frau weiß vorher, wie sie sich während der Geburt verhalten wird. Sie selbst und auch ihr Begleiter sollten darauf eingestellt sein. Wenn beide die notwendige Offenheit mitbringen, wird das kein Problem darstellen.

Schwangerschaftsbeschwerden – was jetzt?

Bei vielen Frauen treten während der Schwangerschaft kleinere oder manchmal auch größere Probleme auf, die recht lästig sein können. Wir beschreiben die am häufigsten auftretenden Beschwerden und versuchen, Ihnen gute Ratschläge zu geben, wie Sie sich am besten helfen können. Unser Hauptanliegen ist es auch hier, möglichst sanfte Lösungen anzubieten, die keinerlei schädliche Nebenwirkungen haben.

Oft bekommen Frauen, die unter verschiedenen Beschwerden leiden, die nur wenig tröstlichen Worte zu hören: »Nach der Geburt sind alle Wehwehchen weg.« Mag sein, aber bis dahin ist es oft ein weiter Weg. Ständige Schmerzen machen jedem Menschen zu schaffen; sie beeinträchtigen unsere Lebensqualität. Es ist daher nicht ratsam, alles tapfer durchzustehen, denn es gibt vielfältige sanfte Methoden, die alle möglichen Beschwerden lindern oder sogar verschwinden lassen können. Es muß nicht sein, daß Frauen aus Unwissenheit oder weil sie nicht oder nicht gut beraten werden, unnötig leiden.

Schlaf- und Einschlafprobleme

Wenn Sie Schwierigkeiten haben, ein- oder durchzuschlafen, gibt es vielleicht etwas, das Ihnen Sorgen macht. Versuchen Sie im Gespräch mit einem Ihnen vertrauten Menschen die Gründe für Ihre Einschlafprobleme herauszufinden. Nehmen Sie ein entspannendes Bad und lassen Sie den Abend nach Möglichkeit ruhig ausklingen. Autogenes Training, Meditation oder einfache Entspannungsübungen können ebenfalls sehr hilfreich sein. Sehr bewährt hat sich auch eine einwöchige Teekur. Überbrühen Sie dazu einen schwach gehäuften Eßlöffel Tee (Hopfen und Melisse zu gleichen Teilen gemischt) mit einem viertel Liter kochendem Wasser, und lassen Sie den Tee fünf bis sechs Minuten ziehen (nicht länger, sonst wird er zu bitter). Trinken Sie diesen Tee eine Woche lang (nicht länger) eine halbe Stunde vor dem Schlafengehen.

Viele Frauen schlafen während der Schwangerschaft deshalb so schlecht, weil sie in der Nacht mehrmals auf die Toilette gehen müssen. Das ist vollkommen natürlich, aber trotzdem lästig, weil sie dann oft lange nicht einschlafen können. Hier raten wir Ihnen, tagsüber zwar viel zu trinken, aber ab ungefähr 16 Uhr sparsamer mit Getränken umzugehen, damit Sie Ihren Schlaf nicht allzuoft unterbrechen müssen. Ein schlechter Schlaf kann aber auch andere Gründe haben: Das Schlafzimmer ist zu warm oder zu kalt, Sie brauchen mehr Sauerstoff, die Matratze ist schlecht, oder der Schlafplatz ist nicht optimal. Manchmal hilft es auch, die Füße höher zu lagern als den übrigen Körper oder auf einem Schaffell zu schlafen.

Helfen diese Tips alle nicht, sollten Sie es mit Kinesiologie versuchen. Darunter versteht man eine Technik, bei der man aus dem Zustand und vor allem der Reaktion bestimmter Muskeln auf äußere Reize Rückschlüsse auf den Zustand einer Person ziehen kann. Krankheiten, Schmerzen und Spannungen sollen nicht als Fehler der Natur gewertet, sondern als an uns gerichtete Botschaften verstanden werden.

Verstopfung

Was können Sie neben einer ausgewogenen und gesunden Ernährung noch tun, um das Problem Verstopfung zu beheben? Nehmen Sie jeden Tag einen Teelöffel einer Mischung aus Sesam- und Leinsamenöl zu sich oder essen Sie vermehrt Sesam- und Leinsamenkörner. Außerdem sollten Sie viel trinken, vor allem Wasser oder/und ungezuckerten Tee. Fruchtsäfte sollten Sie in jedem Fall meiden, denn auch ungesüßte, natürliche Fruchtsäfte enthalten Fruchtzucker, der das Problem Verstopfung noch verschlimmern kann. Sauerkraut ist sehr gesund und regt die Verdauung an. Es sollte daher möglichst oft auf Ihrem Speiseplan stehen. Viele Frauen haben gute Erfahrungen mit dem Trinken eines Glases warmen Wassers gleich nach dem Aufstehen gemacht. Viel Bewegung, Schwimmen und Spazierengehen regen ebenfalls die Verdauung an. Auch wenn es banal klingt, ist es doch wichtig, sich stets genügend Zeit für den Gang auf die Toilette zu nehmen. Ab und zu ein Einlauf mit einer Teemischung aus Kümmel, Fenchel und Anis kann ebenfalls rasche Abhilfe verschaffen. In diesem Fall sollten Sie nur einen und nicht, wie sonst üblich, drei Einläufe machen.

Mit einer Fußreflexzonenmassage kann man die Darmtätigkeit ebenfalls sehr positiv beeinflussen. Sehr oft wird Verstopfung ausgelöst oder verschlimmert durch die Einnahme bestimmter Eisenpräparate. Überlegen Sie, ob das bei Ihnen der Fall sein könnte. Eisenmangel während der Schwangerschaft ist nichts Ungewöhnliches und kann meistens auch ohne Vitaminpräparate durch natürliche Mittel behoben werden. Lesen Sie dazu die Tips gegen Eisenmangel, die Sie in diesem Kapitel finden.

Rückenschmerzen

Durch die Schwangerschaft verändert sich die Haltung und damit die Form der Wirbelsäule, was vielen Frauen Rückenprobleme bereitet. Nehmen Sie bei Kreuzschmerzen öfter ein Entspannungsbad. Allein das warme Wasser kann Wunder wirken. Danach lassen Sie sich den Rücken mit Johanniskrautöl oder Geburtsöl (siehe Kapitel 13 »Aromatherapie« S. 291) massieren. Eine ausgesprochen gute Übung zur Entlastung des Kreuzes ist der »Adler«. Legen Sie sich dazu auf eine weiche Unterlage auf den Boden, stellen Sie die Beine auf, strecken Sie die Arme von sich, wobei die Handflächen nach oben schauen. Atmen Sie ruhig ein, halten Sie den Atem eine kurze Pause lang an; beim Ausatmen drehen Sie den Kopf nach rechts und gleichzeitig die Knie nach links. Halten Sie kurz die Luft an und verbleiben Sie in dieser Position. Beim

Einatmen gehen Sie mit dem Kopf und den Knien wieder zur Mitte zurück. Mit der Ausatmung wenden Sie diesmal den Kopf nach links und die Knie nach rechts usw. Wiederholen Sie den »Adler« mehrmals.

Rückenschmerzen treten auch häufig in Verbindung mit Verstopfung auf. Oft genügt es, dieses Problem zu lösen, und die Rückenschmerzen sind ebenfalls wie weggeblasen.

Es ist bei Rückenbeschwerden ratsam, sich schonend und behutsam zu bewegen und sich beispielsweise nicht zu bücken. In die Hocke zu gehen ist aus mehreren Gründen wesentlich gesünder. Sehr gut bewähren sich auch Heilmassage und Fußreflexzonenmassage oder – bei fortgeschrittener Schwangerschaft – das Tragen eines Schwangerschaftsmieders. Sollten all diese Tips nichts helfen, könnten Sie es mit Akupunktur, craniosacraler Ostheopathie oder Kinesiologie versuchen. Die letztgenannte Methode ist auch bei Rückenschmerzen ohne Schwangerschaft allgemein empfehlenswert.

Wadenkrämpfe

Sie treten häufig nachts auf und weisen auf einen Magnesium-, Kalium- oder Kalziummangel hin. Abhilfe verschaffen allabendliche Wechselduschen der Beine bis übers Knie. Essen Sie über einen längeren Zeitraum (maximal 14 Tage lang) täglich zwei Bananen und eine halbe Grapefruit. Lagern Sie die Beine sooft wie möglich hoch, wobei sie in der Nacht höher liegen sollten als der übrige Körper. Am Abend können Sie eine Venenmassage durchführen (siehe Kapitel »Das Bedürfnis, sich etwas Gutes zu tun«, S. 58). Verwenden Sie dazu ein gutes Massageöl (Johanniskraut- oder Venenöl – siehe Kapitel »Aromatherapie« S. 291). Lagern Sie mehrmals täglich die Beine hoch. Homöopathische Tips finden Sie unter Kapitel »Homöopathie während Schwangerschaft, Geburt, Wochenbett und Stillzeit«, S. 272.

Kribbeln in den Füßen

Auch hier helfen Wechselduschen, das tägliche Einreiben bzw. Massieren mit Venen- oder Johanniskrautöl und das oftmalige Hochlagern der Beine.

Krampfadern

Tragen Sie eine Stützstrumpfhose und führen Sie täglich eine Venenmassage mit Johanniskraut- oder Venenöl durch oder mit einer vom Arzt verschriebenen Venensalbe. Duschen Sie die Beine jeden Tag kalt ab und essen Sie öfter eine Wacholderbeere, allerdings erst ab der 25. Schwangerschaftswoche, weil Wacholderbeeren treibend wirken. Ernährungsmäßig gelten dieselben Regeln wie bei Hämmorhoiden.

Hämorrhoiden

Reduzieren Sie Kuhmilchprodukte, besonders Molkegetränke. Erlaubt sind Sahne (Schlagobers), Sauerrahm, Ziegen- und Schafmilch. Essen Sie viele Getreideprodukte, um genügend Kalzium und Magnesium aufzunehmen. Es empfiehlt sich, nichts Stopfendes zu essen und relativ kühle Sitzbäder zu nehmen. Geben Sie Eichenrindenextrakt, Salbeitee und drei Eßlöffel Meersalz ins Wasser. Ein- bis dreimal täglich kann man sich zehnprozentigen Quark (Topfen) vermischt mit Eichenrindenextrakt und Salbeiblättern auflegen. Statt einer Salbe können Sie Johanniskraut- oder Venenöl auf die schmerzenden Stellen geben. Gute Erfolge werden auch mit der Homöopathie erzielt.

Mattigkeit und Erschöpfung

Trinken Sie eine Woche lang täglich folgende Mischung: 1/8 Liter roter Rübensaft, 1/8 Liter Karottensaft, Saft einer Orange, 1 Kaffeelöffel Weizenkeimöl. Diese Mischung bewährt sich auch bestens bei häufigen Verkühlungen und einer verminderten Abwehrkraft des Körpers. Spazierengehen, Mittagsruhe, wenig Zucker, viel Gemüse und Vollkornprodukte steigern das Wohlbefinden ebenfalls. Trinken Sie öfter frühmorgens lauwarmes Wasser mit einem Eßlöffel Apfelessig und einem Teelöffel Honig. Besorgen Sie sich aus der Apotheke Aufbaukalk.

Entzündetes Zahnfleisch oder Zahnfleischbluten

Entzündetes Zahnfleisch ist oft auf Vitaminmangel zurückzuführen, wobei es bei Problemen mit dem Zahnfleisch allgemein empfehlenswert ist, Apfelkompott statt frischer Äpfel zu essen. Verwenden Sie viel Vollkorngetreide (Roggen, Gerste, Hirse und Dinkel) und Petersilie (eventuell gemischt mit Salbei). Spülen Sie den Mund täglich mehrmals mit einem Gemisch aus Salbeitee und Zitrone. Diese Flüssigkeit können Sie auch in die Mundddusche geben oder als Spülmittel beim Zähneputzen verwenden. Homöopathisch empfiehlt sich Arnica D6, von dem Sie drei bis fünf Globuli 14 Tage lang ein- bis zweimal täglich unter der Zunge zergehen lassen.

Symphyseschmerzen

Schwangere leiden oft unter mehr oder minder heftigen Schmerzen im Bereich der Schambeinfuge, das ist jener Knorpel, der den vorderen Beckenring zusammenhält. Die Übung »Adler« ist hier wieder eine bewährte Hilfe. Häufig wird übersehen, daß die Schmerzen auf Probleme mit dem Kreuzbein zurückzuführen sind. Kreuzbeinmassagen mit Johanniskraut- oder Geburtsöl oder auch das Tragen eines Schwangerschaftsmieders können das Problem oft sehr schnell lösen.

Sodbrennen

Beobachten Sie zunächst, welche Nahrungsmittel bei Ihnen Sodbrennen auslösen und meiden Sie diese. Grundsätzlich sollten Sie fünf bis sechs kleinere Mahlzeiten pro Tag einnehmen, nicht drei große. Meiden Sie saure Speisen. Apfelkompott ist besser verträglich als frische Äpfel. Drei bis fünf ungeschälte Mandeln mehrmals täglich gekaut wirken gewöhnlich gegen Sodbrennen. In der Nacht sollten Sie auf möglichst vielen Polstern schlafen. Die Aromatherapie hat Sandelholzöl anzubieten, um das Leiden zu lindern. Ein Eierbecher voll Honig wird mit sieben Tropfen Sandelholzöl gemischt. Nehmen Sie immer dann eine Messerspitze davon, wenn Bedarf besteht. Zwischendurch verschaffen einige Bissen von einem altbackenen Brötchen (einer Semmel) Erleichterung.

Homöopathie, Akupunktur und Kinesiologie können in besonders hartnäckigen Fällen helfen.

Hautprobleme

Hautprobleme treten in der Schwangerschaft hauptsächlich in zwei Arten auf:

Bei trockener Haut hilft eine öfter durchgeführte Massage mit kaltgepreßtem Olivenöl, das Sie auch – eventuell mit etwas Honig – ins Badewasser geben können.

Bei juckendem Hautausschlag ist es günstig, die Ernährung auf Trennkost umzustellen und folgende Zutaten ins Badewasser zu geben: Lindenblüten- und Lavendeltee, 250 Gramm Meersalz und fünf Tropfen Teebaumöl. Nach dem Bad kann zusätzlich ein wenig homöopathischer Puder auf die betroffenen Stellen aufgetragen werden.

Bei trockener Haut und juckendem Hautausschlag sollten Sie sich in der Apotheke norwegischen Dorschlebertran besorgen und eine Woche lang täglich einen Eßlöffel davon einnehmen.

Kalte Füße

Nehmen Sie täglich einmal ungefähr zehn Minuten lang ein warmes Fußbad, in das Sie Honig, Zimt-, Nelken- und Ingweröl hineingeben (je ein Tropfen Öl wird mit einem Eßlöffel Honig vermischt). Ebenso empfehlenswert sind tägliche Wechselduschen und das Tragen von Schafwollsocken.

Kreislaufbeschwerden

Sie müssen vom Arzt kontrolliert werden.

Niedriger Blutdruck

Bei niedrigem Blutdruck sollten Sie viel spazierengehen, viel trinken und warm-kühle Wechselduschen vornehmen. Mischen Sie eine Tasse schwarzen Tee mit Rosmarintee und trinken Sie diesen schluckweise auf den ganzen Tag verteilt. Auch ein bis zwei Tassen Kaffee pro Tag können bei niedrigem Blutdruck helfen. Geben Sie statt Milch Sahne (Schlagobers) in den Kaffee. Akupunktur und Homöopathie helfen in hartnäckigen Fällen.

Hoher Blutdruck

Besonders wichtig ist es bei hohem Blutdruck, diesen sehr häufig zu messen, um entscheiden zu können, ob es sich um echten, behandlungbedürftigen Bluthochdruck oder um einen durch den Arztbesuch hervorgerufenen Hochdruck handelt. Ideal ist es, den Blutdruck über einen längeren Zeitraum täglich zur gleichen Zeit zu messen.

Reduzieren Sie den Konsum von Zucker und Salz auf ein Minimum. Verzichten Sie völlig auf Pökelsalz, das in Wurst, Speck, Schinken und Geräuchertem enthalten ist. Ein- bis zweimal pro Woche sollten Sie einen Apfel-Brottag einlegen: Essen Sie nur altbackenes Brot oder Knäckebrot, dazu Äpfel oder ungezuckertes Apfelkompott, und zwar so viel Sie wollen. Trinken Sie viel Wasser oder ungesüßten Tee. Halten Sie, wenn möglich, Mittagsruhe, gehen Sie spazieren, schonen Sie sich und legen Sie sich am Abend früh schlafen. Daß Streß generell weitgehend vermieden werden sollte, versteht sich von selbst.

Scheidenpilz

Hier möchten wir Sie auf Kapitel 5, »Der Einlauf«, S165 verweisen. Reduzieren Sie auch hier den Zuckerkonsum und nehmen Sie eine Woche lang dreimal täglich drei bis fünf Globuli Borax D12.

Eisenmangel

Sehr viele Frauen leiden während der Schwangerschaft unter Eisenmangel. Mit ganz wenigen Ausnahmen läßt sich dieser *ohne* medizinische Präparate beheben. Was können Sie alles tun?

- Eine Woche lang täglich einmal folgende Saftmischung trinken: 1/8 l Rote-Bete-Saft, 1/8 Karottensaft, Saft einer Orange, ein Teelöffel Weizenkeimöl.
- 14 Tage lang täglich einen Teelöffel norwegischen Dorschlebertran zu sich nehmen (aus der Apotheke).
- Vollwertgerichte (Dinkel!), Frischgemüse, bittere Salate wie Radicchio oder Endiviensalat, Löwenzahn- und Brennnesselblätter, Bärlauch, Obst nach Jahreszeit, zweimal pro Woche Fleisch, möglichst biologisches, ab und zu Schaf-, Ziegen- oder Rehleber. Viel Sesam, Hirse und Leinsamen zur Nahrung geben.
- Wenig Zucker konsumieren, denn er ist der größte Vitamin-B_{12}- und B-Komplex-Räuber. Diese Vitamingruppe ist unerläßlich für die Eisenbildung.
- Zweimal pro Woche 1/8 l guten Rotwein trinken.
- 14 Tage lang täglich eine Schale Brennnesseltee trinken.
- Auch ins Lindenblütenbad Brennnesseltee geben.
- Stecken Sie am Abend einen Eisennagel in einen Apfel und lassen Sie ihn über Nacht liegen. Ziehen Sie den Nagel am nächsten Tag wieder heraus und essen Sie den Apfel.
- Mischen Sie in ein Glas lauwarmes Wasser einen Eßlöffel Apfelessig und einen Teelöffel Honig. Trinken Sie dieses Gemisch am Morgen. Es hilft auch bei Müdigkeit.

- Kräuterblutsäfte trinken.
- Rote-Bete-Saft trinken. Nicht erschrecken! Nach dem Trinken dieses Saftes können Urin und Kot rot sein – kein Problem!
- Aufbaukalk essen (in der Apotheke erhältlich)

Hoher Puls

Ein hoher Puls sollte stets ärztlich kontrolliert werden. Helfen können Baldriantropfen oder eine Mischung aus Baldrian- und Lavendeltee. Trinken Sie von diesem Tee täglich eine Tasse über einen Zeitraum von ein bis zwei Wochen.

Haarausfall

Geben Sie Brennnesseltee in die letzte Spülung der Haare. Achten Sie auf eine ausgewogene und gesunde Ernährung und essen Sie Aufbaukalk.

Nabelbrennen

Brennen des Nabels entsteht durch die starke Überdehnung der Bauchmuskulatur. Reiben Sie die schmerzende Stelle mehrmals täglich mit Geburtsöl ein. Das Tragen eines Schwangerschaftsmieders kann in diesem Fall Linderung bewirken.

Nabel- und Leistenbruch

Bei Nabel- und Leistenbruch empfiehlt sich ebenfalls das Tragen eines Schwangerschaftsmieders.

Herpes

Herpes kann häufig homöopathisch geheilt werden. Wenn die Krankheit rechtzeitig und erfolgreich behandelt wird, kann die Geburt auch auf natürlichem Wege erfolgen. Aber das muß selbstverständlich mit dem Arzt besprochen werden.

Blasenentzündung

Trinken Sie viel, auch Blasentee, den Sie in der Apotheke erhalten. Homöopathie und Kinesiologie erzielen bei der Behandlung von Blasenentzündung gute Erfolge.

»Verstopfte« Ohren

Wenn Sie das Gefühl haben, Ihre Ohren seien ständig zu oder verstopft, lassen Sie bitte den Blutdruck öfter kontrollieren.

Das Bedürfnis, sich etwas Gutes zu tun: Körperpflege, Brust- und Dammpflege, Massage, Schwangerschaftsgymnastik

Sobald Sie wissen, daß Sie schwanger sind, versuchen Sie einfach, vermehrt in sich hinein zu horchen. Erspüren Sie, was Sie brauchen. Wenn Sie sich dafür Zeit nehmen, werden Sie die Signale Ihres Körpers zu deuten wissen. Deckt sich eine Frau dagegen mit Arbeit zu und nimmt keine Rücksicht auf ihr Inneres, verdrängt sie ihre Schwangerschaft so perfekt, daß sie weniger spürt. Wo immer eine Frau zum Zeitpunkt des Eintritts der Schwangerschaft steht: Sie sollte nun innehalten und ihre Lebenssituation neu überdenken, und sich möglichst viele Freiräume schaffen. Wenn Ihr Körper sich nach Ruhe sehnt, sollten Sie auch als berufstätige Frau nicht davor zurückschrecken, diesem Bedürfnis nachzugeben. Notfalls können Sie sich krankschreiben lassen. Eine schwangere Frau darf ruhig egoistisch sein, weil es ja auch ihr Kind betrifft. Manche Frauen fühlen sich in den ersten drei Schwangerschaftsmonaten müde und unsicher. Wenn es sich einrichten läßt, sollten Sie täglich ein Mittagsschläfchen abhalten, sich viel in der frischen Luft bewegen und gut essen. Dann werden sich Müdigkeit und Niedergeschlagenheit bald geben, und neue Energien werden wach.

Soviel Bewegung wie möglich in der frischen Luft ist eine gute Basis für eine angenehme Schwangerschaft. Jede Frau weiß selbst am besten, was ihr guttut und wo ihre ganz persönlichen Grenzen liegen. Für die Zeit der Schwangerschaft ideal sind folgende sportliche Aktivitäten: Schwimmen, ausgedehnte Spaziergänge und leichte Gymnastik. Diese Tätigkeiten sind nicht zu anstrengend und können psychische Anspannung, innere Blockaden und Streß lösen. Wichtig ist, daß nicht Hochleistungssport betrieben wird, sondern maßvoller Ausdauersport.

Auch im Bereich der Körperpflege gibt es positive Auswirkungen auf eine schwangere Frau, schon allein deshalb, weil sie sich dabei Zeit für sich selbst nimmt. Ein entspannendes Bad mit natürlichen, duftenden Zusätzen wirkt oft Wunder und kann die Stimmungslage enorm verbessern. Geben Sie Honig, kaltgepreßtes Öl und ein ätherisches Öl nach eigener Wahl (besonders wohlduftend ist echtes Rosenöl) in das Badewasser. Sollten Sie unter Schlafproblemen leiden, empfiehlt sich ein Hopfen- und Melissenbad. Sehr angenehm und wohltuend wirkt sich auch ein Lindenblütenbad aus.

Wir sollten wieder eine Badekultur entwickeln, die uns in unserer hektischen Zeit abhanden gekommen ist. Baden ist mehr als reinigen, es ist ein Eintauchen in das Urelement Wasser. In der Badewanne liegend können Sie sich gut vorstellen, wie es Ihrem Kind geht, das geborgen im warmen, weichen, wohligen Naß in der Fruchtblase schwimmt. Schließen Sie genußvoll die Augen und erzählen Sie Ihrem Kind Geschichten. Sie werden es beide auskosten und genießen.

Es könnte sein, daß eine Frau vor allem während des letzten Teils der Schwangerschaft das Gefühl hat, besonders schnell zu schwitzen. Sehen Sie das einfach als natürliche Begleiterscheinung an, die sich ganz sicher wieder gibt. Duschen Sie öfter und lassen Sie sich vom Wasser erfrischen.

Wenn Sie Angst vor Schwangerschaftsstreifen haben, können Sie Ihren Bauch regelmäßig mit Öl massieren und leicht zupfen. Auch hier brauchen Sie nicht zur teuren Spezialcreme greifen, denn ein gutes Massageöl (z. B. Johanniskrautöl) hilft mindestens ebensogut. Manche Frauen empfinden das Eincremen als unangenehm. Wenn das der Fall ist, lassen Sie es einfach sein und trösten Sie sich damit, daß Eincremen zwar vieles lindern kann, aber keinerlei Garantie gegen das Auftreten von Schwangerschaftsstreifen darstellt. Es ist eher so, daß man mit der Eitelkeit gute Geschäfte machen kann. Ob die Haut einer Frau nach der Schwangerschaft Streifen aufweist oder nicht, hat viel eher etwas mit erblicher Veranlagung und mit der eigenen Ernährung zu tun. Hafer, Hirse und Gerste stellen sicher eine wesentlich bessere, weil von innen kommende Vorbeugung gegen Schwangerschaftsstreifen dar. Eine schwangere Frau, ihr Körper, Geist und ihre Seele verändern sich. Das gilt es anzunehmen. Wir können nicht die Reife einer Frau haben, die geboren hat, und gleichzeitig den Körper einer Vierzehnjährigen.

Das Geheimnis eines tieferen Glückes liegt im Annehmen der Veränderung. Eine Schwangerschaft kostet Kraft und Energie, sie verleiht aber auch Kraft. Das heißt selbstverständlich nicht, daß wir uns total gehen lassen sollten, weil es ohnehin egal ist, wie wir aussehen. Wir sollen uns nur etwas von diesem unnötigen Streß und der falschen Vorstellung befreien, daß nur die Figur eines magersüchtigen Models begehrenswert ist. Eine schwangere Frau, die zu ihrem runden Bauch »Ja« sagt, kann oft weit begehrenswerter und weiblicher sein, auch wenn die Werbung das nicht so sieht. Begehrenswert ist eine Frau immer dann, wenn sie mit ihrem Inneren versöhnt ist.

Sie können Ihre Brust schon jetzt auf das Stillen vorbereiten, um wunden Brustwarzen vorzubeugen. Massieren Sie die Brustwarzen öfter mit Jojobaöl oder Dammöl (siehe »Aromatherapie« S. 291) oder mit einem guten, parfumfreien Fett (Melkfett, Vaseline) ein.

Eine wunderbare Gelegenheit, die Schwangerschaft genußvoll auszukosten, ist die Partnermassage. Vorausschicken möchten wir, daß manche Männer Probleme mit dieser Art der Zuwendung haben, während Frauen von der Partnermassage begeistert sind. Männern mangelt es oft an Geduld, Einfühlungsvermögen und Hingabe. Eine mögliche Erklärung dafür ist, daß sie selbst in ihrer Kindheit zuwenig körperliche Zuwendung bekommen haben. Manchmal sind einige Gespräche notwendig, um einen Mann positiv zu motivieren. Erzwingen läßt sich seine Bereitschaft zu einer Partnermassage selbstverständlich nicht.

Partnermassagen können Sie ein ganzes Leben lang begleiten, stellen sie doch eine sinnvolle Gesundheitsvorsorge dar, die Sie zu Hause anwenden und bei der Sie das Angenehme mit dem Nützlichen verbinden können. Sie tun dabei Ihrem Körper und Ihrer Seele etwas Gutes. Vom Partner Zeit und Zuwendung geschenkt zu bekommen, tut sehr wohl. Viele Männer fragen sich während der Schwangerschaft ihrer Partnerinnen oft, was sie eigentlich für ihr Kind tun können. Sie beklagen manchmal, daß ihnen der gefühlsmäßige Zugang zum Kind in dieser Zeit verwehrt ist und fühlen sich dadurch ausgeschlossen. Die Partnermassage ist eine wunderbare Gelegenheit, gegen dieses Defizit Abhilfe zu schaffen. Ein Mann massiert nicht nur seine Frau oder Freundin, er massiert dabei auch das Kind mit. Was seiner Partnerin gut tut, genießt auch das Kind. Der Weg zum Kind führt somit über die Mutter.

Im Idealfall besuchen Sie gemeinsam einen Partnermassagekurs bei einer Hebamme, die auch Geburtsvorbereitung anbietet. Sie können dann gleich die verschiedenen Möglichkeiten ausprobieren. Falls so ein Kurs für Sie nicht in Frage kommt, stellen wir Ihnen hier einige Möglichkeiten vor, wie Sie einander während der Zeit der Schwangerschaft etwas Gutes tun können und wie Ihr Partner Sie während der Geburt wirkungsvoll unterstützen kann. Viele Frauen klagen über Rückenbeschwerden. Würden sie von ihren Partnern regelmäßig massiert, könnten sie sich bei der Geburt unnötige Schmerzen ersparen. Eine Massage ist nie vergeblich.

Vereinbaren Sie gemeinsam einen Termin, an dem Sie wirklich Zeit füreinander haben. Zwischen zwei Fernsehsendungen schnell eine Partnermassage einzulegen, macht nicht viel Sinn. Lassen Sie einen Abend schön ausklingen. Schließen Sie die Tür hinter sich ab und sorgen Sie dafür, daß Sie von keinem Telefonanruf oder anderweitig gestört werden.

Was Sie brauchen, ist ein gutes, kaltgepreßtes Öl (Sesam-, Arnika-, Jojoba- oder Johanniskrautöl; wenn Sie einander etwas besonders Gutes tun wollen, fügen Sie noch einen Tropfen Rosenöl bei), und Ihre innere Bereitschaft. Je nach Lust und Laune könnte man gemeinsam duschen oder baden. Wichtig ist, daß Ihnen angenehm warm ist. Sie sollen weder kalte Hände noch kalte Füße haben. Suchen Sie sich einen bequemen Ort, sei es ein Bett, ein gemütliches Sofa, ein Gymnastikball oder eine weiche Unterlage auf dem Fußboden. Bis auf die Massage des Dammes und die Fußreflexzonenmassage, die nur für schwangere Frauen sinnvoll ist, können alle anderen Massagen abwechselnd durchgeführt werden, so daß jeder in den Genuß kommt. Partnermassage ist keine Einbahnstraße, sondern eine gegenseitige Bereicherung. Wenn Sie fragen, mit welcher Geschwindigkeit massiert werden soll, so gilt grundsätzlich für alle Massagen, daß Sie Ihren eigenen Rhythmus entwickeln. Ihr Wohlbefinden entscheidet über die Geschwindigkeit der Bewegung.

Entspannungsmassagen

Diese sind besonders wohltuend für die gesamte Rückenmuskulatur und sollten bei jeder Art von Rückenschmerzen angewandt werden. Bei allen im folgenden geschilderten Massagen nimmt die Frau (nochmals sei betont, daß alle Massagen – bis auf zwei – auch von der Frau am Mann durchgeführt werden können) die sogenannte Vierfüßler-Stellung ein.

Die Frau kniet sich dabei mit leicht gegrätschten Beinen auf eine angenehme, weiche Unterlage und stützt sich nach vorne mit durchgestreckten Armen auf ihre Handflächen. Zur Erleichterung dieser Stellung und zur Entlastung ihrer Schulterpartie kann sich die Frau auch mit dem Oberkörper auf einen Gymnastikball oder auf eine bequeme Sofalehne legen. Der Mann kniet sich direkt hinter die Frau. Vor jeder Massage verteilt er großzügig Öl auf ihrem Rücken und auf seinen Handinnenflächen. Grundsätzlich sollen alle Bewegungen mit genügend Druck erfolgen. Die Massage soll der Frau angenehm sein und den Mann nicht zu sehr ermüden. Probieren Sie es einfach aus und reden Sie über die Empfindungen miteinander. Massieren Sie nicht nur mit sanften Händen, sondern mit dem ganzen Herzen.

Herz-Lungenmassage

Der Mann legt beide Handflächen ungefähr in der Nierengegend nebeneinander auf den Rücken der Frau. Dann streicht er die Handflächen parallel den Rücken hinauf bis in die Höhe der Schulterblätter. Dort bewegen sich die Handflächen auseinander, über die Schultern und die Seiten hinunter und schließen sich wieder über der Hüfte. Die Linien dieser Bewegung beschreiben die Umrisse eines Herzens. Anschließend streichen die Handflächen über das Gesäß hinunter und verlassen den Körper in einer sanften Bewegung nach außen. Dann werden die Handflächen wieder in der Nierengegend auf den Rücken gelegt, und die Massage wird wiederholt.

Günstig ist diese Massage auch bei beginnenden Wehen. Dann wird mit stärkerem Druck massiert, um die Frau vom Schmerz abzulenken.

Blasen-Meridianmassage

Zeigefinger und Mittelfinger beider Hände werden gespreizt. Eine Hand wird knapp unterhalb der Halswirbelsäule auf den Rücken der Frau gelegt, wobei Zeige- und Mittelfinger links und rechts des Wirbelkammes zu liegen kommen. In kurzen, nur wenige Zentimeter langen Bewegungen gleiten nun die Handflächen beider Hände abwechselnd (!) den Rücken hinunter. Die Massage endet am Kreuzbein. Besonders wichtig dabei ist, den jeweils angenehmen Rhythmus der kurzen, aufeinanderfolgenden Streichbewegungen zu finden.

Diese Übung dient auch dem Aufmuntern und Beleben; verloren geglaubte Energie, Wohlbefinden und Lebendigkeit kehren zurück.

Schulterblattmassage

Die Handflächen werden unter den Schulterblättern auf den Rücken gelegt. Dann massieren Sie ungefähr siebenmal in kreisenden Bewegungen die Schulterblätter und streichen anschließend über die Oberarme aus.

Horizontalmassage

Die Handflächen des Partners werden mit den Fingerspitzen zueinander auf den Rücken gelegt (die Handflächen liegen dadurch horizontal). Dabei werden die Finger der einen Hand in die Zwischenräume der anderen Hand geführt. Dann streichen die Hände von der Mitte des Rückens nach außen. Diese Bewegungen werden mehrmals wiederholt, beginnend auf Schulterhöhe bis hinunter ins Kreuzbein.

Kreismassage

Die Finger beider Hände werden auf Höhe der Schulterblätter links und rechts der Wirbelsäule aufgelegt. In kreisförmigen Bewegungen (Durchmesser ca. fünf Zentimeter) massieren sie den Rücken hinunter bis zum Gesäß. Dort streichen die Handflächen das Gesäß hinunter und über die Oberschenkel aus.

Diagonalmassage

Diese Massage ist speziell geeignet bei Kreuzbein- oder Ischiasschmerzen.

Die rechte Handfläche wird auf die linke Hüfte gelegt. Dann streicht sie quer über das Kreuzbein und die rechte Gesäßhälfte. Über den rechten Oberschenkel wird die Handfläche ausgestrichen. Diese Bewegung wird ungefähr fünf- bis siebenmal wiederholt, dann die andere Seite mit der anderen Hand massiert. Wenn es der Frau angenehmer ist, kann auch jedesmal gewechselt werden.

Große Beckenmassage

Diese Massage zeichnet sich dadurch aus, daß dabei die Hände nie den Körper der Frau verlassen. Die Frau öffnet im Vierfüßlerstand die Beine, der Mann kniet sich zwischen ihre Unterschenkel und beugt sich tief über die Frau.

Dann greift er hinunter und legt die Handflächen auf die Innenseiten der Oberschenkel, knapp über den Knien. Beide Handflächen streichen hinauf bis in die Leisten, über die Hüften; danach werden die Handflächen über dem Kreuzbein zusammengeführt, wobei die Daumen einander berühren. Schließlich werden die Handflächen wieder auseinander und über das Gesäß und über die Oberschenkel hinuntergeführt; knapp oberhalb der Kniekehle streichen sie wieder auf die Innenseite der Oberschenkel und damit in die Ausgangsstellung zurück.

Kreuzbeinmassage

Eine Handfläche massiert in kreisenden Bewegungen das Kreuzbein. Ob dabei die linke oder rechte Hand verwendet wird, ob die Bewegung im Uhrzeiger- oder Gegenuhrzeigersinn erfolgt, hängt von Wohlgefühl von Mann und Frau ab.

Knöchelmassage

Der Mann ballt beide Hände zu Fäusten und massiert in kleinen, kreisförmigen Bewegungen (Durchmesser ca. fünf Zentimeter) mit den Knöcheln oder den Fingergelenken das Areal rund um das Kreuzbein. Besonders wichtig dabei: Die Bewegung der Fäuste muß ganz locker aus den Handgelenken kommen, und die Haut sollte sehr gut eingeölt sein.

Kleine Kreuzbein-Dehnmassage

Diese Massage läuft ähnlich wie die Horizontalmassage ab. Die Handflächen des Mannes werden mit den Fingerspitzen zueinander auf das Kreuzbein (!) gelegt (die Handflächen liegen dadurch horizontal). Dabei werden die Finger der einen Hand in die Zwischenräume der anderen Hand geführt. Dann streichen die Hände mit sanftem Druck von der Mitte des Kreuzbeins nach außen und werden über Gesäß und Oberschenkel ausgestrichen.

Kleine Kreuzbein-Herzmassage

Die Handflächen werden nebeneinander an den Beginn der Gesäßfalte gelegt. Dann streichen sie hinauf bis zum Kreuzbein und kehren in einem kleinen Bogen in die Ausgangsstellung zurück. Dabei beschreiben die Hände die Umrisse eines Herzens.

Schüttelmassage

Eine Handfläche wird auf das Kreuzbein gelegt, die andere mit Druck daraufgesetzt. Die obenliegende Hand bewegt die andere in kurzen, vibrierenden Bewegungen *(schütteln)*.

Dies ist auch eine äußerst hilfreiche Massage während der Geburt, wenn das Kind im Becken noch nicht die richtige Startposition eingenommen hat. Der Kopf des Kindes wird sich dadurch besser einstellen können. Die Massage ist natürlich nur zu empfehlen, wenn sie von der Frau positiv aufgenommen wird. Was der Frau während der Geburt guttut, kann nur sie bestimmen. Seien Sie als Mann darauf gefaßt, daß Sie, obwohl Sie glauben, die ideale Massage für eine bestimmte Situation zu wissen, Ihre Frau oder Freundin barsch zurückweist. Nehmen Sie das nicht persönlich. Die Geburt ist eine Ausnahmesituation und darf es auch sein.

Venenmassage

Diese Massage ist eine hochwirksame Übung vor allem für Frauen mit Krampfadern und/oder Besenreißern und für Frauen, denen die Beine weh tun und die an geschwollenen Beinen leiden. Die Venenmassage kann von der Schwangeren täglich selbst ausgeführt werden, wann immer sie das Gefühl hat, ihre Beine seien schwer, oder wenn sie lange gesessen oder gestanden ist. Allerdings ist die Massage noch wirkungsvoller, wenn sie von einem anderen durchgeführt wird.

Die Frau begibt sich in die Rückenlage (bei Bedarf Polster unterlegen). Die Beine werden locker an die Wand gelegt. Dabei sind sie durchgestreckt, leicht geöffnet und zeigen möglichst senkrecht nach oben. Bevor mit der Massage begonnen wird, sollten die Beine ungefähr zehn Minuten lang in dieser Stellung gelagert werden. Die Handflächen des Mannes werden links und rechts an die Kanten eines Fußes gelegt. Sie streichen das Bein hinunter, erst hinter die Knöchel (über die Achillessehne), dann über Unter- und Oberschenkel. Dabei umfassen die Handflächen das Bein. Schließlich gleitet eine Hand über die Leiste, die andere über das Gesäß und beide treffen einander am äußeren Hüftknochen. Für ein Bein werden ungefähr drei bis fünf Minuten aufgewandt, dann wird das andere massiert.

Besondere Massagen für Schwangere

Bauchmassage

Die Frau sitzt bequem auf dem Boden und lehnt sich mit dem Rücken an. Der Mann setzt sich mit gespreizten, angewinkelten Beinen der Frau direkt gegenüber. Sie legt ihre geöffneten, abgewinkelten Beine über seine Oberschenkel.

Der Mann legt beide Handflächen über dem Nabel auf den Bauch, streicht hinauf bis zu den Rippen und führt die Handflächen in einem Bogen nach außen hinunter bis in die Leisten. Sie schließen sich über dem Schambein. Die Hände beschreiben dabei wieder die Umrisse eines Herzens.

Aber unbedingt darauf achten, daß nur sanft massiert wird. Es sollte kein Druck auf den Bauch ausgeübt werden. Besonders angenehm empfinden Frauen diese Massage, wenn sich der Bauch hart anfühlt. Auch in den Wehenpausen während der Geburt wirkt diese Massage entspannend und angenehm. Wenn es von Ihrer Partnerin gewünscht wird, können Sie noch leicht um den Nabel herum massieren. Aber Achtung! Der Nabel ist ein sehr empfindsamer und heikler Teil unseres Körpers, was ja eigentlich nicht verwunderlich ist, wenn man bedenkt, daß er die unmittelbare Verbindung zu unserer Mutter war, und das Symbol für den Anfang unseres Seins darstellt.

Geburtserleichterung

Die Kombination von Akupressur und Fußreflexzonenmassage dient der Geburtserleichterung und kann ab der vollendeten 34. Schwangerschaftswoche angewandt werden. Vor allem die Geburtsmuskulatur wird dadurch besser durchblutet.

Die Frau nimmt auf einem bequemen Sofa Platz, der Mann sitzt auf einem Sessel gegenüber. Die Füße der Frau müssen warm sein. Bei der Massage sollte das Geburtsöl (siehe Kapitel »Aromatherapie«, S. 291) verwendet werden.

Ist die Frau Rechtshänderin, legt sie zuerst das linke Bein auf den rechten Oberschenkel des Mannes. Der Fuß zeigt dabei nach außen.

Der Mann legt seine Hand sanft auf den Fußrücken der Frau und den Daumen der Hand mit sanftem Druck in die Mitte einer gedachten Linie zwischen dem Innenknöchel und der Fersenspitze. Dann streicht der Daumen parallel zur Fußkante in Richtung Zehen; etwa in der Mitte des Fußes ändert der Daumen die Richtung um 90 Grad und streicht über die Fußkante bis in die Mitte der Fußsohle. Schließlich ändert sich die Richtung wieder im rechten Winkel und der Daumen streicht – immer mit sanftem Druck! – bis über die große Zehe hinaus. Die gesamte Bewegung des Daumens soll natürlich nicht ruckartig, sondern fließend erfolgen. Immer geht die Hand mit dem Daumen mit und übt auf den Fußrücken ebenfalls einen sanften Druck aus.

Der Mann umfaßt mit beiden Händen den Fuß der Frau, so daß beide Daumen unter dem Innenknöchel zu liegen kommen. Dann werden sie links und rechts um den Knöchel herumgeführt, bis sie parallel oberhalb des Knöchels wieder zusammentreffen. Anschließend streichen sie am inneren Rand des Schienbeins entlang, ungefähr ein Drittel des Unterschenkels hinauf.

Der Mann massiert das Areal rund um den äußeren Knöchel mit den Daumen in kleinen, rhythmischen Kreisen, die rund um den Knöchel ausgeführt werden.

Das Fußgelenk ist ganz locker. Der obere Fuß zwischen den beiden Knöcheln wird mit den Daumen rhythmisch massiert. Nach ein paar Minuten werden die beiden Hände fest entlang des Fußes über die Zehen ausgestrichen.

Dammassage

Die Dammpflege sollte ab der 34. Schwangerschaftswoche viermal pro Woche durchgeführt werden, da sie helfen kann, einen Dammschnitt oder -riß zu vermeiden. Außerdem kann durch die Massage während der Schwangerschaft der Dehnungsschmerz während der Geburt gemildert werden. Es erübrigt sich wohl zu betonen, daß diese Massage nur für Frauen geeignet ist. Falls es keinen Partner für die Dammassage gibt, kann sich die Frau auch selbst massieren. Das ist zwar etwas schwieriger, aber die Mühe lohnt sich.

Falls Sie bereits einen Dammschnitt oder -riß von einer früheren Geburt haben, empfiehlt es sich, zur Massage eine Kupfersalbe (Cuprum 0,4%) zu verwenden. Ansonsten verwenden Sie ein gutes, kaltgepreßtes Öl: Sesam-, Arnika-, Jojoba-, Johanniskraut- oder ein speziell zusammengestelltes Dammöl.

Zwischen Scheideneingang und After befindet sich der Damm, der durch eine regelmäßige Massage gestärkt und unempfindlicher gemacht werden soll. Der Mann massiert mit dem eingeölten Daumen, die Frau mit dem Mittelfinger. Es gibt insgesamt drei Dammassagen, die jeweils ungefähr eine Minute lang durchgeführt werden sollten. Insgesamt dauert eine Massage also nicht länger als fünf Minuten – kein großer Aufwand, wenn man bedenkt, was sich die Schwangere damit alles ersparen kann!

Bei der ersten Massageart massiert der Partner den Damm mit dem Daumen in kreisenden Bewegungen, zunächst ganz sanft, dann etwas stärker. Durch mehrmaliges Wiederholen wird die Frau immer weniger druck- und damit auch schmerzempfindlich.

Als weitere Möglichkeit kann der Partner seinen Daumen in Öl tauchen und damit eine Minute lang einmal links und einmal rechts den Damm hinauf in Richtung der Schamlippen streifen.

Bei der dritten Variante werden zwei Finger ein kleines Stückchen in die Scheide eingeführt und mit dem Daumen am Damm sanft gezupft. Diese Massage wird von den Frauen zunächst als unangenehm empfunden, überzeugt aber rasch durch ihre Effektivität.

Wehenmassage

Diese Massage dient der Entspannung und Schmerzlinderung während der Wehen und sie ist hochwirksam. Ob sie direkt während der Wehen oder der Wehenpausen angewandt wird, richtet sich nach dem Wohlgefühl der Frau.

Die Gebärende nimmt im Bett die Seitenlage ein (gleichgültig welche, in unserem Fall wählen wir zur Beschreibung die rechte Seite). Sie winkelt die Beine an und legt sich ein Polster zwischen die Knie. Ihr Partner sitzt oder kniet hinter dem Gesäß der Frau. Er legt zunächst die rechte Handfläche auf das Kreuzbein, führt die linke Hand zwischen die Beine der Frau und legt den Handballen auf das Schambein. Dann führt er mit beiden Händen sanfte, kleine Schaukelbewegungen nach links und rechts durch, nicht nach oben und unten. Sind der Frau diese Schaukelbewegungen unangenehm, dann genügt es auch, wenn der Partner seine Hände ohne Bewegungen nur auflegt.

Schwangerschaftsgymnastik

Abschließend noch einige Tips für eine besonders effiziente Schwangerschaftsgymnastik. Die Geburt wird erleichtert durch eine regelmäßig durchgeführte Dehnung der Symphyse, jener Knorpel, die eine Erweiterung des Beckens möglich machen.

- Strecken Sie sich. Machen Sie sich selber so lang wie möglich und vergessen Sie den alten Aberglauben, Strecken schade dem Kind. Atmen Sie tief ein und aus und kreisen Sie dabei mit Ihren Armen.
- Stellen Sie sich breitbeinig hin und gehen Sie in die tiefe Hocke. Wichtig ist, daß Ihre Fußsohlen ganz auf dem Boden bleiben. Die tiefe Hocke ist eine wunderbare Geburtsvorbereitung für jede Erstgebärende. Für eine Frau, die bereits Kinder hat, ist die Hockstellung, freiwillig und unfreiwillig, längst gang und gäbe. Sie sollte dabei aber immer auf die richtige Ausführung achten.

- Gehen Sie in die Hocke, stützen Sie sich auf Ihre Hände, winkeln Sie abwechselnd ein Bein an, während Sie das andere ausstrecken.
- Gehen Sie wieder in die tiefe Hocke; die Fersen sind dabei auf dem Boden. Drücken Sie mit Ihren Ellbogen beim Ausatmen die Knie auseinander. Beim Einatmen lassen Sie wieder locker.

Um eine bessere Konzentrationsfähigkeit zu erlangen, können Sie folgende Übung durchführen: Gehen Sie in den Vierfüßlerstand. Strecken Sie das rechte Bein und die linke Hand gleichzeitig von sich. Dann machen Sie es umgekehrt.

Eine wohltuende Übung, die uns noch öfter begegnen wird, ist der »Adler«. Legen Sie sich auf den Rücken, strecken Sie die Arme von sich (Handflächen schauen nach oben), drehen Sie Kopf und Beine gleichzeitig diagonal von der Mitte weg und atmen Sie dabei aus. Beim Einatmen kehren Sie langsam wieder zur Mitte zurück. Die Übung beruhigt, beugt Rückenschmerzen vor und hilft vor allem auch Frauen, deren Mutterbänder schmerzen.

Um die Bauchmuskulatur einer Mehrgebärenden zu stärken, empfiehlt es sich, sich hinzuknien und sich beim Ausatmen auf die rechte Seite zu setzen. Beim Einatmen geht die Frau wieder hoch, beim Ausatmen setzt sie sich auf die linke Seite usw.

In diesem Kapitel haben wir versucht, Ihnen verschiedene Möglichkeiten aufzuzeigen, wie Sie sich optimal auf die Geburt vorbereiten können. Das waren Anregungen und Empfehlungen, die Sie aufgreifen können, wenn Sie möchten. Falls Sie keinerlei Lust verspüren, etwas für sich und Ihr Kind zu tun, ist das genauso gut. Vielleicht ist der eine oder andere Tip dabei, der für Sie wertvoll ist. Keinesfalls sollten Sie den Eindruck gewinnen, Schwangerschaft zwinge Sie zu ständiger Aktivität. Am wichtigsten ist und bleibt Ihre innere Einstellung.

Schwangerschaftswehen – kein Grund zur Panik

Eine schwangere Frau darf ihre Schwangerschaft spüren. Die Gebärmutter leistet während dieser Zeit Unglaubliches. Es ist völlig normal, wenn es da oder dort zwickt, zieht und manchmal auch etwas schmerzt. Ihr erster Gedanke sollte nicht sein: »Oje! Was ist los mit mir? Stimmt etwas nicht?« Versuchen Sie sich statt dessen vor Augen zu führen, was in der Schwangerschaft passiert: Die Gebärmutter dehnt sich auf ein Vielfaches ihrer Größe aus, und es wäre eher verwunderlich, wenn Sie von diesen enormen Veränderungen gar nichts mitbekommen würden. Vom Moment der Einnistung des befruchteten Eies an beginnt die Gebärmutter sich »aufzulockern«, um dem wachsenden Kind genug Raum zu geben. Hier verspüren Sie meist die ersten Wachstumswehen, die Ihnen anzeigen, daß die Gebärmutter auf Hochtouren arbeitet. Während der gesamten Schwangerschaft können Sie diese Arbeit immer wieder als ein mehr oder minder starkes Ziehen spüren. Es ist nicht notwendig, daß Sie mit Furcht und Verzweiflung darauf reagieren. Haben Sie einfach Freude an dem Wunder, das sich in Ihnen vollzieht. Diese Wachstumswehen können Sie von der Einnistung des Eies bis zur Geburt begleiten; meist treten sie aber in drei großen Schüben auf:

- **Zwischen der 8. und 12. Schwangerschaftswoche** (nur ein **ungefährer Richtwert!**):

Jetzt verspüren viele Frauen Schmerzen, die sich wie leichte Mentruationsschmerzen anfühlen können, oder sie bemerken ein Ziehen im Rücken. Bei vielen Frauen tritt auch zwischendurch eine leichte Blutung auf. Sollte das bei Ihnen der Fall sein, holen Sie bitte ärztlichen Rat ein, aber geraten Sie dabei nicht in Panik. Dazu besteht nämlich keinerlei Anlaß. Es ist fast nie nötig, der schwangeren Frau in dieser Zeit Hormone zu spritzen. Am besten ist es, auf das Auftreten von Blutungen oder Schwangerschaftswehen mit größtmöglicher Ruhe zu reagieren. Durch Reduzieren des Alltagsstresses und durch die Einnahme entsprechender homöopathischer Arzneien ist die Blutung nach zwei oder drei Tagen meist beendet. Leider gibt es noch immer Ärzte, die in solchen Fällen viel zu schnell zur Curettage (Ausschabung der Gebärmutter) raten, was selbstverständlich das Ende der Schwangerschaft bedeutet. Lassen Sie sich Zeit zum Überlegen. Für eine Curettage ist es noch immer früh genug, wenn die Blutung allzu heftig wird und überhaupt nicht mehr aufhören will. Auch hier wieder gilt als oberstes Gebot: abwarten, schonen, kontrollieren und geduldig sein.

Bis zur zwölften Woche sind bereits alle Organe des Kindes angelegt, und die Gebärmutter kommt etwas zur Ruhe.

- **Zwischen der 16. und 24. Schwangerschaftswoche:**

Jetzt spüren Sie zum erstenmal Ihr Kind. Vor allem bei der ersten Schwangerschaft entgehen uns diese Momente manchmal, so zaghaft sind die Kindsbewegungen. Es ist, als ob uns ein kleiner Vogel leicht und kaum wahrnehmbar streifen, nein, streicheln würde, oder als ob wir einen Schmetterling in uns flattern spürten. Mit jedem Tag werden die Bewegungen des Kindes eindringlicher, intensiver und fordernder. Im letzten Schwangerschaftsdrittel können sie richtig lebhaft und stark sein. Während Sie in dieser Zeit also allmählich die ersten Kindsbewegungen wahrnehmen oder auch nicht, kann es vorkommen, daß sich Ihre Gebärmutter mehrmals täglich kurz anspannt, was sich als Hartwerden des Bauches bemerkbar macht. Bei meiner ersten Schwangerschaft spürte ich diese Wachstumswehen sehr früh und sehr deutlich. In einem Schwangerschaftsratgeber hieß es, daß das zu diesem Zeitpunkt ein Alarmsignal sei (wie beruhigend!). Meine Frauenärztin meinte dagegen nur, die Gebärmutter übe, und ich bräuchte keinen weiteren Gedanken daran zu verschwenden. Das hat mich damals sehr beruhigt. Verstärkt wird das Hartwerden des Bauches durch zu viel Arbeit, Streß und seelische Anspannung. Das ist völlig normal, da wir uns ja während der Schwangerschaft nicht unter eine Glasglocke stellen und jede Aufregung vermeiden können. Versuchen Sie lediglich, wenn die Anspannung der Gebärmutter für Sie unangenehm ist, sich ein paar Minuten irgendwohin zurückzuziehen, die Beine hochzulagern, die Augen zu schließen und ein bißchen zu träumen. Das wird nicht immer möglich sein, vor allem, wenn Sie berufstätig sind. In so einem Fall könnten Sie sich aber zumindest auf eine Toilette zurückziehen und alle Sorgen und alle Hektik für ein paar Minuten bewußt aussperren. Es gibt sicher angenehmere Orte zum Entspannen, aber im Notfall tut's die Toilette auch.

Manche Frauen vermögen bereits vor der 16. Schwangerschaftswoche die ersten Kindsbewegungen zu verspüren. Auch das ist möglich – lassen Sie sich von niemandem einreden, das gäbe es nicht.

- **Zwischen der 28. und 32. Schwangerschaftswoche:**

Wie groß hier der Entwicklungsschub ist, zeigt folgende Überlegung: Früher, als die Frühgeborenen-Intensiv-Medizin noch kaum entwickelt war, hatte ein in der 28. Schwangerschaftswoche zur Welt gekommenes Baby praktisch keine Überlebenschancen, während ein in der 32. Woche geborenes sich oft auch ohne medizinische Apparate gut entwickeln konnte. In diesen vier Wochen tut sich also Entscheidendes, das Sie auch spüren können. In dieser Phase der Schwangerschaft kann es sein, daß Sie sehr schnell sehr müde werden, daß Ihr Blutbild wegen des Eisen-, Kalzium- und Magnesiummangels nicht optimal ist, daß Sie vielleicht in der Nacht Wadenkrämpfe haben, daß sich der Muttermund bereits ein bis zwei Zentimeter öffnet, daß Sie ein Ziehen in der Leistengegend, im Unterbauch und/oder im Rücken spüren. Die Gebärmutter wächst jetzt sehr schnell; das Kind wiegt in der 28. Schwangerschaftswoche ungefähr (!) 700 bis 900 Gramm und einen Monat später zwischen 1,70 und 2,20 kg!!! Wie sollten Sie das nicht spüren? In dieser Zeit holt sich das Kind alles, was es für seine Entwicklung braucht, und es holt sich alles von Ihnen. Kein Wunder, wenn Ihre Reserven allmählich erschöpft sind. Aber keine Sorge, Sie füllen all Ihre Kraftdepots durch eine gute Ernährung wieder auf. Es handelt sich in dieser Zeit um einen temporären »Notstand«, der im Plan der Natur durchaus vorgesehen ist. Wenn Sie jetzt Ihr Blutbild untersuchen lassen, nehmen Sie das Ergebnis gelassen hin und lassen Sie sich nicht zu viele Tabletten verschreiben. Achten Sie aber auf eine gesunde Ernährung.

In dieser Phase der Schwangerschaft darf sich die Gebärmutter sieben- bis zehnmal pro Tag anspannen. Sie verspüren vielleicht ein Ziehen, das Frauen, die schon einmal geboren haben, oft glauben läßt es handle sich bereits um Senkwehen. Auch leichte Schmierblutungen sind jetzt möglich. Viele Frauen leiden unter Kurzatmigkeit. Wie können Sie auf all diese Signale reagieren? Mit Kürzertreten, dem Einhalten einer Mittagsruhe, gutem Essen, frühem Schlafengehen und allgemeiner Schonung. Vielleicht sollten Sie sich zwischendurch immer wieder krankschreiben lassen. Das hat in dieser Situation nichts mit Drücken vor der Arbeit zu tun. Wenn Sie jetzt Ruhe brauchen, und Ihr Körper deutet Ihnen dieses Bedürfnis an, schenken Sie sich und Ihrem Kind diese Ruhe.

- **Ab der 34. Schwangerschaftswoche kommen zu den Wachstumswehen Senkwehen.**

Darunter versteht man einen Druck nach unten, der sich durch ein Ziehen im Schambeinbereich, in den Oberschenkeln oder/und in der Scheide bemerkbar macht. Dieses Ziehen kann regelmäßig oder unregelmäßig auftreten. Jede Frau hat vor der Geburt Senkwehen, auch wenn sie diese vielleicht nicht spürt. Es kann sich (muß aber nicht) dadurch der Bauch sicht- und spürbar nach unten senken. Durch die Senkwehen macht sich das Kind startbereit für die Geburt. Der Bauch wird öfter hart, es können ein- oder beidseitige Leistenschmerzen auftreten, die als Krampf empfunden werden können. Es mehren sich die Zeichen der nahenden Geburt. Achten Sie jetzt auf eine gute Bauchpflege und schützen Sie Ihre Beine, indem Sie diese so oft wie möglich hochlagern. Spätestens jetzt beginnen die meisten Frauen mit einer intensiven Geburtsvorbereitung und stimmen sich so körperlich, geistig und seelisch auf die Geburt ein. Frauen, die bereits geboren haben, haben oft das Gefühl, es könnte schon losgehen. Wie können Sie herausfinden, ob es wirklich schon so weit ist? Ganz einfach: Nehmen Sie ein Entspannungsbad und warten Sie ab. Wenn es noch nicht soweit ist, werden die Wehen durch das Bad wieder vergehen, wenn nicht, dann wissen Sie ebenfalls Bescheid. Auch ein Einlauf wäre jetzt eine Möglichkeit festzustellen, ob es ernst wird oder ob es sich um einen Fehlalarm handelt. Machen Sie sich keine Sorgen, daß Sie auf diese Weise eine Geburt auslösen könnten, die nicht ohnehin unmittelbar bevorstünde.

3. Die Geburt

Kann ich den Geburtsverlauf beeinflussen? Eine sinnvolle Geburtsvorbereitung

Ja, Sie können den Geburtsverlauf beeinflussen. Es ist eindeutig erwiesen, daß Frauen, die sich auf die Geburt ihres Kindes gut vorbereitet haben, viel besser mit der Geburt zurechtkommen. Es zahlt sich also wirklich aus, sich mit dem auseinanderzusetzen, was in Ihrem Körper vorgeht. Je selbstbewußter und gefühlssicherer eine Frau ist, um so leichter wird ihr das Gebären fallen. Damit kein Mißverständnis aufkommt: Auch der beste Vorbereitungskurs kann eine Geburt nicht schmerzfrei machen, aber er kann das Verständnis für den Ablauf der Geburt intensivieren und damit in gewissem Sinn die Geburt erleichtern. Etwa ab der 20. Schwangerschaftswoche (Halbzeit!) ist es günstig, mit einer Hebamme Kontakt aufzunehmen. Viele Frauen besuchen einen Geburtsvorbereitungskurs nur bei der ersten Schwangerschaft und meinen dann, ohnehin schon alles zu wissen. Wir sind nicht dieser Meinung. Erstens gibt es immer wieder etwas Neues zu erfahren, da jede gute Hebamme immer weiterlernt und immer neue Erfahrungen in den Kurs einbringt. Es geht aber oft gar nicht sosehr um das Wissen, um etwas Technisches. Es geht um die Zeit, die Sie sich nur für sich und Ihr Kind nehmen. Sie haben Kontakt zu anderen werdenden Müttern, und der Erfahrungsaustausch mit diesen könnte sehr wichtig sein. Hätten wir Schwangerschaft und Geburt in unser Leben wirklich integriert, wäre wertvolles Hebammenwissen Teil unseres Allgemeinwissens, und eine Generation könnte es an die nächste weitergeben, wie es früher einmal war. Doch wir leben in einer anderen Zeit; die Generationen vor uns haben durch verschiedene, zum Teil auch verständliche Umstände diese Wissenskette abreißen lassen. Eine intensive Geburtsvorbereitung ist also heute besonders wichtig, auch noch beim fünften Kind. Der Ablauf der Geburt liegt nicht nur in den Händen der Mutter. Jedes Kind agiert und reagiert anders und hat ein gewichtiges Wörtchen mitzureden. Jede neuerliche Schwangerschaft ist auch ein neues Ringen um eine gute Beziehung, die nur glücken kann, wenn wir ihr die Chance geben, das heißt, wenn wir uns auf sie einlassen.

Frauen, die sich gedanklich zu sehr auf einen bestimmten Geburtsverlauf fixieren, haben oft große Schwierigkeiten, weil sie nicht gemeinsam mit ihrem Kind gehen. Jedes neue Lebewesen bedarf der gleichen Aufmerksamkeit und Zuwendung.

Die sanfte Geburt

Die sogenannte sanfte Geburt ist ein wunderbarer Begriff, der heute in aller Munde ist. Er wurde von dem französischen Gynäkologen Frederic Leboyer in den 80er Jahren geprägt. Leboyer war der erste, der die Würde der Frau zum Thema machte, und den Rückzug der Technik und des medizinischen Personals während der Geburt forderte. So positiv der Begriff der sanften Geburt ist, er birgt Gefahren in sich. Er könnte nämlich Frauen zu der irrigen Annahme verleiten, sie würden schmerzfrei und lächelnd gebären. Das soll zwar vorkommen, aber es ist eindeutig die Ausnahme. Fast jede Geburt ist schmerzhaft, hochdramatisch (im positiven Sinn!), gewaltig und schöpferisch. Das Geheimnis des Gebärens liegt in der Erkenntnis und in dem Gefühl, daß in diesem Schmerz ein ganz tiefes Glück verborgen ist. Jede Frau, die gebiert, darf einen Blick tun in das Geheimnis des Universums. Sie hat Anteil an der Schöpfung. Jedes Neugeborene hat diesen geheimnisvollen, weisen Ausdruck, der von weit, weit herkommt. Manche meinen, die Babys seien häßlich, und erschrecken förmlich beim ersten Anblick. Neugeborene haben etwas Greisenhaftes, das uns zutiefst irritiert. Es scheint, als würden sie alles wissen. Doch ein paar Tage später, oft schon ein paar Stunden nach der Geburt, verlöscht dieser »alte« Blick und das Kindliche, Ahnungslose, Hilfsbedürftige, das uns so berührt, tritt in den Vordergrund. Staunen über ein Neugeborenes – das ist ein großes Geschenk. Sanft gebären heißt nicht, Schmerzen aussparen, sondern für einen großen Schmerz bereit zu sein, für den sinnvollsten Schmerz der Welt offen zu sein. Die Geburt selbst ist nicht sanft, sie ist ein gewaltiger Akt; sanft soll die Einstellung der Frau sein und sanft die Umgebung, in die das Kind hineingeboren wird. Mildes Dämmerlicht, leise Musik, ein schönes Zimmer, alle Wohlgerüche der Welt sind sehr, sehr wichtig, aber für eine sanfte Geburt nicht genug. Eine liebende Mutter und herzliche Menschen, die die Würde des Kindes in jedem Moment der Geburt achten, sind noch viel wichtiger. Wir meinen damit, daß wir dem Kind nicht mißtrauen sollten, indem wir es ständig überwachen, kontrollieren, belästigen, sondern es voll Vertrauen auf seinem Weg ins Leben begleiten sollten, ohne daß sich irgend jemand wichtig macht und allzu schnell eingreift, wie das leider bei vielen Ärzten und Ärztinnen noch immer der Fall ist. Fakten, Zahlen, Werte sind genormt, dem Kind wird jede Individualität genommen. Alles muß nach unseren Vorstellungen ablaufen. Ein Kind wird manchmal bei einer Geburt regelrecht vergewaltigt. Das sind starke Worte, aber nur starke Worte machen uns hellhörig und sensibel. Wer fragt danach, was in der Seele eines Menschen vor sich geht, der ohne Not mittels Saugglocke, Zange oder durch Kaiserschnitt auf die Welt geholt wurde? Was spürt ein Kind, wenn die Wehen, nur weil der Geburtstermin deutlich überschritten ist, künstlich erzeugt werden, um es vor seiner Zeit aus der Gebärmutter zu treiben? Und das geschieht oft nur, weil wir nicht genug Geduld haben oder weil der Herr Doktor rechtzeitig seinen Urlaub antreten möchte.

Eines muß allerdings auch klar sein: Zange, Saugglocke und Kaiserschnitt sind Mittel der sanften Geburt, wenn es dem Kind schlechtgeht. Immer muß die Sicherheit des Kindes und der Mutter im Zentrum stehen. Ein Kind, dem es schlechtgeht, wird auch dankbar sein für den medizinischen Eingriff, weil es aus einer Notlage befreit wird. Die normale Geburt ist für das Kind zwar Schwerstarbeit, aber keine Notlage. Es braucht uns nicht leid zu tun, es liebt und braucht die Herausforderung Geburt und sehnt sich nach dem Licht des Lebens. Manche Babys marschieren kraftvoll und zügig durch den Geburtskanal und manche zögern, rasten, tasten sich dann wieder ein wenig weiter, ehe sie Mut fassen, das Licht der Welt zu erblicken. Die meisten kommen auf ganz natürlichem Wege zum Ziel, wenn man sie läßt. Warum wollen wir das nicht begreifen und meinen, immer nachhelfen zu müssen? Geburtsbegleiter sollten sehr demütig sein und Respekt vor der Natur haben, dann würden sie nicht so leichtfertig über Frauen und Kinder bestimmen. Die zur Geburt notwendige Sensibilität kann man wohl auf keiner Universität lernen. Der Ort, wo Ihr Kind zur Welt kommt, sollte nicht überbewertet werden, viel wichtiger sind Ihre Einstellung und die Haltung Ihres Geburtsteams. Erkundigen Sie sich daher vor der Geburt, in welchem Krankenhaus die Wünsche der Frauen respektiert werden, und welchen Stellenwert Ihr Kind dort hat. Es gibt leider auch Krankenhäuser, die Ihnen alles versprechen, was Sie wollen. Hier sollten Sie ruhig ein bißchen skeptisch sein. In einem Krankenhaus sind viele Dinge aufgrund der dort herrschenden Strukturen nicht möglich. Sprechen Sie auch mit Frauen über ihre Erfahrungen mit bestimmten Krankenhäusern.

Es ist für eine gute Geburt sehr wichtig, sie nicht als Leistungsschau zu betrachten. Es geht nicht darum, perfekt, schnell und problemlos zu gebären. Wir brauchen niemandem die hundertprozentig perfekte Frau und Mutter vorspielen. Liebe klammert Fehler nicht aus. Sie sind immer für Ihr Kind die beste und einzige Mutter. Vor dem Geburtsteam die Starke zu spielen, sollte endgültig der Vergangenheit angehören. Seien Sie gesund egoistisch. Der Ausdruck *sanfte Geburt* könnte Frauen unbewußt unter Druck setzen und die Geburt verharmlosen. Damit ist niemandem gedient. Es wäre so, als ob wir den Liebesakt nur unter dem Aspekt der Zärtlichkeit sehen wollten. Er ist auch dynamisch, vital, kraftvoll und leidenschaftlich. Ganz wie die Geburt.

Sanft gebären heißt in Geborgenheit und Sicherheit gebären, heißt auf die Weisheit der Natur vertrauen, heißt mit gesunder Gelassenheit der Geburt entgegensehen, heißt, die Mutter in sich zu entdecken, heißt guter Hoffnung sein, heißt offen sein für Ihren ganz persönlichen Weg, heißt der Geburt ihr Geheimnis zu lassen, heißt fein und behutsam mit dem Kind umgehen, heißt für das Geburtsteam, eine Frau liebevoll zu begleiten statt anmaßend zu beherrschen, heißt für die Frau auch, sich um ihren inneren Frieden zu bemühen.

Atmen hilft

In der Schwangerschaft ist es wichtig, innerlich ehrlich ruhig zu werden. Dabei kann Ihnen eine Atemtechnik (eigentlich das falsche Wort in diesem Zusammenhang) helfen, die sich auch bei der Geburt bewährt. Nun ist diese Atmung keineswegs so schwierig zu erlernen, daß Sie schon in der Schwangerschaft damit beginnen müssen, trotzdem empfehlen wir Ihnen, sich bereits vor der Geburt mit der meditativen und intensiven Atmung auseinanderzusetzen, und zwar aus zwei Gründen. Erstens hilft sie Ihnen, sich in der Schwangerschaft immer wieder zu entspannen und Ihre innere Ruhe zu finden, und zweitens haben Sie diese Atemtechnik bis zur Geburt dann so weit automatisiert, daß sie Ihnen jederzeit, ohne daß Sie erst nachdenken müssen, zur Verfügung steht. Sie haben sie dann vollständig integriert.

Wie können Sie sich also vorbereiten? Wählen Sie eine Lage, in der Sie sich wirklich wohl fühlen. Schließen Sie die Augen und atmen Sie mit der Nase oder dem Mund, ganz wie es Ihnen angenehm ist, langsam und ruhig ein. Schicken Sie den Atemzug gedanklich zu Ihrem Kind, und er ist weit mehr als nur Teil einer Atemtechnik. Halten Sie den Atem kurz an, um ihn dann spürbar und hörbar aus sich herauszulassen. Kurze Pause. Atmen Sie wieder sanft ein, halten inne und atmen dann durch den Mund wieder aus. Stellen Sie sich vor, Sie atmen Ruhe ein und lösen sich beim Ausatmen kraftvoll von allem, was Sie anspannt und blockiert. Diese Atmung ist für beide, Mutter und Kind, ein Gewinn. Sie ist kein mechanischer Vorgang, sondern eine Atmung mit Gefühl. Jeder Atemzug in der Schwangerschaft oder bei der Geburt bedeutet einerseits eine optimale Sauerstoffversorgung für die werdende Mutter *und* das Kind, andererseits ist er ein Geschenk an das Leben.

Entspannungsübungen dieser Art werden in jedem Geburtsvorbereitungskurs angeboten. Aber auch außerhalb dieser Kurse sollten Sie immer wieder auf eine bewußte Atmung achten. Sie stellt wirklich eine wertvolle Hilfe in allen schwierigen Lebenssituationen dar. Wenn Sie unter großer nervlicher Anspannung stehen, wenn Sie vor einem bestimmten Ereignis Angst haben, wenn Sie zerstreut sind, wenn Ihre Kinder Sie »auf die Palme bringen«, wenn Sie ein wichtiges Gespräch führen müssen, in das Sie optimal hineingehen wollen, vor einer schweren Prüfung, bei großen Schmerzen: Bewußt atmen hilft Ihnen ganz bestimmt. Je schlechter Sie sich fühlen, um so lauter und kraftvoller atmen Sie aus. Wir sprechen dann nicht mehr von der meditativen, sondern von der intensiven Bauchatmung. Sie allein spüren, wieviel Energie Sie in die Atmung legen müssen, damit Sie Kraft bekommen.

Im Prinzip ist diese Atmung keine neue Erfindung, sie ist nur eine Möglichkeit, um besser loslassen zu können. Tief Atem holen, seufzen und stöhnen bringen Erleichterung und tun uns gut. Es gilt sie zurückzuholen, die alten, aber äußerst wirkungsvollen Hilfsmittel.

Was tun, wenn die Blase springt?

Viele Frauen geraten in Panik, wenn sie spüren, daß sie plötzlich eine größere Menge Flüssigkeit verlieren. Dabei ist das die natürlichste Sache der Welt. Bei rund einem Drittel aller Frauen kündigt sich dadurch die nahende Geburt an. In diesem Kapitel wird viel von den Ausscheidungen (was für ein häßliches Wort für unsere Körpersäfte!) die Rede sein, um Frauen ihre Ängste und unnötigen Schamgefühle davor zu nehmen.

Warum bei manchen Schwangeren die Blase springt, kann niemand sagen. Hebammen sprechen oft vom »Blasensprungwetter«, wenn auffallend viele Frauen bei Föhn oder Sturm einen Blasensprung haben, ohne daß sie Wehen verspüren. Wann, wo und warum auch immer – nehmen Sie den Geburtsbeginn, wie er ist, und sagen Sie sich: Es ist alles gut, bei mir soll es so und nicht anders sein. Es darf auch ruhig ein bißchen Blut dabei abgehen (vergleichbar mit den Schmierblutungen am Ende der Periode), auch das ist völlig normal. Nur in zwei Fällen sollten Sie sofort ins Krankenhaus fahren: Wenn das Fruchtwasser »mißfärbig« oder trübe ist, worunter man eine grünlich-bräunliche Färbung versteht, oder wenn Sie sehr viel Blut (wie etwa am stärksten Tag der Periode) verlieren. Diese Umstände müssen sofort ärztlich abgeklärt werden, denn sie könnten ein Zeichen dafür sein, daß es Ihrem Kind nicht gutgeht oder es ihm irgendwann nicht gutgegangen ist. Gründe dafür können in einer großen psychischen Belastung, einer entzündlichen Erkrankung der werdenden Mutter oder in der Unterversorgung des Kindes durch die Plazenta liegen. Falls Ihr Baby Steißlage einnimmt, brauchen Sie sich über »mißfärbiges« oder trübes Fruchtwasser ebenfalls keine Sorgen zu machen, denn hier kann beim Blasensprung automatisch *Mekonium* (Kindspech) ausgeschieden werden.

Doch zurück zum »normalen«, massiven Blasensprung. Sollte Sie der Gedanke an einen möglichen Blasensprung im Supermarkt oder im Theater peinigen, legen Sie sich zur Sicherheit in den letzten Wochen eine Binde ein und vergessen Sie alle Horrorgeschichten, die Sie von wohlmeinenden Freundinnen rund um den Blasensprung gehört haben. Eine solche Legende ist beispielsweise die Vorstellung, nach einem Blasensprung bestünde die Gefahr einer sogenannten Trockengeburt, die für Mutter und Kind besonders beschwerlich und gefährlich sei. Bitte vergessen Sie diesen Unsinn und seien Sie sicher: ein Blasensprung kann nie und nimmer zu einer Trockengeburt führen. Selbst wenn eine große Menge Fruchtwasser in einem Schwall abgeht, und Sie das Gefühl haben, plötzlich in der Badewanne zu sitzen, bleibt genug Fruchtwasser übrig, um

Ihr Baby ohne Probleme zur Welt zu bringen. Die Natur hat alles perfekt eingerichtet. Haben Sie Vertrauen zu Ihrem Körper, denn er weiß, was für Sie und Ihr Baby gut ist. Für das Kind ist es am besten, wenn die Fruchtblase erst bei den letzten Wehen springt, weil das Baby dann besser herausschlüpfen kann. Das läßt sich allerdings nicht beeinflussen, denn Ihr Kind sucht sich das selbst aus. Wenn es schon vor der Geburt das Wasser »ablaufen« läßt, wird es einen Grund dafür haben. Manche Babys wiederum kommen sogar mit einer noch intakten Fruchtblase, der sogenannten »Glückshaube« zur Welt. Sie sehen, alle Varianten sind möglich, seien Sie also für alles offen. Versuchen Sie überhaupt, alles rund um die Geburt nicht zu eng zu sehen. Viele Frauen blockieren sich selbst, wenn sie unbedingt so gebären wollen wie ihre beste Freundin, oder wenn sie sich allzu festgelegte Vorstellungen machen, wie die Geburt zu verlaufen hat. Seien Sie ruhig und gelassen, und haben Sie keine Angst. Das ist der beste Beitrag, den Sie zur Geburt leisten können, und wenn Sie sich selbst gut kennen, ist das auch gar nicht so schwer. Das wichtigste ist das volle Vertrauen zu Ihrem wunderbaren Körper.

Sollte also Fruchtwasser abgehen, ohne daß Sie Wehen haben, spricht man von vorzeitigem Blasensprung. Geht wenig Flüssigkeit ab, so handelt es sich möglicherweise um einen *hohen* Blasensprung, für den der Spieltrieb und die Neugier des Kindes Ursachen sein können. Das Baby erkundet mit seinen Fingern die Umgebung, trifft auf einen Widerstand und bohrt ein kleines Loch in die Wand der Fruchtblase. Dabei geht etwas Fruchtwasser ab, und die werdende Mutter hat das Gefühl, daß sie vor sich hin *tröpfelt*. Nach einiger Zeit kann sich das wiederholen, muß aber nicht. Innerhalb von zwölf Stunden verklebt sich die undichte Stelle wieder, und das fehlende Fruchtwasser bildet sich nach. Manche Frauen bemerken gar nichts von diesen Vorgängen, und das spielt auch keine Rolle. Ein hoher Blasensprung muß noch nicht der Beginn der Geburt sein.

Im Gegensatz dazu kann man den *massiven* Blasensprung, bei dem eine größere Menge Fruchtwasser entweder langsam – mit Pausen – oder in einem großen Schwall abgeht, nicht übersehen. Dabei entsteht ein Riß im unteren Drittel der Fruchtblase und leitet die Geburt ein, auch wenn noch keine Wehen zu spüren sind. Vor einigen Jahren noch waren Ärzte sehr ungeduldig und leiteten oft schon vier Stunden nach einem massiven Blasensprung die Wehen künstlich ein. Dieser voreilige Eingriff führte dann oft zu Komplikationen während der Geburt, die sich die Frau leicht hätte ersparen können. Welche schwerwiegenden Folgen künstlich eingeleitete Wehen haben können, erfahren Sie im Kapitel »Medikamentöse Einleitungen: Vor- und Nachteile« S.95. Heute ist es üblich, ungefähr zehn Stunden nach dem massiven Blasensprung einfach zu warten. Frei praktizierende Hebammen warten oft bis zu 24 Stunden, denn mit der nötigen Geduld und einigen Tricks gelingt es fast immer, die Geburt in Gang zu bringen. Voraussetzung ist allerdings, daß mit dem Baby alles in Ordnung ist. Sollten die Herztöne des Kindes schlecht sein, so ist ein ärztliches Eingreifen absolut notwendig. Dafür verfügt die Schulmedizin heute glücklicherweise über genügend geeignete Mittel. Das Wohl des Kindes steht selbstverständlich immer im Vordergrund. Diese Grundvoraussetzung beherzigen Hebammen allerdings weit öfter als Ärzte, die es manchmal gar nicht erwarten können, endlich einzugreifen. Man kann das den Ärzten nur bedingt zum Vorwurf machen, da der Routinebetrieb in einem Krankenhaus auf die individuellen Umstände rund um eine Geburt nicht immer Rücksicht nehmen kann. Jede Frau sollte sich dessen bewußt sein, wenn sie sich für eine Krankenhausgeburt entscheidet, und nicht automatisch annehmen, daß im Krankenhaus grundsätzlich keine Fehler gemacht werden. Jedes künstliche Einschreiten hat Folgen, die man nur im Notfall in Kauf nehmen sollte. Die meisten Hebammen nehmen sich Zeit und scheuen keine Mühe, beim Baby sanft anzuklopfen und es zur großen Reise zu bewegen. In der überwiegenden Mehrzahl der Fälle läßt sich das Kind zum Reiseantritt motivieren, ohne irgendwelche Nebenwirkungen oder schädlichen Folgen. Sollte sich das Baby zu lange Zeit lassen, gibt es einige verläßliche Methoden, um ihm einen sanften Schubs zu geben. Ganz wichtig ist, daß sich die Frau nach einem Blasensprung frei bewegen kann. Langes Liegen verzögert den Geburtsbeginn bzw. -vorgang. Und hier sind wir gleich beim nächsten Problem, das bei Krankenhausgeburten auftreten kann: Wenn der Kopf des Kindes nach einem Blasensprung noch immer sehr hoch oben liegt, besteht ein gewisses, theoretisches Risiko, daß die Nabelschnur vor den Kopf des Kindes fällt und sich das Kind beim Beginn der Wehen die Energiezufuhr durch das Abdrücken der Nabelschnur selbst blockiert. Bei Erstgebärenden kommt das fast nie vor, denn der Kopf des Kindes ist hier nicht so hoch oben, daß diese Gefahr gegeben wäre. Ob die Nabelschnur wirklich vor den Kopf gefallen ist, können der Arzt oder die Hebamme eindeutig ertasten, und dann bleibt nur noch der Ausweg über den Kaiserschnitt, um das Kind zu retten. Wir können gar nicht genug betonen, wie selten dieser Fall eintritt, und plädieren dafür, daß sich eine schwangere Frau mit dieser Eventualität gar nicht belasten sollte. Dafür sind dann wirklich Ärzte da. Es passiert aber leider sehr oft, daß Frauen mit massivem Blasensprung dazu angehalten werden, im Bett liegen zu bleiben. Damit wird zwar das Restrisiko des Nabelschnurvorfalles ausgeschaltet, aber eine Vielzahl von Frauen wird gerade durch diese unnötige Maßnahme am natürlichen Fortgang der Geburt gehindert, was im schlimmsten Fall ebenfalls zu einem Kaiserschnitt führt. In Krankenhäusern werden aus vermeintlichen Sicherheitsgründen immer noch zu viele Kaiserschnitte durchgeführt, die, sollten sie nicht wirklich indiziert sein, einen schweren körperlichen und seelischen Eingriff in die Gesundheit von Mutter und Kind darstellen. Wie absurd die Aussagen rund um den gefürchteten Nabelschnurvorfall manchmal sind, zeigt folgendes: Es gibt Gynäkologen, die bei der letzten Vorsorgeuntersuchung Frauen erklären, der Kopf des Kindes sei schon weit unten. Dieselben Ärzte erklären dann im Fall eines massiven Blasensprungs, der Kopf des Kindes sei noch zu hoch oben, um den Nabelschnurvorfall ausschließen zu können. Mitdenkende Frauen müßten spätestens hier hellhörig werden. Wo ist nun der Kopf des Kindes, zu weit oben oder zu weit unten? Was kann eine Frau im Krankenhaus tun, wenn sie zum Liegen angehalten wird? Nun, sie kann immer wieder versuchen, ihre Position zu verändern. Sie sollte das Gespräch mit dem Ärzteteam suchen und sich erkundigen, ob es wirklich notwendig ist, dauernd zu liegen. In solchen Fällen kann der Partner sehr hilfreich sein, der – vorausgesetzt er hat sich ein bißchen mit der Geburt auseinandergesetzt – seiner Partnerin bei der Erfüllung ihrer Wünsche beisteht. Wenn die Herztöne des Kindes in regelmäßigen Abständen überwacht werden, kann nichts passieren. Es ist natürlich für Ärzte bequemer, die Verantwortung abzuschieben, indem sie die Frauen prophylaktisch hinlegen lassen, solange es rechtlich nicht hinterfragt wird, welch schwerwiegende Folgen derartige Anordnungen haben können. Falls Sie also aus reiner Vorsichtsmaßnahme zum Liegen »verurteilt« werden, stellen Sie sich symbolisch und buchstäblich auf Ihre eigenen Füße.

Was kann eine Frau mit massivem Blasensprung und ohne Wehen tun, um die Geburt natürlich anzuregen und eine künstliche Einleitung zu vermeiden?

Ein Einlauf ist ein geeignetes Mittel. Sieben Zutaten haben sich als optimal erwiesen: zwei Liter Tee aus Schafgarbe, Himbeerblättern, Brombeerblättern, Eisenkraut, Frauenmantel, Kreuzkümmel und Wermutkraut zu gleichen Teilen gemischt.

Wahre Wunder wirkt auch der berühmte »Hebammentrunk«: Geben Sie in ein Glas heiße Milch je eine Prise Zimt und Nelkenpulver, zwei Schnapsgläser guten Cognac und vier bis sechs Eßlöffel Rizinusöl (vier Eßlöffel für Frauen unter 60 kg, fünf Eßlöffel für Frauen von 60 bis 80 kg und sechs Eßlöffel für Frauen über 80 kg). Zugegeben, das klingt nicht sehr verlockend, aber es hilft. In den meisten Fällen geht die Geburt nach Einnahme dieser Mischung innerhalb von zwei bis sechs Stunden ganz natürlich los, ohne daß die Gebärende unter Wehenstürmen leiden muß, wie das oft der Fall ist, wenn die Wehen künstlich eingeleitet werden.

Sie können auch einen wehenfördernden Tee trinken. Er besteht wieder aus den sieben Zutaten Schafgarbe, Himbeerblätter, Brombeerblätter, Eisenkraut, Kreuzkümmel, Wermut und Frauenmantel.

Probieren Sie in aller Ruhe diese Möglichkeiten aus, und Sie werden sehen, daß eine davon auch bei Ihnen wirkt.

Früher öffneten Ärzte manchmal sogar die Fruchtblase, um die Geburt in Gang zu bringen – ein verhängnisvoller Fehler. Denn nicht immer nahm die Geburt dann einen natürlichen Verlauf, sondern mußte per Kaiserschnitt beendet werden. Wenn die Fruchtblase von selbst springt, ist das ein sicheres Indiz dafür, daß die Geburt bald beginnt. Daraus aber den Schluß zu ziehen, man brauche nur die Fruchtblase öffnen und schon komme das Kind, ist ein ärztlicher Kunstfehler. Der Körper der Frau ist dann noch gar nicht bereit und wehrt sich. Glücklicherweise wird diese künstliche Fruchtblasensprengung in den Krankenhäusern mittlerweile nicht mehr so oft durchgeführt. Sollten Sie wider Erwarten doch an einen Arzt geraten, der bei Ihnen einen derartigen Eingriff plant, protestieren Sie auf das heftigste oder, noch besser, ergreifen Sie die Flucht. Eine frei praktizierende Hebamme wird sich hüten, die Fruchtblase zu sprengen, sie ist ihr heilig. Sie hat viel zu große Achtung und Ehrfurcht vor ihr, um sie zu verletzen. Ilona Schwägerl fiel bei ihrer Tätigkeit als Hebamme im Krankenhaus immer wieder auf, daß nach einer Fruchtblasensprengung auffallend oft die Scheide der Frau trocken wurde, was sich für den Geburtsverlauf ungünstig auswirkte. Erklärbar ist dieses Phänomen durch den Umstand, daß die Frauen durch die Fruchtblasensprengung eine Art Schock bekamen und sich sofort verkrampften. Trockenheit in der Scheide hat immer eine große Bedeutung. Sie ist ein Hinweis darauf, daß sich eine Frau zurückzieht, daß sie zur vollen Hingabe nicht bereit ist. Das gilt beim Geschlechtsverkehr genauso wie bei der Geburt. Auch die Geburt ist kein bloßer Akt, sondern hat sehr viel mit Gefühl zu tun. Daher sollte man solche schwerwiegenden Eingriffe wie die Sprengung der Fruchtblase unter allen Umständen vermeiden.

In der Hoffnung, die Geburt schneller zu beenden, fordern manche Frauen diese Sprengung sogar von sich aus. In Momenten äußerster Schmerzen ist das nur allzu verständlich, aber sagen Sie sich dann: Die Fruchtblase beschützt mein

Kind vor argen Schmerzen! Und es wird Ihnen leichter fallen auszuharren. In solchen Situationen sind gute Geburtsbegleiter, seien das nun der Partner, die Hebamme oder der Arzt, sehr wichtig. Sie sollen den Frauen in solchen kritischen Situationen durch liebevolle Zuwendung Mut machen.

Nicht nur Fruchtwasser kann abgehen; in der Schwangerschaft werden Sie vielleicht auch andere abgehende Flüssigkeiten wahrnehmen. Freuen Sie sich darüber, denn dies ist völlig normal, und Ihr Körper arbeitet perfekt. Unsere Freude wird oftmals leider durch unsere übertriebenen Hygienevorstellungen getrübt. Alles, was wir ausscheiden, assoziieren wir mit Schmutz. Wir verlernen dabei völlig, zu unserem Körper »Ja« zu sagen, und uns selbst mit unseren Körpersäften (dieses Wort ist weitaus schöner als der Begriff »Ausscheidungen«) und Düften (nicht Ausdünstungen!) anzunehmen. Es muß uns klar sein, daß mehrmaliges tägliches Waschen mit Seife im Intimbereich gesundheitliche Schäden nach sich zieht. Über die Wichtigkeit der Sauberkeit brauchen wir hier nicht ausführlich diskutieren, aber Seifen und Intimsprays stellen einen Angriff auf unsere natürliche Bakterienkultur dar. Und wer das nicht versteht oder beherzigt, wird früher oder später wahrscheinlich mit Scheideninfektionen zu kämpfen haben. Ebenso ungünstig ist es, Nylonwäsche zu tragen, unter der die Haut schlecht atmen kann. Auch Tampons trocknen die Scheidenwand aus. Das bedeutet nicht, daß eine Frau grundsätzlich auf Tampons verzichten soll, sondern daß sie diese bewußt im Wechsel mit Binden verwendet. Warum können wir nicht zu unseren natürlichen, gesunden Körpersäften stehen? Spätestens während der Schwangerschaft sollten wir versuchen, uns selbst besser kennnenzulernen und anzunehmen.

Übertriebene Hygiene kann also den Säureschutzmantel im Scheidenbereich austrocknen und dadurch kann das Kind nicht optimal hinausschlüpfen, es sei denn, die Fruchtblase ist noch intakt und kann so wie ein Gleitmittel wirken, das dem Baby das Entschlüpfen erleichtert. Günstig ist es, auch in diesem Zusammenhang auf die Ernährung zu achten. Essen Sie einmal am Tag Sesam und Leinsamen (im Brot, Müsli oder Joghurt) und trinken Sie viel. Das fördert die Schleimbildung, die für jede Geburt benötigt wird.

Wenn Sie während der Schwangerschaft merken, daß aus Ihrer Scheide Schleim fließt, so ist das ein wunderbares Zeichen, daß Ihr Körper sich optimal auf die Geburt vorbereitet. Das ist kein Ausfluß, der behandelt werden müßte! Seien Sie froh darüber, daß Ihr Körper genau weiß, wie er dem Baby bei der Geburt helfen kann.

Sollten Sie während der Schwangerschaft an einer Scheidenentzündung erkranken, ist es wichtig, nicht zu schnell zu Zäpfchen zu greifen, sondern das lästige Leiden natürlich zu behandeln. Ernähren Sie sich zuckerarm und verwenden Sie besonders oft Majoran zum Würzen. Nehmen Sie an drei hintereinanderliegenden Tagen eine Scheidenspülung täglich vor, danach zweimal wöchentlich und abschließend noch einmal. Verwenden Sie eine Teemischung aus Malve, Schafgarbe und Salbei. Binden Sie einen Eßlöffel Meersalz vom Toten Meer mit fünf Tropfen Teebaumöl und mischen Sie beides in den Tee. Am besten ist es, die Scheidenspülung im Bad oder in der Dusche vorzunehmen. Führen Sie dabei das Ansatzstück für die Scheidenspülung (es liegt dem Einlaufgerät bei) in die Scheide ein, bis Sie anstoßen. Halten Sie den Irrigator (das Einlaufgerät) hoch und öffnen Sie den Hahn des Ansatzstückes. Dadurch werden alle Krankheitskeime herausgespült, die dem Kind bei der Geburt schaden könnten.

Neben dem vermehrten Scheidenschleim kann ab der 30. Schwangerschaftswoche auch Zervixschleim mit oder ohne Schmierblutung abgehen. Auch das ist vollkommen in Ordnung. Es handelt sich dabei um einen weißen und voll elastischen Schleimpfropfen. Er dient als zusätzlicher Schutz im Zervixkanal und kann auch abgehen, ohne daß Sie es merken. Glasklarer Muttermundschleim wird ebenfalls abgehen, und auch er ist ein Zeichen, daß alles bestens funktioniert. Der natürliche Scheidenschleim, Muttermundschleim und der Zervixschleim sind in der Schwangerschaft und während der Geburt äußerst wichtig und sollten Sie keineswegs in Panik versetzen. Sie sind im Gegenteil ein Zeichen dafür, daß Ihr Körper gut arbeitet. Vermehrter Schleimabgang ist auch in der Eröffnungsphase ab einem vier Zentimeter geöffneten Muttermund zu erwarten. Er dient dem kindlichen Kopf dazu, aus dem Muttermund zu schlüpfen. Lernen Sie Ihren Körper lieben, wie er ist, und haben Sie Vertrauen in Ihre eigenen Kräfte.

Hellhörig werden sollten Sie nur bei scharf riechendem und/oder grünlichem Ausfluß oder bei starkem Juckreiz. Führen Sie dann eine Scheidenspülung durch. Tritt keine Besserung ein, ziehen Sie Ihren Arzt zu Rate.

Abschließend möchten wir hier noch einige Worte zum Geschlechtsverkehr sagen. Sexualkontakt ist bis zum Schluß der Schwangerschaft möglich und kann keinen Schaden anrichten. Sollte nach einem Geschlechtsverkehr die Fruchtblase springen, so ist das völlig in Ordnung. Sie wäre in diesem Fall auch ohne Geschlechtsverkehr gesprungen, und Sie sollten sich deswegen nicht beunruhigen. Nach sexuellen Aktivitäten kann auch Scheidensekret mit einer leichten Schmierblutung oder ein leichtes Ziehen im Unterbauch (vergleichbar mit leichten Menstruationsschmerzen) auftreten. Dies ist alles kein Grund zur Aufregung. Durch Geschlechtsverkehr können nur dann Wehen ausgelöst werden, wenn Sie oder Ihr Kind für die Geburt bereit sind.

Geburtseinleitungen: Wann, warum? Leider viel zu oft!

Der errechnete, von allen ersehnte Geburtstermin ist da und Sie verspüren nichts, keine Anzeichen, daß die Geburt naht. Die meisten Frauen rechnen insgeheim damit, daß das Kind möglicherweise früher als erwartet kommt; die wenigsten Frauen können sich – zumindest beim ersten Kind – vorstellen, daß sie den Geburtstermin überschreiten. Diese oft unbewußte Erwartungshaltung und unsere Zahlen- und Datengläubigkeit führen dazu, daß viele werdende Mütter und Väter und die Ärzte allzu schnell ungeduldig werden. Ein errechneter Geburtstermin ist ein Richtwert, nicht mehr und nicht weniger. Er kann falsch sein trotz aller technischer Einrichtungen, die uns zur Verfügung stehen. Ob ein Kind reif für die Geburt ist, bestimmt es selbst und nicht die Ärzte und nicht die lieben Verwandten, die jeden Tag anrufen und sich erkundigen, ob es schon soweit sei. Mit jedem bedauernden »Nein, leider« Ihrerseits wachsen Ihre Zweifel, ob wirklich alles in Ordnung ist. Die Anfragen Ihrer fürsorglichen Verwandten sind vielleicht nett gemeint, wirken sich aber mit Sicherheit nicht gut auf Sie aus. Sie setzen eine schwangere Frau unter Druck, unter einen größeren Druck, als sie sich selbst eingestehen will. Spätestens acht bis zehn Tage nach dem errechneten Termin werden selbst die stärksten Frauen unsicher. Ein guter Tip, was die Verwandten betrifft: Schwindeln Sie beim Geburtstermin, setzen Sie ihn vierzehn Tage später an, und Sie werden zu gegebener Zeit nicht ständig mit lästigen Fragen konfrontiert.

Sehen Sie den Geburtstermin nicht zu eng. Selbst wenn Sie die Stunde der Zeugung wissen, sagt das noch lange nichts darüber aus, wie lange Ihr Kind in Ihnen bleiben will. Lassen Sie es doch in Ruhe kommen. Das klingt alles sehr selbstverständlich, ist es aber keineswegs. Zu viele Frauen sind noch immer bereit, zu schnell ihren Ärzten zu »gehorchen«. Sie lassen die Geburt künstlich einleiten, nur weil der Termin um ein paar Tage überschritten ist. Wenn das der alleinige Grund ist, sind sie noch nicht mündig genug. Lassen Sie alle möglichen Untersuchungen durchführen um festzustellen, ob es Ihrem Kind gutgeht. Und wenn das der Fall ist, stoßen Sie Ihr Kind nicht zu früh von sich. Es gibt allerdings sehr wohl einige Gründe, die Geburt so rasch wie möglich einzuleiten: wenn die Herztöne des Kindes schlecht sind, oder wenn das Fruchtwasser »mißfärbig« ist oder bei Schwangerschaftsvergiftung. Für solche seltenen Fälle gibt es glücklicherweise medizinische Mittel und Möglichkeiten, einzugreifen. Aber wie kommen die anderen Frauen und Kinder dazu – und das sind wesentlich mehr –, bei denen die Geburt sozusagen prophylaktisch eingeleitet wird? Sie werden aus Ungeduld und Unwissenheit um den natürlichen Weg betrogen. Und wir können uns nicht vorstellen, daß dieser Betrug ohne Folgen bleibt. Vielleicht sind das jene Kinder, die im ersten Lebensjahr unverhältnismäßig viel schreien. Keiner kann sich dann erklären, warum. Sie haben doch alles, werden geliebt, umhegt und bestens versorgt. Und trotzdem schreien sie, daß die Eltern schier verzweifeln. Sie können ja nicht reden und erzählen, was sie so schmerzt. Vielleicht ist es eine schwere Geburt, die sie erst verarbeiten müssen, vielleicht wurden sie zu früh aus dem Nest verstoßen, vielleicht hätten sie noch ein, zwei Tage gebraucht und man hat sie ihnen nicht gegönnt. Was uns unbedeutend erscheint, kann für ein Kind von größter Wichtigkeit sein. Es gibt keine diesbezüglichen wissenschaftlichen Untersuchungen, es kann ja auch gar keine geben, denn nicht alles läßt sich wissenschaftlich beweisen und ist doch wahr. Leider gilt aber heute nur, was wissenschaftlich belegt ist. Gefühlsmäßig faßbar ist, daß es einem Kind nicht egal sein kann, ob es jetzt freiwillig und gern den Mutterleib verläßt oder ob es hinausgetrieben wird in die Welt. Wer einen Funken Gefühl hat für das Wesentliche, müßte das begreifen. Wenn Sie schwanger sind, denken Sie darüber nach, möglichst bevor Sie zur Kontrolluntersuchung ins Krankenhaus fahren. Es ist oft sehr schwer, standhaft zu bleiben, wenn Sie im Krankenhaus mit der Aussage eines Arztes konfrontiert werden, daß Ihr Kind »reif« sei, und es »notwendig« sei, die Geburt mit einem Vaginalzäpfchen einzuleiten. Stellen Sie sich diese Situation schon vorher vor, damit Sie dann nicht überrumpelt werden. Informieren Sie sich in den zwei folgenden Abschnitten über die medikamentösen Einleitungsmöglichkeiten, die nur in äußersten Notfällen zum Zug kommen sollten und über alternative Möglichkeiten, die Geburt sanft und ohne jegliche Nebenwirkungen in Gang zu bringen. Der alles entscheidende Unterschied ist, daß eine künstlich eingeleitete Geburt in jedem Fall losgeht, ob es dem Kind paßt oder nicht. Die natürlichen Methoden stellen einen Anreiz für Mutter und Kind dar, eine liebevolle Aufforderung, die Reise ins Leben zu wagen.

Kein Kind wird dabei genötigt und gegen seinen Willen gezwungen. Wenn es noch nicht soweit ist, dann hat das seinen Grund, und Sie können darauf vertrauen, daß es gut ist.

Diesen gewaltigen Unterschied sollten Sie vor Augen haben, wenn man Ihnen leichtfertig eine Einleitung anbietet, und Sie niemand über mögliche Nebenwirkungen informiert.

Medikamentöse Einleitungen: Vor- und Nachteile

Ein schweres Geschütz ist die sogenannte Vaginaltablette, die direkt vor den Muttermund geschoben wird. Dieses Medikament ist hochwirksam, aber nicht immer zum Vorteil von Mutter und Kind. Noch vor ein paar Jahren war man begeistert von dieser neuen und scheinbar optimalen Möglichkeit, die Wehen in Gang zu bringen, konnte sich die Frau doch eine halbe Stunde nach dem Einsetzen der Tablette wieder frei bewegen. Damit unterschied sich die Vaginaltablette wohltuend vom bis dahin zum Einsatz gekommenen Wehentropf, bei dem die Frau eine Infusion erhält, die ihre Bewegungsfreiheit während der Geburt sehr einschränkt. Doch wie fast jedes Medikament hat auch die Vaginaltablette einen gravierenden Nachteil: Sie wirkt sich auf die Frauen ganz verschieden aus, was auch logisch ist. Wenn die hormonelle Bereitschaft zur Geburt bei der Frau noch nicht gegeben ist, dann zeigt die Tablette optimale Wirkung, und die Geburt kommt in Gang, ob das dem Kind jetzt paßt oder nicht. Sehen wir von der wichtigen psychischen Komponente ab, stellt die Vaginaltablette in diesem Fall zumindest keine weitere Gefahr für den Ablauf der Geburt dar. Was aber passiert, wenn die Frau nur mehr einen kleinen Anstoß gebraucht hätte, um zu gebären, und sie bekommt die Tablette eingesetzt? Dann kann das Medikament wie eine Bombe wirken, die Wehen können äußerst heftig und ohne Pause hereinbrechen, und die Frau viel mehr Kraft kosten als natürliche Wehen. In diesem konkreten Fall ist die Vaginaltablette der Auslöser für weitere und immer neue Eingriffe in den natürlichen Vorgang der Geburt. Da die künstlichen Wehen zu stark sind, müssen sie wieder gedämpft werden, und so beginnt ein Teufelskreis, der nicht selten im Kaiserschnitt endet, einem Kaiserschnitt, der nicht notwendig gewesen wäre, hätte man zu Beginn der Geburt mehr Geduld und Vertrauen gehabt. So gleicht das Einsetzen der Vaginaltablette ein bißchen dem Lotteriespiel: Niemand weiß, wie es ausgeht. Noch vor ein paar Jahren war es an einigen Krankenhäusern üblich, Frauen Vaginaltabletten einzusetzen, ohne sie vorher davon zu informieren, nach dem Motto: errechneter Termin abgelaufen, Kind hinaus. Diese Phase der Entmündigung ist glücklicherweise heute vorüber. Was geblieben ist, ist die immer noch allzu große Bereitschaft, einzugreifen, nur weil laut Ultraschalluntersuchung das Kind vielleicht schon sehr (?) groß und sehr (?) schwer ist. Der Segen, den der Ultraschall manchmal darstellt, wird hier zum Fluch.

Es gibt noch eine andere Möglichkeit, die Geburt einzuleiten, den Syntotropf. Hier wird das wehenfördernde Mittel in Form einer Infusion verabreicht. Ein gewaltiger Nachteil des Wehentropfs besteht in der eingeschränkten Bewegungsfreiheit der Frau. Viele Stellungs- und Bewegungsmöglichkeiten, die den Geburtsschmerz wesentlich erleichtern und die Geburtsdauer verkürzen können, entfallen hier. Ein großer Vorteil gegenüber der Vaginaltablette ist, daß das Wehenmittel wesentlich differenzierter und der jeweiligen Situation entsprechend eingesetzt werden kann. Beim Wehentropf ist eine Dosierung und ein sofortiges Abschalten möglich. Trotzdem sollte auch dieses Mittel nicht wahllos eingesetzt werden. Jeder künstliche Eingriff in die Natur hat größere oder kleinere Nebenwirkungen. Das wird leider oft nicht wahrgenommen. Und wenn eine Frau schon einige Stunden im Kreißsaal verbracht hat, ohne daß sich »Wesentliches« tat, wird sie jegliches Eingreifen befürworten, weil sie psychisch zermürbt ist. Für diesen Fall kann es sehr wichtig sein, den Partner bei der Geburt dabeizuhaben. Er kann Anwalt für Mutter und Kind sein; er sollte einen einigermaßen kühlen Kopf bewahren und seine Frau ermutigen durchzuhalten. Dem Partner kommt hier eine ungeheuer wichtige Rolle zu, die er nur erfüllen kann, wenn er sich gemeinsam mit seiner Frau oder Freundin intensiv auf die Geburt vorbereitet und sich mit der Problematik beschäftigt hat. Er kann sich in Notfällen selbstverständlich nicht in die ärztliche Kompetenz einmischen, aber es ist hier nicht die Rede von Notfällen, sondern von einer »Übermedizinisierung« des Geburtsvorganges.

Es wäre natürlich zu wenig, die schulmedizinischen Einleitungen zu kritisieren, ohne alternative Möglichkeiten aufzuzeigen. Was können Sie tun, wenn der errechnete Geburtstermin deutlich überschritten ist? Die Antwort finden Sie im nächsten Kapitel.

Alternative Möglichkeiten

Es stellt sich die Frage, ob man überhaupt etwas tun soll, wenn der Geburtstermin erreicht ist. Wenn sie genug Vertrauen und Zuversicht und ein gutes Gefühl für sich selbst mitbringt, dann sollte sich die Schwangere durch die nun folgenden Rezepte nicht verunsichern lassen. Es handelt sich hier um Kann-Programme. Es gibt aber auch Frauen, die das Bedürfnis verspüren mitzuhelfen, ohne das Kind zu drängen oder gar zu nötigen. Alle alternativen Möglichkeiten sind lediglich liebevolle »Stupser«, herzliche Einladungen und Ausdruck geduldiger Sehnsucht.

Was essen und worauf verzichten?

Allen schwangeren Frauen möchten wir ans Herz legen, weitgehend auf Zucker zu verzichten. In den letzten Wochen vor der Geburt wäre es sehr gut, viele Haferflockengerichte zu sich zu nehmen. Was homöopathisch angezeigt ist, lesen Sie bitte im Kapitel »Homöopathie«, S. 265 nach. In der letzten Woche ist es optimal, weniger zu essen, und vor allem abends nur etwas Leichtes zu sich zu nehmen. Wurst, Speck, aber auch mageren und feinsten Schinken sollte Sie ebenso meiden wie Hartkäse. Milde Weichkäsesorten sind hingegen empfehlenswert. Snacks sollten nicht auf dem Speisezettel stehen. Trinken Sie nur ungezuckerten Tee oder gutes Trinkwasser. Falls Sie je magnesiumhaltige Tabletten eingenommen haben, setzen Sie diese ein paar Wochen vor der Geburt unbedingt ab. Sollten Sie allerdings homöopathisch behandelt werden, gilt das nicht. Ein ausgedehnter Spaziergang sollte unbedingt täglich auf dem Programm stehen.

Das wöchentliche Entspannungsbad

Einmal pro Woche genießen Sie am Abend ein Entspannungsbad mit Lindenblütentee, Honig und Geburtsöl. Falls Sie unter Ödemen leiden, fügen Sie dem Badewasser noch 250 Gramm Meersalz bei.

Wir raten Ihnen dringend davon ab, daß Ihr Partner ab dem errechneten Geburtstermin Urlaub nimmt. Das bringt eine Frau wieder unnötig in Streß. »Jetzt ist er meinetwegen schon eine Woche umsonst (!) zu Hause, und es geht immer noch nicht los.« Diese Gedanken sind kontraproduktiv und vermeidbar. Wenn es irgendwie möglich ist, richten Sie es so ein, daß sich Ihr Mann oder Partner den Urlaub erst nach der Geburt nimmt, bzw., wenn Sie Ihr Kind im Krankenhaus zur Welt bringen, erst nach Ihrem Aufenthalt dort.

Nachfolgend finden Sie drei Rezepte, die Sie anwenden können, um die Geburt auf natürliche Art in Gang zu bringen, und die nach den langjährigen Erfahrungen Ilona Schwägerls sehr wirksam sind.

Rezept 1 – Basisprogramm ab dem Geburtstermin bis fünf Tage danach

Suchen Sie sich *einen* Tag aus, an dem Sie viel Zeit haben, und führen Sie ein intensives Entschlackungsprogramm durch. Dazu gehört Fasten; essen Sie in dieser Zeit nur altes Brot oder Knäckebrot, dazu eine Sorte Obst (z.B. Äpfel, Birnen oder Weintrauben). Das Obst kann auch durch ungezuckertes

Kompott ersetzt werden. Von Brot und Obst können Sie essen, soviel Sie wollen. Wichtig ist, daß Sie viel trinken (Wasser, ungezuckerten Tee). Nehmen Sie dreimal drei bis fünf Globuli Pulsatilla D6 und dreimal Cimicifuga D6 abwechselnd über den Tag verteilt (siehe auch Kapitel »Homöopathie« S. 265).

Am Vormittag machen Sie einen einstündigen Spaziergang. Mittags ruhen Sie sich bei einem Mittagsschläfchen aus. Am Nachmittag steht wieder ein einstündiger Spaziergang auf dem Programm. Den Abschluß dieses Tages bildet ein gemütliches Entschlackungsbad, dem Sie Lindenblütentee, Honig und einen Eßlöffel Geburtsöl beifügen. Trinken Sie mit Ihrem Mann oder Partner ein kleines Glas sehr guten Rotwein und machen Sie sich einen schönen Abend ...

Nach diesem Basisprogramm geht die Geburt in 40 Prozent der Fälle los.

Rezept 2 – zwischen fünften bis zehntenTag nach dem errechneten Geburtstermin

Prinzipiell läuft dieses Programm ähnlich ab wie das erste, nur etwas intensiver. Essen Sie den ganzen Tag nur altes Brot oder Knäckebrot und eine Sorte Obst bzw. ungezuckertes Kompott. Trinken Sie viel Wasser oder/und ungezuckerten Tee. Nehmen Sie dreimal drei bis fünf Globuli Caullophyllum. Das Mittagsschläfchen sollte jetzt mindestens eineinhalb Stunden betragen. Nach dem Nachmittagsspaziergang machen Sie sich zwei bis drei Einläufe (im Abstand von einer halben oder einer ganzen Stunde) mit wehenförderndem Tee, der aus sieben Bestandteilen zusammengesetzt ist: Himbeer- und Brombeerblätter, Schafgarbe, Frauenmantel, Eisenkraut, Wermutkraut und Kreuzkümmel. Setzen Sie drei Liter Tee an, wobei Sie von jedem Bestandteil gleich viel nehmen. Nach den Einläufen genießen Sie ein Bad. Falls Sie noch Tee übrig haben, fügen Sie ihn dem Badewasser bei. Auch an diesem Tag sollte das Gläschen Rotwein nicht fehlen. Mit hoher Wahrscheinlichkeit (zirka 60 Prozent) wird die Geburt bald darauf losgehen.

Rezept 3 –
alle Weichen sind gestellt

Falls es immer noch nicht soweit ist, besteht kein Grund zum Zweifeln und schon gar keiner zum Verzweifeln! Ihr Kind weiß warum, vertrauen Sie ihm! Reden Sie mit ihm und holen Sie sich von ihm Kraft.

Ihr Arzt oder Ihre Ärztin wird Sie regelmäßig zu CTG-Kontrollen (elektronische Herzton-Wehenüberwachung) schicken, damit Sie sicher sein können, daß es Ihrem Kind gutgeht. Es besteht auch die Möglichkeit der Doppler-Ultraschalluntersuchung, die die Funktionstüchtigkeit der Plazenta überprüft. Gehen Sie nicht enttäuscht nach Hause, wenn es immer noch keine Anzeichen für die Geburt gibt. Verlassen Sie das Krankenhaus vielmehr gelassen. Nach der Geburt werden Sie sich dann über Ihre eigene Ungeduld wundern und gar nicht mehr verstehen, was Sie so gedrängt hat. Wenn Sie allerdings mit der Verzögerung Probleme haben, probieren Sie das dritte Rezept aus, das zugegebenermaßen sehr anstrengend ist. Nehmen Sie auf nüchternen Magen drei bis fünf Globuli Arnica C30 ein. Essen Sie Brot zum Frühstück und gehen Sie dann zwei Stunden lang spazieren. Nehmen Sie folgende drei homöopathische Arzneien je dreimal täglich abwechselnd zu sich: drei bis fünf Globuli Pulsatilla D6, drei bis fünf Globuli Cimmicifuga D6 und drei bis fünf Globuli Caullophyllum D6. Zum Mittagessen gibt es wieder nur Brot und Obst. Die Mittagsruhe sollte jetzt drei Stunden lang dauern, und am Nachmittag sollte ein zweistündiger Spaziergang auf dem Programm stehen. Dabei ist es notwendig, daß Sie jemand begleitet, denn schließlich kann es ja jederzeit losgehen. Der Einlauf entfällt bei Programm Nummer drei, aber freuen Sie sich nicht zu früh, es ist noch nicht alles überstanden. Am Abend nehmen Sie ein Entschlackungsbad mit Lindenblütentee, Honig und einen Eßlöffel Geburtsöl. Dieses Bad dauert zweieinhalb Stunden, ja, Sie lesen richtig! Reiben Sie Ihren ganzen Körper dick mit Terpentinseife ein und legen Sie sich dann 20 Minuten lang in das Badewasser. Diesen Vorgang wiederholen Sie fünfmal, wobei Sie selbstverständlich immer wieder frisches warmes Wasser zulaufen lassen, damit Ihnen ja nicht kalt wird. Wozu diese ganze Prozedur? Durch diese Intensivreinigung werden Darm und Haut optimal entschlackt und von Giftstoffen befreit, alles, was blockieren könnte, wird aus dem Körper geschwemmt. Da dieses Entschlackungsbad die Haut stark entfettet, reiben Sie Ihren ganzen Körper nach dem Bad mit Geburtsöl ein. Danach wartet noch eine Spezialität auf Sie, der berühmt-berüchtigte »Hebammentrunk«. Dazu vermischen Sie einen viertel Liter heiße Milch, zwei Schnapsgläser Cognac (beste Qualität!), vier bis sechs Eßlöffel Rizinusöl, das Sie sich in der Apotheke besorgen können (vier Eßlöffel für Frauen unter 60 kg, fünf Eßlöffel für Frauen zwischen 60 und 80 kg und sechs Eßlöffel für Frauen über 80 kg) und Zimt und Nelkenpulver. Diese Komposition, die heiß getrunken werden soll, bewirkt nach zwei bis acht Stunden Durchfall, der fast immer den Beginn der Geburt anzeigt. Nach dem Trunk legen Sie sich sofort ins Bett. Sie werden garantiert fest schlafen, aber keine Sorge: Wenn es losgeht, wachen Sie bestimmt rechtzeitig wieder auf.

Von großer Bedeutung ist der Hebammentrunk auch bei einem Blasensprung ohne Wehen.

Das intensive Entschlackungsprogramm inklusive Bad sollte uns – allerdings ohne homöopathische Arzneien – unser ganzes Leben begleiten, natürlich nicht zu oft, aber wenn wir uns, egal ob Mann oder Frau, extrem müde, kraftlos und depressiv verstimmt fühlen, kann dieses Programm Wunder wirken. Es klingt wie eine Roßkur, ist auch eine und zeigt enorme Wirkung bei den verschiedensten Wehwehchen, die uns zu schaffen machen, nämlich bei Migräne, Verstopfung, Hautproblemen, Willensschwäche, Darmproblemen, Erschöpfungszuständen, Ängstlichkeit, Antriebslosigkeit und anderen mehr. Es lohnt sich wirklich, die zugegebenermaßen mühselige Prozedur auf sich zu nehmen. Damit könnten viele gesundheitliche Probleme bereits früh abgefangen werden und würden erst gar nicht auftreten.

Manchen Frauen wird diese Methode zu suspekt und brachial erscheinen, und sie werden sich lieber ins Krankenhaus begeben und sich an den Wehentropf hängen lassen. Andere wiederum würden alles tun, was in ihrer Macht steht, um das Kind so natürlich wie möglich auf die Welt zu bringen. Diesen Frauen wollen wir Möglichkeiten aufzeigen und ihnen Mut machen.

Wie kann ich mir und meinem Kind die Geburt erleichtern?

Die allerwichtigste Geburtserleichterung ist Ihre positive Einstellung. Sehen Sie die Schwangerschaft als ein großes Kompliment Ihres Kindes an Sie an. Es hat sich Sie zur Mutter auserwählt, und darüber können Sie sich gar nicht genug freuen, selbst dann, wenn Sie die Schwangerschaft nicht geplant haben. Das heißt nicht, daß Sie negative Gefühle verdrängen sollten. Jede Schwangere kennt diese Zweifel und Ängste, sie sind völlig normal. Gefühle der Unsicherheit sollen und dürfen die Schwangere *bewegen*, aber nicht *belasten*. Diese Unterscheidung ist sehr wichtig. Jede Enge und jeder Zwang wirken sich schlecht auf das Gemüt – nicht nur der Schwangeren – aus. Freudige Gelassenheit, fröhliche Zuversicht, eine Sehnsucht nach innerem Frieden, ausgesöhnt sein mit sich und seiner Umgebung, kurz gesagt eine gesunde seelische Verfassung sind viel, viel wichtiger als jede noch so ausgefeilte »Geburtstechnik«. Die Geburt ist kein Tummelplatz für Aktivitäten, sondern bei aller »Dramatik« (im positiven Sinn!) ein Ort der dynamischen Ruhe. Alles ist wichtig rund um die Geburt, das Wichtigste ist, *daß Sie stets bei sich und Ihrem Kind sind.* Dieses Ganz-bei-sich-Sein ist in allen Lebenslagen von großer Bedeutung, und man kann es bis zu einem gewissen Grad auch erlernen. Doch davon später.

Für eine gute Geburt ist also die richtige Einstellung, die wichtigste Voraussetzung. Daneben gibt es drei Dinge, die Ihnen und Ihrem Kind bei der Geburt helfen: die WEHE, die ATMUNG und die für Sie passende GEBÄRSTELLUNG.

Die Wehe, Ihre beste Freundin bei der Geburt

Ein Geheimnis der Kunst des Gebärens ist es, die Wehe als Freundin zu betrachten. Jede einzelne Wehe bringt Sie näher zu Ihrem Kind. Keine Geburtstechnik kann einer Frau den Schmerz der Wehe abnehmen. Wir können den Schmerz nur annehmen, wie er ist. Es wird in diesem Kapitel von Geburtserleichterungen die Rede sein, die den Schmerz lindern, aber nicht ausschalten können. Jede Frau sollte sich die Situation rund um die Geburt so schön und angenehm wie möglich machen, aber keine noch so optimale Geburtsvorbereitung, keine Hebamme, kein Arzt und auch nicht der Partner können der Frau den Schmerz ersparen. Es ist eine Illusion, das zu glauben. Und trotzdem braucht keine Frau allzu große Angst davor zu haben. Es liegt soviel Sinn in diesem Schmerz, und das macht ihn erträglich. Dieses Glücksgefühl nach der Geburt, wenn das nackte Kind (hoffentlich wird es nicht gleich in einen noch so entzückenden Strampelanzug gesteckt!) auf Ihrem Körper liegt, ist mit keinem anderen Gefühl vergleichbar. Spätestens in diesem Augenblick wissen Sie, daß es der Mühe wert war. Es ist also für die Geburt sehr wichtig, den Wehenschmerz anzunehmen, sich mit ihm vertraut zu machen, und es ist ja Gott sei Dank nicht so, daß wir überfallartig von furchtbaren Schmerzen erfaßt werden, sondern daß wir in den Schmerz hineinwachsen können. Versuchen Sie, gelassen in den Schmerz hineinzugehen und sich tragen zu lassen. Die Wehe ist wie eine Meereswoge, die Sie mitnimmt, wehren Sie sich nicht, sondern geben Sie sich hin. Vertrauen Sie darauf, daß alles gut wird. Vertrauen, Zuversicht und Freude sind Ihre großen Helfer bei der Geburt. Wann immer Sie fürchten, daß Ihre Kraft nachläßt, wenden Sie sich an Ihr Kind. Es lebt von Ihnen und ist völlig auf Sie angewiesen; gleichzeitig kann es Ihnen aber auch sehr viel Kraft schenken. Seien Sie sich dieser Möglichkeit bewußt und lassen Sie diese Hilfe zu. Es ist absolut nicht notwendig, oft sogar kontraproduktiv, wenn Sie dem Kind die perfekte Mutter vorspielen. Ihr Kind kennt Sie und liebt Sie so, wie Sie sind.

Was geschieht eigentlich bei einer Wehe? Die Gebärmuttermuskulatur spannt sich an, die Gebärmutter wird dadurch kleiner, und das Kind wird nach unten geschoben. Mit jeder Wehe wird Arbeit verrichtet; ohne Wehen geht die Geburt nicht voran. Es gibt drei Arten von Geburtswehen: Einstellungswehen, Eröffnungswehen und Preßwehen.

Einstellungswehen

Sie können regelmäßig oder unregelmäßig auftreten. Diese Wehen dauern 20 bis 30 Sekunden lang. Was spüren Sie dabei? Das ist von Frau zu Frau verschieden. Die Wehe kann sich durch ein leichtes Ziehen im oberen oder unteren Teil der Gebärmutter oder im Kreuz bemerkbar machen. Sie können das Ziehen auch im gesamten Bauchbereich oder nur in der Scheide spüren; das Ziehen kann sich sogar bis in die Oberschenkel auswirken. Manche Frauen vergleichen die ersten Wehen mit Regelschmerzen.

Die Einstellungswehen dauern ein bis 25 Stunden. Bitte erschrecken Sie nicht vor der langen Zeit. Viele Frauen haben einen Horror vor einer lang dauernden Geburt. Dazu besteht gar kein Grund und die Einstellungswehen empfinden die meisten Frauen noch als harmlos. Die Anfangsphase wird oft so beschrieben: Es tut sich etwas, jetzt geht es los. Das bedeutet nicht, daß das Kind in zwei Stunden da sein muß. Es drängt Sie nichts. Drängen auch Sie sich selber nicht. In unserer heutigen Zeit will jeder effizient, tüchtig und schnell sei. Bei der Geburt haben diese Kriterien keine Bedeutung. Hetzen Sie sich nicht, lassen Sie sich Zeit, Ihr Kind weiß am besten, wann es soweit ist, überlassen Sie sich Ihrem eigenen Rhythmus. In der Einstellungsphase geht der Muttermund noch nicht auf, doch das braucht keine Frau zu beunruhigen, denn das Baby macht sich erst startbereit. Stellen Sie sich darauf ein, daß es lange dauern kann, seien Sie nicht ungeduldig. Die Atmosphäre in einem Krankenhaus verleitet viele Frauen dazu, es schnell hinter sich bringen zu wollen. Ein Tag, ohne daß sich scheinbar etwas tut, macht viele unruhig und ungeduldig. Gehen Sie einfach wieder nach Hause, gönnen Sie sich Ruhe und genießen Sie den Tag, machen Sie sich innerlich bereit für die große Reise, sprechen Sie mit Ihrem Kind, werden Sie ganz ruhig und finden Sie zu sich. Das wäre ideal. Bei Hausgeburten ergibt sich diese *Gemütlichkeit* von selbst. Sie bleiben in der vertrauten Umgebung und können ganz ruhig abwarten, ohne sich mit dem Gedanken zu stressen, wann Sie ins Krankenhaus fahren müssen. Die Geburt kann hier störungsfrei und harmonisch vor sich gehen.

Zurück zur Krankenhausgeburt. Manche Frauen kommen mit bereits relativ starken Wehen ins Krankenhaus und, kaum sind sie dort, sind die Wehen auch schon wieder weg. Sollte das bei Ihnen der Fall sein, sprechen Sie mit Ihrem Arzt und gehen Sie nach der Kontrolle, die bestätigt, daß es Ihrem Kind gutgeht, wieder nach Hause, falls Sie nicht allzuweit weg wohnen. Das endlose Warten im Krankenhaus hat nicht unbedingt einen positiven Einfluß auf Ihre Psyche. Wenn Sie dann womöglich noch während einer CTG-Kontrolle im oder nahe dem Kreißsaal liegen und anderen Frauen beim Gebären zuhören müssen, kann sich das nur negativ auf Sie auswirken. Es ist völlig klar, daß Sie in diesem Moment am liebsten weglaufen möchten. Glauben Sie uns, daß so eine Situation wesentlich schlimmer als die tatsächliche Geburt Ihres Kindes ist. Eine Frau, die einem Kind das Leben schenkt, ist nicht arm, sondern wird reich beschenkt. Wenn für Sie eine Hausgeburt nicht in Frage kommt, sollten Sie sich Ihr Krankenhaus sorgfältig aussuchen und sich unbedingt den Kreißsaal zeigen lassen. Führen Sie Gespräche mit den Ärzten und Hebammen. Finden Sie für sich selber heraus, ob die dortigen Bedingungen Ihren Vorstellungen entsprechen. Wenn nicht, suchen Sie ein anderes Krankenhaus auf. Ihr Kind hat Anspruch darauf, an einem Ort zur Welt kommen, an dem Sie sich beide *wohl fühlen* können, an dem Sie *ernst* genommen werden und an dem *Ihre Würde* ebenso wie *die Würde Ihres Kindes* gewahrt werden.

Geben Sie Ihrem Kind die nötige Zeit, die es braucht, um sich optimal einzustellen. Durch Kippen, Drehen und Beugen nimmt das Kind eine gute Startposition ein. Während dieser Phase können Sie bis auf die vier großen Gebärbewegungen alle Übungen machen, die im Abschnitt »Gebärstellungen und -bewegungen« auf S. 111 beschrieben werden. Der Muttermund geht jetzt einen bis maximal drei Zentimeter auf. Sie können spazieren gehen, sollten sich aber nicht zu müde machen, denn die Reise kann noch lange dauern. Ein entspannendes Bad oder ein Schläfchen täten Ihnen bestimmt auch gut. Sollten die Wehen wieder vergehen, ist das in Ordnung. Sie melden sich bestimmt wieder, wenn es sich wirklich um Geburtswehen gehandelt hat.

Eröffnungswehen

Vorausgesetzt, daß sich das Kind gut eingestellt hat (darum ist es ja so wichtig, dem Kind in der Einstellungsphase Zeit zu schenken), dauert die Eröffnungsphase eine bis fünf Stunden. Der Wehenschmerz wird hier normalerweise spürbar stärker und kann sich verändern. Die Wehen kommen jetzt sehr regelmäßig, nämlich alle drei, vier, fünf oder sechs Minuten und dauern jeweils 40 bis 70 Sekunden lang. Der Muttermund geht auf, manchmal allerdings recht langsam. Eine Frau kann bereits heftige Wehen verspüren, und trotzdem stellen die Hebamme oder der Arzt bei vaginalen Untersuchungen fest, daß der Muttermund erst einen Zentimeter geöffnet ist. Das frustriert viele Frauen, denn jetzt haben Sie schon recht starke Schmerzen, und der Muttermund ist immer noch ziemlich geschlossen. Dieses Gefühl der Mutlosigkeit und der Verzweiflung hilft Ihnen überhaupt nicht weiter, im Gegenteil, es kann die Geburt negativ beeinflussen. Ideal wäre jetzt ein Bad oder ein Einlauf. Homöopathische Arzneien können hilfreich sein.

In manchen Krankenhäusern wird zu oft untersucht. Abgesehen von der psychischen Belastung ist die Untersuchung für viele Frauen sehr unangenehm. Die Wehenpausen sind zum Erholen da, und nicht zum Aufregen. Zu viele Vaginaluntersuchungen bringen überhaupt nichts. Wozu muß eine Frau wissen, wie weit ihr Muttermund gerade geöffnet ist? Das sagt nämlich gar nichts darüber aus, wie lange die Geburt noch dauern wird. Oft tut sich stundenlang scheinbar nichts (in Wirklichkeit geht sehr wohl etwas weiter, aber es läßt sich nicht alles messen!), und dann plötzlich, ohne daß die Schmerzen stärker werden, öffnet sich der Muttermund ruckzuck. Lassen Sie sich also durch Meßwerte nicht entmutigen. Die Geburt eines Kindes ist etwas sehr *Individuelles* und *Intimes* und *Einzigartiges*, und jede einzelne Geburt hat ihr eigenes Gesicht. Das ewige Vergleichen bremst, hemmt und blockiert nur. Gehen Sie einfach den Weg Ihres Babys mit und kümmern Sie sich nicht um Zentimeter.

Preßwehen

Die meisten Frauen spüren genau, wann die Preßwehen einsetzen, denn die Qualität des Schmerzes ändert sich. Die Schmerzen müssen keinesfalls intensiver werden, sie werden aber anders. Das Gefühl, endlich aktiv mithelfen zu können, wird oft als große Erleichterung empfunden. Die meisten Frauen werden von einem unglaublichen und gewaltigen Preßdrang erfaßt. Es wühlt und drängt in ihrem Bauch, der nicht mehr ihnen zu gehören scheint. Viele Frauen erleben die Preßwehen als Grenzerfahrung. Sie meinen, den Schmerz fast nicht mehr aushalten zu können und keine Energie mehr zu haben, um zu drücken und zu pressen. Dabei ist fast schon alles geschafft. Oft hindert die Frau »nur« die Angst vor dem Schmerz. Wenn sie den einen Schritt noch weitergeht und sich in den Schmerz fallenläßt, sich noch einmal bewußt öffnet für das Kind, ist sie am Ziel. Manchen Frauen hilft es, in diesen Momenten wüst zu schimpfen, das erleichtert und macht eine neuerliche Kraftanstrengung möglich. Glücklicherweise nehmen sich die Frauen heutzutage diese Freiheit und wenden nicht all ihre Kraft dafür auf, die eigenen Gefühle aus Scheu vor den Ärzten zu unterdrücken.

Bevor wir uns der richtigen Atmung zuwenden, sollen hier noch zwei Begriffe, die man im Zusammenhang mit den Wehen immer wieder hört, erläutert werden: Wehensturm und

Wehenschwäche. Letztere gibt es eigentlich nicht, obwohl sehr vielen Frauen erklärt wird, sie litten darunter. Wenn Ihre Wehen schwächer werden oder gar aufhören, dann hat das seinen Sinn und ist keineswegs krankhaft. Haben Sie Geduld, es handelt sich um keine Wehenschwäche, sondern um eine längere Wehenpause. Der Begriff Schwäche macht Frauen mutlos und läßt sie an ihrer Fähigkeit zu gebären zweifeln. Wozu? Wenn es dem Kind gut geht, und das läßt sich mit einer CTG-Kontrolle leicht feststellen, warten Sie ab, Sie brauchen die Ruhe für die nächsten Wehe. Warum sollte die Geburt nicht weitergehen? Neun Monate wußte Ihr Kind, was zu tun ist, warum sollte es jetzt kehrtmachen und in die Gegenrichtung marschieren? Das Wort Wehenschwäche wird viel zu oft verwendet; wenn Sie es auch bei der Geburt Ihres Kindes hören, fragen Sie dreimal nach, ob das wirklich ein Grund ist, medizinisch einzugreifen.

Der zweite Begriff ist ebenfalls kritisch zu sehen. Zu einem Wehensturm, also permanenten Wehen ohne Erholungspausen dazwischen, kann es kommen, wenn eine Frau in absolute Panik verfällt und mit der Situation überhaupt nicht zu Rande kommt. Das ist aber sehr, sehr selten der Fall. Gute Geburtsbegleiter können hier wertvolle Hilfe durch gutes Zureden leisten. Viel öfter entsteht ein Wehensturm dann, wenn Medikamente im Spiel sind. Zahlreichen Frauen wird ohne zwingenden Grund, nur weil sie schon über den Termin hinausgehen, in den Geburtskanal eine Vaginaltablette eingeführt, die die Wehen in Gang setzen soll. Viele Frauen reagieren darauf mit einem Wehensturm, der dann weitere Eingriffe in die Natur erforderlich macht. Es ist sogar vorgekommen, daß Frauen Vaginaltabletten eingesetzt wurden, ohne daß sie etwas davon wußten. Eine Entmündigung dieser Art sollte rechtlich geahndet werden. Bevor ein Medikament zum Einsatz kommt, muß das selbstverständlich mit der Frau und ihrem Partner besprochen werden. Eine Frau, die sich gut auf die Geburt vorbereitet hat, ist dabei im Vorteil, weil sie besser argumentieren kann. Es wäre gut, vor der Geburt mit dem Geburtsteam zu sprechen und herauszufinden, wie kooperativ es ist.

Suchen Sie sich Ärzte, mit denen Sie reden können. Nicht die fachliche Kompetenz allein ist von Bedeutung, sondern auch und vor allem die menschlichen Qualitäten spielen eine wichtige Rolle.

Atmen holen – Kraft schöpfen

Neben der Wehe ist bei der Geburt die Atmung ganz wichtig. Während einer Wehe wird das Kind nämlich schlechter versorgt, und es liegt an der Frau, dem Kind zu helfen. Durch Ihre richtige Atmung tun Sie aber nicht nur dem Kind etwas Gutes, sondern auch sich selbst. Sie dürfen und sollen ja auch egoistisch sein während der Geburt. Eine gute Atmung hilft Ihnen sehr, mit dem Wehenschmerz gut umzugehen, aber nicht nur bei der Geburt, in Ihrem ganzen Leben kann Ihnen diese Atmung helfen. Sie ist ganz leicht zu erlernen, trotzdem ist es vorteilhaft, sie immer wieder bewußt zu üben, um sie zu verinnerlichen.

Wenn die Schmerzen noch nicht so stark sind, verwenden Sie die meditative Bauchatmung: Atmen Sie langsam und ruhig durch die Nase oder den Mund ein, stellen Sie sich dabei vor, Sie atmen die Luft zu Ihrem Baby, das unter Ihrem Herzen liegt. Halten Sie eine kurze Pause, so lange es Ihnen angenehm ist, und atmen Sie dann ruhig und gelassen wieder aus. Dann wieder einatmen, die kostbare Luft dem Baby schicken, innehalten und friedlich ausatmen. *Bewußtes Einatmen* heißt immer *Sauerstoffversorgung für Mutter und Kind*. Solange die Wehen gut zu ertragen sind oder in der Wehenpause zwischen sehr starken Wehen gibt Ihnen diese Atmung Kraft und Stärke. Bei heftigen Wehen stellen Sie auf die intensive Bauchatmung um: Atmen Sie genauso ruhig ein, halten Sie kurz inne, dann lassen Sie die Luft durch den geöffnetem Mund stark und hörbar heraus. Ob Sie beim Ausatmen seufzen oder laut stöhnen wollen, wissen Sie selbst am besten. Es gibt Frauen, die ihre Kinder auf die Welt schreien. Das ist reine Temperamentsache, die keiner Wertung unterzogen werden sollte. Die Atmung hilft der Frau dabei, nicht zuviel kostbare Energie an das Schreien zu vergeuden. Sie kann ihren Gefühlen freien Lauf lassen und trotzdem genug Luft und Kraft für sich und ihr Baby haben. Jede Frau drückt ihren Schmerz auf andere Weise aus, es ist keine Frage von richtig und falsch. Folgen Sie nur Ihrer Intuition. Mit dem starken Ausatmen werfen Sie Ballast ab und werden frei und offen für den Schmerz, der durch Ihre innere Einstellung leichter zu ertragen ist. Diese Atmung stellt keinerlei Zwang dar, sondern bietet Ihnen eine große Hilfe, an der Sie sich in Ihrem Schmerz anhalten können. Sie ist auch keine hehre Idealvorstellung, die die Gebärende dann im Ernstfall schnell vergißt. Im Gegenteil: Aus eigener Erfahrung können wir sagen, daß das bewußte Ein- und Ausatmen hilft, sich von der Welle des Wehenschmerzes tragen zu lassen. Es gibt der Gebärenden die tröstliche Zuversicht, etwas tun zu können, aktiv mitzuhelfen. Damit werden Gefühle der Ohnmacht und der Hilflosigkeit, die natürlich kontraproduktiv sind, vermieden. Gebären heißt nicht erdulden, Gebären heißt arbeiten, schwer arbeiten: körperlich – geistig – seelisch. Die bewußte Atmung und die richtige Einstellung helfen Ihnen, in guter seelischer Verfassung zu sein. Das früher übliche Hecheln gehört glücklicherweise der Vergangenheit an. Es versetzte Mutter und Kind in Streß und Panik und muß aus heutiger Sicht als ärztlicher Kunstfehler betrachtet werden. Weder die Frau noch das Kind wurden dabei mit ausreichend Sauerstoff versorgt.

Wann immer Sie sich in Ihrem Leben schlecht und elend fühlen, denken Sie an diese intensive Bauchatmung, atmen Sie Ihren Kummer weg und schöpfen Sie neue Kraft. Die vier Elemente Luft, Wasser, Licht und Wärme sind so wunderbare Kraftquellen, die uns die Natur zur Verfügung stellt, die wir nur leider heute fast vergessen haben zu nutzen. In unserer wissenschaftlichen und technisch orientierten Zeit haben wir zunehmend das Vertrauen in die Heilkräfte der Natur verloren.

Gebärstellungen und -bewegungen

Es ist das Verdienst der beiden Hebammen Annemarie Koch und Ilona Schwägerl, daß sie die sogenannte Zilgrei-Methode in Österreich eingeführt haben. Darunter versteht man die kombinierte Anwendung der Bauchatmung und einer Gebärbewegung während der Wehen.

Durch welche Gebärstellung kann sich die Frau die Geburt ihres Kindes erleichtern? Grundsätzlich durch jede lockere und bequeme Haltung. Jede Gebärstellung sollte eigentlich immer auch eine Gebärbewegung sein, was nicht heißt, daß wildes Turnen angesagt ist, nein, Gebärbewegung meint ein leichtes Schaukeln und Wiegen, das Sie locker und offen hält, während eine starre Position Sie unfrei und steif macht.

Zunächst sollen die Gebärstellungen- bzw. -bewegungen vorgestellt werden, die Sie ab der Eröffnungsphase (das heißt: der Muttermund ist bereits drei Zentimeter offen) machen können. Durch eine gute Gebärstellung machen Sie die Muskulatur der drei Tore, die für die Geburt weit aufmachen müssen, weich und bereit. Das Haupttor ist der Scheidenausgang, er kann aber nur lockerlassen, wenn auch die beiden Nebentore, die Blase und der After, entspannt sind. Lassen Sie alles los, was loszulassen ist, öffnen Sie all Ihre Schleusen für Ihr Kind, damit es gut entschlüpfen kann.

Wir unterscheiden drei große Gebärbewegungen:

Hocke: Atmen Sie ruhig und gelassen ein. Gehen Sie dann – mit Hilfe des Partners oder der Hebamme – in die tiefe Hocke. Dabei atmen Sie laut und kraftvoll aus. Halten Sie die Luft an und verharren Sie kurz in dieser Position. Mit der Einatmung lassen Sie sich von Ihren Geburtsbegleitern wieder hochheben, halten die Atmung kurz an und beginnen von neuem. Wichtig ist, daß Sie die Fersen fest auf den Boden stellen und die Knie keinesfalls aneinanderpressen, sondern aus breitem Stand in die Tiefe gehen.

Wiederholen Sie den Vorgang während der Wehe mehrmals. Mit dieser Übung kann die Wehe optimal genützt werden, weil dem Kind der Weg nach unten sehr deutlich gezeigt wird. Die Hocke ist zwar die anstrengendste (besonders für den Partner!) Gebärbewegung, aber auch die effektivste. Besonders günstigen Einfluß hat sie, wenn es Probleme in der Eröffnungsphase gibt, der Kopf des Kindes zum Beispiel nicht herunterkommt oder der Muttermund nicht weiter aufgeht, was Sie aber keineswegs beunruhigen sollte. Es sei hier noch einmal betont, daß bei dieser »Übung« der Muttermund bereits drei bis vier Zentimeter geöffnet sein muß.

Vierfüßlerstand: Wie der Name schon sagt, knien Sie sich mit weit geöffneten Knien und Beinen und den Händen auf den Boden. Gut ist diese Bewegung auch in der Eröffnungsphase für ein Kind in der Steißlage. Der Vierfüßlerstand ist auch bei Frauen sehr beliebt, die die Hocke als unangenehm empfinden und die starke Rückenschmerzen haben. Durch diese Haltung wird das Kreuz völlig entlastet. Auch Frauen mit vorzeitigem Preßdrang empfinden diese Stellung als Erleichterung. Nach einem Blasensprung ist der Kopf des Kindes oft noch hoch oben, und die Frauen werden im Krankenhaus zum Liegen angehalten. Der Vierfüßlerstand gibt ihnen die Möglichkeit, sich auch in diesem Fall freier zu bewegen. Bei angespanntem Muttermund, oder wenn der Kopf des Kindes nur sehr langsam tiefer geht, ist der Vierfüßlerstand ebenfalls ein wertvoller Helfer.

Knien: Knien Sie sich mit weit auseinandergespreizten Beinen hin, beugen Sie sich beim Ausatmen vor, legen Sie Ihren Kopf auf Ihre Hände und gehen Sie mit der Einatmung wieder hoch. Ihr Partner oder die Hebamme sollen bzw. können Ihnen dabei helfen. Während einer Wehe können Sie diese Bewegung sechs- oder siebenmal wiederholen, dann setzen Sie sich hin und ruhen sich wieder aus. Das Knien eignet sich gut für Frauen, die mit ihren Schmerzen hadern und voll Zorn sind. Es hilft ihnen, wieder ruhig zu werden.

Diese drei großen Gebärbewegungen, sollen – wir betonen es nochmals – erst in der Eröffnungsphase bei drei bis vier Zentimeter geöffnetem Muttermund durchgeführt werden, weil sie das Kind durch die intensiven Bewegungen beim richtigen Einstellen stören könnten.

Die nun folgenden kleinen Gebärbewegungen bzw. -stellungen können Sie in jeder Phase der Geburt einnehmen, weil Sie das Kind während der Einstellungsphase nicht behindern, sondern ihm helfen, in Startposition zu gehen. Gebärbewegung bedeutet immer eine Kombination von *Atmung und Bewegung*, während wir unter Gebärstellung eine Stellung *ohne* bewußte Atmung verstehen, die allerdings immer mit einer leichten Schaukelbewegung verbunden ist. Eine absolut starre Stellung ist bei der Geburt sehr ungünstig; ein leichtes Wiegen sollte sie immer begleiten, weil es Ihnen so wesentlich leichtes fällt, locker zu bleiben. Sanftes Beugen und Schaukeln tun Mutter und Kind gut.

Türkensitz: Er ist besonders geeignet für Frauen, die glauben, ein enges Becken zu haben, obwohl das ganz, ganz selten der Fall ist. Der Türkensitz bewirkt ein möglichst breites Becken. Die Gebärbewegung entsteht dadurch, daß die Frau mit der Ausatmung den Oberkörper leicht nach vorne beugt, so weit es ihr guttut. Mit der Einatmung richtet sie sich wieder sanft auf, ohne aber die Wirbelsäule durchzustrecken. Die vorherrschende Haltung sollte rund und nicht gerade sein. Eine gerade Haltung ist, in welcher Position auch immer, ungünstig. Der Türkensitz ist auch eine gute Gebärstellung in der Badewanne, vorausgesetzt, die Wanne ist groß genug.

Knien: Knien erweist sich als besonders günstig, wenn die Frau unruhig, ungeduldig oder zornig ist. Das Knien bewirkt größere Demut gegenüber der Situation. Pressen Sie dabei aber nicht die Knie zusammen, sondern öffnen Sie sich. Die Handflächen sollten natürlich nicht geballt sein, das ist immer ein Zeichen für extreme Anspannung und Verhärtung, eine feindselige Körperhaltung. Legen Sie die Hände locker auf die Oberschenkel, wobei die Handflächen nach oben hin offen sind, und Ihre Hände dadurch offenen Gefäßen gleichen, die bereit sind gefüllt und reich beschenkt zu werden. So können

Sie automatisch ja zu Ihrer Situation sagen und vergessen alle Kampfeslust, die in vielen Lebenssituationen sehr wichtig ist, aber während der Geburt weniger vorteilhaft ist. Kämpfen und Wehren helfen niemandem, nicht Ihnen und nicht Ihrem Kind. Im Gegenteil.

Wenn Ihnen das Knien zusagt, sollten Sie sich aber dennoch während der Wehenpausen immer wieder hinsetzen bzw. aufstehen, um keinen Krampf in den Beinen zu bekommen. Auch im Knien gilt: Schaukeln Sie beim Ein- und Ausatmen leicht hin und her.

Vierfüßlerstand: Bei dieser Stellung gehen Sie wieder breitbeinig in die Knie, legen Ihre Hände vor sich auf den Boden. Sie können Ihren Kopf auch auf Ihre Hände oder ein Kissen legen, wenn Ihnen das angenehm ist. Alles, was Ihnen guttut, ist auch gut für Sie und Ihr Baby.

Seitenlage: Diese Position ist eher für Frauen gedacht, die sich im Liegen wohler fühlen, die an ein CTG-Kontrollgerät angeschlossen sind, die von Ärzten angewiesen wurden liegenzubleiben (siehe Kapitel » Was tun, wenn die Blase springt?« S. 83) oder für Frauen, deren Baby in der Steißlage auf die Welt kommt. Nehmen Sie in der Seitenlage eine runde entspannte Haltung ein, legen Sie sich zwei Polster zwischen die Oberschenkel, um unten nicht die Tore zu verschließen. Mit der Ausatmung machen Sie sich ganz rund. Ideal ist es bei dieser Bewegung, wenn der Partner der Frau hilft, indem er ihre Arme und Beine sanft zusammenführt und wieder auseinanderschiebt.

Gehen: Eine Frau mit Wehenschmerzen schwebt sicher nicht in der Art einer klassischen Ballerina dahin, sondern fühlt sich schwer und beladen und bewegt sich auch entsprechend. Durch das langsame Gehen wird das Kind sanft ins Becken geschaukelt. Bis vor ca. zwanzig Jahren war es ja noch allgemein üblich, alle Gebärenden ins Bett zu schicken, was die Geburten um einiges verzögerte. Schon der einfache Menschenverstand signalisiert, daß das Kind allein durch die Schwerkraft viel schneller geboren werden kann, indem die Mutter möglichst lange, vielleicht sogar immer in einer aufrechten Haltung verbleibt. Was Ärzte – in gutem Glauben – damals angerichtet haben, wie sie Frauen beim Gebären regelrecht behindert haben, erscheint uns heute unvorstellbar und doch ist es noch gar nicht lange her, daß die Gynäkologie bei allem beachtlichen wissenschaftlichen Fortschritt gleichzeitig die Gesetze der Natur völlig mißachtet hat.

Es wäre aber verkehrt, aus diesen Erkenntnissen jetzt den Schluß zu ziehen, jede Frau müsse stundenlang durch die Gänge der Krankenhäuser wandeln, um die Geburt zu beschleunigen. Wenn die Frau dann alle Kraft zum Pressen braucht, ist sie vom anstrengenden Spazierengehen und Treppensteigen völlig erschöpft. Hören Sie einfach auf Ihren Körper. Wenn Ihnen danach ist, gehen Sie spazieren, wenn Sie sich müde fühlen, legen Sie sich hin und ruhen sich ein bißchen aus. Es gibt keine sinnvollen Regeln für alle zu jeder Zeit, jede Frau hat unterschiedliche Bedürfnisse.

Der Adler: Diese Gebärbewegung könnte Sie durch Ihr ganzes Leben begleiten, weil sie Sie ruhig macht, entspannt und die Wirbelsäule wieder ins rechte Lot bringt. Legen Sie sich (eventuell auf einige Polster) hin, ziehen Sie die Knie an, strecken Sie die Arme mit nach oben hin geöffneten Händen von sich weg. Atmen Sie sanft ein, drehen Sie beim Ausatmen den Kopf auf die rechte und die angewinkelten Beine auf die linke Seite. Mit der Einatmung kehren Sie wieder zur Mitte zurück. Bei der nächsten Ausatmung gehen die angewinkelten Beine auf die rechte und der Kopf auf die linke Seite usw. Durch diese intensive Beckenbewegung kann ein im Geburtskanal falsch eingestelltes Baby meistens in die richtige Lage gebracht werden. Ganz wichtig ist der »Adler« auch bei hohem Geradstand des Kindes, weil sich die Frau auf diese Weise höchstwahrscheinlich einen Kaiserschnitt ersparen kann. Dazu ist allerdings Geduld erforderlich. Die Gebärende sollte über einen Zeitraum von einer halben bis zu zwei Stunden bei jeder Wehe den »Adler« durchführen. Bei tiefem Querstand kurz vor dem Pressen hat sich diese Gebärbewegung immer wieder bewährt, weil man Frau und Kind eine Saugglocken- oder Zangengeburt ersparen kann. Wie viele unnötige und schwerwiegende Komplikationen sich zahlreiche Frauen durch eine einfache, aber um so wirkungsvollere Übung sparen könnten! Werden Sie von Ihrem Geburtsteam nicht dazu angeregt, sollten Sie sich an diese heilsame Gebärbewegung erinnern und im geeigneten Moment selbständig durchführen. Niemand wird Sie daran hindern. Frauen, die Wünsche äußern, werden heute glücklicherweise ernstgenommen. Doch leider haben sich diese natürlichen Möglichkeiten auch unter gut ausgebildetem Fachpersonal noch immer nicht genügend herumgesprochen. Sollte also Ihr Arzt oder Ihre Hebamme bei Ihnen einen hohen Geradstand oder einen tiefen Querstand feststellen, denken Sie an den »Adler.«

Hocke: Gehen Sie breitbeinig in die tiefe Hocke bzw. lassen Sie sich von Ihrem Partner stützen. Eine Sprossenwand oder ein Bett können ebenfalls hilfreich sein, weil Sie sich gut festhalten können. Die Fersen ruhen dabei fest auf dem Boden. Beim Ein- und Ausatmen wiegen Sie sich leicht hin und her. Die Hocke ist sehr effektiv und hilft auf natürliche Weise, das Kind nach unten zu schieben.

Beckenkreisen bzw -schaukeln: Stellen Sie sich in der Grätsche hin. Kreisen Sie langsam mit dem Becken oder wiegen Sie es sanft hin und her.

Schaukeln auf einem Gymnastikball gehört ebenfalls zu den Gebärbewegungen, die alle dazu dienen, daß Frauen bei der Geburt möglichst locker bleiben.

Wenn Sie die Beschreibung der Stellungen zum ersten Mal lesen, fühlen Sie sich möglicherweise überfordert. Das soll ich mir alles merken? Welche Bewegungen sind für mich die richtigen? Wenn ich keine dieser Gebärstellungen einnehme, mindert das meine Leistung? usw.

Bitte vergessen Sie all diese Fragen sofort wieder. Die Geburt ist keine Leistungsschau. Dies sind nur Anregungen und

Hilfestellungen. Nehmen Sie die Stellungen einfach während des letzten Drittels der Schwangerschaft öfter ein oder/und besuchen Sie einen guten Vorbereitungskurs. Machen Sie sich ein bißchen damit vertraut für den Fall, daß Sie die Stellungen brauchen. Vor der Geburt meines ersten Kindes hatte ich einige Lieblingsübungen, z. B. den »Adler«, und ich dachte wirklich, das wäre »meine« Gebärstellung. Aber bei der Geburt meiner älteren Tochter kam alles anders. Unspektakuläres Gehen und die Hockstellung, die ich während der Geburtsvorbereitung ausgesprochen haßte, waren meine größten Hilfen, an den »Adler« mochte ich nicht einmal denken. Glauben Sie mir: Wenn es darauf ankommt, wissen Sie ganz genau, was Ihnen am besten entspricht und was Ihnen guttut. Niemand weiß das so gut wie Sie. Die perfekte Gebärstellung gibt es nicht. Hören Sie nur auf Ihren Körper, er lügt nicht. Es ist also keineswegs notwendig, etwa mit einem Zettel mit allen aufgelisteten Gebärbewegungen zur Geburt zu gehen. In so einem Fall hätten Sie eher etwas mißverstanden.

Zusätzliche Geburtserleichterungen: hohe Wirksamkeit ohne Nebenwirkungen

Neben den Gebärstellungen und -bewegungen gibt es noch einige andere Hilfsmittel, die Ihnen die Geburt erleichtern.

Die Badewanne: Angenehm warmes Wasser macht uns locker und weich und ist damit die ideale Voraussetzung für die Geburt. Wann immer Ihnen danach ist, legen oder setzen Sie sich in die Badewanne, reiben Sie sich oder lassen Sie sich mit Geburtsöl (siehe Kapitel »Aromatherapie« S. 291) einreiben, besonders dort, wo Sie Schmerzen spüren, im Kreuz oder am Bauch. Die Badewanne ist ein Ort des Wohlbehagens und damit der ideale Geburtsort. Auch wenn Sie Ihr Kind im Krankenhaus zur Welt bringen, besteht heute fast überall die Möglichkeit, eine Badewanne zu benützen. Ob das der Fall ist, sollten Sie vor der Geburt herausfinden.

Die Dusche: Sollte Ihnen die Badewanne nicht zusagen, weil Sie sich vielleicht zu eingeengt fühlen, gehen Sie während der Geburt mehrmals und länger (eventuell mit dem Geburtsball) unter die Dusche. Das wird Ihr Wohlbefinden steigern. Es tut vielen Frauen vor allem während einer längeren Geburt besonders gut, zwischendurch Zähne zu putzen. Es ist uns bewußt, daß diese Vorschläge für manche banal klingen und doch sind sie wertvolle Hilfen während der Geburt, die wir gar nicht oft genug anpreisen können.

Die Toilette: Die Toilette ist ein wichtiger Geburtsort. Warum? Nun, weil wir hier gewohnt sind loszulassen. Wir müssen uns auf der Toilette nicht extra bemühen, es geht alles von selbst. Auf der Toilette ist man auch ganz ungestört und für sich und bei sich. Diese Ruhe und auch räumliche Abgeschiedenheit in dem Gefühl, von lieben Menschen umsorgt zu sein, wirkt sich überaus positiv auf die Geburt aus. Gebären ist die höchste Kunst, die mühevollste Arbeit und gleichzeitig das Einfachste auf der Welt.

Die Wärmeflasche: Wer lieber im Trockenen bleiben und trotzdem auf die angenehme Wärme nicht verzichten will, kann es mit einer Wärmeflasche versuchen, die Sie sicherheitshalber ins Krankenhaus mitnehmen sollten. Setzen Sie sich einfach auf die Wärmeflasche, das entspannt und macht die Körperteile, die drei großen Tore, die bei der Geburt so wichtig sind, weich und offen – die Scheide, den Blaseneingang und den After. Um locker zu bleiben, ist es unbedingt notwendig, daß uns warm ist. Sie sollten daher unbedingt warme Socken zur Geburt mitbringen. Kalte Füße sind äußerst unangenehm und blockieren Sie.

Massage: Sie verbessert das körperliche und seelische Wohlbefinden.

Musik: Ruhige, sanfte Musik entspannt und hebt die Stimmung. Deshalb sollten Sie nicht unbedingt zu »Heavy Metal« greifen, auch wenn das sonst Ihre Lieblingsmusik ist.

Homöopathie: siehe entsprechendes Kapitel, S. 265.

Akupunktur, -pressur: siehe entsprechendes Kapitel, S. 257.

Tee trinken: Eine Teemischung aus Schafgarbe, Himbeer- und Brombeerblättern stärkt die Gebärmutter während ihrer intensiven und anstrengenden Arbeit.

Ein Vulkan bricht aus: das Pressen

Das Dammöl, das Sie schon während der Schwangerschaft verwendet haben, könnte jetzt wieder wertvolle Dienste leisten. Es hält den Damm geschmeidig und schützt vor Rissen. Während des Pressens kommt dem Geburtsteam eine verstärkte Bedeutung zu, denn es muß immer wieder ermutigen und positiv auf Sie einwirken. Die richtigen Worte im richtigen Moment können Wunder wirken. Wenn etwa die Hebamme vom bereits sichtbaren Haarschopf Ihres Babys spricht, werden bei Ihnen ungeahnte Kräfte frei, und Sie nehmen einen neuerlichen Anlauf, um Ihrem Kind auf die Welt zu helfen.

Welche Stellung beim Pressen für Sie die richtige ist, werden Sie genau spüren. Am allerwichtigsten ist es, sich rund zu machen, denn nur so sind Sie bereit und offen. Sich während der Wehe durchzustrecken, ist zwar eine verständliche Flucht nach hinten, bedeutet aber, daß Sie Ihr Tor zumachen und damit Ihren Schmerz verlängern. Versuchen Sie trotz der übergroßen Anstrengung, Ihr Gesicht nach unten zu beugen und zu Ihrem Kind zu schauen. Seien Sie ganz bei sich und Ihrem Kind und fühlen Sie mit ihm. Dann können Sie sich ganz öffnen und den entscheidenden Schritt ins Leben mitgehen. Helfen Sie Ihrem Baby, auf die Welt zu kommen. Es sehnt sich nach dem Leben.

Im Liegen zu pressen, kostet zu viel Kraft, weil Sie ja gegen die Schwerkraft arbeiten würden. Jahrzehntelang wurden Frauen von Ärzten und Hebammen zu dieser widernatürlichen und unsinnigen Stellung angehalten und haben das mit sich geschehen lassen. Wenn überhaupt, sollten Sie unbedingt halb sitzen, die weit gespreizten Beine mit den Händen an den hinteren Oberschenkeln fassen und dann pressen, »was das Zeug hält«. Es wäre auch möglich, in der Seitenlage zu pressen. Der Vierfüßlerstand wiederum ist besonders geeignet, wenn Sie bei einer früheren Geburt einen großen Schnitt hatten und/oder an Hämorrhoiden leiden. Auch bei starken Kreuzschmerzen erweist sich diese Position als hilfreich, weil das Kreuzbein entlastet wird.

Andere Möglichkeiten sind der Geburtshocker und das Geburtsrad. Sie können aber auch ohne diese Hilfsmittel in die tiefe Hocke gehen, was deshalb günstig ist, weil Sie in dieser Stellung das Tor für das Kind besser automatisch öffnen können. Es ist unmöglich, in der Hocke anzuspannen und sich zu verkrampfen.

Ganz entscheidend für Ihr Wohlergehen ist die richtige Nutzung der Wehenpause, um Ihre Kraftreserven optimal zu nützen. Die Wehenpausen, in denen Sie ja völlig schmerzfrei sind, sollten Sie, wenn auch nur für kurze Zeit, auf eine ruhige Insel führen, die nur Ihrer Erholung dient. In zwei, drei Minuten völlig gelassen zu werden, hilft Ihnen, für die nächste Wehe wieder kraftvoll und ganz da zu sein. Wichtig ist auch, daß Sie bei den letzten Preßwehen bei klarem Verstand und hochmotiviert sind und nicht etwa betäubt durch Schmerzmittel, die dämpfend auf Körper und Geist wirken. Oft werden Frauen dadurch gleichgültig gestimmt, so daß ihnen der Antriebswille abhanden kommt. Durch die Einnahme oder Verabreichung von Schmerzmitteln erleben Sie die Geburt Ihres Kindes wie in einem Film – abgespalten von Ihnen. Und Sie haben zu wenig Kraft und Willen, aktiv mitzuarbeiten, wobei gerade jetzt Ihre Mitarbeit gefragt ist!

Ob Sie ohne Dammschnitt auskommen, hängt ganz von Ihrem Team ab. Tatsache ist, daß ein Dammschnitt äußerst selten aus medizinischen Gründen notwendig ist, in den Krankenhäusern aber leider immer noch viel zu häufig durchgeführt wird. Dahinter steckt wieder das tiefe Mißtrauen in die Natur und der unbewußte Drang, aus der natürlichsten Sache der Welt eine Operation zu machen. In den meisten Fällen ist es besser, eventuell auftretende Risse in Kauf zu nehmen, weil sie erwiesenermaßen und erfahrungsgemäß wesentlich rascher und auch mit weniger Komplikationen verheilen als ein Dammschnitt. Lesen Sie dazu bitte das Kapitel »Das angebliche Risiko – mehr Sicherheit im Krankenhaus« S. 190, wo es unter anderem um die Problematik des unnötig durchgeführten Dammschnittes geht.

Eine gute Hebamme wird Sie im richtigen Moment auffordern, mit voller Kraft zu pressen und dabei Ihren Damm, so gut es geht, schützen. Dann wissen Sie, es kann nicht mehr lange dauern, bis Ihr Kind entschlüpft. Sobald das Kind da ist, ist der Schmerz wie weggeblasen, und Sie werden höchstwahrscheinlich von einer Glückswelle erfüllt, die sich jeder Beschreibung entzieht. Sollte das bei Ihnen nicht so sein, sollten eher zwiespältige Gefühle auftauchen und sich die Freude nicht so recht einstellen wollen, gönnen Sie sich Ruhe und haben Sie noch etwas Geduld. Es dauert einfach, bis Sie Ihr Glück fassen können.

4. Das Wochenbett
Eine Königin wird von der Realität eingeholt

Sie haben sicher schon von den berühmt-berüchtigten Wochenbett-Depressionen gehört. Es gibt sie tatsächlich, sie lassen sich nicht wegdiskutieren, aber sie sind nur allzu verständlich. Sie sind keinesfalls krankhaft oder allein mit hormonellen Schwankungen zu erklären. Eine Geburt ist ein Höhepunkt im Leben einer Frau, ein Kind in den Armen zu halten, ist der Himmel auf Erden, ein liebender Mann, der dieses Glück mit einer Frau teilt, macht alles vollkommen. Doch die ewigwährende Glückseligkeit gibt es nicht in unserer Welt, das Hochgefühl muß früher oder später wieder dem Alltag mit seinen kleineren und größeren Wehwehchen weichen. Das ist der Moment der Krise, der nie gänzlich verhindert werden kann. Wir können nur versuchen, daß der Alltag möglichst sanft landet und nicht hereinbricht, und die Krise damit unnötig verschärft wird. Wie soll das geschehen?

Eine ganz wesentliche Rolle kommt hier wieder dem Mann zu. Wenn es sich irgendwie einrichten läßt, sollte er sich für die Zeit nach der Geburt bzw. nach dem Krankenhausaufenthalt einen zweiwöchigen Urlaub nehmen, um sich ebenfalls an die große Umstellung zu gewöhnen. Die Zeit des Wochenbetts dauert insgesamt sechs bis acht Wochen. Alle Familienmitglieder brauchen nun viel Zeit füreinander. Diese idealen Verhältnisse sind natürlich keine Selbstverständlichkeit und lassen sich nicht immer einrichten. Sollten Sie also zum Vater Ihres Kindes keine gute Beziehung haben, wünschen wir Ihnen einen oder mehrere liebende Menschen, sei es ein Freund oder eine gute Freundin, die Ihnen besonders während der Zeit des Wochenbettes intensiv beistehen.

Es geht jetzt nicht bloß darum, jemanden zu haben, der die Haushaltsarbeiten erledigt. Wenn also Ihr Mann, Partner oder Freund Sie in dieser Hinsicht üblicherweise wenig unterstützt, dann sollten Sie auch jetzt nicht allzuviel erwarten. Der Konflikt ist sonst vorprogrammiert. Nimmt Ihnen dagegen Ihr Mann die ganze Arbeit ab, bleibt ihm höchstwahrscheinlich zu wenig Zeit für Sie. Und Sie brauchen jetzt am allermeisten Zuwendung. Nach einer Geburt fühlt sich eine Frau weit offen, wund an Leib und Seele und äußerst empfindsam. Es ist kein Wunder, wenn oft und reichlich Tränen fließen; versuchen Sie nicht, diese zu unterdrücken, weil sie zum Bild der ach so glücklichen Mutter so gar nicht passen wollen. Das Gefühl, jederzeit weinen zu können und traurig sein zu dürfen, wird Sie sanft auffangen und Ihnen Halt geben. Tränen haben eine reinigende Wirkung, sie helfen, aufgestaute Gefühle loszulassen, sie erleichtern und erlösen. Bei einer Geburt liegen die gegensätzlichsten, scheinbar unvereinbaren Dinge ganz dicht nebeneinander, so auch Glück und Traurigkeit. Glücklich die Frau, die sich diesen Gefühlen ganz hingeben kann. Arm die Frau, die meint, perfekt und stark, sofort wieder funktionstüchtig sein zu müssen, um der Welt zu beweisen, wie schnell sie von der Geburt wieder in den Alltag zurückkehrt und wie wenig sie die Geburt verändert hat. Allen Gefühlen die Spitze zu nehmen, das scheint heute wichtig zu sein; auch die Kinder dürfen gar nicht mehr traurig sein, sofort werden sie getröstet und abgelenkt und dann wundern wir uns, wenn Gefühle ganz unerwartet wie Vulkane ausbrechen. Wir sollten Höhe- und Tiefpunkte zulassen, denn sie gehören zum Leben. Für die Zeit des Wochenbettes ist es also sehr wichtig, daß der Mann körperlich und seelisch für die Frau und das Kind da ist.

Es gibt auch die Möglichkeit, nach der Geburt eine Haushaltshilfe für die ersten sechs bis acht Wochen zu engagieren. Unter bestimmten Umständen werden die Kosten dafür sogar von den Krankenkassen übernommen, oder der Stundenlohn richtet sich nach dem Einkommen. Dies ist in den verschiedenen Ländern unterschiedlich geregelt und läuft teilweise auch über karitative Einrichtungen. Besonders für Mehrgebärende ist das eine wertvolle und großartige Hilfe, die Sie unbedingt in Anspruch nehmen sollten. Sie können sich dadurch in aller Ruhe Ihrem Baby widmen und haben auch mehr Zeit für eventuell vorhandene größere Kinder, die Sie ebenfalls gerade jetzt besonders brauchen. Sie sollten sich und allen Familienmitgliedern diese kostbare Zeit schenken, denn der Alltag kommt noch früh genug. Vielleicht kann Ihnen auch Ihre Mutter, Ihre Schwester oder eine liebevolle Freundin aushelfen und für Sie kochen, bügeln oder einkaufen gehen. Sie könnten sich um eine Putzfrau bemühen, falls Sie nicht ohnehin schon eine haben. Das ist natürlich alles auch eine finanzielle Frage, aber in diesen ersten sechs Wochen sollten Sie nicht ans Sparen denken, da es schließlich um Ihre Gesundheit und um Ihre seelische Verfassung geht. Wenn Sie sich jetzt schonen und Zeit lassen, sammeln Sie Kräfte für später. Sie werden dann um so schneller wieder voll einsatzfähig sein. Daß während des Wochenbettes alles gutgeht, wird vor allem davon abhängen, wie gut Sie sich auf diese Zeit vorbereiten und wie Sie sich organisieren. Wenn Sie alles spontan entscheiden, wird es möglicherweise schwierig sein, im entscheidenden Moment Hilfe zu bekommen. Es ist also besser, Sie planen im voraus Unterstützung ein. Falls Sie diese nicht brauchen, können Sie immer noch dankend ablehnen, umgekehrt aber wird es schwer sein, innerhalb kürzester Zeit eine Haushaltshilfe zu organisieren.

In dieser Zeit besonders wichtig ist es auch, daß Sie sich nicht mit Besuchern übernehmen. Im Krankenhaus besteht die Gefahr, daß zuviel Besuch sich sehr streßig auf Sie auswirken kann. Wenn Sie sich gut fühlen und Sie die vielen Menschen nicht stören, sondern nur erfreuen, ist natürlich nichts dagegen einzuwenden, aber wenn Sie ein Unbehagen dabei empfinden, bitten Sie Ihre Freunde und Verwandten, davon Abstand zu nehmen. Sie werden das bestimmt verstehen und falls nicht, sollten Sie egoistisch genug sein, das Besuchsverbot trotzdem durchzusetzen. Sie sind jetzt die Hauptperson. Gerade die ersten Tage sind sehr wichtig, weil Sie für sich und Ihr Baby erst einen gewissen Rhythmus, vor allem auch hinsichtlich des Stillens, entwickeln sollten. Besuche, Unterbrechungen, Verzögerungen, all diese Störungen von außen sind hier sehr hinderlich. Bitten Sie Ihre Besucher auch, nicht zu viele

Blumen mitzubringen. Was lieb gemeint ist, kann schaden. Babys können durch einen intensiven Blumenduft entweder unruhig oder sehr schläfrig werden.

In den ersten Tagen fühlen Sie sich sicherlich wie eine Königin. Sie und Ihr Baby werden bewundert und bestaunt. Sie werden umhegt und umsorgt. Sie sind in höchstem Maße euphorisch, und dann reißt dieses Gefühl plötzlich ab. Sie kommen vom Krankenhaus nach Hause und sind nun vielleicht alleine. Kein Wunder, wenn Sie das erst einmal verunsichert und vielleicht auch unglücklich macht. Bei einer Hausgeburt wird mit diesem Problem viel bewußter umgegangen. Für die Zeit danach wird bereits im voraus gesorgt, was einiges leichter macht. Eine Hausgeburt kommt nur in Frage, wenn Sie in den ersten Wochen nach der Geburt von Anfang an Hilfe erwarten können. Unter dieser Voraussetzung gibt es ein sanftes Hinübergleiten in den Alltag.

Die Zeit des Wochenbetts ist eine große Chance für alle, vollkommene Geborgenheit zu erleben und sich auf die eigenen Wurzeln zu besinnen. Sehr oft erfährt die Beziehung zur eigenen Mutter neue Impulse, vieles erscheint in einem anderen Licht. Es wäre schade, wenn Sie sich um diese kostbaren Erfahrungen brächten, denn diese sind unwiederbringlich.

Lassen Sie sich wie eine Kaiserin feiern, weinen Sie wie eine unglückliche Prinzessin und essen und trinken Sie wie eine Fürstin. Genießen Sie ein reichliches Frühstück und üppige Zwischenmahlzeiten. Das Mittagessen sollte aus mehreren Gängen bestehen, und sparen Sie auch beim Abendessen nicht mit gutem Essen. Sie brauchen jetzt viel Kraft, da Sie neue Energien schöpfen müssen.

Wenn Sie, wie wir hoffen, Ihr Baby stillen, sollten Sie sich nicht zu viele Gedanken darüber machen, schnell wieder ganz schlank zu werden. Das Stillen trägt nachweislich dazu bei, daß sich die Gebärmutter schneller wieder zusammenzieht und ihre ursprüngliche Größe zurückgewinnt. Sie brauchen also auch nicht gleich mit der Wochenbettgymnastik beginnen. Durch das Stillen werden Sie vielleicht insgesamt länger etwas rundlicher bleiben, dann aber auf jeden Fall – auch ohne zu hungern – Ihre ursprüngliche Figur wiedererlangen. Wenn Frauen einige Zeit nach der Geburt eines Kindes mehr Gewicht als vor der Schwangerschaft haben, so liegt das ganz sicher nicht am Stillen.

Eine empfehlenswerte Übung im Wochenbett ist der »Adler«. Er ist gut für die Wirbelsäule, die Gebärmutter, die Symphyse und die Mutterbänder. Er hilft bei Verspannungen, die durch das Pressen oder durch das Stillen hervorgerufen wurden. Sie gehen beim »Adler« in die Rückenlage, halten die Arme seitlich vom Körper weg, wobei die Handflächen nach oben zeigen. Die Knie sind aufgestellt. Atmen Sie langsam ein, und mit der Ausatmung drehen Sie den Kopf nach rechts und die Knie nach links. Beim Einatmen kehren Sie in die Mitte zurück. Wiederholen Sie die Übung siebenmal auf jede Seite. Der »Adler« ist eine beruhigende und entspannende Übung.

Was geschieht nun eigentlich im Körper einer Frau nach der Geburt, und wie kann sie sich bei eventuell auftretenden Problemen helfen?

Mit der Nachgeburt, die fünf Minuten bis zwei Stunden nach der Geburt abgeht, setzt eine starke Blutung ein. Das ist völlig normal. Unter Umständen kann eine Frau die homöopathische Arznei Arnica C30 (Erstgebärende einmal täglich, die Gebärenden, die bereits ein oder mehrere Kinder haben, dreimal täglich) einnehmen, die blutstillend und wundheilend wirkt. Die zunächst starke Blutung geht dann innerhalb kurzer Zeit in eine normale Blutung – ähnlich der Periode – über. In den ersten 48 Stunden kann gestocktes Blut mit größeren Klumpen abgehen. Es empfiehlt sich, schluckweise Schafgarbentee, eventuell mit Honig gesüßt, zu trinken. Gebärende, die schon geboren haben und dieses Mal unter starken Nachwehen leiden, können sich mit Nachwehentee (Schafgarbe, Hopfen, Melisse, zu gleichen Teilen gemischt) helfen. Bei Schmerzen in der Gebärmutter, aber auch bei Brustentzündungen helfen einige Tropfen Mönchspfeffer (Agnumens).

Starke Wundschmerzen, die von einem Dammschnitt herrühren, können Sie folgendermaßen behandeln:

- Stellen Sie 250 Gramm Magertopfen mit fünf Eßlöffeln Eichenrindenextrakt vermischt in den Kühlschrank. Geben Sie ein- bis zweimal täglich etwas Quark (Topfen) auf die Binde. Das kühlt und lindert den Schmerz. Lassen Sie den Umschlag eine Stunde lang einwirken.
- Bei nässendem Gefühl streuen Sie anstelle des Quarks (Topfen) homöopathischen Puder auf die Binde.
- Ziehen Sie sich nach dem Duschen keine Unterhose an, legen Sie sich zehn Minuten ohne Binde und ohne Hose ins Bett und spreizen Sie die Beine. So kann genügend Luft an die Wunde, was heilend wirkt.
- Sie können auch Wochenbettöl (Rezept siehe Kapitel »Aromatherapie«, S. 291) auf die Binde geben.
- Ab dem dritten Tag nach der Geburt können Sie Einläufe mit Kamillentee durchführen.

Tampons sind jetzt absolut verboten. Achten Sie auch darauf, welche Binden Sie verwenden. Keinesfalls geeignet sind Binden mit luftundurchlässigen Plastikstreifen, was den Heilungsprozeß behindern würde. Am besten sind Flockenwindeln, die Sie in den Babyabteilungen der diversen Drogeriemärkte finden. Viele Frauen schwitzen stark im Wochenbett und sind sehr geruchsempfindlich. Duschen Sie öfter, aber verwenden Sie bitte nicht jedesmal Seife. Wasser allein genügt völlig, um sich wieder frisch zu fühlen. Einmal täglich können Sie zu einer ph-neutralen Seife (am besten Kernseife oder Terpentinseife) greifen, aber keineswegs öfter. Auf ein Vollbad sollten Sie in den ersten vier bis sechs Wochen nach der Geburt völlig verzichten, weil das Wundsekret des Wochenflusses infektiös ist und eine Gefahr für Ihre Brust (bakterielle Brustentzündung) darstellt. Sitzbäder sind sehr wohl möglich, ja sogar empfehlenswert. Füllen Sie zirka 20 Zentimeter hoch Wasser in die Badewanne (die Brustwarzen dürfen nicht naß werden) und geben Sie drei Eßlöffel Eichenrinden-Konzentrat und einen Eßlöffel Honig dazu. Das lindert Hämmorhoiden, Abschürfungen und Wundgefühl.

Eine Mischung aus einem Eßlöffel Malvenblättern, einem Eßlöffel Salbei, drei Eßlöffeln Eichenrinde, einem Eßlöffel

Meersalz und drei Tropfen Teebaumöl bewährt sich bei einer schmerzenden Naht, Wundschmerzen, bei brennenden Schmerzen, bei Hämorrhoiden und Schwellungen.

Starke Nachwehen können auch durch das Wochenbettöl gemildert werden. Reiben Sie sich damit mehrmals täglich den Bauch und den Rücken ein. Gehen Sie aber bitte sparsam mit dem hochwirksamen Öl um. Auch spezielle homöopathische Mittel können Linderung verschaffen; siehe dazu Kapitel »Homöopathie«, S. 265.

Was können Sie tun bei starken Nachwehen? Eine Wärmeflasche im Rücken (nicht am Bauch!) wirkt manchmal Wunder. Gut ist auch ein trockener Wickel mit einem warmen Flanellbettuch. Einläufe mit Kamillentee und Schafgarbe oder mit Nachwehentee (Malvenblätter, Salbei, Eichenrinde, Meersalz und Teebaumöl; Mengenangaben siehe oben) helfen ebenfalls bei starken Nachwehen. Duschen Sie häufig, verzichten Sie aber weitgehend auf Seife. Trinken Sie viel Wasser oder ungezuckerten Tee.

Wenn Sie *nicht* schwitzen, trinken Sie viel Lindenblütentee, der Ihren Körper reinigt und von Giftstoffen befreit. Sollten Sie unter starkem Schwitzen leiden, hilft Franzbranntwein, der am Rücken einmassiert wird.

Neigen Sie zu Krampfadern, ist es gut, sechs bis acht Wochen eine spezielle Venenpflege mit Venenöl (Kapitel »Aromatherapie«, S. 291) durchzuführen. Tragen Sie eine Woche lang Stützstrümpfe, lagern Sie die Beine so oft wie möglich hoch, gehen Sie öfter in die Rückenlage, strecken Sie die Beine abwechselnd in die Höhe, fassen Sie den Knöchel mit beiden Händen und streifen Sie mit den Händen die Beine entlang bis ins Becken. Zu langes Liegen ist bei einer Neigung zu Krampfadern nicht gut, stehen Sie also immer wieder auf und bewegen Sie sich viel.

Die ersten sechs bis acht Tage nach der Geburt haben Sie eine »normalstarke« Blutung. Zwischen dem achten und 14. Tag hört die Blutung auf, kann aber danach auch wieder anfangen. Es ist auch völlig in Ordnung, wenn geklumptes oder gestocktes Blut abgeht. Sollte die Blutung nach Ablauf von sechs Wochen immer noch andauern, ziehen Sie bitte einen Arzt zu Rate. Es kann nämlich passieren, daß ein ganz kleiner, oft nur stecknadelgroßer Teil der Plazenta in der Gebärmutter verblieben ist und erst später abgeht. Wenn nicht, so kann daraus ein Polyp entstehen, der – bevor er bösartig werden kann – bei einer Curettage (Ausschabung der Gebärmutter) entfernt wird. Das kann sehr selten vorkommen. Jede Frau sollte aber darüber Bescheid wissen und ärztlichen Rat einholen, falls die Blutung nicht aufhört.

Davon zu unterscheiden ist eine neuerliche Blutung zwischen der achten und der zehnten Woche nach der Geburt. Plötzlich setzt die Blutung wieder ein, so daß die Frau glaubt, es handle sich um die Menstruation. Dem ist aber nicht so; es handelt sich dabei vielmehr um eine sogenannte Reinigungsblutung. Die Wundheilung in der Gebärmutter ist zu diesem Zeitpunkt mehr oder weniger abgeschlossen. Ist die neu aufgebaute Schleimhaut aber nicht »schön«, wird sie von der Gebärmutter abgestoßen, und die betreffende Frau hat vier bis acht Tage lang eine Blutung. Früher sagte man zu diesem Vorgang »die Gebärmutter putzt sich noch einmal aus«. Sollte die Blutung nach acht Tagen nicht vorbei sein, müssen Sie einen Arzt aufsuchen. Bis dahin trinken Sie Schafgarbentee und nehmen Sie Belladonna und Arnica D4-D12 abwechselnd alle zwei Stunden ein.

Um eine bakterielle Brustentzündung zu vermeiden, sollten Sie sich Ihre Hände nach jedem Bindenwechsel und auch nach dem Windelwechseln gründlich waschen.

Manche Frauen bekommen zwischen dem fünften und zwölften Tag nach der Geburt ein Erschöpfungsfieber, Gliederschmerzen, Kopf- oder Brustschmerzen. Das sind Zeichen einer Erschöpfung, die Sie unbedingt ernst nehmen sollten. Was tun? Ruhe, Ruhe, Ruhe ist jetzt oberstes Gebot. Legen Sie sich hin und erholen Sie sich. Wenn es Ihr Kreislauf erlaubt, machen Sie sich einen Einlauf mit Lindenblütentee, trinken Sie einen halben bis einen Liter Lindenblütentee und bleiben Sie auf alle Fälle im Bett. Wenn Sie sich jetzt schonen, werden Sie die Krise bald gemeistert haben.

Wir haben hier versucht, Sie für alle Eventualitäten mit Tips zu versorgen. Das Wochenbett sollte nicht auf die leichte Schulter genommen werden. Versuchen Sie, sich für diese wichtige Zeit Zeit zu nehmen und Hilfe anzunehmen, damit Sie gut über die Runden kommen. Im Wochenbett sind Sie nicht krank, aber schonungs- und erholungsbedürftig.

Eine gute Gelegenheit, die Zeit des Wochenbettes optimal vorzubereiten, ist eine Wochenbett-Wunschliste, in die sich Familienmitglieder, Freunde und Bekannte schon vor der Geburt eintragen können. Oft werden anläßlich der Geburt eines Kindes zahlreiche, teilweise leider unnötige Geschenke gemacht. Die Frau im Wochenbett zu entlasten, wäre eine mehr als sinnvolle Alternative. Hier zwei Vorschläge von Ilona Schwägerl, wie so eine Liste ungefähr aussehen könnte.

Wochenbett-Wunschliste für Erstgebärende

Erster Tag:
Mittagsmenü kochen
Wochenbettkuchen backen

Zweiter Tag:
Mittagsmenü kochen
Wäsche bügeln

Dritter Tag:
Mittagsmenü kochen
Wochenbettkuchen backen
Entspannungsmassage

Vierter Tag:
Mittagsmenü kochen
Zwei Stunden Haushaltshilfe

Fünfter Tag:
Mittagsmenü kochen
Wochenbettkuchen backen
Wäsche bügeln

Sechster Tag:
Mittagsmenü kochen
Entspannungsmassage

Siebenter Tag:
Mittagsmenü kochen
Wochenbettkuchen backen
Zwei Stunden Haushaltshilfe

Achter Tag:
Mittagsmenü kochen
Wäsche bügeln

Neunter Tag:
Mittagsmenü kochen
Wochenbettkuchen backen
Entspannungsmassage

Zehnter Tag:
Mittagsmenü kochen
Zwei Stunden Haushaltshilfe

Wochenbett-Wunschliste für Frauen, die schon ein oder mehrere Kinder haben

Erster Tag:
Mittagsmenü kochen
Wochenbettkuchen backen

Zweiter Tag:
Mittagsmenü kochen
Wäsche bügeln
Zwei bis drei Stunden Kinderbetreuung

Dritter Tag:
Mittagsmenü kochen
Wochenbettkuchen backen
Entspannungsmassage

Vierter Tag:
Mittagsmenü kochen
Zwei Stunden Haushaltshilfe
Zwei bis drei Stunden Kinderbetreuung

Fünfter Tag:
Mittagsmenü kochen
Wochenbettkuchen backen
Wäsche bügeln

Sechster Tag:
Mittagsmenü kochen
Entspannungsmassage
Zwei bis drei Stunden Kinderbetreuung

Siebenter Tag:
Mittagsmenü kochen
Wochenbettkuchen backen
Zwei Stunden Haushaltshilfe
Zwei bis drei Stunden Kinderbetreuung

Achter Tag:
Mittagsmenü kochen
Wäsche bügeln
Zwei bis drei Stunden Kinderbetreuung

Neunter Tag:
Mittagsmenü kochen
Wochenbettkuchen backen
Entspannungsmassage

Zehnter Tag:
Mittagsmenü kochen
Zwei Stunden Haushaltshilfe
Zwei bis drei Stunden Kinderbetreuung

Stillen – der betörende Duft der Mutter

Wenn Sie zu diesem Buch als Begleiter durch Schwangerschaft und Geburt gegriffen haben, brauchen wir Sie von den unüberbietbaren Vorzügen des Stillens höchstwahrscheinlich nicht zu überzeugen. Glücklicherweise hat heute, zumindest was das Stillen betrifft, wieder der gesunde Menschenverstand die Oberhand über einen geradezu blasphemischen Glauben an Wissenschaft und Industrie gewonnen. Vor noch nicht allzu langer Zeit ließen sich die Frauen tatsächlich einreden, industriell gefertigte Milch sei für ihre Babys qualitativ besser geeignet als Muttermilch. Da muß man sich ernstlich fragen, wo der weibliche Instinkt geblieben ist. Glücklicherweise ist heute alles ganz anders: Stillen ist wieder in, leider nur in und oft kein ernsthaftes und echtes Anliegen.

Was wir damit meinen? Es gibt heute kaum ein Krankenhaus, das von sich nicht behaupten würde, das Stillen zu fördern. Bravo! Aber diese schönen Absichtserklärungen sind leider nicht genug. Denn zum Stillen gehört sehr viel Geduld, Ruhe, Intimität. Der Krankenhausbetrieb ist in den allermeisten Fällen nicht dazu geeignet, diese Erfordernisse zu befriedigen. Krankenschwestern können nicht die Freundinnen sein, die Frauen in dieser Situation dringend brauchen. Sie sind auch keine Stillexpertinnen, deren Reservoir an Tips und Ratschlägen schier unerschöpflich ist. In der Realität sieht es so aus, daß jede Schwester andere Tips parat hat, die zur heillosen Verwirrung der Mutter beitragen. Einmal heißt es: »Stillen Sie, so lange Sie wollen.« Die nächste diensthabende Schwester schlägt angesichts dieses Ratschlages die Hände über dem Kopf zusammen, und plädiert für einen strengen Rhythmus, was dazu führen kann, daß die eben erst Mutter Gewordene die Welt nicht mehr versteht. Wen wundert es, wenn viele Frauen schließlich entnervt aufgeben und gar nicht mehr stillen wollen. Beim Milchfläschchen gibt es schließlich keine Diskussionen darüber, wie es anzulegen sei. Wenn Sie Probleme mit dem Stillen haben, scheuen Sie sich nicht, eine Stillberaterin in die Klinik kommen zu lassen. Sie kann Ihnen fundierte Antworten auf Ihre Fragen geben, die Ihnen weiterhelfen und Sie nicht ratlos zurücklassen.

Es stellt sich überhaupt die Frage, wieso bei der natürlichsten Sache der Welt so viele Probleme auftreten können. In den Entwicklungsländern, wo Frauen unterernährt und mit Vitaminen und Spurenelementen unterversorgt sind, gibt es bemerkenswerterweise keine Stillprobleme. Vermutlich hat es etwas mit unserer naturfernen Lebensweise und auch mit der abgerissenen Wissens- oder besser gesagt Weisheitskette zu tun. Die meisten heute schwangeren Frauen konnten dieses Gefühl nicht mit der Muttermilch aufsaugen, daher fehlt uns dieser natürliche, selbstverständliche Zugang heute.

Das Stillen ist ein weites Feld, und wir können hier nicht auf alle eventuell auftretenden Probleme eingehen. Deshalb fordern wir Sie auf, sich Hilfe zu holen, falls es notwendig ist. Wenden Sie sich aber nicht sofort an Ärzte, denn viele verstehen zu wenig vom Stillen. Sprechen Sie mit Frauen, die selber gestillt haben, suchen Sie Rat bei einer Ihnen vertrauten Hebamme oder bei einer Stillberaterin. In den allermeisten Fällen kann Ihnen geholfen werden, ohne daß das Abstillen bedeutet. Trotz der derzeit vorherrschenden Stilleuphorie sind Frauen mit Stillproblemen nämlich von Verwandten umgeben, die meist keinerlei Ermutigung und Trost aussprechen. Tief in uns steckt noch das jahrzehntelang suggerierte Gefühl: Du kannst nicht stillen, du hast zuwenig Milch, du hast zuviel Milch, dein Kind bekommt Bauchweh von deiner Milch, deine Milch ist zu dünn oder zu dick, zu gelb oder zu grau ...

Die absurdesten Gründe fallen uns ein, warum wir vielleicht doch nicht stillen können. Endlos ist die Liste der Zweifel, die irgendwo tief in uns stecken und bei der entsprechenden Situation sofort zum Vorschein kommen. Daß das Stillen auch heute noch kein selbstverständliches und ehrliches Anliegen der Gesellschaft ist, kann man auch daran sehen, daß es immer noch anstößig ist, öffentlich zu stillen. Stillen bedeutet höchste Lust für Mutter und Kind, und diese zutiefst sinnliche und sexuelle Komponente macht Angst. Selbstbewußte, in der

Öffentlichkeit stillende Frauen, sind eine Provokation für eine zugleich lüsterne und lustfeindliche Gesellschaft.

Manche Frauen scheuen sich vor dem Stillen auch deshalb, weil sie Angst haben, ihre Unabhängigkeit zu verlieren, oder weil sie vor der intensiven Beziehung zu ihrem Kind zurückschrecken. Möglicherweise wurden sie selber nie gestillt. Hier liegt eine tiefliegende Bindungsangst vor, die durch das Nichtstillen bestimmt nicht gelöst wird. Ein Grund für diese Sorge könnte auch in einer Gesellschaft liegen, die das Stillen ideologisch verbrämt. Unsere Vorstellung von einer stillenden Mutter geht tief ins 19. Jahrhundert zurück. Stillen war verbunden mit ans Haus gefesselt sein. Heutzutage sind Sie gerade durch das Stillen frei und unbeschwert. Sie können Ihr Kind ohne Proviantkoffer überallhin mitnehmen. Stillen hindert Sie also nicht an Ihrer Mobilität, im Gegenteil. Wie das Beispiel aus der jüngsten österreichischen Geschichte beweist, hat es sogar eine Kandidatin um das Amt des Bundespräsidenten, Frau Gertraud Knoll (siehe »Frauen und Männer berichten über die Geburt ihrer Kinder«, S.204) durchaus verstanden, Stillen und Wahlkampf unter einen Hut zu bringen.

Wünschenswert ist es, wenn jedes neu entstehende Kind in seiner Mutter dieses innere Bedürfnis, das eigene Fleisch und Blut zu stillen, auslöst. Um dieser Entwicklung Raum und damit eine Chance zu geben, ist es günstig, sich besonders beim ersten Kind intensiv mit dem Stillen zu beschäftigen. Reden Sie mit Ihren Freundinnen darüber. Überlassen Sie das Stillen nicht dem Zufall, sondern schaffen Sie für sich und Ihr Kind ein stillfreundliches Umfeld, verbieten Sie sich die Einmischung überzeugter Nichtstillerinnen und anscheinend wohlmeinender Verwandter, suchen Sie Kontakt zu Frauen, die ihre Kinder gestillt haben. Seien Sie zuversichtlich und freuen Sie sich auf das Stillen. Jede stillende Frau wird Ihnen bestätigen, daß es sich wirklich lohnt, Anfangsschwierigkeiten zu überwinden und nicht gleich aufzugeben. Auch für das Stillen bringt die Hausgeburt große Vorteile, weil Sie Ihren ganz persönlichen Rhythmus leben können und keine Rücksichten nehmen müssen auf den Zeitplan eines Krankenhauses, auf die Mitbenützer des Krankenzimmers (was für ein Wort in diesem Zusammenhang!) und auf deren Besucher. Die unruhige Atmosphäre eines Krankenhauszimmers ist äußerst kontraproduktiv für die intimsten Momente im Leben einer Familie.

Es gibt viele gute Gründe, warum Stillen so empfehlenswert ist. Das Stillen fördert die optimale Zurückbildung der Gebärmutter. Es ist auffallend, daß Frauen, die mindestens drei Monate stillen, merklich weniger an Brustkrebs erkranken als Frauen, die ihre Kinder nicht stillen. Darüber können Sie detailliert in entsprechenden Büchern nachlesen. Wir möchten Ihnen an dieser Stelle sagen: Stillen Sie Ihr Kind, weil es nach neun Monaten intensivster Bindung während der Schwangerschaft ganz normal ist, daß das Kind nicht nur wegen der Ernährung, sondern auch wegen der Zuwendung den intensiven körperlichen Kontakt sucht. Ihre Milch ist die beste Ernährung, die Sie Ihrem Kind geben können. Das Stillen trägt zur körperlichen und seelischen Gesundheit von Mutter und Kind bei. Stillen Sie Ihr Kind, weil dieses innige, zufriedene Saugen an der Brust einfach wunderschön ist. Das gierige Andocken gibt Ihnen wie nichts auf der Welt das Gefühl, unersetzlich zu sein. Dieses satte Geräusch, das das Baby beim Schlucken der köstlichen Milch macht, ist schöner als ein Lied. Und glauben Sie nicht auch, daß der Duft Ihrer Haut unvergleichlich betörender ist als der Geruch eines Gummischnullers?

So schön das Stillen sein kann, so schmerzhaft kann es manchmal auch sein. Und dann helfen Ihnen schöne Worte wenig. Deshalb haben wir hier einige Tips zusammengefaßt, die Ihnen über Krisensituationen hinweghelfen können. Grundsätzlich ist es ratsam, sich bei der »La Leche Liga« Hilfe zu holen. Die Stillberaterinnen dieser internationalen Organisation wissen, wovon sie sprechen und können in den meisten Fällen helfen. Ärzte sind bei Stillproblemen leider oft ratlos und empfehlen häufig zu schnell das Abstillen, auch wenn sie grundsätzlich Stillbefürworter sind. Welche Probleme könnten beim Stillen auftauchen und wie können Sie sich selbst helfen?

Schmerzhafter Milcheinschuß bzw. Milchstau

Bei jeder schwangeren Frau bildet sich die sogenannte Vormilch oder das Kolostrum. Diese ersten Tropfen Muttermilch, die viele Frauen an sich gar nicht wahrnehmen, sind äußerst kostbar und schützen das Kind vor Krankheiten, die es selbst noch nicht gut abwehren könnte. Die Mutter gibt ihrem Kind mit der ersten Milch einen großartigen Schutz mit auf den Weg; und das zu einem Zeitpunkt, an dem sie glaubt, noch gar keine Milch zu haben. Es ist wichtig, das Neugeborene bald nach der Geburt anzulegen. Viele Babys beginnen sofort gierig zu saugen, andere sind noch zu erschöpft von der weiten Reise oder zu überwältigt von den Geburtserlebnissen. Das spielt keine Rolle, wichtig ist nur, daß dem Kind die Brust immer wieder angeboten, aber nicht aufgedrängt wird. Zwischen dem zweiten und dem siebenten (!) Tag nach der Geburt kommt es zum Milcheinschuß. Die ursprünglich dicke, sahnige Vormilch geht allmählich in die dünnere Muttermilch über. Die Brust wird fest, sehr warm, prall und auch schmerzhaft. Jetzt gilt es, das Kind einmal links und einmal rechts trinken zu lassen. Auch wenn der Milcheinschuß erst einige Tage nach der Geburt erfolgt, sollten Sie nicht der Versuchung unterliegen, Ihrem Kind künstliche Babynahrung anzubieten. Das Kind kann warten; es ist alles so eingerichtet, daß jede Frau ihr Kind ausreichend versorgen kann. Das einzige, was sie in seltenen Fällen geben können, ist ungezuckerter Tee. Wenn es wegen Unterzucker notwendig sein sollte, kann man den Tee mit etwas Traubenzucker süßen. Aber keine Bange, das Kind verhungert nicht, weil der Milcheinschuß vielleicht etwas länger dauert.

Was können Sie nun tun, um sich die Schmerzen in der Brust zu erleichtern?

Das oberste Gebot heißt: Ruhe bewahren und sich viel Ruhe gönnen. Trinken Sie weniger, am besten nur etwas Salbeitee mit Zitronensaft gemischt, und verzichten Sie auf Suppe. Duschen Sie mehrmals täglich und massieren Sie die Brust sanft, bis die Milch zu rinnen beginnt. Legen Sie sich einen kühlenden Quark-(Topfen-)wickel auf die Brust: Dazu brauchen Sie 250 Gramm Magerquark (zehnprozentig), eine Handvoll getrockneter Salbeiblätter und den Saft einer halben Zitrone. Vermischen Sie die Zutaten, geben Sie den Quark auf zwei Stoffwindeln und wickeln sie diese um die Brust. Befestigen können Sie die Windeln mit einem aufgeschnittenen Fixierhöschen, das Sie über den Kopf ziehen und wie einen BH tragen. Das Höschen wird rund um die Brustwarzen ausgeschnitten, so daß Sie Ihr Baby auch anlegen können, denn der Quark-(Topfen-)wickel sollte zweieinhalb bis drei Stunden auf der Brust verbleiben. Der kühlende Wickel bringt sofort Erleichterung. Bei einem schmerzhaften Milcheinschuß ist es natürlich wichtig, das Kind oft anzulegen. Das Abpumpen der Milch ist nicht ratsam, weil es die Brust zur weiteren Milchproduktion anregt. Dasselbe bewirkt das kindliche Saugen, allerdings saugt das Baby nicht mehr, als es braucht, und so kann sich die Milchproduktion bald optimal auf seine Bedürfnisse einstellen. Inwieweit Ihnen die Homöopathie helfen kann, lesen Sie bitte im Kapitel »Homöopathie«, S. 265 nach.

Sie können die Brust auch mit Geburtsöl (eventuell mit einem Tropfen Teebaumöl vermischt) sanft einreiben. Dabei sollte die Brustwarze allerdings freigelassen werden.

Wunde Brustwarzen

Durch die ungewohnte Beanspruchung der Brustwarzen kann es – besonders bald nach der Geburt – zu offenen Brustwarzen kommen, die sehr schmerzhaft sein können.

Tragen Sie Eichenrindenextrakt oder Calendulatinktur auf die wunden Brustwarzen auf. Lassen Sie die Brust fünfmal täglich mit Rotlicht bestrahlen. Währenddessen drücken Sie mit der Hand sanft ein paar Tropfen Muttermilch aus und verteilen Sie diese auf den Brustwarzen. Nach der Bestrahlung können Sie noch eine gute Fettsalbe hauchdünn auftragen. Verzichten Sie auf herkömmliche Stilleinlagen, denn diese schließen die Brust luftdicht ab, was eine Heilung behindert. Wenn Sie eine Stilleinlage verwenden wollen, dann sollte sie unbedingt aus Baumwolle oder reiner Seide sein. Versuchen Sie – so oft dies möglich ist, – die Brust der frischen Luft auszusetzen. In der kalten Jahreszeit ist es auch möglich, in einen alten BH zwei Löcher zu schneiden, um wenigstens die Brustwarzen frei zu lassen.

Um die Brustwarzen zu schonen, empfiehlt es sich, das Baby immer wieder anders anzulegen, um die Beanspruchung auf verschiedene Stellen zu verteilen. Es ist auch möglich, das Baby pro Mahlzeit nur an einer Brust trinken zu lassen, um die andere ein bißchen zu schonen. Weniger gut ist dieser Rat, wenn die Brust gleichzeitig sehr prall gefüllt ist. Dann ist es ratsamer, das Baby beidseitig anzulegen.

Lassen Sie sich von einer *erfahrenen* Frau zeigen, wie Sie Ihr Baby am besten anlegen. Gerade bei Stillproblemen schleicht sich oft eine verkrampfte Haltung ein, weil die betroffene Mutter sich instinktiv gegen den Schmerz wehrt. Dabei ist es äußerst wichtig, daß das Baby die Brustwarze ganz in den Mund nimmt und nicht nur an einem Teil zieht. Sitzen oder liegen Sie völlig entspannt beim Stillen, stützen Sie sich auf bequeme Polster, hören Sie schöne und beruhigende Musik, nehmen Sie sich Zeit, machen Sie aus dem Stillen ein Ritual. Dann werden Sie und Ihr Kind bald einen schönen Einklang finden und das Stillen genießen können.

Wunde Brustwarzen können Ihnen zwischen drei und vierzehn Tagen zu schaffen machen. Trösten Sie sich damit, daß es mit der Zeit bestimmt besser wird. Das Stillen ist nicht nur idyllisch und schön, es kann auch weh tun, aber es lohnt sich auf jeden Fall, nicht aufzugeben. Was Sie keinesfalls brauchen, sind Verwandte, Freunde, Bekannte und auch Ärzte, die Ihnen raten, abzustillen.

»Zuwenig« Milch

Nach dem Milcheinschuß normalisiert sich die Milchproduktion bald, das heißt, die Milchmenge pendelt sich auf die Nachfrage des Kindes ein. Je weniger Sie in diesen natürlichen Kreislauf eingreifen, um so besser. Jetzt, da Sie die vollen Brüste gewohnt sind, werden Sie plötzlich das Gefühl haben, keine Milch mehr zu haben. In Wirklichkeit spielt sich nur der Stillrhythmus ein. Wie viele Frauen haben wohl schon in dieser Phase das Stillen aufgegeben in der irrigen Meinung, zuwenig Milch zu haben? Vertrauen Sie voll und ganz auf Ihren Körper. Wiegen Sie Ihr Kind *nicht*, es ist völlig natürlich, daß es nach der Geburt erst einmal abnimmt. Jedes Kind ist ein Individuum und hat seinen eigenen Lebensrhythmus. Scheren wir doch nicht alle Kinder über einen Kamm und schreiben ihnen vor, wieviel sie wann zu wiegen haben! Geben wir ihnen einfach, wonach sie verlangen. Sie können sicher sein, daß Sie Ihrem Kind nicht zu wenig geben! Lassen Sie sich auch das von niemandem einreden.

Sollten Sie trotzdem an sich zweifeln, probieren Sie folgendes:

Trinken Sie viel! Essen Sie besonders gut und ausgiebig. Äußerst günstig sind Gerste, Sesam und Leinsamen. Essen Sie manchmal Weinchaudeau (Weinschaum), Einbrennsuppe und Hühnersuppe, Naturreis und die türkische Süßspeise Baklava. Trinken Sie milchbildenden Tee: Kümmel, Anis, Fenchel mischen und täglich zwei Tassen davon trinken. Eine Variante ist Hopfen-, Melissen- und Kümmeltee. Ab und zu etwas Bier (dunkles Kinderbier) wirkt sich ebenfalls positiv auf die Milchmenge aus.

Und wieder ist *Ruhe* angezeigt. Wichtig ist es auch, das Kind oft anzulegen. Je mehr es saugt, um so mehr Milch werden Sie haben. Das ist ja das faszinierende, daß der Bedarf des Kindes alle paar Wochen steigt und Ihr Körper sich darauf einstellen kann. Sie schenken genau das, was Ihr Kind braucht. Das schafft das qualitativ höchstwertige Milchpulver der angesehensten Firma *nicht*!

Brustentzündung

Hier müssen wir zwei Arten unterscheiden: die streßbedingte und die infektiöse Brustentzündung. Letztere kommt äußerst selten vor und wird durch wunde Brustwarzen hervorgerufen, die mit dem Wochenfluß in Berührung kommen. Nach der Toilette und vor dem Stillen sollte sich die junge Mutter daher die Hände waschen, um diese, wenn auch geringe Gefahr auszuschließen.

Viel häufiger tritt eine durch Überanstrengung bedingte Brustentzündung auf. Besonders für Frauen, die schon kleine Kinder haben, ist es nicht leicht, alles sofort im Griff zu haben. Durch tatkräftige Unterstützung der ganzen Familie kann die Mutter entlastet werden, was die wichtigste Voraussetzung für die Ausheilung der Brustentzündung ist. Wie äußert sich dieses Stillproblem? Mit Kopfweh, Fieber, Brustschmerzen, einer geröteten Brust, Schwächegefühl und Abgeschlagenheit. Absolvieren Sie folgendes Drei-Tage-Programm:

1. Tag: Absolute Bettruhe. Trinken Sie auf den ganzen Tag verteilt einen Liter Lindenblütentee. Führen Sie drei Einläufe mit je einem Liter Lindenblüten- und Holunderblütentee durch.
Reiben Sie die Brust mit Geburtsöl ein und legen Sie sich an diesem Tag drei Quarkwickel auf die Brust.

2. Tag: An diesem Tag gibt es zwei Einläufe und zwei Quark-(Topfen-)wickel.

3. Tag: Ein Einlauf und ein Quark-(Topfen-)wickel.

Für alle drei Tage gilt: Essen Sie kein tierisches Eiweiß und kein tierisches Fett. Duschen Sie mehrmals täglich und benutzen Sie dabei sparsam Kernseife. Wie Sie sich homöopathisch helfen können, lesen Sie im Kapitel »Homöopathie«, S. 265, nach.

Dieses Programm hilft Ihnen mit großer Sicherheit. Sollte die Brustentzündung auch damit noch nicht abgeklungen sein, können Sie immer noch ärztlichen Rat einholen. Was immer der Arzt dann empfiehlt – abstillen sollten Sie auf jeden Fall nicht. Das würde die Probleme sogar noch verschlimmern. Ein sinnvolles Abstillen dauert Wochen, wenn nicht gar Monate. Von einem Tag auf den anderen abzustillen, kann niemand empfehlen, der schon einmal ein Kind gestillt hat. Es würde eine unnatürliche und gewaltsame Unterbrechung für Mutter und Kind bedeuten, die nicht ohne Folgen bleibt und neue Probleme nach sich zieht.

Meist hilft bei einer Brustentzündung Bettruhe und Streßreduzierung. Überlegen Sie auch, was Sie körperlich und seelisch überanstrengt. Bitten Sie um Unterstützung von Freunden und Verwandten, damit Sie wieder zu Kräften kommen. Stillen kostet Kraft, und diese Kraft sollten Sie sich holen. Ihr Körper zeigt Ihnen ganz genau, wann er Ruhe braucht. Wenn Sie ihm diese jetzt geben, wird er es Ihnen danken. Wenn Sie immer wieder Brustentzündungen haben, ist es ratsam, einen Homöopathen aufzusuchen oder psychotherapeutische Hilfe in Anspruch zu nehmen.

Das Kind trinkt nur auf einer Brust

Das ist kein wirkliches Problem. Es gibt Kinder, die mit nur einer Brust monatelang voll gestillt werden. Der einzige Nachteil ist, daß Sie, solange Sie stillen, zwei ungleich große Brüste haben. Das braucht Sie jedoch keinesfalls zu beunruhigen.

Hohl- bzw. Schlupfwarzen

Sie können Hohlwarzen schon in der Schwangerschaft auf das Stillen vorbereiten. In Fachgeschäften gibt es Brustwarzenformer, die in diesem Fall hilfreich sind.

Flachwarzen wiederum stellen für das saugende Kind kein Problem dar. Wenn Frauen zu sich stehen können, werden sie mit Flachwarzen keine Probleme haben. Vielleicht brauchen diese Frauen zu Beginn des Stillens ein bißchen mehr Aufmerksamkeit und Zuwendung von seiten der Hebamme, die sie betreut.

Wachstumsschub des Kindes

Kaum spielt sich der Stillrhythmus ein, kann es auch schon wieder zu Veränderungen kommen. Viele Frauen haben das Gefühl, ihr Baby nicht satt zu bekommen. Fast ununterbrochen wollen die Babys gestillt werden. Das kann mehrere Ursachen haben: Vielleicht will Ihr Kind sie möglichst lange möglichst nahe bei sich haben, vielleicht wächst es jetzt auch besonders schnell. Dann holt es sich durch das ständige Saugen so viel Nahrung, wie es benötigt. Die Milchproduktion wird zu vermehrter Arbeit angeregt, sowohl die Quantität als auch die Qualität der Milch ändern sich, damit Ihr Kind wieder satt und zufrieden ist. Keinesfalls sollten Sie glauben, es sei irgendetwas nicht in Ordnung. Wenn Ihr Kind in der Nacht nicht durchschläft, weil es anscheinend dauernd trinken will, lassen Sie sich bitte von niemandem einreden, es sei Zeit zum Zufüttern oder Abstillen. Es gibt Kinder, die nachts unruhig sind, das hängt aber nie mit dem Stillen zusammen, im Gegenteil, das Stillen hilft Ihnen und Ihrem Kind, diese schwere Zeit möglichst gut zu überbrücken. Meist spielt sich der neue Rhythmus nach zwei bis fünf Tagen wieder ein. Wenn Sie diese Zeit nicht abwarten können und glauben, dem Kind etwas zufüttern zu müssen, leiten Sie höchstwahrscheinlich – ob Sie das nun wollen oder nicht – das Abstillen ein. Veränderungen wie zum Beispiel Wachstumsschübe des Kindes sind vollkommen natürlich und kein Anlaß zur Sorge. Damit ein Kind in der Nacht gut schlafen kann, ist es günstig, am Nachmittag keinen Kaffee zu trinken. Überprüfen Sie auch die Raumtemperatur im Schlafzimmer des Kindes. Sie sollte keinesfalls zu hoch sein. Bei kühleren Temperaturen schlafen alle, Kinder und Erwachsene, besser.

Geringe Gewichtszunahme des Kindes

Seit der unseligen Erfindung von Gewichtstabellen, anhand derer man das Gewicht verschiedener Kinder in einem bestimmten Alter vergleichen kann, entstehen immer wieder äußerst überflüssige Ängste. Mütter werden auf das tiefste verunsichert, weil sie hören, daß ihr Kind zuwenig oder zuviel zunimmt. Wie absurd diese Vorwürfe sind, kann man daran sehen, daß Kinderärzte manchmal im Abstand von drei bis vier Wochen zunächst monieren, das Kind sei zu leicht für sein Alter, drei Wochen später sind dieselben Kinder dann plötzlich übergewichtig. Das verunsichert viele Frauen enorm. Sie glauben, etwas falsch zu machen, und sind der Meinung, ohne ärztlichen Rat, wie fragwürdig der auch manchmal sein mag, könne ihr Kind nicht »richtig« gedeihen. Die Meßsucht, die im Mutterleib begonnen hat, geht fröhlich weiter. Und wehe die Zahlen stimmen nicht!

Wenn eine Frau wirklich unter dem Gefühl leidet, sie hätte zuwenig Milch, ist es ratsam, Hilfe bei Homöopathen oder bei der craniosacralen Osteopathie zu suchen. Oft ist es ein Problem der Mutter und nicht des Kindes. Daß gutes und reichliches Essen für ein optimales Stillen unerläßlich ist, wurde schon öfter betont.

Zum Schluß noch einige Tips: Wenn Sie nicht wissen, wie oft Sie Ihr Kind stillen sollen, horchen Sie in sich hinein. Legen Sie Ihr Baby nach Bedarf an. Stillen ist eine Sache zwischen Mutter und Kind. *Beide* sollen dabei auf ihre Rechnung kommen. Die Frau sollte sich nicht als Opfer ohne eigene Bedürfnisse fühlen, aber das Kind auch nicht übergehen. Dies ist beispielsweise der Fall, wenn Sie ohne wesentlichen Grund von einem Tag zum anderen aufhören zu stillen. Obwohl es keine allgemein gültigen Ratschläge gibt, erweist sich ein Stillrhythmus von ungefähr zweieinhalb bis drei Stunden oft als vorteilhaft. Bedenken Sie, daß nicht jedes Schreien des Babys Hunger bedeutet. Kinder, die zu Bauchschmerzen neigen, sollten nicht rund um die Uhr gestillt werden. In diesem Fall ist es oft besser, ihnen genügend Zeit zum Verdauen zu geben. Jede Frau lernt die Bedürfnisse ihres Kindes zu spüren, auch wenn das manchmal gar nicht so leicht ist.

Seit einiger Zeit gibt es ein spezielles Stillkissen, das Frauen ein entspanntes und bequemes Stillen ermöglichen soll. Derselbe Effekt ist aber auch mit ein paar möglichst großen Polstern zu erzielen. Manche Frauen verwenden diese Stillkissen als Unterlage für das Baby. Hier sollte allerdings bedacht werden, daß diese mit synthetischen Materialien gefüllt sind und daher ein allzu langes Liegen darin für Babys nicht gut ist.

Eindringlich warnen möchten wir Sie vor dem falschen Gebrauch von Plastikfläschchen. Da sie praktischerweise unzerbrechlich sind, überlassen Mütter ihren Kindern die Fläschchen oft stundenlang. Nicht nur, daß damit ständiges Nuckeln zur Gewohnheit wird, kann das katastrophale Folgen für die Milchzähne und damit auch für die bleibenden Zähne haben. Die Milchzähne werden ständig von einem womöglich zuckerhaltigen Getränk umspült, was bereits im Alter von zwei, drei Jahren zu Karies führen kann. Die Milchzähne müssen dann frühzeitig gezogen werden und können ihre wichtige Funktion als Platzhalter für die zweiten Zähne nicht erfüllen. Geben Sie Ihrem Kind daher von *Anfang an nur zuckerfreie* Getränke. Wenn sie nichts anderes kennenlernen, werden sie diese auch mögen. Günstig ist ungezuckerter Tee, der selbstverständlich auch keinen Honig enthält, oder Leitungswasser (vorausgesetzt, die Qualität ist gut).

Zuletzt noch die Frage, wie lange eine Frau stillen soll. Darauf können nur Sie eine gültige Antwort finden. Wann Sie Ihr Kind abstillen, geht nur Sie, Ihren Partner und Ihr Kind etwas an. Sie sollten versuchen, in Krisensituationen, die es ja zweifellos geben kann, nichts zu überstürzen. Jähes Abstillen ist sowohl für Sie als auch für Ihr Kind von Nachteil. Lassen Sie sich auch beim Abstillen Zeit und gewöhnen Sie Ihr Kind langsam an feste Nahrung. Das Abstillen ist nicht dazu geeignet, Probleme aus der Welt zu schaffen. Ihr Kind wird auch nach dem Abstillen höchstwahrscheinlich nicht durchschlafen oder ruhiger werden, weil Normalkost angeblich besser verträglich ist. Das sind Vorurteile, die schlicht und einfach falsch sind. Von ihnen sollten Sie sich nicht leiten lassen. Nichts ist so praktisch und unkompliziert wie Muttermilch; sie ist immer frisch und wohltemperiert. Das Stillen ermöglicht es Ihnen, auch mit einem Säugling mobil zu sein – ohne Koffer mit Milchfläschchen und Sterilisationsgeräten.

Drei Monate Stillen ist sehr gut, weil das Kind zumindest die erste Zeit seines Lebens optimal gegen Krankheiten geschützt wird. Es ist außerdem für die Mutter gut, weil so die Schwangerschaft ideal ausklingen kann. Wie kostbar Muttermilch ist, zeigt schon der Umstand, daß ein Kind mindestens sechs bis acht Monate lang ausschließlich von Muttermilch gut leben kann. Ideal ist es, das Kind ungefähr ein Jahr lang zu stillen. Was darüber hinausgeht, geht niemanden etwas an. Stillen Sie Ihr Kind einfach so lange, wie Sie beide damit glücklich sind.

Wichtig ist es, den richtigen Zeitpunkt zum Abstillen zu erkennen, zu sehen, wann Ihr Kind wieder für einen weiteren Schritt in die Unabhängigkeit bereit ist. Dann wird auch das Abstillen vollkommen problemlos vor sich gehen, es wird mit Abschiedsschmerz und gleichzeitig mit inniger Freude über einen neuen Lebensabschnitt verbunden sein.

Was Sie zur Babypflege alles *nicht* brauchen

Baden kann schaden

Lösen Sie sich bitte von dem Gedanken, Ihr Baby jeden Tag reinigen zu müssen. Es ist doch nicht schmutzig. Unsere Panik vor Keimen, Bakterien, Ansteckung und Infektionen ist oft schon krankhaft. Wir brauchen uns auch nicht jedesmal die Hände waschen, wenn wir ein Baby anfassen. Es ist nämlich ganz schön zäh und hält ein bißchen Schmutz ohne weiteres aus, mehr noch: Es braucht ihn sogar. Je sauberer das Baby und sein Umfeld in der ersten Zeit sind, um so empfindlicher und anfälliger wird es für Krankheiten sein. Seien Sie also nicht zu vorsichtig. Wir leben nun einmal inmitten einer Bakterien- und Mikrobenfauna. Barbara Sichtermann spricht in ihrem Buch »Leben mit einem Neugeborenen« treffend vom »Hygiene-Isolationswall«, der uns zwingt, Babys immer mit einer gewissen Reserviertheit und Einschränkung zu berühren.[1] Nicht die Hingabe und vollkommene Zärtlichkeit stehen im Vordergrund der Berührung, sondern unsere hysterische

[1] Barbara Sichtermann: »Leben mit einem Neugeborenen“. Frankfurt a. Main 1981, S. 170

Angst, das Kind mit irgendwelchen Krankheiten anzustecken. Was in Zeiten einer hohen Säuglingssterblichkeit selbstverständlich Sinn machte, ist heute grotesk. Gerade in Krankenhäusern, diesen Zentren der klinischen Hygiene, besteht für Babys die allergrößte Gefahr, sich zu infizieren. Die chemischen Desinfektionskeulen schützen nicht hundertprozentig, die härtesten und gefährlichsten Keime überleben und stellen eine ernste Gefährdung für die Gesundheit der Kinder dar. Der »natürliche Schmutz« in einer durchschnittlich sauberen Wohnung kann einem Baby nicht viel anhaben.

Greifen Sie kleine Kinder daher herzhaft und ohne Vorbehalt an, bremsen Sie Ihre natürliche Zärtlichkeit nicht. Das würde mit Sicherheit mehr schaden als ein paar Keime zuviel.

Es ist in höchstem Maße absurd, ein Baby täglich zu baden, um es vom Schmutz zu befreien. Schleimhäute und Körperhaut des Kindes verfügen über ausreichend Selbstreinigungskräfte, die allerdings durch zu vieles Waschen irritiert werden können. Vergessen Sie daher zunächst alle Badezusätze. Wasser allein genügt völlig. Sie wollen Ihr Baby ja nicht sauber schrubben, sondern ihm durch das Baden im warmen Wasser ein Wohlgefühl schenken. Das Wort Seife sollte Ihnen im ersten Lebensjahr gar nicht in den Sinn kommen, auf Babypuder, Cremes, Lotionen, Öle usw. können Sie auch weitgehend verzichten. Die Werbung versteht es immer wieder vorzüglich, uns von der Notwendigkeit bestimmter Produkte zu überzeugen. Wir geben viel Geld für unnötige, manchmal sogar schädliche Baby-Kosmetik aus. Wir empfehlen Ihnen, sie alle zu vergessen. Baden Sie Ihr Baby, wenn Sie Lust und Zeit haben, genießen Sie die Freude Ihres Kindes im alten, neuen Element Wasser und seien Sie gemeinsam glücklich. So einfach ist das. Baden hat nichts mit lästiger Pflicht zu tun, sondern nur mit Vergnügen und sinnlicher Lust! Wenn Sie Lust haben, Ihr Kind täglich zu baden, tun Sie es. Es wird ihm aber keineswegs schaden, nur einmal pro Woche gebadet zu werden. Setzen Sie sich durch starre Regeln nicht selber unter Druck.

Was oft in Leitfäden für Babypflege zu lesen ist, grenzt an Schwachsinn. Alle Körperöffnungen sollen da peinlich genau gesäubert und ausgewischt, gereinigt und gewaschen werden. Bitte tun Sie das alles nicht! Wattestäbchen für die Ohren brauchen Sie nicht. Es ist auch höchst überflüssig, die Haut zwischen den Fingern, den Zehen, hinter den Ohren und wo sonst noch trocken zu frottieren. Können Sie sich vorstellen, daß das einem Baby Spaß macht? Zartes Abtupfen reicht völlig aus. Noch besser wäre es, das Kind nach dem Baden im warmen Badezimmer nackt strampeln zu lassen oder es ein wenig zu föhnen. Übertriebene Hygienemaßnahmen sind nichts anderes als Angst vor der eigenen Körperlichkeit, Furcht vor Körperausdünstungen und -ausscheidungen. Wie gräßlich diese Worte schon klingen! Sprechen wir lieber von Feuchtigkeit und Düften. Setzen wir uns mit unserer eigenen Psyche auseinander und quälen wir damit nicht Säuglinge. Sie sollen nicht gleich von Anfang an unter den Neurosen Erwachsener zu leiden haben. Übertriebene Säuglingspflege kann auch eine unbefangene, natürliche, spontane Verhaltensweise zwischen Erwachsenem und Neugeborenem beeinträchtigen.

Das Baden kann übrigens der ganzen Familie Freude machen, wenn Sie einige wenige Dinge beherzigen: Die Wassertemperatur sollte ungefähr 37,5 Grad betragen und das Baby weder hungrig noch überfüttert sein. Solange der Nabelschnurrest noch nicht abgefallen ist, sollte das Kind allein gebadet werden. Danach könnte der Vater, die größeren Geschwister (unter Aufsicht Erwachsener selbstverständlich!) bzw. nach dem Wochenbettfluß auch die Mutter das Baby mit in die große Badewanne nehmen. Ohren und Haare des Babys dürfen dabei ohne weiteres unter Wasser sein. Das Kind soll gut gehalten werden, damit es sich geborgen und sicher fühlt. Nur so kann es das Bad genießen. Wenn sich Ihr Kind immer schreckt, wenn es ins Wasser getaucht wird, wickeln Sie es bei den ersten Bädern in eine Windel ein und legen Sie es damit ins Wasser. Sie brauchen nicht einmal einen Waschlappen, streicheln Sie Ihr Kind einfach mit der Hand sanft und fest zugleich am ganzen Körper. Ein spezielles Babybadetuch ist nett, aber verzichtbar. Bis es durch häufiges Waschen saugfähig ist, benötigt Ihr Kind bereits ein größeres Tuch. Irgend jemand in Ihrer Familie hat vielleicht alte Flanelllbettücher, die Sie sich ausborgen können. Die eignen sich hervorragend, um Babyhaut zu trocknen. Babywäsche sollte übrigens nur aus reiner Baumwolle, Wolle oder Seide bestehen. Für die kleinen Füße besorgen Sie sich am besten Socken aus Wolle oder Fellschühchen. Für die Babywäsche sollten Sie weniger und am besten ein parfumfreies Waschmittel verwenden, einen Extraspülgang einlegen und keinesfalls einen Weichspüler benutzen.

Wie bereits erwähnt, sind Badezusätze für das tägliche Bad überflüssig, wenn nicht gar schädlich. Nur bei extrem hohem Kalkgehalt des Wassers ist es empfehlenswert, entweder ein wenig Honig, Meersalz, Öl, Kleie *oder* Molke ins Badewasser zu geben. Sollte irgendein Problem auftauchen, können Sie folgende Badezusätze wählen und nicht gleich zu Salben greifen:

Bei einem trockenen Hautausschlag geben Sie einen Eßlöffel Eichenrindenextrakt, zwei Liter Tee (Salbei, Malvenblatt), einen Eßlöffel Honig (oder einen Eßlöffel Meersalz), einen Eßlöffel kaltgepreßtes Öl (Jojoba-, Sesam-, Mandel- oder Johanniskrautöl) und eventuell noch fünf Tropfen Teebaumöl ins Badewasser. Nach dem Bad wickeln Sie das Baby in ein Flanellbettuch, trocknen es liebevoll ab, stillen es vielleicht und ziehen es dann an.

Leidet das Kind unter einem nässenden Hautausschlag, mischen Sie folgende Zutaten ins Badewasser:

Einen Eßlöffel Eichenrindenextrakt, zwei Liter Tee (Salbei, Malvenblatt und jetzt auch Kamille), einen Eßlöffel Honig oder einen Eßlöffel Meersalz, eventuell auch fünf Tropfen Teebaumöl. Nach dem Baden soll die Haut des Kindes gut trocknen, dann können Sie eine hauchdünne (!) Schicht neutralen oder homöopathischen Puder auftragen.

Wenn das Kind nur am Po einen Ausschlag hat, so hilft am besten viel frische Luft auf der nackten Haut. Machen Sie dreimal täglich ein Sitzbad mit der oben beschriebenen Teemischung gegen nässenden Hautausschlag, und bestrahlen Sie Ihr Baby danach mit einer Rotlichtlampe. Nach der Bestrahlung ist es sehr wichtig, die Haut mit einer guten Fettsalbe einzucremen. Dasselbe können Sie übrigens probieren, wenn die Haut Ihres Babys nach dem Abfall des Nabelschnurrestes um den Nabel stark gerötet ist. Lassen Sie das Baby so lange und so oft wie möglich ohne Windeln sein. Wenn nach drei Tagen keine Besserung eintritt, sollten Sie einen Arzt zu Rate ziehen, weil es sich dann wahrscheinlich um eine Pilzerkrankung handelt, die schulmedizinisch oder homöopathisch behandelt werden muß. Sollte es doch keine Pilzerkrankung sein, probieren Sie andere Windeln und meiden Sie Öl- oder Feuchtigkeitstücher.

Ab und zu können Sie Gerstensud ins Badewasser geben. Dabei werden 250 Gramm Gerste in fünf Liter Wasser drei bis vier Stunden lang geköchelt. Der Sud kommt dann ins Badewasser und wirkt sich besonders günstig auf unruhige Kinder aus, die auch sehr blaß sind und/oder empfindliche Haut haben. Bei Hautproblemen empfiehlt es sich zusätzlich, noch einen Liter schwarzen Tee ins Badewasser zu geben, allerdings nicht am Abend.

So wertvoll und heilend Honig als Badezusatz ist, so vorsichtig sollten Sie bei Allergien damit umgehen. Im Sommer darf Honig keinesfalls ins Badewasser gegeben werden, weil der Duft der Babyhaut Bienen anlocken würde. Gegen Molkebäder und gute medizinische Ölbäder ab und zu ist auch nichts einzuwenden. Sie könnten auch ungespritzte Rosenblätter sammeln, trocknen und ins Badewasser geben. Zur Stärkung des Babys trägt ein Bad mit Brennnesseltee und Löwenzahnblättern bei. Es ist eisenhaltig und wirkt entgiftend.

Wenn Ihr Kind unruhig und leicht fiebrig ist, bereiten Sie zwei Liter Lindenblütentee zu (pro Liter eine Handvoll Tee) und schütten ihn ins Badewasser.

Für unruhige Kinder ohne Fieber, die vielleicht auch über Bauchweh klagen, bewährt sich ein Badezusatz aus Hopfen- und Melissentee mit Honig.

Sollte Ihr Baby am Abend immer besonders unruhig sein, meiden Sie zuviel Aufregung und führen Sie ein ruhiges Ritual ein, das Ihr Kind genießt.

Babys leiden manchmal an geröteten und rinnenden Augen. Hier helfen schwarzer Tee oder Augentrosttee. Um zu vermeiden, daß Teeteilchen in die Augen gelangen, sollten Sie den fertigen Tee durch einen Papierfilter rinnen lassen. Tragen Sie dann mit einem Tupfer lauwarmen Tee auf das Auge auf, wischen Sie von außen nach innen, wiederholen Sie das mit einem jeweils frischen Tupfer bei jedem Auge dreimal. Dann spritzen Sie einen Tropfen Muttermilch (eventuell mit einer Pipette) in die geöffneten Augen. Wiederholen Sie diesen Vorgang drei- bis fünfmal täglich. Tritt nach drei Tagen keine Besserung ein, suchen Sie bitte einen Kinderarzt auf.

Babypflege

Sollte ein Kind Zahnungsprobleme haben oder oft an Bauchweh leiden, verweisen wir auf die Rezepte für ätherische Öle im Kapitel »Aromatherapie«, S. 291.

Wenn Sie das Gefühl haben, Ihr Baby leidet an zu kalten Füßen, massieren Sie seine Füße bei jedem Wickeln. Legen Sie ihm eine Wärmeflasche oder ein Babyfell unter die Füße.

Kinder brauchen Grenzen. Das gilt bereits für Neugeborene. Vielleicht fällt Ihnen an Ihrem Kind auf, daß es, sobald es irgendwo frei liegen kann, sofort an einen Rand robbt und den Platz, den es eigentlich zur Verfügung hat, gar nicht nützen will. Das ist einsichtig, wenn man bedenkt, daß es in der Enge des Mutterleibes Geborgenheit empfand. Babys fühlen sich in »Nestern« viel wohler als in riesigen, leeren Betten. Auch Baumwollmützchen vermitteln dieses angenehme Gefühl des Umgebenseins. Das schönste Gefühl ist natürlich Ihre Nähe.

Wir fallen, was Babypflege anbelangt, immer von einem Extrem ins andere. Tröstlich ist dabei, daß die Kinder offenbar sehr viel aushalten. Nehmen wir zum Beispiel das Steckkissen: Im 17. Jahrhundert fürchtete man, der weiche Säuglingskörper könne sich verformen, wenn er nicht förmlich eingepanzert würde. Diese Anschauung hielt sich in ländlichen Gegenden bis zum Ersten Weltkrieg, obwohl Rousseau am Ende des 18. Jahrhunderts ausdrücklich davor warnte, die Kinder so einzuschnüren. Er forderte die Frauen auf, die Babys von den Fesseln zu befreien und ihnen ungehemmte Bewegungsfreiheit zu gönnen, weil er überzeugt war, daß sie sich dadurch viel schneller und besser entwickeln könnten.[2] Heute ist das Steckkissen total verpönt, obwohl es für manche Kinder sehr empfehlenswert wäre, fester eingepackt zu werden. Was man früher unter Steckkissen verstand, war natürlich Barbarei. Wir meinen jedoch, daß sich manche Kinder in einem Steckpolster vielleicht wohler fühlen würden, weil sie diese (gesunden, natürlichen und maßvollen!) Grenzen als wohltuend empfänden. Das Baby muß sich einerseits gut bewegen können, aber trotzdem Halt haben. Es gibt aber auch hier keine allgemeingültige Regel. Denken Sie einfach an diese Variante, wenn Ihr Kind sehr unruhig ist, obwohl Sie es ständig tragen.

Ziehen Sie Ihr Kind so oft wie möglich nackt aus und lassen Sie es frei strampeln. Babys lieben es, den Raum für sich völlig frei zu erobern. Das muß keinen Widerspruch zum eben Gesagten darstellen. Das Wichtigste ist, daß Sie Ihr Kind beobachten und verstehen lernen, was es fühlt, was es mag und was es nicht mag. Allgemeine Richtlinien, wie man ein Baby glücklich macht, gibt es nicht. Wir geben Ihnen nur Tips, die Sie ausprobieren können, und wir wollen Ihnen Mut machen zum Experimentieren. Suchen Sie immer wieder den Kontakt zu anderen Müttern in ähnlichen Situationen. Wenn Sie ein sehr unruhiges Kind haben, versagen vielleicht die gutgemeinten Ratschläge aller Freundinnen, aber Sie haben Gelegenheit, sich auszusprechen und damit ist schon viel gewonnen. Sie bekommen ein bißchen Abstand zu Ihrem Problem und können wieder durchatmen. Es gibt sehr fordernde Kinder, die viel Kraft kosten. Diese Kraft müssen Sie sich holen.

Nun zum Wickeln. Früher gab es eigene Wickelkurse, in denen die »perfekte Technik« des Wickelns vermittelt wurde. Glücklicherweise ist das heute viel einfacher. Es genügt, wenn

---

[2] Beatrice Fontanel, Claire d'Harcourt: »Baby, Säugling, Wickelkind. Eine Kulturgeschichte«. Hildesheim 1998, S.153

Ihnen eine Freundin, eine Kinderschwester oder Hebamme einmal zeigt, wie es gemacht wird. Wickeln ist heute wirklich keine Hexerei mehr. Wegwerfwindeln belasten zwar die Umwelt, aber sie stellen auch für die Mutter eine ungeheure Erleichterung dar. Bedenken Sie bitte, daß, je länger die Windel trocken hält, um so mehr Chemie am Werk ist. Es gibt heute auch sehr gute Kombinationen von Windelhose und Wegwerfwindel, die die Umwelt schonen und doch nicht zu viel Arbeit machen. Wir würden Ihnen raten, beim ersten Kind in jedem Fall mit den praktischen Wegwerfwindeln zu beginnen, so lange, bis Sie für sich und Ihr Kind einen annehmbaren Rhythmus gefunden haben. Ein paar Wochen nach der Geburt können Sie dann überlegen, ob Sie auf Stoffwindeln zurückgreifen wollen. Wie Sie sich entscheiden, wird wahrscheinlich auch davon abhängen, ob Sie einen Garten oder einen Wäschetrockner haben. In einer kleinen Wohnung ständig von nassen Windeln umgeben zu sein, ist natürlich auch nicht ideal.

Jede Zeit, die Sie nur für sich und Ihr Kind haben, ist eine gewonnene Zeit. Es ist wichtig, daß Sie es sich so bequem wie möglich machen. Das Wickeln sollte in erster Linie ein liebevolles Spiel sein und nicht eine unangenehme Arbeit.

Wenn Sie sich die Mühe machen wollen, können Sie Ihr Kind breit wickeln, weil es gut ist für die Hüfte, weil es einen Wärmeschutz darstellt und wieder unsere bereits erwähnte Grenze für Bauch und Nieren schafft. Jede Säuglingsschwester oder Hebamme kann Ihnen darüber Auskunft geben.

Lassen Sie sich schildern, wie einfach Wickeln ist: Alte Windel weg, mit Toilettenpapier das Gröbste entfernen, mit etwas Öl reinigen, neue Windel drauf. Fertig. Je einfacher Sie es sich machen, um so unkomplizierter ist es für Sie, mit dem Baby unterwegs zu sein. Glauben Sie uns, Sie brauchen keine eigene Wickeltasche mit Dutzenden von Utensilien. Was in der Werbung als unentbehrliche Hilfsmittel gepriesen wird, ist unnötiger Ballast, der zusätzlich Arbeit macht und außerdem noch eine Menge Geld kostet.

Vor der Geburt meines ersten Kindes Agnes studierte ich noch eifrig die diversen Listen für die Baby-Erstausstattung, und kaufte in rauhen Mengen ein. Ich muß gestehen, vieles davon war vollkommen überflüssig, ich rate Ihnen daher, nur das Allerwichtigste einzukaufen (Windeln sollten Sie natürlich schon zu Hause haben!) und abzuwarten. Nach kurzer Zeit wird sich herausstellen, was Sie persönlich für wichtig halten. Die Werbemethoden der Industrie sind ja sehr clever. Was es da an Geräten und Möbelstücken gibt, ist faszinierend, aber meist überflüssig. Babymöbel sind eigentlich Unfug, denn Ihr Kind wird Ihren guten Geschmack kaum zu schätzen wissen. Außerdem, was nützen die tollsten Kindermöbel, wenn das Baby zu wenig gehalten, geherzt und liebkost wird? Wenn Sie genug Geld haben, können Sie das Kinderzimmer natürlich luxuriös ausstatten. Es sollte Ihnen dabei nur klar sein, daß Sie originelle Kindermöbel für sich kaufen und nicht für Ihr Kind. Im Nu ist es diesen Möbeln auch entwachsen und die nächste Garnitur für die nächste Altersstufe muß besorgt werden etc.

Es gibt natürlich Hilfsmittel, die sich als praktisch herausstellen. Doch was Sie brauchen, können Sie nur für sich selbst herausfinden. Es gibt Frauen, die auf Tragetücher schwören und sie keinen Tag missen möchten, andere wiederum haben eines unbenützt zu Hause liegen. Wir raten Ihnen daher, mit dem Kauf zu warten. Vielleicht haben Sie eine Freundin oder Bekannte, die Ihnen für ein paar Tage ein Tragetuch borgt. So können Sie am besten herausfinden, ob das für Sie eine sinnvolle Anschaffung wäre.

Zurück zur zarten Babyhaut. Bei eisiger Kälte sollten Sie die Gesichtshaut Ihres Kindes unbedingt mit einer Fettcreme (ohne Wasser) schützen (Melkfett oder Vaselin). Ein Baby soll starker Sonnenlichtbestrahlung erst gar nicht ausgesetzt werden. Verwenden Sie auch im Schatten eine Creme mit Sonnenschutzfaktor vier bis acht. Vor Sonnenblockern und zu hohen Sonnenschutzfaktoren möchten wir eher warnen, denn sie werden von Kleinkindern meist sehr schlecht vertragen. Sie richten mehr Schaden an, als sie nützen und verleiten dazu, Kinder zu lange der Sonne auszusetzen. Die Fontanelle sollte unbedingt durch ein Mützchen geschützt werden, weil sonst die Gefahr besteht, daß das Kind einen Sonnenstich bekommt.

Auch wenn Ihr Baby nicht mit üppiger Haarpracht gesegnet ist, sollten Sie sein Haar regelmäßig mit einer Naturbürste (z.B. aus Ziegenhaar) gegen die Haarrichtung bürsten. Das ist eine angenehme Massage und regt die Durchblutung an. Manche Babys kommen mit langen, dichten Haaren zur Welt. Bei ihnen ist es ratsam, die Haare nach dem Baden zu föhnen.

Die langen Fingernägelchen können Sie jede Woche einmal mit einer Babynagelschere schneiden. Falls Ihr Kleines dabei nicht still halten will, warten Sie damit, bis es schläft. Dann kann es keinen Widerstand dagegen leisten. Kinder leiden manchmal an Nagelwurzelentzündung. Baden Sie die Hände dann fünf Minuten lang in Malvenblatt-, Salbei- oder Kamillentee. Nach einer kurzen Rotlichtbestrahlung massieren Sie die betroffenen Finger von innen nach außen mit einer Fettcreme ein. Wenn Sie eine leichte Zugsalbe verwenden wollen, müssen Sie Ihrem Kind einen Baumwollhandschuh überziehen, um es am Lutschen der Finger zu hindern.

Der Schlafraum des Kindes sollte keinesfalls zu warm sein und öfter durchlüftet werden. Frische, kühle Luft läßt Ihr Baby herrlich schlafen und tiefer durchatmen, während warme, trockene Luft unruhig und durstig macht.

Fast alle Neugeborenen leiden an Gelbsucht, die einen mehr, die anderen weniger. Diese Gelbsucht ist keine Krankheit, sondern eine natürliche Reaktion des Körpers. Sie entsteht drei bis vier Tage nach der Geburt durch den Abbau der roten Blutkörperchen, die nach der Geburt als Sauerstoffträger nicht mehr gebraucht werden. Die dabei entstehenden gelben Farbstoffe können von der Leber nicht sofort verarbeitet werden. Sie brauchen dabei gar nichts tun, außer Ihr Baby stillen und es oft ans Tageslicht bringen. Ins Badewasser können Sie Schafgarbe und Lindenblütentee geben oder einmal am Tag einen Leberwickel mit dem Sud von Schafgarbentee auflegen. Die Gelbsucht kann entweder ganz rasch wieder vergehen, oder aber auch 14 Tage oder manchmal sogar sechs Wochen dauern. Wenn Ihr Kind zunimmt und einen guten Allgemeinzustand aufweist, wenn es also einen munteren Eindruck macht, besteht kein Grund zur Aufregung. Wenn Sie das Gefühl haben, es schläft zuviel, geben Sie ihm öfter die Brust und achten Sie auf eine gute Verdauung.

Manche Babys haben oft eine verstopfte Nase. Überprüfen Sie, ob das Raumklima genügend feucht ist, und ob es nicht zu warm ist. Hängen Sie eventuell feuchte Tücher auf und lüften Sie oft. Auch ein paar Tropfen Muttermilch in die verstopften Nasenlöcher träufeln ist hilfreich. Sollte auch das nichts nützen, können Sie die Nase des Babys mit einer Kochsalzlösung spülen. Auf die Idee, Wattestäbchen zur Reinigung der Nase zu verwenden, kommen Sie hoffentlich erst gar nicht; das ist nämlich viel zu gefährlich.

Nach dem Wickeln ein paar Tropfen Muttermilch auf einen entzündeten Nabel bringt auch diesen ganz schnell zum Abheilen. Falls er stark näßt, hilft auch ein Puder. Sollte er bluten, versuchen Sie es mit einem halben Teelöffel echten Bienenhonig und legen Sie ein Baumwolltüchlein darüber. Dieser Umschlag löst sich dann von selbst beim nächsten Bad. Nach dem Abfallen des Nabelschnurrestes kann der Nabel bis zu drei Wochen danach leicht bluten oder ein bräunliches Sekret ausscheiden. Versuchen Sie es mit Muttermilch oder Puder nach jedem Wickeln. Putzen Sie den Nabel bitte nicht aus, denn er besteht aus einem hochsensiblen Nervengeflecht, und möchte in Ruhe gelassen und keinesfalls mit Wattestäbchen traktiert werden. Er ist empfindlich und heikel, ist er doch die lebenslange Erinnerung an die Bindung zur Mutter. Wir sollten ihm mit einem gewissen Respekt begegnen.

Was brauchen Sie zur Babypflege unbedingt? Wir möchten Ihnen noch einmal eindringlich raten, zu Hause keinen Kosmetiksalon für Babys einzurichten. All diese Artikel kosten viel Geld und halten Sie davon ab, für Ihr Baby da zu sein. Alles, was es braucht, ist: einen Platz in Ihrem Bett, einen Platz auf Ihrem Schoß und einen Platz in Ihren Armen. Die wichtigsten Zutaten einer sinnvollen Babypflege sind Wasser, Wärme, Luft, Licht und liebevolle Berührungen.

Babymassagen

Einen wertvollen Beitrag, den Sie zur gesunden körperlichen, geistigen und seelischen Entwicklung Ihres Kindes leisten können, sind liebevolle Berührungen. Ein Kind sanft ins Leben streicheln und es zärtlich massieren, verleiht ihm Kraft für das ganze Leben. Es ist eine besondere Form der Zuwendung, die Vertrauen und Freude schenkt. Obwohl Ilona Schwägerl aus einer kinderreichen Familie stammt, fand ihre Mutter doch Zeit, jedes der neun Kinder während des ersten Lebensjahres immer wieder zu massieren. Die intensive Beschäftigung mit dem Kind bereichert die Beziehung und wärmt die Seele des Kindes und der Mutter (des Vaters).

Suchen Sie sich einen geeigneten Zeitpunkt zum Massieren aus. Sie sollten sich nicht gehetzt und gestreßt fühlen, sondern Muße haben und bereit sein, die gemeinsame Zeit zu genießen. Der Raum sollte angenehm warm sein, die Unterlage bequem und weich. Verwenden Sie ein gutes kaltgepreßtes Öl (Mandel- oder Jojobaöl), dem Sie eventuell einen Tropfen guten ätherischen Öls (bulgarische oder türkische Rose) hinzufügen. Rezepte für Babyöle finden Sie auch im Kapitel »Aromatherapie« S. 291. Damit das Baby die Massage genießen kann, ist es wichtig, daß Ihre Hände sehr warm sind. Verteilen Sie etwas Öl auf Ihren Händen. Wiederholen Sie jede Massage mehrere Male. Die folgenden Beschreibungen fassen Sie bitte nur als Anregungen auf. Wir möchten Sie zu einem phantasievollen Umgang ermutigen, nicht zu sklavischem Nachmachen. Sie spüren sicher sofort, was Ihrem Baby besonders gefällt. Unerschöpflich sind die Möglichkeiten, ein Kind zu massieren. Wenn man an alle Dinge des Lebens mit Liebe und Phantasie herangeht, kann man nicht viel falsch machen. Darauf dürfen wir ruhig vertrauen. Entwickeln Sie für sich und Ihr Kind ein eigenes unverwechselbares Ritual. Wiederholen Sie ein und dieselbe Massage so oft, wie es Ihr Kind genießt. Versuchen Sie die Lieblingsmassage Ihres Kindes herauszufinden und führen Sie diese besonders oft durch. Bei den folgenden Massagen liegt das Baby in der Rückenlage.

- Legen Sie Ihre Hände auf die Schultern des Kindes und massieren Sie diese kreisförmig. Gleiten Sie hinunter zum Brustkorb und zum Bauch und streifen Sie dann die Hände über den Beinen aus.
- Vollführen Sie kreisende Bewegungen am Brustkorb und lassen Sie Ihre Hände über die Oberarme gleiten.
- Massieren Sie mit beiden Händen einen Arm Ihres Kindes. Beginnen Sie bei den Achseln und streichen Sie sanft und bestimmt die Arme entlang bis zu den Fingerspitzen. Ihre Bewegungen sollten langsam und intensiv sein. Massieren Sie bewußt Zentimeter für Zentimeter der Innenhand und massieren Sie jeden Finger in Richtung Fingerspitzen aus. Streicheln Sie den zweiten Arm in gleicher Weise.
- Nun sind die Beine an der Reihe. Beginnen Sie mit beiden Händen an einem Oberschenkel des Kindes und gleiten Sie langsam Richtung Fuß. Massieren Sie die gesamte Fußsohle und den Fußrücken. Massieren Sie dann jede einzelne Zehe ganz bewußt; dabei können Sie die Zehen bewundern und bestaunen. Wichtig ist auch, die massierende Bewegung am Körper des Babys nicht abrupt enden zu lassen, sondern über den Körper hinaus sanft zu vollenden. Auch der Raum um Ihr Kind (die Aura) will nicht durch Disharmonie verletzt werden.
- Legen Sie Ihre Hände unter die Achseln des Kindes, massieren Sie die Seiten entlang hinunter bis zur Hüfte, die Leisten und die Innenseiten der Beine entlang. Massieren Sie die Beine bis zu den Zehen aus.

Besonders angenehm und wohltuend sind die herzförmigen Massagen:

- Legen Sie Ihre Mittel- und Zeigefinger auf die Nasenwurzel des Kindes, streichen Sie mit sanftem Druck über die Augenbrauen. Dann massieren Sie beide Wangen langsam entlang, bis Ihre Finger am Kinn zusammentreffen.
- Die nächste herzförmige Massage wird am Brustkorb durchgeführt. Das Baby liegt auf dem Rücken. Sie legen Ihre Hände, warm und gut eingeölt, auf den Brustkorb und

beschreiben ein großes Herz: Sie gleiten hinauf zu den Schultern und streichen entlang des Brustkorbes. Ihre Hände treffen einander unter dem Nabel. Dieselbe Massage können Sie auch auf dem Rücken durchführen.

- Die dritte herzförmige Massage beginnt beim Nabel. Gleiten Sie mit beiden Händen in zwei großen Bögen hinauf, links und rechts des Bauches entlang, und lassen Sie Ihre Hände oberhalb des Schambeins des Kindes wieder zusammenfinden.

Besonders bei Bauchschmerzen empfehlen sich folgende Bauchmassagen:

- Massieren Sie mit einer Hand im Uhrzeigersinn rund um den Nabel. Legen Sie Ihre Zeige- und Mittelfinger einen Zentimeter rechts und links vom Nabel entfernt und üben Sie mit den Fingern leichten Druck aus, indem Sie kleine kreisende Bewegungen beschreiben.
- Legen Sie das Gesäß Ihres Kindes auf die Handinnenfläche einer Hand; die andere liegt ruhig auf dem Bauch des Babys. Bleiben Sie drei bis fünf Minuten in dieser Position, ohne zu massieren. Bergend und schützend halten genügt hier völlig. Es kann sein, daß sich Ihr Kind so entspannt, daß es dabei Urin oder Stuhl abgibt. Sollte Ihr Kind an Verstopfung leiden, führen Sie diesen Griff drei- bis viermal täglich durch.

Sehr vorteilhaft sind auch die auf dem Körper diagonal durchgeführten Massagen, weil sie die Koordination und Konzentration fördern. Die Kinder nehmen ihren Körper besser wahr und lernen begreifen, wo ihr Körper beginnt und wo er endet.

- Legen Sie Ihre Hände auf den Nabel des Kindes. Eine Hand lassen Sie nach oben, über die Schulter und den rechten Arm entlang, gleiten. Gleichzeitig massieren Sie mit der anderen Hand nach unten das linke Bein entlang und bis zu den Zehen aus.
- Überkreuzen Sie Ihre Arme, legen Sie die rechte Handfläche in die rechte Achselhöhle des Kindes und die linke

Hand in die linke Achselhöhle. Führen Sie beide Hände zum Nabel, entkreuzen Sie Ihre Hände wieder und streichen Sie über den Beinen aus.

Im Sitzen oder Liegen kann folgende Fußmassage durchgeführt werden:

- Legen Sie Ihren Daumen auf den Fußballen des Kindes und massieren Sie mit kleinen kreisenden Bewegungen in Richtung kleine Zehe und von dort in Richtung Ferse, wobei Sie an der Fersenspitze länger massieren.
  Babys lieben es auch, an jeder einzelnen Zehe bzw. an jedem einzelnen Finger massiert zu werden. Schenken Sie jedem noch so kleinen Körperteil Beachtung und Achtung.

Im Gesicht können Sie Ihr Kind folgendermaßen verwöhnen:

- Ziehen Sie an den Schläfen zarte Kreise, besonders dann, wenn das Kind müde und gleichzeitig überdreht ist.
- Klopfen Sie die Wangen ganz sanft aus.
- Legen Sie die Mittelfinger vor den rechten bzw. linken Ohreingang. Das entspannt und hilft bei Schmerzen, die durch das Zahnen verursacht werden.
- Diese Massage ist äußerst entspannend und hilft besonders gut bei verstopften Tränenkanälen: Legen Sie zwei Finger auf die Nasenwurzel des Kindes, streichen Sie die Augenbrauen entlang und weiter bis zu den Ohren. Dann beginnen Sie wieder an der Nasenwurzel und lassen die Finger unter den Augen bis hin zu den Ohren gleiten.

Die nächste Massage, die von den Babys ab dem vierten Monat, unter Ihrer Anleitung, selbst ausgeführt wird, lieben diese in den meisten Fällen über alle Maßen. In ihren staunenden Augen läßt sich die Begeisterung über den eigenen Körper wunderbar ablesen.

- Nehmen Sie die rechte Hand Ihres Kindes und führen Sie sie zu den Zehen des linken Fußes. Mit Ihrer Hilfe massiert sich das Kind das eigene Bein entlang bis in die Leistengegend. Wiederholen Sie die Übung ein paarmal, dann wechseln Sie die Seiten: Die linke Hand wird zum rechten Fuß geführt.

Wenn das Baby verschleimt ist und stark hustet, können Sie ihm mit einer Klopfmassage helfen:

- Klopfen Sie mit Ihren Fingerspitzen den ganzen Brustkorb und dann den Rücken sanft ab.

Sehr beliebt bei den Kindern ist auch die Ohrenmassage:

- Nehmen Sie die Ohren Ihres Ihres Kindes zwischen Ihre Daumen und Zeigefinger und zupfen Sie sie sanft aus. Wiederholen Sie die Massage auf jedem Ohr einige Male.

Wir haben hier nur ganz kurz einige Massagen angeführt, Ihrer Phantasie sind wie gesagt keine Grenzen gesetzt. Wenn es die eine oder andere Massage nicht mag, wird es das sofort kundtun. Sollte ein Kind die Massagen im allgemeinen nicht so genießen, kann es sein, daß Sie aus lauter Vorsicht zu leicht massieren und Ihr Baby eher kitzeln. Versuchen Sie es mit etwas stärkerem Druck.

Wenn Sie nur einmal zugesehen haben, wie sich ein Kind vor Wohlbehagen rekelt und die Berührungen voll auskostet, wie es sich mit einer großen Selbstverständlichkeit verwöhnen läßt, sind Sie von den Vorzügen der Babymassage bestimmt restlos überzeugt.

Ernährung im ersten Lebensjahr

Nehmen wir an, ein Baby wird voll gestillt; alles hat sich optimal eingespielt und klappt vorzüglich. Und trotzdem kommt der Tag, an dem sich jede Frau fragt: »Wie lange soll ich noch stillen, wann soll ich anfangen, feste Nahrung zuzufüttern?« Oberste Maxime ist auch hier wieder: abwarten, beobachten, auf Zeichen des Kindes reagieren. Niemand kann Ihnen sagen, wann Ihr Kind zu fester Nahrung bereit ist. Oft können Sie es daran sehen, daß das Baby Sie fast gierig beim Essen beobachtet. Das kann ein Hinweis darauf sein, daß es Abwechslung wünscht. Ob Sie Ihrem Kind ab dem fünften Monat etwas zu essen anbieten oder es lieber zehn Monate lang voll stillen, sollen Sie und Ihr Kind entscheiden, keinesfalls Fachkräfte oder allwissende Verwandte, die sehr oft Muttermilch als defizitäre Nahrung ansehen, was jedoch keinesfalls stimmt. Lassen Sie sich diesbezüglich von niemandem etwas dreinreden, sondern machen Sie das allein mit Ihrem Partner und Ihrem Kind aus.

Angenommen, Sie haben bei Ihrem Kind jetzt das Gefühl, es sei soweit, dann bieten Sie ihm zusätzlich zu den gewohnten Stillmahlzeiten etwas an. Erst allmählich, je nach Bedarf und Wunsch des Kindes, wird eine Stillmahlzeit durch Babybeikost ersetzt. Wenn Sie abstillen wollen, ersetzen Sie – idealerweise erst nach ein paar Wochen – eine zweite Stillmahlzeit durch Normalkost.

Als erste Babybeikost bieten Sie Ihrem Kind zuallererst ein *ungezuckertes* (auch kein Honig sollte verwendet werden!) **Apfel-Birnenkompott** bzw. **-mus** an. Spuckt das Kind das Kompott in hohem Bogen wieder aus, war es vielleicht doch zu früh, und Sie sollten noch ein paar Wochen abwarten. Es kann aber auch sein, daß das Kompott begeistert angenommen wird. In diesem Fall bieten Sie Ihrem Kind täglich ein paar Löffel davon an. Es wird zu Beginn keinesfalls große Mengen essen; bereiten Sie daher nicht allzuviel davon zu, es wäre schade. Wenn sich das Baby an die erste feste Mahlzeit gewöhnt hat, also nach ein paar Tagen oder Wochen, versuchen Sie es mit einem anderen Obst nach Saison. Nur Kiwis und Erdbeeren sollten Sie ihm nicht geben, denn diese führen oft zu allergischen Reaktionen. In der ersten Zeit sollte das Obst gekocht und nicht roh gegessen werden.

Frühestens ab dem fünften Monat können Sie langsam mit den ersten Gemüsemahlzeiten beginnen. Wichtig dabei ist, daß Sie dem fertiggekochten Gemüse immer ein Butterflöckchen, etwas Sahne (Schlagobers) oder einen kleinen Löffel kaltgepreßtes Olivenöl beifügen, damit der Körper die Vitamine besser aufnehmen kann.

Karotten-Kartoffelpüree: Am Anfang empfiehlt sich ein Püree aus zwei Drittel Karotten und ein Drittel Kartoffeln. Das Püree sollte in seiner Konsistenz eher einer dicken Suppe gleichen als einem dicken Brei. Verdünnen Sie es also gegebenenfalls mit etwas Wasser. Fügen Sie ein wenig Kümmel bei, denn das macht das Essen bekömmlicher und leichter verdaulich. Jede Art von Gewürz sollte jedoch grundsätzlich äußerst sparsam verwendet werden.

Machen Sie mit dem ersten Gemüsebreiversuch gute Erfahrungen, variieren Sie einfach die Gemüsesorten. Daß Lauch beispielsweise keine gute Wahl ist, sei hier nur kurz erwähnt. Geben Sie immer etwas Kartoffeln dazu, denn das macht das Gemüsepüree sämiger und ausgiebiger. Sie können auch eine **Gemüsesuppe** pürieren und etwas Sahne hinzugeben.

Frühestens ab dem achten Lebensmonat sollten Sie mit Getreidekost beginnen, wobei Vollwertkost zu diesem frühen Zeitpunkt von Kindern nicht gut vertragen wird. Bereiten Sie einen schmackhaften **Getreidebrei** wahlweise aus Reismilch, Sojamilch oder einer mit Wasser verdünnten Ziegenmilch (1:2). Kochen Sie die Milch mit Dinkelgrieß, Reisflocken, Hirseflocken, Maisgrieß oder Haferflocken bzw. Hafermark zu einem *dünn*flüssigen Brei. Den Geschmack können Sie mit etwas Malz oder Mandelmus verbessern (in Reformhäusern erhältlich). Lassen Sie Ihr Kind zum Brei unbedingt etwas abgekochtes Wasser trinken, das Sie ihm mit einem kleinen Löffel oder in einem Becher anbieten. Sie brauchen sich keinesfalls ein Fläschchen zu kaufen. Das verführt nur dazu, dem Kind die Flasche längere Zeit zu überlassen, was sich äußerst schädlich auf die Zähne auswirkt. *Bieten Sie Ihrem Kind von Anfang an keine gesüßten Säfte und Tees an!* Ihr Kind ist mit Wasser und ungesüßten Tees mehr als zufrieden, vorausgesetzt, es ist keinen anderen Geschmack gewohnt. Halten Sie es so lange wie möglich von gesüßtem Essen und gesüßten Getränken fern. Außer Wasser kann Ihr Kind auch Fenchel-Anistee, Hagebuttentee oder später Malventee bekommen.

Viele Frauen sind unsicher, ob und ab wann sie ihrem Kind Fleisch geben sollen. Grundsätzlich ist das im ersten Lebensjahr nicht notwendig, wenn das Kind genügend eisenhaltige Speisen bekommt (z.B. Hirse und grünes Gemüse wie Mangold, Löwenzahn, Brennessel). Lassen Sie sich auch hier von niemandem drängen. Wer selbst gern Fleisch ißt, wird es auch bald seinem Kind anbieten, umgekehrt wird eine Vegetarierin auch ihr Kind fleischlos ernähren. Das ist beides in Ordnung. Fleischesser sollen nur unbedingt auf die gute Qualität achten und Fleisch aus der Massentierhaltung wegen des hohen und schädlichen Medikamenteneinsatzes auf jeden Fall meiden. Umgekehrt muß sich eine Vegetarierin überlegen, wie sie und ihre Familie zu genügend Eisen kommen.

Wenn Sie sich also für eine Ernährung mit Fleisch entschieden haben, können Sie es Ihrem Kind frühestens ab dem achten Monat anbieten. Pürieren Sie gekochtes **Hühner-, Puten-** oder **Rindfleisch aus biologischem Anbau** und geben Sie es in den Gemüsebrei. Fleisch sollte nur ein- bis maximal zweimal pro Woche auf dem Speiseplan stehen.

Sollte Ihr Kind plötzlich unruhig und grantig sein, kann es sich möglicherweise um einen Wachstumsschub handeln. Ebenso wie bei Zahnungsproblemen, kann hier eine kräftige Kalbsknochensuppe hilfreich sein. Kaufen Sie Kalbsknochen, an denen noch etwas Fleisch ist, bei einem Metzger Ihres Vertrauens und köcheln Sie die Knochen mindestens *vier* Stunden lang mit einigen Karotten. Danach sollten sich die Knorpel und das Fleisch von den Knochen gelöst haben; schaben Sie auch noch die Reste von den Knochen und pürieren Sie die Knorpel, das Fleisch und die Karotten. Bereiten Sie eine Einbrenne aus Butter und Dinkelmehl, die Sie mit dem Sud aufgießen. Würzen Sie mit *wenig* Salz und *wenig* Muskatnuß. Statt der Kalbsknochensuppe könnten Sie auf ähnliche Weise auch eine Hühnersuppe zubereiten. Die meisten Kinder essen diese cremigen Suppen besonders gern.

Brot sollten Sie wegen der darin enthaltenen Gluteine erst ab dem achten Monat anbieten, am besten in Form eines Butterbrotes. Wenn das Kind Zähne bekommt und wie wild an seinem Fäustchen herumbeißt, können Sie ihm schon vor dem achten Monat ein einige Tage altes Roggenbrotendstück zum Kauen geben. Die aufgeweichten Stellen sollten Sie nach einiger Zeit wieder entfernen, damit sich das Kind nicht verschluckt. Brot ist zum Kauen wesentlich gesünder und schmackhafter als teure Plastikbeißringe, bei denen man ja nie weiß, welche möglicherweise schädlichen Stoffe sie enthalten.

Wurst, Süßigkeiten und Fertiggerichte, in denen allergieauslösende Zusatzstoffe (Farbstoffe, Konservierungsmittel, Vitaminzusätze) enthalten sein können, sollen Sie von Ihrem Kind grundsätzlich fernhalten.

Wichtig ist, daß ein Kind von klein auf lernt und vorgelebt bekommt, daß Essen mit einem bestimmten Ritual verbunden ist, und daß es weit mehr ist als nur Nahrungsaufnahme. Eine gute Gelegenheit dazu bietet schon sehr früh das gemeinsame Frühstück. Ab dem zehnten Monat kann ein Kind schon ein Butterbrot (Roggen-, Mais- oder Dinkelbrot; kein Weißbrot, aber auch kein Vollkorngebäck) essen. Auch Hafermus mit geriebenen Äpfeln ist jetzt möglich. Als Getränk ist Tee oder Malzkaffee mit Soja- oder Reismilch ohne Zucker gesund. Wenig ratsam ist Kakao. Besonders im ersten Lebensjahr ist es nicht günstig, einem Kind Kuhmilch zu geben, vor allem dann nicht, wenn es in der Familie Allergieerkrankungen gibt! Kuhmilch ist überhaupt nicht so gesund, wie man uns immer glauben machen will. Sie ist für den Menschen eigentlich zu fett und kann schädliche Medikamentenreste enthalten. Joghurt- und Molkeprodukte sind für Kinder wenig geeignet, weil sie zuviel tierisches Eiweiß enthalten. Ab dem ersten Lebensjahr können Sie Ihrem Kind ein Ei pro Woche anbieten.

Ganz allgemein sei hier gesagt, daß alles, was uns als »gesunde« Zwischenmahlzeit oder Nascherei angeboten wird, sicher nicht zur Gesundheit beiträgt, im Gegenteil. Lesen Sie sich immer die Zutatenliste durch und Sie werden sehen, was wir meinen. Leider ist oftmals eine irreführende Werbung erlaubt.

Wenn Sie sich für Gläschenkost entscheiden, sollten Sie auch hier nur Produkte aus biologischer Landwirtschaft kaufen und darauf achten, daß kein Zucker enthalten ist.

Ab dem ersten Lebensjahr kann jedes Kind, wenn es will, mit den Erwachsenen mitessen, wenn es sich nicht gerade um scharf gewürztes Gulasch oder ähnliches handelt. Ein Grundprinzip für eine gesunde, kindgerechte Ernährung ist der sparsame Einsatz von Gewürzen.

5. Der Einlauf: Ein wertvolles Hausmittel – nicht nur während Schwangerschaft und Geburt

Ein heikles Thema. Manche von uns haben unangenehme Erinnerungen aus der Kindheit, manche schwangere Frauen fürchten den Einlauf vor der Geburt mehr als die Geburt selbst, andere wollen über das Thema Einlauf erst gar nicht reden. In einer anscheinend tabulosen Zeit wird ein altes Hausmittel tabuisiert. Und das ist sehr schade. Viele Menschen könnten sich den Weg zum Arzt ersparen, wenn sie diese uralte Methode wieder anwenden würden. Es lohnt sich wirklich, das ungeliebte Thema aufzugreifen, in Erinnerung zu rufen und vor allem die unbegründete Angst davor zu nehmen..

Vor noch nicht allzu langer Zeit war es üblich, allen schwangeren Frauen vor der Geburt einen Einlauf zu verpassen, oft sogar, ohne vorher mit den Frauen darüber zu sprechen, ohne ihr Einverständnis einzuholen. Solch eine Vorgehensweise grenzt an Vergewaltigung, und es ist nur zu verständlich, wenn Frauen dabei sehr zwiespältige Gefühle rund um die Geburt ihrer Kinder hatten. Manche erinnern sich voll Abscheu an die menschenverachtende Prozedur in der Klinik. Ärzte und Ärztinnen, Hebammen und Schwestern meinten es selbstverständlich nicht böse, als sie so agierten, auch sie waren Kinder ihrer Zeit. Eine Gebärende war in ihren Augen – bewußt oder unbewußt – eine unmündige Kranke, die, wenn sie aufbegehrte, für feig oder hysterisch gehalten wurde. Glücklicherweise sind diese Ansichten überwunden. Gebärende werden heutzutage durchaus ernst genommen und können im Kreißsaal weitgehend selbständig agieren. Um so wichtiger ist es heute, gut informiert und vorbereitet zur Geburt zu gehen. Jede Frau sollte lernen, ihre Bedürfnisse zu kennen und auch zu artikulieren. Früher wurden also nahezu alle Frauen zu einem Einlauf genötigt, heute ist genau das Gegenteil der Fall. In vielen Krankenhäusern werden generell keine Einläufe mehr gemacht, um Frauen die unangenehme Prozedur zu ersparen. Allerdings verzichtet man damit auf ein wertvolles Mittel, das viele physiologische und psychologische Vorteile hat. Jede Frau sollte die Möglichkeit haben, eigenständig zu entscheiden, ob sie einen Einlauf vor der Geburt wünscht oder ihn ablehnt. Um sich sinnvoll entscheiden zu können, ist es notwendig, über die Vorteile eines Einlaufs Bescheid zu wissen. Eine vollkommene Darmentleerung kann die Geburt erleichtern, weil alles, was die Mutter belastet, auch den Geburtsvorgang behindert. Durch den Einlauf wird sozusagen der Weg für das Baby freigemacht. Daß der Geburtsvorgang und die Darmentleerung sehr wohl etwas miteinander zu tun haben, zeigt auch der Umstand, daß sich die Geburt oft durch einen heftigen Durchfall ankündigt. Für viele Frauen ist dies das erste Signal zur bevorstehenden Geburt. Nach dem Durchfall setzen dann sehr oft die Wehen ein. Unnötig zu betonen, daß bei starkem Durchfall ein Einlauf natürlich nicht mehr notwendig ist. Ein Einlauf macht zum Beispiel nach einem Blasensprung Sinn. Oftmals kommen dadurch die Wehen in Gang, und einer natürlichen Geburt steht nichts mehr im Wege. Wenn Frauen die Erfahrung machen, daß nach dem Einlauf die Wehen verschwunden sind, so hat das keinerlei Nachteile. Sie wissen dann nur, daß es sich um sogenannte »wilde« Wehen gehandelt hat, die nur Vorboten waren und die Geburt noch nicht einleiten. Mit einem Einlauf kann also nur eine Geburt in Gang gebracht werden, für die schon die Zeit reif ist. Für Frauen ab der 38. Schwangerschaftswoche, die nicht genau wissen, was sie von den ab und zu auftretenden Wehen halten sollen, ist ein Einlauf, den sie in aller Ruhe zu Hause durchführen, eine gute Möglichkeit, in sich hineinzuhorchen und herauszufinden, ob es schon soweit ist. Sie muß deshalb nicht gleich ins Krankenhaus eilen, denn sie ist ja nicht krank. Und daß das Baby nach dem Einlauf sofort zur Welt kommt, braucht keine Frau fürchten. Erstens kommt das äußerst selten vor, und zweitens sind das zweifellos völlig problemlose Geburten. Vor allem Erstgebärende können es oft kaum erwarten, beim ersten Ziehen ins Krankenhaus zu fahren, was dann manchmal dazu führt, daß die Wehen wieder vergehen. Aus Vorsicht bleiben viele in der Klinik, wenn sie nun schon einmal dort sind. Doch nicht einmal die schönste, behaglichste und freundlichste Atmosphäre eines Krankenhauses kann wirklich dazu beitragen, daß Frauen glücklich loslassen können. Und ob eine Geburt in Gang kommen kann, hängt nicht zuletzt von der emotionalen Bereitschaft der werdenden Mutter ab. Daher ist es so wichtig – gerade bei einer geplanten Krankenhausgeburt –, so lange wie möglich in den eigenen vier Wänden zu bleiben und sich in der vertrauten Umgebung zu öffnen. Es besteht kein Grund zur Panik. Schließlich warten alle, besonders natürlich die werdenden Eltern und ganz besonders die Frau sehnlichst auf diesen Tag der Geburt. Und wenn eine Frau sein Kommen ahnt, sollte sie ein tiefes Gefühl der Freude verspüren. Das klingt jetzt pathetisch, und man mag einwenden, nicht alle Frauen haben ihr Baby geplant. Und doch: Wir haben neun Monate Zeit, um uns mit dem Kind in uns anzufreunden und es lieben zu lernen, und es ist so wichtig, mit einem Gefühl der Vorfreude zur Geburt zu gehen. Jede Frau hat während der Schwangerschaft sehr widersprüchliche Gefühle der Angst, der Sehnsucht, der Neugier und der Ohnmacht. Das ist vollkommen natürlich, denn ein derartig einschneidendes Erlebnis wie Mutterschaft bringt auch überwältigende Gefühle positiver und negativer Natur mit sich. Aber bis zur Geburt sollten wir Frauen versuchen, mit uns ins reine zu kommen und so frei und unbelastet wie möglich dem großen Ereignis entgegenblicken.

So banal das klingen mag: Zu diesem Gefühl der Bereitschaft kann auch ein Einlauf einen kleinen Beitrag leisten. Er kann letzte Blockaden überwinden helfen. Für Frauen, die während der Geburt an Wehenschwäche leiden, wenn nichts weitergeht, ist der Einlauf ebenfalls ein gutes und natürliches Mittel. Oft wird dadurch der Einsatz von Wehenmitteln, die häufig nicht unproblematisch sind, unnötig. Auch Frauen, die sich schon einige Tage über dem Termin befinden, kann der Einlauf helfen. Bevor man mit schweren Geschützen auffährt, die oft unerwünschte Nebenwirkungen auf Mutter und Kind haben, sollte man immer einen natürlichen Weg suchen. Im Zweifelsfall sprechen Sie mit der Ärztin oder dem Arzt Ihres Vertrauens. Es ist nur bedauerlich, daß viele Ärzte mit den natürlichen Möglichkeiten, die Frauen während der Schwangerschaft und der Geburt zur Verfügung stehen, überfordert sind. Es liegt dann an ihnen, ob sie bereit sind, von den Frauen und ihren Erfahrungen zu lernen. Ein Arzt sollte ein Wegbegleiter sein, der ein großes Fachwissen zur Verfügung stellen kann, aber eine Frau darf nie vergessen, daß niemand sie so gut kennt, wie sie selbst, und aus diesem Bewußtsein heraus sollte sie bereit sein, für sich selbst Verantwortung zu übernehmen. Keine Frau braucht sich zu einem Einlauf zwingen lassen. Ideal wäre es, wenn sie ihn im Bedarfsfall für sich fordert. Das setzt selbstverständlich eine gewisse Reife und ein gründliches Wissen voraus.

Der Einlauf erfüllt auch eine ganz wichtige psychologische Aufgabe. Wir kommen hier auf die Geburt selbst zu sprechen. Während der Eröffnungsphase werden die Wehen immer stärker und irgendwann fühlen sie sich in ihrer Heftigkeit plötzlich anders an. Die Frau wird von einem unvorstellbaren Preßzwang und gleichzeitigem Stuhldrang erfaßt. Das bedeutet, die Eröffnungsphase ist beendet, der Muttermund offen, das Kind sucht seinen Weg durch den Geburtskanal. Die Preßwehen haben eingesetzt, das Kind ist bald da. In diesen Momenten ist es sehr wichtig, daß die Frau sich öffnet, überall öffnet, den Kopf, ihr Herz, die Scheide und nicht zu vergessen, den After. Und das ist jetzt der entscheidende Punkt. Eine Frau, die spürt, daß sich beim unwiderstehlichen Preßdrang auch der Darm entleert, wird fast automatisch alles anspannen und den Geburtsvorgang behindern. All das geschieht instinktiv, und es ist sehr schwer, in dieser Situation des Schmerzes unsere anerzogenen Hemmungen abzulegen. Wenn sich Frauen das zutrauen und überzeugt sind, sich dadurch nicht am Pressen hindern zu lassen, dann brauchen sie keinen Einlauf vor der Geburt. Unsicheren und vielleicht zögernden Frauen kann der Einlauf hingegen sehr helfen, weil sie dann das Gefühl, Stuhl zu verlieren, nicht haben. Es geht natürlich nicht darum, Ärzte und Hebammen damit zu verschonen. Sie hätten ihren Beruf verfehlt, würden sie sich daran stoßen, wenn beim Preßdrang auch Stuhl abgeht. Nein, es geht einzig und allein um die werdende Mutter: Nichts soll sie hindern loszulassen, und psychologische Schranken können bekanntlich sehr hinderlich sein. Manche Frauen wollen nur mehr eines: die nächste Toilette aufsuchen. Dieses wirklich unangenehme Gefühl kann sich eine Frau ersparen, wenn sie will.

Viele Frauen leiden während der Schwangerschaft an hartnäckiger Verstopfung, an Ödemen oder an Eisenmangel. Auch hier ist der Einlauf eine mögliche Hilfe, ebenso für Frauen, die unter starken Nachwehen leiden. Ein Einlauf sollte eigentlich in keiner Hausapotheke fehlen. Bei Darmträgheit, Menstruationsbeschwerden, Hautproblemen (Neurodermitis, Akne in der Pubertät), Migräne, Fieber, Brechdurchfall, in den Wechseljahren, bei depressiver Verstimmung, Kinderkrankheiten usw. leistet er wertvolle Dienste.

Wie macht man sich eigentlich selbst einen Einlauf? Besorgen Sie sich einen Irrigator in der Apotheke, der aus einem Behälter, einem ein Meter langen Schlauch und einem Endstück besteht. Erwachsene können sich im Abstand von je einer halben Stunde dreimal hintereinander einen Einlauf machen. Unnötig zu sagen, daß man sich Zeit nehmen muß und nicht vor einem wichtigen Termin stehen sollte, der einen zur Eile zwingt. Ein angenehmes Entspannungsbad kann den Abschluß der Prozedur bilden.

Wie wird die Flüssigkeitsmenge dosiert?

Erwachsene, Jugendliche ab der Pubertät: 1 Liter
Kinder ab dem Schulalter: 1/2 Liter
Kinder von eins bis sechs Jahren: 1/4 Liter (mittleren Ballon statt Irrigator verwenden)
Babys ab dem dritten Monat: 1/8 Liter (kleiner Ballon)

Es bereitet keinerlei Schwierigkeiten, sich selber einen

Einlauf zu machen. Sie können gar nichts falsch machen. Füllen Sie die entsprechende Flüssigkeit (Rezepte siehe unten) in den Behälter, stellen Sie ihn beispielsweise auf einen Tisch neben einer Bank oder einem Bett, auf das Sie sich seitlich (links für Rechtshänder, rechts für Linkshänder) hinlegen. Oder Sie legen sich auf den Boden und stellen den Behälter auf einen Sessel. Wichtig ist, daß er höher steht, als Sie liegen. Führen Sie das Schlauchende, das Sie mit einer Fettcreme versehen haben, vorsichtig in den After ein. Am Ende des Schlauches befindet sich ein kleiner Hahn, den Sie aufdrehen. Wenn Sie glauben, es nicht mehr auszuhalten, drehen Sie den Hahn wieder zu. Vorteilhaft ist es logischerweise, den Einlauf in der Nähe der Toilette durchzuführen. Eine zweite Möglichkeit, sich einen Einlauf zu verpassen: Sie stellen einen Fuß auf einen Sessel und führen in dieser Stellung das Schlauchende ein. Oder Sie machen sich den Einlauf in der Hocke. Sie werden bald herausfinden, welche Methode die für Sie geeignete ist. Es ist vollkommen klar, daß ein Einlauf zu Hause wesentlich angenehmer ist als im Krankenhaus. Deswegen ist es günstig, sich daheim in aller Ruhe und mit der Gewißheit, jederzeit aufhören zu können, mit dem Einlauf auseinanderzusetzen. So verliert er im Krankenhaus garantiert seinen Schrecken. Und Sie haben für zu Hause ein gutes Mittel, all die bereits erwähnten Beschwerden und Krankheitsbilder selbst zu kurieren.

Mit welcher Flüssigkeit wird der Einlauf nun gefüllt? Was die Dosierung betrifft, gilt grundsätzlich: vier Eßlöffel Teeblätter pro Liter Wasser. Sehen wir uns zunächst Rezepte für schwangere Frauen an. Werdende Mütter sollen nur einen Einlauf machen und nicht drei hintereinander.

Rezepte für Schwangere:

- *Für Frauen, die an Eisenmangel leiden:*
  1 Liter Brennesseltee (4 Eßlöffel Tee)
  Günstig und angenehm ist ein anschließendes Bad von zirka 20 bis 30 Minuten, wobei Sie dem Badewasser drei Liter Brennnesseltee hinzufügen können.
- *Für Frauen und selbstverständlich auch Männer, die an Verstopfung leiden:*
  Kümmel-, Fenchel-, Anistee (eventuell auch Schafgarbentee) zu gleichen Teilen gemischt; Kümmel, Anis, Fenchel vorher mit dem Messer zerdrücken, dann mit kochendem Wasser aufgießen, zehn Minuten ziehen lassen. Dosierung: 1 Eßlöffel der Teemischung pro Liter Wasser.

Rezepte für Frauen vor und während der Geburt:

- *Ab der 39. Schwangerschaftswoche, um zu testen, ob es schon »so weit« ist:* ein geburtserleichternder Tee (eine Mischung aus Schafgarbe, Brombeerblättern, Himbeerblättern oder nur Lindenblütentee).
- *Bei Wehenschwäche während der Geburt:* Himbeerblätter-, Brombeerblätter-, Schafgarbe, Eisenkraut-, Kreuzkümmel-, Wermutkraut- und Frauenmanteltee zu gleichen Teilen gemischt (vier Eßöffel für ein Liter Wasser).
- *Für Frauen, die bei der Geburt, beim Gynäkologen oder auch beim Geschlechtsverkehr sehr verspannt sind und normalerweise unter starken Menstruationsschmerzen leiden, und allgemein für Frauen, die schwer loslassen können:* ein Einlauf mit warmem Bohnenkaffee (ohne Zucker). Sollte eine Frau keinen Einlauf wollen, ist das homöopathische Mittel Coffea C 30 eine gute Alternative.
- *Für Frauen, die in der Eröffnungsphase der Geburt starke Wehen haben, ohne daß sich der Muttermund merklich öffnet, wenn sozusagen nichts weitergeht:* Kamillentee-Einlauf beruhigt und wirkt schmerzlindernd.

- *Für Frauen mit starken Nachwehen:* Melisse, Hopfen, Schafgarbe, Kamille zu gleichen Teilen gemischt. Bei Darmträgheit kann man dem Einlauf auch Kreuzkümmeltee beifügen.
- *Falls Sie sich schon einige Tage über dem errechneten Geburtstermin befinden, oder die Wehen nach einem Blasensprung einfach nicht kommen wollen, können Sie versuchen, die Geburt mit einem Einlauf in Gang zu bringen. Anschließend fassen Sie Mut zum Hebammentrunk:* Eine Schale heiße Milch mit einer Prise Zimt- und Nelkenpulver vermischen, dazu zwei Schnapsgläser guten Cognac und vier bis sechs Eßlöffel Rizinusöl (je nach Körpergewicht: bis 60 kg: vier Eßlöffel, bis 80 kg: fünf Eßlöffel, über 80 kg: sechs Eßlöffel) geben. Mischen Sie diese Zutaten und trinken Sie alles am besten mit einem Strohhalm. Erfahrungsgemäß spüren Sie so am wenigsten vom Geschmack. Das klingt nicht sehr verlockend, wirkt aber Wunder. Wenn Sie sich fragen, warum es notwendig ist, auf diese alten Hausmittel zurückzugreifen, wo es doch schon weit modernere Methoden gibt, die im ersten Moment vielleicht weniger unangenehm scheinen, versuchen Sie sich vor Augen zu führen, daß all diese alten Mittel den Verlauf einer Geburt wesentlich günstiger beeinflussen als künstlich eingeleitete Wehen, die oftmals zusätzliche Eingriffe durch Ärzte notwendig machen können. Wenn die Geburt dann wirklich losgeht, was sehr wahrscheinlich ist, ist es ratsam, einen wehenfördernden Tee mit ins Krankenhaus zu nehmen und, bei Bedarf, einen Einlauf durchzuführen.

Wie schon erwähnt, hilft der Einlauf nicht nur schwangeren Frauen, sondern stellt auch sonst eine wertvolle Hilfe bei den *verschiedensten Erkrankungen* dar. Hier einige Beispiele:

- *Bei Darm-, Gallen- und Nierenkoliken oder bei Verstopfung hilft folgendes Rezept:* ein Liter Kümmel-, Anis- und Fencheltee, eventuell auch Schafgarbe. Kümmel, Anis und Fenchel mit einem Messer zerdrücken, mit heißem Wasser aufgießen, zehn Minuten ziehen lassen.

- *Bei jeder Art von Fieber, sei es nun hervorgerufen durch eine Brustentzündung, eine Grippe, Erschöpfung, Zahnen oder Wachstumsschübe:* In diesen Fällen ist Lindenblütentee das Mittel der Wahl. Falls Sie rote Holunderblüten bekommen, sind sie ebenfalls günstig. Wichtig bei diesem Einlauf ist die Temperatur des Tees, sie soll nämlich niedriger sein als das Fieber. Noch ein Tip für Kinder, die ja oft Fieber bekommen. Es ist natürlich nicht ganz einfach, Kinder für einen Einlauf zu gewinnen. Mit einiger Diplomatie und vielleicht auch Phantasie oder der Aussicht auf eine Belohnung kann es klappen. Das Kind sollte selbstverständlich genau wissen, was Sie machen. Eine Möglichkeit, ein Kind für den Einlauf positiv zu stimmen, ist es, den Einlauf in der Badewanne durchzuführen und das Kind den Ballon selbst drücken zu lassen. Mit Zwang geht freilich gar nichts, das wäre der falsche Weg. Wenn ein Kind aber mit dem Einlauf in der Hausapotheke sozusagen aufwächst, wird es vielleicht gar keine Probleme geben.
- *Viele Menschen werden von schrecklichen Migräneanfällen gepeinigt. In vielen Fällen hilft folgende, zugegebenermaßen langwierige Prozedur, für die man sich vier Stunden Zeit nehmen sollte:* Am günstigsten ist es, bei den ersten Anzeichen eines Migräneanfalles mit drei Einläufen in halbstündlichen Abständen zu beginnen (Lindenblütentee, gemischt mit Schafgarbe und Kreuzkümmel). Dann erfolgt ein Hautentschlackungsbad: Nehmen Sie ein Vollbad, dem Sie Lindenblütentee, wahlweise Honig oder 250 Gramm Meersalz (vorzugsweise aus dem Toten Meer) und etwas kaltgepreßtes Öl beigefügt haben. Seifen Sie sich fünfmal hintereinander im Abstand von je 20 Minuten kräftig mit Kernseife ein und legen Sie sich dazwischen immer wieder ins Wasser. Da dieses Programm recht anstrengend ist, ist es wichtig, sich anschließend niederzulegen und auszuruhen. Bei einer eventuellen Kreislaufschwäche können Sie ein Kreislaufmittel einnehmen. Es ist selbstverständlich einfacher und bequemer, ein starkes Schmerzmittel einzunehmen, aber bestimmt nicht gesünder. Die vollkommene

Darm- und Hautentschlackung kann in vielen Fällen einen Migräneanfall verhindern oder zumindest mildern.

- *Hauterkrankungen, Hautallergien und Neurodermitis nehmen immer mehr zu. Auch hier hilft ein Entschlackungsprogramm:* Bevor Sie zu hochdosierten Kortisonpräparaten greifen, versuchen Sie es mit Einläufen und Entschlackungsbädern. In die Badewanne kommt für einen Erwachsenen 250 Gramm Meersalz oder ein Eßlöffel echter Bienenhonig, vermischt mit zehn Tropfen Teebaumöl, zehn Tropfen Karottensamenöl und fünf Tropfen Lavendelöl, sofern keine Allergie auf ätherische Öle besteht. Außerdem geben Sie Lindenblütentee ins Badewasser. Sollten Sie an einer Blütenallergie leiden, ersetzen Sie den Honig durch vier Eßlöffel kaltgepreßtes Sesam-, Haselnuß-, Mandel- oder Olivenöl. Für Kinder hat sich auch Walnußöl bewährt. Das Programm läuft ab wie bei Migräne: fünfmal stark einseifen, dazwischen ein 20minütiges Bad, wobei Sie zwischendurch warmes Wasser nachfüllen.
- *Durchfall oder Brechdurchfall:* Wichtig ist bei dieser Erkrankung eine rasche Haut- und Darmentschlackung. Sofern es der Blutdruck erlaubt, sollte man sich mehrmals täglich mit Kernseife einreiben und wieder abduschen. Der erste Einlauf besteht aus Lindenblütentee, Kümmel, Fenchel und Anis und dient der Darmwäsche. Ungefähr eine Stunde später folgt der zweite Einlauf mit einem Eßlöffel jodiertem Kochsalz für einen Liter lauwarmes Wasser. Durch die Salzbeigabe wird der Elektrolythaushalt stabilisiert. Wiederum eine Stunde später gibt es den dritten Einlauf mit schwarzem Tee und Schafgarbentee, der stopfend und krampflösend wirkt. Danach essen Sie eine Haferflockensuppe mit viel Majoran. Warum? Weil die Suppe zum Einschleimen wichtig ist und stärkt, und der Majoran die Abwehrkräfte steigert. Sie sollten die Suppe bewußt langsam essen. Ein bis zwei Stunden später reiben Sie einen Apfel, lassen ihn eine halbe Stunde stehen und essen ihn dann – wieder ganz langsam – mit einer zerdrückten Banane. Das Obst wirkt auf diese Weise stopfend und führt dem Körper

wieder Vitamine zu. Dieses Programm können Sie bei Kleinkindern bereits ab dem achten Lebensmonat durchführen; allerdings müssen Sie die Dosierung des Einlaufs selbstverständlich an das Alter des Kindes anpassen (siehe Beginn dieses Kapitels). Durch dieses alte Hausmittel können viele, teilweise dramatisch verlaufende Krankenhausaufenthalte vermieden werden, die für die ganze Familie und ganz besonders natürlich für das betroffene Kind sehr belastend sein können.
- *Viele Frauen leiden unter heftigen Menstruationsbeschwerden:* Auch hier kann ein Einlauf (Schafgarbe, Frauenmantel- und Kreuzkümmeltee) Wunder wirken.
- *Manche Neugeborene leiden mehrere Wochen sehr stark an Gelbsucht:* Hier sind drei in stündlichem Abstand aufeinander folgende Einläufe mit Schafgarbe, die entgiftend wirkt, hilfreich.

Wenn Sie das alte Mittel des Einlaufs einmal für sich entdeckt haben, werden Sie es nicht mehr missen wollen. Möglicherweise wäre sogar die hohe Darmkrebsrate durch ab und zu durchgeführte Einläufe vermeidbar. Das Problem heutzutage ist, daß wir uns alle erst wieder mühsam an die alten Hausmittel herantasten müssen, weil das Wissen um sie in Vergessenheit geraten ist, und sie dadurch an Selbstverständlichkeit eingebüßt haben. Was früher ganz natürlich war, empfinden wir heute teilweise als Zumutung. Muten wir es uns doch zu, haben wir Mut, gegen den Strom zu schwimmen, wir können dabei nur gewinnen.

6. Die Hausgeburt

Viele Frauen stellen sich im Laufe ihrer Schwangerschaft einmal die Frage: Kommt eine Hausgeburt für mich in Frage? Ebenso schnell wie die Frage auftaucht, wird sie auch schon negativ beantwortet. Das ist sehr schade. Nicht, weil alle Frauen ihre Kinder eigentlich zu Hause zur Welt bringen sollten, sondern weil für viele Frauen die Hausgeburt eine sehr gute Alternative darstellt, die sie aber wegen falscher Vorstellungen und mangelndem Wissen sofort wieder verwerfen. In diesem Kapitel versuchen wir Sie zu ermutigen, eine Hausgeburt ernstlich zu überlegen und sie nicht leichtfertig als Möglichkeit auszuschließen, nur weil sie bei uns nicht (noch nicht?) allgemein üblich ist.

Wir wissen, daß es bei einer Hausgeburt viele Zweifel und Unsicherheiten gibt und werden uns bemühen, Sie umfassend zu informieren und Ihnen die Hausgeburt näherzubringen. Wenn wir der Hausgeburt gegenüber auch sehr positiv eingestellt sind und meinen, daß viel mehr Frauen ihre Kinder zu Hause zur Welt bringen können, so wollen wir doch klar sagen, daß es keine »bessere oder schlechtere Art« zu gebären gibt. Ob Haus- oder Krankenhausgeburt – diese Entscheidung muß jede Frau für sich selbst treffen. Letztendlich trägt die positive Einstellung der Frau, die sie entweder zur Hausgeburt oder zur Krankenhausgeburt mitbringt, sehr wesentlich dazu bei, wie sie die Geburt erlebt. Wir meinen nur, daß es über die Hausgeburt ein großes Wissensdefizit und viele Vorurteile gibt, während die Krankenhausgeburt in der Öffentlichkeit als nahezu vollkommen sicher gilt, was so nicht stimmt. Wir wollen versuchen die Relationen ins rechte Licht zu rücken.

Das häufigste und wichtigste Argument gegen eine Hausgeburt ist immer das angebliche Sicherheitsrisiko. Sie brauchen

Ihren Verwandten und Freunden gegenüber nur erwähnen, daß Sie eine Hausgeburt in Erwägung ziehen, und schon werden sich alle eifrig bemühen, Ihnen das auszureden. »Was, du traust dich das? Ist das nicht gefährlich? Was ist, wenn Komplikationen auftreten? Du setzt das Leben deines Kindes leichtfertig aufs Spiel!« Das sind schwere Geschütze, die wohl nur sehr selbstsichere Frauen nicht aus der Ruhe bringen. In unserer nur scheinbar toleranten und liberalen Gesellschaft gilt eine zu Hause gebärende Frau als potentielle Kindsmörderin. Wenn Sie das Kapitel über die Sicherheit von Hausgeburten lesen, wird diese unerträgliche Last von Ihnen genommen, und Sie werden sich wirklich frei entscheiden können, welcher Weg für Sie der richtige ist. Das hoffen wir von ganzem Herzen.

Sollten Sie fürchten, eine Hausgeburt verursache zu viel »Schmutz« in Ihrer Wohnung, so vergessen Sie diesen Einwand bitte sofort wieder. Weder Sie noch Ihr Partner müssen nach der Geburt die Wohnung von Blutspuren reinigen. Ihr Baby ist auch nicht schmutzig, wenn es auf die Welt kommt. Es ist in all seiner Runzeligkeit wunderschön und duftet wie sonst nichts auf der Welt. Diese selbstverständlichen Tatsachen müssen wir leider heute extra betonen, damit sie nicht vergessen werden. Wir leben in einer Gesellschaft, die eine Geburt als Störung und Provokation sieht, sie gern in den weißgekachelten Kreißsaal abschiebt und somit leicht verdrängen kann. Wir leben mit einem Weltbild, das uns Neugeborene als Bedrohung empfinden läßt. Sie erinnern sich wahrscheinlich noch an die Plakatserie einer italienischen Modefirma, die ein Neugeborenes, so wie es wirklich aussieht, in Großaufnahme auf Werbeflächen abbildete. Kein anderes Werbeplakat stieß jemals auf so heftige Reaktionen. Dieses nackte Baby erregte die Gemüter, als ob es obszön wäre. Ein Baby wird erst wohlwollend zur Kenntnis genommen, wenn es frisch gebadet im Designer-Strampelanzug steckt. Dann ist es herzig und süß. Die wirklichen Eigenschaften eines Kindes, seine Kraft, seine Sehnsucht zu leben, sein unendliches Vertrauen, seine ungeheure Neugier, seine vollkommene und uneingeschränkte Hingabe an alles und jedes und seine Kompromißlosigkeit: Wenn es weint, ist darin alles Elend der Welt, wenn es lacht, geht einem das Herz auf. Wenn wir nicht hinschauen auf das Neugeborene, wenn wir nicht hinschauen auf dieses Ausgeliefertsein, übersehen wir etwas ganz Wesentliches, und unser Leben wird ärmer.

Es ist keineswegs so, daß eine Geburt im Krankenhaus nicht ebenso komplex und erfüllend erlebt werden kann wie zu Hause, aber daheim ergibt sich das Hinschauen auf das Wesentliche wesentlich natürlicher.

Voraussetzungen für eine Hausgeburt in Sicherheit und Geborgenheit

Als wir bei der Vorbereitung zu diesem Buch in anderen Ratgebern zum Thema Hausgeburt nachlasen, kamen wir aus dem Staunen nicht heraus. Die Anforderungen an die Frauen, die für eine Hausgeburt angeblich in Frage kamen, waren unbeschreiblich hoch. Beim Lesen stellte sich langsam, aber sicher das Gefühl ein, die Frauen, die sich für die Hausgeburt »eignen«, könne man an den Fingern einer Hand abzählen. Zu jung darf sie nicht sein, zu alt darf sie nicht sein, nicht zu dick und nicht zu dünn, sie muß schon »normal« geboren haben, sie darf während der Schwangerschaft praktisch kein Problem gehabt haben, ihr Kind darf weder zu schwer noch zu leicht, keinesfalls zu klein noch zu groß sein, usw. Zugegeben, wir überzeichnen diese Bedingungen ein bißchen, aber nur ein bißchen. Die Frau, die diese geforderten Maßstäbe an sich anlegt, muß zwangsläufig zu der Überzeugung kommen, daß sie leider keine geeignete Kandidatin für die Hausgeburt sein kann. Wir hingegen wollen Ihnen Mut machen. Die Hausgeburt ist viel öfter möglich als Sie denken.

Das wichtigste Kriterium ist die Frau und ihre Einstellung zu sich selbst. Sie soll ein gutes Gefühl für ihren Körper mitbringen, ein gesundes Selbstbewußtsein und eine gewisse Offenheit. Nur wenn sie zuversichtlich ist und grundsätzlich positiv denkt, wird eine Hausgeburt in Frage kommen. Frauen, die eher ängstlich sind, werden eine Krankenhausgeburt vorziehen, weil sie sich dort durch die medizinische Betreuung sicherer fühlen. Eine Frau, die sich eine Hausgeburt für ihr Kind wünscht, ohne sie zur Bedingung zu machen, bringt bereits gute Voraussetzungen mit. Sich auf eine Hausgeburt zu fixieren, ist nicht optimal, weil jede Frau immer offen sein soll für das Befinden ihres Kindes, und wenn es sich wirklich als notwendig erweist, daß das Baby im Krankenhaus zur Welt kommt, so darf sich dem niemand verschließen. Allzu fixe Vorstellungen, eine falsch verstandene Ideologie und Fanatismus dürfen bei der Hausgeburt keinen Platz haben.

Eine weitere wichtige Voraussetzung ist eine gute Zusammenarbeit zwischen Schwangerer und Hebamme. Es muß von vornherein klar sein, daß sowohl die Frau als auch die Hebamme die Hausgeburt jederzeit abbrechen können, wenn es zwingende Gründe dafür gibt. Dies sollte daher unbedingt Thema bei den Vorgesprächen zur Hausgeburt sein. Ich kann mich noch gut an das Gespräch zwischen Ilona Schwägerl und mir erinnern, in dem sie mich bat, so viel Vertrauen zu ihr zu haben, daß ich mich füge, wenn sie meint, ich sollte das Kind im Krankenhaus zur Welt bringen. Umgekehrt versprach sie mir, selbstverständlich darauf Rücksicht zu nehmen, wenn ich beim Geburtsbeginn das Bedürfnis hätte, doch lieber ins Krankenhaus zu fahren. Dieses Gefühl, wirklich frei zu sein, war für mich sehr wertvoll. Überflüssig zu sagen, daß ich davon keinen Gebrauch gemacht habe. Ich bin während der Geburt keine Sekunde auf die Idee gekommen, lieber im Krankenhaus zu gebären, im Gegenteil, ich war in jedem Moment froh und dankbar, bei uns zu Hause sein zu können.

Was soll eine Frau, die eine Hausgeburt plant, noch mitbringen? Die Bereitschaft, sich halbwegs gesund zu ernähren (siehe Kapitel »Gut essen«, S. 27). Sehr wichtig ist auch die Haltung des Partners zum Thema Hausgeburt. Er soll sich emotional nicht dagegenstellen, denn das kostet die Frau zu viel Kraft und Energie, die sie bei der Geburt für sich und das Kind benötigt. Im Idealfall vertraut der Mann seiner Frau oder Partnerin, daß sie am besten weiß, was ihr guttut. Dann wird er ihr die Wahl lassen, wo und wie sie gebären will. Wenn er das Vertrauen nicht aufbringen kann, ist es sehr wichtig, daß das Paar offen über dieses Thema spricht und alles, was dafür und dagegen spricht, erwägt. Nur so kann eine gute Entscheidung für die ganze Familie getroffen werden.

Eine wichtige Voraussetzung für die Hausgeburt ist die Schädellage des Kindes. Sollte sich das Kind bis zur 34. Woche nicht in die ideale Startposition gedreht haben, gibt es einige Möglichkeiten, um ein bißchen nachzuhelfen. Zunächst sei hier das Moxen erwähnt. Mit einer indischen Beifußzigarre werden an bestimmten Reflexpunkten der schwangeren Frau Hitzeimpulse gesetzt, die das Kind oft dazu bringen, sich zu drehen. Die Erfolgschance beträgt ungefähr 70 Prozent. Auch mit Akupunktur läßt sich diesbezüglich einiges erreichen. Wirken werden diese Methoden allerdings nur, wenn Mutter und Kind das auch wirklich wollen. Es ist wichtig, wenn Sie mit Ihrem Kind immer wieder reden und in sich hineinhorchen. Ihr Kind ist vielleicht fest entschlossen, sich nicht zu drehen und in der Steißlage zur Welt zu kommen. Das ist weder ein Nachteil noch ein Fehler, schon gar kein Versagen. Viele Frauen können das schwer akzeptieren und tun sich selber leid, weil sie vielleicht eine Hausgeburt planen. Sosehr die Enttäuschung verständlich ist, sollten wir immer offen sein für wirkliche Notwendigkeiten, auch wenn sie nicht unseren Vorstellungen entsprechen. Es gibt eben auch die Vorstellungen Ihres Kindes.

Prinzipiell sind auch Steißgeburten und Zwillingsgeburten nicht von der Hausgeburt auszuschließen, allerdings muß dann ein Frauenarzt anwesend sein.

Vollkommen uninteressant für die Entscheidung, ob Hausgeburt oder Krankenhausgeburt, sind Größe und Gewicht des Kindes. Hier werden viele Frauen durch Ultraschalluntersuchungen vollkommen verunsichert. Es sollte uns viel stärker bewußt sein, daß Ultraschalluntersuchungen lediglich Orientierungshilfen darstellen und keinesfalls dazu geeignet sind, die »Wahrheit« festzustellen. Es ist völlig unbedeutend, wie groß oder klein ein Baby zur Welt kommt, es kommt, wie es kommen will.

Hausgeburten können drei Wochen vor bis drei Wochen nach dem errechneten Geburtstermin stattfinden. Voraussetzung ist nach Überschreiten des Geburtstermins um über zehn Tage eine regelmäßige Herztonkontrolle durch die Hebamme. Außerdem ist es empfehlenswert, mit dem Frauenarzt oder der Frauenärztin Kontakt aufzunehmen. Solange es dem Kind gutgeht, die Plazenta (der Mutterkuchen) gut funktioniert und dadurch eine optimale Versorgung des Kindes gewährleistet ist, besteht kein Grund zum Eingreifen. Eine Hausgeburt ist in diesem Fall möglich. Es kommt ja immer wieder vor, daß der Geburtstermin falsch berechnet wird, Sie sollten ihn daher nur als ungefähren Richtwert sehen.

Oft wenden sich Frauen nach negativen Geburtserlebnissen in Krankenhäusern bei einer neuerlichen Schwangerschaft an eine Hebamme, weil ihr nächstes Kind unter für sie besseren Umständen zu Hause zur Welt kommen soll. Diesen Frauen kann in den meisten Fällen geholfen werden. Schwere Geburten, die mit der Saugglocke oder Zange beendet wurden, und Kaiserschnitte sind kein Hindernis für eine Hausgeburt. Aufgrund ihrer langjährigen Erfahrung in der freien Praxis weiß Ilona Schwägerl, daß die meisten Frauen trotz negativer Geburtserlebnisse im Krankenhaus zu Hause vollkommen unkompliziert und natürlich gebären können.

Vor allem besonders sensible Frauen kommen mit einer Hausgeburt viel besser zurecht, weil sie die Krankenhausatmosphäre, und sei sie noch so freundlich, hemmt und stört, ohne daß sie sich dessen oft bewußt sind. Eine Frau muß also nicht fünfmal bewiesen haben, daß sie perfekt gebären kann, bevor sie sich an eine Hausgeburt heranwagt. Von dieser Vorstellung sollten wir uns endlich lösen. Grundsätzlich kann auch jede Erstgebärende ihr Kind zu Hause zur Welt bringen. Eine Frau, die Zweifel überfallen, ob sie sich eine Hausgeburt zutraut, könnte folgendes überlegen: Sie war fähig, ein Kind zu empfangen, es neun Monate lang unter ihrem Herzen zu tragen; in jedem Moment der Schwangerschaft wußte sie, was das Kind in ihr brauchte und sie war bereit, es ihm vorbehaltlos zu geben. Und so ein wunderbarer Körper sollte nicht bereit sein zu gebären? Wäre das in irgendeiner Weise logisch? Das Mißtrauen in unsere eigene Gebärfähigkeit wurde von außen in uns hineingetragen. Es liegt an uns, es wieder abzulegen und lieber unserem Gefühl zu folgen.

Die Wohnung bzw. das Haus, in dem eine Hausgeburt geplant ist, soll selbstverständlich zum Zeitpunkt der Geburt ein gewisses Maß an Sauberkeit aufweisen. Es muß aber keinesfalls steril sauber sein. Die hauseigenen Keime und Bakterien sind für Mutter und Kind ungefährlich, mehr noch: Sie sind ausgesprochen gesund.

Wenn Sie sich also eine Hausgeburt wünschen, steht dem meist nichts im Wege. In der 37./38. Schwangerschaftswoche ist eine Ultraschalluntersuchung zu empfehlen. Falls dabei keine tiefsitzende Plazenta oder eine Plazenta Praevia (vor den inneren Muttermund verlagerter Mutterkuchen) festgestellt wird, und wenn die Funktionstüchtigkeit der Plazenta gewährleistet ist, und es Ihrem Baby gutgeht, es keine Mißbildung und keinen Herzfehler aufweist, steht einer Hausgeburt nichts im Wege.

Welche Vorbereitungen sind vor einer Hausgeburt zu treffen?

Jede freipraktizierende Hebamme hat selbstverständlich ihre eigenen Vorstellungen. Nehmen Sie daher, sobald Sie sich zu einer Hausgeburt entschlossen haben, Kontakt zur gewünschten Hebamme auf. Sie wird sich mit Ihnen und Ihrer Familie zu einem Intensivgespräch treffen, wo Sie alles Nähere erfahren. Es ist sehr zu empfehlen, daß Sie bei derselben Hebamme, die Sie bei der Geburt begleitet, auch einen Geburtsvorbereitungskurs besuchen, um einen näheren Kontakt aufzubauen und das gegenseitige Vertrauen wachsen zu lassen. Je mehr Sie voneinander wissen, um so harmonischer wird die Geburt vor sich gehen. Die Vorbereitungen zu einer Hausgeburt werden hier nach Ilona Schwägerls Empfehlungen vorgestellt. Drei Wochen vor dem Geburtstermin gibt es ein zweites Intensivgespräch, bei dem die Hebamme den Mutter-Kind-Paß genau studiert, und bei dem Sie eine Pagernummer oder eine Telefonnummer erhalten, unter der Sie die Geburtshelferin zu jeder Tages- und Nachtzeit anrufen können. Eine Hebamme ist rund um die Uhr erreichbar, scheuen Sie sich nicht, im Ernstfall davon Gebrauch zu machen. Sollte es sich um einen Fehlalarm handeln, fährt die Hebamme ganz einfach wieder nach Hause. Bei einer geplanten Hausgeburt sollte trotzdem eine Krankenhaustasche gepackt werden, um notfalls schnell handeln zu können und keinen unnötigen Streß aufkommen zu lassen, falls eine Fahrt ins Krankenhaus wirklich notwendig sein sollte. Grundsätzlich ist bei einer Hausgeburt die Anwesenheit eines Gynäkologen nicht erforderlich. Ihr Frauenarzt oder Ihre Frauenärztin sollte aber von Ihrer Absicht, zur Geburt Ihres Kindes zu Hause zu bleiben, wissen, um auf eventuelle Komplikationen hinzuweisen. Wenn Ihre Blutgruppe Rhesus-negativ ist und die des Vaters Ihres Kindes Rhesus-positiv, ist es wichtig, daß Sie sich eine Rhesusspritze (Anti-Rho (D)-Immunglobulin) beim Chefarzt besorgen. Sollte die Blutgruppe Ihres Kindes dann Rhesus-positiv sein, bekommen Sie spätestens 48 Stunden nach der Geburt die Spritze, damit bei Ihnen keine Antikörper entstehen, was im Falle einer neuerlichen Schwangerschaft für das Kind gefährlich wäre.

Der Kinderarzt wird über die geplante Hausgeburt informiert, damit er das Neugeborene innerhalb einer Woche nach der Geburt bei Ihnen zu Hause untersuchen kann. Ein praktischer Arzt sollte im Notfall erreichbar sein, um bei einer extremen Kreislaufschwäche eine Infusion zu verabreichen. All das klingt jetzt wieder sehr gefährlich; damit Sie den Stellenwert dieser Risken aber richtig einschätzen können, hier einige Zahlen: In ihrer neunjährigen Tätigkeit als freipraktizierende Hebamme hat Ilona Schwägerl ungefähr 800 Frauen bei der Geburt zu Hause begleitet. Während dieser Zeit war es nur zweimal notwendig, den Hausarzt zu rufen. Ein einziges Mal wurde ein Kind zur Beobachtung ins Krankenhaus gebracht, wo es aber nach 24 Stunden wieder entlassen wurde. Bei drei von 800 Frauen ist es passiert, daß sich die Plazenta auch nach zweistündigem Warten nicht gelöst hat. Die Frauen mußten daher nach der Geburt ins Krankenhaus gebracht werden, wo die Plazenta operativ entfernt wurde.

Bilden Sie sich ein eigenes Urteil, ob eine Hausgeburt ein kalkulierbares Risiko darstellt, oder ein leichtsinniges Spiel mit dem Schicksal ist.

Zurück zur Hausgeburt, der wir positiv und voll Vertrauen entgegensehen. Was bereiten Sie für den großen Tag vor? Halten Sie zwei bis drei Leintücher bereit. In den meisten Fällen bringt die Hebamme eine Kautschukunterlage mit, die Sie zum Schutz der Matratze unter das Leintuch Ihres Bettes legt. Die Hausgeburt ist weit weniger kompliziert als allgemein angenommen. Ihr neugeborenes Baby wickeln Sie nach dem Baden am besten in ein sauberes, altes (wegen der besseren Saugfähigkeit!) Flanellbettuch. Vielleicht haben Sie noch einige Tees zu Hause, die Sie schon von der Geburtsvorbereitung kennen. Wichtig ist auch Honig oder Traubenzucker, damit Sie sich während oder nach der Geburt, falls das notwendig ist, stärken. Das ist aber auch schon alles. Nein, doch nicht. Das Wichtigste ist Ihre Vorfreude.

Wie geht eine Hausgeburt vor sich?

Sollten sich die Ereignisse bei der Geburt nicht überstürzen, wird die Hebamme rechtzeitig eintreffen und von der werdenden Mutter innig begrüßt. Das mag seltsam oder gar versponnen klingen, ist in Wirklichkeit aber von großer Bedeutung, trägt es doch zu dem allesentscheidenden Klima bei, das nur bei einer Hausgeburt entstehen kann. Hier ist die Geburtsbegleiterin wirklich die Freundin, die in möglicherweise schweren Stunden nur für Sie da ist.

Die Hebamme tastet den Bauch ab, kontrolliert die Herztöne des Kindes untersucht den Muttermund. Sollte bei Ihnen die Geburt durch einen Blasensprung begonnen haben, so wird die Hebamme feststellen, wo sich der Kopf des Kindes befindet. Üblicherweise wird eine Hebamme mit Vaginaluntersuchungen sehr zurückhaltend sein, um die werdende Mutter nicht zu stören. Die Wehenpausen sind dazu da, daß Mutter und Kind sich erholen und Kraft für die nächste Wehe schöpfen können.

Wie lange die Geburt dauert, spielt zu Hause eine geringe Rolle. Niemand und nichts hetzt Sie. *Sie und Ihr Kind haben alle Zeit der Welt.* Manche Frauen und manche Kinder brauchen eben länger, und das ist vollkommen in Ordnung. Die Geburtsdauer sagt überhaupt nichts über die »Schwere« der Geburt aus. In der heutigen Zeit, wo alles schnell, effizient und ohne Mätzchen über die Bühne gehen soll, wünschen sich die meisten Frauen eine schnelle Geburt, obwohl das kein entscheidendes Kriterium für eine gute Geburt ist. Wenn bei einer Hausgeburt die Wehen zwischendurch nachlassen oder wegbleiben, essen Sie, trinken Sie, plaudern Sie gemütlich mit Ihrem Partner und der Hebamme oder versuchen Sie, ein wenig zu schlafen und Kräfte zu sammeln für das letzte Rennen. Wenn es Ihrem Kind gutgeht, besteht keinerlei Anlaß zur Hektik; im Gegenteil, sie wäre kontraproduktiv. Die Hebamme kann jederzeit die Herztöne kontrollieren, sie hat ein kleines und meist auch ein großes CTG-Gerät zur Herzton-Wehen-Überwachung mit (mit dem großen CTG-Gerät werden die Untersuchungsergebnisse schriftlich dokumentiert).

Sie können sich zu Hause in aller Ruhe Ihren Platz suchen, den richtigen Ort, wo Sie Ihr Baby zur Welt bringen möchten. Sie allein spüren das ganz genau, niemand sonst als Sie. Mag auch der Geburtsort für andere unbequem sein, in diesem Moment gilt nur der Wille der Frau. Sie allein kann entscheiden, wann und wie sie untersucht werden will. Die Hebamme ist nur die Geburtsbegleiterin und keine Wunderfee oder Alleswisserin. Sie ist Gast in Ihrem Haus und wird schon aus diesem Grund ihre Kompetenzen nicht überschreiten. Sie ist Ihre ganz persönliche Hebamme, Sie müssen sie nicht – wie das im Krankenhaus sehr oft der Fall ist – mit anderen Frauen teilen. Die Geburt ist ebenso intim wie die Liebe, wieso sollte sie in einem möglicherweise überfüllten Kreißsaal stattfinden? Es ist grotesk, wie sehr das Widernatürliche zur Norm erhoben wurde. Zu Hause bleiben die Intimität und Würde gewahrt. Wie beglückend eine Geburt erlebt wird, hängt unter anderem auch davon ab, wie gut eine Hebamme auf die Gefühle und Bedürfnisse einer Frau eingehen kann. Sicherheit und Geborgenheit haben Vorrang vor Technik und Sterilität. Sie können sich trotz der Schmerzen wohl fühlen. Durch die vollkommen entspannte und vertraute Atmosphäre sind die Wehen zu Hause viel leichter zu ertragen.

Besonders in der Preßphase ist die psychische Betreuung der Frau wichtig. Viele Frauen sind zu diesem Zeitpunkt erschöpft und haben das Gefühl, daß sie nicht mehr weiter können. Dabei sind Sie schon so nahe am Ziel. Sie brauchen sich nur noch ein letztes Mal überwinden und in den Schmerz hineingehen, dann ist »alles« vorbei und gleichzeitig beginnt »alles«. Durch Feinfühligkeit und liebevolle Worte kann eine gute Hebamme hier tatsächlich viel bewirken. Bei einer Hausgeburt kann sie optimal auf die Frau eingehen und Rücksicht auf ihre Wünsche nehmen. Bei der Geburt meines dritten Kindes beispielsweise blieb ich während der Preßwehen in der tiefen Hocke, Ilona Schwägerl lag seitlich auf dem Boden, um den Damm zu schützen. Eine derartige Position wäre in einem Krankenhaus eher ungewöhnlich, was ja auch irgendwie verständlich ist. Es geht aber nicht nur um den Geburtsort im engeren Sinn. Zu Hause wird Ihr Kind in sein Nest hineingeboren, vielleicht kommt es in dem Zimmer zur Welt, in dem es empfangen wurde. Wenn draußen die Sonne grell scheint, wird man die Vorhänge zuziehen oder am Abend das Kind mit Kerzenschein begrüßen. Die Eltern und die Hebamme werden jedes laute Geräusch vermeiden, um das Kind nicht zu erschrecken. Man mag einwenden, all das kann man in einem Krankenhaus auch machen, und es wird zum Teil auch so gemacht. Doch auch Kerzenschein und Ihre Lieblingsmusik, die Sie vielleicht mitgebracht haben, werden nicht darüber hinwegtäuschen, daß Sie nicht zu Hause sind.

Selbstverständlich ist zu Hause auch eine Geburt in der Badewanne möglich, auch bei Blasensprung. Der Vorteil der Unterwassergeburt liegt darin, daß warmes Wasser sehr viel zur Entspannung der Frau beiträgt. Der Geburtsschmerz wird leichter erträglich, nicht zuletzt deshalb, weil das eigene Badezimmer mit seinen vertrauten Düften wesentlich zum Gefühl der Geborgenheit und des Sich-wohl-Fühlens beiträgt. Wenn es dem Kind gutgeht, spricht nichts gegen eine Unterwassergeburt. Die Hebamme kann die Herztöne des Kindes auch unter Wasser gut hören. Ob eine Geburt in der Badewanne für Sie persönlich in Frage kommt, entscheiden ganz allein Sie. Wichtig ist nur die gute Kommunikation mit Ihrer Hebamme.

Frauen, die unter Kreislaufschwäche leiden, werden diese Form des Gebärens aus verständlichen Gründen meiden. Eher ungünstig ist die Geburt in der Wanne auch bei zu starken Krampfadern, weil dann das Badewasser relativ kühl gehalten werden muß, was für das Neugeborene nicht angenehm ist. Badezusätze sind selbstverständlich nicht zu empfehlen, wie sich jede Frau sicher vorstellen kann. Im Schaumbad sollte kein Kind zur Welt kommen müssen! Das einzige, was Sie in das Badewasser geben können, ist Meersalz, Lindenblütentee und Honig (siehe Rezept »Entspannungsbad«).

Es ist auffallend, daß es bei Geburten in der Badewanne wesentlich weniger Dammrisse gibt. Außerdem ist wohl für jeden einsichtig, daß das Kind auf diese Art und Weise besonders sanft geboren wird. Es bleibt länger in seinem vertrauten Element, dem Wasser. Nach der Geburt schwimmt das Baby in der Badewanne, so lange die Nabelschnur reicht. Für die Hebamme Ilona Schwägerl zählen diese Momente zu den schönsten ihres Berufes. Sie spürt hier immer wieder, wie wohl sich diese Kinder fühlen. Ihre ersten Atemzüge machen sie, indem sie auf der Brust ihrer Mutter liegen, während der kleine Körper noch immer im wohlig warmen Wasser liegt.

Und wenn es dann nach schwerer Arbeit zu Wasser oder zu Land wirklich soweit ist, und Sie halten Ihr Kind in den Armen, dann können Sie es in aller Ruhe gemeinsam mit Ihrer Familie bestaunen und liebhaben. Das ist das Einzige und Wichtigste, was Sie sich und Ihrer Tochter oder Ihrem Sohn jetzt geben können: bestaunen und liebhaben. Das neugeborene Kind will gehalten und gekost werden, alles andere ist nebensächlich. Das Kind kann Abschied nehmen von seiner bisherigen Wohnung, der Gebärmutter, und sich langsam an sein neues Zuhause gewöhnen. Die Nabelschnur wird erst durchtrennt, wenn sie vollkommen auspulsiert hat. Das kann zwischen fünf Minuten und zwei Stunden dauern. Vater oder Mutter können die Nabelschnur durchtrennen und das Baby dann baden, wenn sie wollen, falls es nicht ohnehin im Wasser zur Welt kam. Wenn die Mutter vielleicht zu erschöpft und der Vater zu beeindruckt ist, kann diese Aufgabe natürlich die Hebamme übernehmen, sie wird das Baby dabei aber nie wegtragen, sondern vor den Augen der Eltern baden. Das erste Baden ist auch so eine Sache. Das Baby wird *nicht* gebadet, weil es schmutzig ist, sondern weil es sich im Element Wasser wohl fühlt. Neun Monate schwamm es in der Fruchtblase, es kannte nichts anderes. Das Baden soll dem Baby nur dieses vertraute Gefühl zurückgeben, dieses Gefühl von Heimat. Ein Kind, das auf die Welt kommt, ist nicht schmutzig, sondern mit wertvoller Käseschmiere (das Wort weckt leider keine sehr positiven Assoziationen) bedeckt, die die Haut schützt. Früher wurden die Babys nach der Geburt mit Seife regelrecht abgeschrubbt, um sie »sauber« zu bekommen. Heute ist man da Gott sei Dank etwas feinfühliger. Babys brauchen auch keine Badezusätze, Seifen oder Shampoos, im Gegenteil, das ist sogar schädlich. Der wunderbarste Duft der Welt ist ohnehin der Geruch Ihres Kindes.

Wenn es der Mutter nach der Geburt gutgeht, kann sie mit ihrem Baby auch in einer großen Wanne baden, falls sie es nicht schon dort zur Welt gebracht hat. Vielleicht möchte das Baby jetzt trinken. Dann legen Sie es an. Falls es kein Interesse zeigt, ist es möglicherweise noch zu überwältigt oder zu erschöpft von der Geburt, oder es kommt vor lauter Staunen, Schauen und Riechen nicht zum Schmecken. Lassen Sie dem Kind Zeit, es möchte sich erst später laben. Schenken Sie sich und Ihrem Baby die Endlosigkeit und geben Sie sich dem Glück einfach hin.

Einige Zeit nach der Geburt löst sich die Plazenta. Bei manchen Frauen geschieht das früher, bei manchen später, in seltenen Fällen muß sie operativ entfernt werden. Es ist jedenfalls nicht gut, wenn die Hebamme oder der Arzt zu stark auf den Bauch der Mutter drückt. Es verstärkt wieder einmal das Gefühl in der Frau: Aha, du brauchst Personal, damit sich die Nachgeburt lösen kann. Diese »Hilfe« ist in Wirklichkeit ein Mißtrauen, eine Degradierung.

Die Frau kann selbst in die Hocke oder Kniestellung gehen, sie kann auf die Toilette gehen oder warm duschen. Mit dem Abgang der Plazenta kommt noch einmal eine größere Menge Blut, die dann in eine normale Wochenbettblutung übergeht. Die Plazenta wird von der Hebamme genau untersucht, ob die Eihäute vollständig mit abgegangen sind. Im Krankenhaus verschwindet die Nachgeburt meist schnell in irgendwelchen Eimern. Niemand fragt mehr danach. Zu Hause sind Sie für die »Entsorgung« verantwortlich. Sie können sie beispielsweise 60 Zentimeter tief im Garten vergraben und darüber einen Baum pflanzen. Es besteht auch die Möglichkeit, sie zu verbrennen. Bitte werfen Sie sie nicht einfach in den Restmüll, denn das ist aus verständlichen Gründen verboten. Man könnte die Nachgeburt auch einfrieren und zu einem späteren Zeitpunkt entscheiden, was mit ihr geschehen soll. Zu Hause wird Ihnen jedenfalls wieder bewußt, daß die Nachgeburt kein Abfall ist, sondern der wertvolle Mutterkuchen, der Ihr Kind neun Monate genährt hat.

Die Nachbetreuung durch die Hebamme, die Sie vor und während der Geburt begleitet hat, ist zu Hause wesentlich intensiver und natürlich liebevoller, weil persönlicher. Die Hebamme wird Sie umsichtig und fürsorglich durch das Wochenbett begleiten.

Wenn wir von der Voraussetzung ausgehen, daß ein Kind sehr viel mitbekommt, was rundherum passiert, so geht eine Hausgeburt wesentlich ruhiger, sanfter und natürlicher vor sich, was für das Kind nur angenehm sein kann. Zwei Begriffe, die ganz eng mit der Hausgeburt in Verbindung stehen, sind *Würde* und *Geborgenheit* für Mutter *und* Kind.

Zum Schluß noch ein Hinweis zu den Kosten einer Hausgeburt. Es gibt freipraktizierende Hebammen *ohne* und *mit* Kassenvertrag. Eine Hausgeburt kostet in Österreich rund 20 000 Schilling, wenn die Hebamme keinen Kassenvertrag hat. Dieser Betrag ist wesentlich günstiger als eine Geburt und ein Aufenthalt in einem Krankenhaus oder einem Geburtshaus. Sollten Sie eine Hebamme mit Kassenvertrag haben, entstehen – wenn überhaupt – nur geringe Kosten. In Deutschland ist dann z. B. nur die sogenannte »Hebammen-Bereitschaftspauschale« in Höhe von ca. 300,– bis 400,– DM zu bezahlen. Unser ohnehin angeschlagenes Gesundheitswesen würde schlagartig Milliarden einsparen, wenn die Hausgeburt etwas mehr gefördert würde. Doch die Kostenersparnis allein ist natürlich kein Grund, für die Hausgeburt einzutreten.

Wie sieht es mit den immer wieder angeführten Risiken aus, die eine Frau mit der Hausgeburt eingeht?

Das angebliche Risiko – mehr Sicherheit im Krankenhaus?

Alle sind sich heute einig, daß ein Kind möglichst sanft und natürlich zur Welt kommen soll. Es ist doch einleuchtend, daß die eigene Wohnung der ideale Geburtsort ist, denn nur hier fühlt sich eine Frau so vertraut, daß sie sich völlig entspannen kann. In einem Krankenhaus gebiert eine Frau unter Fremden, sie ist von einem ihr meist unbekannten Geburtsteam umgeben (in Extremfällen sogar ausgeliefert), sie findet möglicherweise ihre Hebamme nicht sehr sympathisch, der Schichtwechsel bringt neuerlich Unruhe in das Geburtsgeschehen, der Personalmangel in den Krankenhäusern bedingt, daß ein Geburtsteam oft mehrere Frauen betreuen muß. Durch diese und andere, nicht kalkulierbare Unsicherheitsfaktoren können gebärende Frauen sehr verunsichert werden, was negative Auswirkungen auf den Geburtsverlauf haben kann. Oft entsteht dadurch ein Teufelskreis, der zahlreiche Komplikationen mit sich bringt.

Was sagen aber Fakten und Zahlen über die Unterschiede zwischen Haus- und Krankenhausgeburt aus? In den zivilisierten Ländern der Erde kommen 95 Prozent aller Kinder in einem Krankenhaus zur Welt, was einen Vergleich mit der Geburt zu Hause natürlich erschwert. Lediglich in den Niederlanden hat die Hausgeburt eine lange Tradition. 1986 kamen dort 38 Prozent der Kinder zu Hause auf die Welt.[1] Dabei ergaben sich folgende Vergleichszahlen mit Krankenhausgeburten, die zu denken geben:

Perinatale Sterblichkeitsrate in den Niederlanden 1986[2]

	Klinik	Hausgeburt
Anzahl der Geburten	119 037	66 536
Todesfälle	1 653	149
Perinatale Säuglingssterblichkeit pro 1000	13,9	2,2

(Perinatal bedeutet kurz vor, während und kurz nach der Geburt)

Wie sehen die Zahlen für Erstgebärende aus, die sich ja oft scheuen, eine Hausgeburt zu planen? Auch hier belegen die Zahlen eindeutig, daß die Hausgeburt sicherer als die Krankenhausgeburt ist.

[1] Sonja Stacherl: »Nähe und Geborgenheit. Durch Körperkontakt Säuglinge fördern«. Walter Verlag, S. 43

[2] Marjorie Tew (1990), zitiert in: Sheila Kitzinger, »Hausgeburt«, S. 43

Erstgeburten in den Niederlanden 1986[3]

	Frauenarzt in Klinik	Hebamme zu Hause
Anzahl der Geburten	41 861	15031
Perinatale Sterblichkeit pro 1000	20,2	1,5

Sogar Früh- und Risikogeburten weisen in einer Klinik eine höhere Sterblichkeitsrate auf. Die Überlebenschancen für Risikokinder sind bei Hausgeburten sehr gut.[4]

Es gibt Untersuchungen über Hausgeburten in und um München während der Jahre 1986 bis '88.[5] In diesen drei Jahren kamen 613 Kinder zu Hause zur Welt, kein Kind starb, nicht einmal fünf Prozent der Mütter wurden ins Krankenhaus verlegt. 99 Prozent brauchten keine Schmerzmittel. Besonders hervorzuheben ist auch die niedrige Dammschnittquote, die in allen drei Jahren unter vier Prozent lag. Bis vor noch nicht allzu langer Zeit wurde der Dammschnitt in nahezu allen Kliniken routinemäßig durchgeführt. Fast alle Erstgebärenden wurden noch in den 80er Jahren geschnitten und genäht. Damit war der Dammschnitt 1986 die häufigste Operation in der westlichen Welt, und die unnötigste, sind wir versucht zu sagen.[6] Bei den über 800 Hausgeburten von Ilona Schwägerl war es nur zweimal (!!!) notwendig, einen Dammschnitt zu machen. Ein einziges Mal wurde der Dammschnitt von der Frau ausdrücklich gewünscht. Ein Vergleich der Dammschnitt-Quote im Krankenhaus und zu Hause spricht eine deutliche Sprache. Wieviel Schmerz und unnötige Qualen können einer Frau erspart werden, wenn man die Geburt ihren natürlichen Lauf nehmen läßt! Selbst wenn der Damm

[3] Ebd., S 44

[4] Stacherl, S. 41

[5] Ebd., S. 41

[6] Ebd., S. 55

während der Geburt ein bißchen reißen sollte, heilt dies meist viel besser als ein Dammschnitt, bei dem die Heilung oft Probleme macht. Durch das Schneiden können Blutergüsse und Schwellungen entstehen, die den Heilungsprozeß stark beeinträchtigen. Wenn auch heute der Dammschnitt in den meisten Krankenhäusern nicht mehr automatisch erfolgt, so wird er trotzdem noch immer viel zu oft durchgeführt. Es ist eigenartig, daß noch niemand auf die Idee gekommen ist, einen unnötig durchgeführten Dammschnitt als Körperverletzung und ärztlichen Kunstfehler zu sehen.

Ehe Sie sich für ein bestimmtes Krankenhaus entscheiden, sollten≤ Sie versuchen herauszufinden, bei wie vielen Erstgebärenden ein Dammschnitt durchgeführt wird. Ebenso sollten Sie sich unbedingt erkundigen, wie oft ein Kaiserschnitt durchgeführt wird. Welch schockierende Entwicklung hier stattgefunden hat, belegen Zahlen aus den Vereinigten Staaten, wo jede vierte Frau (!) mit Kaiserschnitt entbunden wird. In den letzten 20 Jahren ist damit die Kaiserschnittrate um 400 Prozent gestiegen![7] Und Frauen lassen das mit sich geschehen! Amerikanische Ärzte greifen viel zu oft zu diesem letzten Mittel, um sich rechtlich gegen alle Eventualitäten abzusichern. Solange wir in einer Gesellschaft leben, die meint, alles Menschenmögliche würde mit einem Kaiserschnitt getan, solange wird diese katastrophale Entwicklung weitergehen. Erst wenn den Menschen die Augen aufgehen, und sie sehen lernen, was hier passiert, werden sie beginnen, einen Arzt zu verklagen, der ohne zwingende Gründe einen Kaiserschnitt durchführt. Erst dann werden wir erkennen, daß der Kaiserschnitt nicht immer Mutter und Kind rettet, sondern im Gegenteil, beide unnötig in Gefahr bringen kann. Ein unnötig durchgeführter Kaiserschnitt ist ein schweres Vergehen, das geahndet werden muß. Eine Kaiserschnittgeburt nimmt der Mutter zwar die Schmerzen während der Geburt, beraubt sie aber auch des himmlischen Gefühls, das sich sofort nach der Geburt einstellt. Es beraubt sie der Erfahrung des schöpferi-

[7] Janet Balaskas: »Aktive Geburt«, S. 23, zitiert in Stacherl, S. 65

schen Gebärens, es beraubt das Kind seines natürlichen Weges. Die Geburt wird von einem Kind nämlich nicht nur furchtbar erlebt – diese Vorstellung steht leider heute im Vordergrund –, sondern das Baby wird durch die Geburt körperlich stimuliert und intensiv massiert, wodurch das gesamte Nervensystem, die Atmung und die Reflexe besser in Gang kommen.[8] Während der Geburt produziert die Mutter Hormone, die dem Kind bei der Reifung von Leber und Niere helfen. Eine schwere Komplikation bei Kaiserschnittneugeborenen ist das Atemnotsyndrom, das ein häufiges Sterblichkeitsrisiko in den ersten Lebenswochen darstellt.[9] Viele Frauen leiden nach einem Kaiserschnitt noch lange an den Folgen des Eingriffes. Die Schmerzen, die sie sich während der Geburt ersparen, stellen sich häufig nach der Geburt ein.

Infektionen treten bei im Krankenhaus geborenen Kindern wesentlich häufiger auf als bei Hausgeburt-Babys. Die unnatürliche sterile Atmosphäre, in der es besonders hartnäckigen Keimen immer wieder gelingt zu überleben, trägt nicht zum Wohlbefinden eines Neugeborenen bei. Zu Hause ist die Gefahr für das Kind, an einer Infektion zu erkranken, wesentlich geringer.

Welche Risiken im Krankenhaus durch Geburtseinleitungen und den Einsatz von Wehen- und Schmerzmitteln entstehen, lesen Sie bitte im Kapitel »Medikamentöse Einleitungen«: Vor- und Nachteile, S. 95 nach.

Zusammenfassend kann gesagt werden, daß eine Krankenhausgeburt keineswegs sicherer ist als eine Hausgeburt; die vorhandenen Untersuchungen belegen sogar das genaue Gegenteil. Bis sich diese Wahrheit allgemein durchsetzt, wird wohl leider noch einige Zeit vergehen. Bei den herrschenden Vorurteilen gegen die Hausgeburt dürfen auch die finanziellen Aspekte nicht vergessen werden. Würde der Großteil der Geburten wieder zu Hause stattfinden, müßten Gynäkologen mit

[8] Stacherl, S. 66

[9] Ebd.

großen Einkommenseinbußen rechnen, und zahllose, teuer erworbene medizinische Geräte kämen nicht zum Einsatz.

Es sei hier nochmals betont, daß es nicht darum geht, die moderne Medizin in Bausch und Bogen zu verurteilen und ins Mittelalter zurückzukehren. Gerade durch den sinnvollen Einsatz von medizinischen Apparaten ist die Hausgeburt sicher wie nie zuvor. Die Tragik ist, daß die großen Errungenschaften der Geburtshilfe, der Ultraschall und der Herzton-Wehenschreiber (CTG), auch Gefahren in sich bergen, die leider allzuoft übersehen werden. Medizinische Geräte sind eben nur so gut wie die Menschen, die sie bedienen. Und es ist leider eine traurige Tatsache, daß einige Ärzte nicht zuletzt durch ihre Ausbildung das Gefühl für natürliche Vorgänge verloren haben. Sie haben die Geburt zu einem hochriskanten und äußerst komplizierten Unternehmen gemacht, bei dem Technik, Apparate und Medikamente im Vordergrund stehen. Kein Wunder, daß sich viele Frauen, die ihr Kind im Krankenhaus zur Welt bringen, krank fühlen und meinen, ohne medizinische Hilfe wäre alles schiefgegangen. Wirklich krank ist allerdings ein »Gesundheitswesen«, das derartiges zuläßt und fördert.

Kritische Anmerkungen zur Krankenhausgeburt

Falls Sie bereits fest entschlossen sind, Ihr Kind im Krankenhaus zur Welt zu bringen, lesen Sie dieses Kapitel am besten gar nicht. Wenn Sie sich dort sicher und geborgen fühlen und Vertrauen zu Ihrem Geburtsteam haben, wird auch alles gutgehen. Wir wollen Ihnen die Krankenhausgeburt keinesfalls ausreden. Falls Sie aber gefühlsmäßig eine Hausgeburt bevorzugen, sich aber nicht trauen, auf den medizinischen Beistand im Krankenhaus zu verzichten, möchten wir Sie auf psychologische und andere Fakten hinweisen, die bei einer Geburt sehr wichtig sind und in vielen Krankenhäusern leider zu kurz kommen.

Zunächst gibt es im Krankenhaus die erhöhte Bereitschaft, eine Geburt künstlich einzuleiten. Sobald man meint, das Kind sei »fertig« und der Geburtstermin überschritten, besteht die Tendenz, etwas zu tun, nachzuhelfen, in der Meinung, ohne diese medizinischen Manipulationen käme das Kind nicht zur Welt. Es zeigt sich auch hier wieder die Ungeduld und das Mißtrauen der Natur gegenüber. Nehmen Sie eine Geburtseinleitung nicht unwidersprochen hin, hinterfragen Sie, wie es Ihrem Kind geht. Nur wenn es ihm schlechtgeht, ist ein Agieren der Ärzte notwendig. Daß das Kind schon »groß« und »genügend schwer« sei, darf keinerlei Rolle spielen. Entsprechende Ergebnisse von Ultraschalluntersuchungen stellen sich nachträglich oft als falsch heraus, errechnete Größe und Gewicht des Kindes sollten daher nicht als Argument für das Einleiten der Geburt herhalten. Ultraschalluntersuchungen sind Orientierungshilfen, die allerdings nichts über die Reife eines Kindes aussagen, die nicht in Zahlen ausgedrückt werden kann. Über die Reife eines Kindes bestimmen Mutter und Kind und nicht der Arzt.

Besonders während einer lang andauernden Geburt ist es in Krankenhäusern üblich, die Frau relativ oft vaginal zu untersuchen. Der Assistenzarzt, der Professor, die Hebamme und das nach einem Schichtwechsel komplett ausgetauschte Geburtsteam, alle wollen immer ganz genau wissen, wie weit der Muttermund geöffnet ist, obwohl das relativ wenig darüber aussagt, wann das Baby endgültig da ist. Abgesehen davon, daß die Vaginaluntersuchung unangenehm ist, daß bei häufigen Untersuchungen die Würde der Frau verletzt werden kann, und viele Frauen auch Schmerzen dabei haben, verunsichert sie die Frauen nur unnötig. Oft ist trotz längerer, heftiger Wehen der Muttermund noch wenig geöffnet, was Frauen sehr verunsichern kann. Jetzt hat sie schon so starke Schmerzen, und trotzdem geht nichts weiter! Dieses Gefühl ist sehr entmutigend und läßt Zweifel aufkommen, ob auch alles normal ist und gutgeht. Diese Gefühle sind meist unbewußt, aber sie wirken und haben sehr wohl Einfluß auf den Fortgang der Geburt. Außerdem führt die ständige Kontrolle zu einer erhöhten Bereitschaft, medizinisch nachzuhelfen und in den natürlichen Fortgang einzugreifen, oft zum Nachteil von Mutter und Kind. Selbstverständlich machen die Ärzte keinen Fehler, wenn sie die werdende Mutter untersuchen, aber zu häufige Vaginaluntersuchungen sind überflüssig und können allein schon durch die psychische Belastung schädlich sein. Alles, was eine Frau während der Geburt belastet – und sei es auch noch so eine scheinbare Kleinigkeit –, ist tunlichst zu vermeiden. Aber nicht nur die Frau, auch das Kind soll geschont werden. Manche Babys werden durch den ständigen Widerstand, den sie bei der Untersuchung spüren, irritiert und reagieren mit Verunsicherung.

Im Krankenhaus wird der Dauer der Geburt eine zu große Bedeutung beigemessen, obwohl sie überhaupt nichts über die »Schwere« der Geburt aussagt. Leider können wir auch hier das Leistungsdenken nicht ausschalten und legen den Tüchtigkeitsmaßstab an. Alle träumen von einer schnellen, effizienten und komplikationslosen Geburt. Wir verwenden Vokabeln, die wir im Zusammenhang mit der Geburt gar nicht in den Mund nehmen sollten. Es handelt sich hier nicht um einen sportlichen Wettkampf, bei dem die Schnellste gewinnt. »Gewonnen« hat die Frau, die trotz der Schmerzen die Geburt als angenehm und beglückend empfinden kann. Leider müssen sich schwangere Frauen immer wieder Geschichten von qualvollen Dreißig-Stunden-Geburten anhören. Überflüssig zu betonen, daß diese Horrorberichte nicht dazu angetan sind, Mut zu machen für die Geburt. Viele Frauen erleben die Geburt ihres Kindes tatsächlich sehr negativ. Wieso gibt es das, wo doch die Geburt angeblich so natürlich und einfach ist, daß sie jede Frau positiv erleben kann? Was hat es mit diesen Alptraumgeschichten auf sich?

In einem Krankenhaus kann eine lange Geburt manchmal schon zum Alptraum werden. Stellen Sie sich vor, Sie liegen im überfüllten Kreißsaal, wie es leider in vielen Krankenhäusern noch immer üblich ist, und müssen einige Geburten miterleben. Eine Frau jammert leise vor sich hin, eine andere befindet sich gerade in der dramatischten Phase der Geburt, sie preßt mit aller Kraft ihr Kind ins Leben, wieder eine andere hält bereits selig ihr Baby in den Armen. Bei Ihnen ist es trotz heftiger Schmerzen noch immer nicht soweit. Das zehrt an den Nerven, und Sie können unter Druck geraten. Sie werden ungeduldig, verkrampfen, Ihr Arzt hat das Gefühl, die Geburt sollte jetzt endlich weitergehen, bevor Sie den Mut verlieren. All diese Gefühle führen Ärzte in Versuchung, einzugreifen und dann bedingt ein noch so kleiner Eingriff meist den nächsten. Die Frau muß zwangsläufig das Gefühl bekommen: Allein schaff ich das nicht!

In einem Kreißsaal ist jeder Ton, den Sie von sich geben, öffentlich. Das hemmt viele Frauen, die dann zuviel Rücksicht auf ihre Umgebung nehmen wollen und ihre wahren Gefühle unterdrücken. Im Krankenhaus muß sich eine Frau auf so viele unbekannte und damit »bedrohliche« Faktoren einlassen, die sie viel Kraft kosten. Sie muß sich in kurzer Zeit mit dem Geburtsteam bekannt machen, sie kennt die örtlichen Gegebenheiten meist nicht, sie weiß nicht, mit wem sie im Kreißsaal liegen wird, die Gerüche in einem Krankenhaus sind alles andere als vertrauenerweckend und angenehm, von den Geräuschen gar nicht zu reden. All diese fremden Umstände irritieren, lenken ab und bereiten sensiblen Frauen Unbehagen.

Freilich bemühen sich die meisten Krankenhäuser sehr, daß sich Frauen dort wohl fühlen können. Ein Kreißsaal sieht heute nicht mehr wie ein Operationsraum aus. Bunte Vorhänge, Stofftiere, Bilder von entzückenden Babys und viele andere Verzierungen sollen es der schwangeren Frau im Krankenhaus so angenehm wie möglich machen. Das Personal bemüht sich sehr, die Wünsche der Frauen – soweit es möglich ist – zu erfüllen. Und doch – ein bißchen kommt mir das vor wie eine Inszenierung und eine Vortäuschung falscher Tatsachen. Selbst im schönsten Geburtshaus, das ja wirklich nichts mehr von einem Krankenhaus an sich hat, mit wunderbar eingerichteten Zimmern, sind Sie nicht in Ihren eigenen vier Wänden. Nur zu Hause gibt es keine fremden Geräusche, keine fremden Gerüche und keine fremden Menschen. Sie sind nur mit

Ihrer eigenen Wohnung vollkommen vertraut und können sich dort wirklich fallenlassen.

Ein weiterer Unterschied zur Hausgeburt besteht darin, daß die Hebamme, die während der Geburt für Sie zu einer wichtigen Bezugsperson wird, ganz schnell wieder aus Ihrem Leben verschwindet. Das ist ihr auch gar nicht anzukreiden. Ihr Arbeitsplan erlaubt es nicht, sich allzu intensiv um Sie zu kümmern. Nach der Geburt sind die Kinderschwestern Ihre Ansprechpartner, die Hebamme bekommen Sie möglicherweise gar nicht mehr zu sehen.

Wenn wir von der Voraussetzung ausgehen, daß ein Kind sehr viel mitbekommt, was rund um seine Person passiert und was seine Mutter fühlt, so geht eine Hausgeburt schon wesentlich ruhiger, sanfter und harmonischer vor sich. Das beginnt bereits beim Geburtsbeginn, der ja manchmal gar nicht so einfach zu erkennen ist. Sie spüren die ersten Wehen, fahren ins Spital, die Wehen hören wieder auf, Fehlalarm, Sie fahren wieder nach Hause. Beim nächsten Mal – vielleicht schon ein paar Stunden später – ist es soweit, wieder Aufbruch ins Krankenhaus, Untersuchungszimmer, Kreißsaal, wo Ihr Baby zur Welt kommt, anschließend Beobachtungsraum, Ihr Zimmer, das Sie vielleicht mit anderen teilen müssen, nach drei bis fünf Tagen neuerlicher Ortswechsel, diesmal endlich nach Hause, *auf Umwegen* ins eigene Nest sozusagen.

Diejenigen Frauen, die die hier angeführten Argumente für unwesentlich halten, werden sich im Krankenhaus auch sehr wohl fühlen. Wichtig ist allein die Einstellung und die Zuversicht, die Sie zur Geburt, ob im Krankenhaus oder zu Hause, mitbringen.

7. Aussagen von Medizinern, die Sie nicht unwidersprochen hinnehmen sollten

Wir wollen Sie nicht mißtrauisch gegenüber Ärzten machen, sondern hellhörig. Im allgemeinen ist das Ärzteverständnis immer noch geprägt von einer tiefen Autoritätsgläubigkeit. Wir meinen, gehorsam sein zu müssen, und vergessen oft, daß es unser Leben ist, für das *wir* Verantwortung tragen. Ärzte sind keine Halbgötter, sondern Partner, die uns ihr Spezialwissen anbieten. Das gilt in besonderem Maße, wenn es um Schwangerschaft und Geburt geht. Frauen sind in den allermeisten Fällen keine Patientinnen, sie sind nicht krank. Deshalb sollte hier der Grad der Selbstbestimmung auch besonders hoch sein. Suchen Sie daher bei jeder ärztlichen Maßnahme das Gespräch, hinterfragen Sie jeden scheinbar noch so kleinen Eingriff. In diesem Kapitel finden Sie Sätze, die vor oder während einer Geburt häufig fallen, und die Sie nicht unwidersprochen lassen sollten.

»Ihr Kind ist reif für die Geburt.« Gratulation, Sie haben einen Hellseher zum Arzt! Im Ernst: Diese Aussage allein dürfte nie Grund für eine medikamentöse Einleitung sein. Größe und Gewicht des Kindes sagen wenig aus über seine Reife. Haben Sie mehr Vertrauen zu sich und zu Ihrem Kind. Niemand sonst auf dieser Welt weiß, wann die Zeit der Geburt gekommen ist.

»Der Kopf des Kindes ist zu groß, wir müssen einen Kaiserschnitt machen.« Wenn es sich nicht um eine krankhafte Veränderung handelt, weisen Sie dieses Vorhaben zurück. Was für ein Gefühl muß eine Frau kurz vor der Geburt haben, wenn ihr so etwas gesagt wird? Derartige Aussagen tragen nicht dazu bei, die Geburt als Fest zu sehen. Kein Wunder, wenn eine Frau von Angst erfüllt wird. In Wahrheit ist es so, daß schon die größten Köpfe durch die schmalsten Becken marschiert sind.

Wäre der Satz richtig, würde das ja bedeuten, daß Frauen, die größere Kinder zur Welt bringen, mehr Schmerzen oder gar Komplikationen bei der Geburt haben. Das ist blanker Unsinn!

»Ihr Becken ist zu schmal für eine natürliche Geburt.« Diesen Satz hörte auch Ilona Schwägerl vor ungefähr 18 Jahren, als sie zum erstenmal schwanger war. Da sie aber das Beispiel ihrer Mutter vor Augen hatte, die mit einer ähnlichen Figur problemlos neun Kinder zu Hause zur Welt gebracht hatte, wollte Ilona diese Aussage so nicht hinnehmen. Sie wandte sich damals an ihren ehemaligen Chef in Zell am See, der sie einlud, in seinem Krankenhaus die Geburt auf natürlichem Weg zu versuchen. Es war eine kurze, vollkommen problemlose Geburt und auch ihr zweites Kind kam auf normalem Weg – wieder in Zell am See – zur Welt. Ilona war bereits damals ihrer Zeit voraus und ihre persönlichen Erfahrungen trugen wesentlich zu ihrer begründeten Skepsis gegenüber der »Schulmedizin« bei, so wie sie vielfach praktiziert wurde und wird.

»Wir müssen etwas unternehmen. Der Muttermund geht nicht auf.« Wie oft hört eine Frau im Krankenhaus diesen Satz und verzweifelt. Also doch, sie ist unfähig. Die passende Antwort darauf ist: »Gut, dann warten wir eben.« So viele großartige Dinge passieren, damit ein Kind entstehen und im Mutterleib heranwachsen kann, warum sollte dann ausgerechnet der Muttermund nicht aufgehen? Unser Mund öffnet sich wie von selbst, wenn wir etwas sagen wollen, der Muttermund öffnet sich, wenn es soweit ist. »Es« kommt heute leider unter die Räder, »es« wird verleugnet, wenn es sich nicht nach Plan verhält. »Es« muß unbedingt korrigiert werden und an das Licht der Öffentlichkeit gezerrt werden. Für das Geheimnis »Es« ist kein Platz und keine Zeit.

»Sie haben eine Wehenschwäche.« Denken Sie sich: »Na und, diese angebliche Schwäche ist in Wirklichkeit eine Stärke, ein Rasten und noch einmal in sich Einkehren vor der letzten großen Kraftanstrengung.«

»Wegen Ihres Nabelbruches (Leistenbruches) müssen wir einen Kaiserschnitt machen.« Nabel- oder Leistenbruch sind keine Indikation für einen Kaiserschnitt.

»Wir müssen die Fruchtblase künstlich sprengen.« Das Öffnen der Fruchtblase ist kein geeignetes Mittel, die Geburt einzuleiten. Fragwürdig ist es auch, auf diese Weise die Wehen zu verstärken und die Geburt zu beschleunigen. Die Verstärkung der Wehen stellt dann ein Risiko dar. Außerdem: »Je länger die Fruchtblase intakt bleibt, desto schonender ist die Geburt. Einrisse des Muttermundes sind seltener und die Belastung des Kindes geringer.«[1]

»Sie sind schon zehn Tage über dem errechneten Geburtstermin. Wir müssen die Geburt jetzt einleiten.« Warum? Wenn es dem Kind gutgeht, und das kann man heute leicht feststellen, besteht kein Grund zum Eingreifen.

»Sie haben zu viel oder zu wenig Fruchtwasser.« Die Menge des Fruchtwassers sagt nichts aus über den bevorstehenden Geburtsablauf und sollte daher nie der Anlaß für eine medizinische Maßnahme sein. Es gibt eben Kinder, denen genügt ein Planschbecken, manche brauchen einen Teich, andere wieder einen ganzen See, um glücklich zu sein. Was ist schon normal, und wer maßt sich an zu wissen, was normal ist? Das Wesen Ihres Kindes entscheidet, wieviel Fruchtwasser es braucht, und das Fruchtwasser wird von der Eihaut, die zum Kind gehört, gebildet.

»Mit dieser Brust/diesen Brustwarzen können Sie nicht stillen.« »Ihre Brüste sind zu groß (oder zu klein) zum Stillen.« Wir hoffen von ganzem Herzen, daß sich das heute keine Frau mehr sagen läßt.

Eine natürliche Geburt ist sogar bei sehr schweren Erkrankungen der Mutter möglich, so zum Beispiel bei multipler Sklerose, ja sogar dann, wenn die Frau im Rollstuhl sitzt. Ilona Schwägerl begleitete eine Frau im Rollstuhl während einer Hausgeburt. Auch das ist möglich und gut, wenn die Frau sich das wünscht. Es ist immer den Versuch wert, eine natürliche Geburt zu wagen, und keine Frau soll sich allzu schnell davon abbringen lassen.

---

[1] Adam, Daimler, Korbei: »Kinder kriegen«. S. 121

Das Maß aller Dinge während der Geburt soll für jede Frau sie selbst und das Kind sein. Wenn es ihm gutgeht, geht auch die Geburt gut voran, wie immer sie von Natur aus vor sich geht und egal wie lange sie dauert. Daß Frauen während der Geburt Tiefpunkte erleben, in denen sie alles mit sich machen lassen, um die Geburt schleunigst zu beenden, ist verständlich. In solchen Momenten braucht die Gebärende eine äußerst liebevolle Betreuung und innige Zuwendung und nicht ein Medikament.

8. Frauen und Männer berichten über die Geburt ihrer Kinder

Mag. Gertraud Knoll. Evangelische Superintendentin des Burgenlandes und 1998 Präsidentschaftskandidatin in Österreich

Als sich unser drittes Kind ankündigte, war die Freude riesengroß.

Gleich parallel zum Be-greifen der Schwangerschaft wölbte sich auch schon verdächtig rund mein Bäuchlein vor, und unsere beiden Töchter, Esther und Eleni, lebten von da an in staunendem Austausch mit dieser »Person Babybauch«. Streichelnd. Umarmend. Mit ihm redend. Mit einer so intensiven Art selbstverständlicher Natürlichkeit, daß dann der Wunsch nur mehr eine ganz logische Folge war: »Wir wollen bei der Geburt dabeisein!«

Und so war es auch. Sie interessierten sich für alle bebilderten Bücherbände über Geburten und lauschten besonders gern detaillierten Schilderungen, wie das bei ihrer eigenen Geburt war. Ich bemühte mich sehr, ihnen vor allem die »umwerfende« Kraft der Wehen zu erklären, damit sie auf die Eigendynamik der Geburtsarbeit gut vorbereitet wären.

Als es dann wirklich soweit war, in der Nacht von Sonntag auf Montag nach dem Geburtstermin, kam alles so natürlich und selbstverständlich, als würde Esther jede Nacht um halb drei aufstehen (Eleni wurde erst eine Stunde später geweckt).

Ich hatte Ilona Schwägerl angerufen, nachdem ich mir ganz sicher war, daß es sich nicht mehr um heftige Senkungswehen, sondern eindeutig um regelmäßig wiederkehrende und dabei heftiger werdende Eröffnungswehen handelte. Sie klang auch aus dem Schlaf geweckt hellwach und sagte: »Ich freue mich!«

Das war wunderschön, weil es wie eine heilige Allianz für diese kommende Nacht der Erwartung war.

Bis sie kam, hatte mein Mann Otmar Kaffee gemacht, und mitten im Wohnzimmer war am Boden das riesige Schaffell ausgebreitet, mit weichen Flanelltüchern, damit ich es ganz bequem hatte, und für Wanda, unsere Riesenschnauzerhündin, ein extra Fleckerlteppich (der aber nie gebraucht wurde, weil sie die ganze Geburt über dicht neben mir lag und sich nicht wegrührte). Ich legte eine wunderschöne, jazzige CD auf, plauderte mit Esther über den Stand der Geburt und konnte mich immer wieder in den Wehenpausen herrlich entspannen. Der Kaffee tat mir sehr gut.

Kaum war Ilona da, verbreitete sich im Haus das wohlige Gefühl vertrauter Sicherheit, so wie es nur zu den tiefsten Kindheitsträumen gehört, und es mußte eigentlich nicht darüber geredet werden, daß jetzt alles nach meinen Bedürfnissen laufen sollte, soweit diese zu erfüllen waren. Und sie waren es.

Es war unglaublich, wie kraftvoll und zugleich zärtlich fühlend Ilona es verstand, den Wehenschmerz in der Kreuzbeingegend wegzustreichen und »hinauszumassieren«.

Vor dieser Phase hatte ich seit einem Bandscheibenvorfall ein wenig Angst. Aber dieser Risikofaktor hätte ja auch schon in der Schwangerschaft zu Problemen führen können. Tatsache war, daß es mir alle neun Monate so gutging, wie schon lange nicht. Vornübergebeugt auf einem Gymnastikball fand ich einen klaren Rhythmus beim Wehenaufbau. Nur einmal wurde ich durch mein eigenes Lachen gestört, weil mein Wanda-Hund begonnen hatte, wie mein Echo mitzuatmen!

Inzwischen war auch Eleni dazugekommen, und wir waren die ganze Geburt über immer miteinander im Austausch. Die Mädchen waren hoch konzentriert, ganz entspannt und fröhlich und brauchten keinerlei Hilfe von den Erwachsenen.

So war Otmar ganz für mich da, streichelte meinen Kopf, Schulter und Arme, und ich fühlte mich sehr geborgen.

Um halb fünf schon war Levi Simeon geboren. Durch das Höchstmaß an Entspannung erlebte ich die Austrittsphase sehr bewußt als mächtigen Akt des Loslassens. Kein Gewaltakt. Kein von anderen eingeredetes »Jetzt!« und »Richtig atmen!«. Levi kam, wie er wollte und konnte. Ich war bloß da und sagte JA zu diesem Wunder an Geben und Nehmen, Empfangen und Herschenken. Nichts kam vom Kopf gesteuert, alles WURDE... (Und nie sonst könnte ich für das, was mit GLAUBEN gemeint ist, ein besseres Beispiel bringen.) Mein Herz war so übervoll an Freude und Dankbarkeit, daß ich dafür keine Worte habe. Nur das Gefühl werde ich nie vergessen. Otmar und ich – wie eine kleine Herde – von unseren nunmehr drei Kindern umgeben, aus Glück zusammengekauert. Staunend, sehr leise. In Levis offene Augen schauend, der uns aufmerksam einen nach dem anderen musterte und wahrlich keinen Grund zum Weinen hatte. Abgenabelt wurde erst sehr viel später. Ich weiß es nicht mehr genau. Esther schnitt die Nabelschnur durch, als diese längst auspulsiert hatte. Danach ging ich mit Levi gemeinsam in die Badewanne.

Längst war es Morgen geworden, und ich konnte es kaum erwarten, meinen Freunden und Verwandten selbst per Telefon die frohe Nachricht zu bringen.

Mir ging es so gut, daß ich am Nachmittag ein Pressegespräch mit Fernsehen zuließ. Alle staunten.

Besser kann nicht erzählt werden, daß Kinder kriegen keine Krankheit ist.

Eva-Maria Jeindl

In der Schwangerschaft ist alles anders! So war es jedenfalls bei mir. Nicht nur, daß ich gerne Quark (Topfen), Essiggurken und Senf esse, beginne ich auch noch meine nächste Umgebung zu benörgeln. Gott sei Dank habe ich einen Partner, der sich auf meine Veränderungen in der Schwangerschaft einstellt und mir eine große Hilfe und Stütze ist. Was von vielen als eine unangenehme Nebenerscheinung der Schwangerschaft gewertet wird, ist für mich eine wichtige Erfahrung, die ich nicht mehr missen möchte. Zugegeben spielt die glückliche Beziehung zu meinem Ehemann eine entscheidende Rolle. Niemals ist und war es *mein* Kind, sondern immer *unseres*.

Niemals habe oder hatte *ich* ein Problem, sondern wir bemühten *uns* gemeinsam, es zu lösen.

Nach neun Geburten, bei denen ich fünf Buben und vier Mädchen glücklich zur Welt bringen durfte, ergeben sich für mich im wesentlichen zwei bedeutende Erfahrungen:

In der Schwangerschaft sehe ich mein gegenwärtiges Leben und meine vergangene Zeit in einem anderen Licht. Jede Begebenheit, alles was ich tue oder auch nicht, erhält einen eigenen, kritischen Charakter. Sinn oder Unsinn einer Handlung werden von mir viel bewußter erlebt. So erkannte ich in der Schwangerschaft viel klarer, daß es wichtiger ist, für meine Kinder dazusein, als mein Studium zu beenden. Oder zum Beispiel, daß es nun höchste Zeit sei, schon fast vergessene Freundschaften zu pflegen.

Von einer anderen Perspektive werden eigene gute oder schlechte Angewohnheiten und die meiner engsten Familienmitglieder durchleuchtet. Das Schlürfen beim Essen oder die aufgeklappte Klobrille stören mich plötzlich weit mehr. Andererseits freue ich mich über ein liebes Wort, das ich sonst vielleicht gar nicht beachtet hätte. Ich werde viel empfindsamer.

Mein objektives Urteilungsvermögen ist besser ausgeprägt, aber nicht nur hinsichtlich meines eigenen Verhaltens. Es gibt keine Gleichgültigkeiten, wenig Lauheit, es gibt nur kalt oder warm, gut oder schlecht, interessant oder uninteressant. Dadurch werde ich konfliktanfälliger, weiß genau, was mich stört, wie ich zu handeln habe, oder wie sich andere zu verhalten hätten. In diesem Zusammenhang erlebe ich auch viele vergangene Ereignisse und Erfahrungen noch einmal und arbeite sie im Geiste auf. Gerade das empfinde ich als besonders wertvoll. Echte Verzeihung birgt großen Frieden.

Die zweite Erfahrung steht in engem Zusammenhang mit der Geburt. Noch nie im Leben konnte ich die Nähe des Todes so deutlich spüren, wie bei der Geburt. Dieser Gedanke enthält etwas Paradoxes, da man doch Mutter wird, und gleichzeitig ist das einer der schönsten Augenblicke meines Lebens. Diese Erfahrungen konnte ich in ungestörter Atmosphäre viel eindeutiger erleben. In der Hausgeburt habe ich die optimalen Voraussetzungen für dieses beglückende Geschehen gefunden. Für mich gibt es keine schönere Zeit, als das erste Berühren, Aufnehmen und Bestaunen meiner Kinder nach der Geburt. Ich danke Gott für jedes Kind, das ich zur Welt bringen durfte.

Uli Ozlsberger

Als ich mit meinem ersten Kind (Tatjana ist jetzt fünf Jahre alt) schwanger war, war »Hausgeburt« fast ein Fremdwort für mich. Eine Freundin erzählte mir von ihrer Hausgeburt mit der Hebamme Ilona Schwägerl. Mein Freund Wolfgang und ich hatten uns noch keinerlei Gedanken über die Geburt gemacht, aber mein Gefühl sagte mir sofort: »Das ist es!« Auch für Wolfgang war es absolut in Ordnung. Nur meine Familie lieferte eine Schreckensgeschichte nach der anderen, weil eine Hausgeburt »ja so gefährlich ist – was da alles passieren kann«. Ich hätte keine Ahnung von einer Geburt, und da sei ein Krankenhaus viel sicherer.

Doch ich zweifelte keine Sekunde an meiner Entscheidung. Das Kind in mir, Wolfgang und Ilonas Worte bestärkten mich darin.

Bei der Geburt gab Ilona mir Sicherheit und Geborgenheit und meiner Tochter die Zeit, die sie benötigte. Ich konnte mich bewegen, wie ich wollte, tun, was mir und dem Baby guttat. So verbrachte ich die meiste Zeit in der Badewanne. Ich hatte mir die Wehen schlimmer vorgestellt. Durch die angenehme Wärme des Wassers, die Bewegung, waren sie sehr mild. Das Pressen war dann ein richtiges Aha-Erlebnis. Ich wußte zwar, was vor sich ging, doch wie es sich anfühlte – das war etwas ganz anderes.

Die optimale und individuelle Betreuung in gewohnter Umgebung machten Tatjanas Geburt zu einem einmaligen Erlebnis. Das war sogar für meine Familie nachvollziehbar, so daß während meiner zweiten Schwangerschaft keiner an etwas anderes als eine Hausgeburt dachte. Es war eine Selbstverständlichkeit.

Bei der Geburt meines Sohnes (Raphael ist jetzt 7 Monate alt) wurde ein Traum von mir wahr – Raphael kam in der Badewanne auf die Welt.

Ich hatte dieses Mal starke Wehen, doch die schaukelnden Bewegungen im Wasser und die Bauchatmung taten uns gut. Meine Tochter unterstützte Ilona, indem sie mir den Bauch massierte. Auch kannte ich den Punkt beim Pressen, über den ich rüber mußte. Ich wußte, dann ist das Baby da.

Wir konnten Raphael nicht genug bestaunen, und Tatjana war fasziniert von ihrem kleinen Bruder.

Beide Kinder konnten – so unterschiedlich sie sind – auf ihre individuelle Art das Licht der Welt erblicken, begleitet von einer Hebamme, die sie ernst nahm und eine Atmosphäre der Geborgenheit schuf.

Dr. Rosemarie Hebenstreit

Ich bin knapp 40, homöopathisch tätige Ärztin und Mutter von fünf Kindern, die jetzt 18, 16, 15, zehn und sechs Jahre alt sind.

Die ersten beiden kamen in einer geburtshilflichen Abteilung zur Welt, die anderen zu Hause. Diese Entwicklung steht als ein Symbol für alle Bewußtwerdungsschritte, die ich im Laufe der Jahre machen durfte. Immer mehr drängte es mich, den Menschen als einzigartige Persönlichkeit in den Mittelpunkt meines Lernens, meiner Arbeit zu stellen, die Person (*personare* = »durchklingen, durchtönen«) mit ihrem Leiden, ihrer Art zu leiden, ihren Stärken und Schwächen, ihren Bedürfnissen – meine Kinder waren mir dabei wichtige Lehrer. Ich nützte das lange Warten zwischen Studium und Krankenhausanstellung mit einer Psychotherapieausbildung und wandte mich schließlich ganz der Homöopathie zu.

Zu Beginn meines Studiums, das ich mit viel Idealismus gewählt hatte (ich wollte in der Krebsforschung mitarbeiten, denn mein Vater war sehr früh an einem Melanom verstorben), wurde ich zum erstenmal schwanger. Alle drei Wochen ging ich zum Frauenarzt, um mir bestätigen zu lassen, daß es mir gutging. Ich besuchte einen Geburtsvorbereitungkurs, machte Gymnastik und meldete mich in einem kleinen Wiener Krankenhaus zur Entbindung an. Als großen Fortschritt konnte man das »rooming-in« – allerdings nur untertags – wählen. Die Entbindung verlief völlig problemlos und normal. So normal, wie ich sie aus Erzählungen meiner Mutter, meiner Schwiegermutter, aus Filmen kannte. Ich wunderte mich also nicht, daß wir vehement darauf dringen mußten, daß mein Mann nicht weggeschickt wurde, daß ich die Geburt liegend mit angebundenen Beinen verbrachte, meine Tochter an den Füßen hochgezogen und kräftig geklapst wurde, ich sie gerade zwei Minuten halten durfte und mich kurz darauf völlig allein – ohne Mann, ohne Kind – in einem Zimmer wiederfand. Es war 23 Uhr und daher keine »rooming-in«-Zeit. Unruhig und traurig wurde ich erst, als mir meine Tochter täglich morgens mit den Worten gebracht wurde: »Na, Sie haben ja eine kleine Opernsängerin, die ganze Nacht schreit sie durch!« Ich nahm mir vor, sie zu Hause nicht nachts weinen zu lassen, und auch sonst stellten wir bald alles um, zuallererst den pünktlichen Vier-Stunden-Still-Rhythmus.

Diese Kritik richtet sich jedoch nicht gegen dieses eine Spital; denn sowohl die Mütterheim- als auch Kinderschwestern waren wirklich liebenswürdig, und ich fühlte mich gut aufgehoben. Es ist vielmehr eine Rückschau, was vor jetzt fast 20 Jahren in vermutlich den meisten geburtshilflichen Abteilungen für das »Normalste« und »Selbstverständlichste« gehalten wurde.

Ich wählte für meine zweite Entbindung, eineinhalb Jahre später, deshalb auch wieder dieselbe Station. Mein Vertrauen war allerdings bei der Geburt erschüttert, als die Hebamme meinte, dieses Kind wäre zu klein für das »rooming-in«, es habe sicher nicht die erforderlichen drei Kilogramm. Vielleicht hat sie meine Verzweiflung erkannt, denn Babette wog dann doch »genau« die erforderlichen 3000 g.

Selbst zur dritten Geburt war ich wieder dort angemeldet. Inzwischen aber hatte ich andere Mütter kennengelernt, und es wurde viel über Schwangerschaft und Geburt diskutiert.

Bücher von Frederic Leboyer, Jean Liedloff, Sheila Kitzinger fielen mir in die Hände.

Ich war sehr berührt und bald überzeugt von der Idee, daß Neugeborene etwas ganz anderes erwarten als Wiegen, Messen, Waschen und ab ins Kinderzimmer. Daß Mutter und Kind nach der Geburt zusammengehören, muß man gar nicht damit begründen, daß wir als Menschen Humanisten sind (oder sein sollten?) mit hochentwickeltem Verstand, Gefühlen und der Fähigkeit zum eigenen Willen. Da reicht es, daß wir immer noch die Instinkte der Säugetiere in uns tragen, die sich am intensivsten um ihre Neugeborenen kümmern, einfach schon deshalb, weil sie nur sehr wenige im Laufe des Lebens gebären können.

Ich war bereits im sechsten Monat schwanger, als Wolfgang und ich deshalb entschieden, daß unser drittes Baby zu Hause zur Welt kommen sollte. Eines spürte ich sofort: Initiative und Verantwortung lagen plötzlich bei uns. Als Erstes und Wichtigstes: Ich brauchte eine Hebamme. Das war zu diesem Zeitpunkt der Schwangerschaft schon schwierig, denn es gab in Wien damals nur etwa acht freischaffende Hebammen. Aber nach einem ganzen Nachmittag Telefonieren hatte ich Erfolg. Sonja Höfer hatte noch Platz für mich, und wir besuchten sie zu einem Vorstellungsgespräch. Wir erfuhren, was wir alles vorbereiten sollten (wofür wir uns fast zu lange Zeit ließen, denn Benjamin kam zehn Tage zu früh). Ich erinnere mich noch gerne an die sorgfältige und bereichernde Geburtsvorbereitung. Neben Information, Übungen, Atemtechniken war viel Raum für Erfahrungsaustausch. Noch heute pflegen wir Freundschaften aus dieser Zeit.

An einem Septembertag 1983 war es schließlich soweit. Die Wehen kamen kräftig und regelmäßig, und ich piepste Sonja an. Sie kam, packte aus, untersuchte mich, und dann warteten wir zu dritt. Ich spüre noch diese dichte, ja feierliche Ruhe, in der alles geschah.

Anfangs war es noch angenehm herumzugehen, aber bald mußte ich stehenbleiben und mich ganz auf das Veratmen einstellen. Wolfgang massierte meinen Rücken während der

Wehen, und Sonja gab von Zeit zu Zeit Bericht, munterte mich auf oder gab Anweisung, was ich besser tun oder lassen sollte. Der Druck nach unten wurde immer größer und mit der heißersehnten Botschaft, daß der Muttermund verstrichen sei, durfte ich endlich mitpressen.

Bisher gewohnt, im Liegen zu gebären, war es gar nicht so einfach, meine eigene Position zu finden. Schließlich lehnte ich mich halb hockend, halb sitzend an Wolfgang. Ihn zu spüren, gab mir Stütze und Geborgenheit. Wie bei allen Geburten, ging auch diesmal die letzte Phase an meine Grenze. Welche Freude war es da, als ich schon die Haare unseres Babys spüren konnte, welches Glücksgefühl, als wir Benjamin endlich in unseren Armen hielten.

Und diese ersten Stunden nach der Geburt, die zu den schönsten Stunden unseres Lebens gehören, die durften wir richtig genießen. Das erste Kennenlernen, diese ersten Handlungen, halten, streicheln, Nabelschnur durchtrennen, baden, anlegen, wiegen – sie geschahen langsam, ja andächtig. Benjamin war das einzige Neugeborene von unseren fünf Kindern, das nicht einmal geweint hat. Er lag ganz ruhig da, schaute mit großen Augen in die Welt und nach einigen Minuten suchte er schon nach dem Wichtigsten seiner ersten Lebenszeit, nach meiner Brust. Inzwischen war es Morgen geworden, und unsere zwei jetzt plötzlich ganz großen Mädchen kamen und staunten mit uns. Wolfgang hatte sich eine Woche freigenommen, und wir konnten einfach nur »Familie sein«.

Eigentlich betrachteten wir unsere Familienplanung mit diesem dritten Kind als abgeschlossen, aber 1987 wurde ich kurz nach meiner Promotion noch einmal schwanger. Berenice kam im November 1987 mit der Hebamme Claudia Schachner zur Welt (Sonja war selbst gerade schwanger). Im Juni 1992 – wir waren inzwischen ins Piestingtal übersiedelt – wurde Konstantin geboren. Bei ihm stand uns Ilona Schwägerl zur Seite.

Die letzte Geburt ging wider Erwarten sehr schnell – nach fünf Jahren Pause hatte ich mich auf einen zäheren Ablauf eingestellt. Ich bildete mir ein, die Küche besonders gründlich aufräumen zu müssen und schrubbte bis Mitternacht den Boden. Um drei Uhr mußten wir Ilona aus dem Schlaf reißen, sie war gleich da – gerade noch rechtzeitig, so daß ich beim letzten Kind die Annehmlichkeiten eines Gebärhockers »genießen« durfte.

Obwohl ich schon Erfahrung mit der Wochenbettzeit hatte, war ich doch jedesmal froh, wenn es während der ersten zehn Tage an der Tür läutete, und meine Hebamme dastand. Diese halbe Stunde »mütterliches« Ohr für meine Fragen, die guten Ratschläge sind ein wichtiger Teil der Geborgenheit, die ich erlebte. Dieses Getragenwerden verdanke ich aber auch meiner Familie und nicht zuletzt meinen Freunden, die »einfach so« mit einem fertigen Mittagessen in der Tür stehen, weinende Babys herumtragen oder meine »Großen« mitnehmen, um mir einige ruhige Stunden zu bescheren. Wir wußten alle: Die Neigung, sich in dieser labilen Zeit zu überfordern, ist groß. Mich warnte immer meine Brust – sobald sie begann, sich zu entzünden, und das Stillen höllisch weh tat, wußte ich, ich war bettreif für zwei Tage mit Kamillentee- und Leinsamenumschlägen und einem »Dankschön« an alle, die sich um den »Rest« kümmerten.

Auch das Stillen veränderte sich positiv seit den Hausgeburten. Hatte ich für meine beiden großen Mädchen nur jeweils einige Wochen Milch, konnte ich die anderen alle ein Jahr und länger stillen.

Seit der Lektüre des Buches »Auf der Suche nach dem verlorenen Glück« von Jean Liedloff verschwand der Kinderwagen und wurde durch Tragetuch und »Snuggli« ersetzt. Wir lernten, die tapferen »In-die-Welt-hinaus-Schritte« unserer Kinder mit Gelassenheit und Freude zu beobachten. Wir wünschten ihnen – und tun es auch heute noch –, so in die Freiheit zu gehen, wie Astrid Lindgren ihre Ronja Räubertochter lernen läßt, mit den Gefährlichkeiten des Borka-Waldes umzugehen.

In den Fluß zu plumpsen, davor sollte sie sich hüten, hatte Mattis gesagt, und darum sprang sie am Ufer kühn und keck von einem glatten Stein zum anderen, dort, wo das Wasser am wildesten toste. Schließlich konnte sie sich ja nicht im Wald da-

vor hüten, in den Fluß zu fallen. Welch ein Glück, dachte sie, daß ich eine Stelle gefunden habe, wo ich mich davor hüten kann, ins Wasser zu plumpsen und mich gleichzeitig darin üben kann, keine Angst zu haben. *(Aus: »Ronjas Räubertochter« von Astrid Lindgren, © Verlag Friedrich Oetinger, Hamburg 1982)*

Ein Nachsatz und Trost für jene, die vielleicht gerade jetzt zwischen »zu Hause oder im Krankenhaus« zu entscheiden haben: Meine Erfahrungen mit Entbindung im Krankenhaus sind fast 20 Jahre her. Seither hat sich Grundlegendes verändert. Ich habe im Laufe meines Turnus acht Monate an der Geburtshilfe in Wiener Neustadt verbracht. Vieles hat sich so entwickelt, wie ich es mir damals gewünscht hätte. Liebevolle Betreuung, »rooming-in« für alle und das bei Tag und Nacht, Entspannen in der Badewanne, Gebärhocker, Ermutigung für alle Väter, die Geburt mitzuerleben und vieles mehr. Es gibt auch die Möglichkeit der ambulanten Geburt, seit kurzem sogar mit der eigenen Hebamme.

Eine breite Palette also zwischen Hausgeburt mit der Möglichkeit, bei Schwierigkeiten doch im Krankenhaus aufgenommen zu werden, und der Entbindung im Krankenhaus mit dementsprechender Sicherheit und doch »heimeliger« Atmosphäre und Möglichkeit zur Selbstgestaltung.

Das ist mein Traum: Nicht in Konkurrenz treten, sondern ein liebevolles, achtsames Miteinander im Umgang mit den Bedürfnissen der werdenden Mütter.

Claudia Jell

Ich bin Mutter zweier Kinder und habe beide zu Hause mit meiner Hebamme zur Welt gebracht. Es ist heute fast fünf Jahre her, da ich mich zum erstenmal für die Hausgeburt entschied. Damals lernte ich Ilona Schwägerl bei einem ihrer Geburtsvorbereitungskurse kennen. Mein Mann und ich belegten einen Paarvorbereitungskurs. Zusätzlich ging ich in ein Krankenhaus zur Geburtsvorbereitung.

Ich war sehr froh, bei Ilona auch über alternative Methoden, wie Massage oder Akupunktur, und nicht nur über körperliche Vorgänge informiert zu werden. Mich beeindruckte vor allem das Bedenken der Gefühle des Babys im Mutterleib während der Schwangerschaft und der Geburt, und auch die Gefühle der schwangeren und gebärenden Frau. Auch die vielen Möglichkeiten von Homöopathie und anderen alternativen Methoden gaben mir Sicherheit. So reifte in mir langsam der Entschluß zu einer entspannten, harmonischen Geburt in vertrauter Umgebung.

Für mich war es wichtig, meine eigene Wohnung mit Bad, Küche und Toilette jederzeit, ohne Wartezeiten, zur Verfügung zu haben. Denn zu Hause konnte ich einfach besser entspannen.

Sehr wichtig war das Beisein von Ilona, weil sie auf ihrem Gebiet eine sehr versierte, kompetente Frau ist. Ich konnte mich auf ihr Wissen verlassen, sie gab mir Sicherheit, und so konnte ich der Geburt als natürlichem Vorgang ihren Lauf lassen. Ein weiterer Entscheidungsgrund zur Hausgeburt war auch, daß ich mein Baby bei meiner Hebamme gut versorgt wußte. Ich wußte, sie würde es ganz sanft und liebevoll in unserer Welt willkommen heißen.

Meine erste Tochter kam wirklich bei gedämpftem Licht zur Welt und wurde anschließend neben mir, neben dem Bett gebadet. Alles geschah in Ruhe und Respekt. Das Baby mußte keinen Schrei zuviel tun.

Auch meine zweite Tochter wurde, Gott sei Dank, so sanft in dieses Leben geboren.

Nach der Geburt brauchen nicht nur die Mütter Ruhe, sondern auch die Babys. Auch die Babys wollen sich von den Strapazen der Geburt erholen und nicht unter zu vielen fremden Leuten sein. Ich bin der Meinung, man sollte Neugeborene nicht dem Krankenhausalltag aussetzen, vorausgesetzt, es ist alles in Ordnung. Denn Kindergeschrei ist für Babys ansteckend, und wer könnte liebevoller wickeln als die eigene Mutter.

Ruhe und Hilfe sind sehr wichtig und unverzichtbar nach der Geburt. Aber ich lag oft in den Tagen nach der Geburt neben meinem schlafenden Kind und konnte vor Glück kein Auge zutun. Nicht, daß ich dann aufstand, um Hausarbeiten zu erledigen, sondern ich war ganz auf Babyversorgen und Babystillen eingestellt.

Vielleicht ist das auch eine Einrichtung der Natur?!

Doris Ruhnau

Wir haben drei Kinder. Daniel ist sieben, Paul vier und Elisabeth zwei Jahre alt. Als ich mit Daniel schwanger war, entschied ich mich für eine Geburt in der Wiener Semmelweis-Klinik. Diese hatte den Ruf, *für* sanfte Geburt zu sein. Meine Vorstellungen darüber unterscheiden sich wohl heute sehr von den damaligen. Ich hatte zwar keinen Vergleich zu anderen Krankenhäusern, dachte aber doch, die beste Möglichkeit für uns gefunden zu haben. Ich fand es sehr positiv, daß man, unter häufiger Kontrolle, bis zu vierzehn Tagen Zeit bis zu einer Einleitung bekam. Am 29. November war es dann, elf Tage nach dem errechneten Termin, endlich soweit. Ich war glücklich, als am 28. November am Abend die Wehen begannen. Wir waren gerade bei Freunden zu Besuch. Ich genoß das Abendessen, wie nur schwangere Frauen bestimmtes Essen genießen können. Ich wußte noch nicht, daß ich es später wieder unfreiwillig hergeben mußte. Wir fuhren gegen 21 Uhr nach Hause. Dort versuchte ich, noch ein wenig zu schlafen, was aber nicht wirklich gelang. Um ein Uhr fühlte ich mich schon ein wenig unsicher ohne Kontrolle. Also packten wir alles zusammen und fuhren los. Bei der Aufnahme um zwei Uhr und der ersten Untersuchung stellte irgendein Arzt einen drei Zentimeter offenen Muttermund fest. Ich fühlte eine kleine Enttäuschung, da ich dachte, es wären schon einige Zentimeter mehr. Ich bekam einen Einlauf in einem Zimmer mit gedämpftem Licht. Ich mußte dann über einen langen (und immer länger werdenden) Gang in eine Toilette laufen. Eine schwierige Aufgabe, speziell in diesem dünnen Nachthemd, welches ich schon davor erhalten hatte. Anschließend wurden wir in eine Art Wehenzimmer gebracht. Es war ebenso halbdunkel. Sechs bis acht Frauen lagen dort drinnen. Mein Mann und ich teilten uns ein Bett, da wir beide hundemüde waren. Davor ging ich noch ziemlich lange auf dem Gang herum. Ich hatte schon etliche anstrengende Wehen und ich glaubte, durch das viele Herumgehen den Geburtsvorgang zu beschleunigen. Es beschleunigte nichts. Irgendwann kam eine Schwester und sagte mir, ich solle mich niederlegen, da ich sonst keine anständigen Wehen produzieren könne. Es vergingen Stunden mit unbequemer Schlaflosigkeit.

Es gab zuwenig Platz und zuviel Unruhe in allen möglichen Formen. Zwischendurch verabschiedete sich plötzlich mein Abendessen wieder. Sofort wurde ich gerügt, weil ich alleine auf die Toilette gelaufen war, um zu erbrechen. Ich hätte wohl Mitteilung machen sollen, aber gerade das Sprechen ist mir in diesem Moment etwas schwergefallen. Um neun Uhr war mein Muttermund vier Zentimeter offen, und ich war noch immer müde, müde, müde.

Endlich um zehn Uhr war ich bei fünf Zentimeter angelangt. Wer auch immer dies feststellte, schickte mich in den Kreißsaal.

Endlich stand dort ein zweites Bett. Martin legte sich darauf, um wieder etwas auszuruhen. Als die Hebamme kam, fragte sie ihn, ob ihm schlecht sei. Dann wandte sie sich mir zu. Sie schien sehr freundlich und vertrauenswürdig. Ich durfte aufstehen, konnte mich aber nach einer Weile nicht mehr auf den Beinen halten. Also legte ich mich hin. Eine Hebammenschülerin kam und betreute mich. Sie blieb die ganze Zeit bei mir. Martins und ihre Zuwendung taten mir sehr gut. Was mich allerdings irritierte, war das breite, »zentnerschwere« Gummiband auf meinem Bauch. Immer wieder bat ich, es mir herunterzunehmen, aber es half alles nichts. Es mußte offensichtlich sein. Stündlich oder seltener kam die Hebamme zur Kontrolle. Ich sehnte mich zwar öfter nach ihr, sagte aber nichts. Dann bekam ich eine Spritze, die meinen Zustand seltsam veränderte.

Ich verfiel innerhalb von Sekunden in eine Art Schlaf, träumte sofort und redete dann wirres Zeug. Als Martin mich danach fragte, wurde ich wieder wach. Ich hatte wohl Halluzinationen. Die Injektion sollte der Entspannung dienen! Als der Muttermund acht Zentimeter offen war, kam ein Arzt und öffnete die letzten zwei Zentimeter mit seiner Hand, was mir Höllenschmerzen bescherte! Das ist der einzige Arzt, dessen Gesicht ich bis heute in Erinnerung habe. Auch die Fruchtblase wurde geöffnet. Kurz darauf begannen heftige Preßwehen. Ich sollte aber *nicht* pressen.

Es war sehr schwierig, dem Druck standzuhalten. Also hieß es: nicht mehr aufstehen, maximal Seitenlage und hecheln. Der Kopf unseres Kindes war noch nicht weit genug unten. Vor lauter Hecheln fingen meine Gliedmaßen an zu kribbeln, bis ich sie fast nicht mehr spürte. Ich durfte dann in ein Nylonsäckchen atmen, und mein Zustand besserte sich nach einiger Zeit. Insgesamt mußte ich vier Stunden Preßwehen verhecheln. Ich wurde schon sehr ungeduldig. Endlich durfte ich sogar einen Versuch starten zu pressen. Ich mußte aber aufgeben. Die Hebamme verließ lächelnd den Saal. Sie hatte es ja gewußt, daß ich es noch nicht schaffen würde. Ich fühlte mich sehr klein. Martin redete mir gut zu. Es tat mir gut, nicht alleine zu sein. In weiser Voraussicht hatten wir zu Hause noch eine Jause für Martin eingepackt. So konnte er sich wenigstens ein bißchen stärken. Ich war mächtig durstig, durfte aber leider nichts trinken. Es verging eine Menge Zeit, bis die Hebamme wieder hereinschaute. Sie sagte: »Fünf Preßwehen noch, dann dürfen Sie pressen!« Ich zählte mit, endlich, endlich war es soweit. Die Enttäuschung war groß, als die Hebamme nicht rechtzeitig zurückkam. Ich wurde wirklich böse und begann, fürchterlich zu schimpfen. Meine zwei ständigen Begleiter, besonders Martin, bekamen meine Wut zu spüren.

Ich wollte, daß jemand sie holt. Endlich kam sie und ebenso der Arzt. Es hieß, ich dürfte pressen, also tat ich es. »Na, Moment, Moment, des is, ja noch nix!« wurde mir gesagt. Ich war nun völlig durcheinander. Ich konnte nicht mehr unterscheiden, ob ich eine Wehe hatte oder nicht. Martin sollte dann auf meinen Bauch drücken, damit das Baby nicht zurückrutscht. Er war so lieb und sanft. Der Arzt übernahm, etwas kräftiger! Um 17.13 Uhr erblickte schließlich unser kleiner Daniel das

Licht der Welt. Wie froh war ich, als ich die Geburt geschafft hatte. Ich war sehr mit Stolz erfüllt. Jede Anstrengung war vergessen. Ein weiches, warmes, glitschiges, lebendiges, 4001 g schweres süßes Kerlchen lag in meinem Arm. Ich erinnere mich, dieses Gefühl eingesogen zu haben, um es niemals zu vergessen.

Pauls Geburt war unsere erste Hausgeburt. Ich hatte mich schon lange davor entschieden, zu Hause zu gebären. Ich hatte schon mit ungefähr 18 Jahren darüber gelesen. Am meisten aber faszinierten mich die Berichte von Frauen, die ich in der »La Leche Liga«-Stillgruppe kennen gelernt hatte. Einige davon hatten bereits zu Hause geboren. Ich konnte mir plötzlich nichts anderes mehr vorstellen. Ich stellte mir die Ankunft unseres zweiten Kindes friedvoll, gemütlich und ruhig vor. Das konnte ich aber nur in meiner gewohnten Umgebung. Es war nicht schwer, Martin davon zu überzeugen. Wir freuten uns beide darauf, wie auf eine Reise in ein wunderschönes Land. Am Montag, den 11. Oktober 1993 war es dann soweit. Ich war acht Tage über dem errechneten Termin und schon etwas ungeduldig. Ich entschied mich, einen Geburtscocktail zu trinken. Ilona, unsere vertraute Hebamme, brachte mir die Zutaten. Martin brachte mir eine große Topfengolatsche (Quarkkuchen) für hinterher, damit der etwas ekelhafte Geschmack verging. Ich mußte dann schon einige Zeit auf die Wirkung warten, aber sie kam trotzdem unaufhaltsam.

Wir hielten immer wieder Kontakt zu Ilona, um den neuesten Stand der Dinge bekanntzugeben. Während des Tages richteten wir uns im Wohnzimmer gemütlich ein. Matratzen, Decken, Sitzpolster, eine Kerze und was sonst noch so dazugehört, wurden vorbereitet. Am Abend war mein Darm wohl völlig leer. Ich spürte ein leichtes Ziehen. Um 6 Uhr kam Ilona wieder zu uns, um mich zu untersuchen. Der Muttermund war tatsächlich schon ein Stück geöffnet. Da Ilona nicht weit weg wohnt, fuhr sie nach Hause. Kaum machte sie die Tür hinter sich zu, begannen deutliche Wehen. Wir zogen die Jalousien herunter und dämpften das Licht. Dann zündete ich noch eine geweihte Kerze an, die ich von einer lieben Freundin bekommen hatte. Ich fand es so schön gemütlich in unserem Wohnzimmer. Unser Sohn Daniel wurde inzwischen müde. Mein Mann brachte ihn ins Bett. Als er seelenruhig schlief, wurden die Wehen noch ein wenig intensiver. Ich genoß die ungeteilte Aufmerksamkeit meines Mannes. Unsere gemeinsame Abenteuerreise hatte bereits begonnen. Um ca. 21 Uhr waren die Wehen schon sehr stark. Ich bat Martin, Ilona zu verständigen. Als sie kam, richtete sie mit viel Ruhe und Sorgfalt ihre Utensilien her. Jedes Teil wurde behandelt wie ein kleines Heiligtum. Wir waren während der Wehen auf mich konzentriert. Zwischendurch ließen wir die Stimmung auf uns wirken. Ilona war sehr still, jedoch aufmerksam, wie ein Reisebegleiter. Einen Moment lang hatte ich den Eindruck, sie bete.

In einer Wehenpause stellte Ilona fest, daß der Muttermund schon sieben Zentimeter offen war, was mir große Freude bereitete. Es würde nicht mehr lange dauern, bis unser zweites Kind geboren würde, höchstens eine Stunde. Dann würde das Ziel unserer Reise erreicht sein.

Der Muttermund verstrich in kurzer Zeit. Die letzten Wehen veratmete ich auf dem Gebärhocker, dann konnte ich pressen. Nach drei bis vier Versuchen wechselte ich auf die Matratze. Die ganze Zeit der Geburt befand ich mich in Martins Armen. Ich fühlte mich in jeder Hinsicht gestützt und geschützt. Die Freude war gewaltig, als Pauli um halb zehn Uhr am Abend die Welt erblickte. Er lag so warm und weich auf meinem Bauch. Ich spürte, wie die Nabelschnur noch pulsierte.

Erst als sie aufhörte, durchtrennte Martin sie. Ich legte Pauli an die Brust. Er saugte perfekt von der ersten Minute an. Dann brachten Ilona und Martin eine Wanne mit einem Entspannungsbad für unseren Kleinen. Ilona blieb noch ein Weilchen bei uns. Als sie gegangen war, richtete Martin ein Schlaflager neben mir im Wohnzimmer für uns alle ein. Als unser Sohn Daniel am nächsten Morgen munter wurde, sagte er nur: »Oh, das Baby ist da!«. Wir fühlten uns sehr wohl und behütet in unseren eigenen vier Wänden und stolz, unsere Abenteuerreise bestanden zu haben.

In der Zeit des Wochenbettes wurden wir von Ilona liebevoll betreut. Wir waren sehr traurig, als diese Zeit beendet war.

Als sich unser drittes Kind ankündigte, war mein erster Weg zu Ilona, um mich wieder für eine Hausgeburt anzumelden. Eine andere Möglichkeit zogen mein Mann und ich nicht mehr wirklich in Betracht. Mit Leidenschaft trafen wir die großen und kleinen Vorbereitungen dazu. Speziell unsere beiden Söhne wollten wir gut vorbereitet wissen, da wir auch nicht voraussehen konnten, ob sie zur Geburtszeit schlafen würden oder nicht. Ich las ihnen oft Bilderbücher zum Thema Geburt eines Geschwisterchens vor und beantwortete vor allem Daniels Fragen. Pauli war noch sehr klein. Aber ich glaube, daß er gefühlsmäßig verstand. Wir fragten Ilona um ihre Erfahrungen mit Geschwisterkindern bei der Geburt. Nachdem es keine schlechten Erfahrungen gab, fühlten wir uns sicher. Wir ließen einfach alles auf uns zukommen.

Elisabeth meldete sich, zu unserer Überraschung, schon einen Tag nach dem Termin. Wir hatten erst später mit der Geburt gerechnet, da unsere zwei Buben mit Verspätung angekommen waren. Ich hatte schon in der Nacht zum 8. September ganz leichte Wehen. Am Vormittag des nächsten Tages verständigte ich Ilona. Der Tag verlief ruhig. Martin kümmerte sich um unsere Buben, und ich um mich und unser noch ungeborenes Baby. Die Wehen wurden nur langsam stärker. Ich richtete mich im Wohnzimmer gemütlich ein, hörte Musik, schlief manchmal für kurze Zeit. Es tat mir gut, mich in aller Gemütlichkeit und Ruhe auf die Geburt einzustellen.

Martin ging mit Paul und Daniel an die frische Luft. So gegen 16 Uhr rief ich ihn an (wir hatten uns ein Handy ausgeborgt). Ich spürte, daß ich ihn schon in meiner Nähe brauchte. Die Wehen waren noch immer gut erträglich. Ich hatte einen großen Gymnastikball, auf den ich meinen Oberkörper während der Wehen legte. Ich konzentrierte mich darauf, offen zu werden.

Ilona kam um ca. 17 Uhr. Wir freuten uns über ihre Anwesenheit, und ich fühlte mich geborgen. Ich hatte aber im wahrsten Sinn des Wortes leider »kalte Füße« bekommen. Ich weiß nicht, warum ich mich gerade beim dritten Kind ein bißchen vor der Geburt fürchtete. Also richtete sie mir ein wohltuendes Fußbad und gab ätherische Öle in meine Duftlampe. Ebenso gut tat mir die Rückenmassage.

Um 18 Uhr rief sie Martin, Daniel und Pauli. Alle drei waren überrascht, daß es schon so weit war. Daniel positionierte sich auf einem Sessel hinter Ilona, damit er alles genau sehen konnte. Pauli weinte ein bißchen. Er wollte Ilona die Uhr bringen. Daniel war aber schneller gewesen. Ich saß schon auf dem Gebärhocker. Martin stütze mich von hinten. Er tröstete gleichzeitig auch Pauli, der sich schnell wieder beruhigte.

Mit der dritten Preßwehe war Elisabeth da. Wir hießen sie alle, fast laut jubelnd, willkommen. Die Buben freuten sich über die kleine Schwester. Ilona und Martin halfen mir auf die Matratze. Die Nabelschnur hatte aufgehört zu pulsieren. Martin durchtrennte sie. Plötzlich fragte Daniel: »Und wo ist jetzt der Mutterkuchen?« Bei all der Vorbereitung auf die Geburt hatte ich wohl vergessen zu erzählen, wie ein Mutterkuchen aussieht. Offensichtlich stellte er sich einen richtigen Kuchen vor.

Elisabeth suchte nach einer kleinen Verschnaufpause heftig nach meinem Busen und saugte kräftig und gekonnt. Alle waren fasziniert. Dann wurde sie in unserer bewährten Babywanne im Wohnzimmer, direkt neben mir gebadet. Sie genoß es sichtlich. Ich empfand es als kleines Wunder, daß ich diesmal keinen Dammriß hatte. Ilona ging etwa eine Stunde nach der Geburt.

Martin und ich betrachteten spät am Abend unsere drei schlafenden Kinder mit Stolz. Wir waren noch lange erfüllt mit einem besonderen Glücksgefühl, fast »high« von den Ereignissen.

Die folgenden Tage unter Ilonas Betreuung und Fürsorge genossen wir sehr.

Der Abschied von dieser schönen Zeit des Umsorgtseins fiel uns diesmal nicht so schwer, weil wir sie zum zweitenmal erleben durften. Wir empfanden es wohl mehr als ein Geschenk: Nicht traurig, daß es vorbei, sondern glücklich, daß es gewesen.

Nina Stein

Im Juni 1997 stand es fest: Ich war schwanger und erwartete mein erstes Kind.

Von nun an begann eine ganz besondere und wunderbare Zeit in unserem Leben.

Viele Gedanken kamen in mir auf, viele Fragen beschäftigten uns.

Eine dieser Fragen, die ich mir sehr bald stellte, war die der Geburt. Wie es wohl werden würde? Ich hatte anfangs eher gemischte Gefühle, wenn ich an dieses große Ereignis dachte. Die meisten Frauen, die ich kannte, und die bereits geboren hatten, waren dieser Geburt gegenüber ziemlich negativ eingestellt. »Ich erzähl, dir lieber nichts«, war die Reaktion vieler Frauen, als ich sie während meiner Schwangerschaft nach ihren Geburtserfahrungen fragte.

Ich hörte sehr bald auf, mir irgendwelche Schreckensberichte zu Herzen zu nehmen. Wer sagte denn, daß es bei mir so werden müßte?

Ich war mir recht bald im klaren: Für mich sollte die Geburt ein schönes Erlebnis werden und kein Horrorszenario! Wie konnte ich diesen Wunsch aber nun verwirklichen?

Nur an einem Platz der Geborgenheit kann die Geburt meiner Meinung nach zu einem schönen Erlebnis werden.

Bei dem Gedanken, mein Kind im Krankenhaus zur Welt zu bringen, wurde mir von Anfang an mulmig. Krankenhäuser haben für mich eine Atmosphäre, die in mir Unbehagen hervorruft, die mir sogar angst macht. Mit der Vorgangsweise in Krankenhäusern bin ich oft nicht einverstanden, und Ärzte besitzen meist nicht mein vollstes Vertrauen – zumal ich die, die mich bei der Geburt betreuen würden, nicht einmal kennen würde, ebensowenig die Hebamme.

Noch etwas schreckte mich von einer Krankenhausgeburt ab: Ich glaubte, daß ich hier das Vertrauen in meine eigene Kraft, ein Kind zur Welt zu bringen, verlieren würde. Mit all der Gerätetechnik und den medizinischen Mitteln im Hintergrund, die ständig bereit stehen zur Anwendung, passiert es, glaubte ich, recht schnell, sich auf diese mehr zu verlassen als auf sich selbst. Immer der Gedanke im Hinterkopf: Wenn ich nicht mehr kann, wird schon irgendwer etwas tun – Wehentropf, Saugglocke, Kaiserschnitt ...

Durch all diese Überlegungen faszinierte mich die Idee einer Hausgeburt mehr und mehr. Hier konnte ich in der Geborgenheit meiner eigenen vier Wände bleiben und sehr viel selbstbestimmter an die Geburt herantreten. Oder war dies nun doch zu gefährlich?

Ich sprach mit Andi, dem Vater des Kindes, darüber. Er war dem Gedanken einer Hausgeburt nicht abgeneigt, hatte aber doch Zweifel und Ängste. Wir wußten auch noch viel zu wenige Details über Hausgeburten.

Wir beschlossen, uns eingehend zu erkundigen – am besten bei einer Hebamme, die Hausgeburten durchführt. Ich erfuhr von Ilona Schwägerl und machte bald darauf ein Informationsgespräch mit ihr aus. In diesem konnten offene Fragen unsererseits beantwortet werden. Nach diesem Gespräch hatte ich ein sehr gutes Gefühl. Wir meldeten uns vorläufig einmal für eine Hausgeburt an, waren aber noch immer etwas unsicher. Die endgültige Entscheidung mußte erst noch in uns reifen.

Während meiner Schwangerschaft beschäftigten wir uns noch sehr eingehend mit dem Thema »Geburt«. Wir besuchten einen Geburtsvorbereitungskurs bei Ilona und lernten sie und Eva, ihre Hebammenkollegin, im Laufe der Zeit gut kennen.

Im Geburtsvorbereitungskurs trafen wir auch andere Frauen, die bereits Erfahrungen mit einer Hausgeburt gemacht hatten und uns von ihren Erlebnissen berichten konnten. All das bestärkte unseren Entschluß zu einer Hausgeburt. Ich konnte meine Ängste mehr und mehr abbauen und gewann immer mehr Vertrauen in meine eigenen Fähigkeiten, ein Kind zu gebären. Eine Hausgeburt war für uns genau das richtige! Ich stellte mich ganz und gar auf die bevorstehende Hausgeburt ein und schaute ihr voll Zuversicht und auch mit etwas Ungeduld entgegen. Ich konnte es kaum abwarten, die Geburt selbst zu erleben, und das kleine Wesen, das in mir heranwuchs, in den Armen zu halten. Wie es wohl aussehen würde?

Aber ich sollte alles früher erfahren als erwartet. Denn viereinhalb Wochen vor dem Geburtstermin wurde ich nachts immer wieder munter, weil meine Gebärmutter hart wurde. Dieses Hartwerden war zwar in den letzten Tagen schon öfter vorgekommen und nichts Ungewöhnliches – um 5 Uhr kam mir das Ganze jedoch schon etwas seltsam vor, weil das Hartwerden in regelmäßigen Abständen auftrat – ca. alle acht Minuten. Sollten das etwa Wehen sein?

Ich weckte Andi, er hörte mir schlaftrunken zu. »Es ist noch viel zu früh. Wir haben noch mehr als vier Wochen!« sagte er und schlief wieder ein. Als um 6 Uhr dann noch etwas Schleim abging, wurde ich wirklich unruhig und ängstlich. Sollte es wirklich heute schon soweit sein? »Das hast du jetzt von deiner Ungeduld«, dachte ich mir. Vorbei der Traum von der Hausgeburt, denn die begleitet Ilona höchstens drei Wochen vor dem errechneten Termin. Aber vielleicht war es ja doch nur ein Fehlalarm. Hoffentlich.

Ich versuchte, mich wieder zu beruhigen und zunächst einmal auf Ilona zu warten. »Zufällig« hatten wir nämlich genau für diesen Tag (17. Januar) um 9 Uhr den Termin für den Hausbesuch mit ihr vereinbart, den sie routinemäßig vier bis sechs Wochen vor dem Geburtstermin durchführt, um sich die räumlichen Gegebenheiten anzusehen und um letzte Fragen zu beantworten.

Andi und ich frühstückten gemeinsam, er nahm die Sache noch immer nicht ganz ernst.

Mittlerweile konnte ich bei den Wehen schon gar nicht mehr sitzen bleiben, ich ging auf und ab und veratmete sie. Dann wurden sie wieder schwächer. Ich wartete nervös und gespannt. Als Ilona endlich kam, waren die Wehen nur mehr sehr schwach, und ich dachte, es war doch nur ein Fehlalarm.

Zuerst plauderten wir nur, und Ilona führte Routinearbeiten durch. Erst kurz vor ihrem Aufbruch rückte ich mit der Sprache heraus: »Ilona, ich glaube, ich hatte schon Wehen!«

Ilona untersuchte mich sogleich. Ja, es waren wirklich bereits Wehen (die übrigens schon wieder stärker wurden), und der Muttermund war bereits einen Fingerbreit offen. Auf einmal nahm auch Andi alles sehr ernst.

Ilona meinte, es könne durchaus sein, daß die Geburt heute noch stattfindet. Sie würde dann aber keine Hausgeburt durchführen. Die Geburt selbst zu Hause sei kein Problem, aber es ginge um die ärztliche Versorgung, falls Komplikationen beim Kind auftreten sollten.

Ich war sehr enttäuscht und hoffte nur, daß sich alles doch noch um ein bis zwei Wochen verschieben würde, denn eines wußte ich ganz genau: Ich wollte dieses Kind auf keinen Fall im Krankenhaus zur Welt bringen. Ilona spürte anscheinend meine große Enttäuschung und meine Angst vor dem Krankenhaus. Denn sie war auf einmal im Zweifel, was sie tun und ob sie doch eine Ausnahme machen sollte, konnte sich aber noch nicht entscheiden.

Sie ordnete mir an, mich hinzulegen und abzuwarten, ob die Wehen wieder aufhören oder stärker werden würden. »Mach, dir das jetzt mit deinem Kindl aus«, sagte Ilona. Weil sie momentan nichts tun konnte, fuhr sie wieder, sie wollte zu einer Fortbildung. Wir machten aus, in telefonischem Kontakt zu bleiben.

Ich lag den ganzen Vormittag im Bett und hoffte, daß die Wehen wieder aufhören würden. »Wenn du zu Hause geboren werden willst, dann laß dir noch ein bißchen Zeit«, sagte ich zu meinem Baby. Aber die Wehen hörten nicht auf, mein Baby wußte es anscheinend besser.

Um ca. 11 Uhr läutete das Telefon. Es war Ilona. Sie war nicht zu ihrer Fortbildung gefahren, sondern nach Hause, um nachzudenken, was sie tun sollte. Sie hatte sich entschlossen, die Hausgeburt durchzuführen, wenn die Kinderärztin sich bereit erklärte, sofort zu kommen, falls Probleme mit dem Kind auftreten sollten.

Ich war total erleichtert und dankbar.

Da die Wehen bei mir noch nicht stärker geworden waren, fuhr Ilona doch noch zu ihrer Fortbildung; spätestens am Abend wollte sie dann bei uns vorbeischauen.

So weit, so gut. Das Problem war nun, daß Samstag war, und wir trotz intensiver Bemühungen die Kinderärztin nicht erreichen konnten und nach wie vor Unsicherheit herrschte, wo unser Kind im Falle des Falles geboren werden würde. Ich war mir auch immer noch nicht sicher, ob die Wehen nicht doch wieder vorbeigehen würden. Sie waren schon seit Stunden gleichbleibend und kamen ca. alle sieben Minuten.

Wir bereiteten aber alles für die eventuell bevorstehende Hausgeburt vor. Andi machte letzte Besorgungen in der Apotheke, ich bügelte noch Babywäsche. Zu meiner Verwunderung blieb ich trotz dieser unsicheren Situation erstaunlich ruhig und gelassen, und der Tag verging wie im Flug.

Um 19.00 Uhr kam Ilona dann auf ihrem Heimweg bei uns vorbei. Sie untersuchte mich gleich. Der Muttermund war bereits fünf Zentimeter offen! Jetzt gab es keinen Zweifel mehr: Unser Baby wollte zur Welt kommen! Und zwar zu Hause! Denn, obwohl wir die Kinderärztin noch immer nicht erreicht hatten, wollte Ilona die Geburt zu Hause durchführen. Mir fiel ein riesiger Stein vom Herzen, jetzt erst konnte ich mich so richtig freuen und ganz und gar auf die Geburt einlassen. Mein Körper reagierte auch sofort, denn als ob er nur auf den »Startschuß« gewartet hätte, wurden die Wehen nun stetig heftiger und traten in immer kürzer werdenden Abständen auf. Ich war bei jeder Wehe sehr konzentriert und veratmete sie, es ging mir gut dabei. Ilona und Andi trafen alle notwendigen Vorkehrungen.

Ich beschloß, eine Dusche zu nehmen. Hier erst wurde mir richtig bewußt, daß meine Schwangerschaft nun ihren Höhepunkt erreicht hatte und mit der Geburt in wenigen Stunden beendet sein würde. Bei diesem Gedanken wurde ich richtig wehmütig, denn es war eine sehr schöne Zeit gewesen. Ich verabschiedete mich in der Dusche von meinem kugelrunden Bauch, auf den ich so stolz gewesen war und den ich in den vergangenen Wochen so liebgewonnen hatte. Doch der Gedanke, daß ich seinen wundervollen Inhalt bald in meinen Armen halten würde, gab mir unendlich viel Kraft.

Ich war bereit für den letzten Schritt der Schwangerschaft – bereit für die Geburt.

Nach einer Dreiviertelstunde verließ ich die Dusche wieder. Die Wehen wurden jetzt stetig stärker. Ich suchte mir einen Platz, an dem ich mich richtig wohl fühlte – im Wohnzimmer auf einer Matte am Boden. Während der Wehen kniete ich auf der Matte und legte mich vornüber auf einen Gymnastikball, so kam ich gut mit den Wehen zurecht.

Ich war vollkommen auf meinen Körper und mein Baby konzentriert. Ich brauchte sehr viel Ruhe. Selbst die Versuche von Andi, mir zu helfen, lenkten mich zu sehr von meinem Körper ab. Ich wollte nicht, daß er mich berührte oder mitatmete. Es war einfach nur gut, daß er da war. Andi verstand mich und akzeptierte meine Wünsche, ich war ihm dafür sehr dankbar.

Er verhielt sich ganz ruhig, ebenso Ilona. Es herrschte eine angenehme Atmosphäre im Raum.

Um 21.30 Uhr erreichten wir die Kinderärztin. Sie wäre bereit, jederzeit zu kommen.

Ilona untersuchte mich zwischendurch immer wieder mit dem CTG. Dem Kind ging es gut, und es war bald ganz unten im Geburtskanal. »Tiefer kann es nicht mehr«, sagte Ilona.

Ich dachte daran, wie ein Baby sich im Geburtskanal richtig drehen muß, um nach unten zu wandern. »Unser Kind kann das«, dachte ich. Ich war sehr stolz auf unser Baby.

Die Wehen wurden immer stärker, und Ilona meinte, daß ich mich kurz vor dem Pressen befände. Aber irgendwie wollte mir das Pressen noch nicht gelingen. Die Wehen waren jetzt sehr schmerzhaft, und ich hatte sie nicht mehr richtig unter Kontrolle, zum ersten Mal bekam ich Angst. Ich suchte nach einer geeigneten Stellung, konnte aber keine finden. Ilona sagte, ich sollte versuchen, mich aufzurichten, so hielt ich die Schmerzen aber nicht aus. Für einen Moment war ich verzweifelt, die Schmerzen waren so stark, und ich kam irgendwie nicht weiter. In diesem Moment wußte ich aber ganz genau, daß ich alleine die Kraft haben mußte, mein Kind zur Welt zu bringen. Ich wußte, daß ich diese Kraft besaß. Ich versuchte, mich aufzurichten und setzte mich in der Hocke auf Andis Schoß.

Auf einmal wurde mein Körper von einer ungeheuren Wucht ergriffen, jeder meiner Muskeln war angespannt, und ich hörte mich schreien. Es war aber kein Angstschrei, sondern ein sehr befreiender Schrei – er kam mir vor wie ein Urschrei. War das wirklich ich?

Die erste Preßwehe hatte eingesetzt. Ich war überwältigt von ihrer Macht.

Der Weg war ganz klar. Bald würde mein Kind da sein. Es kam eine Preßwehe nach der anderen. Ich war schweißgebadet. Andi hielt mich fest. Bei einer Preßwehe platzte die Fruchtblase – es war wie eine Explosion. Ich preßte aus Leibeskräften, aber das Baby war noch immer nicht da. Es war wahnsinnig anstrengend. Ilona sagte, ich solle jetzt mit mehr Gefühl pressen, denn der Kopf kam schon heraus. Ich versuchte, das Pressen mehr zu dosieren. Bei der siebenten oder achten Preßwehe war es dann soweit: Unser Baby flutschte aus mir heraus auf die Matte! Unser Kind war geboren!

Ilona gab es mir in die Arme. »Das ist es also, unser Baby«, dachte ich immer wieder. Wir hatten so lange und mit so viel Neugierde auf es gewartet. Es war ein Mädchen. Mit 46 cm und 2225 g war sie zwar recht klein, aber alles war in Ordnung. Die Kinderärztin brauchte nicht zu kommen. Die Nachgeburt kam sehr rasch von ganz allein. Ilona nabelte unser Baby ab, dann badeten Andi und ich sie gemeinsam im Wohnzimmer. Nachdem wir sie dann noch angezogen hatten, legten wir uns zu dritt als neue Familie in unser Bett.

In dieser ersten Nacht konnte ich kaum schlafen aus Sorge, es könnte doch noch etwas passieren.

Unsere Tochter (ihre frühe Ankunft hatte uns so überrascht, daß wir nicht gleich einen Namen für sie hatten; erst nach sechs Tagen erhielt sie den Namen Magdalena) trank in dieser Nacht nicht von der Brust, auch nicht am nächsten Morgen und auch nicht in den nächsten drei Tagen, sie war einfach noch etwas klein. Dank Ilonas liebevoller Nachbetreuung konnten wir gemeinsam auch dieses Problem in den Griff bekommen. Wir waren bei ihr wirklich in den besten Händen.

Magdalena konnte bald problemlos von der Brust trinken und gedieh prächtig.

Ihre Geburt wird uns ein Leben lang in wundervoller Erinnerung bleiben.

Birgit Toth

Unser erstes Kind sollte so um den 13. Juni 1991 zur Welt kommen. Um so größer war die Überraschung, als ich in der Nacht zum 15. Mai, um ca. 1 Uhr früh, plötzlich spürte, wie mein Bett immer nasser wurde, und ich nichts dagegen tun konnte – der Blasensprung hatte stattgefunden.

Obwohl es noch vier Wochen vor dem Geburtstermin war, weckte ich meinen Mann Helmut ganz vorsichtig und gelassen. Der konnte es natürlich im ersten Moment gar nicht glauben, daß es nun losgehen sollte. Da man aber bei einem Blasensprung nicht aufstehen soll, brachte er mir einen Eimer, da ich auf die Toilette mußte. Und an der Menge des Fruchtwassers war es unübersehbar – die Geburt sollte losgehen.

Um ca. 1.30 Uhr brachte uns der Notarzt ins Krankenhaus; bis dahin hatte ich noch keine Wehen. Im Kreißsaal, der in drei offene Kojen unterteilt war, war es mucksmäuschenstill. Die Hebamme schloß mich an den Wehenschreiber an und untersuchte mich. Der Muttermund war noch ganz zu.

Dann wurde eine Frau in den Kreißsaal gebracht, und eine Weile später hörten wir sie stöhnen und sich erbrechen. Bis dahin hatte ich mich auf die Geburt gefreut, aber als wir das mit anhören mußten, wurde uns ganz anders zu Mute. Kurz darauf ertönte Babygeschrei, wie schön das klang. Wir freuten uns sehr für diese Mutter. Und noch eine Geburt sollten wir miterleben bis zum Hebammenwechsel um 7 Uhr – nur bei uns tat sich nichts! Dann kam die Visite mit zwei Ärzten und sechs Studenten und Ärzten in Ausbildung. Einer nach dem anderen tastete meinen Muttermund und meinen Bauch ab. Ich kam mir wie bei einer »Fleischbeschau« vor – hilflos ausgeliefert. Die Hebamme versuchte – ohne Vorwarnung – meinen Muttermund mit den Fingern zu dehnen, was höllisch weh tat , dann bekam ich eine Vaginaltablette (zur Einleitung). Mein Mann und ich sollten uns in einem Zimmer ausruhen, da wir ja die ganze Nacht nichts geschlafen hatten. Als sich nach ein paar Stunden noch immer nichts tat, bekam ich eine weitere Vaginaltablette. Ich durfte weder aufstehen noch etwas essen oder trinken! Die Zeit schien stillzustehen. Andere Schwangere bekamen ihre Kinder und wurden auf die Wochenstation gebracht. Nur ich lag immer noch im Kreißsaal mit meinem übermüdeten Mann neben mir und wurde immer deprimierter. Beim nächsten Hebammenwechsel hatte ich noch immer kaum Wehen. Da es bis zur Geburt noch lange dauern konnte, schlief mein Mann zu Hause. Ich lag alleine in einem Zimmer und schlief fast nichts, da ich doch ab und zu heftigere Wehen hatte. Niemand kam in der Nacht zu mir, und als mein Mann um ca. 7 Uhr früh wieder ins Krankenhaus kam, wußte niemand, wo ich lag, da wieder einmal Schichtwechsel war. Wie er mir erst viel später erzählte, war er zu Tode erschrocken, als er in den Kreißsaal kam. Denn an ihm rasten Rettungsmänner mit einem Baby im Brutkasten vorbei, und er hörte jemanden sagen: »Die Mutter muß sofort in den OP, ihr geht es sehr schlecht!« Helmut dachte zuerst, ich sei das, aber da kam ich gerade aus meinem Zimmer.

Der Muttermund war erst zwei Zentimeter offen, aber ich durfte jetzt wenigstens herumgehen und etwas Tee trinken. Dann bekam ich einen Einlauf und duschte längere Zeit – aber auch das nützte nichts. Also gingen Helmut und ich stundenlang am Gang auf und ab. Kamen dann doch einmal stärkere Wehen, kreiste ich mit dem Becken und machte Atemübungen, die sehr halfen. Helmut massierte mich. Alle Mütter kannten und bedauerten uns schon – unser Baby wollte einfach nicht kommen. Vielleicht war ich zu gern schwanger und wollte dieses wundervolle Gefühl in mir nicht missen.

Dann duschte ich wieder, und plötzlich verspürte ich einen so starken Schmerz, daß ich einen Schrei ausstieß, weil ich glaubte, unser Baby würde jeden Moment auf den Boden fallen. Die Hebamme und mein Mann stürmten herbei und brachten mich ganz naß in den Kreißsaal. Ich zitterte am ganzen Körper und war völlig übermüdet – endlich dufte es losgehen. Der Muttermund hatte sich endlich sechs Zentimeter weit geöffnet, aber die Hebamme sagte um 18 Uhr, daß es immer noch dauern würde. Wenn Helmut mir nicht gut zugeredet hätte, ich glaube, ich hätte aufgegeben. So gingen wir wieder ein bißchen hin und her, um die Wehen zu fördern. Und dann spürte ich auch, daß es nicht mehr lange dauern könnte. Doch gerade da war, wie kann es auch anders sein, Dienstwechsel! Nach kurzem Blick auf meine Kartei verschwand die Hebamme. Ich fühlte unser Kind so stark nach unten drücken, hatte aber trotzdem keine richtigen Preßwehen, und wir waren allein! Helmut mußte die Hebamme holen, und die rief sofort einen Arzt, als sie den Kopf schon fast kommen sah! Ich preßte so gut ich konnte, aber es tat sich nichts. Daraufhin drückte die Hebamme fest auf meinen Bauch – ohne Erfolg. Dann sagte sie: »Fest pressen, der Kopf steckt schon!« und im selben Augenblick spürte ich einen stechenden Schmerz und hörte »Ratsch«. Ein Dammschnitt wurde gemacht, und die Hebamme zog unser Kind am Kopf heraus. Da lag er nun, unser Sohn, mit blau-grauer Haut und voller Käseschmiere, endlich – nach 42 Stunden! Ich durfte ihn nur ganz kurz halten, dann wurde er gebadet und kam in den Brutkasten.

Aber für mich war es noch immer nicht überstanden. Die Nachgeburt wollte genausowenig herauskommen wie unser Lukas. Nachdem sich die Hebamme erfolglos auf meinen Bauch gekniet hatte, tat dies ein Arzt von stattlicher Größe. Unter starken Schmerzen drückte er die Plazenta heraus. Dann wurde ich noch genäht, und endlich durfte ich unser Baby stillen. Aber dieser kleine Kerl mit den verschwollenen Blutergüssen um die Augen war viel zu schwach zum Trinken. Er brauchte erst mal Ruhe. Lukas verbrachte fünf Tage fast nur im Brutkasten. Ich wollte ihn unbedingt stillen. Gott sei Dank half mir wenigstens eine Säuglingsschwester dabei. Lukas brauchte zwar einige Monate, um sich von der Geburt zu erholen, aber dank meiner nahrhaften Muttermilch war er bald ein kugelrundes, zufriedenes Baby.

Nachdem ich all diese Erlebnisse und Eindrücke verarbeitet hatte, stand für mich fest – NIE wieder eine Krankenhausgeburt (wenn nicht unbedingt notwendig)!

Als ich wieder schwanger wurde, war ich mir ganz sicher, diesmal das Kind zu Hause zur Welt zu bringen. Nur Helmut hatte so seine Zweifel. Aber ich wußte – wenn er erst Ilona Schwägerl kennengelernt hat, sind seine Sorgen beseitigt. Also gingen wir zu einem Elternabend ins Mütterstudio, um alles über die Vorbereitungen und den Ablauf einer Hausgeburt zu erfahren. Und wirklich: Schon beim Händeschütteln konnte ich Helmut ansehen, daß er Ilona vertraute und sie mochte, denn diese Frau strahlt solch eine Stärke, Sicherheit, Geborgenheit und Ruhe aus, daß man sie einfach gern haben muß.

Nach diesem Gespräch hatte auch Helmut keine Fragen und Bedenken mehr, und so freuten wir beide uns riesig darauf, unser Baby daheim zur Welt zu bringen.

Am 7. Februar 1997, sechs Tage nach dem errechneten Geburtstermin, hatte ich um 3 Uhr früh, wie schon beim erstenmal, wieder den Blasensprung, aber keine Wehen. Ich rief sofort Ilona an, und sie sagte: »Wenn sich vorher nichts Ernstes tut, komme ich um 9 Uhr zu Euch. Geht's wieder schlafen.« Das taten wir auch.

Helmut brachte Lukas noch bei dichtem Schneefall in den Kindergarten. Dann kam auch schon Ilona. Bis dahin hatte ich nur ganz leichte Wehen, ca. alle 15 Minuten.

Ilona untersuchte mich gleich. Das CTG war in Ordnung und der Muttermund schon sechs Zentimeter geöffnet! (Wenn ich da an das erste Mal denke!) Wir plauderten kurz, und schon begannen meine Wehen heftiger und öfter zu kommen. Ilona breitete im Wohn- und Schlafzimmer Unterlagen und Tücher aus und stellte den Hocker bereit. Ich hatte den Ball und andere Geburtsstellungen durchprobiert, aber in der Hocke fühlte ich mich am wohlsten. Zwischen den Wehen tranken wir Kaffee und Tee und unterhielten uns gemütlich. Solange ich hin und her ging, hatte ich starke Wehen, aber wenn ich mich hinsetzte, hörten sie fast auf. Da mich ein Einlauf überhaupt nicht stört, beschlossen wir, einen zu machen.

Dieser beschleunigte die Geburt so sehr, daß mich plötzlich ein bißchen Panik überkam. Ilona spürte das sofort, und sie redete ganz ruhig auf mich ein und ließ mir die Zeit, die ich brauchte.

Um ca. 12 Uhr begannen die Preßwehen, aber ich hatte immer noch ein bißchen Angst mitzupressen (wieso, weiß ich bis heute nicht). Kurz vor 12.30 Uhr sagte Helmut, der hinter mir saß und mich ganz fest hielt: »Los, drück an, ich kann den Kopf schon sehen, mit vielen schwarzen Haaren!« Da konnte ich es natürlich kaum mehr erwarten, unser Baby in den Armen zu halten. Ich preßte, so fest ich konnte. Um 12.30 Uhr hielt Ilona ein wunderschönes, kräftiges Mädchen in den Händen, 53 cm groß und 3800 g schwer und mit 37 Zentimeter Kopfumfang. Helmut und ich, wir weinten vor Glück, als sich Saskia zufrieden an mich schmiegte. Dieses unendlich schöne Gefühl, ein Kind zu Hause zur Welt zu bringen, die Hebamme nur für sich zu haben, diesen kleinen Wurm nicht gleich weggerissen zu bekommen – einfach unbeschreiblich!

Nach einer Weile badeten Helmut und Ilona Saskia gemeinsam, und erst dann wurde sie abgenabelt. Nach einem kurzen Schrei fand Saskia auch sofort den Weg zur Brust, und sie saugte auch gleich kräftig.

Währenddessen untersuchte Ilona die Nachgeburt und meine Scheide – alles in bester Ordnung und nicht der kleinste Riß!

Um ca. 15 Uhr verließ uns Ilona, und zu dritt kuschelten wir uns zusammen, bis Lukas von einer Freundin gebracht wurde. Er bestaunte und streichelte seine kleine Schwester, bis wir alle vier gemeinsam einschliefen.

Nach dieser wunderbaren Erfahrung könnten wir, glaube ich, noch zehn Kinder bekommen. Na ja! Vielleicht nicht gerade zehn, aber noch einmal wollte ich das alles schon noch erleben, denn was gibt es Größeres, als das Wunder der Geburt eines neuen Menschen erleben zu dürfen?

Fast zwei Jahre später sollte es auch soweit sein. Wir erwarteten unser drittes Kind. Voraussichtlicher Geburtstermin: 26. Januar 1998.

Am 25. Januar löste sich deutlich sichtbar der Schleimpfropfen. Ich verständigte vorsichtshalber die Hebamme. Die meinte aber, es könne durchaus noch einige Tage dauern, was auch stimmte.

Ilona kam am 27. Januar um 12 Uhr zur Kontrolle vorbei und meinte voller Überzeugung, obwohl ich noch gar keine Wehen hatte, daß unser Baby noch heute kommen würde. Saskia war zufällig bei meinen Eltern, Lukas wollte unbedingt bei der Geburt dabeisein. Helmut sagte ich telefonisch, er solle sicherheitshalber von der Firma heimkommen.

Da ich auf einen Einlauf sehr gut anspreche, schlug Ilona vor, einen »zur Probe« zu machen. Und wirklich, schon bald hatte ich erste Wehen. Unglaublich – Ilona war bei mir, und es ging los.

Meine zwei Männer spielten im Kinderzimmer, und wir plauderten im Wohnzimmer miteinander, bis ich kaum noch reden konnte. Mit sehr starken Wehen holte ich Helmut. Er kniete sich hinter mich, und ich ließ mich in seinen Armen total fallen. Lukas sah ganz neugierig und gespannt zu. Da meinte Ilona: »Noch drei Preßwehen, dann ist euer Kind da!« Ich fühlte mich so stark und preßte mit voller Kraft, daß plötzlich die Fruchtblase – und mit ihr unser Baby – »herausplatzte«. Lukas lief in sein Zimmer, ihm war es zu schnell gegangen, und er mußte erst die Geburt seines Geschwisterchens – und seine eigene – verarbeiten. Auch wir drei waren total erstaunt über diese »Blitzgeburt«. Wir hatten eine Selina mit »Glückshaube«, 53 cm lang und 4000 g schwer, bekommen.

Lukas kam erst nach einer Weile, um seine Schwester zu begutachten, aber er war sofort verliebt in seine »Prinzessin«, wie er sie gleich nannte. Dann tranken wir noch Sekt mit Ilona.

Wir freuten uns auch schon auf die Tage der Nachbetreuung, denn es tut so gut, sich mit Ilona zu unterhalten und gemeinsam das Baby zu pflegen. Wir haben eine so innige Beziehung zu ihr, die wohl immer bestehen bleibt. Denn wir werden ewig dankbar sein, diese wundervollen Momente mit ihr erlebt haben zu dürfen.

Dr. Rudolf Bayer

Als Mann waren für mich bei dem Ereignis »Geburt« folgende Dinge wichtig. Neben meinem Wunsch, dem neuen Erdenbürger eine möglichst schöne Ankunft zu bereiten, stand absolut meine Frau, auch bezüglich aller Begleitumstände, an erster Stelle, so daß ich gleich zu Beginn sagen kann: Nur durch ihren Mut, ihre Freude auf die Hausgeburt bin ich dieser Geburtsform begegnet. Apropos Mut: Beim ersten Erwägen stieß ich an eine – vielleicht berufsspezifische (Arzt, nicht Gynäkologe) Barriere, begann mich nach etwaigen Risiken zu erkunden und muß eine anfängliche Skepsis eingestehen. Aber im Laufe der Schwangerschaft wuchsen neben einem schulmedizinisch geschürten Restrisiko die wärmenden Aussichten, daß das Kind in häuslicher Umgebung – quasi vor Ort – in Begleitung einer fachkundigen Hebamme zur Welt käme, die größeren Geschwister direkt dabei sein dürfen, keine störende Klinikumgebung sphärisch drücken würde und die Hebamme (bzw. der Arzt) nicht drei Geburten gleichzeitig zu betreuen hat, somit alles sich auf Mutter und Kind konzentrieren könne. Außerdem: Von wegen Schulmedizin – noch mit Grauen sehe ich mit meinen heutigen Augen meine Erinnerungen als Famulant bzw. Arzt auf geburtshilflichen Stationen, wo zwar in den letzten Jahren zugegebenermaßen viel geschehen ist, teilweise aber immer noch gereizte Hebammen, im Befehlston agierende Ärzte in wenig anheimelnder Umgebung den »Geburtsakt erledigen«, ohne auf die Persönlichkeit der Mutter einzugehen (bzw. ob des Stresses eingehen zu können). Aber all diese Erlebnisse haben mich doch im tiefen mit der Ahnung bereichert, daß die Geburt – bei all den unsäglichen Schmerzen für die Frau – auch etwas Wunderbares sein muß. Für einen Mann völlig unverständlich, lächelten die meisten Frauen unmittelbar nach der Geburt in einer unvergleichlichen Weise, schien da der neue Sproß alles Vorangehende mehr als aufzuwiegen, eine Mischung aus wortloser Freude, Dankbarkeit und Liebe sich aufzutun, die mir Jahre später – bei der eigenen Frau – wieder begegnen sollte.

Neben all diesem aber waren zwei Erlebnisse letztlich für mich entscheidend. Durch die Bekanntschaft mit zwei medizinisch und menschlich überaus kompetent agierenden Frauenärzten gelang es mir, die skeptischen Stimmen – ja auch, offen gesagt, die Angst um Frau und Kind – zu relativieren bzw. abzubauen (auch mit dem Wissen, für alle Eventualitäten ein Krankenhaus in greifbarer Nähe zu haben), und schließlich das Kennenlernen »unserer« Hebamme, der Umgebung ihres Schaffens und dem gesamten Klima des Mütterstudios. Diese Form der Toleranz, Liebe, Offenheit und Sorge um das Kind und die Mutter war – und ist – eine Form von Geborgenheit und Zuversicht, daß rein gefühlsmäßig die letzten Zweifel wie weggeblasen waren und für mich feststand, in jeder mir möglichen Form den Wunsch meiner Frau zu unterstützen.

»Unsere« beiden Geburten waren dann auch derart schöne Erlebnisse, die die vorangegangenen Hoffnungen in jeder Weise bestätigten. Fast wehmütig erinnere ich mich an den »letzten« Hebammenbesuch nach der Geburt, wo – paradoxerweise – so etwas wie ein Abschied spürbar wurde, ein Abschied und doch ein Neubeginn zugleich.

Rückblickend würde ich jederzeit – mit meiner Frau, den Kindern, der Hebamme und dem begleitenden Arzt – neuerlich diesen Rahmen anstreben, wo sowohl der Mutter als auch dem Kind größtmöglicher Raum gegeben wird, wo – ergänzt durch die Vorbetreuung und Nachsorge – dem neuen Menschen mit einer Form von Respekt und Wärme begegnet wird, die ich jedem Menschen für sein übriges Leben nur wünschen kann.

Christine Nohava

Als ich mit meiner ersten Tochter schwanger war und bevor ich Ilona Schwägerl kannte, dachte ich ganz anders. Um ehrlich zu sein, mir wurde beim Anblick von Geburtsfotos schlecht, ich dachte nur an die Schmerzen, die ich haben würde, und mir war klar, daß ich in einem Krankenhaus mit Hilfe eines Arztes entbinden wollte. Dies änderte sich jedoch bald, als ich Ilona kennenlernte.

Nach der ersten Geburtsvorbereitungsstunde war ich total verwirrt und betroffen. Ilona sprach vom Denken an das Kind, davon, die Schmerzen des Kindes nicht zu vergessen, vom Hinhören, wie es dem Kind geht, von der eigenen Selbstsucht, die zur Mutterliebe wachsen sollte. Ich erkannte, wie recht Ilona hatte. Ich mußte lernen, für zwei zu fühlen, nicht mehr nur für mich, wie ich es eben gewohnt war. Schon kurze Zeit später planten wir eine Hausgeburt. Leider war Ilonas Terminkalender zum errechneten Geburtstermin ausgebucht.

Acht Tage vor Lenas errechnetem Geburtstermin mußte ich, wie so oft, um ungefähr 4 Uhr früh auf die Toilette. Da hatte ich schon einen hohen Blasensprung, d. h. ich verlor bereits etwas Fruchtwasser. Aufgeregt erzählte ich meinem Mann Martin von dem Vorfall. Da er Gott sei Dank die Ruhe in Person ist, riet er mir, noch etwas zu schlafen. Er schlief seelenruhig weiter, und auch ich fand noch ein paar Stunden Ruhe. Nach einem gemütlichen Frühstück rief ich dann doch im Krankenhaus an. Wir hatten uns vorher die Geburtsstation angesehen und waren recht angetan. Man sagte mir, ich sollte rasch und, wenn möglich, liegend kommen. (Aufgrund der vorangegangenen Untersuchungen wußten wir, daß der Kopf des Kindes richtig lag, ich machte mir daher auch keine Sorgen.)

Im Spital angekommen, stellte sich heraus, daß es sich tatsächlich um Fruchtwasser handelte, und ich wurde gleich aufgenommen. Von der freundlichen Hebamme wurde ich ebenfalls untersucht. Danach wollte sie mir ein Desinfektionszäpfchen geben, was ich allerdings ablehnte. Dies war die erste Konfrontation mit der Krankenhausroutine, doch die Hebamme zeigte Verständnis, und ich war froh, so eine »nette« erwischt zu haben. Wir baten, spazierengehen zu dürfen, denn ich verspürte einen unheimlichen Drang danach. Der Wunsch wurde uns gewährt. Es rechnete wahrscheinlich keiner damit, daß wir in den Garten gingen. Warum auch nicht – es war wunderschönes Wetter, und Martin war doch bei mir. Martin legte sich auf eine Parkbank (seine Gelassenheit ärgerte mich damals fast ein bißchen), ich ging meine Runden, und die ersten Wehen setzten ein. Wir kehrten auf die Station zurück, ich ging noch ein paarmal die Treppen auf und ab, schließlich tat es mir gut, und die Wehen wurden stärker – ein gutes Zeichen. Frohen Mutes kamen wir zurück, wo der Arzt gleich schimpfte, was wir uns erlaubten, so lange fortzubleiben. Dann rügte er noch die Hebamme, warum ich noch keine Krankenhausuniform trüge. Naja, ich zog mich um, wurde sehr lange ans Meßgerät angehängt und untersucht. Der Muttermund war erst ein bis zwei Zentimeter offen. Sie waren nicht zufrieden mit mir. Schließlich entschloß ich mich, ein wenig auszuruhen, während Martin noch schnell heimfuhr, um ein paar Sachen zu holen. Er wollte auch bei Ilona vorbeischauen, um sie zu fragen, was wir machen sollten, damit der Muttermund weiter aufgeht. Leider hat er sie nicht angetroffen. Ich hatte gerade die Augen zugemacht und war ein bißchen eingenickt, als ich geweckt wurde! Das Mittagessen war da! Ich weiß schon, daß es eine gewisse Krankenhausroutine geben muß, aber bei einer werdenden Mutter so wenig einfühlsam zu sein, machte mich betroffen. Nicht nur das. Ich konnte in diesem Augenblick sowieso nichts essen, noch dazu hatte ich eine Zimmernachbarin, die in der Nacht zuvor ihr Kind zur Welt gebracht hatte und es nun zum erstenmal (!) zu sich bekam. Schon kurze Zeit später beschwerte sie sich, daß sie das Kind nervte. Mir tat das Baby richtig leid.

Wie froh war ich, Martin wieder zu sehen. Nun stand uns die Visite bevor. Wie ein Labormäuschen wurde ich von zwei Ärzten, Schwestern und Hebammen umringt, betrachtet und schließlich untersucht. Es wurde nur festgestellt: »Ha. Der Muttermund ist erst zwei Zentimeter offen.« Der Arzt tat sein Bestes und massierte mir den Muttermund, alle waren zufrieden. Wie unangenehm das mitten im Zimmer vor all den Leuten war, schien niemandem aufzufallen. Wie oft ich dann an den Wehenschreiber angehängt wurde, weiß ich nicht mehr. Dazwischen bat ich (bzw. Martin – mein bestes Sprachrohr) um ein Bad für mich. Eilig veranlaßte die Hebamme alles. Als ich in das Zimmer mit der Wanne kam, war das Wasser leider voll Schaum. Da das nicht gut für die Scheidenflora ist, bat ich um klares Wasser. Ohne Zögern putzten die zwei Hebammen die Wanne sauber und ließen frisches Wasser ein (mittlerweile waren wir schon für unsere Sonderwünsche bekannt!) Das Bad war sehr wohltuend, die Wehen wurden stärker, nur war mir etwas schlecht. Kein Wunder, hatte ich doch seit dem Morgen keinen Hunger verspürt, und jetzt war es bereits Nachmittag! Martin bat um ein wenig Brot, doch das konnte uns die Hebamme aufgrund der Krankenhausroutine nicht geben. Wegen einer etwaigen Narkose bei einem Kaiserschnitt, hieß es. Daß mir zu Mittag sehr wohl etwas angeboten worden war, schien kein Widerspruch zu sein! Mir war schlecht vor Hunger. Während ich mich anzog, schmuggelte mir Martin eine Semmel ins Zimmer. Wir kamen uns vor, als würden wir etwas Schlimmes anstellen, nur weil ich nach meinen Bedürfnissen handelte! Nach ein paar Bissen war mir sofort besser. Die Station durften wir leider nicht mehr verlassen, obwohl ich so gerne spazierengegangen wäre. So ging ich nur den Gang auf und ab. Nach einer neuerlichen Messung am CTG geschahen zwei Dinge, die es mir – im nachhinein gesehen – unmöglich machten, mein Kind im Krankenhaus zu bekommen. Da war erstens der Hebammenwechsel und zweitens ein Gespräch mit dem Arzt. Die neue Hebamme war jung, wenig einfühlsam und roch furchtbar nach Zigaretten (ich war zu diesem Zeitpunkt extrem geruchsempfindlich). Obwohl ich gerade eine Untersuchung hinter mir hatte, bestand sie forsch auf einer neuen (Dienstwechsel!). Sie montierte den Gurt des CTGs sehr schlecht, verschwand sogleich wieder und wurde für mindestens eine halbe Stunde nicht mehr gesehen. Sie rauchte, wie ich später feststellte. Zu diesem Zeitpunkt war ich bereits sehr verzweifelt, Martin versuchte, mich zu beruhigen und machte mir wieder Mut. Er war es auch, der das Gespräch mit dem Arzt suchte. Dieser war ganz erstaunt, daß wir uns über die vielen Untersuchungen beschwerten. Es war mir mittlerweile unmöglich, noch länger zu liegen. Die Hebamme meinte allerdings im Vorübergehen, ich sollte bei einem Blasensprung ohnehin nur liegen. Der Arzt versprach mir längere Abstände zwischen den Untersuchungen, meinte aber dann, wegen der

Infektionsgefahr müßte am nächsten Morgen die Geburt eingeleitet werden. Ich fiel aus allen Wolken. Warum durfte das Baby nicht auf die Welt kommen, wann es an der Zeit war? Warum wurde uns so wenig zugetraut?

Martin erkannte den Ernst der Situation und machte etwas, wofür ich ihm ewig dankbar sein werde: Er rief Dr. Jaskulski an, den wir aufgrund seines Buches »Kämpfer für das verlorene Glück« kannten. Ich bewundere noch heute Martins Mut und seinen Einfall, dieses Telefonat zu führen. Es ist für mich der größte Beweis an Vertrauen und Liebe meines Mannes in einer der schwierigsten Situationen unseres Lebens. Er hätte mein Verhalten auch als hysterisch abtun können.

Dr. Jaskulski war sehr nett und riet uns, das Gespräch mit dem dienstführenden Arzt zu suchen, um eine für uns akzeptable Atmosphäre zu schaffen. Inzwischen traf ich meine erste Hebamme wieder, die zufällig noch da war. Sie sah meine Verzweiflung und sprach mir Mut zu. Ich konnte aber nicht mehr weiter (der Muttermund war mittlerweile von vier Zentimeter auf zwei Zentimeter zugegangen!). Die Situation spitzte sich immer mehr zu, so daß Martin Dr. Jaskulski neuerlich anrief und fragte, ob wir zu ihm kommen könnten. Dr. Jaskulski willigte ein.

Wie verwundert war der Arzt, als wir sagten, daß wir gehen wollten! Er ließ uns einen Revers unterschreiben, ich packte meine Sachen, und wir fuhren los. Ich war unbeschreiblich erleichtert! Ich wußte, nun würde ich mein Kind in aller Ruhe bekommen können. Wir wurden von Dr. Jaskulski herzlich aufgenommen. Er entschuldigte sich fast, bevor er mich noch einmal untersuchte, nach all der Aufregung im Krankenhaus. Aufgrund meiner Entspannung war der Muttermund bereits wieder vier Zentimeter offen.

Der Arzt riet uns zu schlafen. Er befand sich im Nebenraum und hatte in der Zwischenzeit eine Hebamme organisiert. Martin schlief bald ein, und auch ich konnte in einer Art Sitzsack trotz Wehen noch gut ausruhen. Mein Baby und ich hatten endlich eine Pause!

Auf unseren Wunsch hin, versuchte der Arzt Ilona zu erreichen. Als sie gegen 4 Uhr früh hereinkam, hätte ich vor Freude weinen können. Sie legte ihre Hand auf meinen Bauch. So viel Gefühl und Wärme durchströmten mich, ich werde es nie vergessen. Sie zeigte so viel Einfühlsamkeit. Was für ein Unterschied!

Ilona gab mir Globuli, ich nahm ein Bad, und Frau Jaskulski brachte mir Tees und stellte Duftlampen auf. Ich fühlte mich trotz der Wehen so wohl! Danach ging es relativ schnell voran. Ich konnte gehen, an der Sprossenwand wippen, Martin und ich waren teilweise auch allein im Geburtsraum. Zwischendurch untersuchte Dr. Jaskulski die Herztöne des Kindes – im Stehen, liegend , egal in welcher Lage ich mich befand, jedenfalls so angenehm, daß ich mich kaum noch daran erinnere.

Ich konnte auch noch draußen an der frischen Luft spazierengehen. Ilona massierte mich mit ätherischen Ölen, ich war glücklich. Ich spürte bereits den Kopf meines Kindes zwischen den Beinen und kam kaum noch die Stufen ins Geburtszimmer hinunter. Ich probierte einige Geburtsstellungen und fühlte mich dann im Bett liegend mit Martin hinter mir am wohlsten. Anfangs preßte ich aus Angst zu vorsichtig. Wie befremdend es auch klingen mag: Ich hätte gern einen Spiegel unter mir gehabt, da ich mir nicht vorstellen konnte, daß jetzt bei mir ein Baby herauskam. Dann setzten die Wehen kurz aus. Ich stand auf, ging hin und her und merkte, daß meine Angst die Geburt aufhielt. Mein Baby wollte heraus, und ich war zu feige! Als mir das bewußt war, kamen die Wehen zurück, und ich wünschte sie mir regelrecht! Kurz vor 9 Uhr früh gebar ich unsere Tochter Lena Maria. Sie weinte kurz, dann lag sie selig in meinen Armen. Auch wir weinten vor Freude, daß wir unser Kind doch noch sanft zur Welt bringen durften. Nach einem wunderbaren Frühstück, einer erfrischenden Dusche und dem Besuch des Kinderarztes fuhren wir am Nachmittag mit unserem Sonnenschein nach Hause.

Vielen Dank der Familie Jaskulski!

Die Geschichte der Geburt unserer zweiten Tochter Luca ist kürzer, nicht, weil sie weniger wichtig war, sondern weil sie von Anfang an als Hausgeburt geplant und somit weniger ereignisreich war. Durch die Betreuung von Dr. Jaskulski und Ilona während der Schwangerschaft war alles bestens vorbereitet.

Diesmal waren es drei Tage vor dem errechneten Geburtstermin (Vollmond). Bereits am Vortag verlor ich den Schleimpfropfen, und in der Nacht spürte ich ein leichtes Ziehen im Bauch. Ich rief meinen Mann, der in der Arbeit war, an und bat ihn zu kommen. Da ich sehr nervös war, riet mir Ilona am Telefon, ein Entspannungsbad zu nehmen. Martin kam um 8 Uhr früh nach Hause, und wir gingen mit unserer Tochter Lena noch eine Runde spazieren. Mir war übel, und ich fühlte mich als Rabenmutter, die vorzeitig hysterisch wird. Zu Hause angekommen, ließ ich mir sofort wieder ein Bad ein, und diesmal wirkte es Wunder! Die Übelkeit war wie weggeblasen, und ich war total entspannt. Die Wehen kamen öfter, sie waren nicht sehr schmerzhaft. Ilona kam gegen 10 Uhr vorbei, was mir sehr guttat. Als sie mich untersuchte, war mein Muttermund schon sechs Zentimeter offen! Da die Fruchtblase noch ganz war, waren die Wehen noch sehr gedämpft, und ich konnte sie sehr gut annehmen. Da Lena dabeisein wollte (sie war 21 Monate alt), nahm ich sie zu mir und erklärte ihr, was geschehen würde. Sie war zufrieden und verstand es wunderbar, daß Mama jetzt Ruhe brauchte. Selbst unter Wehen mußte ich Lena zumindest etwas Reis kochen, damit ich mich wieder voll entspannen konnte. Mir war recht, daß Ilona und Martin plauderten, und ich genügend Ruhe hatte. Als ich mich erschöpft fühlte, legte ich mich ins Schlafzimmer, um auszuruhen. Die Wehen ließen in der Ruhepause etwas nach. Gestärkt kam ich ins Eßzimmer zurück. Ich war für jede Wehe dankbar und sprach mit Ilona über meine Gefühle und Gedanken. Besonders vor einer Geburt tut es gut, verstanden zu werden! Gegen Mittag richtete Ilona den Geburtshocker her. Da ich keinen besonderen Preßdrang verspürte, meinte Ilona: »Probieren wir einmal!« Ich setzte mich auf den Hocker, wieder mit Martin und Lena hinter mir auf dem Sofa. Und es funktionierte. Es kam eine Wehe nach der anderen. Ich preßte mit voller Kraft, bewußt nach unten denkend. Bei einer der letzten Wehen sprang die Fruchtblase. Ilona konnte schon den Kopf unseres Babys sehen – voller schwarzer Haare! Um 1 Uhr mittags war unsere zweite Tochter, Luca Elisa, geboren. Sie war wunderschön, alle freuten sich. Luca hatte viel Fruchtwasser in der Nase und schrie laut, bis sie den Busen entdeckte. Dann war alles in Ordnung! Lena konnte nicht gleich verstehen, was genau passiert war. Doch als sie das erste Mal ihre Schwester in den Armen hielt, hatte sie »begriffen«. Heute sind die beiden unzertrennlich!

Ich bin jetzt im 4. Monat mit unserem dritten Kind schwanger und habe mich wieder für eine Hausgeburt entschieden. Ich fühle mich in gewohnter Umgebung am wohlsten, im Beisein meiner Liebsten und mit der Betreuung einer guten Freundin, meiner Hebamme Ilona Schwägerl!

Martin Nohava

Da ich in der Medizintechnik tätig bin, kam aufgrund meiner Erfahrung immer nur eine Krankenhausgeburt in Frage. Was sich eine Frau wünscht, war für mich damals nebensächlich – es ging ja um die Sicherheit »meiner Kinder«. Durch meine Teilnahme an den Vorbereitungskursen änderte sich meine Einstellung in bezug auf Schwangerschaft, Geburt, Sicherheit, Babypflege usw. grundsätzlich (in positiver Weise!). Vielleicht können werdende Väter manches leichter annehmen, wenn andere Männer über ihre Erfahrungen berichten.

Ich war natürlich ebenso aufgeregt wie Christine, als bei ihr die Wehen begannen. Trotzdem versuchte ich – dank Ilonas Geburtsvorbereitung – der ruhende Pol zu sein. Lustigerweise konnte ich mich an bestimmte Details der Geburtsvorbereitung besser erinnern als Christine.

Im Krankenhaus war es interessant für mich zu beobachten, wie aus einer »Löwin«, aufgrund der ungewohnten Umgebung, der Angst um das Kind und der allgemeinen Unsicherheit, eine »Maus« wurde!!! Um so wichtiger war es, daß ich die Geburtsvorbereitung mitgemacht hatte und ihr so helfen konnte, indem ich jeden Konflikt mit dem Krankenhauspersonal und alles andere Unangenehme von ihr fernhielt, damit sie sich besser auf das Kind konzentrieren konnte. Ganz so wie Ilona es immer gesagt hatte: »Der Mann soll zum Sprachrohr der Frau werden!«

Ebenso wichtig ist es, daß man dem Gespür der Frauen für das Gebären mehr Vertrauen schenkt als irgendwelchen »Wünschen und Normen« beteiligter Personen und dies auch die Partnerin spüren läßt.

Im nachhinein betrachtet war die Hausgeburt wesentlich einfacher für mich. Christine war in ihrer gewohnten Umgebung und konnte machen, was sie wollte. Ich brauchte diesmal nur für sie dazusein.

Ich glaube, daß dies die wichtigsten Punkte waren, die ich von »unseren« Geburten mitgenommen habe. Daß es die schönsten Momente meines Lebens waren, bei den Geburten anwesend sein zu dürfen, brauche ich wohl nicht extra betonen, und ich freue mich schon auf die nächste!

Zum Schluß noch ein Tip für werdende Väter: Legt in den Monaten der Schwangerschaft nicht jedes Wort Eurer Partnerin auf die Waagschale.

Gerhild Jäggle

»Geburtsvorbereitung beginnt spätestens mit der Geschlechtsreife ...«, meinte mein Arzt, als er mich in der siebten Schwangerschaftswoche fragte, ob ich bereits wisse, wie und wo die Entbindung stattfinden sollte. Und er hatte recht: Nach Berichten aus dem Bekanntenkreis und nicht zuletzt durch meine beruflichen Erfahrungen auf dem Gebiet Geburt und Neugeborenenpflege hatte ich mir schon oft Gedanken darüber gemacht, was ich mir persönlich wünschte und was ich fürchtete. Da war zum einen der Wunsch, mein Kind rund um die Uhr selbst betreuen zu dürfen, ihm unnötigen Schmerz und Trennung von mir zu ersparen, die Hoffnung, erfolgreich stillen zu lernen und die Frage nach einer ruhigen, liebevollen Atmosphäre. Auf der anderen Seite hatte ich Angst, zu wenig Selbstbewußtsein an den Tag zu legen, um für meine Bedürfnisse und die des Kindes zu kämpfen. Gerade in einer Ausnahmesituation, wie Geburt und Wochenbett es darstellen, fürchtete ich, mich zu sehr an äußere Bedingungen anzupassen, statt auf mich selbst zu hören. So wollte ich eine ambulante Entbindung ins Auge fassen – vorausgesetzt, ich wäre körperlich dazu in der Lage. Bei meinem Arzt fand ich volle Unterstützung. Da ich nun aber sowieso Kontakt zu einer Nachsorgehebamme aufnehmen wollte, die, wie ich erfuhr, auch Hausgeburten machte, war es nur mehr ein kleiner Schritt, über eine Hausgeburt nachzudenken. Nach der ersten Sprechstunde bei Ilona war für mich klar, daß ich es probieren wollte. Trotz aller Ungewißheit, die beim ersten Kind herrscht: Die Geburt sollte für mich ein aktives Erlebnis sein, bei dem ich mich kompetent für mich und mein Kind einsetzen könnte.

Mein Mann beobachtete diese Entwicklung zunächst besorgt. Bei seinen beiden Kindern aus der ersten Ehe hatte es jeweils Situationen gegeben, in denen er froh war, daß eine optimale medizinische Versorgung möglich war – und das wollte er auch diesmal nicht missen. Außerdem fürchtete er den Aufwand, in unserer Wohnung ein Geburtszimmer einzurichten bzw. nachher wieder alles in Ordnung bringen zu müssen. Doch durch meine innere Überzeugung, durch entsprechende Literatur und nicht zuletzt durch Gespräche mit Ilona und die Kompetenz, die ihm die Hebamme vermittelte, ließ er sich überzeugen, daß eine Hausgeburt für uns durchaus realistisch war. Es beruhigte ihn auch, im Falle von Komplikationen den Krankenwagen und das nächste Krankenhaus in der Nähe zu haben. So folgte der – meist gemeinsame – Besuch des Geburtsvorbereitungskurses im Mütterstudio, wo sowohl Wissen und Tips zu Themen rund um Geburt, Wochenbett und Neugeborenenpflege vermittelt wurden als auch körperliche und mentale Einübung auf unsere Geburt stattfand. Die letzten Tage vor dem errechneten Geburtstermin war ich recht ruhig und vor allem neugierig, was da nun wirklich auf mich zukäme. Im nachhinein mußte ich schmunzeln, wie sehr ich mich tatsächlich auf mich und meinen Körper verlassen konnte.

Das erste Bauchzwicken in den frühen Morgenstunden war mir zwar unangenehm, aber ich ordnete es den berühmten Senkungswehen zu, versuchte mich zu entspannen und beobachtete weiter. Als die Wehen nach einem Bad immer noch vorhanden waren, wurde ich skeptisch, wartete aber noch eine Weile, bis ich gegen 11 Uhr mit Ilona Kontakt aufnahm. Als sie eine Stunde später kam und mich untersuchte, war der Muttermund bereits vier Zentimeter geöffnet, und es stand fest, daß nun der Tag X war. Ich wurde daraufhin leicht nervös, da mein Mann erst von der Arbeit heimkommen mußte, und ich doch eigentlich gar keine Zeit hatte. Ich bat auch meine Mutter zu kommen, da sie praktischerweise in der Nähe wohnte.

Nun versuchte ich, mich wieder auf meine Wehen zu konzentrieren und merkte bald, daß ich aus all den Übungen zum Öffnen des Beckens und Veratmen der Wehen, die ich gelernt hatte, meine eigene Mischung zusammenstellte. Kurz überkamen mich Zweifel, ob ich es »gut und richtig« machte, aber Ilona sprach mir Mut zu. Der Muttermund öffnete sich weiter, besonders schnell allerdings ging es erst, als ich meine Mutter fortgeschickt hatte und mit meinem Mann und Ilona alleine war.

Ich ging in der Wohnung auf und ab und hatte bei jeder Wehe das Bedürfnis, mich am Bettende niederzuknien, die Beine wie in der tiefen Hocke zu öffnen und den Oberkörper abzustützen. Auch die letzte Phase der Eröffnungsperiode verbrachte ich so. Das Bedürfnis, den Schmerz hinauszuatmen, kam von selbst. Durch die kurzen CTG-Kontrollen zwischendurch wurde ich in meinem Bewegungsdrang nicht eingeschränkt. Die Anwesenheit meines Mannes gab mir Sicherheit und war sehr wichtig für mich, Berührungen durch ihn, wie z. B. Kreuzmassage empfand ich jedoch unangenehm. Gegen 14.30 Uhr war es laut Ilona Zeit zum Pressen – was mich sehr erstaunte, da ich selbst gar nicht das Bedürfnis verspürt hatte. Mein Mann setzte sich aufs Bettende, während ich vor ihm hockte und mich mit meinen Armen auf seinen Beinen abstützte. Das war am angenehmsten, aber anstrengend, dauerte die Preßphase doch mit sieben Preßwehen ungefähr eine halbe Stunde. Deshalb bot mir Ilona den Gebärhocker an, der mir allerdings Schmerzen bereitete. Da riskierte ich lieber einen Muskelkater.

Kurz nach 15 Uhr erblickte Anna das Licht der Welt, und ich war natürlich froh, es geschafft zu haben, war aber vor allem erschöpft, zitterte am ganzen Körper und fühlte mich kaum imstande, mein Kind festzuhalten. Mein Mann und Ilona halfen mir, mich ins Bett zu legen, wo ich mich in der nächsten Viertelstunde langsam beruhigte. Ab dann fing ich an, Freude über mein Kind zu spüren, das erste Stillen zu genießen und mich zu entspannen.

Mein Mann war erstaunt, wie rasch und in welcher Ruhe nicht nur Mutter und Kind bestens versorgt, sondern auch der nötige Papierkram erledigt und alle Spuren beseitigt waren, die an eine Geburt in unserem Haus hätten erinnern können. Anna war keine zweieinhalb Stunden alt, als wir drei erstmals unter uns waren und uns in gemütlicher Umgebung miteinander vertraut machten.

Die ersten Tage des Wochenbettes bekamen wir regelmäßig Besuch von Ilona, die ein paar medizinische Routinekontrollen bei mir durchführte, bei Stillfragen und Bauchkoliken des Kindes half, aber vor allem stets Zeit für ein persönliches Gespräch fand. Bei ihr hatte ich immer das Gefühl, daß die Frage »Wie geht's dir?« ernst gemeint war. Ich glaube, die gewohnte Umgebung und die ehrliche Anteilnahme an Freuden und Problemen in gleicher Weise waren der Hauptgrund, wieso ich die vielzitierten Wochenbettheultage nicht erleben mußte. Auch meinem Mann, der in dieser Zeit übrigens zum Haubenkoch avancierte, wurden dadurch viel Unsicherheit und Streß erspart.

Als ich ein Jahr später neuerlich schwanger war, meldete ich mich gleich wieder zur Hausgeburt an. Einige Fragen stellten sich diesmal ja nicht, aber ich wußte, ich durfte nicht den Fehler begehen, die erste Geburt sozusagen kopieren zu wollen. Ich mußte auch diesmal offen sein für Neues und Unerwartetes, eventuell auch Komplikationen, die eine Übersiedlung ins Spital notwendig machen würden.

Diesmal gab es die ersten Anzeichen für das Einsetzen der Geburt gegen 20 Uhr am Abend, als der Schleimpfropf, der den Muttermund verschloß, abging. Richtig deuten konnte ich das Zeichen allerdings erst um 3 Uhr am Morgen, als ich starke Wehen verspürte. Noch wollte ich niemandem den Schlaf rauben, geisterte alleine durch die Wohnung und konzentrierte mich darauf, meinen Körper zu öffnen. Diesmal spürte ich die Wehen sehr stark in der Kreuzgegend und empfand es angenehm, dann im Stehen mit dem Becken zu kreisen. Um 4 Uhr entschloß ich mich doch, die Hebamme zu verständigen und meine Mutter zu bitten, unsere größere Tochter abzuholen. Als Ilona keine halbe Stunde später bei uns war und mich untersucht hatte, meinte sie, es wäre schon Zeit zum Pressen. Nur zur Sicherheit sollte ich noch ein bis zwei Wehen veratmen. Wir übersiedelten ins Schlafzimmer zur altgewohnten Bettkante, aber alleine schon dieser Umgebungswechsel bewirkte, daß die erste Wehe, bei der ich mitpressen sollte, plötzlich fort war. Außerdem war ich verunsichert, da ich eine neue Preßstellung finden mußte. Das Hocken und Abstützen bei meinem Mann war diesmal unangenehm. Dafür konnte ich jetzt den Gebärhocker akzeptieren und brachte nach zwei weiteren Wehen meinen Sohn Markus zur Welt. Obwohl ich das Pressen sehr schmerzhaft empfunden hatte und große Ängste verspürte, am Damm oder innerlich zu reißen (was bei beiden Geburten nicht der Fall war), fühlte ich mich unmittelbar danach recht fit, aber etwas enttäuscht. Da alles so rasch vorbeigegangen war, hatte ich Probleme zu realisieren, daß unser Kind wirklich schon da war.

Die erste Zeit im Wochenbett verlief ähnlich wie beim erstenmal: Mein Mann nahm sich Urlaub und umsorgte uns, und Ilona stand durch ihre Visiten und telefonisch mit uns in Verbindung. Der einzige Unterschied war, daß ich diesmal nicht sosehr das Bedürfnis hatte, mir selbst und allen anderen zu beweisen, wie fit ich schon wieder war, sondern mich mehr schonte und im Bett blieb, was mir körperlich sehr guttat.

Überglücklich erfuhr ich von meinem Frauenarzt, daß ich ein Baby erwartete. Auf die Frage nach der Geburtsvorbereitung verwies er mich an Ilona Schwägerl und bemerkte so nebenbei, daß einer Hausgeburt nichts im Wege stehen würde. Ich war zwar nicht begeistert von dieser Idee, aber Thomas, mein Mann war sogleich interessiert. Vorher aber wollte ich die vielbeschäftigte Hebamme, die damals noch im Krankenhaus arbeitete, schon kennenlernen. Also machte ich mich in der 20. Schwangerschaftswoche auf den Weg nach Baden und war sofort begeistert von der Art, wie sie die Geburtsvorbereitungen gestaltete. Am Ende fragte sie mich, was ich denn für das bevorstehende Ereignis geplant hätte, und spontan kam es mir über die Lippen, daß ich auf jeden Fall mit ihr eine Hausgeburt machen wollte. In den folgenden Wochen gewann ich so viel Vertrauen in meine eigenen Fähigkeiten, daß ich der Geburt ganz gelassen entgegensah. Thomas begleitete mich öfter nach Baden und lernte wißbegierig die wichtigsten Dinge rund um die Geburt.

Im März 1992 war es endlich soweit. Ich hatte eine glückliche Schwangerschaft und war schon zwölf Tage über dem Termin. Jetzt lernte ich den für mich ziemlich schrecklichen Hebammentrunk kennen. Er hat bei mir genau das bewirkt, was er bewirken soll. In der Nacht mußte ich ständig auf die Toilette und merkte allmählich, daß die Schmerzen von den Wehen kamen und nicht vom Durchfall. Nach ungefähr eineinhalb Stunden weckte ich meinen Mann, der die Badewanne einließ. Dort hatte ich schon in kurzen, regelmäßigen Abständen starke Wehen, bei denen auch Blut und Schleim abgingen. Ich dachte mir: »Jetzt tut es schon ganz schön weh, hoffentlich kommt Ilona bald.« Im Wasser hielt ich es nicht mehr aus, so ging ich in der Wohnung auf und ab, die Notfalltropfen fest in der Hand. Ilona kam um halb fünf Uhr, und nach einer kurzen Untersuchung sagte sie mir erfreut, daß der Muttermund schon geöffnet sei. Ich setzte mich in den Gebärhocker, was sehr angenehm für mich war. Thomas saß hinter mir, hielt mich fest und schnaubte ordentlich in mein Ohr. Nach ein paar Preßwehen fühlte ich, daß die Fruchtblase gesprungen war. Nach einiger Zeit mußte ich mich noch einmal seitlich aufs Bett legen und so einige Wehen ertragen. Das war eigentlich das Schlimmste. Ilona meinte, daß der Kopf des Kindes noch nicht richtig eingestellt sei. Dann durfte ich mich wieder aufsetzen. Wieder kauerte Thomas hinter mir und hielt meine Beine. Nachdem Ilona abermals die Herztöne abgehört hatte, schaute sie mich eindringlich an und sagte: »Noch drei Preßwehen und dann muß das Kind da sein«. Es war wie ein freundlicher Befehl. Dann machte sie während einer Wehe einen Dammschnitt, von dem ich nichts spürte. Endlich haben wir es geschafft! Was für ein traumhaftes Gefühl, wenn das Kind entschlüpft und man dieses weiche, warme, unfaßbare »Etwas« auf dem Bauch spürt! Die Anspannung läßt nach, Erleichterung und Frieden breiten sich aus, doch dann dieser unvergessene erste lange Blick auf unser Kind. Ich hatte das vernichtende Gefühl, als ob mir jemand mitten ins Herz sticht, und das Wort *mongoloid* stand vor meinen Augen, brannte sich in mein Hirn und nahm mir die Luft zum Atmen. Ich spürte sofort Ablehnung, Angst machte sich breit, Hoffnung und wieder Zweifel. Ilona flüsterte mir ins Ohr, was ich für einen tollen Partner hätte und daß es dem Kind gutgehe, und ich dachte mir, sie verschweigt uns etwas, um Gottes willen! Ich traute mich nicht, sie zu fragen, ob ihr denn nichts aufgefallen wäre. Nachdem der herbeigerufene Arzt meinen Dammschnitt genäht hatte, blieb ich erschöpft liegen. Das Pressen hatte mich doch sehr mitgenommen. Teresa erlebte inzwischen das erste nach Rosen duftende Entspannungsbad mit Papas Hilfe und trank dann ein bißchen von der Brust. Diese ersten Stunden waren erfüllt mit Mozartmusik, Stille, Freude und Hilflosigkeit, Angst und tausend unausgesprochenen Fragen. Am Nachmittag hielt ich es nicht mehr aus und erzählte Thomas von meinen Gefühlen. Er reagierte genauso wie ich. Die nächsten Tage erlebten wir wie im Nebel; wir standen vor einem Abgrund und warteten darauf, daß uns jemand hinunterstößt.

Am vierten Tag nach der Geburt fuhren wir gemeinsam zu Dr. Moravansky, den mir eine Freundin empfohlen hatte, um Teresa das erste Mal untersuchen zu lassen. Ich saß dort auf der Stuhlbank und hatte Schweißausbrüche. Der Arzt war sehr gefaßt – er wußte wohl sofort, was ihm bevorstand – und teilte uns nach der langen, sehr fürsorglichen Untersuchung auf sehr humane und liebevolle Weise mit, daß wir ein Baby mit Down Syndrom hätten. Er sagte, daß es nicht leicht sein würde, aber daß wir sehr viel Freude mit ihr erleben könnten, wenn wir es nur zuließen. Für uns war es die Bestätigung unseres Verdachts und unsere Welt brach zusammen. Verzweifelt ließen wir den Tränen ihren Lauf, schworen uns aber gleichzeitig, gemeinsam wieder das Lachen und die Lebensfreude zu finden. Die nächste Woche war gekennzeichnet von Trauer und Schmerz und zahlreichen Besuchen von Ilona, den Lichtblicken, in denen sie mir half, das Baby zu stillen, zu baden, es einfach zu lieben, so wie es ist. Es war ein langsames Hineinwachsen in die neue Situation. In diesen Tagen schrieb ich folgenden Brief an Thomas:

»Meine Tränen durchtränken dieses Tagebuch, Tränen der Freude, der Liebe, des Schmerzes, der Trauer. Ich kann mich nicht so gut ausdrücken, wie du, aber ich versuch' es mit einfachen Worten: Ich liebe dich für dein Du-Sein, für deine Hingabe, für deine Empfindungen mir und Teresa gegenüber. Ich habe das Gefühl, ich kann bei dir aus unerschöpflichen Kraftreserven tanken, du bist immer da, es tut so gut, ich hab' keine Worte...

Es ist unsere Bestimmung, diesem süßen Mädchen zu helfen, und ich spüre ganz tief drinnen, daß wir das schaffen, gemeinsam, uns gegenseitig Kraft gebend.

Es passiert jeden Tag ein paar Mal, daß mich die Verzweiflung und Trauer einfach mitreißt, es tut dann so weh, aber gleichzeitig habe ich auch dieses Gefühl der Zuversicht und Hoffnung. Ich bin so glücklich über diese Hausgeburt, die wir gemeinsam erleben durften. Es war überwältigend, und das kann uns dreien niemand wegnehmen. Ich habe noch nie vorher Glück und Schmerz in so einer Einheit, so nah beieinander, erlebt.

Meine Tochter hat das Glück, den liebsten Vater der Welt zu haben und ich darf daran teilnehmen – das gibt mir sehr viel Mut und Zuversicht. Ich liebe dich. Erna«

In der Folge bestätigte sich auch Ilonas Verdacht eines Herzfehlers (Diagnose: kompletter AV-Komal, nicht operabel). Dieser nächste schwere Schock und die folgenden Krankenhausaufenthalte gaben mir zusehends die Gewißheit, welch unglaublich schönes Geschenk es war, gerade so ein Kind zu Hause bekommen zu haben. Inzwischen weiß ich auch aus Erfahrungen anderer betroffener Eltern, was uns alles erspart geblieben ist. Wieviel Tränen mußte ich sehen, wieviel Bitterkeit, Schuldzuweisungen und Demütigungen hörten wir von Eltern, die von verschiedenen Ärzten über ihr Schicksal informiert wurden. Viele Menschen werden in ihrer Hilflosigkeit grob und ungeschickt, ein Resultat auch der diesbezüglichen fehlenden Ausbildung. Auf jeden Fall war es für uns der denkbar beste Start in ein völlig neues Leben.

Nach zweieinhalb Jahren war ich wieder schwanger. Wir freuten uns sehr, daß wir noch ein Kind haben würden. In der Zwischenzeit hatte ich natürlich schon einiges über pränatale Diagnostik gehört. Dr. Geiger sagte uns, daß er jede diesbezügliche Entscheidung von uns akzeptieren würde. Diesen Satz rechne ich ihm sehr hoch an. Ich spürte mein wiedererwachendes Vertrauen zu meinem Körper und unserem Kind. Auch Thomas war gänzlich unbekümmert. So faßten wir recht schnell den Entschluß, keinerlei pränatale Untersuchungen außer den üblichen Ultraschalluntersuchungen machen zu lassen. Eine Entscheidung gegen das Leben kam für uns nicht in Frage, und deshalb machte ich mir auch weiterhin keine Gedanken darüber, was wäre, wenn... Anmerken möchte ich hier noch, daß Teresa eine »freie Trisomie 21« hat (wie 95% aller Trisomiekinder) und diese Form der Chromosomenveränderung nicht vererbbar ist.

Ich begab mich bald in Ilonas Obhut und bereitete mich wieder genauso vor wie beim erstenmal. Je näher der Termin rückte, ziemlich genau drei Jahre nach Teresas Geburt, um so überzeugter war ich, daß ich einen Buben bekommen und daß er genau zum Termin kommen würde. Letzteres stellte sich bald als Irrtum heraus. Ab dem errechneten Geburtstermin ging ich jeden Tag zum CTG. Mein Arzt gratulierte mir bei einer dieser Untersuchungen zu einem Mädchen. Jetzt mußte ich doch sehr lachen, der Bann war gebrochen und in dieser Nacht war es dann soweit. Nach elf Tagen Terminüberschreitung, dem dritten Hebammentrunk und dem x-ten Einlauf war ich schon mehr als gespannt auf die Geburt. Aber lassen wir diesmal doch den Vater erzählen. Aus Thomas' Tagebuch, März 1995:

»Was für ein Morgen! Als ich um sieben Uhr das Wohnzimmer betrete, blinzeln gerade die ersten Sonnenstrahlen vom Garten herein. Die Nacht ist verschwunden, die Sonne färbt den Osten in kitschiges Orange. Die letzten Sterne am tiefblauen Himmel. Windstille. Nur die Vögel sind schon munter. Sonst regt sich nichts. Was für ein Morgen!

Vor einer Stunde hat Erna ein Mädchen zur Welt gebracht. Ein süßes, frisches, gesundes Baby mit tiefschwarzem Haar und kräftiger Stimme. Jetzt ist Zeit für Mozarts Geigenmusik. Und die ersten Fotos. Friedlich liegen Mutter und Kind im Bett, zusammengekauert, aneinandergedrückt, erschöpft, aber wohlauf. Johanna – für diesen Namen haben wir uns dann im Laufe des Tage entschieden – nuckelt bereits an Ernas Brust. Was für ein Tag, welches Gefühl! Diese Glückseligkeit in mir, dieses angenehm prickelnde und trotzdem irgendwie betäubende Etwas, das mich ausfüllt. Und über allem der tiefe Frieden in mir, um mich, in der ganzen Wohnung, im Garten, in der Luft. Erinnerungen an Teresas Geburt werden wach. Ganz deutlich nehme ich dieselben Empfindungen wahr. Einen Augenblick habe ich das Bild vor Augen, wie ich mich am Vorabend, nachdem Erna ihren Hebammencocktail hinuntergewürgt hat, im Spiegel betrachte und aus tiefer Überzeugung zu mir sage: Morgen werden wir ein Baby haben, und neugierig in mich hinein horche um zu erfahren, wie ich denn auf diese Vorstellung reagieren würde. Ich weiß nur mehr, daß ich dabei ordentlich aufgeregt war, weil in diesem kurzen Moment die Zukunft für mich wirklich geworden war.

Begonnen hat alles damit, daß Erna irgendwann in dieser

Nacht aus dem Bett verschwunden ist. Kurz nach fünf Uhr haben wir Ilona gebeten zu kommen. Erna hatte bereits das Gefühl, das Baby könnte nicht mehr warten. Ich selbst war ziemlich gefaßt, der Gedanke, vielleicht ohne Hebamme eine Hausgeburt mitzumachen, bereitete mir zu diesem Zeitpunkt kein Unbehagen. Ja, und um Punkt sechs war Johanna entschlüpft. Es ging wirklich sehr schnell, und es kam mir alles sehr vertraut vor. Ein schreiendes, kleines Menschenkind, schwarze Haare, dunkle Augen, ein glattes, rosiges Gesicht ohne Spuren von Streß oder Anstrengung oder Angst. Eine halbe Stunde pulsierte die dicke Nabelschnur noch, inzwischen saugte Johanna schon an Mamas Brust. Wie rührend!

Dann war Teresa munter und kam zu uns ins Bett. Mit weit offenem Mund und staunendem Blick betrachtete sie ihre kleine Schwester, sie war ganz aus dem Häuschen vor Aufregung. Wir brauchten ihr nicht viel erklären, ich glaube, sie hat gleich verstanden, was sich an diesem Morgen ereignet hat. Seltsame, fremde Gefühle nahmen mich in Beschlag, als ich vormittags mit Teresa in der Stadt einkaufen ging. Mit meiner Prinzessin im Arm durch die Straßen zu spazieren und gleichzeitig in Gedanken zu Hause bei Erna und unserem zweiten Sprößling, daß da plötzlich noch etwas ist, etwas Großartiges, das zusätzlich mein Herz überschüttet, das ist neu für mich. Zweifacher Vater sein zu dürfen, ist schon eine Wucht.«

Diesmal durfte bzw. mußte ich (Erna) nach einer Stunde aufstehen und das Baby selber baden, was den Vorteil hatte, daß ich gleichzeitig die Nachgeburt herauspressen konnte. Teresa dachte, daß das Baby Ilona gehört und sie es auch mitnimmt. Wir ahnten noch nichts vom Ausmaß ihrer Eifersucht. Im Laufe des Tages habe ich dann meine Eltern, Geschwister, Dr. Geiger und Freunde angerufen und merkte plötzlich die enorme Erleichterung bei allen, daß alles glücklich ausgegangen war und wir ein gesundes Baby hatten. Dankbar nahmen wir die vielen Glückwünsche entgegen und an dieser Stelle möchte ich auch allen hier Genannten meinen Dank aussprechen. Dank für ihr Mitgefühl, für ihr Zuhörenkönnen, ihre echte Anteilnahme und ihre Unterstützung in dieser Zeit.

Von Beginn der Geburtsvorbereitung an bis zur etwas wehmütigen »Entlassung« Ilonas kam ich mir sehr beschützt vor, und es kam mir nie in den Sinn, daß etwas passieren könnte. Für alle Fälle wußte ich ja, daß das Krankenhaus in der Nähe ist.

Ich weiß heute, wie entscheidend die Umstände vor, während und nach der Geburt für die weitere Entwicklung des Kindes *und* der Eltern, insbesondere der Mutter sind. Meine Freundin, die drei Wochen vor mir ein Mädchen mit Down Syndrom im Geburtshaus Nußdorf bekommen hatte, sagte mir einmal: »...und die Hebamme hat mich mit meinem Schmerz aufgefangen...«. Ich wünsche allen Frauen, die ein Kind erwarten, solch engagierte, weise und erfahrene Hebammen.

9. Akupunktur

Dr. med. Elisabeth Bischof

Die Akupunktur ist über 3000 Jahre alt und Teil der Traditionellen chinesischen Medizin (TCM).

In China bildet die Akupunktur heute einen wesentlichen Bestandteil der Medizin und ist praktisch nicht mehr wegzudenken. Ziel ist es, den Organismus in einem dynamischen Gleichgewicht zu halten, wofür verschiedene körpereigene Regulationsmechanismen zur Verfügung stehen. Die Beeinflussung der Regulationsmechanismen erfolgt über sogenannte Akupunkturpunkte, welche auf zwölf symmetrisch verlaufenden Meridianen liegen. Meridiane sind Regionen des Körpers, die unter anderem mit einem inneren Organ in Verbindung stehen. Störungen des Organs projizieren sich an die Körperoberfläche im entsprechenden Meridian, und umgekehrt kann man das Organ über Punkte auf seinem zugeordneten Meridian beeinflussen. Nach altchinesischer Vorstellung kreist in den Meridianen die Lebensenergie Qi.

Wie wirkt die Akupunktur?

Von den zahllosen wissenschaftlichen Untersuchungen gibt es vier wesentliche Ergebnisse.

1. Nervös-reflektorische Wirkung:
   Die Stimulation eines Akupunkturpunktes bewirkt eine meßbare Modulation bestimmter Nervenstrukturen, die für das Schmerzempfinden zuständig sind, im Sinne einer Schmerzlinderung.
2. Humoral-endokrine Wirkung:
   Durch Stimulation eines Akupunkturpunktes werden an bestimmten Nervenenden Substanzen freigesetzt, die zu einer Schmerzhemmung führen (sogenannte Neurotransmitter).

3. Durchblutungsparameter:
   Wird eine Nadel in einen Akupunkturpunkt eingestochen, kann man im Einstichkanal und auch im Zielgebiet einen durchblutungsfördernden Effekt nachweisen.
4. Effekte auf die Muskulatur:
   Der Nadelstich in einen verspannten Muskel bewirkt eine Tonusabnahme nicht nur lokal, sondern auch in bestimmten weiter entfernten Arealen. Es kommt nicht zu einer isolierten Tonusveränderung eines Muskels, sondern immer zur gleichsinnigen Mitreaktion aller betroffenen Funktionsketten, die wiederum mit den entsprechenden Meridianen in Verbindung stehen.

Aufgrund dieser Tatsachen ist es verständlich, daß mit dieser Methode auch Einfluß auf die Gebärmutter bzw. die Organe und Gewebsstrukturen im gesamten Beckenbereich genommen werden kann und somit auf den ganzen Geburtsmechanismus. Im Speziellen wird bei der Akupunktur-Geburtsvorbereitung der Wehenschmerz im Sinne einer Schmerzreduktion beeinflußt sowie die Entbindungsdauer reduziert.

Auch bei Übertragung kann die Akupunktur zur Einleitung beitragen und so eine natürliche Geburt ermöglichen.

Nachdem die Akupunktur praktisch nebenwirkungsfrei ist, bewährt sich ihr Einsatz bei diversen Beschwerden während der Schwangerschaft, wie beispielsweise Schwangerschaftsübelkeit und -erbrechen, Rückenschmerzen und Sodbrennen.

Auch bei Lageanomalien, speziell bei Beckenendlage, kann die Akupunktur spontane Wendungen bewirken.

Formen der Akupunktur

Nadeltherapie: In genau definierte Punkte werden Nadeln gestochen.
Lasertherapie: Akupunkturpunkte werden mittels Laser stimuliert.
Moxibustion: Moxa (getrocknetes Beifuß- oder Wermutkraut)

wird verbrannt; es ist eine Kombination von chinesischer Pharmatherapie und gezielter Wärmebehandlung.

Schröpfkopftherapie: Erwärmte Glaskugeln werden auf Akupunkturpunkte aufgebracht, es entsteht ein Unterdruck, wodurch es zu einer deutlichen Vermehrung der *Durchblutung kommt.*

Akupunktur mit elektrischer Stimulation: Es werden sogenannte Punktelektroden an den Akupunkturpunkten aufgesetzt und elektrisch gereizt.

10. Craniosacrale Osteopathie

Dr. med. Christa Roberts

Die Craniosacral-Osteopathie ist eine subtile manuelle Regulationstherapie, welche zu Beginn unseres Jahrhunderts von Dr. W. Sutherland entwickelt wurde. Die Technik baut auf dem Cranialimpuls auf, einer gleichförmigen Bewegung, die ihren Ursprung im Gehirn hat, auf die Schädelknochen übertragen und über die Wirbelsäule zum Kreuzbein fortgeleitet wird. (Schädel = *cranium*, Kreuzbein = *sacrum*).

Der Schwerpunkt der Arbeit liegt am Knochengerüst (*osteum*), indirekt werden jedoch auch sämtliche andere Gewebe, Organe, Muskeln etc. erfaßt.

Der Cranialimpuls beeinflußt Wachstum und Funktion der Wirbelsäule, gleichzeitig aber auch Ausreifung und Zustand der Organe. Störungen in diesem System (pathos = Leiden, Krankheit) können sowohl Fehlstellungen, oft verbunden mit Schmerzen, als auch Krankheiten verursachen.

Dr. Sutherland war ein Schüler von Dr. A. Still, einem Chirurgen, der mit der Osteopathie in der damaligen konventionellen Medizin einen neuen Zugang zum menschlichen Körper präsentierte.

Stills oberstes Kriterium in der Arbeit war die Prüfung der Beweglichkeit nach seinem Leitsatz »Leben ist Bewegung«.

Demzufolge überprüfte er vor allem im muskuloskelettalen System den Bewegungsumfang der Gelenke. Einschränkungen in diesen bezeichnete er als »Osteopathische Läsionen«, welche er therapeutisch durch Mobilisieren, »Aufdehnen«, wieder in eine bessere Beweglichkeit brachte.

Er entdeckte auch, daß sehr oft in benachbarten Regionen solcher bewegungseingeschränkter Gelenke auch Organe oder andere Gewebe Fehlfunktionen oder krankhafte Zustände aufwiesen. Diese Erkenntnis führte ihn zu seinem zweiten wichtigen Leitsatz: »Die Struktur bestimmt die Funktion.«

Sutherland nun brachte dem Schädel besonderes Interesse entgegen. Er entdeckte, daß die Schädelknochen nicht einen unbeweglichen »Stahlhelm« zum Schutz des Gehirns formen, sondern daß auch hier Bewegung und Rhythmus existieren.

Unter dem Aspekt der Struktur/Funktions-Beziehung betrachtete er die beiden Schläfenbeine des Schädels, wobei ihn Teile davon an Kiemen eines Fisches erinnerten. So ordnete er die Form einer Kieme der Funktion einer Atmung zu. Daher muß eine Bewegung möglich, ja nötig sein, um eine »Primäratmung« zu erlauben. Er studierte jahrelang die Anatomie, die Form und Beschaffenheit der Schädelknochen, sowie deren Verbindungsstellen, die Nähte. Diese wirken mit ihren gezackten, ineinandergreifenden Rändern wie sehr kleine Scharniergelenke. Letztendlich entwickelte er eine fundierte Theorie aller Bewegungsmuster sämtlicher Schädelknochen zueinander.

Die Nähte der Knochen erlauben eine Bewegung im Mikrometerbereich und somit eine ständige gleichförmige, minimale Formänderung des Schädels und der Wirbelsäule. Dadurch werden indirekt auch die innenliegenden Organe, Gehirn und Rückenmark, beeinflußt.

Über die Membranen, das sind dünne Häute, die sämtliche Gewebe, Nerven, Gefäße, Muskeln und Organe umkleiden, wird diese Mikrobewegung, die Sutherland Primäratmung oder auch Cranialimpuls nannte, in alle Körperteile und Organe fortgeleitet.

In den siebziger Jahren gelang es einem amerikanischen Arzt, Dr. John Upledger, den Motor dieser Bewegung ausfindig zu machen. Im Gehirn gibt es ein Hohlraumsystem, die Ventrikel, die mit der Hirn- und Rückenmarksflüssigkeit, dem *Liquor cerebrospinalis*, gefüllt sind. Diese Flüssigkeit wird ständig im Venengeflecht der Ventrikel (*Plexus choroideus*) erneuert. Diese Fluktuation wird rhythmisch über die Membranen an die Knochen weitergeleitet und kann hier getestet werden.

Bei einer störungsfreien Weiterleitung handelt es sich um eine gleichförmige, symmetrische Bewegung im Mikrometerbereich, ein »Öffnen« und »Schließen«, ca. acht- bis zwölfmal pro Minute. Abweichungen in diesem Bewegungsmuster zeigen sich als »Osteopathische Läsion«, d. h. eine Bewegungseinschränkung oder gar einen Bewegungsstop.

In der therapeutischen Arbeit wird nun das »Craniosacrale System«, das heißt Kopf, Wirbelsäule und Kreuzbein, mit sehr feinen, tastenden Bewegungen auf seine minimale Eigenbeweglichkeit hin untersucht. Bei Abweichungen in diesem Bewegungsmuster ist der therapeutische Zugang ein regulierender. Durch ein minimales Verstärken der Fehlstellung (dies erfolgt durch sanften Druck mit der Hand des Therapeuten über der betroffenen Stelle) wird im Körper eine Gegenregulation ausgelöst, um wieder ein neues, besseres Gleichgewicht zu finden.

Der Zugang zum Menschen ist also ein ähnlicher wie in der Homöopathie oder der Akupunktur, die Basis der Arbeit ist jedoch primär nicht das energetische, sondern das feine biomechanische System des menschlichen Körpers, das durch die Pulsation der Hirn- und Rückenmarksflüssigkeit verursacht wird.

Durch den regulierenden Zugang, wodurch sich die Cranialarbeit auch ganz wesentlich von anderen manuell-manipulativen Techniken unterscheidet, ist diese Arbeit auch bei Schwangeren und Säuglingen anwendbar.

Das fein strukturierte Cranialsystem ist ein sehr sensibler Regelkreis im menschlichen Körper, und dementsprechend empfindlich reagiert es auch auf äußere und innere Einflüsse.

Ursachen für Fehlstellungen können mechanische Traumen sein, wie Unfälle, Operationen, chronische Fehl- und Überbelastung, eine schwere, lange Geburt, Kaiserschnitt oder andere geburtshilfliche Maßnahmen (Zange, Saugglocke).

Allerdings können auch psychische Faktoren das Cranialsystem beeinträchtigen, wie Streß, emotionale Anspannung, Schock, Angst, seelische Traumen ...

Es wirkt wie ein verbindendes Glied zwischen körperlichen und seelischen Zuständen.

In der Schwangerschaft kann nun die Cranialarbeit zur Geburtsvorbereitung eingesetzt werden. Ein besonderes Augenmerk wird natürlich auf die Funktion des mütterlichen Beckens gelegt. Eine gute Beweglichkeit der einzelnen Beckenknochen zueinander ist maßgebend für den Ablauf der bevorstehenden Geburt.

Ein wesentlicher Aspekt in der Arbeit ist auch das Synchronisieren, das »Gleichschalten« des mütterlichen und kindlichen Cranialimpulses. (Der Cranialimpuls ist bereits in den letzten Wochen deutlich durch die mütterliche Bauchdecke zu tasten und demzufolge auch therapeutisch zu beeinflussen!) Ein synchrones Bewegungsmuster von Mutter und Kind liefert einen guten Beitrag zur Erleichterung der Geburt. Zur Geburtsvorbereitung empfiehlt sich die Cranialarbeit ab dem sechsten Schwangerschaftsmonat, im Regelfall bis zur Geburt.

In der Schwangerschaft kommt es häufig zu Rückenschmerzen. Diese können Ausdruck einer Fehlstellung im Cranialsystem sein, oft Folge einer schon länger bestehenden Fehlhaltung. Durch die Gewichtszunahme und Mehrbelastung der Wirbelsäule wird diese plötzlich spürbar. Mit sanften Korrekturmaßnahmen läßt sich in den meisten Fällen deutliche Linderung bis Schmerzfreiheit erzielen.

Bei der Entbindung werden die Bänder des mütterlichen Beckens während der Passage des kindlichen Köpfchens durch den Geburtskanal massiv gedehnt. Die Stellung der Beckenknochen zueinander wird aufgelockert.

Im Regelfall ordnen sich die einzelnen Knochen durch Selbstkorrektur wieder in ihre ursprünglichen Positionen ein.

Störfaktoren in diesem Selbstregulationsprozeß können Streß oder längerer Krankenhausaufenthalt sein, eine schwierige, lange Geburt, Einsatz von Zange oder Saugglocke, Zwillinge, Steißlage, um nur einige zu nennen.

Durch das enge Zusammenspiel von Schädel, Wirbelsäule und Becken kann es zu Symptomen kommen, wie Kopfschmerzen, Müdigkeit, Antriebslosigkeit, Depressionen, hormonellen Störungen usw.

Nach einem Kaiserschnitt entsteht häufig ein Bewegungsstop des Cranialimpulses im Beckenbereich. Die Auswirkungen dieses Eingriffes zeigen sich oft erst nach einiger Zeit und können individuell sehr unterschiedlich sein.

In wenigen Behandlungen lassen sich diese Fehlstellungen beheben. Das systemische Gleichgewicht wird wiederhergestellt, das gesamte Wohlbefinden gesteigert.

So haben wir also mit der Craniosacralen Osteopathie eine wirkungsvolle, sanfte Methode, um in der Schwangerschaft als Geburtsvorbereitung und im Anschluß an die Geburt als Nachbetreuung etwaige Fehlstellungen, die sich als Schmerzen oder Fehlfunktionen äußern können, zu korrigieren.

In der Geburtsvorbereitung hat Dr. Stills Leitsatz »Leben ist Bewegung« eine besondere Bedeutung: Gerade wenn Leben im Entstehen und Reifen ist, welch schönere Aufgabe kann sich ein begleitender Therapeut wünschen, als diesem Leben die bestmöglichen Rahmenbedingungen für seine Reise ins Leben zu schaffen!

11. Homöopathie

Allgemeine Einführung
Dr. med. Reinhard Sellner

Einleitung

In den vergangenen Jahrzehnten gab es in der zivilisierten Welt ein ständig steigendes Bedürfnis der kranken Menschen nach ganzheitlich orientierten Heilmethoden. Nicht zuletzt hervorgerufen durch eine Unzufriedenheit mit der herrschenden Schulmedizin ist diese Nachfrage entstanden.

Wiewohl die Schulmedizin ihre unbestrittenen Erfolge in der Chirurgie und Intensivmedizin hat, so sind ihre Ergebnisse vor allem bei chronischen Krankheiten keineswegs zufriedenstellend; vor allem dann nicht, wenn der Kranke eine vollständige Heilung wünscht, nicht nur eine Unterdrückung der Symptome.

Auch in der Geburtshilfe ist der Trend zur »sanften Geburt« – d. h. Schwangerschaft und Geburt werden als natürlicher Vorgang betrachtet, wo man nur in echten Notfällen mit starken chemischen Medikamenten eingreifen sollte – so stark geworden, daß selbst die Universitätskliniken schon »rooming-in« anbieten müssen, um nicht unter spürbarem Patientenschwund zu leiden.

Diesem Trend entsprechend greift man wieder auf ganzheitliche, naturheilkundliche Methoden zurück und stellt fest, daß diese erstaunlich effizient sind und viele Probleme bei Schwangerschaft und Geburt einfach und ohne Nebenwirkungen lösen können.

Als die mit Abstand wirkungsvollste und beste Methode kann hier die Homöopathie genannt werden

Was ist Homöopathie?

Die homöopathische Heilmethode beruht auf dem Ähnlichkeitsgesetz, das schon seit Jahrtausenden in der Volksmedizin seine Anwendung findet. Es wird hier nicht mit dem »Gegenmittel« behandelt, sondern mit einem ähnlichen (abgeschwächten) Reiz, der die Krankheit auch auslösen kann. Man denke z. B. nur daran, daß Erfrierungen nicht mit Hitze, sondern zuerst mit Kälteanwendungen (Schnee einreiben) behandelt werden, Er*kält*ungsanfälligkeit behandelt man mit kalten Wasseranwendungen. In der Geschichte der Medizin finden sich noch viele andere Beispiele von Anwendungen des Ähnlichkeitsgesetzes.

Es blieb aber dem deutschen Arzt Samuel Hahnemann (1755–1843) vorbehalten, dieses Gesetz für die Heilkunde wiederzuentdecken. Er entwickelte daraus in 50jähriger Forschungsarbeit eine sehr brauchbare Heilmethode, die er Homöopathie nannte, was frei übersetzt »ähnliches Leiden« bedeutet. Sie eignet sich sehr gut zur Behandlung von akuten Krankheiten, ihre wahre Domäne ist aber die erfolgreiche Behandlung von chronischen Leiden, wo ihr keine andere Therapieform gleichkommt.

Der homöopathische Arzt wählt das richtige Heilmittel nach dem Ähnlichkeitsgesetz aus. Er verabreicht dem Kranken jene Arznei, die bei der Prüfung an einem Gesunden schon einmal eine ähnliche Krankheit hervorrufen konnte. Die zu heilende Krankheit (in der Gesamtheit der Symptome) muß der am Gesunden ausgelösten »Prüfungskrankheit« möglichst ähnlich sein.

Hahnemann hat herausgefunden, daß die Arzneiwirkung gesteigert werden kann, wenn man die Heilmittel verdünnt und dabei (sehr wichtig!) verreibt oder verschüttelt, was als Potenzieren bezeichnet wird.

Bis heute gibt es mehrere tausend Arzneien aus dem Pflanzen-, Mineral- oder Tierreich sowie aus Krankheitsstoffen hergestellte Mittel (Nosoden).

Die homöopathische Methode kennt keine Tierversuche (wohl aber Anwendung in der Tiermedizin) und wegen der hohen Verdünnung gibt es praktisch keine giftartigen Nebenwirkungen. Dennoch sollten homöopathische Arzneien nicht wahllos und ohne ärztliche Verordnung eingenommen werden. Unkontrollierte und unsachgemäße Einnahme von homöopathischen Mitteln kann zu einer Blockierung der Selbstheilungskraft des Organismus führen. Es kann sein, daß danach auch ein gut angezeigtes Mittel nicht mehr wirkt, weil der Körper nicht mehr reagiert.

Obwohl die Wirkung der Homöopathie in der Praxis eindeutig beobachtet werden kann, neigen viele Schulmediziner noch immer dazu, diese ohne weitere Nachprüfung zu negieren, da das System der Homöopathie in keine der Theorien paßt, die sie während ihrer Ausbildung gelernt haben.

Für die menschliche Existenz sind Schwangerschaft, Geburt, Wochenbett und Stillzeit so eminent wichtige Phasen, daß sie vom Organismus von Natur aus durch eine besondere Konzentration und Erhöhung der Lebenskraft geschützt werden. Es ist daher verständlich, warum gerade unter diesen besonderen Umständen eine Methode, welche gewissermaßen die »beabsichtigte Wirkrichtung der Natur« noch zusätzlich unterstützt, so gut wirkt.

Ein Gradmesser für den Gesundheitszustand einer Frau ist, daß bei Schwangerschaft, Geburt, Wochenbett und Stillperiode keine schweren Komplikationen auftreten. Besitzt eine Frau diesen guten »Grundzustand«, so sind Gesundheitsstörungen, so sie überhaupt auftreten, meist mit dem richtig gewählten homöopathischen Mittel zu beheben.

Schwere Komplikationen bei Schwangerschaft und Geburt sind Zeichen eines chronischen Leidens der Mutter (des Vaters) und können durch rechtzeitige homöopathische Behandlung vermieden werden.

Schwere Schwangerschaftskomplikationen, wie Fehlgeburtsneigung, chronische Nierenentzündungen, Eiweiß im Harn mit Bluthochdruck, Zuckerkrankheit, schwere chronische Scheidenentzündungen, übermäßige Übelkeit, Ohnmachten, Depressionen, Venenentzündungen, Wachstumsstörungen des Kindes, Fehllagen, Nabelschnurumschlingung,

Neigung zu schweren Geburten, schwere Wochenbettdepression, Erkrankungen in der Stillzeit etc. sind Ausdruck einer chronischen Belastung der Mutter (oder des Vaters) – auch wenn sie bei den Großeltern vorkommen – und müssen rechtzeitig von einem speziell ausgebildeten homöopathischen Arzt behandelt werden, am besten noch vor einer Schwangerschaft, spätestens aber zu Beginn.

Es ist ganz erstaunlich, welche Langzeiterfolge man mit einer korrekten homöopathischen Behandlung für Mutter und Kind erzielen kann, und es ist sicher, daß die Homöopathie die Medizin der Zukunft sein wird.

Was schaden kann

Keinesfalls dürfen bei solchen chronischen Leiden irgendwelche Mittel nach wohlfeilen Indikationslisten gegeben werden, nicht selten von Laien verordnet. (Manchmal agieren auch Ärzte, welche die Homöopathie nebenbei betreiben, nur weil sie gerade modern ist, wie Laien.) Grundsätzlich ist jede routinemäßige Verordnung – sehr oft sind das Niederpotenzen in D4 oder D6 in mehrmaliger täglicher Gabe über längere Zeit – ohne genaue Befragung und Aufzeichnung der Symptome potenziell schädlich und daher abzulehnen. Besonders zu warnen ist vor der routinemäßigen Verabreichung von Krankheitsnosoden (wie z. B. Tuberkulin) an Schwangere. Man schadet der Patientin, dem Kind und obendrein noch dem guten Ruf der Homöopathie. Hier gilt der Satz, daß ein schlechter Homöopath gefährlicher ist als ein guter Schulmediziner.

Auswahl eines homöopathischen Arztes

Nur ein Arzt, der sich ausschließlich der Homöopathie widmet, wird imstande sein, chronische Krankheiten auszuheilen. Man sollte keine Ärzte konsultieren, die nebenbei eine Kassenordination betreiben.

Der Zeitaufwand für die Erstordination sollte mindestens zwei Stunden sein. Es darf immer nur ein einziges Mittel verabreicht werden (meist als Hochpotenz in Einmalgabe), dessen Wirkung dann in weiteren Kontrollen genau beobachtet und dokumentiert wird. Ohne Einmalgaben von Hochpotenzen ist die Heilung von chronischen Krankheiten nicht möglich. Die tägliche Verordnung von Niederpotenzen, die auch heute noch gelegentlich praktiziert wird, stellt eine veraltete Methode dar, die Hahnemann selbst in seiner Frühzeit anwandte, diese bald wieder wegen Wirkungslosigkeit bei chronischen Krankheiten verließ.

Die rechtzeitige Behandlung nützt Mutter und Kind

Die Behandlung dieser chronischen Leiden (auch des Vaters, wenn nötig) sollte möglichst schon vor einer Schwangerschaft begonnen werden. Sie hat zusätzlich eine positive Wirkung auf das Kind, weil chronische Belastungen von der Mutter nicht mehr auf das Kind übergehen. Sind beide Eltern (und deren Vorfahren) frei von chronischer Krankheit, so dürften bei normalen Lebensbedingungen keine schweren Komplikationen bei Schwangerschaft und Geburt auftreten. Leichte Belastungen sollten dann mit Akutmitteln zu beherrschen sein, die auch von speziell ausgebildeten Hebammen in Absprache mit einem hompöopathischen Arzt verabreicht werden dürfen. Keinesfalls sollten jedoch Laien selbständig Arzneien verordnen oder einnehmen.

Einnahme der Arzneien

Die empfohlenen Potenzen sind C 30 oder C 200 (die C 200 sollte in der Schwangerschaft nicht überschritten werden), wobei die C 200 etwas schneller wirkt. Die Einnahme der sorgfältig ausgewählten Arznei erfolgt als Einmalgabe von fünf Globuli (Milchzuckerkügelchen), die unter der Zunge zergehen sollen. Eine Viertelstunde vorher und nachher sollte man nichts essen, nicht Zähne putzen und außer Wasser nichts trinken. (Bei sehr akuten Zuständen gilt das nicht so streng.) Ist das Mittel richtig gewählt, so genügt eine Einmalgabe. Es stellt sich nach angemessener Zeit eine Besserung ein, wobei die Regel gilt, daß sehr akute Beschwerden schnell – innerhalb von Stunden – eine Besserung zeigen sollten, weniger akute Beschwerden länger – bis zu einigen Tagen – brauchen können. Vor einer Besserung kann es auch zu einer sogenannten homöopathischen Erstverschlimmerung kommen, was immer ein gutes Zeichen ist. Man unterscheidet eine solche Reaktion, die ein Vorbote der Heilung ist, von einer gewöhnlichen Verschlechterung der Krankheit dadurch, daß eine Erstverschlimmerung nur kurz dauert und eigenartigerweise vom Kranken als sinnvoll und nicht bedrohlich empfunden wird. Bei sehr akuten Zuständen gibt es keine Erstverschlimmerung durch homöopathische Mittel.

Die gleichzeitige Anwendung von anderen Arzneien (das gilt auch für andere homöopathische Mittel, Bach-Blüten etc.), Kräutertees und stark riechenden Mitteln (z. B. Aromatherapie, Einreibungen bei Husten) wird auch bei Akuterkrankungen die Wirkung der homöopathischen Arznei stören.

Lagerung der Arzneien

Die homöopathischen Arzneien verlieren ihre Wirkung, wenn man sie über Körpertemperatur hinaus erhitzt (z. B. bei Sonnenhitze im Auto, immer in der Kühltasche aufbewahren!) oder einer starken Strahlung aussetzt (z. B. in der Nähe von Elektrogeräten wie Mikrowellenherd, Trafo im Spiegelschrank, Radio, TV und Mobiltelefon). Die Arzneien sollte man lichtgeschützt und nicht neben anderen Arzneimitteln, insbesonders stark riechenden, aufbewahren. Homöopathische Mittel muß man auf Flugreisen bei sich tragen, um sie nicht der Röntgenstrahlung bei der Gepäckkontrolle auszusetzen. Der Metalldetektor bei der Personenkontrolle schadet nicht.

Zusammenfassung

Die Homöopathie bietet sich hervorragend als ganzheitliche Behandlungsmethode bei Gesundheitsstörungen in Schwangerschaft, Geburt, Stillperiode und für den Säugling an. Bei zu erwartenden schweren Komplikationen, die immer Zeichen einer chronischen Krankheit der Mutter (des Vaters) sind, muß unbedingt rechtzeitig mit einer homöopathischen Kur begonnen werden.

Mittel, die man auf jeden Fall für die Geburt bereithalten sollte

Für die Geburt, bei der keine Komplikationen zu erwarten sind, empfehle ich, sich folgende vier Mittel rechtzeitig zu besorgen und bereitzuhalten: Arnica C 200, Caulophyllum C 200, Aconit C 200 und Chamomilla C 200.

Arnica C 200 –Bergwohlverleih

Unmittelbar vor oder nach der Geburt einmalig fünf Globuli unter der Zunge zergehen lassen. Hilft bei der raschen und schmerzarmen Heilung der »Geburtswunde«. Verhindert übermäßige Blutungen und lindert die Schmerzen bei den Nachwehen. Dieses Mittel kann ausnahmsweise bei ungenügender Wirkung als Einmalgabe wiederholt werden.

Diese Arznei ist außerdem sehr wirksam bei jeder Verletzung (innere und äußere), besonders nach Quetschung, Schlag, Stoß, Fallen, Gehirnerschütterung, wenn blaue Flecken entstehen, oder wenn man eine große Beule vermeiden oder rasch verkleinern will. Nach einem Schlag auf die Nase wird durch Arnica 200 die Blutung gestillt, ebenso allgemein zur Blutstillung bei Weichteilverletzungen, nach Knochenbrüchen oder Verrenkungen. Selbstverständlich muß der Verletzte auch nach den Regeln der Ersten Hilfe versorgt werden (Arzt!).

Besonders bewährt hat sich *Arnica* auch bei Operationen und Zahnextraktionen (eine Einmalgabe kurz davor oder danach). *Arnica* kann ausnahmsweise auch ohne Rücksprache genommen werden.

Caulophyllum C200 – Blauer Hahnenfuß

Einmalig fünf Globuli unter der Zunge zergehen lassen. Hat sich bewährt bei Wehenschwäche oder wenn die Wehen wegen der langen Dauer der Entbindung nachlassen. Bei ungerichteten »falschen« Wehen unterbindet *Caulophyllum* die falschen und entwickelt die *echten* Wehen.

Aconit C200 – Sturmhut

Einmalig fünf Globuli unter der Zunge zergehen lassen.

Sollte plötzliche Angst bei der Geburt auftreten, und die Gebärende ist nicht zu beruhigen, ist *Aconit* sehr wirkungsvoll.

Chamomilla C200 – Kamille

Einmalig fünf Globuli unter der Zunge zergehen lassen.

Wenn die Geburtsschmerzen unerträglich sind, und keine medizinischen Ursachen dafür gefunden werden können, sollte *Chamomilla* gegeben werden.

Homöopathie während Schwangerschaft, Geburt, Wochenbett und Stillzeit
Dr. med. Rosemarie Hebenstreit

Magen-Darm-Beschwerden

Übelkeit, Erbrechen, Verdauungsstörungen

Sepia (Flüssigkeit, die vom Tintenfisch zur Tarnung ausgestoßen wird)

Sepia ist eines der wichtigsten Mittel in der Konstitutionsbehandlung und hat seinen Schwerpunkt im gynäkologischen Bereich.

Die *Sepia*-Übelkeit besteht bereits morgens bei nüchternem Magen. Der Anblick, Geruch, ja sogar das Denken an Speisen, rufen Brechreiz hervor. Andererseits existiert aber auch ein Gefühl von Leere und Schwäche im Magen mit dem Bedürfnis, immer wieder zu essen. Fleisch, fette Speisen, Milch werden nicht vertragen. Eine Empfindung von Schwere und Schlaffsein kann im gesamten Körper und auch im Gemüt als Antriebslosigkeit auftreten. Sie und alle anderen Beschwerden werden durch anstrengende körperliche Tätigkeit gebessert. Oft ist oder war die Patientin sehr sportlich. Die Menstruation kam immer etwas zu spät und war von Schmerzen begleitet, die von der Gebärmutter nach unten drängen. Während der Schwangerschaft tritt häufig Verstopfung auf. Übelkeit und Erbrechen dauern oft über die ersten drei Monate hinaus. Auch gelbliche oder braune Pigmentierung im Gesicht und zwischen Nabel und Scham (*Chloasma uterinum*) treten auf.

Nux vomica (Brechnuß)

Häufiger gebraucht von Männern, ist *Nux vomica* doch ein bewährtes Mittel für Übelkeit, Aufstoßen oder Sodbrennen während der Schwangerschaft.

Grundzüge sind Reizbarkeit und Verlangen nach Reizen (wie Kaffee, Zigaretten, Alkohol, aber auch Beschäftigung, vgl. »workaholics«). Die Reizbarkeit besteht im Gemütsbereich (man wird leicht ärgerlich) und körperlich gegen alle äußeren Eindrücke wie Licht, Geräusche, Musik, Gerüche usw. Man reagiert darauf mit krampfhafter Verspannung, und so entstehen das Aufstoßen, Sodbrennen, Erbrechen (vor allem ein bis zwei Stunden nach dem Essen) und die spastische Verstopfung. Die Magengegend ist druckempfindlich. Übelkeit wird durch Erbrechen erleichtert. Durch kurzen Schlaf kann in allen Bereichen Besserung eintreten.

Nux Moschata (Muskatnuß)

Es herrscht Übelkeit und Völlegefühl im Magen, als ob jede Speise sich in Gas auflöst. Sowohl in der Schwangerschaft als auch zur Menstruationszeit tritt eine ungewöhnliche Schläfrigkeit und Schwäche auf, eventuell bis zur Ohnmacht. Häufig ist der Mund deutlich trocken, man hat jedoch trotzdem keinen Durst.

Ignatia (Ignazbohne)

Das Krankheitsbild ist charakterisiert durch widersprüchliche oder wechselhafte Zustände, z. B. Brechreiz, Übelkeit, die während des Essens vergehen, wobei sich feste Nahrung leichter schlucken läßt als flüssige. Weitere Kennzeichen sind Luftschlucken, starker Speichelfluß und ein Pflockgefühl im Hals. Die Betroffene seufzt unwillkürlich. Oft werden die Beschwerden ausgelöst durch Kummer, Kränkung und Ärger. Die Stimmung kann sich rasch ändern.

Ipecuanha (Brechwurzel)

Die Schwangere klagt über ständige Übelkeit, selbst bei leerem Magen. Nicht einmal durch Erbrechen bessert sich der Zustand; nach dem Übergeben tritt Schläfrigkeit auf. Nachvornebeugen verstärkt die Übelkeit. Die Zunge bleibt feucht und ist nicht belegt. Vermehrter Speichelfluß geht mit Ekelgefühl einher. Es handelt sich hier oft um Frauen, die auch während der Menstruation unter heftiger Übelkeit leiden, und deren Periodenblutung heftig und in plötzlichem Schwall auftritt.

Cocculus (Früchte einer vor allem in Indien vorkommenden Schlingpflanze)

An dieses Mittel ist zu denken, wenn bereits Geschwister da sind. Die jetzt wieder schwangere Mutter ist durch den chronischen Schlafmangel nervös, überreizt, erschöpft, ja sogar paradoxerweise trotz Müdigkeit schlaflos.

Die morgendliche Übelkeit ist von Schwindel begleitet. Die Schwangere hat das Gefühl, als ginge die Übelkeit vom Kopf aus. Jede Bewegung des Kopfes verschlimmert den Zustand, ebenso wie der Aufenthalt im Auto, Schiff oder Flugzeug. Auch der Anblick und Geruch von Speisen verursachen Übelkeit. Ein Gefühl von Leere, Hohlheit in Kopf oder Magen tritt auf. Verstopfung, Blähungen und/oder Afterkrampf sind ebenfalls Krankheitsbilder, die auf Anwendung von *Cocculus* hinweisen.

Colchicum (Herbstzeitlose)

Die Schwangere ist äußerst geruchsempfindlich und wird

oft von Ekel erfaßt. Übelkeit und Erbrechen machen ihr das Leben schwer. Auffällig ist ihr reichlicher Speichelfluß, der bitter schmeckt. *Colchicum* ist auch ein wichtiges Gicht- und Rheumamittel.

Pulsatilla (Küchenschelle)

Ähnlich wie *Sepia* ist *Pulsatilla* ein häufig eingesetztes Mittel in der Konstitutionsbehandlung mit breitgefächerter Indikation. Vom Ausfluß bei kleinen Mädchen über die verspätete erste Periodenblutung, zahlreiche Menstruationsbeschwerden, Unfruchtbarkeit und Wehenschwäche, Stillproblemen bis zu Beschwerden in den Wechseljahren kann dieses Mittel erfolgreich eingesetzt werden, wenn die Art der Beschwerden *Pulsatilla*-Charakter besitzen.

Zentrales Thema ist die Wechselhaftigkeit der Leiden und auch der Stimmungen. So kann sich z. B. die Menstruationsblutung in Rhythmus, Stärke und Schmerzen ständig ändern, ebenso der Appetit, der Stuhlgang usw.

Pulsatilla eignet sich besonders für Frauen, die sanftmütig, anpassungsfähig, manchmal auch entscheidungsschwach sind. Sie verlangen oft nach Gesellschaft; ihr Zustand bessert sich durch Trost.

Auffallend ist auch das fehlende Durstgefühl. Übelkeit und Aufstoßen treten durch fette Speisen, Schweinefleisch und Eis auf. Die typische *Pulsatilla*-Frau friert leicht, braucht aber trotzdem ständig frische Luft. Sämtliche Absonderungen der Schleimhäute (z. B. Schnupfen, Ausfluß) sind dick, mild und gelb.

Tabacum (nicht fermentierte Blätter der Tabakpflanze)

Typische Beschwerden, die an die Verwendung von *Tabacum* denken lassen, sind Übelkeit mit Speichelfluß, Schwindel, Würgen und Erbrechen. Kalte Haut und kalter Schweiß sind weitere Kennzeichen. Die Schwangere fühlt sich elend und leidet unter großer Schwäche und Ohnmachtsgefühl. Sie will sich trotz Kältegefühl nicht zudecken. Besserung tritt durch Erbrechen, Harnlassen, Stuhlgang und frische Luft ein.

Sodbrennen

Nux vomica

Aufstoßen und Sodbrennen ein bis zwei Stunden nach dem Essen machen der Schwangeren zu schaffen. Sie leidet unter einem sauren oder bitteren Geschmack im Mund. Ihre Magengegend ist auch äußerlich sehr empfindlich. Sie ist übersensibel und reizbar.

Capsicum (spanischer Pfeffer)

Man spürt ein Brennen vom Magen bis in den Mund herauf. Es treten Schmerzen auf, bei denen sich der Hals beim Schlucken und noch stärker beim Nichtschlucken wie entzündet anfühlt. Trotz brennender Empfindung kommt es zu einem Kältegefühl im Magen. Die Schwangere erträgt äußere Kälte nicht und fröstelt nach jedem Trinken. Weitere Merkmale sind: Durst nach Stuhlgang, Afterbrennen, Hämorrhoiden.

Tabacum

Die Frau wird von krampfartigem Aufstoßen, kaltem Schweiß, Schwindel und Ohnmachtsgefühlen geplagt.

Robinia (Robinie oder falsche Akazie)

Dieses Mittel hat eine spezielle Wirkung auf den Magen. Es tritt eine ausgeprägte Übersekretion von Magensäure mit Sodbrennen vor allem nach dem Niederlegen auf. Saure Flüssigkeit macht die Zähne »stumpf«.

Pulsatilla

Sodbrennen tritt hier bei Speisen auf, die vor der Schwangerschaft gut vertragen wurden, insbesondere aber nach fetten, gehaltvollen Lebensmitteln (Cremetorten, Eis, Sahne). Der Zustand verschlimmert sich im Sitzen und Liegen und bessert sich beim Spazierengehen oder anderen Beschäftigungen.

Nux vomica

Die Schwangere leidet unter »zwickenden« Blähungen mit krampfartigen Schmerzen und Verstopfung. Ihr Verdauungstrakt reagiert sensibel auf Medikamente, auf Durcheinanderessen, auf Reiz- und Genußmittel (obwohl starkes Verlangen danach besteht) und auf Streß. Durch den Abgang von Winden und Stuhl bessert sich der Zustand.

China (Chinarindenbaum)

Der gesamte Bauch ist aufgebläht. Die Frau muß oft aufstoßen, ohne daß der Zustand dabei besser wird.

An *China* ist vor allem dann zu denken, wenn den Beschwerden ein lang andauernder oder heftiger Flüssigkeitsverlust vorangegangen ist: Durchfall, Erbrechen, Absonderung von Schleimhäuten, Blutungen, Erkrankungen mit viel Schwitzen, starke oder zu häufige Periodenblutungen, langes Stillen, chronischer Ausfluß. Dieser Säfteverlust kann einen Zustand großer Schwäche mit nervöser Überempfindlichkeit und wiederum Neigung zu Schwitzen auslösen. Licht, Lärm, Gerüche, Berührung und kalte Luft werden nicht ertragen; selbst die Haarwurzeln schmerzen beim Kämmen.

Blähende und saure Speisen, Milch, Fett und Obst erzeugen Blähung und Koliken. Weder Aufstoßen noch Windabgang erleichtern. Ebensowenig bessert sich auch die Erschöpfung durch Ruhe, Schlaf oder Essen.

Weitere Kennzeichen, die an *China* denken lassen: Neuralgischer Zahnschmerz bei Stillenden, bitterer Mundgeschmack, Herzklopfen bei jeder Bewegung, Mutlosigkeit und Ängstlichkeit. Bei regem Gedankenandrang und überaktiver Phantasie fühlt sich die Schwangere körperlich schwach.

Lycopodium (Bärlapp)

Es kommt, meist am späten Nachmittag und frühen Abend (zwischen 16 und 20 Uhr), zu Blähungen im Unterbauch. Die Frau erträgt keine Gürtel und keine enganliegende Kleidung. Sie hat großen Appetit, ist aber nach wenigen Bissen satt. Die

Schwangere hat starkes Verlangen nach Süßigkeiten. Ihr Zustand verschlimmert sich durch das Essen von Zwiebeln, Knoblauch und Hülsenfrüchten. Nach dem Essen wird sie von Müdigkeit erfaßt und hat in der Lebergegend Schmerzen. Nächtlicher Hunger und Durst rauben ihr den Schlaf. Der Stuhl ist zuerst klumpig, dann weich.

Lycopodium ist eines der »großen« und häufig gebrauchten Mittel; es ist umso erfolgreicher, je mehr die Gesamtheit der Symptome dem Arzneimittelbild entspricht.

Sepia

Blähungen und Verstopfung mit Schweregefühl, Nachuntendrängen der Beckenorgane und des Enddarms plagen die Schwangere. Ein Ballgefühl im Enddarm stellt sich ein. Die Schwangere ist reizbar und verschlossen. Durch anstrengende Bewegung (Laufen, Tanzen, Schwimmen) tritt Besserung ein.

Venöse Beschwerden

Hämorrhoiden

Pulsatilla

Die Hämorrhoiden sind blind oder blutend mit einem Gefühl der Wundheit; Linderung tritt durch kalte Anwendungen und Bewegung ein.

Sepia

Sepia eignet sich zur Behandlung von Hämorrhoiden, die hervorquellen, die stechen und ein Ballgefühl im Enddarm erzeugen. Auch bei Mastdarmvorfall ist an *Sepia* zu denken.

Aesculus (Roßkastanie)

Die Hämorrhoiden bluten kaum oder gar nicht, verursachen aber heftige, wie mit Nadeln stechende Schmerzen.

Collinsonia (Grießwurzel)

Die Hämorrhoiden werden durch Verstopfung mit harten voluminösen Stühlen verursacht und gehen mit Krampfadern im Scheidenbereich einher.

Paeonia (Pfingstrose)

Diese Arznei ist angezeigt, wenn die Hämorrhoiden groß und purpurrot sind, wenn sie stark hervortreten, entzündet und nässend sind. Aftereinrisse und heftige, wie von Splittern verursachte Schmerzen machen der Schwangeren zu schaffen.

Aloe (Aloe)

Traubenartige Hämorrhoiden mit Blutungen und brennend-stechendem Schmerz treten auf. Das Schmerzgefühl wird durch kalte Umschläge gelindert. Oft geht die Hämorrhoiden mit einem Gefühl von Unsicherheit im After einher: Bei Winden oder beim Urinieren geht unwillkürlich Stuhl ab.

Nux vomica

Die Hämorrhoiden werden durch spastische Verstopfung, die wiederum auf Bewegungsmangel, Streß und falsche Ernährung zurückzuführen ist, ausgelöst.

Krampfadern

Pulsatilla

Die Varizen (Krampfadern) haben die Form eines netzartigen Geflechts und entstehen bzw. treten durch die Schwangerschaft vermehrt auf. Schwere Beine und ziehende Schmerzen werden durch das Herunterhängenlassen der Beine und durch Hitze verschlimmert. Eventuell treten auch andere *Pulsatilla*-Beschwerden auf.

Sepia

Sepia ist eines der Hauptmittel für venöse Stauungen, daher auch ein Varizenmittel. Charakteristik siehe bei anderen Sepiabeschwerden.

Hamamelis (Virginische Zaubernuß, Hexenhasel)

Die Varizen, die in Form von »Paketen« auftreten, sind sehr empfindlich und schmerzhaft. Sie entzünden sich leicht, und es treten spontane punktförmige Blutungen durch hohe Verletzbarkeit auf.

Calcium fluoricum (Flußspat)

Dabei handelt es sich um ein wichtiges Mittel für das gesamte Bindegewebe. Es wirkt tonisierend auf erschlaffte elastischen Fasern.

Besondere Merkmale, bei denen diese Arznei hilft, sind: Die Varizen jucken; es kommt zu nächtlichen Wadenkrämpfen, Schwangerschaftsstreifen, brüchigen Nägeln, hypermobilen Gelenken, Fersensporn und anderen Exostosen (Verknöcherungen).

Lachesis (Gift der Buschmeisterschlange)

Grundzüge dieses »großen« Mittels sind die leichte Erregbarkeit und die Unverträglichkeit jeglicher Einengung, sei sie nun geistiger, psychischer oder körperlicher Natur. Alles bessert sich durch Ingangkommen von Absonderungen (vom Redefluß bis zum Menstruationsfluß). *Lachesis* wird daher häufig bei prämenstruellen Beschwerden gebraucht, wenn das Einsetzen der Periode diese Beschwerden deutlich bessert. Auch der Wechsel (Menopause) mit dem Aussetzen der Blutungen kann für *Lachesis*-Frauen sehr unangenehm verlaufen, weil sie möglicherweise unter Hitzewallungen, verbunden mit Schweißausbrüchen und Beklemmungsgefühlen, die mit Frieren abwechseln, leiden.

Erkrankte Körperstellen verfärben sich blaurot, auch die Umgebung der sehr empfindlichen Krampfadern. Hitze und auch nur leichte Berührung sind unerträglich. Die Varizen neigen zu Entzündungen.

Eine Verschlimmerung des Krankheitsbildes tritt durch Schlaf, bzw. am Morgen nach dem Schlaf ein. Alle Beschwerden betreffen mehr die *linke* Körperhälfte, oder sie beginnen links und wandern dann nach rechts.

Bei Schmerzen und Zysten am *linken* Eierstock ist *Lachesis* ebenfalls in Erwägung zu ziehen.

Verletzung durch die Geburt

Arnica (Bergwohlverleih)

Arnica ist das Verletzungsmittel Nummer eins, besonders wenn die Verletzung durch stumpfe Gegenstände erfolgte (eine Rißquetschwunde oder die Geburtswunde der Frau).

Die Blutung tritt weniger nach außen, vielmehr verteilt sie sich im Gewebe (blauer Fleck, Hämatom) und verursacht den typischen Schmerzcharakter »wie zerschlagen«.

Staphysagria (Rittersporn)

Diese Arznei ist spezialisiert auf Schnittwunden, wie sie durch eine Episiotomie oder andere Operationen entstehen.

Nachwehen

Arnica

Das für *Arnica* typische Gefühl ist der »Wie-zerschlagen«-Schmerz. Haben nach einer lang dauernden traumatischen Geburt die Nachwehen diesen Schmerzcharakter, wird *Arnica* helfen.

Caulophyllum (Frauenwurzel)

Ein Gefühl großer Erschöpfung hält im Wochenbett noch lange an und wird von krampfartigen Schmerzen im kleinen Becken begleitet. Dunkle, verlängerte Nachblutungen treten auf. Nervöse Überreizung beeinträchtigt das Wohlbefinden.

Cimicifuga (Wanzenkraut)

Krampfartige oder schießend-reißende Schmerzen, wie von elektrischen Schlägen, ziehen im Becken von einer Hüfte zur anderen hin und her. Die Schmerzen beginnen im Rücken und strahlen zu den Hüften und in die Oberschenkel aus. Die Frau im Wochenbett ist voller Angst, dabei unruhig und geschwätzig.

Sepia

Die Nachwehen äußern sich mit typischem nach unten drängendem Schmerz. Die Frau hat das Bedürfnis, allein gelassen zu werden.

Pulsatilla

Die Nachwehen können wie alle Pulsatillabeschwerden in Stärke und Art des Auftretens (z.B. einmal durch Stillen ausgelöst, dann wieder nicht usw.) abwechseln. Die Frau weint oft, vor allem, wenn sie nach ihrem Befinden gefragt wird. Tröstet man sie, kann sie diese Zuwendung gut annehmen und sogar ihren Schmerz vergessen.

Nux vomica

Heftige krampfartige Nachwehen, eventuell mit Stuhldrang vor und während der Blutung , treten auf. Der Schmerz macht die Frau ungeduldig und reizbar (siehe auch andere Nux-vomica-Beschwerden).

Chamomilla (Kamille)

Krampfartige Schmerzen werden als unerträglich empfunden und lösen bei der betroffenen Frau Wutanfälle aus. Sie will nicht berührt werden und ist, trotz der ihr angebotenen Hilfe, unzufrieden.

Colocynthis (Koloquinte, ein Kürbisgewächs)

Heftiger krampfartiger Schmerz tritt in Wellen auf; dazwischen besteht Schmerzfreiheit. Die Frau krümmt sich zusammen und drückt mit beiden Fäusten gegen den Bauch, was die Schmerzen lindert.

Dioscorea (Yamswurzel)

Im Bauch herrscht ein ständiger, dumpfer Schmerz, der zeitweilig scharf und heftig wird und sich durch Nachhintenbeugen bessert.

China

China hilft bei Nachwehen mit starker, verlängerter Blutung und darauf folgender Schwäche und Reizbarkeit (siehe auch Blähungen).

Harninkontinenz

Arnica

Diese Arznei sollte nach einer schwierigen Geburt genommen werden, wenn das Geburtstrauma Ursache für die Harninkontinenz war.

Causticum

Wenn es zu Harnverlust bei Husten, Lachen und Niesen kommt, ist *Causticum* die richtige Arznei. Beim Urinieren setzt der Harnstrahl aus und die Frau muß lange warten, bis der Urin fließt. Die Harnröhre fühlt sich wie taub an; die Frau spürt den Harnabgang nicht.

Pulsatilla

Häufiger Harndrang und Harnverlust beim Gehen, Sitzen, Husten machen der Frau zu schaffen. Harnverlust tritt ein, wenn der Drang unterdrückt wird und Winde abgehen. Sobald die Frau auf dem Rücken liegt, verspürt sie das Bedürfnis, auf die Toilette zu gehen.

Sepia

Hier kommt es zu Harnverlust beim Stehen, Husten und wenn die Aufmerksamkeit intensiv auf andere Dinge konzentriert ist. Zu achten ist, wie immer bei Sepia, auf das Schweregefühl und das Abwärtsdrängen der Beckenorgane. Oft stehen und sitzen diese Frauen deshalb mit überkreuzten Beinen.

Beginnende Brustwarzenentzündung *(Mastitis)*

Mit dem passenden homöopathischen Mittel muß bei einer akuten Erkrankung wie der Mastitis innerhalb einiger Stunden eine deutliche Erleichterung eintreten. Ist dies nicht der Fall, muß ein anderes Mittel gewählt werden. Da es bei dieser Entzündung auch zur Abszeßbildung kommen kann, ist professionelle Hilfe angeraten.

Belladonna (Tollkirsche)

Belladonna ist eines der wichtigsten Mittel für die beginnende Entzündung, wo immer sie auftritt. *Belladonna* paßt zu hellroter Schwellung mit Hitze und pulsierenden Schmerzen. Die Brust ist sehr empfindlich bei Berührung und Erschütterung. Abends und nachts tritt eine Verschlimmerung ein.

Fieber tritt auf und steigt hoch an. Der Kopf ist hochrot und heiß, während die Hände und Füße kalt sind. Die Pupillen sind weit, der Blick wirkt starr.

Trotz des Fiebers tritt wenig Schweiß auf, die Haut fühlt sich samtartig an. Es besteht mäßiger Durst auf kaltes Wasser oder Fruchtsäfte. Der Schlaf ist unruhig, begleitet von schweren Träumen und Fieberphantasien.

Bryonia (Zaunrübe)

Eine Entzündung, die mit *Bryonia* behandelt werden soll, entwickelt sich langsamer als die *Belladonna*-Entzündung. Auch hier ist die Brust rot, geschwollen und heiß, der Schmerz hat jedoch stechenden Charakter. Die Brust ist sehr empfindlich bei leichter Berührung und jeglicher Bewegung; fester Druck ist jedoch angenehm. Daher besteht das Verlangen, einen fest sitzenden BH zu tragen oder beim Liegen in Seitenlage auf der betroffenen Seite zu liegen. Die Brust ist schwer und hart. Verschlimmerung tritt morgens ein. Es besteht heftiger Durst nach kaltem Wasser. Die Frau ist während der Erkrankung ärgerlich und abweisend.

Phytolacca (Kermesbeere)

Dieses Mittel ist hilfreich, wenn die Mastitis bei »schwergehenden« Brüsten auftritt. Die Frau hat zuwenig und zu dicke Milch. Der Schmerz strahlt beim Saugen des Babys über den ganzen Körper aus. Die Schwellung ist hart und knotig und oft von Rissen im Bereich der Brustwarze begleitet.

Rissige Brustwarzen

Phytolacca
Siehe Brustentzündung

Rathania
Hier handelt es sich um ein »kleines« bewährtes Mittel für Risse der Brustwarzen, Afterrisse und Hämorrhoiden.

Croton tiglium
Die Frau leidet unter Rhagaden (kleine Einrisse in der Haut) mit ziehenden Schmerzen von der Brustwarze nach hinten in den Rücken, sobald sie das Kind anlegt.

Castor equi
Die ganze Brustwarze ist gerötet, trocken und wund. Tiefe, schmerzhafte Risse machen das Stillen zur Qual. Anfallsartiges Jucken in den Brüsten wird durch Reiben und Kratzen erleichtert.

Graphites (Reißblei)
Dies ist ein Mittel für Menschen, die allgemein zu trockenen Ekzemen neigen. Bekommen die Ausschläge Risse, dann sondern diese ein dickes honiggelbes Sekret ab. Bevorzugte Stellen sind Gelenkbeugen, Augenlider, Mund, Nase, Ohren, Brustwarzen und After.

Borax
Das Mittel ist vor allem bei Aphten (kleinen Geschwüren) im Bereich der Mundhöhle und auch an der Brustwarze indiziert. Es hat ein auffallendes Brustsymptom, weshalb es hier erwähnt werden soll. Borax hilft auch, wenn beim Stillen die gegenüberliegende Brust schmerzt. Die Milch ist dick und fließt reichlich.

Geburtsgeschwulst

Arnica
Entsteht durch eine lang andauernde Geburt ein ausgedehntes Hämatom, ist *Arnica* das Mittel der Wahl.

Koliken der Säuglinge und Milchunverträglichkeit

Chamomilla (Kamille)

Für den *Chamomilla*-Schmerz ist kennzeichnend, daß er als unerträglich empfunden wird. Die Babys weinen zornig mit hochrotem Gesicht und strampeln wild. Nur auf dem Arm getragen, kommen sie etwas zur Ruhe. Die Blähungsschmerzen sind eventuell begleitet von wäßrig-schleimigen, grünen Stühlen, die nach faulen Eiern riechen.

Wärme bessert die Bauchschmerzen, ansonsten wird Hitze nicht gut vertragen..

Chamomilla hilft auch bei Zahnungsproblemen, vor allem, wenn das sonst ausgeglichene Kind plötzlich launisch und wütend wird. Treten während der Zahnung Fieber und Durchfälle auf und ist die betroffene Backe hochrot, wird *Chamomilla* helfen.

Colocynthis

Colocynthis ist, ähnlich wie *Chamomilla*, angezeigt bei heftigen, schneidenden Schmerzen, die von zornigem Schreien begleitet werden. Sie sollten immer dann an *Colocynthis* denken, wenn starker Druck die Schmerzen bessert. Das Baby fühlt sich z.B. am wohlsten, wenn es mit dem Bauch nach unten übers Knie gelegt wird, oder man drückt ihm seine Beinchen gegen den Bauch oder massiert den Bauch mit einigem Druck.

Magnesium carbonicum

Auch diese Arznei hilft bei heftigen und krampfartigen Schmerzen. Das Baby zieht die Beine an und weint wütend; sein Schweiß riecht säuerlich. Der Bauch ist aufgetrieben, wobei lautes Rumpeln zu hören ist. Der Abgang von Winden verbessert den Zustand. Saures Erbrechen der Brustkinder ist ebenfalls ein Hinweis auf *Magnesium carbonicum*. Wäßrige, saure, hinausschießende Durchfälle quälen den Säugling, der säuerlich riecht. Die Milch geht geronnen und unverdaut wieder ab. Das Baby lehnt die Muttermilch ab.

Nux vomica

Diese Arznei wirkt gegen Koliken bei nervösen Babys mit Neigung zu Verstopfung. Immer wieder drückt das Kind wie beim Stuhlgang, aber ohne Erfolg. Der Stuhl ist klein, kugelförmig, hart und dunkel. Der Säugling ist eher mager und hat einen dunklen Teint. Er erschrickt leicht bei Geräuschen und hellem Licht.

Dioscorea

Dioscorea sollte bei Koliken angewendet werden, bei denen der Säugling Erleichterung empfindet, wenn er sich rückwärts durchstreckt.

Lycopodium

Babys, denen *Lycopodium* helfen kann, sind meist zart und zeichnen sich durch feine Gesichtszüge und häufiges Stirnrunzeln aus. Dadurch wirken diese Babys älter als sie sind.. Sie werden beim Saugen rasch müde und schlafen immer wieder ein. Der Abgang von Winden bessert die Bauchschmerzen nur kurzzeitig. Die Kinder werden von häufigem, quälendem Aufstoßen geplagt. Außerdem besteht eine Neigung zu Verstopfung mit harten, trockenen Stühlen und Schmerzen vor der Entleerung. Die Koliken treten typischerweise zwischen 16 und 20 Uhr auf.

Calcium phosphoricum

Dabei handelt es sich um ein wichtiges Mittel, wenn der Säugling die Muttermilch verweigert. Das Mittel paßt zu schlanken Babys, die schnell wachsen, ängstlich und oft unzufrieden sind. Sie lernen spät laufen und sprechen. Auch die Zahnung tritt später als gewöhnlich ein.

12. Bach-Blüten
Dr. med. Christa Roberts

»Alles Wahre ist einfach« – zu dieser Erkenntnis kam der englische Arzt und Homöopath Dr. Edward Bach, nachdem er jahrelang mit dem Mikroskop in der komplexen Vielfalt der kleinsten lebenden Einheiten, den Mikroorganismen, die Antwort auf seine Fragen gesucht hatte.

Dr. Bach wurde 1886 in England geboren. Nach einem Studium der Medizin vertiefte er sein Wissen, indem er sich der bakteriologischen Forschung zuwandte. Sein tiefster innerer Wunsch war es, den Leidenden und Kranken zu helfen.

Mit großem Einfühlungsvermögen übte er sich in der Kunst des Zuhörens und des Beobachtens und erkannte mehr und mehr seelische Konflikte als häufige Ursachen von Krankheiten.

Als er dann die Lehre Hahnemanns und damit die homöopathische Medizin kennenlernte, wurden seine Theorien bestätigt. Im Londoner Homöopathischen Krankenhaus lag der Schwerpunkt seiner Arbeit in der Erforschung der menschlichen Darmflora. Schon bald konnte er aus der Menge der Darmbakterien sieben große Gruppen herausfiltern. Er fand heraus, daß jede Gruppe dieser Bakterien, wenn sie in der Darmflora eines Patienten überwiegen, einer ganz bestimmten Persönlichkeitsstruktur zugeordnet werden konnte.

Mit dieser Erkenntnis entwickelte er die sieben *Bach-Nosoden*, eine homöopathische Behandlung, die ganz hervorragende Erfolge zeigte. Immer deutlicher wurde es für Dr. Bach, daß Patienten mit ähnlicher emotionaler Problematik stets gut auf die gleichen Nosoden reagierten, ungeachtet ihrer körperlichen Symptome.

Dr. Bachs Liebe zur reinen Natur, das Erkennen der großen Zusammenhänge in der Schöpfung und deren geniale Einfachheit ließen ihn weiter suchen, nach etwas Vollkommeneren, weg von den Bakterien hin zu den wildwachsenden Pflanzen.

Mit seiner hochentwickelten Intuition gelang es ihm, Pflanzen ausfindig zu machen, die seine sieben Nosoden ersetzen bzw. in ihrer Wirksamkeit übertreffen konnten. So fand er 38 verschiedene Pflanzen, aus denen er mittels Sonnenbestrahlung Blütenessenzen herstellte.

Diese Essenzen verabreichte er Patienten, nur bezugnehmend auf ihre emotionale und psychische Situation, ohne auf ihre körperliche Symptomatik einzugehen.

Die Essenzen teilte er in sieben große Gruppen ein. Für Menschen mit Angst, Unsicherheit, Menschen mit ungenügendem Interesse für die Gegenwartssituation, für einsame Menschen, für solche, die gegenüber Einflüssen und Ideen überempfindlich sind, für mutlose und verzweifelte Menschen und schließlich für solche, die um das Wohl anderer allzu besorgt sind.

In seinem Buch »Heal Thyself« – »Heile Dich selbst« – widmet sich Dr. Bach nun der Beziehung Eltern/Kinder und beschreibt die Elternschaft als eines unserer größten göttlichen Privilegien. Eltern zu werden heißt, einer Seele die Möglichkeit zu geben, um ihrer Entwicklung willen in einem physischen Körper auf diese Erde zu kommen und diesem Kind geistige, seelische und körperliche Führung und Fürsorge zu geben.

Eine allgemein anerkannte Erkenntnis ist, daß die meisten psychischen Störungen in den ersten sieben Lebensjahren, vor allem aber im ersten, verursacht werden. Durch frühzeitiges Einsetzen der Blüten können viele manifeste Störungen im späteren Leben verhindert werden.

Gerade in der Schwangerschaft, wo Stimmungslagen oft schneller wechseln oder alte Verhaltensmuster neu auftauchen, können Bach-Blüten schnell und sanft wirkungsvolle Stabilisierung bewirken.

Das Ungeborene kann ganz klar fühlen, in einer sprachlosen Intensität, die es sein ganzes Leben begleiten wird.

Die stärksten Informationen kommen natürlich von der Mutter. So können andauernde Angst, Unsicherheit, Zwiespältigkeit bezüglich der Schwangerschaft, Probleme in der Partnerschaft usw. emotionale Narben im Kind hinterlassen.

Vor und während der Geburt hat sich der Einsatz der *Rescue Remedy*, der Notfall-Tropfen, sehr bewährt. Auch für das Neugeborene ist die Gabe von *Rescue* eine Wohltat nach den Strapazen seiner überstandenen Reise. Oft werden auch dem ersten Badewasser ein paar Tropfen zugesetzt.

Wenn nun aber die Geburt nicht planmäßig abläuft und zusätzliche Eingriffe notwendig werden, wie Kaiserschnitt, Einsatz von Zange oder Saugglocke, künstlich eingeleitete Geburt, Frühgeburt oder Übertragung (das Kind bleibt deutlich mehr als 280 Tage im Mutterleib), kann man jeweils spezifische Blüten nach den daraus resultierenden Gefühlen wie Schock, Angst, Panik, Wut etc. verabreichen. Damit wird den Kindern eine Hilfestellung geboten, die großen emotionalen Belastungen noch einmal gründlich durch- und aufzuarbeiten.

»Behandle die Ursachen – und ein Problem wird gelöst werden. Das Wahre ist einfach«, um Dr. Bach nochmals zu zitieren.

In der Natur hat er unsere größten Helfer gefunden, um uns selbst zu heilen.

13. Aromatherapie – Düfte, die verzaubern

In diesem Kapitel finden Sie die wichtigsten Rezepte aus der Hebammenpraxis Ilona Schwägerls. Die Kompositionen können bei ihr gekauft werden. Viele Frauen haben aber heute schon Erfahrung mit dem Mischen von Düften, sie haben zu Hause zahlreiche Duftöle und können sich daher ohne viel Aufwand ihre Öle selber mischen. Ilona Schwägerl bietet den Frauen folgende Öle an: Zwei Schwangerschaftsöle, ein Venenöl, ein Dammöl, ein Wochenbettöl und verschiedene Babyöle, die Beschwerden lindern können.

Sowohl beim Kauf als auch beim Selbermischen der Duftöle sollten Sie auf beste und reinste Qualität achten. Nur 100prozentig ätherische Öle entfalten eine gute Wirkung. Billigprodukte dagegen können hier eher schaden als gut wirken.

Schwangerschaftsöle

Hier können Sie zwischen zwei Rezepturen wählen, wobei das erste ein frischer Duft ist, das zweite ein eher herber. Für welchen Sie sich entscheiden, hängt ganz von Ihnen ab.

Rezept 1:	100ml kaltgepreßtes Sesamöl 3 Tropfen Rosenholz 3 Tropfen Neroli 6 Tropfen Grapefruit 3 Tropfen Blutorange	frischer Duft
Rezept 2:	100ml Sesamöl 3 Tropfen Styrax 3 Tropfen Mimose 3 Tropfen Grapefruit 3 Tropfen Ylang Ylang	herber Duft

Dammöl

Sehen Sie dazu auch Kapitel »Das Bedürfnis, sich etwas Gutes zu tun«, S. 58.

30ml Basisöl (2/3 Sesamöl, 1/3 Johanniskrautöl)
1 Tropfen bulgarische Rose
1 Tropfen römische Kamille
3 Tropfen Muskatellersalbei
1 Tropfen Karottensamen
1 Tropfen Teebaumöl

Geburtsöl

Diese Mischung können Sie ab der 34. Schwangerschaftswoche bei Kreuzbeschwerden, Mutterband- oder Dehnungsschmerzen der Bauchmuskulatur ein- bis zweimal täglich anwenden. Ebenso geeignet ist es für die Akupressur oder als Beigabe zum Entspannungsbad. Während der Geburtswehen können Sie es dort anwenden, wo es am meisten schmerzt (Kreuz, Bauch, Oberschenkel, Leisten ...). Wenn eine Frau während der Wehen oder während der Geburt in der Badewanne sitzt, kann das Geburtsöl dem Badewasser zugefügt werden.

50 ml Sesamöl
1 Tropfen Zimtrinde
1 Tropfen Zimtblätter
3 Tropfen Muskatellersalbei
1 Tropfen Lavendel extra
1 Tropfen Nelkenblätter
2 Tropfen Eisenkraut
1 Tropfen Limette
2 Tropfen Blutorange

Sollten Sie diesen Duft besonders mögen, können Sie ihn auch während der Geburt zu Hause oder im Krankenhaus in eine Duftlampe geben.

Wochenbettöl

Wochenbettöl dient der besseren Rückbildung des Gewebes, der Mutterbänder und der Gebärmutter und hebt die Stimmung. Gleichzeitig kann es als Wundöl verwendet werden. Bei Nahtschmerzen nach Dammriß oder Dammschnitt reiben Sie es drei Tage nach der Geburt an den schmerzenden Stellen ein. Auch Hämmorrhoidenbeschwerden können mit diesem Öl gelindert werden. Zehn Tage nach der Geburt können auch schmerzende Kaiserschnittnarben damit behandelt werden. Damit es zur optimalen Rückbildung des Gewebes kommt, sollte dieses Öl vier bis sechs Wochen nach der Geburt einmal täglich an Bauch und Hüften einmassiert werden.

100 ml Olivenöl
3 Tropfen Schafgarbe
2 Tropfen Zypresse
2 Tropfen Rosengeranie
2 Tropfen Honig
2 Tropfen Mandarine
1 Tropfen Zitrone
1 Tropfen Myrte

Venenöl

10ml Johanniskrautöl
3 Tropfen Grapefruit
1 Tropfen Wacholder
3 Tropfen Rosengeranie
2 Tropfen Zypresse
3 Tropfen Petit Grain

Wie Sie sich bei Venenbeschwerden durch gezielte Massagen helfen können, lesen Sie bitte in den Kapiteln »Schwangerschaftsbeschwerden«, S. 48 und »Das Bedürfnis, sich etwas Gutes zu tun«, S. 58.

Babyöle

für die ersten zwei bis drei Bäder:

20 ml Mandelöl
2 Tropfen bulgarische Rose
1 Tropfen Mimose
1 Tropfen Walnuß
1 Tropfen Rescue (Notfalltropfen)

Öl gegen Blähungen:

20 ml Johanniskrautöl
1 Tropfen Kreuzkümmel
1 Tropfen Fenchel süß
1 Tropfen römische Kamille
1 Tropfen Mimose
1 Tropfen bulgarische Rose
1 Tropfen Koriander

Zahnungsöl:

10 ml Johanniskrautöl
3 Tropfen Nelken
1 Tropfen römische Kamille
2 Tropfen Teebaumöl

Babymassageöl, auch für das Babybad geeignet:

100 ml Jojobaöl
5 Tropfen Mandarine rot
2 Tropfen Honig
2 Tropfen bulgarische Rose
1 Tropfen Mimose

14. Die Hebamme im Laufe der Geschichte: weise Frau oder böse Hexe?

Ein historisches Kapitel in diesem Buch? Wozu das?, werden Sie sich vielleicht fragen. Viele Denkansätze, die Sie hier finden, werden durch die jahrtausendealte Praxis der Geburtshilfe untermauert. Erst ganz kurze Zeit glauben wir Frauen, auf das männliche Fachpersonal bei der Geburt unserer Kinder nicht verzichten zu können. Sie mögen einwenden, daß früher ja auch viel mehr Kinder bei oder kurz nach der Geburt gestorben sind. Stimmt, wir wollen ja auch nicht ins Mittelalter zurück, sondern uns die medizinischen Erkenntnisse des 19. und 20. Jahrhunderts sehr wohl zunutze machen. *Zunutze* machen – gewiß, aber nicht ver*herr*lichen!

Frauen haben immer – die letzten Jahrzehnte ausgenommen – über ein Heilwissen verfügt, das an keiner Universität gelehrt wurde und wird. Wenn Sie meinen, unsere Ansichten und Denkansätze seien zu feministisch, zu radikal oder zu einseitig, dann laden wir Sie zu diesem kurzen Ausflug in die Geschichte der Geburtshilfe ein.

Daß heute die meisten Gynäkologen Männer sind, ist durchaus kein Zufall, sondern das Resultat einer jahrhundertelangen Entwicklung, die den Ausschluß der Frauen aus ihrer ehemals eigenen, großen Domäne zum Ziel hatte. Vielen Männern ist das heute selbstverständlich nicht bewußt, sie werden dieser Behauptung auf das heftigste widersprechen, und doch: Ärzte und damit Männer haben die Geburtshilfe den Frauen sukzessive weggenommen und an sich gerissen, in den Städten früher, auf dem Land später, sehr zum Nachteil der Frauen – doch davon wird später noch die Rede sein.

Begleiten Sie uns jetzt in das alte Ägypten, aus dem die ältesten schriftlichen Quellen über Hebammen stammen. Vor circa 5000 Jahren richteten Frauen im Garten, im Hof oder auf dem Dach ihres Hauses für die Geburt eine Gebärhütte ein, die sogenannte »Wochenlaube«. Hier konnte die Mutter mit ihrem Kind die ersten zwei, drei Wochen nach der Geburt völlig ungestört verbringen. Erfahrene Frauen aus der Familie oder der Nachbarschaft leisteten Geburtshilfe. Zu Geburten von reichen, vornehmen Frauen kamen zwei oder mehr Hebammen, die sich auch auf die Behandlung von Frauenkrankheiten verstanden.

Im antiken Griechenland durfte an einer Gebärenden nichts verknotet oder umbunden sein. Ebenso durfte keine bei der Geburt anwesende Frau die Knie überschlagen oder die Hände verschränken. Alle Frauen mußten ihre Haare offen tragen. Nach der Vorstellung der alten Griechen würde ein Kind durch jegliche feste Bindung zu stark an die Mutter gebunden, was einer guten Geburt entgegenstünde. Die äußeren Umstände mögen uns heute ja eigentümlich und befremdlich erscheinen, doch wenn wir sie als äußere Zeichen für eine innere Haltung sehen, ergeben sie Sinn. Die Geburt ist ein Loslösungsprozeß, ein Abschiednehmen und ein Neubeginn. Wenn sich eine gebärende Frau dagegen sperrt, wird das die Geburt erschweren.[1]

In unserem Raum waren Hebammen bis zum Ende des 6. Jahrhunderts den Ärzten gleichgestellt und bezogen auch dieselben Honorare. Sie waren allseits geachtet, von den Männern mitunter auch gefürchtet, weil sie über ein Wissen verfügten, zu dem Männer keinen Zugang hatten. Hebammen waren nicht nur Geburtshelferinnen, sondern Ratgeberinnen, Freundinnen für das ganze Leben und Heilerinnen. Sie waren erfahrene und oft weise Frauen, die über ein immenses Wissen verfügten und gleichzeitig viel Gespür mitbrachten. Ursprünglich waren also weise Frau, Hebamme und Ärztin eine Person. Die »wisen Fruwen« standen den schwangeren Frauen bei, leisteten Geburtshilfe und halfen bei den verschiedensten Wehwehchen.[2]

[1] Grabrucker, Marianne: »Vom Abenteuer der Geburt«, 1991

[2] Berewinkel, Barbara: »Hexen – Geschichte einer dunklen Zeit in Bildern und Berichten«. Augsburg 1998, S. 111

Bei den germanischen Volksstämmen wurde der Gebärenden besondere Zuwendung geschenkt, hatte sie – nach damaliger Vorstellung – doch Anteil an dem natürlichen Zyklus von Werden und Vergehen.

Die Frau besaß eine besondere Verbindung zu den Elementen, den Bäumen und den Quellen, den Steinen und den Hainen, die kultische Bedeutung hatten.[3]

Die Bezeichnung Hebamme ist in unserem Sprachraum ab dem 12. Jahrhundert belegt. Sie leitet sich von dem althochdeutschen Wort *hevianna* (hevi=heben und ana=Großmutter) ab. Daneben gab es in den verschiedenen Regionen des deutschen Sprachraumes folgende andere Bezeichnungen: Hebeamme, Hebemuoter, Wehfrau, Wehmutter, Kindermutter und weise Frau.[4]

War ursprünglich ein und dieselbe Frau für Geburtshilfe und Heilkunst zuständig, so unterschied man ab dem Mittelalter zwischen dem Beruf einer Ärztin und einer Hebamme. Adelige Frauen und Nonnen hatten in den Klöstern Zugang zu den medizinischen Werken aus der Antike. Bedauerlich ist allerdings, daß viel wertvolles Wissen um die Frauenheilkunde verlorenging, weil die Mönche, die jene antiken Werke übersetzten, in ihren Arbeiten die Gynäkologie aus Schamhaftigkeit verschwiegen.[5] Nach der Gründung der ersten Universitäten, wurde es für Frauen immer schwieriger, theoretische Werke zu studieren, da ihnen der Zutritt zu Universitäten verwehrt blieb. Den sogenannten Buchmedizinern wiederum fehlte jedes emotionale Verständnis für den weiblichen Körper und das Wissen um die weibliche Psyche. Frauen wurden systematisch zunächst aus der Heilkunst im allgemeinen, später sogar aus der Geburtshilfe verdrängt. Nur in ländlichen Gegenden konnten Hebammen ihre Autorität bewahren, in den Städten wurden sie zu reinen Hilfskräften der männlichen Ärzte degradiert.

3 Berewinkel: S. 110

4 Berewinkel: S. 111

5 Grabrucker: »Vom Abenteuer der Geburt«

Wie gelangten nun die Hebammen zu ihrem Wissen? Frauen aus dem Volk eigneten sich ihre Kenntnisse durch mündliche Überlieferung und Beobachtungen an.[6] Alles Wissen und alle Erfahrungen wurden von einer Frauengeneration der nächsten weitergegeben, bis diese starke Kette irgendwann einmal abriß, und wir heute fast verzweifelt das Ende dieser Kette wieder aufzunehmen versuchen, um eine Brücke zu schlagen zwischen der in hohem Maße kopflastigen Schulmedizin und der magisch-intuitiven Weisheit der Frauen.

Die Hebammen wurden früher nicht aufgrund einer Ausbildung geschätzt, sondern wegen ihrer persönlichen Erfahrung in Geburtsangelegenheiten, ihrer Kenntnisse in der Kräutermedizin und wegen ihres Wissens um geburtserleichternde Mittel und Maßnahmen. Die Hebammen beschleunigten die Geburt mit Kräutertees; Frauenmantel und Mutterkorn verstärkten die Wehen, und Kräutersalben machten den Muttermund weich. Bei ganz schlimmen Wehen bekam die Gebärende Bilsenkraut, das sie in einen Dämmerzustand versetzte.[7]

Die Geburt hatte im Mittelalter einen völlig anderen Stellenwert als später. Sie war ein rauschendes Frauenfest: Bei den sogenannten »Kindbetthöfen« besuchten alle Frauen der Umgebung die Wöchnerin, um ihre Freude zu teilen. Mehrere Tage lang wurde festlich gegessen und fürstlich gefeiert. Frauensolidarität war damals kein Schlagwort, sondern gelebte Realität. Im 15. Jahrhundert richteten wohlhabende Familien in Italien luxuriöse Wöchnerinnenzimmer ein. In dem prachtvollen Bildband »Baby, Säugling, Wickelkind – Eine Kulturgeschichte« wird das folgendermaßen beschrieben: »Die Wände des Gemachs waren mit wertvollen Stoffen ver-

---

[6] Hilde Schmölzer: »Die verlorene Geschichte der Frau. 100 000 Jahre unterschlagene Vergangenheit«. Edition Tau1991, S. 169

[7] Bonnie S. Anderson, Judith P. Zinsser: »Eine eigene Geschichte, Frauen in Europa. Verschüttete Spuren, Frühgeschichte bis 18. Jahrhundert«, Zürich 1992, S. 158

kleidet, auf den Boden streute man im Sommer Blumen und im Winter belegte man ihn mit dicken Teppichen. In der Mitte des Raumes thronte »ein großes, reich mit Gardinen behangenes Bett«, auf dem sich Pelzdecken türmten. Ein mit Samt bezogener Sessel, viele Schemel und Seidenkissen für die Besucherinnen, eine aufwendig geschnitzte Truhe mit Wäsche für das Neugeborene vervollständigten die Einrichtung eines Zimmers.«[8] Die Mutter war festlich gekleidet und empfing im Bett liegend ihre Eltern und Freunde. Nicht, daß dieser Luxus notwendig wäre für ein Neugeborenes, so sagt er doch etwas über die Bedeutung aus, die man der Geburt eines Kindes beimaß. Die Geburt war kein technischer Vorgang von hoher Kompliziertheit, sondern ein kraftvolles und sinnliches Ereignis, Ereignis in dem Sinn, daß es immer etwas Ur*eig*enes, Unverwechselbares und Wunderbares war. Dieser Festcharakter der Geburt rückte immer mehr in den Hintergrund, im günstigsten Fall wird heute in Spitälern gern von einer »komplikationslosen« Geburt gesprochen. So verräterisch kann Sprache sein. Wie kam es zu dieser traurigen Entwicklung?

Frauen wurden seit Beginn der Neuzeit, also dem Aufschwung der Wissenschaften und dem Siegeszug des Rationalismus, sukzessive aus der Heilkunst vertrieben. Wobei paradoxerweise gerade diese Ära und auch das 17. und 18. Jahrhundert, das Zeitalter der *Vernunft* und der *Aufklärung* für die Verbrennung von mehreren Hunderttausend Frauen, die sich angeblich der Hexerei schuldig gemacht hatten, verantwortlich waren. Auffallend ist, daß ein besonders großer Teil der Opfer Hebammen und Heilerinnen waren.

Ab dem 16. Jahrhundert wurden die Kindbetthöfe verboten, sie »geziemten« sich nicht mehr. Sinnenfreude wich der Ernüchterung. Allmählich wurde der ursprünglich hoch angesehene Frauenberuf der Hebamme zu einem verachteten. Hilde Schmölzer schreibt dazu in ihrem Buch »Phänomen Hexe«: »Die Verdrängung der heilkundigen Frauen hat verschie-

---

[8] Beatrice Fontanel, Claire d'Harcourt: »Baby, Säugling, Wickelkind. Eine Kulturgeschichte«, Hildesheim 1998, S. 30

dene Ursachen. Zum einen die Konkurrenz der auf wissenschaftlich-theoretischer Basis arbeitenden Ärzte, der sie mit ihrer auf der Naturheilkunde beruhenden Behandlungsmethode unterlagen. Zum andern die Tatsache ihres verfemten Geschlechts, die sie für das Unvollkommene und Schlechte prädestiniert erschienen ließ. Zerrieben zwischen Hexenverfolgung und neuem, wissenschaftlich orientiertem Weltbild mußte die heilkundige Frau erliegen.«[9]

Mit dem Eindringen der Männer in den Geburtsvorgang wurde aus dem ursprünglich freudigen Ereignis ein Strafakt für fleischliche Lust. Die Kindbetthöfe wurden verboten, weil Freude den Frauen aufgrund der Erbschuld Evas nicht zustand.[10]

Um die Hebammen endgültig zu entmündigen, wurden sie des Aberglaubens, der Hexerei, der Unwissenheit und der Inkompetenz beschuldigt.

In einer satirischen Schmähschrift, die Ende des 18. Jahrhunderts erschien, versetzte sich ein (männlicher) Geburtshelfer in die Lage von Föten, die unter der angeblichen Grausamkeit von Hebammen zu leiden hätten: »Bei der Geburt fühlen wir uns nicht in Sicherheit. Nur zitternd wagen wir es, uns zu zeigen, denn fortwährend werden wir von gewissen Frauen, Hebemütter genannt, mißhandelt. Man quetscht uns, zieht uns die Haut ab, zerrt unbarmherzig an uns; ja schlimmer noch: Man köpft uns, schlägt uns ein blaues Auge, bricht uns die Knochen und reißt uns in Stücke; und nach all der erlittenen Schmach müssen wir, die unschuldigen Opfer, schließlich sterben.«[11] Aus der weisen sinnlichen Frau war die böse Hexe geworden, deren Macht mit aller Härte ausradiert werden mußte. Hebammen wurden verfolgt, eingesperrt, gedemütigt, gefesselt und als Hexen verbrannt. Erst 1755 wurde

---

[9] Hilde Schmölzer: »Phänomen Hexe. Wahn und Wirklichkeit im Lauf der Jahrhunderte«, Wien München 1986, S. 90

[10] Schmölzer: »Verlorene Geschichte der Frau«, S. 175

[11] Fontanel, d'Harcourt: »Baby, Säugling, Wickelkind«, S. 52

die Hexenverbrennung unter Maria Theresia verboten, wobei die letzte Hinrichtung einer sogenannten Hexe im deutschen Sprachraum 1782 stattfand![12] Sprachlich bemerkenswert ist in diesem Zusammenhang der Bedeutungswandel des englischen Wortes *witch*, das heute Hexe bedeutet. In diesem Wort steckt *wit*, was soviel bedeutet wie Verstand, Geist, Witz. Das Wort *hag* (heute: alte Vettel, Hexe) ist sprachlich mit dem Wort holy (heilig) verwandt.[13] Welch katastrophale Folgen der Ausschluß der Frauen aus ihrer ureigenen Domäne hatte, zeigt die Tatsache, daß männliche Ärzte oft wichtige Regeln der Geburtshilfe, wie die der Sterilität, außer acht ließen. Hunderttausende Frauen starben in den Spitälern an dem gefürchteten Kindbettfieber. Wenn Ihnen jetzt der Name Semmelweis als Retter der Frauen einfällt, weil er die Ursache für diese Krankheit in der mangelnden Hygiene erkannt hatte, ist das kein Zufall. Es zeigt einmal mehr, daß männliches Wissen mehr zählte und zählt in unserer Gesellschaft und daß dieses Wissen auch besser »vermarktet« wird. Semmelweis war zweifellos ein bedeutender Mann, doch was er entdeckte, war für Hebammen schon lange zuvor eine Selbstverständlichkeit gewesen. Erst in den von Männern dominierten Krankenhäusern wurden Infektionen von einer Frau zur anderen übertragen und kosteten Tausenden Frauen das Leben.[14]

Wir leben heute in einer für Frauen glücklicheren Zeit. Und doch: Sie steckt noch tief in uns (nicht nur in den Männern!), die nackte Angst vor der Frau, die peinigende Sorge, die Frauen könnten wieder Macht für sich in Anspruch nehmen.

Auch heute noch geben wir männlichen und auch weiblichen Frauenärzten über unseren Körper und unseren Geist

[12] Hans Sebald: »Hexen – damals und heute?« Frankfurt am Main 1987, S. 188

[13] Mary Valentis, Anne Devane: »Die Wut der Frauen. Geheimnis und Macht eines starken Gefühls«, München 1996, S. 189

[14] Schmölzer: »Verlorene Geschichte«, S. 176

eine Macht, die ihnen nicht zusteht. Es wäre weit besser, wenn wir aus unseren Wurzeln und unserer Identität heraus bewußt leben und handeln würden, wenn wir bereit wären, für Veränderungen in unserem Sinn und damit zum Vorteil aller Menschen einzutreten. Niemand kann die Sache der Frauen so gut vertreten wie die Frauen selbst. Daß wir uns die Geburtshilfe langsam, ganz langsam zurückerobern, ist erst ein zaghafter Beginn, aber ein Keim der Hoffnung.

Adressen

Österreich:

Ilona Schwägerl
Dreistetten 232
A-2753 Piesting

Hebammenpraxis
Ilona Schwägerl
Institutsgasse 11
A-2721 Bad Fischau/Niederösterreich

Deutschland:

Beratungsstelle für Natürliche Geburt und Elternsein e.V.
Häberlstr. 17
80337 München
Tel. 0 89/53 20 76
Internet: www.natuerliche-geburt.de
E-mail: natuerliche-geburt@t-online.de

Schweiz:

Verein Interessengemeinschaft
Geburtshäuser Schweiz
Geburtshaus Delphys
Fridaustr. 12
CH-8003 Zürich
Tel. 00 41/1/49 19 120

Harald Havas

FURIOSES WIEN

METROVERLAG

Gewidmet meinen Töchtern K. und M.,
die von ihrer Mutter und mir gerade zu
furiosen Wienerinnen erzogen werden

Inhalt

Vorwort

„Bestattung Wien heizt neue Zentrale mit Leichen" betitelte die Kronen Zeitung im Jänner 2011 einen Artikel. Und fügte noch hinzu: „Zündende Idee?" Sah man sich die Sache genauer an, war der Schockfaktor der Faktenlage freilich weitaus geringer. Die gerade in Bau befindliche neue Unternehmungszentrale der „Bestattung Wien", zwischen Zentralfriedhof und Urnenhain gelegen, soll die Abwärme des Krematoriums zu Heizzwecken nutzen. Und wenn man weiß, wie viel Hitze vorab notwendig ist, um einen Sarg plus Verstorbenen zu kremieren, dann weiß man auch, dass die positive Energiebilanz, welche diese beiden Elemente in den Verbrennungsvorgang einbringen, denkbar gering ist. Vor der Verbrennung muss üblicherweise ein sogenannter Muffelofen auf gut 900 Grad vorgeheizt werden, dann verbrennt der Sarg. Danach wird noch ein Gasbrenner mit 1200 Grad dazu benutzt, die letzten Reste zu veraschen. Wer also in Zukunft Wärme (und potenziell auch Strom) in dem neuen Gebäude nutzt, braucht sich nicht dem makabren Gefühl hinzugeben, von Verstorbenen gewärmt und eventuell auch beleuchtet zu werden.

Dennoch zeigt dieses Beispiel sehr schön, dass das Kuriose und – in diesem Fall auch tatsächlich – Furiose sowie natürlich auch das Makabre in Wien definitiv noch lange nicht, pardon, aussterben.

Und so präsentiere ich gerne den geneigten Leserinnen und Lesern nach dem überaus gnädig von ihnen aufgenommenen „Kuriosen Wien“ nun untertänigst die Fortsetzung.

Alle Geschichten, von ganz alt bis brandneu, lavieren inhaltlich zwischen erstaunlich, interessant und vielleicht stellenweise auch banal, angesiedelt am Rande des international erfolgreichen literarischen Genres des sogenannten „Nutzlosen Wissens“. Dazu stehe ich auch, ist mein Ziel doch in erster Linie die Unterhaltung und das Staunen der Lesenden. In zweiter Linie finde ich aber, seit ich mich auf diesem Gebiet betätige, immer öfter, dass gerade ein derartig zusammengewürfelter, schräger Blick auf scheinbar Bekanntes und Vertrautes dazu anregt, neue Synapsenverbindungen zu schließen, neue Erkenntnisse vor allem philosophischer Art und neue Querverbindungen zu entdecken. Irgendwo zwischen dem aus der Psychologie bekannten „Aha“- und dem von mir postulierten „No na“-Erlebnis.

In diesem Sinne viel Spaß, gute Unterhaltung und einen lustvollen Erkenntnisgewinn.

Harald Havas

Kanalratten

Wer heute den Begriff Wienfluss hört, denkt in erster Linie an ein seichtes Gerinnsel, das vom Westen kommend unter dem Naschmarkt, genauer gesagt unter dem Flohmarktareal, verschwindet und im Stadtpark wieder auftaucht. Bewohner des westlichen Teils der Stadt kennen die Wien auch als Hindernis, das mithilfe zahlreicher Brücken überwunden werden kann und muss, aber auch als Freizeitzone mit Spazierwegen, wenn auch als eine größtenteils eher uncharmante. Das zu ändern, ist schon seit Jahren ein Bestreben der Stadt. Bis aber das ganze Kanalbett als Erholungsgebiet inklusive Radweg genutzt werden kann, wird wohl noch so einiges an Wasser die Wien hinunterfließen. Aber schon heute treiben sich, zumal nachts, bereits wieder eine erstaunlich große Vielzahl an tierischen Mitbewohnern der Stadt im und um das Flussbett herum. Wie auch immer.

Was man heute kaum mehr ahnt oder weiß: Einst war die Wien ein gefährlicher und zu recht gefürchteter Fluss. Aufgrund seines sehr großen Einzugsgebiets von 230 Quadratkilometern bei nur 34 Kilometern Länge – etwa zur Hälfte in Niederösterreich, zur Hälfte in Wien – und des nur sehr wenig wasserdurchlässigen Bettes kann der Fluss innerhalb von kurzer Zeit auf das 2000-fache (!) anschwellen. Früher führte das entlang der und somit in Wien zu verheerenden Überschwemmungen, bis hin zu veritablen Hochwasserkatastrophen, von denen in der Zeit zwischen 1221 und 1899 insgesamt 24 urkundlich überliefert sind. Heute kann das aufgrund der Staubecken, die nahe der Stadtgrenze angebracht sind, in diesem Ausmaß nicht mehr geschehen. Dennoch ist die Wien auch heute noch bei Hochwasser nicht ungefährlich, denn es kann nicht das ganze Wasser gestaut werden. An den öffentlichen Wegen sind aus diesem Grund Schilder mit Warnlichtern und Lautsprechern und der Aufschrift „Bei Blinken Wienfluss verlassen" montiert, um Spaziergänger rechtzeitig zu warnen. Auch Kanalarbeiter und Besucher, etwa die der beliebten „Dritte Mann"-Touren, müssen gegebenenfalls schnell die Kanalisation evakuieren. Weshalb auch das Erforschen des Wiener Untergrunds, obschon dieser durch zahlreiche Einstiegsmöglichkeiten recht leicht zugänglich wäre, auf eigene Faust streng verboten ist. Der Wasserpegel steigt nämlich, um es Wienerisch zu sagen „So schnö konnst gor net schaun."

Im Normalfall bekommt man aber als Wiener nicht viel von einem heutigen Wien-Hochwasser mit. Höchstens wenn man bei einem Stadtparkspaziergang unter dem „Stadtparksteg" oder der „Kleinen Ungarbrücke" überraschenderweise keinen nassen Beton, sondern jede Menge schmutzigbraunes Wasser samt Treibgut vorfindet. Scheinbar stehend, weil es nur sehr langsam vom Donaukanal bei der Urania neben der „Strandbar Herrmann" aufgenommen und noch sehr lange nach dem eigentlichen Regen von den Staubecken gespeist wird.

Übrigens, was auch nicht viele wissen: Strenggenommen heißt nur der zum ersten Bezirk gehörende Park am linken Wien-Ufer „Stadtpark". Der Teil am rechten Wien-Ufer, der zum dritten Bezirk gehört, hieß ursprünglich „Kinderpark". Diese Bezeichnungen findet man etwa noch auf den beiden großen Säulen

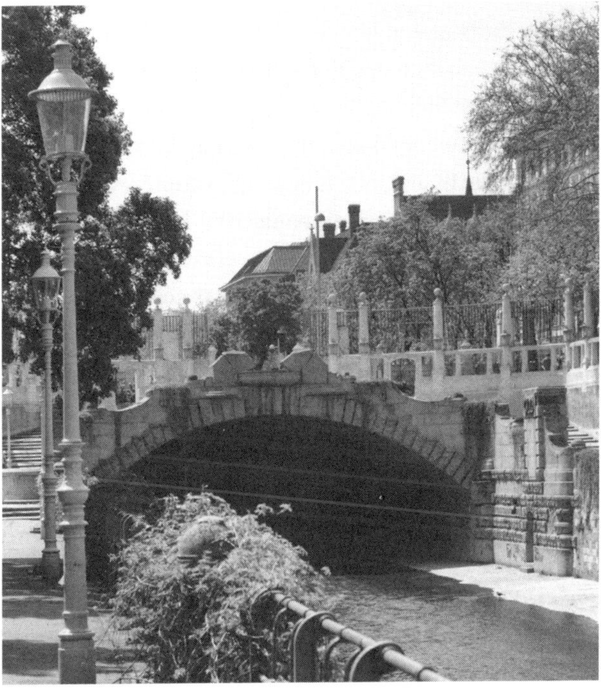

Tor zur Wiener Unterwelt

an der Johannesgasse neben dem Eingang der U4-Station „Stadtpark“.

Doch zurück zum Hochwasser. Diese Überflutungen sind derart massiv, dass sie nicht einmal die Ratten überleben. Womit wir beim Kapiteltitel angelangt wären. Gemeint sind aber nicht die unvermeidlichen tierischen Begleiter jeder Großstadt, sondern die menschlichen „Kanalratten“, an die heute nur noch ein selten gehörtes und noch seltener verstandenes Wort gemahnt: die Strotter.

Fast bekannter als der Begriff Strotter, der heute noch gelegentlich im Sinne von Vagabund oder Sandler verwendet wird, ist das jazzige Wienerlied-Duo „Die Strottern“. Andere mögen „Strotter Inst.“ kennen, einen Vertreter der elektronischen Musik. Zweiterer bezieht sich mit seinem Namen vermutlich auf das ostösterreichische Verb „strottern“, was so viel wie „nach (im Abfall) Verwertbarem suchen“ bedeutet. Schließlich bedient sich „Strotter Inst.“ ja auch der Sampling-Technik ... Erstere Musiker beziehen sich aber doch wohl eher auf jene Gruppe Menschen, die in Wien einst eben als Strotter bekannt waren.

Und das waren im Untergrund und hier vor allem in der Kanalisation des Wienflusses lebende „Miststierler“. Diese spezialisierte Gruppe von meist Obdachlosen und auf alle Fälle Armen kam unmittelbar mit der Kanalisierung Wiens um die Jahrhundertwende (um 1893) auf. Ihr Geschäftsmodell war einfach und logisch:

Mit der Kanalisation wurde auch so manches Wertvolle oder zumindest Verwertbare durch die Wiener Wasserklosetts und andere Abwässer gespült. Dies galt es zu finden und in Geld umzuwandeln.

Neben Wertsachen wie Schmuck und Geld, naturgemäß sehr seltene Funde, sammelten die Strotter alles nur Mögliche für sie und andere noch Brauchbare ein. Eine noch spezialisiertere Untergruppe, mit guten Magennerven gesegnet oder aus besonderer Verzweiflung dazu getrieben, waren die sogenannten „Fettfischer". Die Fettfischer sammelten Knochen, Fleisch- und Fettreste ein – um sie dann an die Seifenfabriken zu verkaufen ...

Einige der Strotter wohnten auch in der Kanalisation, so wie es – allerdings unbestätigterweise – auch heute vereinzelt noch Obdachlose tun. Damals schlugen dort jedoch sehr viele ihre Zelte auf, sodass schon jeder seinen eigenen angestammten Platz hatte. Eine dieser Gemeinschaftsunterkünfte war die sogenannte „Zwingburg", gelegen unter dem Schwarzenbergplatz. Das war eine trockene Kammer, die mit einem Brett gut verschlossen werden konnte, um etwa vor Razzien der Polizei zu schützen. Zusätzlich führten noch einige Fluchtwege in umliegende Kanäle und Schächte. Heute wäre das Strottern kein Geschäft mehr. Der wohl einzige Grund, dass es diesen „Berufsstand" nicht mehr gibt. Der letzte noch aktive Strotter wurde jedenfalls noch 1950 gesichtet.

Big in the USA

Zum kollektiven und einbetonierten österreichischen Allgemeinwissen gehört die Tatsache, dass es Falco als erster Österreicher auf Platz 1 der US-Charts schaffte. Nun ist das sicher eine gigantische Leistung und es stimmt natürlich auch, dass Falco diesen Platz erreicht hat. (Übrigens 1986 mit „Rock Me Amadeus", nicht mit „Der Kommissar", wie viele glauben. „Der Kommissar" von Falco schaffte es trotz weltweiten Erfolgs im Original nie in die US-Charts. Allerdings erreichte 1983 die britische Band „After the Fire" mit ihrer englischen Coverversion Platz 3.)

Aber: So ganz richtig ist diese vermeintliche Tatsache dennoch nicht. Falco war nämlich nicht der erste Österreicher auf Platz 1 der US-Charts, sondern der dritte. Und der zweite Wiener.

Wer aber war es dann? Nun, um die Spannung ins schier Unerträgliche zu treiben, hier erst die Auflösung, wer die Nummer zwei war. Zwar stammt die betreffende Person nicht aus Wien, aber Erfolg ist Erfolg, da wollen wir mal nicht so sein. Außerdem handelt es sich dabei um eine Dame. Ihr Name: Gertrude Wirschinger, 1946 in Klagenfurt geboren. Klingelt da was? Wohl kaum. Denn bekannt wurde Frau Wirschinger erst unter ihrem Bühnennamen Penny McLean. Dieser sollte einerseits Kindern der 70er-Jahre etwas sagen, denn damals war sie solo, etwa mit den internationalen Hits „Lady Bump“ und „1,2,3,4 ... Fire!“, die unangefochtene Disco-Queen Österreichs. Andererseits wird der Name Penny McLean auch für Freunde esoterischer Bücher eher unbekannt sein, denn solche schreibt sie seit dem Ende ihrer Musikkarriere. Bevorzugterweise handeln diese von Numerologie und Schutzgeistern. Und wem ihr Name dennoch nichts sagt, der kann sich vielleicht an die Band „Silver Convention“ erinnern, ein Damentrio, das bevorzugt in goldfarbenen Overalls auftrat und die Disco-Welle mitauslöste, wenn nicht gar miterfand. Die im Hintergrund waltenden Macher der Band waren übrigens der Produzent, Udo-Jürgens-Texter und Musical-Übersetzer Michael Kunze sowie der bis heute erfolgreiche Komponist Sylvester Levay (u. a. Schöpfer der Wiener Musicals „Elisabeth“, „Mozart!“ und „Rebecca“), auf den auch der Name der Band zurückgeht. Frau Wirschinger-Lean nahm nun mit „Silver Convention“ nicht nur am Songcontest teil (1977 für Deutschland, Rang 8 mit dem Lied „Telegram“), sondern ... erreichte 1975 mit „Fly Robin Fly“ elf Jahre vor Falco auch den Platz 1 der US-Charts! Das Lied kommt übrigens mit sechs Worten aus (fly, Robin, up, to, the und sky), die immer in der Phrase „Fly, Robin, Fly, Up, up to the sky!“ wiederholt werden. Auch die Nachfolge-Single „Get Up and Boogie“ erreichte lichte amerikanische Höhen, Platz 2 um genau zu sein.

Aber nun (Trommelwirbel) zu demjenigen Wiener, der als erster Österreicher die Nummer 1 der US-Billboard-Charts erreichte: *bumbumbumbumbumbumbumbum* Anton Karas! Sein Instrument: die Zither. Sein Lied: „Das Harry Lime Thema" aus dem Film „Der dritte Mann". Mit dieser Nummer führte Karas 1950 ganze elf Wochen lang die US-Hitparade an. Und sorgte für einen weltweiten deutlichen Anstieg der Zither-Verkäufe. Und begründete die Tradition,

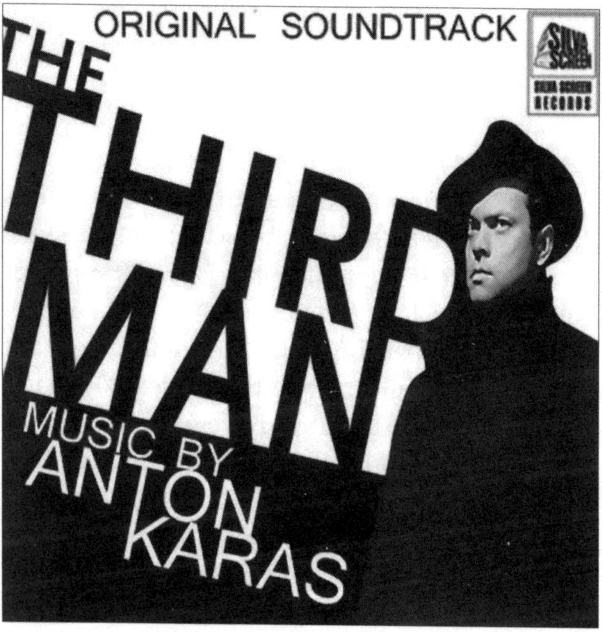

Orson Welles, inspired by Anton Karas

Musik aus Filmen als Singles auszukoppeln. Die Platte ging damals in den USA sensationelle 500.000 mal über den Ladentisch, und nach Brancheneinschätzungen haben sich die verschiedenen Versionen des Liedes, unter anderem von Guy Lombardo, Herb Alpert, The Band und The Shadows bis heute an die 40 Millionen mal verkauft. Sogar die Beatles haben es einmal aufgenommen, aber auf keiner ihrer Platten veröffentlicht.

Über das „Harry Lime Thema", Anton Karas' internationalen Erfolg und die vielen Wien-Aspekte des Films wurde andernorts schon so oft und so viel geschrieben, dass ich es mir hier verkneife. Nur ein Gustostückerl vielleicht noch: Die auch als „The Third Man Theme" bekannte Melodie von Anton Karas ist das offizielle musikalische Thema der Tokyoter Bahnstation Ebisu, dessen erste Takte jedes Mal ertönen, wenn sich die Türen eines Zuges schließen. Denn in Japan haben fast alle Bahnstationen eigene Einstiegsmelodien. Karas' Melodie ist in Japan allgemein als „Ebisu-Thema" bekannt, weil es früher in der Werbung für Ebisu-Bier verwendet wurde. Und die Ebisu-Bierfabrik befand sich früher an dem Ort, an dem heute die Bahnstation gleichen Namens zu finden ist... Die – sehr – vereinfachte Anton-Karas-Version sowie andere der sogenannten „Train Station Tunes" kann man sich auch im Internet anhören, etwa auf der Website des japanischen Kulturmagazins „The Nihon Sun“ (www.nihonsun.com).

Nach Falco schaffte es übrigens nur noch eine weitere österreichische Musikgruppe auf einen höheren Platz der US-Charts: 1991 erreichten die Bingo Boys mit „How To Dance“ den Platz 25 der Billboard-Charts – und den Platz Nummer 1 der Dance Charts.

Obwohl dritter und nicht erster Platz ist Falcos Erfolg mit „Rock Me Amadeus“ in den USA aber keineswegs zu unterschätzen. Zum einen war er der erste *deutschsprachige* Künstler, der beide großen US-Hitparaden (Billboard Hot 100 und Cashbox Top 100 Singles) anführte, zum anderen erreichte er auch einen für einen weißen Künstler extrem seltenen Top-Platz, nämlich Rang 6 in den „Billboard Top R&B Singles Chart“, damals noch „Black Singles-Charts“ genannt. In diesen Bereichen bewegten sich vor ihm nur Blondie und nach ihm Eminem.

Und noch etwas kann man dem Wiener Falken nicht rauben: Er war und ist der einzige Künstler, der die US-Charts mit einer deutschsprachigen Musiknummer anführte. Denn „Fly, Robin, Fly“ war englischsprachig und „Das Harry Lime Thema“ eine instrumentale Nummer.

Rathausmann im Eisen

Zwei seltsame, aber touristisch umso interessantere teil-metallene Objekte standen und stehen oft im Fokus herkömmlicher Wien-Bücher und Reiseführer: der Rathausmann und der Stock im Eisen.

Durchaus zu Recht, stellen doch beide eine Fundgrube an interessanten, obskuren und auffallenden, aber eben meist weithin bekannten Details dar. Seltener fällt der touristische – und einheimische – Blick aber auf ein drittes ehernes Denkmal, das quasi eine Synergie aus den beiden bekannteren darstellt.

Aber zuerst zu bekannten und weniger bekannten Fakten rund um die bekannteren Objekte:

Die ältere der beiden Metall-Sehenswürdigkeiten, nach Meinung mancher die älteste Sehenswürdigkeit Wiens überhaupt, befindet sich – obwohl es sich dabei ursprünglich schlicht und einfach nur um einen Baum, der vor den einstigen Stadttoren stand, handelte – schon seit langem in der Stadtmitte, an dem nach ihr benannten Stock-im-Eisen-Platz. Dieser Platz stellt übrigens ein weiteres Wiener Kuriosum dar, denn, obwohl es ihn als Adresse noch gibt, wird man heute so seine Mühen haben, ihn „räumlich“ zu finden. Hört sich etwas geheimnisvoll an, erklärt sich aber ganz einfach durch den Verlauf der Geschichte: Denn im Laufe der Zeit sind die ihn begrenzenden Häuser schlicht und einfach verschwunden, sodass mittlerweile der Graben und die Kärntner Straße gewissermaßen unbehindert in den Stephansplatz münden. Wodurch der ehemalige Platz zu einem Platz ohne klar erkennbaren Platz wurde. Denn der nun quasi vergrößerte Stephansplatz wird in seiner räumlichen Ausdehnung durchaus als einheitlicher Platz wahrgenommen, wenn auch nicht alles Stephansplatz ist, was danach aussieht. Wie eben der heute „unsichtbare" Vorplatz namens Stock im Eisen.

Doch genug der räumlichen Verwirrung und zurück zu seinem Namensgeber. Die Geschichte von den Handwerksgesellen, die am ehemaligen Stadttor jeweils einen Nagel in einen Baum schlugen, sodass nach und nach der ganze Baum ein eisernes Gewand erhielt und so zum „Stock im Eisen" wurde, ist wohl jedem Wiener hinlänglich bekannt. Wenn man auch nicht genau weiß, weshalb der Baum ursprünglich „benagelt" wurde. Denn der Beginn der Beschlagung des alten – vermutlich – Grenzbaums, etwas vor 1440, liegt wesentlich länger zurück als der Brauch der wandernden Schmiede und Schmiedegesellen, der erst ab etwa 1715 belegt ist.

Auch nicht allgemein bekannt dürfte sein, dass es sich bei dem Original-Stock um den mittleren Teil einer zweiwipfeligen Zwieselfichte handelt. Oder dass sich sein Name nicht von den Nägeln, die in ihn geschlagen wurden, abwandelt, sondern von den den Stamm umgebenden eisernen Bändern. Der Stamm wird nämlich scheinbar von einem Schloss zusammengehalten, das jedoch nur eine Attrappe ist, da es kein Werk enthält, also leer ist. Die Sagen, dass niemand einen Schlüssel fertigen konnte, um das Schloss zu öffnen, dürfte also einen ganz pragmatischen Hintergrund haben: wo kein (echtes) Schloss, da kein Schlüssel um es zu öffnen. Zum Schutz vor Wind, Wetter und vor allem Millionen von Touristenfingern ist der vernagelte Stock übrigens seit längerem durch eine Plexiglaswand geschützt.

Nicht so sein um einiges jüngerer und fast gänzlich unbekannter Bruder: Wiens zweiter Stock im Eisen.

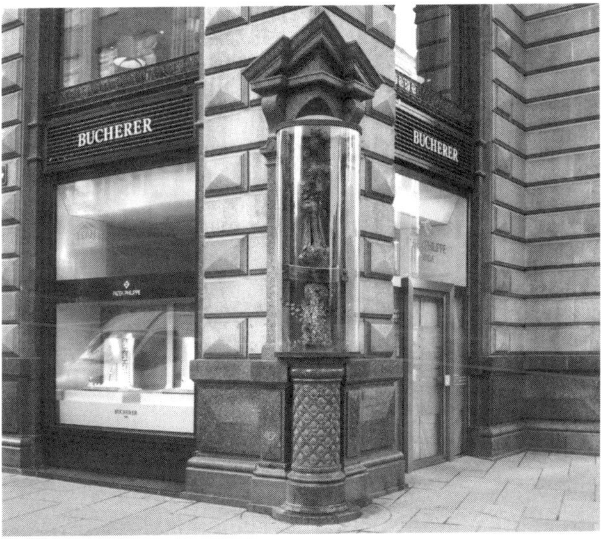

Wie man sieht, unsichtbar: der Platz „Stock im Eisen"

Der steht nämlich im achten Bezirk, passenderweise am Schlosserplatzl (der eigentlich nicht so heißt, sondern eine Fläche vor der Wickenburggasse 1 ist), wird nicht von Plastik umgeben - und ist auch noch in Funktion. 1988 wurde er hier, direkt vor der Landesinnung der Wiener Schlosser, aufgestellt, und seit dieser Zeit darf jeder frischgebackene Jungmeister einen Nagel einschlagen, auch heute noch. Meist zu Sammelterminen als kleine Festivität.

Das zweite eherne Wahrzeichen der Stadt, den Rathausmann, gibt es auch gleich zwei Mal. Das Original steht ganz oben auf der Spitze des Rathauses, wo es auch hingehört. Die Kopie findet sich zu seinen Füßen im Rathauspark, um die Ecke der Figuren-Allee, damit man ihn besser betrachten, bestaunen und ja, fotografieren, kann. Denn diese Kopie, angefertigt während Restaurierungsarbeiten am Original, steht ja seit 1985 extra zum Knipsen vor dem Rathaus. Den echten Wächter, der über den Dächern von Wien thront, könnte man auch mit extremen Teles nicht so gut erfassen. Das Original ist inklusive Standarte 5,4 Meter hoch, wiegt 1800 Kilogramm, hat Schuhgröße 63 und wird mithilfe einer 800 Kilogramm schweren Stahlkugel, die unter ihm als Pendel angebracht wurde, an seinem Platz gehalten. Kann aber trotzdem um bis zu 25 Zentimeter schwanken. Seine Anbringung war übrigens gewissermaßen ein anti-monarchistischer Schildbürgerstreich. Verbat Kaiser Franz Joseph I. doch, dass die Türme des Rathauses die nahegelegene Votivkirche überragen. Vermutlich deshalb, weil die Kirche eine sogenannte Votivgabe des Kaisers war, also ein Geschenk, das seinen Dank über das Misslingen des Attentats, das an ihm im Jahre 1853 verübt worden war, zum Ausdruck bringen sollte. Seit dieser Zeit erinnert die Votivkirche ebenso an das Attentat wie die Ettenreichgasse, die nach einem der beiden Retter des Kaisers, einem Fleischhauer, benannt ist. Wie auch immer, den Architekten blieb nichts anderes übrig, als sich den Anweisungen des Kaisers zu beugen und der Turm wurde mit 98 Metern um einen Meter niedriger als die Kirche errichtet. Ein bisschen geschummelt haben sie dann aber doch noch, denn mit dem schmückenden Mann auf seiner Spitze, wurde das Rathaus dann doch noch um einiges höher ...

Vielleicht noch ein Detail zu den Statuen, die in der Allee Richtung Burgtheater zu sehen sind. Sie stellen berühmte Persönlichkeiten der österreichischen Vergangenheit dar und standen ursprünglich auf der Elisabethbrücke, die über den Wienfluss zum Karlsplatz führte, heute ist das die große Kreuzung auf der Achse Kärntner Straße/Wiedner Hauptstraße. Besonders interessant daran ist aber, dass eine der Figuren, nämlich die des Beraters von Maria Theresia, Joseph von Sonnenfels während der NS-Zeit von den Nazis durch eine von Christoph Willibald Gluck ersetzt wurde. Dass der historische getaufte Jude nicht der Aufmerksamkeit der Nazis entgangen ist, bezeugt einmal mehr die perfide

Gründlichkeit dieser Diktatur. Auch die Sonnenfelsgasse im ersten Bezirk hieß von 1938 bis 1945 Johann-Sebastian-Bach-Gasse. Und ein berühmtes Ölgemälde, das den Freiherrn zeigte, wurde mit Säure übergossen und so vernichtet. Nur sein Halbrelief, das am Maria-Theresien-Denkmal angebracht ist, wurde nach Kenntnis des Autors nicht ersetzt oder beschädigt.

Doch jetzt endlich zum angekündigten, weniger bekannten, dritten, synergetischen Metalldenkmal, das sich ebenfalls gleich neben dem Rathaus befindet. Es handelt sich hierbei um den sogenannten „Eisernen Mann", auch bekannt als „Wehrmann in Eisen" beziehungsweise „Wehrmann im Eisen", „Eiserner Wehrmann" oder schlicht „Nagelmann". Synergetisch oder vielleicht eher hybrid deswegen, weil er wie der Rathausmann eine Art überdimensionalen Ritter darstellt, der aber, wie der Stock im Eisen, aus eingeschlagenen Nägeln besteht.

Seine Errichtung während des Ersten Weltkriegs diente der Propaganda und dem Sammeln von Geld für die Kriegskassa. Die Idee dafür geht tatsächlich auf den ursprünglichen Stock im Eisen zurück. In die aus Lindenholz gefertigte Statur schlugen jedenfalls im Jahr 1914 als erste ein österreichischer Erzherzog (Leopold Salvator), der deutsche Botschafter (Tschirschky-Bögendorff) und der türkische Botschafter (Hussein Hilmi-Pascha) je einen Nagel ein. Denn nicht nur Deutschland, allen heutigen xenophoben Hetzern ins

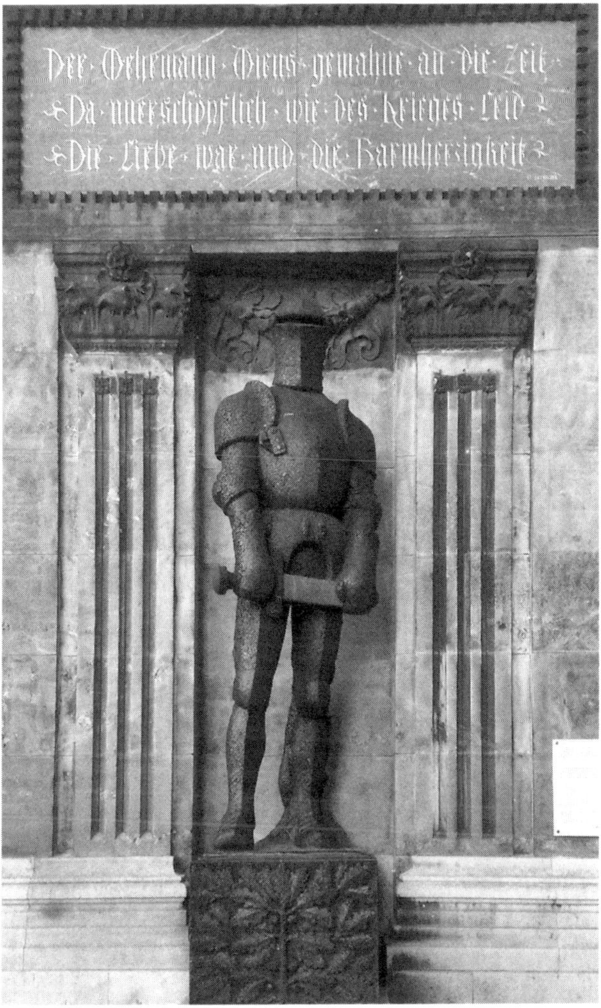
Der · Wehrmann · Eisens · gemahne · an · die · Zeit
Da · unerschöpflich · wie · des · Krieges · Leid
Die · Liebe · war · und · die · Barmherzigkeit

Der „eiserne Wehrmann“ – ein genagelter Ritter

Stammbuch geschrieben, sondern auch die Türken waren im Ersten Weltkrieg Verbündete von Österreich-Ungarn.

Insgesamt wurden es 500.000 kostenpflichtige Nägel, die insgesamt 700.000 Kronen an Spenden erbrachten, in die ursprünglich am Schwarzenbergplatz aufgestellte Figur eingeschlagen. Und der so Benagelte wurde auch zum Superstar und Trendsetter: Denn schon bald wurde zu Spendenzwecken quer durch Wien alles benagelt, was man nur benageln konnte: Nachbildungen des Wehrmanns, andere Figuren wie den „Waidmann in Eisen“ oder der „Sanitätsmann in Eisen“, Bäume, ein Weinstock, Wehrschilde, ein Doppeladler, Kreuze, eine Feldhaubitze, eine Tischplatte, ein Posthorn, ja sogar ein hölzernes U-Boot, was der Anschaffung eines weiteren Unterseeboots durch die Kriegsmarine zugutekommen sollte.

Damit nicht genug, gab es bald zu benagelnde Spendenobjekte in ganz Österreich von A wie Amstetten bis W wie Wieselburg. Beschlagen wurden hierbei neben Wehrmännern und Schilden auch: ein Bär, ein Edelweiß, ein weiterer Tisch, ein Mörser und eine „Wehrgranate in Eisen“.

In Deutschland wurde gar in 260 Städten heftig ge- und benagelt, und zwar unter anderem ein Erzengel (Michael), eine Schützenscheibe, eine Glocke, ein Bienenstock, eine Säule mit Eule, ein Greif, ein Heiliger (Georg), ein Buch, ein Anker sowie weitere U-Boote.

Damit noch immer nicht genug, gab es ähnliche Aktionen auch quer durch die Monarchie, bei allen Verbündeten und auch bei Auslandsösterreichern in Argentinien und, yes indeed, sogar in den USA. Dort mussten – vor Kriegseintritt der Amerikaner – etwa ein Eisernes Kreuz in San Francisco sowie ein Doppeladler mit Schild in Baltimore herhalten.

Jedenfalls werden viele, ja sogar die meisten dieser Objekte heute noch ausgestellt. Wie auch der Urvater dieser aller. Er steht seit 1934 gegenüber dem Wiener Rathaus in den Arkaden an der Kreuzung Rathausstraße/Felderstraße.

Übrigens gleich neben dem Eingang zum auch nicht unkuriosen „Museum auf Abruf", kurz MUSA genannt. Das ist eine Sammlung zeitgenössischer Kunst, eingerichtet von der Kulturabteilung der Stadt Wien – und eigentlich paradox. Denn das ursprüngliche Konzept des MUSA von 1991, damals ohne fixen Ort, bestand nämlich darin, jederzeit, eben auf Abruf, eine Ausstellung moderner Kunst zu präsentieren. Seit 2005 hat das Museum nun allerdings einen fixen Standort, aber den alten Namen. Und das wird, wie in Wien üblich, wohl auch so bleiben.

Zum Schluss noch ein Tipp für einen Lokalaugenschein: Rathausmann, Original wie Nachbildung, der Eiserne Wehrmann und der zweite Stock im Eisen befinden sich jeweils nur etwa hundert Meter Luftlinie voneinander entfernt.

Die unsichtbare Invasion

Wussten Sie, dass am Donnerstag, dem 4. September 2008 ein Heer von 5000 (!) etwa 20 Zentimeter hohen weißen Schlumpf-Figuren in ganz Wien zur freien Mitnahme aufgestellt wurden? Nicht? Kein Wunder, denn Wien hat die Schlümpfe innerhalb kürzester Zeit verschluckt. Zurück blieb so gut wie nichts. Weder in den Medien noch bei den Wienern fand die Aktion ein nachhaltiges Echo. Um der vermutlichen Ursache hierfür auf den Grund zu gehen, müssen wir ein bisschen weiter ausholen...

Im Jahr 2008 feierten die Schlümpfe, jene liebenswerten, vom belgischen Comic-Zeichner Peyo geschaffenen, blauen Wichte, ihr 50-jähriges Jubiläum. Zu diesem Anlass gab es weltweit viele verschiedene Aktivitäten und Feiern und ganz speziell in Europa eine einmalige, aus mehreren Teilen bestehende Aktion in Zusammenarbeit mit der UNICEF.

Zum einen wurden europaweit diverse Künstler und Prominente gebeten, je einen, mit 1,23 Meter Höhe, recht überdimensional großen weißen Schlumpf nach Lust und Laune zu bemalen. 15 Prominente aus 15 Ländern, um genau zu sein. Darunter Fußballer Philipp Lahm (Deutschland), Asterix-Zeichner Albert Uderzo (Frankreich), die Benetton-Familie (Italien) und der Komponist, Schriftsteller und Politiker Mikis Theodorakis (Griechenland). In Österreich wurde Kindermedien-Superstar Thomas Brezina dazu auserkoren, einen Schlumpf zu verschönern. Die fertigen Kunstwerke wurden sodann ausgestellt und am 23. Oktober, exakt am Geburtstag der Schlümpfe, zugunsten der UNICEF-Hilfswerke versteigert.

Die Auktion war ein ganzer Erfolg und brachte der UNICEF insgesamt 124.700 Euro ein. Wobei die Top-3-Schlüpfe die folgenden waren: der sogenannte „Überraschungsschlumpf", ein spezieller schwarzer Schlumpf, signiert von der Familie Peyo (14.000 Euro), der Schlumpf „Sympathix" von Albert Uderzo (13.000 Euro) und der „United Smurf of Benetton" (12.000 Euro). Thomas Brezinas Schlumpf mit dem Titel „You Have The Right", der sich mit dem Thema Kinderrechte auseinandersetzte, wurde für 8500 Euro versteigert. Und die einzige Schlumpfine mit dem Namen „Rester Femme", designed von der belgischen Sängerin Axelle Red, brachte 4500 Euro ein.

Die Schlumpf-Kunstwerke konnte man zum Teil auch in einer speziellen Wanderausstellung bewundern, die ebenfalls quer durch Europa tourte. In Wien machte die sehr ausführliche, kindgerecht und schön gestaltete Ausstellung 2008 beim Donauinselfest Station. An sich ein guter Platz, frequentieren doch jährlich an die drei Millionen Besucher das 3-Tages-Spektakel. Allerdings werden nur sehr viel weniger die Schlümpfe entdeckt haben, war die Ausstellung doch leider auf der sogenannten „Kinderinsel“ aufgebaut, eine etwas abseits gelegene Location des Festivals, die sich nicht auf der Donauinsel selbst, sondern am Ufer des Handelskais befindet. Auf der wirklichen Insel, etwa im Bereich der anderen Kinderaktivitäten, wäre den Schlümpfen vermutlich eine weit größere Aufmerksamkeit zuteil geworden. Aber okay, der Ort war, wenn auch nicht logistisch perfekt, zumindest themenbezogen logisch gewählt und hat sicher vielen Besuchern jeden Alters große Freude bereitet.

Doch nun zu der eingangs erwähnten Invasion:

Ein weiterer Teil der weltweiten 50-Jahre-Jubiläumsfeierlichkeiten war nämlich der sogenannte „Happy Schlumpftag“. Eine veritable Geheimaktion. In 15 zuvor Top Secret auserwählten Städten wurden je an einem speziellen Tag, ohne Ankündigung, Tausende kleine weiße Schlumpf-Figuren von zahlreichen Helfern und Helferinnen quer in der jeweiligen Stadt verteilt. Also mitten auf der Straße, auf dem Gehsteig, in Parkanlagen, auf Briefkästen etc. aufgestellt. Passanten konnten sich die Schlümpfe mitnehmen, ein darauf befestigtes Etikett erklärte den Sinn der Aktion, forderte dazu auf, den Schlumpf zu bemalen oder weitere Schlümpfe zugunsten von UNICEF zu kaufen. Mehr als 30.000 Figuren wurden schließlich auch in ganz Europa verkauft und brachten der Aktion weitere 150.000 Euro ein.

In Wien waren's 5000 weiße Invasoren, keine geringe Anzahl, auch wenn man die Größe der Stadt berücksichtigt, und zusätzlich weiß, dass die Schlümpfe vorwiegend in der Innenstadt ausgesetzt wurden. Warum hat dann aber kaum jemand in Wien etwas davon gesehen, mitbekommen? Warum weiß de facto niemand, dass diese Aktion je stattgefunden hat?

Nun, um das zu erklären, muss man vielleicht andere Schlumpftage zum Vergleich heranziehen. In Deutschland etwa wurde der „Happy Schlumpftag" in der fränkischen Kleinstadt Erlangen abgehalten. Der Größe der Stadt entsprechend wurde diese übrigens „nur" mit 2500 Figuren bestückt. Die Wahl des Ortes war kein Zufall, wird dort mit dem „International Comic Salon Erlangen" doch alle zwei Jahre die größte Comic-Veranstaltung Deutschlands und eine der größten der Welt abgehalten. In den frühen Morgenstunden des 21. Mai 2008, einen Tag vor der Eröffnung des Comic-Salons, begann nun die Invasion. Die Schlümpfe standen in der Fußgängerzone, auf Briefkästen, an Bushaltestellen, auf Mülltonnen und steckten in Hecken. Kindergärten, Schulen und Krankenhäuser wurden extra bestückt. Ein im Internet geposteter, sehr stimmiger Film zu der Aktion zeigte, wie Menschen auf dem Weg zur Arbeit, Kinder auf dem Weg zur Schule, Straßenkehrer und Passanten die Schlümpfe finden, bestaunen und dann oft nach kurzem Zögern auch – etwa ins Büro oder in die Schule – mitnehmen. Fazit: Tagesgespräch in der

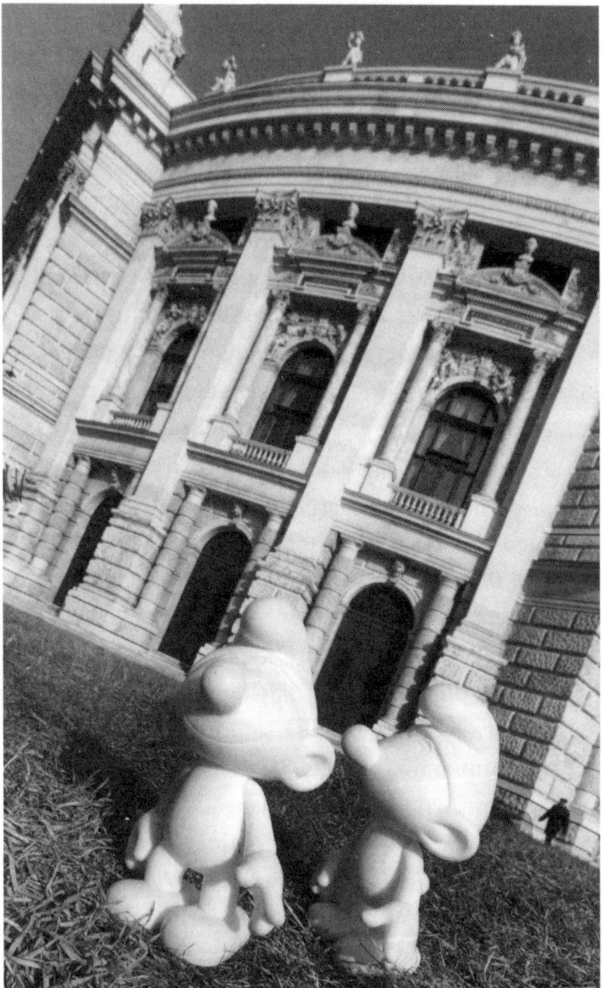

Happy Schlumpftag, meine Herren!

Stadt. Zwar galt bis dahin eine Pressesperre, aber die unmittelbar nach der Aufstellung der Schlümpfe verschickte Presseaussendung generierte eine Lawine an Berichterstattung: keineswegs nur Erlanger oder bayrische Medien berichteten über die witzige und liebenswerte Aktion. Nein, jedes große wie kleine Printmedium Deutschlands war am Tag danach voll verschlumpft. Mit Artikeln über die Aktion und natürlich auch die anderen UNICEF-Aktivitäten. Dazu kamen zahlreiche Radio- und TV-Berichte. Bis heute noch kann man unter den Suchbegriffen „Schlumpftag“ oder auch nur „Schlumpf“ oder „Schlümpfe“ plus „Erlangen“ zahlreiche auch bebilderte Berichte über die Aktion finden. Und über die auch dort gezeigte Ausstellung. Wer also am Folgetag in Deutschland (irgend)eine Zeitung aufschlug, kam an den Schlümpfen nicht vorbei.

Ähnlich die Situation in der Schweiz. Dort fand der „Happy Schlumpftag“ am 12. September in Lausanne statt. Wie in Wien wurden 5000 Schlümpfe verteilt und es gab eine Ausstellung zu besichtigen. Das Medienecho war gewaltig. Die Schlumpf-Belagerung kann man unter anderem heute noch in einem Fernsehbericht auf der Website des Schweizer Fernsehens bewundern, ebenso wie viele weitere Berichte. Fazit: Die Schweizer haben die Invasion bemerkt.

Was aber lief da in Wien anders? Nun, wie gesagt, die Stadt ist viel größer, okay. Aber weshalb wissen bis heute nicht einmal Comic-Insider, von Händlern bis

Künstlern, von dieser Aktion? Über die Gründe kann man nur mutmaßen. Denn Top Secret war sie überall. Tatsache ist, wenn man heute einen der „Schlümpfe" und „Wien" in eine Internetsuchmaschine eingibt, erhält man rein gar nichts darüber. Bis auf die original APA-Pressemeldung (OTS). Diese lud – ohne jedoch die Invasion zu erwähnen – zu einer vormittäglichen Pressekonferenz ein, in deren Rahmen, schließlich die Aktion enthüllt wurde. Wie viele Journalisten der nervenzerfetzende Titel *„Brandsteidl: Wien heißt die Schlümpfe willkommen"* (gemeint war die amtsführende Wiener Stadtschulratspräsidentin Dr. Susanne Brandsteil) aber tatsächlich angelockt hat…? Jedenfalls dürfte es keine weitere nachhaltige Verkündung der erfolgten Aktion gegeben haben, obwohl von den Mitarbeitern großartige Fotos mit Schlüpfen vor der Oper, dem Stephansdom oder dem Riesenrad geschossen wurden, die noch lange auf der offizielle Website der UNICEF-Aktion zu sehen waren. Aber leider in keinem österreichischen Printmedium.

Natürlich blieb die Aktion medial nicht ganz unerwähnt: „Wien Heute" sendete einen Beitrag, ATV ebenfalls, Radio Wien und Radio Arabella berichteten und es gab kleine Nebenartikel im Standard und in der Presse. Aber die großen Boulevardmedien? Bei einer News-Suche per Google am Folgetag der Aktion gab es nur magere zwei kleine Hits (eben Standard und Presse) – während die Suche zur Aktion in Erlangen den Browser fast zum Explodieren brachte. Von einer breiten üppigen Berichterstattung war jedenfalls keine Rede und schon gar nichts zu spüren, weshalb der Tag eben nicht ins kollektive Bewusstsein Wiens oder Österreichs eingegangen ist. Ein weiterer Grund hierfür mag sein, dass ein Großteil der Schlümpfe erst am Vormittag aufgestellt worden sein dürfte, was natürlich die Möglichkeit, die Figuren in Büros und Schulen mitzunehmen, minimierte und somit auch die Mundpropaganda. Auch der hauptsächliche Aufstellungsort, die Wiener City, wird an den meisten Wienern vorbeigegangen sein. Vermutlich haben sich mehrheitlich Touristen über die Funde gefreut. Und so bleibt die einzige, dafür jährliche, weiße Invasion Wiens, die dann auch tatsächlich Stadtgespräch ist, der erste Schnee. Inklusive scheinbar unvermeidbarem Verkehrschaos.

Perfekte Ausrichtung

Das Riesenrad gehört wie so Manches in Wien in die Kategorie „unbeabsichtigt". In den meisten Fällen ist diese mit der „Kategorie" unvollendet gleichzusetzen. Wie das berühmteste und auffälligste Beispiel, der Stephansdom, der seit nunmehr 300 Jahren auf die Fertigstellung seines Nordturms wartet. Eine Schlamperei von sogar für Wien historischem Ausmaße sowie eines der lang anhaltendsten unter den in dieser Stadt nicht so seltenen Provisorien.

Es gibt aber auch das Gegenteil. Nämlich Dinge, die man nur für kurze Zeit irgendwohin gebaut hat – und die dann einfach stehengeblieben und langsam zu einem (wichtigen) Teil der Stadt geworden sind. Wie etwa die Kunsthalle am Karlsplatz, die 1992 als fensterloser Notcontainer in schlichtem Blau-Gelb unter heftigen Protesten, no na, errichtet wurde. Als die Kunsthalle 2001 ins neue Museumsquartier übersiedelte, hatten sich aber bereits alle so an den Container gewöhnt, das es nunmehr heftige Proteste, no na, gegen seinen Abriss gab. Herauskam wie so oft ein Wiener Kompromiss: Der Container wurde entfernt, aber der Ort blieb in Form eines verglasten Pavillons weiterhin für Kunstausstellungen erhalten. Neben dem Ausstellungsraum project space, der darin untergebracht ist, gibt es aber natürlich – auch hier wäre Wien nicht Wien, wenn es nicht so wäre – ein gern besuchtes

Kaffeehaus. Strategisch gut gelegen zwischen U-Bahn und Technischer Universität.

Nicht viel anders lief die nur teilweise allgemein bekannte Geschichte des Riesenrades ab. Denn auch dieses wurde nur temporär geplant und eigentlich nicht für die Ewigkeit erbaut. Es sollte eine besondere Attraktion zu Ehren Kaiser Franz Josephs I. sein, der sein 50. Thronjubiläum beging, und nach dem Fest wieder abgerissen werden. Wie andere baugleiche oder bauähnliche Riesenräder zu dieser Zeit rund um den Globus, in London, Blackpool oder Chicago. Doch wie andere ähnliche gelagerte Fälle, nota bene der Pariser Eiffelturm, blieb das Ding einfach stehen und zählt nun zu den wichtigsten Sehenswürdigkeiten der Stadt.

Hier ein kurzer Überblick über die teilweise kuriosen Fakten rund ums Rad. Das Gebiet, auf dem es steht, war ursprünglich ein als „Kaisergarten" bekannter Teil des Praters, der zunächst von englischen Betreibern gekauft wurde, die dort dressierte Wölfe auftreten ließen. Das schien die Wiener aber nicht besonders zu interessieren, weshalb die Herren Pleite gingen. Eines hinterließen sie jedoch – den Namen: ab jener Zeit war der Flecken bei den Wienern nämlich als „Englischer Garten" bekannt. Dennoch ließ der nächste Pächter, Gabor Steiner dort nicht etwa „London in Wien", sondern das bekannte „Venedig in Wien" errichten, das die Wiener Bevölkerung lange Zeit begeisterte. Ende des 19. Jahrhunderts suchte Gabor jedoch eine neue

Attraktion – und entdeckte die Riesenräder. Und mit den Feierlichkeiten für den Kaiser war auch bald ein Anlass zur Errichtung eines solchen gefunden.

Nachdem die zuständigen Beamten des Bauamts zuerst an einen Aprilscherz geglaubt hatten, wurde der Bau durch viel Antechambriererereien und Bittgänge schließlich genehmigt. Errichtet wurde das Rad übrigens wieder von Engländern, das heißt mithilfe englischer Technik und englischem Kapital. Aus diesem Grund wurde auch der Frau des englischen Botschafters die Ehre zuteil, die letzte Schraube des Baus anzuziehen. Die Eröffnung wurde zunächst für den 19. Juni 1897 angesetzt. Da war das mit seinen 64 Metern zu der Zeit höchste Rad seiner Art zwar auch fertig, aber an diesem Tag regnete es so heftig, dass die Eröffnung auf den 21. Juni verlegt wurde. Weshalb man heute Jubiläen, als weiteren österreichischen Kompromiss, bevorzugterweise am 20. Juni feiert.

Obwohl die Attraktion – wie erwähnt – sehr schnell zu einem veritablen Wiener Wahrzeichen heranwuchs, schien zwei Jahrzehnte später das Ende nahe. Im Ersten Weltkrieg wurden die englischen Besitzer enteignet, da ja schließlich Feinde, und ein Abbruchbescheid erlassen. Denn Metall war im Krieg Mangelware und da standen ja gut 430 Tonnen davon einfach so in Wien herum. Durch Liquiditätsprobleme kam es infolge jedoch nie tatsächlich zum Abriss des Rades, und nach dem Krieg wurde es an den tschechischen

Eisenhändler Eduard Steiner verkauft. Dieser ließ es offensichtlich auch nicht abreißen und betrieb es stattdessen weiterhin. Bis es 1938 zusammen mit dem Rest von Steiners Besitz „arisiert", also zu einem dann nicht einmal ausgezahlten Spottpreis zwangsverkauft wurde. Womit auch eines der führenden Sehenswürdigkeiten Wiens, wie so viele andere weniger spektakuläre „arisierte" Bauten, zu einem Wahrzeichen einer sinnlos grausamen Zeit wurde.

Im Zweiten Weltkrieg brannte das Riesenrad ab und war wie viele Teile der Stadt kein sehr schöner Anblick, eher ein Mahnmal der Niederlage. Aber gerade deswegen wurde seine Wiederinbetriebnahme 1947 auch zu einem Symbol des Wiederaufbaus. Obwohl das Rad sozusagen Federn gelassen hatte: statt der früher gewohnten 30 Gondeln wurden nach dem Krieg aus Sicherheitsgründen nur mehr 15 Gondeln aufgehängt, was trotz zahlreicher Renovierungen seit dieser Zeit so geblieben ist. Weshalb das Riesenrad für ältere Wiener und Wienerinnen bis heute etwas „zahnluckert" aussieht.

Man kann übrigens auch eigene Gondeln für Partys und Abendessen mieten – der nächste Gang wird dann jeweils am Ende einer Drehung serviert. Dafür stehen spezielle Cocktail- bzw. Luxuswaggons zur Verfügung. Erstere ausgestattet mit Barhockern und Stehtischen, zweitere wahlweise mit Kaffeehaustischchen oder einer langen Tafel.

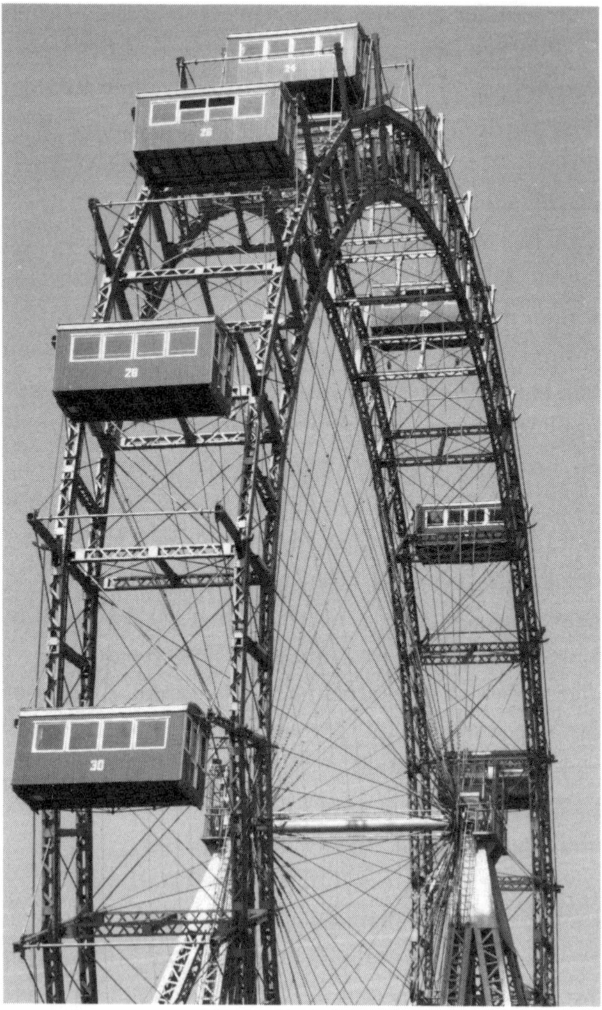

Riesenrad, zahnluckert

Bekannt wurde das Riesenrad auch als Filmschauplatz. Angefangen von dem Stunt einer Zirkusdirektorin, Madame Solange d'Atalide die sich 1914 auf einem Pferd sitzend, das auf dem Dach einer Gondel stand, gen Himmel drehen ließ –, über die bekannte Szene aus dem „Dritten Mann“ von Orson Welles, bis hin zu einer Szene im James Bond-Film „Der Hauch des Todes“. Und hier verlassen wir auch wieder den Boden bekannter Fakten und kommen, erstens, zum Klassiker „life imitates art“. James Bond trifft sich nämlich mit jemandem in einem offenen Garten-Café – genau unter dem Riesenrad – das es zu diesem Zeitpunkt in Wirklichkeit gar nicht gab! Unter dem Riesenrad bzw. um seinen Sockel herum war nämlich bis dahin (1987) rein gar nichts. Man konnte es ungehindert unter- bzw. umwandern. Nach Drehschluss kam aber jemand auf die naheliegende Idee, dort wirklich ein Café zu errichten. Und so geschah es auch. Bald darauf kam ein reichhaltiger Kitsch-Souvenir-Shop dazu, bis sich das Ganze 2002 zu einem veritablen Riesenrad-Museum, mit Fun- und Gastrobereich auswuchs, den man nun nolens volens durchschreiten muss, wenn man heute eine Runde mit dem Rad drehen möchte.

Und wenn man das tut, dann sollte man sich vielleicht, zweitens, eines weiteren wenig bekannten Fakts bewusst werden, der auch gleich das Rätsel des Kapitel-Titels löst: Das Rad wurde bei seinem Bau exakt nach dem Kompass ausgerichtet. Es dreht sich genau in

Nord-Süd-Richtung! Blickt man durch die Eingangstüren hinaus, kann man genau nach Osten bzw. Westen schauen. Was beim Blick durch die Scheiben während der gemächlichen Umrundung durchaus hilfreich bei der Orientierung sein kann, in einer Stadt, die flussverlaufsbedingt generell eher nach der Achse Nord-Ost/Süd-West ausgerichtet ist.

P. S.: Gabor Steiner verstarb im amerikanischen Exil, Eduard Steiner wurde im KZ Auschwitz ermordet.

P. P. S.: Das Rad ist so trickreich konstruiert und ausbalanciert, dass es beim Ausfall seiner Motoren bzw. Hilfsmotoren auch von zwei, drei kräftigen Männern per Hand gedreht werden kann.

P. P. P. S.: Das Riesenrad spielt auch in der Band-Nummer 2284 der Science-Fiction-Heftserie „Perry Rhodan", verfasst von dem in Wien lebenden steirischen Autor und Kabarettisten Leo Lukas, eine Rolle und ist sogar das Motiv des Titelblatts. Schön zu wissen, dass das gute alte auf Zeit errichtete Wahrzeichen am Beginn des Praters auch noch im Jahr 4920 stehen wird.

Rauten-Geschichte(n)

Menschen, die nicht so sehr an Grafik, Design und Logos interessiert sind, wird vielleicht noch gar nicht aufgefallen sein, dass die Wiener Straßenbahnen und Busse schon seit mehreren Jahren ein neues Logo tragen.

Das liegt vielleicht aber auch daran, dass das schon 2007 eingeführte Logo erst schön langsam, nach und nach auf alle Verkehrsmittel aufgeklebt wurde und noch immer wird. Man kann dem alten Signet also noch immer ausreichend oft in freier Wildbahn begegnen. Etwa auch auf den Tafeln der Bus- und Straßenbahnstationen.

Ein weiterer Grund ist sicher auch die Tatsache, dass sich das neue Logo vom alten gar nicht so sehr unterscheidet und bei nur oberflächlichem Hinsehen doch recht ähnlich wirkt. Salopp könnte man es so formulieren: vom Kreuz zum Stern. Im direkten optischen Vergleich sind die Unterschiede aber doch größer, als man zunächst meinen würde. Gleich geblieben ist die äußere Form, die sogenannte „Wiener Stadtwerke-Raute", die sich angeblich von der Form der früheren Stromabnehmer, der „Elektrischen", ableitet. Gleich geblieben ist auch, dass der obere Teil der Raute rot gefärbt ist. Unterschiede gibt es jedoch zwei. Zum einen ist das alte Grau des unteren Rautenteils einem satten Dunkelblau gewichen, zum anderen wurde das früher im Zentrum stehende Wiener Wappen gelöscht und, wenn man so will, blieb dahinter ein Loch in Form eines vierstrahligen Sterns.

Bei der Einführung des neuen Logos kamen bald Verschwörungstheorien auf, nach denen das Kreuz aus dem öffentlichen Stadtbild entfernt werden sollte. Ein übler Plan der bösen Sozis, weil eh alle Atheisten sind oder, noch schlimmer, eine Verbeugung vor dem Islam und anderen Religionen der eingewanderten Neo-Wiener.

Die Erklärung ist aber viel simpler: Die Wiener Verkehrsbetriebe wurden zusammen mit ihrem Mutterkonzern der Wiener Stadtwerke schon 1999 aus der Stadt Wien ausgegliedert und zur eigenen Gesellschaft, wenn sie auch weiterhin im Besitz der Stadt Wien verblieben. Als solches „Privatunternehmen“ sind die verschiedenen Teile der Wiener Stadtwerke, wie Verkehr, Energien und Bestattung, nicht mehr befugt, das Wiener Wappen zu tragen. Das bis dahin eben unter anderem ab 1903 jede Bim schmückte.

Die Wechsel der Zeichen gingen meist mit der wechselhaften Geschichte des offiziellen Wappens von Wien einher. Ohne auf die ganz alte Geschichte eingehen zu wollen – Anfang des 20. Jahrhunderts wurde ein Schild mit dem weißen Kreuz auf rotem Grund von einem goldenen Doppeladler umrahmt. Und obwohl das Kaiserreich bekanntlich schon 1918 endete, konnte sich die Stadtregierung erst 1925 zu einer Abschaffung dieses Doppeladlers durchringen. Ab dieser Zeit gab es nur noch das Schild oder, als Alternative, das Schild auf einem einköpfigen Adler. Interessanterweise reinstallierten die Stadtoberen im Ständestaat 1934 den doppelköpfigen

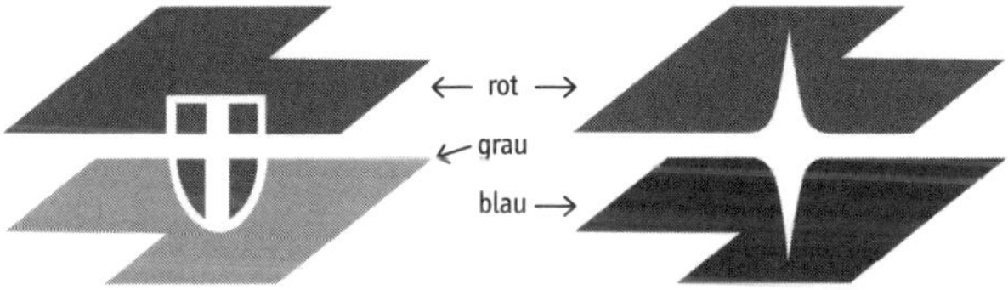

Alt neben neu, aber eines bleibt gleich: Rauten

Adler wieder als Alternative zum Schild. Und ausgerechnet unter den Nazis wurde das nackte Schild abgeschafft und nur noch die Version mit Doppeladler erlaubt. Aus diesem Grund findet sich unter anderem auch auf der Kriegstramway im Zweiten Weltkrieg (dazu gleich) ein Doppeladler mit Kaiserkrone. Erst 1945 kehrte man zum simplen Schild – mit optionalem Single-Adler – zurück.

Auch das Logo der Wiener Straßenbahnen folgte diesen Entwicklungen. Dem simplen Schild der Zwischenkriegszeit wurde 1949, infolge der Gründung der Wiener Stadtwerke ein „WStW" hinzugefügt. Schließlich wurde das Schild dann 1978 zu jener Stromabnehmer-Form modernisiert, die man heute noch sieht und auf der auch das neue Logo noch basiert.

Die aktuelle Neugestaltung von 2007 betraf aber nicht nur den öffentlichen Verkehr, wo sie natürlich am sichtbarsten war und ist, sondern auch die anderen Geschäftsbereiche der Wiener Stadtwerke. Denn etwa auch Wien Energie und Wiener Bestattung nutzten schon lange das Rauten-Motiv. Mit einer alternativen Farbgestaltung der Logo-Schriften, etwa orange für Wien Energie.

Diese Logos wurden nun ebenfalls adaptiert, was man unter anderem auf Stromrechnungen oder etwa Broschüren der Wiener Friedhöfe sehen kann.

Tatsächlich geht die Sache aber noch weiter. Das neue Logo gibt es in geradezu unzähligen Farbvariationen für die verschiedensten Geschäftsbereiche der Wiener Stadtwerke. Die Motive darauf sind stets gleich: die zweiteilige Raute und der Stern in der Mitte sowie rechts daneben meist in dynamischer, der eckigen Rautenform angepassten Schrift der jeweilige Geschäftsbereich. Immer anders: die Farben.

Hier ein Überblick, immer im Muster Raute oben/ Raute unten:

Wiener Stadtwerke allgemein: rot/blau – Schrift weiß auf blauem Grund

Wiener Verkehrsbetriebe: rot/blau – Schrift weiß auf rotem Grund

Wien Energie: orange/blau – Schrift weiß auf orangefarbigem Grund

Wiener Bestattung/Friedhöfe: grau/blau – Schrift weiß auf grauem Grund

WienCom (Media- und Eventagentur): lila/blau – Schrift weiß auf lila Grund

WienIT (IT-Bereich): hellblau/blau – Schrift weiß auf hellblauem Grund

WStW Beteiligungsmanagement: türkis/türkis – Schrift weiß auf türkisefarbigem Grund

Mittelfristig wird aber das alte Logo auch auf den Tafeln der Stationen verschwinden müssen. Auf manchen neueren Busstrecken stehen daher auch schon international übliche grün-gelbe Stationstafeln mit einem großen „H".

Eine andere Logo-Seltsamkeit betrifft die Schnellbahn in Wien. Seit einiger Zeit finden sich auf Tafeln, Plänen etc. zwei verschiedene Versionen des bekannten Logos. Das stilisierte weiße S im blauen Kreis tritt nun manchmal klassisch gezackt und manchmal schlangenartig rund auf. Oft sogar in unmittelbarer Nähe zu einander. Das ältere gezackte S soll ja (neben der Idee des Blitzes für die schnelle Verbindung) angeblich stilisiert den Verlauf der Stammstrecke durch Wien symbolisieren. Da manche Leute darin aber ein Runen-S sehen und daher mit dem Schriftbild der nationalsozialistischen SS verbinden, wird das runde S nunmehr als moderne Version der Marke S-Bahn der ÖBB verwendet, die ja weit über Wien hinaus verkehrt. Im Rahmen des Wiener Stadtverkehrs dagegen wird an der alten Version festgehalten. Was zwar eine Erklärung darstellt, die verwirrende Logo-Situation aber nicht wirklich entwirrt ...

Nun aber zur Kriegstramway: Dass auf Wiens Schienen nicht immer ausschließlich Straßenbahnen zum Personentransport unterwegs waren, ist weitgehend bekannt. Die anderen Nutzer reichten von Lastenstraßenbahnen über Poststraßenbahnen bis zu der berühmten „Schwarzen Bim“ zu Leichentransportzwecken Richtung Zentralfriedhof (siehe auch „Kurioses Wien). Und noch heute verkehren gelegentlich nachts Wartungsfahrzeuge auf den Schienen. Ein neuer Anlauf zum Gütertransport, die sogenannte „Güterbim“, eine Art grüner Container auf Schienen, wurde 2005 präsentiert, aber 2007 aus Mangel an Bedarf sang- und klanglos wieder zu Grabe getragen.

Nur mehr wenigen Wienern in Erinnerung bzw. bekannt ist die sandbraune Kriegs-Straßenbahn, über die es aus heutiger Sicht einiges an Interessantem und Seltsamen zu berichten gibt. Zum einen wurde sie nicht individuell für Wien gefertigt, sondern das Modell wurde baugleich für alle Städte des Deutschen Reichs in Heidelberg hergestellt. Es bestand aus besonders billigen Materialen, denn jede Ressource war knapp im Krieg. Wien bestellte 400 Exemplare, weil der Wagenbestand bereits vor dem Weltkrieg schon sehr ausgedünnt war, reduzierte dann auf 50 und erhielt schließlich 30 Straßenbahnen. Interessanterweise wurden die meisten (dann rot bemalt und daher nicht als solche erkenntlich) erst nach dem Krieg in Dienst gestellt und verkehrten bis 1975 auf Wiens Straßen. In den letzten Kriegsmonaten wurden die Straßenbahnen übrigens zwecks Verdunkelung gegen Bombenangriffe mit getönten Scheiben und einer bis auf einen Sehschlitz für den Fahrer geschlossenen Front ausgestattet ... Eines der Original-Modelle, hässlich, sandbraun, mit Doppeladler auf der Seite, kann man heute neben sämtlichen anderen Generationen von Wiener Straßenbahnen – von der Pferdetram bis zum modernen U-Bahnzug (nun, ein Abteil daraus) – im Wiener Straßenbahnmuseum bewundern und besichtigen und an manchen besonderen Tagen auch befahren.

Übrigens brachte die Eingliederung Österreichs ins Deutsche Reich nicht nur den Doppeladler zurück, sondern im ganzen Land wurde auch einheitlich der Rechtsverkehr eingeführt. Damit natürlich automatisch auch für die Straßenbahnen! Und so kam es, dass in der Nacht vom 18. auf den 19. September 1938 die Fahrtrichtung der Straßenbahnen geändert wurde. Was im Detail so viel heißt, dass auf 596,2 Kilometern Gleislänge 1596 der insgesamt 2475 Weichen sowie fast alle der 1479 Haltestellen geändert wurden. Nach Quellenlage klappte das aber erstaunlich gut.

Übrigens: Fans der Geschichte der Wiener Verkehrsbetriebe müssen nicht unbedingt ins Museum gehen, um auf historischen Spuren zu wandeln. Dazu genügt ein Blick auf die meisten der blauen „Zwickautomaten" an den Eingängen zu U-Bahnen sowie in Bussen und Straßenbahnen: Als Symbol für die korrekte Einführrichtung des zu entwertenden Fahrausweises prangt dort in den meisten Fällen noch das (rosa) Vorverkaufsfahrscheinmodell aus den 1970er-/80er-Jahren. Druck: Zawadil.

Südosttangente, exterritorial

Tag für Tag benutzen viele Tausend Menschen die Wiener Stadtautobahnen. Und sei es nur, um die Donau zu überqueren. Wie viele Tausend genau, wäre nicht schwer zu recherchieren, aber Hand aufs Herz, interessiert Sie das wirklich? Eben, mich auch nicht!

Was mich viel mehr interessiert und schon seit Jahren zum Grübeln bringt, ist die Frage, wo ich mich genau befinde, wenn ich auf einer Wiener Stadtautobahn, sagen wir mal auf der Südosttangente, unterwegs bin? In Wien nämlich offenbar nicht. Denn bei jeder in Wien gelegenen Autobahnauffahrt, und sei es in einem Binnenbezirk, also etwa mitten im Dritten, prangt deutlich sichtbar ein Verkehrszeichen mit Ortsende Wien („Wien" rot durchgestrichen) darauf. Umgekehrt begrüßt mich etwa am Ende der Abfahrt St. Marx ein Ortsanfangsschild und teilt mir mit, dass ich mich ab sofort in Wien befinde. Welch' Überraschung!

Die logische Erklärung dahinter ist natürlich eine gesetzliche. In Wien darf man, wie in jedem Ortsgebiet Österreichs nur 50 km/h schnell fahren. Auf der „Tangente" darf man aber bis zu 80 km/h erreichen, wenn man keinen LKW fährt. Und damit man das darf, darf man sich legistisch eben nicht mehr im Ortsgebiet befinden. Darum die Tafeln. So weit, so klar.

Die Frage ist aber: Wenn ich auf einer Wiener Stadtautobahn unterwegs bin, wo bin ich dann? Offenbar – gesetzlich – nicht mehr in Wien. Aber auch nicht in Niederösterreich. Denn es heißen einen auch auf den Autobahnen an den Stadtgrenzen Schilder in Niederösterreich willkommen. Was man auch daran merkt, dass dann 130 km/h erlaubt sind. Andererseits sind für die Wiener Stadtautobahnen ganz offensichtlich Wiener zuständig: Wiener Autobahnbetreuer, Wiener Polizisten etc. Letztere konnte man früher durch die Teilung Polizei/Gendarmerie noch deutlicher erkennen. Gut, also wo ist man dann? Ist die Südosttangente exterritorial? Oder ein zehntes Bundesland wie ein befreundeter Journalist schon vor vielen Jahren in einer nur kurz existierenden Skandalzeitung mutmaßte? (Neben Artikel über Riesenratten im Gemeindebau und angebliche Sekundenhirninfarkte von Bruno Kreisky.)

Die Lösung des Rätsels ist – außer vielleicht für Juristen und Fahrlehrer – ausgesprochen originell, um nicht zu sagen wirklich lustig. Ja, man verlässt tatsächlich bei den Autobahnauffahrten das Ortsgebiet von Wien. Und danach befindet man sich ... in Wien! Und zwar in der Gemeinde Wien! Denn, was man, vor allem in Großstädten, normalerweise nicht bedenkt: Die Ortsgrenzen sind nicht automatisch identisch mit den Gemeindegrenzen. In Wien kommt noch der Fall dazu, dass der Ort Wien de facto ident ist mit der Gemeinde

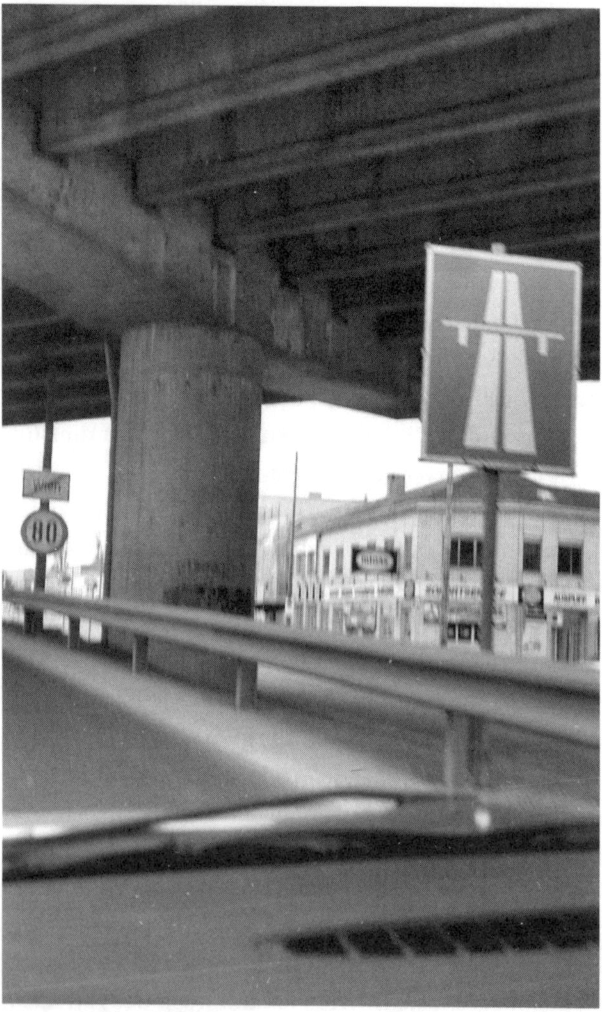

Ein scharfer Blick aus dem fahrenden Auto

Wien und beide praktisch wiederum deckungsgleich mit dem Bundesland Wien sind.

Es gibt allerdings auch andere Fälle, in denen sich dieser Unterschied im Verkehr bemerkbar macht. So gibt es auf der berühmten Höhenstraße im Wienerwald Ortsende-Wien-Schilder, die ebenfalls nur dazu dienen, dem Verkehr – obwohl noch innerhalb von Wien – ein höheres Tempo zu erlauben. Der Unterschied liegt freilich darin, dass hier die juristisch verschiedenen Gebiete tatsächlich physisch nebeneinanderliegen. Während die Stadtautobahnen sich fast ausschließlich über- und unterhalb von Straßen und Häusern befinden, die sehr wohl im Ort Wien liegen. Quasi Erdgeschoß: Ortsgebiet Wien, Belle Etage oder Souterrain: „nur" Gemeinde Wien.

Die Gründe für diese Maßnahme sind natürlich sehr wohl sinnvoll. Neben der Geschwindigkeit gibt es auch andere Rechte und Pflichten auf Autobahnen, die in einem Ortsgebiet nicht gelten. Das Rechtsfahrgebot etwa oder das Verbot, rechts zu überholen. Außerdem dürfen auf Autobahnen automatisch keine Radfahrer, Mopeds und Fußgänger unterwegs sein. Würde man nicht den Trick mit den Ortsende-Schildern anwenden, müsste man all diese Regeln auf den dann nur „schnellen Straßen" in Wien mit eigenen Tafeln ankündigen und durchsetzen. Und das wäre wohl mehr als unübersichtlich. Dass dadurch auch gleich die Autobahngebühr eingehoben werden kann, sprich eine Vignette vulgo Pickerl nötig ist, um etwa die Praterbrücke zu benutzen, ist natürlich ein erfreulicher Bonus nebenbei. Für die Betreiber. Diese Kosten werden nämlich nur dadurch möglich, dass sich eine Autobahn körperlich im Wiener Ortsgebiet befindet, obwohl Autobahnen laut Straßenverkehrsordnung in Ortsgebieten nicht erlaubt sind.

Übrigens auf der Südosttangente A23 befindet sich auch ein weiteres Beispiel für unvollendet gebliebene Bauprojekte sowie Provisorien, wie sie in Wien ja häufig anzutreffen sind. (Siehe etwa das Riesenrad-Kapitel in diesem Buch oder das über die Brigittenauer Brücke in meinem Buch „Kurioses Wien".)

Die Rede hier ist von der „gesperrten Abfahrt Simmering", die auch tatsächlich so heißt. Zwar gibt es immer wieder Diskussionen, die an sich fertige Abfahrt zwischen Gürtel/Landstraße und Favoriten auch zu nützen, zuletzt und aktuell rund um den Ausbau des Südbahnhofs zum Wiener Zentralbahnhof, aber vorerst sieht's nicht danach auf. Denn ähnlich der Brigittenauer Brücke wurde auch die Abfahrt Simmering als Vorleistung für zukünftige (Straßen-)Bauprojekte geplant und auch gebaut, die dann auf diese Weise nicht verwirklicht wurden. Im Falle dieser „toten" Abfahrt ging es vorderhand nicht um eine ebensolche, sondern vielmehr darum, dass damals geplant war, hier die Südostautobahn A3 (also die Autobahn Richtung Eisenstadt) einmündne zu lassen. Aus Kostengründen, und wohl auch weil ein Autobahnbau im Siedlungsgebiet immer ein Problem ist, selbst oder vielleicht sogar vor allem dann, wenn es sich wie in diesem Fall hauptsächlich um Kleingartensiedlungen handelt, ließ man die A3 dann aber einfach bei Guntramsdorf in die A2 Südautobahn einmünden. Und diese ab da vierspurig ausbauen.

Noch ein P. S. zur Höhenstraße, die 2010 ihr 75-jähriges Jubiläum feierte. Diese ist mit 14,9 Kilometern die längste Straße in Wien, auch wenn sie deutlich weniger Hausnummern hat als etwa die Linzer Straße (letztere endet links mit Hausnummer 431 und rechts mit 512). Und sie steht wie alle Gebäude in öffentlichem Besitz unter automatischem Denkmalschutz. Oder stand. Denn der Denkmalschutz lief Anfang 2010 ab, was prompt zu einem Konflikt – Renovierung des teuren Kopfsteinpflasters oder lieber asphaltieren? – führte. Und natürlich umgehend starken Widerstand des Denkmalamts hervorrief. Vielleicht läuft aber auch alles wieder auf einen Kompromiss hinaus: Teilasphaltierung und Erhaltung eines (kleinen) Bereichs als museale Strecke. Ob dieser dann innerhalb oder außerhalb des Ortsgebietes von Wien liegen wird, bleibt abzuwarten.

Wien, eng

Ein beliebtes Spiel unter Touristen in Venedig ist es, so lange nach engen Gassen zu suchen, bis auch die jüngsten und kleinsten Mitglieder der Gruppe eine gefunden haben, die derart eng ist, dass sie beiden Seiten mit ausgestreckten Armen berühren können. Und irgendwann klappt das dann auch immer.

Derartiges würde man in Wien bei einer öffentlichen Verkehrsfläche nicht vermuten. Zwar gibt es auch hier, in Innenstadt wie in ehemaligen Vororten, einige auch in Wienerliedern gern besungene „alte enge Gasserln". Auf Armeslänge rückt hier die Bebauung aber kaum zusammen.

Dennoch, einen Fall gibt es, und noch dazu in einem nicht einmal besonders historischem Gebiet im dritten Bezirk. Unweit vom Rochusmarkt existiert an der Ecke Salmgasse/Siegelgasse ein schmaler Durchgang zur Czapagasse. Dort scheint sich ein Haus tatsächlich an das andere zu lehnen. Die minimale Breite liegt gerade einmal bei 1,2 Metern auf Bodenhöhe, korrekt asphaltiert und von einer kurzen Sonderanfertigung der üblichen Neon-Straßenbeleuchtung überspannt. Zwei sich darin begegnende Menschen können, wenn auch nur einer der beiden etwas korpulenter ausfällt, kaum berührungslos aneinander vorbeigehen. Im nicht seltenen Fall der Begegnung mit einem Radfahrer sollte man sich jedenfalls aus Sicherheitsgründen gegen eine der Wände lehnen.

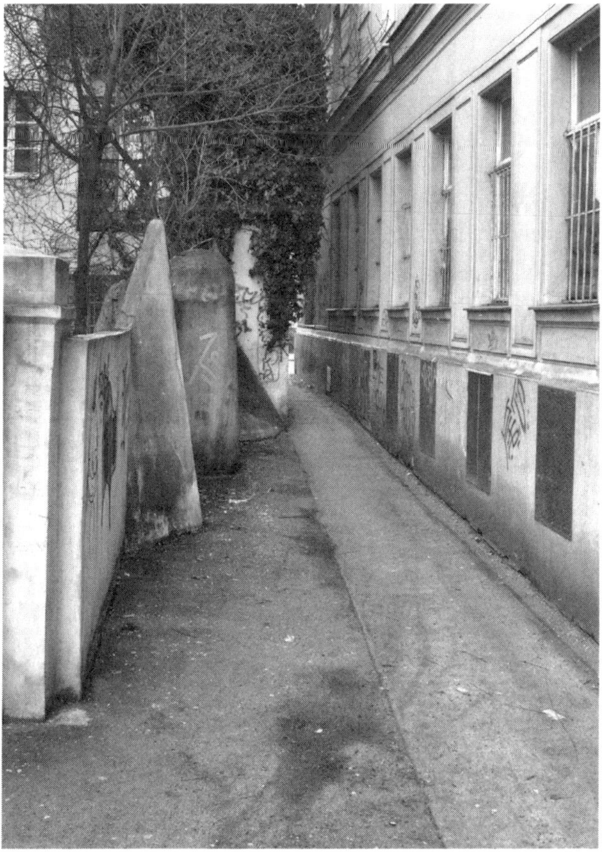

Hoffentlich nicht zu viele Wiener Schnitzel gegessen!

Okay, die engste Gasse der Welt, die Spreuerhofstraße im Baden-Württembergischen Reutlingen, misst an der schmalsten Stelle nur 31 Zentimeter. Da kann Wien nicht mit. Aber immerhin.

Alt, aber veraltet

Wien trägt, wie wohl viele andere alte Großstädte der Welt auch, eine konservatorische, also bewahrende Eigenschaft in sich. Was durchaus ein sehr löblicher Zug ist, wenn es bedeutet, alte Baudenkmäler und Grünflächen nicht zu opfern. Bei uns wird das sogar konsequenter durchgeführt als an vielen anderen Orten der Welt. Und wenn es um Sitten und Bräuche geht, kann das durchaus auch was Liebenswertes mit der Tendenz zum Skurrilen haben. Wenn es aber in den sprachlichen Bereich, auf Orte und Dinge bezogen, geht, kann das Beibehalten von Altem schon sehr rasch wirklich seltsam und antiquiert anmuten.

Oft stammen bei uns solche Dinge aus der Kaiserzeit. Hier muss man aber ein Auge zudrücken. He, die Monarchie ist schließlich noch keine hundert Jahre abgeschafft! Ohne exaktes Wissen um die Zukunft kann man also durchaus noch von einem möglichen, wenn auch ausgedehnten Interregnum sprechen. Man weiß ja nie. Und touristisch bedeutend ist alles damit Zusammenhängende sowieso. Wirklich richtig veraltet wirken Dinge und vor allem Namen und Bezeichnungen aber besonders dann, wenn sie noch vor einer überschaubaren Vergangenheit, also bis vor ein paar Jahrzehnten bis plus minus ein Jahrhundert, aktuell und gebräuchlich waren – und heute völlig überholt sind. Im Allgemeinsprachlichen wären das etwa

Begriffe wie „wilde Ehe", „fernmündlich" oder auch „Haftschalen".

Die ältesten obsoleten örtlichen Begriffe Wiens finden sich natürlich in Straßennamen, welche oft Dinge und Orte bezeichnen, die es schon lange nicht mehr gibt. Etwa die Hetzgasse im dritten Bezirk, die auf das früher hier untergebrachte „Tierhetz-Theater" verweist, eine Art Kolosseum für Bello & Co. Oder der Name des Stadtteils Kaisermühlen, der sich auf die früher zahlreich anzutreffenden Schiffmühlen auf dem damals noch fließenden Donauarm namens Kaiserwasser bezieht. Nun, solche historisierende Bezeichnungen gibt es in jedem Bezirk zu Hauf, eigentlich in praktisch jeder Stadt und jedem Dorf. Sie sind zwar oft recht lehrreich und auch originell, aber dann doch wieder zu altbacken oder – bei aller Wertschätzung dieser Institutionen – bezirksmuseumshaft, um ihnen in diesem Buch der Seltsamkeiten allzu viel Raum zu gewähren.

Eine Ausnahme, oder eher einen Grenzfall, stellt für mich in diesem Zusammenhang jedoch die Rotunde dar. Denn nicht nur, dass noch heute gleich zwei Straßennamen (Rotundenallee und Rotundenplatz), sondern auch noch die Rotundenbrücke und die Haltestelle „Rotunde" der Lilliputbahn auf einen Bau verweisen, der nicht mehr da ist. Die Geschichte der einst furiosen Rotunde selbst und ihres wohl noch furioseren Brandes, eine der legendären Brandkatastrophen der Stadt, ist auch recht spannend. Aber weitgehend bekannt. Deshalb hier nur ein paar besonders schmackhafte Details:

Der 1873 für die damalige Weltausstellung errichtete Rundbau mit 108 Metern Durchmesser und 84 Metern Kuppelhöhe war als Treffpunkt, als Ausstellungsfläche und als Ort für offizielle Anlässe geplant und schließlich auch so eingesetzt. Allerdings wurde er zum Zeitpunkt der Eröffnung nicht fertig. Von da halfen auch der Triumphbogen inklusive Kaisermotto „Viribus unitis“ und die über allem, nun, thronende Kaiserkrone auf der Dachspitze wenig. Außerdem ließ damals anhaltendes Schlechtwetter mit schweren Regenfällen und der gleichzeitige internationale Börsenkrach die ganze Weltausstellung mehr oder weniger ins Wasser fallen. Das Defizit war so enorm, dass – Ironie des Schicksals – nicht genug Geld da war, um die Rotunde wie geplant wieder abzureißen. Also blieb sie einfach stehen und wurde anfangs als Lager genutzt. Nach ein paar Jahren dann aber doch langsam auch für Ausstellungen. Später für militärische Zwecke, dann wieder für Ausstellungen und schließlich als Messezentrum. Und wurde dabei – wie in Wien üblich – von einem zuerst ungeliebten Überbleibsel (sie wurde etwa in zeitgenössischen Karikaturen mit einem Reifrock verglichen) zu einem geliebten Wahrzeichen. Besonders als sie 1937 plötzlich und spektakulär abbrannte. Und nur noch ihren Namen hinterließ. Übrigens entzündete sie bei ihrem Einsturz via Funkenflug

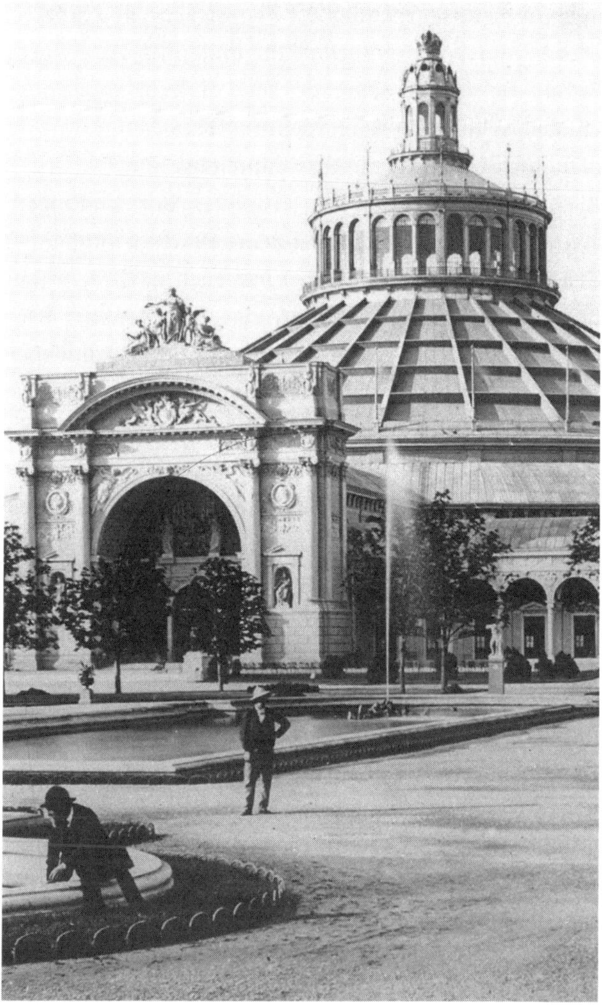

Die Rotunde: Reifrock mit Kaiserkrone

auch noch ausgerechnet die Feuerwache des Praters. Dieser Märtyrertod verhalf ihr endgültig zu ewigem Ruhm. Denn, wie sagte es doch Helmut Qualtinger einst so schön: „In Wien musst erst sterben, damit sie dich hochleben lassen. Aber dann lebst lang."

Nun aber zu rezenteren obsoleten Bezeichnungen. Wie „Vierte Donaubrücke" für die Prater-(Autobahn-) Brücke. Der Name hat sich zwar auch nach dem Bau der fünften Donaubrücke, wie die „Brigittenauer Brücke" eigentlich nie genannt wurde, gehalten, kann aber heute als verstorben angesehen werden.

Anders der Name „Zweierlinie". Der ist heute noch durchaus gebräuchlich und erfreut sich – vor allem staubedingt – allgemeiner Beliebtheit im Verkehrsfunk der Wiener Radios. Und, zugegeben, unter ihr verläuft ja auch die U2, die damit freilich wenig zu tun hat. Wie auch die letzte – vermeintlich – namensgebende Straßenbahn, welche dort bis 1980 verkehrte. Vermeintlich deswegen, weil das allgemeine Wissen älterer Wiener um die Namensherkunft der Zweierlinie, nämlich dass sich der Name von den früheren hier fahrenden Ustrabas (dazu gleich) E2, G2 und H2 herleite, nur zum Teil stimmt. Die Strecke heißt nicht deswegen Zweierlinie, weil die 2er-Straßenbahnen hier fuhren, sondern die hier früher verkehrenden 2er-Straßenbahnen hießen deswegen so, weil sie auf der „Strecke Nr. 2" des Wiener Verkehrsnetzes fuhren. Dazu jedoch mehr im Straßenbahn- und Telefonkapitel (siehe S. 165). Tatsache ist jedenfalls, dass diese sogenannten „Tangentialstraßenbahnlinien" mit der 2er-Erweiterung sehr lange zu den wichtigsten in ganz Wien gehörten und das Stadtbild stark mitprägten. Etwa an der Stelle, wo sie vom Karlsplatz kommend nach Konzerthaus und Eislaufverein eine 90-Grad-Kurve um das Hotel Intercontinental vollführten, und nach einer nicht zu verachtenden steilen Abwärtsstrecke mit einer weiteren 90-Grad-Kurve links auf den Heumarkt am Stadtpark vorbei Richtung Landstraßen einbogen.

Übrigens: Das Intercontinental bewohnte auch eines der fiktiven Lottchen aus Erich Kästners „Das doppelte Lottchen" ständig mit ihrem Vater. Aber das ist eine andere Geschichte ...

In der Heumarktgegend (über der Erde zu sehen) gehörten E2, G2 und H2 aber eigentlich zum Wiener Ustraba-Netz, womit wir wieder beim Thema alte Begriffe gelandet wären. Der Begriff Ustraba ist zum einen veraltet, bei älteren Wienern aber dennoch in Gebrauch, zum anderen jedoch auch wieder nicht veraltet. Denn die damit bezeichneten „Unterpflasterstraßenbahnen" (schönes Wort, gell?) verkehren zum Teil auch heute noch. Zwar hat sich die U2 der Gleise der ehemaligen Zweierlinie bemächtigt, aber im Bereich des Gürtels nutzen heute noch die Linien 1, 6, 18, 62 und die Badener Bahn das unterirdische Schienennetz.

Ach ja, der alternative Name „Lastenstraße" für die Zweierlinie ist sogar schon viel länger überholt. Bezeichnet er doch die ursprünglich Funktion dieser „äußeren Ringstraße“, nämlich die eigentliche, als Prachtstraße gedachte „innere“ Ring-Straße von Liefer- und Schwerverkehr frei zu halten. Der Vollständigkeit halber hier noch die tatsächlichen Namen der Lastenstraße(n) beziehungsweise der gesamten Zweierlinie:

Maria-Theresien-Straße, Universitätsstraße, Landesgerichtsstraße, Auerspergstraße, Museumsstraße, Museumsplatz, Getreidemarkt, Lothringerstraße, Johannesgasse, Am Heumarkt, Große Ungarbrücke, Invalidenstraße, Hintere Zollamtsstraße bis Radetzkystraße.

Es gibt in Wien auch noch andere Teile, in denen die Straßenbahn unterirdisch verkehrt, aber meistens sind das nur kurze Unterführungen oder Stationen. Wie auch unsere nächste Station, das Jonas-Reindl. Der Name ist nicht im eigentlichen Sinn veraltet, weil noch allgemein gebräuchlich. Aber, obwohl er heute geradezu semioffiziell verwendet wird, weiß kaum mehr jemand, wieso dieser innerstädtische Verkehrsknotenpunkt eigentlich so heißt. Was daran liegen dürfte, dass einerseits der Begriff Reindl, das eine Art Kochgeschirr bezeichnet, vom Aussterben bedroht ist und andererseits außer Zeitzeugen, Historikern und vielleicht Schulkindern kaum jemandem mehr der Bürgermeister (und spätere Bundespräsident) Franz Jonas geläufig ist. Aber nach beiden, zum einen wegen der Form, zum anderen wegen des zur Zeit der Eröffnung gerade ausgeübten Amts, heißt nunmehr seit 1960 die ober- wie unterirdische

Schleifenanlage der Linien 37, 38, 40, 41, 42, 43 und 44 neben der Hauptuni. Die von oben betrachtet mit etwas Fantasie eben als leicht topfförmig durchgeht.

Offiziell heißt die Station übrigens Schottentor, was natürlich auch auf ein nicht mehr existierendes Bauwerk – nämlich dem Tor der alten Burgmauer nächst dem Stift der Schotten – hinweist. Was für uns aber nur insofern von Interesse ist, als der Name die Grundlage eines der schönsten Schüttelreime ist, die ich kenne. Nämlich: „Der einst die Hottentotten schor, ist jetzt Friseur am Schottentor."

Zum Abschluss noch einige nicht örtliche Begriffe. Dass der ÖAMTC ausgeschrieben „Österreichische Automobil-, Motorrad- und Touring Club" heißt, ist bereits nett, weil kaum mehr jemand heute den Begriff Touring verwendet oder überhaupt weiß, was das heißen soll. Viel schöner noch aber ist der Hintergrund des Namens des nicht nur in seiner farblichen Symbolik roten Gegenparts aus der anderen Reichshälfte. Etwaigen nicht österreichischen Lesern muss an dieser Stelle gesagt werden, dass fast alle wesentlichen öffentlichen Einrichtungen in Österreich mindestens zwei Mal existieren, um dem unsichtbar dahinter liegenden, aber sehr effektiven Proporzsystem Genüge zu tun. Ein aufrechter Sozialdemokrat mit Schlaganfall wartet etwa lieber auf den Arbeiter Samariterbund als sich vom Roten Kreuz oder dem Rettungsdienst der Johanniter mitnehmen zu lassen. Naja, früher vielleicht einmal.

Aber während man in Deutschland bei einer Autopanne ganz selbstverständlich den ADAC ruft (also den „Allgemeinen Deutschen Automobil-Club") hat man in einem vergleichbaren Fall in Österreich auch heute noch die Qual der Wahl den ÖAMTC oder doch lieber den ARBÖ zu rufen. Nach der Namensbedeutung würde ich allerdings zum ersteren raten. Bedeutet doch ARBÖ nichts anderes als „Arbeiter-Radfahrer-Bund Österreichs". Wenn Sie also nun weder das eine noch das andere sind ... Nun, um ehrlich zu sein, offiziell heißt der ARBÖ heute „*Auto*-, Motor- und Radfahrerbund Österreichs", was sich aber in der Abkürzung (AMRBÖ?) bisher noch nicht niedergeschlagen hat.

Und auch das Angebot des WAT, Wiens größter Allround-Sportverein mit über 50 Sportplätzen und -stätten, von Tai-Chi über Pilates und Babyschwimmen bis zum Inline Hockey, geht über die Bedeutung seines Kürzels – Wiener Arbeiter Turnverein – doch etwas hinaus.

Wie auch der ASKÖ, einer der drei Sportdachverbände Österreichs, in seiner Ursprungsbedeutung sowohl noch die Arbeiter als auch die außer in FKK weitgehend ausgestorbene „Körperkultur" in sich trägt („*Arbeiterbund* für Sport und Körperkultur in Österreich"). Wenn auch dieser mittlerweile auf „*Arbeitsgemeinschaft* für Sport und Körperkultur in Österreich" abgemildert wurde. Woraus wir lernen, dass hierzulande, egal ob Arbeiter oder nicht, der Körper immer noch zur Kultur gezählt wird.

Wiener Höhen und Tiefen

„Jede anständige Stadt ist auf sieben Hügeln erbaut", sagte einmal jemand zu mir, und wenn ich noch wüsste, wer es war, würde ich ihn gerne als Quelle nennen. Das bezieht sich natürlich vor allem auf Rom, das immer wieder gerne auf seine besondere geografische Lage auf sieben Hügeln pochte und pocht, beziehungsweise darauf, dass diverse Poeten diese (geologische) Tatsache neben anderen Euphemismen wie „die Ewige" (Stadt) als Umschreibung nutzten, um nicht dauernd einfach nur „Rom" schreiben zu müssen. Aber es gibt noch weitere Beispiele für auf sieben Hügeln errichtete Städte. Und es gibt Wien, mit einer erklecklich höheren Anzahl an Hügeln, Anhöhen und Erhebungen. Wobei ich mir jetzt nicht ganz sicher bin, ob diese Vielzahl den Wert erhöht oder mindert. Ich meine damit übrigens nicht die Berge rund um Wien, die ja immerhin bis zu 542 Meter (Hermannskogel) aufragen. Nein, ich meine die vielen kleineren und teilweise erstaunlich großen Unebenheiten, die auch in der inneren Stadt zu finden sind.

Ganz flach ist Wien ja praktisch nirgendwo. Zwar zählt Transdanubien geografisch betrachtet schon zum Marchfeld und somit zur pannonischen Tiefebene, aber auch im 21. Bezirk befinden sich Hügel und der Bisam-

nun ja -berg. Der seit dem Sprengen der darauf befindlichen Sendeanlage noch viel niedriger wirkt als zuvor.

Der 22. Bezirk ist da schon deutlich flacher. Aber dem wird durch die Mülldeponie Rautenweg (siehe in „Kurioses Wien" das Kapitel über die dort ansässigen Ziegen) Abhilfe geleistet, denn diese ist schon jetzt die höchste Erhebung der Donaustadt und wächst noch immer dank täglicher Ablagerung von neuer Schlacke aus Wiens Müllverbrennungsanlagen schneller in die Höhe als es kontinentale Plattenverschiebungen je bewirken könnten. Mit 45 Metern über dem Straßenniveau und 205 Metern über der Adria ist die Mülldeponie, eben nach dem Bisamberg, auch die zweithöchste Erhebung Wiens nördlich der Donau.

Apropos, neben Bergziegen findet sich auf der Deponie auch prominenter Schutt, nämlich die Überreste der 1976 eingestürzten Reichsbrücke, die erst 2007 wieder entdeckt wurden. Daraus bzw. aus einem Pfeiler fertigten die immer wieder erstaunlich einfallsreichen „48er" sogenannte „Glückssteine", die dann für karitative Zwecke am Christkindlmarkt verkauft wurden. Inwiefern Reste einer eingebrochenen Brücke für Glück sorgen sollen oder wogegen sie genau schützen sollen (Einbrüche aller Art?), ist allerdings nicht ganz klar.

Eine andere kuriose Begebenheit in der Geschichte der Mülldeponie rankt sich um eine Gruppe fanatischer Abtreibungsgegner, die entgegen jedem vorgebrachten

Argument davon überzeugt waren, das hier abgetriebene Föten entsorgt beziehungsweise endgelagert würden. Diese Gruppe versuchte durchzusetzen, dass auf dem Gelände der Deponie ein sogenanntes „Baby Holocaust Memorial" errichtet werde. Das gelang nicht, allerdings stellten sie außerhalb des Geländes ein Marterl zum selben Zweck auf, das aber 2006 wieder entfernt wurde.

Doch zurück zu den anderen Wiener Erhebungen. Es gibt sie überall auch im weitgehend flachen zweiten Bezirk, ja, dort sogar in Form von Rodelwiesen und Rodelstrecken. Inklusive Flutlicht- und Beschneiungsanlage (siehe erneut „Kurioses Wien"). So richtig bergig wird's aber erst nach dem Donaukanal. Nicht nur die Bezirke jenseits des Gürtels, also quasi der unmittelbare Alpenvorraum, zeichnen sich hier durch beträchtliche Steigungen und Gefälle aus, sondern auch Bezirke, die aufgrund ihrer schachbrettartigen Totalverbauung und die häufigen Blicke in Stadtpläne oder Navi-Anzeigen in unserem Hirn als eher flach abgespeichert sind. Aber geradezu das Gegenteil ist der Fall. Wenn man das auch nur in wenigen Fällen bemerkt.

Etwa wenn man mit dem Rad unterwegs ist. Als ich als Teenager vom ersten Bezirk kommend erstmals mit dem Rad einen in der Nähe des Reumannplatzes lebenden Freund besuchte, wurde mir zum ersten Mal keuchend bewusst, dass die Favoritenstraße im vierten Bezirk steil bergauf geht. Auch ein in Wien nicht perfekt ortskundiger Freund, dem ich nach einem Abend in einem Lokal im achten Bezirk riet, mit seinem Fahrrad einfach der 13A-Strecke zu folgen, verfluchte mich anschließend nachhaltig. Diese Strecke geht nämlich andauernd nur bergauf und bergab; oder wenn Sie erstmals mit einem Roller unterwegs sind oder ein Kind beaufsichtigen, dass auf einem Roller ungebremst der nächsten Kreuzung entgegen rast, z. B. die Seitengassen der Mariahilfer Straße Richtung Gumpendorferstraße; wenn Sie mit schweren Einkäufen bergauf unterwegs sind; wenn sie bei Glatteis unvermutet mehrere Meter abwärts rutschen; wenn Sie ein längeres Haus im Parterre betreten, aber später über einen anderen Ausgang im ersten Stock verlassen – beide auf Straßenniveau; in der Fahrschule, wenn sie unvermutet mitten in der Stadt die verhasste mit-angezogener-Handbremse-Anfahrtechnik anwenden müssen; oder bei starkem Regen: Als ich vor ein paar Jahren ein Geschäft in der Mariahilfer Straße verließ, das ich bei strömendem Regen betreten hatte, und zu meinem parkenden Auto in der Lindenstraße zurück wollte, hatte sich die Straße überraschenderweise in einen reißenden Bach verwandelt. Und ich übertreibe nicht!

Ja, die Hügel, Bergrücken und Täler sind zahlreich in den Bezirken drei bis neun, und es ist eine erstaunliche Verdrängungsleistung unseres Gehirns, dass uns das meistens nicht bewusst ist. Sigmund Freud hätte uns das sicher gut erklären können, schließlich lag seine

Ordination ja in der ebenfalls steil abfallenden Berggasse im Neunten.

Übrigens Berggasse 19. Was nicht alle Touristen so genau mitbekommen zu haben scheinen. Erklärt doch ein etwas genervt klingender englischer Text auf einer Tafel in der *Burggasse* 19, dass Sigmund Freud hier nie gelebt hat und klingeln daher zwecklos sei.

Das mit den verborgenen Bergen, nun, Erhebungen, gilt übrigens auch für den ersten Bezirk. Wer je an einem Laufwettbewerb auf der Ringstraße teilgenommen oder auch nur versucht hat, diese etwa auf Rollerskates zu umrunden, weiß um deren langen, langen, zermürbend langen Steigungen zum Gipfel (etwa zwischen Hofburg und Museumsquartier). Die Vorlaufstraße, die obere Marc-Aurel-Straße oder der Laurenzerberg sind sogar geradezu erschreckend steil. Wie sich eigentlich fast die ganze Gegend jenseits – eigentlich *über* – dem Franz-Josefs-Kai von Ende Schwedenplatz bis Maria-am-Gestade leicht als ehemaliges Steilufer zu einem der Hauptarme der Donau visualisieren lässt. Auch bei ehemaligen Basteiresten, wie gegenüber der Hauptuniversität, liegen manche Straßen in der Höhe vom zweiten Stock umliegender Gebäude.

Am auffälligsten ist die Hügelnatur aber an jener Stelle des ersten Bezirks, wo die Hohe Brücke (sic!) über den Tiefen Graben (sic!) führt. Es ist geradezu ein Wunder, dass man als Wiener diese Konstruktion, die aus manchen Blickwinkeln betrachtet wie aus einem

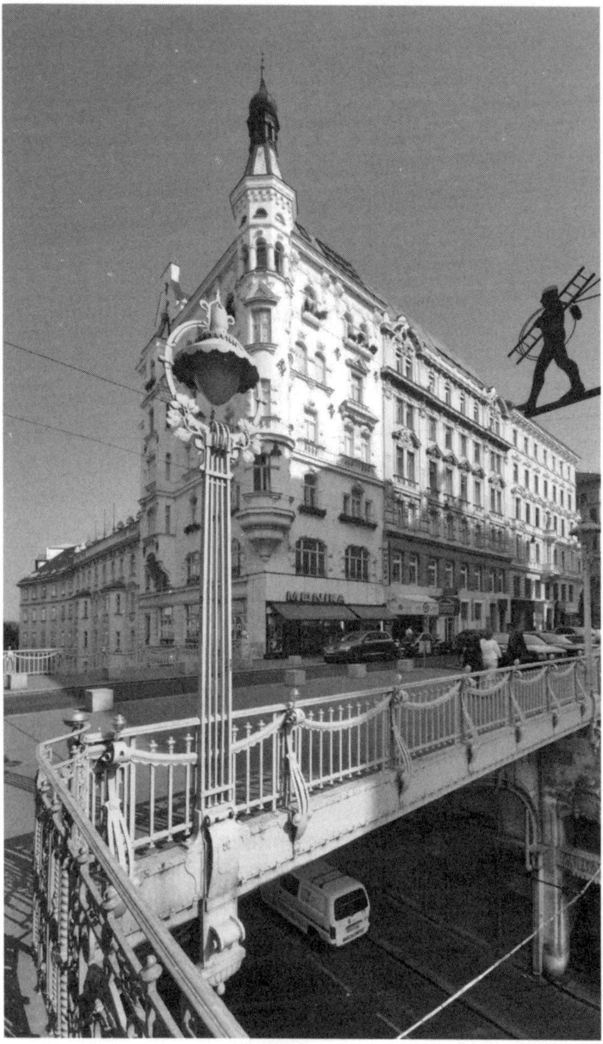

Wiener Niveaus: Hohe Brücke, Tiefer Graben

historischen Science-Fiction-Film stammen könnte, als ganz normal, ja im Stadtplangedächtnis als geradezu normale Kreuzung wahrnimmt.

Der Tiefe Graben ist – an der Oberfläche – der Rest einer der vielen Dutzend Bäche, die Wien einst durchflossen haben und heute teilweise noch unterfließen. In diesem Fall der Ottakringer Bach und später der Alserbach, die aber beide schon vor langer Zeit umgeleitet wurden.

Die Wipplingerstraße quert nun diesen Graben (vermutlich seit Römerzeiten, zumindest aber seit dem Mittelalter) per Brücke, als sei das nichts, in einer Höhe von über sieben Metern. Die komplette Verbauung beider Straßenzüge führt nun dazu, dass die Keller der Wipplingerstraße an dieser Stelle im ersten oder zweiten Stock der Häuser des Tiefen Grabens liegen. Wie das beim Zusammenwachsen der Häuserfronten einst in deren Innereien gelöst wurde, würde mich tatsächlich interessieren. Ähnliches gilt für den Bereich bei Maria-am-Gestade bei der Marienstiege oder bei der auf zwei unterschiedlichen Höhenniveaus liegenden und durch eine Stiege verbundenen Sterngasse.

Apropos, genau hier auf einer der ehemaligen Anhöhen der Innenstadt lag auch die Keimzelle des poströmischen Wiens. Der sogenannte Berghof lag ziemlich genau auf dem Areal des heutigen Häuserblocks Hoher Markt, Marc-Aurel-Straße, Sterngasse, Judengasse und war einst ein burgartiges, wehrhaftes Gehöft. Der Name wurde erstmals 1280 urkundlich erwähnt und bezieht sich auf noch davor liegende Zeiten des elften Jahrhunderts, als die Gegend noch heidnisch gewesen sein soll. Kein Wunder ist es jedenfalls, dass der Name des früher vor dem Berghof liegenden „Hohen Markts" (neben dem „Neuen Markt"), die ältesten noch bestehenden Namen für Wiener Verkehrsflächen darstellen. Der Name des Gehöfts wird damit erklärt, dass es sich hier um die Verwaltung und Verwertungsstelle von an den Berghängen des Wiener Waldes gelegenen Weingärten handelte. Darauf deuten auch alte Hausnamen in der Sterngasse, die damals sogar Pressgasse hieß, hin, wie „Zur Kleinen Presse" und „Zur Großen Presse".

Mag sein. Als jemand, der die Vorlaufstraße und obere Marc-Aurel-Straße schon mit Fahrrädern ohne Gangschaltung bezwungen hat beziehungsweise diese schon halsbrecherisch und ohne Helm mit Skateboards und Rollern hinabgesaust ist, kann ich nur sagen: Meiner Meinung nach ist es hier allemal bergig genug für einen Berghof.

Kulinarisches Wien

Die Geschichte Wiens ist auch eine Geschichte der Kalorien. Vor allem deshalb, weil die Wiener Küche jahrhundertelang durch böhmische und magyarische Einflüsse geprägt wurde. Und die Küche der Slawen und Hungaren zeichnet sich ja nicht in erster Linie durch gedämpftes Gemüse und Tofu-Häppchen aus.

Die Reihe der Bücher, Schriften sowie Websites zum Thema „Wiener Küche" sind Legion, weshalb sich dieses Kapitel weder der Frage widmen wird, welche Brösel man jetzt genau für ein Backhendl braucht, ob Mayonnaise oder eine Essig-Öl-Zwiebel-Mischung das Richtige für den Erdäpfelsalat ist oder ob bei der Sachertorte neben der unter der Schokokuvertüre befindlichen Marmeladenschicht auch eine Marmeladenschicht in die Mitte gehört (Sacher-Variante) oder nicht (Demel-Variante). In letzterem Zweifelsfall musste ja bekanntlich sogar einst Friedrich Torberg als Zeuge vor Gericht erscheinen.

Übrigens: Es gibt auch noch eine dritte Variante mit Ribiselmarmelade und Marzipan, die sich „Sacher-Masoch-Torte" nennt und für die „Kulturhauptstadt Graz 2003" erfunden wurde. Wie auch immer.

Nein, vielmehr soll es hier um wahre und falsche Herkunftslegenden und nicht zuletzt um sprachlich Verzwicktes gehen, das die heimische Cuisine schmückend umrankt.

Namen von Speisen können ja mitunter recht tückisch und irreführend sein. Insbesondere, wenn sie eine – scheinbare – Herkunftsbezeichnung enthalten. So kann mittlerweile als bekannt vorausgesetzt werden, dass das Wiener Schnitzel nicht aus Wien stammt, sondern aus Mailand. Auch wenn sich mit der Zeit eine etwas andere, genuine Zubereitungsform entwickelt hat, die unseren Touristen- und Exportschlager von einem auch hierzulande erhältlichen „Mailänder Schnitzel" unterscheidet. (Semmelbrösel versus Paniermehl, Schnitzelfleisch versus Kotelett, aber beides vom Kalb, wenn's wer genau wissen möchte.)

Dennoch gilt das Wiener Schnitzel mittlerweile geradezu als Wahrzeichen der Stadt, was man auch daran merkt, dass praktisch alle einheimischen Fast-Food-Ketten-Versuche jenseits von Burger, Pizza und Sushi sowie abseits des angestammten Würstelstands, das flache Panierfleisch im Namen führen: Schnitzlplatzl, Schnitzelhaus, Schnitz'l Land, Schnitzel Landmann ...

Wobei nicht überall Wiener Schnitzel drin ist, wo Wiener Schnitzel drauf steht. Etwa bei der US-amerikanischen Fastfoodkette „Wienerschnitzel". Diese besteht seit 1961 und ist mit mehr als 300 Restaurants Marktführer im Bereich ... Hot Dogs. Die Kette hieß bis 1971 „Der Wienerschnitzel". Zwar wurde der falsche Artikel dann – vermutlich weil zu peinlich – im Namen gekippt, aber heute noch spielt das Marketing der Firma damit. Speisen werden als „DERlicious" bezeichnet, es gibt

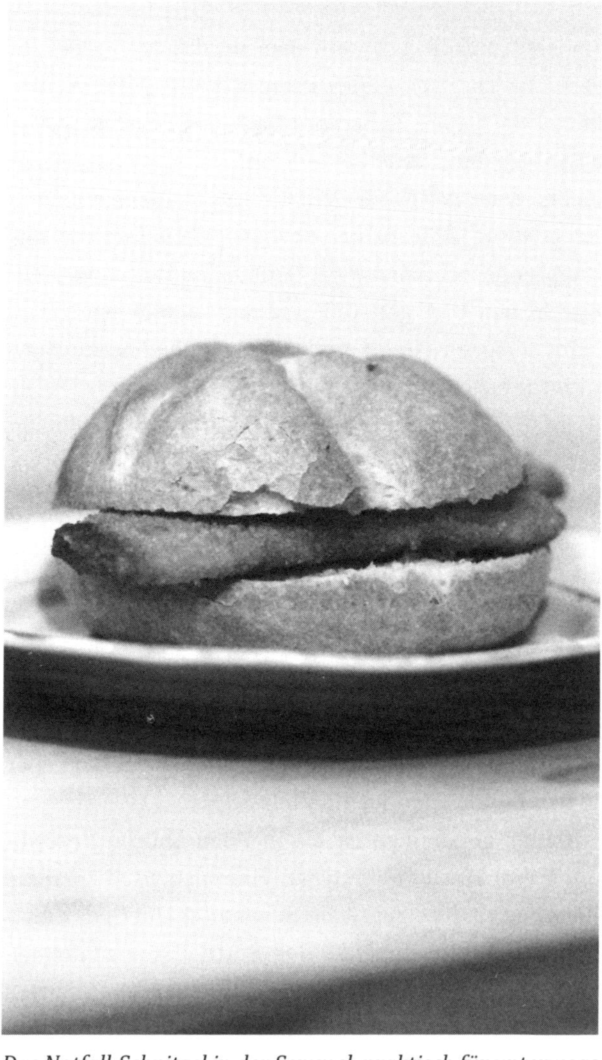

Das Notfall-Schnitzel in der Semmel, praktisch für unterwegs

Speisen „unDER $ 1“ und man wird aufgefordert „to join DER club“. Das alles kann man auf „DER Wiener Menu“ nachlesen. Neben Hot Dogs gibt’s dort Burger in allen Varianten. Nur keine Schnitzel. Aber das macht nichts, denn der Name „Wiener“ im Firmennamen leitet gelernte Amerikaner sowieso zielrichtig auf das Hauptangebot: Würstchen. Denn heiße Würstchen heißen in den USA generell „Wiener“, womit wir gleich beim nächsten Thema sind. Nämlich den Frankfurtern – einem furiosen Welterfolg aus Wien.

Im Gegensatz zum Wiener Schnitzel, das eben nicht aus Wien stammt, kommen die Frankfurter in gewisser Weise schon aus Frankfurt. Aber auch wieder nicht, weshalb der Rest der Welt durchaus recht hat, wenn er die Würstchen als Wiener Würstchen (Deutschland), Wienerli (Schweiz), Wienerkorv (Schweden), Salchicha de Viena (Spanisch), Wiener (Portugal, USA) etc. bezeichnet. Wobei das Wort „Wiener“ (gesprochen „Uina“) gerade im Englischen noch eine weitere sehr verbreitete Bedeutung angenommen hat. Aber die gehört eher in den Bereich des Sex-Kapitels.

Genau genommen ist die in Wien übliche Bezeichnung Frankfurter Würstchen eine historisch korrekte Referenz an die eigentliche Heimat der laut Codex Aliementarius Austriacus „zu den Brätwürsten zählenden und unter den Verkehrsbezeichnungen Frankfurter, Wiener Würstel, Sacher-, Tee-, Cocktailwürstel bekannten Fleischwaren“. Denn tatsächlich kennt man in

Frankfurt schon seit dem Mittelalter Frankfurter Würstchen. Und die wurden in Wien von einem eingewanderten fränkischen Fleischhauer namens Johann Georg Lahner eingeführt, der sein Gewerbe in Frankfurt erlernt hatte. Aber er veränderte das Rezept entscheidend: Denn im Gegensatz zum Original, das aus reinem Schweinefleisch besteht, mischte Lahner Rindfleisch hinzu und schuf damit eine neue originäre Sorte. Die Mär, dass die Frankfurter bei uns Frankfurter heißen, weil ihr Erfinder ein Frankfurter namens Frankfurter gewesen sei, ist also nur eine ebensolche. Apropos originär: Die Bezeichnung Sacherwürstel für die meist etwas längere Variante der Frankfurter ist ebenfalls eine freie Verkehrsbezeichnung. Doch nur das Hotel Sacher selbst darf die Bezeichnung „original" oder „echt" davor setzen.

Zur letzten Verwirrung sei noch beigetragen, dass die Bezeichnung Frankfurter Würstchen auch außerhalb von Österreich verbreitet ist, aber nur in der Schweiz und in Deutschland. Und dort meint man damit originale Frankfurter. Im Rest der Welt gibt's aber die Wiener Variante. Siehe auch die Figur „Frank N. Furter" in der „Rocky Horror Picture Show", der wohl so heißt, weil er in Wirklichkeit ein armes Würstel ist oder aber weil er recht freizügig in der Verwendung seines „Wieners" ist ...

Ein anderer Wiener Welterfolg, nicht minder furios, ist ein Gebäck, dessen Herkunft man ihm aber weder namentlich noch herstellungstechnisch anmerkt: der – US-amerikanische – Bagel (sprich „bejgl").

Unter einem Bagel versteht man ein rundes Gebäck mit Loch in der Mitte, das auf eine lange Tradition ostjüdischer Herkunft zurückgeht und das sich im Zuge der ostjüdischen Auswanderung in die USA und nach Kanada immer größerer Beliebtheit erfreute. – Um heute als etwas Amerikanisches wieder nach Europa zurückzukehren. Die Herkunft zumindest des Namens und vermutlich auch der Form lässt sich aber auf Wien zurückführen, wo die nahen Verwandten des geschmacksneutralen (also weder süßen noch salzigen) Bagels heute noch existieren. Nämlich die Beugel oder auch Beigel, vor allem in den Varianten Nuss und Mohn. Den allerdings nicht ringförmigen und exklusiv süßen Gebäckstücken sieht man die gemeinsame Namensherkunft sogar noch deutlicher an: Sie sind *gebogen*. Allerdings ist auch das Loch in vielen Bagels eher dreieckig und nicht rund wie etwa in Doughnuts, was auf den ähnlichen Formungsvorgang bei der Herstellung verweist.

Ob der Name nun von der Form geBOGENer Hufeisen oder aber direkt von SteigBÜGELN herrührt, ist ungewiss. Als sicher gilt aber, dass das Gebäck unter dieser Bezeichnung in Wien nach der zweiten Türkenbelagerung 1683 seinen Anfang nahm. Die Legende besagt, dass es zu Ehren des Befreiers von Wien, des polnischen Königs Jan Sobieski, der mit seinen Reitern

Wien „entsatzt" hatte und auch ein bekannter Pferdenarr war, erfunden wurde. Und dass er es in Folge heim nach Krakau brachte. Eine weitere Variante besagt, dass das Gebäck in Krakau schon viel früher, um 1610 in jüdischen Kreisen bekannt war, aber nach der Türkenbelagerung von einem jüdischen Bäcker aus Krakau eben in Wien zu Ehren des Königs zubereitet wurde. Wie auch immer, den Namen erhielt der heutige Bagel mit ziemlicher Sicherheit hier, wurde in Krakau vom schwer auszusprechenden Beugel zum jiddischen Bejgl und nahm von dort aus seinen Siegeszug um die Welt auf. Und hinterließ in Ostösterreich sowie in der Slowakei und Ungarn seine süßeren Geschwister.

Nicht aus Wien stammen, aber immer wieder mit Wien assoziiert werden der Guglhupf und die Palatschinken. Beide sind uralte Süßspeisen, die sich historisch weit zurück datieren, sowie weltweit in vielen verschiedenen, aber doch ähnlichen Formen nachweisen lassen. Man denke nur an die dünnen französischen Crêpes und die dicken deutschen Pfannkuchen, zwischen denen die heimische Palatschinke wie so oft einen österreichischen Kompromiss darstellt. Weil die Wortherkunft beider Kalorienbomben aber besonders interessant ist, sei diese hier noch kurz erwähnt.

Beim Guglhupf sind sich Etymologen nicht einig. Außer, dass das Wort weder etwas mit „Kugel" oder „Hügel" noch mit „hüpfen" zu tun hat. Eine Version besagt, dass der Name von „cuculla", was so viel wie Kapuze bedeutet und auf die Form verweist, herstamme. Das ist aber nicht ganz korrekt , denn Kapuze heißt eigentlich „cucullus“ und „cuculla“ bezeichnet die „Mönchskutte“, was jetzt optisch nicht so wahnsinnig viel Sinn ergäbe. Weshalb eine andere Version plausibler erscheint, nachdem mittelalterlichen Mönchen beim Eintritt in den Orden ein Festgebäck gegeben wurde, das „cuculla offa“ hieß. Wobei „offa“ so viel wie Stück oder Bissen bedeutet. Also eine Art süße Gabe anlässlich des Anlegens des Mönchsgewandes. Und aus „cuculla offa“ könnte sprachlich sehr leicht Guglhupf werden. Dann wäre dieser sozusagen ein „Mönchs-(kutten-)Stück“. Und man genösse ihn wohl am besten mit einem Cappuccino, ein weiterer furioser Wiener Welterfolg, der sich – obwohl durchaus italienisch – von einer älteren Wiener Kaffeespezialität, dem Kapuziner, herleiten läßt.

Einfacher erklärt ist die namentliche Herkunft der Palatschinke(n). Zu uns kam das Wort aus Ungarn, wo es „palacsinta“ heißt bzw. „palacinta“ im früher ja größtenteils ungarischen Rumänien. Das erste „a“ ist dabei eine Einfügung, weil es im Ungarischen keinen Doppelkonsonanten im Anlaut gibt. Die ursprünglichere Form bewahrt noch unter anderem das Ukrainische, wo sie „blintschiki“ heißen. Die etymologisch unbestrittene eigentliche Herkunft ist aber Lateinisch, denn hier bedeutet das Wort „placenta“, schlicht: Kuchen. Auch wenn wir mit Plazenta heute nur eine ganz bestimmte Art von Kuchen meinen, den man nicht sehr nahe bei den Palatschinken ansiedeln würde ... Vom selben Wort stammen übrigens auch die deutschen „Plätzchen“ ab.

Nota bene: Palatschinken gibt es in Wien nur im Plural, weshalb man – wie bei den Frankfurter Würstchen – traditionellerweise auch immer zwei serviert bekommt. Und nur auf Anfrage und sehr ausnahmsweise nur ein Einzelstück.

Zuletzt noch ein heute wenig bekanntes Schmankerl der Wiener Küche, das unter anderem auf die eingangs erwähnten Kalorien verweist: die sogenannte „Olio-Suppe“. Dass diese zum jährlichen Hofball für rund 2000 Gäste zubereitete Suppe heute nirgendwo mehr angeboten wird, liegt großteils wohl an der Anzahl der Zutaten der ursprünglichen Rezeptur. Denn selbst wenn man das Rezept auf vier Personen herunterrechnete, würde man für die Zubereitung 13 (!) verschiedene Fleischsorten benötigen.

Hier die gesamte Liste aller Zutaten in Originalmengen:

10 kg Rindfleisch, 10 kg geräuchertes Schweinefleisch, 10 kg ungeräuchertes Schweinefleisch, 3 kg Ochsenleber, 8 kg Hammelfleisch, 12 kg Kalbfleisch, 16 Kalbsfüße, 8 kg Rehfleisch, 5 Enten, 3 Gänse, 5 Wildgänse, 10 Tauben, 8 Rebhühner, 550 l Wasser, viel Petersilie, 10 Karotten, 15 Stangen Lauch, 10 Zuckerrüben, 10 Sellerieknollen, 5 kg Zwiebel, weißer Pfeffer, Ingwer, Muskatnuss, Muskatblüte und Gewürznelken.

Nach dem Kochen wurde die Olio-Suppe gefiltert und mit Cognac und Portwein abgeschmeckt. Zum Schluss wurde das Süppchen mit in Zucker glacierten Kastanien serviert.

Dem Aufwand angemessen war für sie eine eigene Küche reserviert, die „Olio-Küche“, eine der zwölf Hofküchen. Der Name des Gerichts stammt übrigens nicht, wie man leicht annehmen könnte, vom italienischen Wort für Öl, das im Rezept ja auch gar nicht vorkommt, sondern vom spanischen „Olla podrida“, was so viel wie Eintopf bedeutet. Obwohl man die meisten Bestandteile der am Wiener Hof auch als „Spanischen Suppe“ bekannten Bouillon vor dem Verzehr aus der Brühe entfernte.

Natürlich Wien

Dem Wiener ist seine Natur heilig. Egal ob auf den Höhen des Wienerwaldes, in den zahllosen Parks, und sei es nur ein Beserlpark, und natürlich nahe den vielen Wasserflächen, insbesondere den abgetrennten Armen des früheren Verlaufs der Donau. Bevorzugterweise genießt der Wiener seine Natur natürlich sitzend plus Getränk, was sich vor allem in den Natur-Konsum-Kombinationen Heuriger, Biergasthäuser (besonders im Prater und böhmischen Prater) und auch Schanigärten zeigt. Sowie bei den in die Hunderte, wenn nicht Tausende gehenden, von den Blicken uneingeweihter Passanten verborgenen Gaststätten in den begrünten Innenhöfen jedes auch noch so zubetonierten Bezirks. Wer etwa in den grauesten Gegenden nahe des Gürtels eines der vielen scheinbar kleinen und unansehnlichen Gasthäuser betritt, findet sich oft nach ein paar Schritten tiefgebräunten Holzbohlenfußbodens unversehens in einem opulenten Innenhof mit alten Bäumen, Kieswegen und zahllosen Tischen. Daher empfiehlt es sich in solchen Gegenden auf Hinweise wie „Gastgarten“ oder „Gartenbetrieb“ auf den Kreidetafeln vor dem Lokal zu achten, gleich neben „Schnitzel vom Kalb“ oder „Donnerstag Schlachtplatte“. Oder man tritt einen Flug über die Innenhöfe Wiens per Google Earth an.

Kleine etymologische Unterbrechung: Die Bezeichnung *Beserlpark* für minimalste Parkanlagen stammt vermutlich aus der Zeit des Ringstraßenbaus. Damals wurden alle Bastionen, also die alten Stadtmauern, abgerissen, die breiten neuen Straßen gebaut und neue Bäume gepflanzt. Da die Basteien auch Zonen mit einigen Grünflächen waren, wurde etwa entlang des Franz-Josef-Kais eine neue Parkanlage errichtet. Die Jungbäume dort ragten jedoch lange Zeit eher dürr und unansehnlich wie in den Boden gerammte Reisigbesen aus der Erde, was die spöttischen Bewohner der Kaiserstadt erstmals dazu inspirierte solche Parkanlagen eben als „Parks der kleinen Besen“ vulgo „Beserlpark“ zu bezeichnen.

Als *Schanigarten* hingegen bezeichnet man jeden auch nur einzelnen Tisch mit Sessel, den ein Gastwirt beim ersten Aufblitzen eines Sonnenstrahls, sei es noch Februar oder schon November, zwecks Bewirtung vor seinem Lokal auf die Straße stellt. Diese „Gärten“ können aber auch gigantische Ausmaße annehmen. Der Name stammt angeblich von dem Spruch mancher Wirte, die ihren Lehrbuben dazu aufforderten „den Garten hinauszustellen“. Diese Lehrbuben hießen zwar nicht alle Schani (Koseform von Jean, französisch für Hans), aber der Name ist im Wienerischen einerseits synonym mit dem Piccolo im Kaffeehaus, bezeichnet aber auch generell eine Person im Abhängigkeitsverhältnis bzw. jemanden, dessen Dienste ausgenutzt werden. Wie in dem Ausruf: „Hearst, i bin do net dei Schani!“

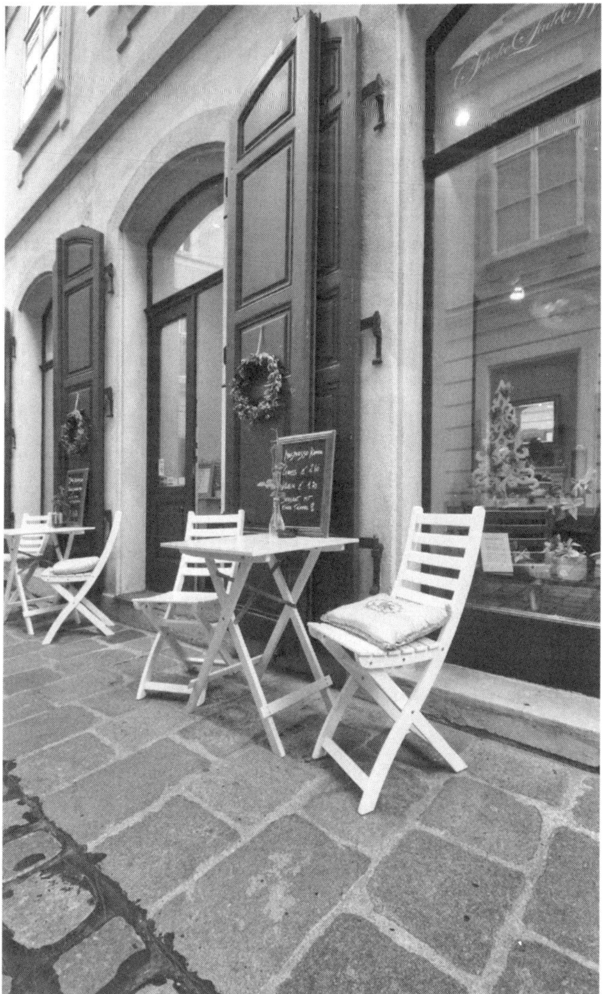

Ein Schanigarten im Miniformat – Hauptsache bequem!

Da die Sitte des Schanigartens aber nachweislich bereits auf das 18. Jahrhundert zurückgeht, als der Kaffeesieder Giovanni Taroni Tische und Stühle vor sein Café am Graben stellte, was die anderen Kaffeehausbesitzer sehr schnell imitierten, und ein weiterer Meilenstein im Zuge dieser Entwicklung das sogenannte „Limonadenzelt" war, ein Sommercafé, dass ein gewisser Giovanni Milani ab 1789 auf der Burgbastei betrieb, könnte der Begriff durchaus auch von einer französierten Variante des Vornamens dieser beiden Herren stammen.

Noch was: Leuten (wie mir), die anlässlich der Zeitumstellung im Frühjahr und Herbst nie wissen, ob sie ihre Uhren jetzt eine Stunde vor oder zurückstellen sollen, hilft der „Schanigartentrick". Im Frühling stellt der Wirt seinen Garten VOR die Tür, analog wird die Uhr eine Stunde vor gestellt, im Herbst trägt er den Garten wieder ZURÜCK in sein Lokal, daher werden die Uhren um eine Stunde zurück gestellt. Schön, oder? Dabei tut es nichts zur Sache, dass Wirte, Kaffeehausbesitzer wie Piccolos die Sitzgelegenheiten samt schmückenden Blumenkästen, die wohl das Feigenblatt für die Bezeichnung Garten darstellen, eigentlich jeden Abend wieder hineintragen ...

Eben genannter Trick gehört zu den besten jahreszeitlich bedingten, die ich kenne, neben dem, der meint, dass der Weltspartag das Signal dafür ist, die Sommerreifen auf Winterreifen umstecken zu lassen.

Modernere Zeitgenossen können statt des Weltspartags übrigens auch Halloween nehmen, das wie auch noch der wichtigste protestantische Feiertag, der Reformationstag, auf genau den gleichen Tag fällt. Nämlich den 31. Oktober.

So, aber wo waren wir eigentlich gerade? Ah ja, beim Wiener und seinem Verhältnis zur Natur. Nun, Wien gilt flächenmäßig als die grünste Hauptstadt der Welt. Was leicht sein kann, wenn man die vielen durchaus noch zum Stadtgebiet gehörenden Felder im Süden und vor allem Nordwesten, die flussbegleiteten Grünflächen (allein die elf Kilometer lange Donauinsel), die bewaldeten Hügel und Berge sowie die an ihren Baumgrenzen befindlichen Weingärten dazurechnet.

Aber, was nicht so viele Einheimische, die – zu Recht oder Unrecht – patriotisch stolz auf die vielen Kulturdenkmäler der Stadt sind, wissen: Es gibt auch viele und eigens geschützte „Naturdenkmäler" in Wien.

Zuständig ist natürlich eine Magistratsabteilung – und worum es im Detail geht, zitiere ich am besten von deren Website (http://www.wien.gv.at/umweltschutz/naturschutz/gebiet/naturdenkmal.html). Denn, Hand aufs Herz, so könnte ich das nie formulieren ...

Sowohl den amtlichen Teil: „Einzelne Naturgebilde können durch Bescheid der Naturschutzbehörde zum Naturdenkmal erklärt werden. Das sind Naturgebilde, die wegen ihrer wissenschaftlichen oder kulturellen Bedeutung oder wegen ihrer Eigenart oder Seltenheit oder wegen ihres besonderen Gepräges, das sie der Landschaft verleihen oder wegen ihrer besonderen Funktion für den Landschaftshaushalt erhaltungswürdig sind."

Wie auch den, nun, mehr lyrischen, Teil: „Als Naturdenkmal qualifiziert sich eine Hervorbringung der Natur, angesichts deren imposanter Erscheinung sich der Mensch innerlich verneigt". Chapeau!

Laut Info handelt es sich bei dem „häufigsten Gegenstand des Naturdenkmalschutzes mit großem Abstand um Einzelbäume sowie Baumgruppen". Dies spiegle „einerseits die städtische Situation, andererseits die ursprüngliche Idee des Naturdenkmalschutzes wider." Dass es sich aber auch um Fragen des Umweltschutzes dreht, erfährt man ein wenig weiter unten: „Die Schutzkategorie Naturdenkmal wurde in den letzten Jahrzehnten inhaltlich um ökologische Aspekte ergänzt. Dies schlägt sich insbesondere in der Ausweisung von ökologischen Zellen als flächige Naturdenkmäler nieder." Das heißt so viel wie: „Unter anderem sind dies Standorte seltener Tier- oder Pflanzenarten, Tier- oder Pflanzengemeinschaften, Quellen, sonstige Oberflächengewässer, Felsbildungen, erdgeschichtliche Aufschlüsse oder Erscheinungsformen."

Die Naturdenkmäler, damals noch „historische Baum- und Naturwunder", wurden erstmals 1936 registriert und sind seit damals auch gesetzlich geschützt. Der Begriff Naturdenkmal selbst stammt von Alexander von

Humboldt der ihn anlässlich der Begegnung mit einem beeindruckenden Mimosenbaum während einer Südamerikareise prägte.

Der Text der amtlichen Website, abgesehen von den Passagen, die darauf hinweisen was man alles bei und mit einem Naturdenkmal nicht machen darf – nota bene: abholzen, zubauen und gefährden – endet dann wieder philosophisch: „Dennoch verdankt der Naturdenkmalschutz seinen Stellenwert im Bewusstsein der Bevölkerung nach wie vor dem unmittelbaren ästhetischen Zugang. Das Aufmerksamwerden auf eindrucksvolle Naturgebilde steht oft am Anfang einer tiefer gehenden Beschäftigung mit der Natur."

Um einen Einblick in die „üblichen" Naturdenkmäler zu geben, hier die komplette Liste für den ersten Bezirk (nur Bäume): Japanischer Schnurbaum (Stadtpark), Kaukasische Flügelnuß (Stadtpark), Morgenländische Platane (Volksgarten), Persische Parrotie (Schmerlingplatz), Tulpenbaum (Rathauspark), Geschlitztblättrige Rotbuche (Rathauspark), Platane (Rathauspark) – drei Stück, Ginkgobaum (Stadtpark), Morgenländische Platane (Singerstraße 11), Platane (Dr. Karl Lueger-Platz).

Eine Broschüre über Wiens Naturdenkmäler kann man übrigens auch auf dieser Website herunterladen. Neben anderen Broschüren wie „Krötenschutz ist Artenschutz" oder „Lebensraum Hecke". Oder auch „Wohnservice für Wildtiere" – vermutlich eher keine Abteilung von Wiener Wohnen.

Neben Bäumen können auch größere zusammenhängende Gruppen wie Alleen, Baumreihen und kleinere Waldbestände sowie andere „faunistisch und floristisch wichtige Flächen“ wie zum Beispiel Auwaldreste, aber auch „geologische Erscheinungsformen mit erdgeschichtlicher Bedeutung“ zu Naturdenkmälern erklärt werden.

Dazu jeweils ein paar Beispiele. Da wären einmal die Donaureste namens „Mauthner- und Krebsenwasser“ (Naturdenkmal Nr. 646) im zweiten Bezirk, Überbleibsel einer veritablen Aulandschaft. Womit Wien nicht nur jenseits der Donau, sondern quasi auch mitten in der Stadt authentischen Urwald vorweisen kann. Ähnlich der „Tote Grund“ (Naturdenkmal Nr. 718), ein Gewässer mit einer Länge von einem Kilometer und bis zu 200 Metern Breite und ebenfalls ein Auwaldrelikt, diesmal mitten auf der Donauinsel im 22. Bezirk auf der Höhe Kraftwerk Freudenau. Der tatsächlich gar nicht so tote Grund gilt als „Ökozelle“, die – floristisch – Pappeln, Weiden, Eschen, Weißdorn und Hartriegel sowie – faunistisch – Eulen und Käutzchen eine sichere Heimat bietet.

Eine Art künstlichen Urwald gibt es im Auer-Welsbach-Park im 15. Bezirk, zwischen Schloss Schönbrunn und dem technischen Museum gelegen, umgeben von U-Bahnen, Straßenbahnen und KFZ-Hauptverkehrsrouten. Der Park wurde 1890 als „Schönbrunner Vorpark“ bewusst im Gegensatz zum barocken Schlossgarten im englischen Stil errichtet. Und hier findet sich auf dem Areal eines ehemaligen Kinderfreibads ein Bereich, der unter dem Titel „Stadtwildnis“ einfach sich selbst überlassen wird.

Wer in diesem Zusammenhang das Verschwinden von früheren wilden, brachen Gegenden in der Stadt vermisst, die durchaus liebevoll „Gstätten“ genannt wurden, der sei auf eine weitere Broschüre diesmal der „Wiener Umweltanwaltsschaft“ verwiesen. Diese gibt nämlich seit mehreren Jahren sehr erfolgreich einen sogenannten Gstättenführer heraus („Am Anfang war die Gstätten – Wiener Stadtwildnisflächen“), der die letzten dieser wilden Naturspielplätze auflistet und beschreibt.

Doch zurück zu den photosynthetisierenden Denkmälern.

Im 16. Bezirk ist im Wolfsgraben der Standort der in Mitteleuropa sehr seltenen Grünen Schneerose (Naturdenkmal 90) geschützt. Wer mehr über diese Blume wissen will, hat aber mehr Glück, wenn er im Internet nach der viel weniger poetisch klingenden „Grünen Nieswurz“ sucht.

Fotos von Autos die in Nordamerika durch Löcher in den berühmten Mammutbäumen fahren, kennt wahrscheinlich jeder. Weniger bekannt dürfte sein, dass es auch in Wien Mammutbäume gibt. Nicht ganz so große, aber mit immerhin bis zu fünf Metern Stammumfang und über 30 Metern Höhe. 20 Stück dieser erstmals schon vor 1900 hierher importierten Bäume sind in Wien als Denkmäler registriert. Wie die vier über 100 Jahre alten Mammutbäume in einem Garten im 17. Bezirk (Naturdenkmal Nr. 694) oder der ebenfalls in einem Garten „stockende“ Mammutbaum im 13. Bezirk (Naturdenkmal Nr. 83).

Manchmal ist das Naturdenkmal auch einfach nur eine eher unscheinbare Wiese. Oder eine Ansammlung von Büschen. Wie der sogenannte Donauprallhang (Naturdenkmal Nr. 752) am Ende in der Baumgasse im dritten Bezirk. Also mitten in der Stadt, mitten im Siedlungsgebiet, gleich neben der Schlachthausgasse und der „Arena“. Ein industriell wirkendes Gebiet und wirklich keines, das man mit Natur oder sogar einem Naturdenkmal in Verbindung bringen würde. Dennoch genau hier liegt die „Stadtwildnis Donauprallhang“. Dabei handelt es sich um den Rest eines recht steil abfallenden Ufers (vergleiche Kapitel „Wiener Höhen und Tiefen“ Seite 67) eines alten Donauarms, den es aber schon lange nicht mehr gibt. Geschützt ist hier sowohl die einzigartige Stadtwildnis, die sich inklusive Singvögel, Säugetiere und Amphibien daraus entwickelt hat, als auch seine kulturhistorische Bedeutung: Der Linienwall, die einstige zweite Stadtmauer um Wien, traf genau an dieser Stelle auf die Donau.

Ein Beispiel für ein rein menschlich bedingtes Naturdenkmal ist ein Bergwerk aus dem Neolithikum (Naturdenkmal Nr. 441), auf der Antonshöhe im Maurer Wald im 23. Bezirk. Hier wurde bis in die 20er-Jahre hinein Bergbau betrieben – und nach einer Sprengung im Jahr 1924 menschliche Skelette, Tierknochen und Scherben prähistorischer Gefäße entdeckt. Um 2500 vor Christus (und somit auch weit über zwei Jahrtausende vor den Römern) schürften hier Steinzeit-Wiener nach Feuersteinen, wovon Funde wie Teile großer, gelochter Hämmer aus „Grünstein" (Diabas), Klopfsteine aus weißlichem Quarzit und Fackelreste aus Rotföhren und Stieleichen zeugen. Feuersteine wurden für Waffen und auch zum Feuermachen benötigt. Die Vorstellung von Steinzeitwienern die andere Steinzeitwiener mit „Host a Feia?" oder noch besser „Host an Tschick?" anreden, ist da zwar verführerisch, aber anachronistisch. Tabak kam ja schließlich erst nach der Entdeckung Amerikas nach Europa.

Wiens ältestes, noch vorhandenes Naturdenkmal und eines der ersten, das bereits 1936 unter Schutz gestellt wurde, ist die sogenannte „Tausendjährige Eibe" (Naturdenkmal Nr. 3). Die steht auch mitten in der Stadt, und zwar am Rennweg 12 im dritten Bezirk. Nach der Überlieferung ist sie der Rest eines uralten Eibenhaines aus der Römerzeit.

Apropos Baum und Tausend. In Wien gibt es nicht nur Bäume, die Denkmäler sind, sondern auch Denkmäler für Bäume, die nicht mehr sind. Ein solches kann jeder Spaziergänger an der Alten Donau am Ufer neben der Lagerwiese bewundern. Dort verweist ein Schild auf den früher hier wurzelnden „Tausenderbaum",

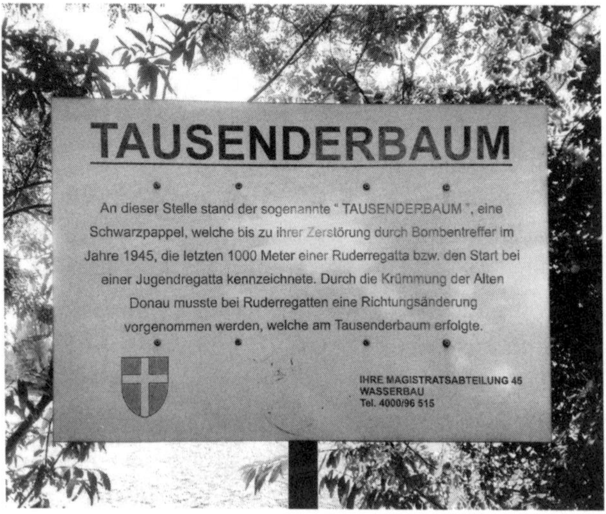

Kein Baum, sondern ein Schild

eine wahre Sportlegende sowie floristisches Opfer des Zweiten Weltkriegs. Für Details übergebe ich erneut an den ausführlichen, amtlichen O-Ton der Tafel: „An dieser Stelle stand der sogenannte „TAUSENDERBAUM“, eine Schwarzpappel, welche bis zu ihrer Zerstörung durch Bombentreffer im Jahr 1945, die letzten 1000 Meter einer Ruderregatta bzw. den Start bei einer Jugendregatta kennzeichnete. Durch die Krümmung der Alten Donau musste bei Ruderregatten eine Richtungsänderung vorgenommen werden, welche am Tausenderbaum erfolgte.

Ihre Magistratsabteilung 45 Wasserbau“

Pizzabotenverwirrung

Die Nummerierung der Häuser Wiens folgt strengen und genauen Regeln. Nach der Abschaffung der sogenannten Konskriptionsnummern, die mehr oder weniger nur eine willkürlich fortlaufende Nummerierung aller damaligen Häuser Wiens darstellte und die man heute noch gar nicht so selten als Tafeln in den Hauseingängen findet, wurde alles genau festgelegt. Also: Radialstraßen, das sind solche, die vom Zentrum wegstreben, werden stadtauswärts nummeriert, die geraden Nummern rechts, die ungeraden links. Querstraßen, die meist um das Zentrum herumführen, im Uhrzeigersinn vom Beginn der Straße weg, wobei ebenfalls die geraden Nummern rechts, die ungeraden links stehen. Plätze werden kreisförmig im Uhrzeigersinn nummeriert. Dieses System heißt auch „Winkler'sches System der Hausnummern" nach ihrem Mitentwickler, dem Unternehmer Michael Winkler, der praktischerweise als Schilderfabrikant auch gleich die entsprechenden Schilder lieferte.

Doch keine Regel ohne Ausnahme: Die Fred-Liewehr-Gasse in Hietzing wurde als einzige in Wien irrtümlich falsch herum nummeriert, das heißt die geraden Hausnummern befinden sich auf der linken Straßenseite und die ungeraden auf der rechten Seite. Aber deswegen wird sich der Kammerschauspieler und Sänger vermutlich auch nicht in seinem Ehrengrab der Stadt Wien umdrehen.

Normalerweise hat also – Dank Herrn Winkler – in der Bundeshauptstadt alles seine nummerierte Ordnung. Also, seine relative, denn natürlich kann aber ein Bau, wenn er an einer Straßenecke steht, auch manchmal zwei Nummern haben. Oder ganze Siedlungen oder Gebäudekomplexe tragen nur eine Nummer. Hinter der Adresse „1230 Wien, Anton Baumgartner Straße 44" etwa, verbirgt sich der Wohnpark Alterlaa mit 3172 Abgabestellen für etwa 10.000 Bewohner. Und werden Baulücken geschlossen oder finden andere Veränderungen statt, welche die Nummerierung durcheinanderbringen würden, werden Buchstaben zu den Hausnummern hinzugefügt. Dann steht etwa das Haus 11A neben dem Haus 11.

So weit, so gut, so ordentlich.

Aber irgendwann einmal hat da irgendetwas Magistratisches nicht funktioniert ... und so kommt es, dass es die Adresse Pramergasse 8 zwei Mal gibt. Und zwar nicht, weil es diesen Straßennamen zwei Mal geben würde. Das kommt zwar auch vor, aber dann kann man diese wie im Fall der zwei Wiener „Sterngassen" anhand ihrer Postleitzahlen (1010 bzw. 1230) auseinanderhalten. Nein, die Pramergasse gibt es nur ein einziges Mal. Im neunten Bezirk. Die Hausnummer 8 aber doppelt.

Und zwar in Form eines Altbaus direkt an der Straße sowie eines Neubaus mit drei Stiegen, von denen zwei weiter innen im Häuserblock liegen. Letzteres ist nicht weiter ungewöhnlich, denn es kommt in Wien ja auch oft vor, dass man ein Haus von der Straße aus betritt, es durchschreitet, einen Hof überquert, bevor man ein völlig anderes, manchmal freistehendes, manchmal an andere Gebäude angrenzendes Haus betritt, das dieselbe Hausnummer, aber eine andere „Stiegennummer" besitzt.

Nicht so aber in der Pramergasse. Hier reiht sich Haus 8 an Haus 8, was schon allein verwirrend genug wäre und natürlich dauernd zu Fehlzustellungen bei Post und Botendiensten führt. Wahrhaft kafkaesk wird die Situation aber, wenn man weiß, dass die Stiegen 2 und 3 des *neuen* Hauses Pramergasse 8 nur durch den Hauseingang Pramergasse 10 betreten werden können. Was somit auch endgültig den Titel dieses Kapitels erklärt.

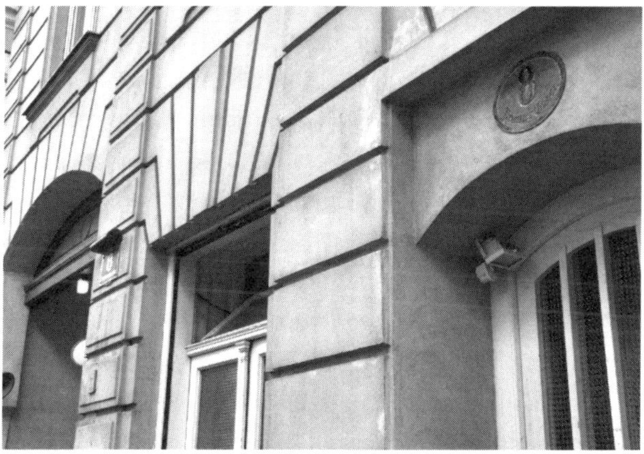

Die doppelte 8 – wer ist da jetzt nicht verwirrt?

Wie Wien heißt

Wien heißt schon ziemlich lange Wien. Aber bevor Wien Wien hieß, hieß es anders. Wie anders, weiß man nicht genau, aber dass der heutige Name von früheren Formen abstammt, die zumindest ähnlich klingen, hört sich logisch an und ist auch weithin akzeptiert. Vermutlich aber hieß Wien nicht zuerst Vindobona. Zwar spielt der Name des Römerlagers vermutlich schon auch eine Rolle in der Namensgebung der heutigen Stadt, aber da sich mittlerweile immer mehr herumspricht, dass die Römer Wien nicht gegründet haben, sondern der Raum Wien auch schon lange vor ihnen besiedelt war, bieten sich weitere und weitaus ältere Möglichkeiten an.

So ist neben altsteinzeitlichen Spuren und einer durchgehenden Besiedelung seit der Jungsteinzeit auch eine keltische Siedlung namens „Vedunia" bekannt. Dieser Name bedeutet „Waldbach" (von denen es ja im Raum Wien jede Menge gab und immer noch gibt), und es ist leicht vorstellbar, dass die Römer diesen Namen über Umwege als Grundlage für ihr Vindobona verwendet haben. Wobei andere Quellen und Sprachforscher in dem Namen eher die keltischen Bestandteile „uindo-", was soviel wie „weiß" bedeutet und „bona", das „Gründung, Stadt", vielleicht aber auch „Quelle" bedeutet, erkennen.

Wobei noch anzumerken gilt, dass wahrscheinlich nicht das römische Lager, das vermutlich an der Stelle einer älteren keltischen Siedlung errichtet wurde, den Namen Vindobona trug, sondern die außerhalb gelegene Zivilstadt in der Gegend des heutigen dritten Bezirks.

Die südwestliche Grenze des eigentlichen Lagers war übrigens der heutige Graben, der damals wirklich ein Graben war und vom (abgeleiteten) Ottakringerbach durchflossen wurde, der dann nach dem Stephansplatz abbog und durch die Rotenturmstraße in die Donau mündete.

Der zweite Teil „-dobona" klingt für unwissenschaftliche Ohren auch verlockend nach Donau – eine weitere mögliche Quelle des Namens? Sprachforscher sagen nein und verweisen auf das lateinische „Danuvius", das wiederum auf ältere keltische Quellen zurückgeht. Aber zur Donau an einer anderen Stelle des Buches mehr (siehe S. 104).

Jedenfalls findet sich die nächste gesicherte Erwähnung des Namens der Stadt im Jahr 881. Und zwar in den sogenannten „Salzburger Annalen", in denen von einer Schlacht gegen die Magyaren berichtet wird, die „apud Weniam" (bei Wien) stattgefunden hat. Es ist allerdings nicht ganz klar, ob damit die Stadt gemeint war oder der heute gleichnamige Fluss.

Wie viele andere alte Städte hat Wien in anderen Sprachen historisch bedingt auch andere Namen. So wie man heute noch auf Deutsch Mailand zu Milano, Preßburg zu Bratislava oder Prag zu Praha sagt, sagt man – eigentlich in allen – anderen Sprachen zu Wien was anderes als Wien. Wenn auch meistens etwas (phonetisch) Ähnliches. Vienna oder Viena ist wohl die verbreitteste Variante, die neben Englisch vor allem in den meisten romanischen Sprachen und im Litauischen verwendet wird. Die Niederländer sagen Wenen. In manchen slawischen Sprachen klingt der Name nach dem vierten Bezirk Wieden: nämlich Vídeň (Tschechisch), Viedeň (Slowakisch) und Wiedeń (Polnisch). Ob es da einen historischen Bezug gibt, ist ungeklärt.

Der Name „Wieden“ leitet sich übrigens von dem Begriff „Widum“ ab, was so viel bedeutet wie „immobiles Vermögen der Pfarrpfründe“. Was eine volksetymologische Fehldeutung des Namens hervorrief, nämlich hier als Ursprung den Begriff „Weide“ zu vermuten, weshalb das Bezirkswappen heute noch ein Baum schmückt. So etwas kommt allerdings öfter vor, zeigt doch etwa das kombinierte Wappen des Bezirks Landstraße für den Bezirksteil Erdberg dessen altes Wappen, auf dem eine Erdbeere zu sehen ist.

Noch außergewöhnlicher ist der slowenische Name für Wien, Dunaj, der stark nach Donau klingt, welche aber im Slowenischen wiederum Donava heißt. Vermutlich stammt die Namensverwirrung von irgendwelchen Überschneidungen im Dunkel der Geschichte.

Der noch seltsamere Name Bécs im Ungarischen, den es auch in der Variante Beč im Serbischen, Kroatischen und Bosnischen gibt, ist leichter zu erklären. Er beruht auf der Bezeichnung Beç für Wien in der alten osmanischen Amtssprache, ist also eigentlich Türkisch. Witzigerweise heißt Wien im modernen Türkisch aber Viyana ...

Zum Schluss noch ein paar andere Namen für Wien, unter Auslassung phonetischer Umwandlungen anderer Schriftsysteme: Albanisch – Vjenë, Altnorwegisch – Vínarborg, Esperanto – Vieno, Estnisch – Viin, Irisch (Gälisch) – Vin, Isländisch – Vín, Jiddisch – Vin, Kurdisch – Viyen, Maltesisch – Vjenna, Tagalog – Biyena, Vietnamesisch – Viên, Walisisch – Fienna.

Unter den phonetischen Umschreibungen ist wohl die japanische Variante die hübscheste. Hier heißt Wien nämlich Uuin.

Ach ja, und auf Schwedisch heißt Wien ... einfach Wien. „Because nix gibt's, wos' ned gibt", wie mein alter Englischlehrer gerne sagte.

Wien am Sand

Wie auch im Kapitel über den Wienfluss ausgeführt (siehe S. 114), hat Wien seit der Regulierung und Einbettung seiner Flüsse und Bäche ein eher unentspanntes Verhältnis zu ihnen. Andere Großstädte wie Paris, Prag oder auch Budapest leben viel näher an und direkter mit ihren Strömen. Wien und die Wiener eher nicht.

Wobei es gewaltige Unterschiede gibt. Die meisten größeren Bäche – es gibt an die 30 größere und kleinere in Wien – verlaufen heute im verbauten Gebiet unterirdisch und sind so der öffentlichen Wahrnehmung und Nutzung entzogen. Ganz anders die abgetrennten Altarme der Donau. Diese sind meist naturbelassen und werden auch fleißig als Erholungsgebiete genutzt. Vor allem, aber nicht nur, die Alte Donau.

Ganz anders verhält es sich mit der heute eigentlichen Donau selbst, an deren Gestade kaum je ein Wiener zu stehen kommt. Nur weit im Norden und weit im Süden kann man hier so etwas wie Leben an und mit dem Fluss, etwa in Form von Fischrestaurants und Wegen nahe am Wasser finden. Dazwischen dominieren breite Straßen, Werften, Industriezonen, Schienen und Rangieranlagen den Handelskai und trennen so die Stadt und ihre Bewohner weitgehend vom Fluss. Vielleicht wird sich das mit der Umwandlung der Donau in Wien durch die Kraftwerksanlage zu einem stehenden

Gewässer und dem Ausbau der Wassersportmöglichkeiten durch und neben dem „Yachthafen“ Donau Marina ja langsam ändern. Noch ist es aber nicht so weit.

Aber sogar an der Neuen Donau, dem ehemaligen „Entlastungsgerinne“ stößt das Leben nur selten wirklich ans Wasser. Zwar verlaufen hier die Wege schon recht nahe an dem viele Kilometer langen sauberen stehenden Gewässer und es wird auch zum Baden genutzt, aber eine richtige Verwebung passiert auch hier nur gemächlich. Beim sommerlichen Outdoor-Gastronomie-Höhepunkt „Copa Cagrana“ etwa. Oder weiter südlich im FKK-Gebiet und bei Gaststätten, wie das selbstironisch und nicht zu Unrecht so benannte „Mosquito“.

Und beim Wassersportzentrum an der Schleusenbrücke Wehr 1 mit Wasserskisprungschanze und Wasserskilift. Ja, der Wasserskilift, falls den jemand noch nicht kennt. Eigentlich typisch Österreich, Wassersport mit alpinen Techniken zu verbinden: Man stellt sich auf einem Steg mit Matte auf seine H2O-Ski oder sein „Wakeboard“, hält sich an einem Bügel fest und wartet, bis dieser via langer Leine in das schnell kreisende Seil der Liftanlage einrastet. Hat man den Ruck überwunden und die Brettln unter den Füßen sicher auf das Wasser gehievt, kann man sodann, und wenn es einen in den Kurven nicht raushaut, seine Kreise und Runden ziehen. Keine unelegante Lösung für ein motorbootfreies Gewässer.

Wirklich fremd sind sich Wiener und Fluss vor allem im innerstädtischen tiefen Betonbecken des Donaukanals. Nördlich und südlich des ersten Bezirks finden zwar Spazier- und Radwege mehr oder weniger nahe zum Fluss (der aber eher als Kanal empfunden wird), ja, es gibt auch Parkanlagen und Bänke ... Aber so richtiges Fluss-Feeling will da nie so recht aufkommen. Und je näher man der Innenstadt kommt, umso größer wird die Kluft. Völlig anders als etwa an den Seine-Ufern von Paris.

Kurz noch zu den Bänken am Donaukanal. Sind sonstige Outdoormöbel sowie Gestaltungen der Grünflächen Wiens auch mustergültig, gehören jene, welche die alten Bänke an den Ufern durch seltsame blaue Folterinstrumente ersetzt haben, zumindest mit feuchten Waschlappen geohrfeigt. Vielleicht soll ja das Ersetzen der Sitzflächen und Rückenteile durch – sicher auch wetterstabile – parallel verlaufende gebogene Metalldrähte, das Trocknen beschleunigen und/oder Sandler vom Belegen und Übernachten abhalten ... sie halten aber auch den ganz normalen Passanten, insbesondere Kinder und Pensionisten davon ab, sich hinzusetzen, auszuruhen oder in der Natur zu verweilen. Wer kein Fakir ist oder sich nicht mindestens eine gefladerte Sonntagszeitung unter den Toches legt, kann nicht (länger) auf dem Zeug sitzen. Bequem schon gar nicht, romantisches Kuscheln ist sowieso ausgeschlossen.

Diese Folterbänke treten gehäuft an den Donaukanalufern des dritten Bezirks auf, wo auch bis vor gar nicht allzu langer Zeit ein echtes Relikt des Alten Wiens, nun, verkehrte. Nämlich eine Passagierfähre. Klarerweise ist so ein Fluss in der Stadt auch eine lästige Unterbrechung, der man bautechnisch vor allem, mit Brücken zu Leibe rückt, gehäuft anzutreffen an Verkehrsknotenpunkten wie der Innenstadt. Weiter draußen sind diese Bauwerke weil teuer in Errichtung wie Erhaltung, seltener. Was nun Motoristen aller Zeiten nicht so inkommodierte bzw. inkommodiert, Fußgänger aber sehr wohl, weil spärlich gesäte Brücken oft gehörige Umwege bedeut(et)en. Die Lösung früherer Zeiten war simpel und effektiv. Fährschiffe, also eigentlich an Seilen befestigte Fährboote, also noch eigentlicher Kähne kleinsten Ausmaßes kreuzten beständig hin und her und brachten den Fahrgast für einen kleinen Obulus über die Donaukanalwellen. Im Laufe der Zeit und eben mit wachsender Motorisierung verschwanden diese Kähne. Aber einer auf Höhe Jesuitenwiese-Haidingergass trotzte der Zeit und beförderte im Laufe der Jahre immer bunter angehiaselt, bis ins neue Jahrtausend hinein Passagiere. Aber dann ging eine Ära zu Ende und an der Stelle der letzten Fähre spannt sich seit 2003 der fast vollständig aus Holz errichtete „Siemenssteg“ (offiziell Erdberger Steg) für Fußgänger und Fahrradfahrer über den Kanal. Nördlich der Innenstadt ereignete sich die gleiche Geschichte beim, auf der

Höhe Seegasse (Alsergrund) und Augarten (Leopoldstadt) gelegenen, Siemens-Nixdorf-Steg, der wirklich so heißt, noch ein zweites Mal. Nur hat sich hier alles schon gut zehn Jahre früher abgespielt.

Diese Fußgängerstege sind bereits ein Tribut an die sich wandlenden Zeiten, in denen eben Fußgänger, Radfahrer oder sich auf anderen Rollen und Rädern bewegende Mitbürger ihr Recht auf die Stadt und die öffentlichen Verkehrsflächen zurückfordern. Siehe Fußgängerzonen. Heute kaum vorstellbar, dass noch vor 30 Jahren PKWs über den Stephansplatz fuhren und das optische Bild von Graben und Kärntner Straße dominierten.

Womit wir über Umwege punktgenau wieder beim Thema gelandet sind. Die behinderte Annäherung des Wieners an seine innerstädtischen Gewässer. Wobei nicht nur die Regulierung des Donauarms nächst der City, die ja nun schon ziemlich lang her ist, sondern auch die Ausbauten der Autostraßen an dieser Entfremdung schuld sind. Denn so gab es früher etwa am Franz-Josefs-Kai eine breite, teilweise begrünte Promenade direkt an den Otto-Wagner-Geländern und daneben nur eine mäßig breite und befahrene Straße. Später führte der Ausbau der Autorouten neben dem Donaukanal zu als Einbahn angelegten, mehrspurigen Schnellverbindungen zur endgültigen Trennung zwischen Wohngebieten und Fluss. Beides, das tiefe, steil abfallende Becken und die surrende Straße dahinter verhindern jetzt auch schon seit vielen Jahren eine erfolgreiche Wiederannäherung.

Allerdings gibt es langsam aber sicher auch einige erfolgreiche Versuche der Rückeroberung der Neuen Donau als Lebensraum für Wien-Bewohner, wie die „Summer Stage" im neunten Bezirk, welche einen Teil des Uferparks jeden Sommer in eine gut besuchte Gastromeile, inklusive Kinderunterhaltung und Live-Musik verwandeln.

Weiter zur Innenstadt hin dokumentiert aber ein anderer Erfolg eigentlich eher das Scheitern der ursprünglichen Bemühungen. Der Versuch in den 80er-Jahren hier zwischen Augartenbrücke und Salztorbrücke rund um einen dort verankerten, kleinen schwimmenden Glaspavillion in eine Freizeitzone mit Shuffleboard, Fahrradhindernisstrecke etc. zu schaffen, lockte die Wiener nicht wirklich an die eigentliche Betonwüste des Uferwegs. Nur die Gastronomie rund um die Salztorbrücke führt, auch gepusht durch diverse regelmäßige Events nach wie vor ein durchschnittlich erfolgreiches Schattendasein. Aber im Vergleich zur verschwisterten Lokalszene am Fluss, der Copa Cagrana bei der Reichsbrücke, kann man nur sagen: kein Vergleich.

Doch nun zum eingangs erwähnten Erfolg: kurz ver. Mehr zur Augartenbrücke hin zeigte und zeigt Wien wie so oft, das es in der Lage ist, innerstädtische Konflikte zu kalmieren und schließlich zu absorbieren.

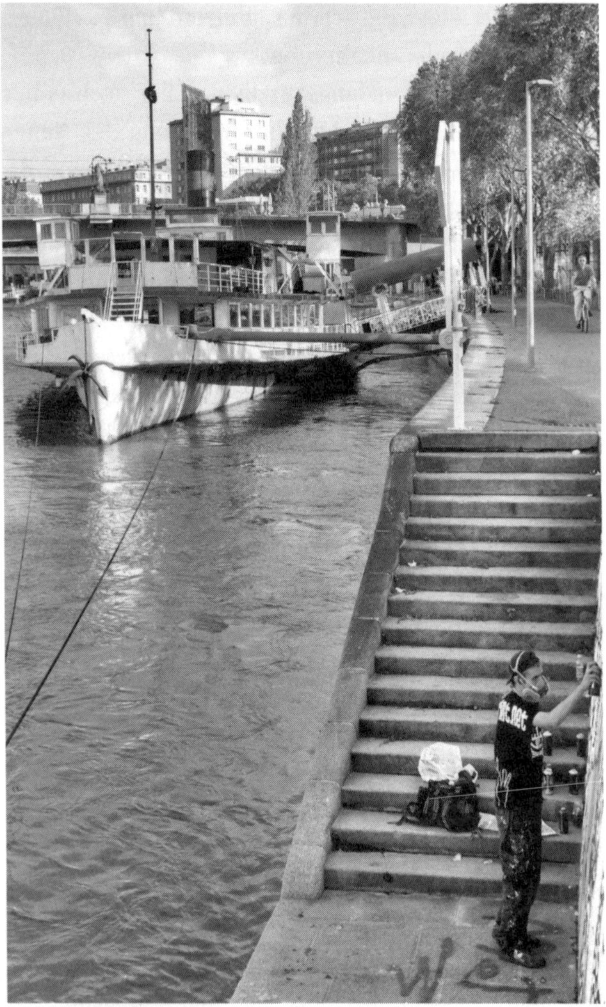

So was von legal! Sprayen am Donaukanal

Kam es mit dem Anbruch der Sprayer-Kultur in anderen Großstädten jahrelang zu Verfolgungsjagden zwischen Polizei und Künstlern, zu Prozessen, Verurteilungen, Gegenbewegungen, stellte man in Wien der Szene schon bald nach ihrem Entstehen kurzerhand eigen Strecken und Flächen zur Verfügung, wo sie nach Herzenslust sprayen können. Wie eben am Kanal.

Nach der Salztorbrücke stromabwärts stößt man gleich auf das nächste Relikt der vielen Belebungsversuche: die DDS Johann Strauss alias Clubschiff. Ein permanent verankerter ehemaliger Passagierdampfer, der hier seit Jahrzehnten ein wechselvolles Schicksal zwischen Konzertcafé und Clubbing-Location fristet. Auch nicht schlecht, aber diese Fleckerln waren den Stadtplanern als absolut ungenügend schon lange ein Dorn im Auge und man versuchte und versucht bis heute die Lücke zwischen ersten und zweiten Bezirk zu schließen und die Menschen wieder an den Fluss heranzuführen. Denn der Busparkplatz Schwedenplatz als unrühmliches Ende der zivilisierten City ist einfach unbefriedigend. Noch dazu, wo hier die Anlegestelle nicht nur der die Leopoldstadt umrundenden Touristenschiffe sondern auch die der modernen und coolen Städteverbindung nach Bratislava/Pressburg liegt. Pläne, auch gewagte, gab es viele, unter anderem die transparente aber begehbare Überdachung des Flusses zwischen zwei Brücken. Neu entstanden ist mittlerweile aber zumindest eines: Eine architektonisch interessante moderne Anlegestelle mit Restaurationsbetrieb, die einerseits die tiefe Stufe von Straßenniveau zu Flussniveau harmonischer erscheinen lässt und sich zugleich als begehbare Klammer über das Geländer in Richtung Fluss hinauslehnt und ihn so doch ein wenig in die Innenstadt integriert. Man darf gespannt sein, was dem vielleicht noch alles folgt.

Bereits vorhanden sind jedoch schon weitere Fleckerlteppichfleckerln am Flussufer, die allesamt den kuriosen Geist der Stadt weitertransportieren und spinnen. Vor allem zu nennen: das Badeschiff, die Strandbar Herrmann, Adria Wien und den Tel Aviv Beach. Denn der Wiener hat nicht nur Schmäh und nutzt ihn zur Kommunikation, nein, er mag auch besonders gern Institutionen und Orte, die einen gewissen Schmäh in ihrem Grundgedanken transportieren. Der Donaukanal hat keinen Strand und man kann auch nicht in ihm schwimmen. Gerade dem entgegenwirkende paradoxe Fakten zu schaffen, gefällt dem Einheimischen. (Wie auch die Umwandlung des Rathausplatzes je nach Saison in eine Open-Air-Oper, eine schwule Promi-Ball-Show oder eine mäandernde Eislaufstrecke.)

Also etwa, wenn jemand auf die Idee kommt, auf den an sich seit der längst vergangenen Zeit der Strombäder nicht mehr beschwimmbaren Donaukanal ein Schiff mit einem Swimmingpool zu setzen, weshalb man de facto dann doch irgendwie in ihm schwimmen kann. Oder auf ihm, schwer zu sagen.

Die Rede ist vom sogenannten Badeschiff. Und das liegt zwischen Schwedenbrücke und Urania vor Anker und besteht aus zwei ehemaligen Lastkähnen. Der eine, höhere hat ein Sonnendeck mit Swimmingpool à la Kreuzfahrtschiff. Dahinter der zweite, quasi als niedriger Anhänger, besteht praktisch nur aus einem Becken, in dem man aber tatsächlich mehr oder weniger auf Stromhöhe schwimmen kann. Die Pools sind temperaturbedingt nur teiljährig zum Baden geöffnet, das Badeschiff aber ganzjährig für diverse Events. Wie Clubbings im „Laderaum" oder Essen im „Holy Moly!", seit kurzem GaultMillau-Zwei-Hauben-gekrönt. Die neuesten Pläne beinhalten angeblich die winterliche Nutzung der Schwimmbecken als Aquarien ...

Noch ein kleines Stück weiter flussabwärts, an der Mündung des Wienflusses in den Donaukanal, gegenüber der Urania, liegt die älteste erfolgreiche Strandunternehmung der Wiener Innenstadt: die Strandbar Herrmann. Auf einem toten Winkel des Kanalufers, einst nur von hoffnungsfrohen und geduldigen Fischern und wenigen spielenden Kindern genutzt, errichtete ein Visionär eine „Strandbar". Diese früher wüste Ecke trägt auch den strandbarnamensgebenden Namen Herrmann-Park. Nach dem 1839 in Klagenfurt geborenen Emanuel Herrmann, dem Erfinder der Postkarte. (Und ich schwöre, ich erfinde diese Dinge nicht.)

Die Strandbar selbst, also im wesentlichen eine Gastronomie mit großer Sandfläche plus strandtypischen

Liegestühlen, wurde 2005 errichtet und besonders durch die WM 2006 und die EM 2008 (als „Swiss Beach“) als ideale Location für public outdoor viewing von Fußballereignissen bekannt. Der Pavillon der Strandbar wird ganzjährig genutzt.

Ebenso wie der Pavillon der nächsten Strandlocation „Adria Wien“, womit wir uns auf die andere Seite des Donaukanals ans Leopoldstädter Ufer, aber wieder ein gutes Stück stromaufwärts, zurück zur Salztorbrücke hin begeben. Auch hier gibt's schon seit langem im Sommer Strand und Liegestühle.

Wie auch auf dem noch ein Stück weiter stromaufwärts gelegenen und noch ein Stück glamouröseren „Tel Aviv Beach“. Der jüngste (errichtet 2009) und der mondänste der „Strände“ am Donaukanal. Gleich neben und unterhalb des sogenannten „Schützenhauses“. Ein weiteres Wiener furioses Kuriosum der Abteilung „unvollendet“. Das blau-weiße Jugendstiljuwel von Otto Wagner, war nämlich die Behausung eines technischen Wunderwerks, das hier die „Staustufe Kaiserbad“ regulieren sollte mit dem Ziel den Donaukanal in einen Handels- und Winterhafen umzuwandeln. Die Stufe wurde zwar fertiggestellt, aber für zwei weitere, zur Realisierung des Plans notwendigen Stufen fehlte das Geld. Wer weiß, wie sich die Beziehung der Wiener zu ihrem Kanal entwickelt hätte, wäre etwas daraus geworden. So blieb nur das an sich auffällige Gebäude, das aber kaum einem vorbeifahrenden oder vorbeigehenden Wiener je auffällt.

Doch zurück zum „Tel Aviv Beach“. Der Bezug zu dem berühmten israelischen Originalstrand ist natürlich ironisch bezogen auf die Lage am Ufer der ehemaligen „Mazzesinsel“, also dem langjährigen Judenghetto und späteren Hauptwohnbereich der Wiener Juden in der Leopoldstadt. Direkt gegenüber vom Flex und direkt an einem Ausgang der umgebauten U2-Station Schottenring gelegen, hat der Tel Aviv Beach auch die meiste Sonne der am Donaukanal liegenden Gastrostätten, da auf der anderen Seite Richtung Sonnenbahn nur weniger hohe Bauten liegen. Mit der gewaltigen Ausnahme des Ringturms natürlich, der aber von der breiten Baulücke der einmündenden Ringstraße gefolgt wird.

Zum Schluss sei noch ein weiterer Wiener Sandstrand erwähnt, der sogar ganz ohne Fluss auskommt. Zwar liegt er gewissermaßen am Wienfluss - der aber an dieser Stelle unterirdisch verläuft. Denn in Innenstadtnähe ist der Wienfluss derart ver- und zugebaut, dass eine – physische wie emotionale – Annäherung an ihn maximal beim Überschreiten der Stege oder auf der Terrasse des Steirerecks im Stadtpark möglich ist. Wie auch immer. Gemeint ist jedenfalls das Areal des Wiener Eislaufvereins am Wiener Heumarkt, das früher im Sommer - nicht unlogisch - zum Tennisspielen genutzt wurde. Und nun seit 2000 jeden Sommer – wesentlich unlogischer – zur gut besuchten, von einer abwechslungsreichen Gastronomie umkränzten Sandfläche mutiert. Man sitzt, plaudert, trinkt. Am Rande können die selten mitgenommenen Kinder im Sand spielen. In der Dunkelheit wirkt das Ambiente durchaus sommerurlauberisch, und man kann sich dort wie auch an den anderen Stränden der Innenstadt durchaus in einen Kurzurlaub am Meer hineindenken. Oder -trinken. Aber obwohl schon ziemlich kurios verwundert das im Endeffekt eigentlich wenig. Denn der Wiener (und Österreicher schlechthin) schätzt seine mit Alkoholkonsum verbundenen sommerlichen Freiluftaktivitäten. Und dazu ist ihm – siehe Schanigärten (siehe S. 85) – fast jede Möglichkeit und Ausrede recht. Sogar Sandstrände in Betonwüsten.

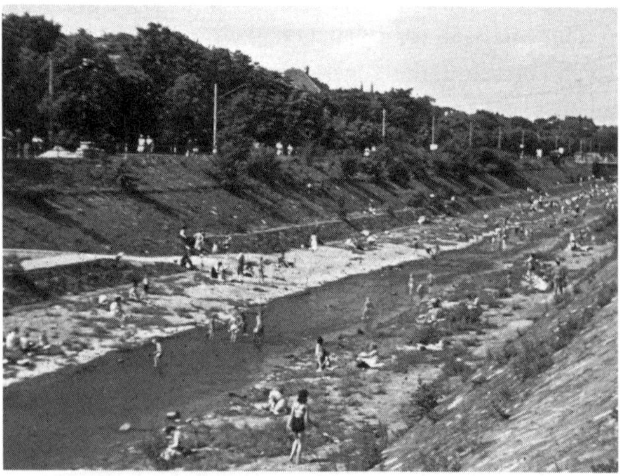

Am Wienfluss ging's einst hoch her.

Da Asterix und seine Hawara

Der Fluch des Erfolges gebiert Monster. Oder manchmal auch Krewegerln. Oder Skurriles. Oder so manches, das zwar eigentlich blöd ist, dann aber wieder doch nicht.

Gut, jetzt wieder weniger kryptisch. „Es is nix mit die zweiten Teil", spottete einst Johann Nestroy und meinte damit nichts Geringeres als Goethes „Faust. Der Tragödie zweiter Teil". Und da hatte der Nestroy wohl nicht so unrecht, denn „Faust I." ist ja tatsächlich nicht nur ein sprachlich geniales Werk, angefüllt mit philosophischen und psychologischen Weisheiten und Wahrheiten, sondern auch schlicht ein super Actionreißer: Tod, Teufel und Dämonen, Sex (Walpurgisnacht), Drugs (Auerbachs Keller, Hexenküche et al.) und Rock'n'Roll (noch mal Walpurgisnacht) haben zum großen Erfolg dieses Stücks beigetragen – und fehlten fast völlig in dem beschaulichen und nachdenklichen zweiten Teil, der sich eher als Lesedrama für Intellektuelle eignet als für opulente Bühnenspektakel. Und ja, ich weiß, dass es die opulenten Bühnenspektakel auch gab. Trotzdem.

Aber abseits dieses göttlichen Dichterfürsten führten unerwartete Erfolge anderer Werke schon oft zu Fortsetzungen, Nachahmungen und Spin-Offs, deren

Qualität jedoch weit hinter der des Originals lagen. Das muss zwar nicht immer so sein – siehe etwa die zahllosen Permutationen der „CSI"- oder auch „Star Trek"-Fernsehserien, denen man, wenn man sie überhaupt mag, durchaus recht hohen Unterhaltungswert zubilligen kann – ist aber leider oft so. (Wo dieses Buch einzureihen ist, überlasse ich dem geneigten Leser.)

Konkret ist die Rede aber nicht von Fausts, sondern von einem anderen, nun, furiosen Welterfolg, dessen Geschichte in Fortsetzung(en) seit vielen Jahren eher einer Hochschaubahn und einem steinigen Weg gleicht, als einer, nun, altrömischen Triumphstraße samt dazugehörigen Bögen. Gemeint ist natürlich Asterix. Über den Wert und den Erfolg dieser Serie viel zu erzählen, wäre, als würde man Hinkelsteine nach Gallien tragen. Oder so ähnlich.

Denn Asterix gehört einerseits unbestritten zu den besten Comic-Serien der Welt. Egal welchen Maßstab – optisch, inhaltlich, sprachlich, künstlerisch – man anlegen möchte. Andererseits genügt schon eine einzige Tatsache, um den breiten Erfolg der Serie zu erklären: Wenn ein neuer Asterix-Band erscheint, ist er in Deutschland automatisch das meistverkaufte Buch (Buchhandelsobjekt) des Jahres. Und das schon alleine wegen der Vorbestellungen. Und das trotz der wackeren Bemühungen des durchaus wohlmeinenden Zeichnersn den Mythos „Asterix" Band um Band zu schmälern, wenn nicht gar zu entzaubern:

Denn Albert Uderzo, zweifellos einer der besten Comic-Zeichner der Welt, ist, wenn er gerade eine sehr geniale Phase hat, ein mittelmäßiger, andernfalls ein, nett gesagt, unterdurchschnittlicher Autor.

Das unbestrittene inhaltliche Genie hinter der Serie war aber eben stets ihr Texter René Goscinny. Das kann man auch daran erkennen, dass andere von ihm verfasste Comic-Serien nach seinem Tod im Jahre 1977 seinen Wegfall ebenfalls nur schwer verkrafteten. „Lucky Luke", der seine zweifellos besten Bände dem Talent Goscinnys verdankte, überstand den Verlust noch vergleichsweise gut, da die Abenteuer des einsamen, aber glücklichen Kuhhirten Lukas auch schon zuvor von verschiedenen Autoren verfasst worden waren und auch danach wieder einige gute bis sehr gute Texter die Lücke füllten. Anders bei „Die Abenteuer des Kalifen Harun-al-Pussah" besser bekannt als die Serie „Isnogud". Diese verschwand nach dem Tod Goscinnys in der Versenkung und fand außerhalb von Frankreich kein großes Interesse mehr.

Bei Asterix verlief die Sache anders. Die Serie war und ist einfach „too big to fail". Und deswegen übernahm ihr Zeichner – in der Meinung, nach 24 gemeinsamen Bänden könne nur er allein den Geist des genialen Zweierteams fortsetzen – auch die Agenden des Autors. Beim ersten Solo-Band „Der große Graben" fiel seine deutlich schwerere und zugleich oberflächlichere erzählerische Hand noch nicht so auf. Denn, man muss es an dieser Stelle ehrlich zugeben: Auch die letzten Bände von Goscinny konnten trotz so manchen genialen Einfalls nicht mehr ganz an die Glanzzeit der Serie heranreichen. Die weiteren Bände von Uderzo waren von nett („Die Odyssee") über befremdlich („Asterix und Maestria") bis haarsträubend („Gallien in Gefahr") oder nichtssagend („Asterix & Obelix feiern Geburtstag"). Und führten unter anderem zu einem anhaltenden Frust unter den Comic-Schaffenden wie -Händlern des deutschsprachigen Raumes, in dem das Medium Comic ja bis heute nicht so ist wie etwa im frankophonen oder skandinavischen Raum.

Denn Hunderttausende, wenn nicht Millionen Menschen, die mit Asterix aufgewachsen sind und diese Serie meist als einzigen Comic bis in ihr Erwachsenenleseverhalten hinübergerettet haben, warteten und warten lieber bis zu fünf Jahre auf einen neuen (und dann unbefriedigend schlechten) Asterix-Band, als dazwischen etwas anderes aus dem reichhaltigen Internationalen Angebot an Comics und Graphic Novels zu testen, das ihren – erwachsenen – Bedürfnissen und Geschmäckern vielleicht sogar mehr und besser entsprechen würde.

Was (neben der Frage, was das alles in einem Wien-Buch zu suchen hat) schon bald zu der Frage führte, was der arme, darbende Ehapa-Comic-Verlag in den vielen Asterix-losen Jahren zwischen den programmierten Bestsellern bloß publizieren sollte? Die Antwort lautete: einerseits Sonderbände, Sonderbände, Sonderbände, etwa mit unbekannten alten Kurzgeschichten, Asterix-Lexika sowie immer neuen Re-Editionen, mal Hardcover, mal Softcover, mal im Schuber, mal klassisch schreibmaschinengelettert, mal comicophil handgelettert (handgeschriebene Buchstaben in den Sprechblasen), mal mit neuen Titelbildern ...; Und andererseits mit immer neuen Sprachausgaben. Womit wir uns langsam auch wieder dem eigentlichen Thema dieses Buches – zur Erinnerung: Wien – annähern.

Verschiedene und ausgefallene Sprachausgaben haben bei Asterix Tradition. Neben dutzenden Ausgaben in den Landessprachen rund um den Globus (wie eine von hinten nach vorn zu lesende Edition in Hebräisch), gab es da etwa die berühmten Ausgaben in Latein. Dann noch welche in Altgriechisch und sogar in Esperanto. Und in zahllosen Regional- und Minderheitensprachen. Etwa eine Ausgabe in Walisisch. Oder in Baskisch. Ja, sogar im sprachlich sehr zentralistischen Frankreich gab es Regionalausgaben, wie etwa eine bretonische. Inhaltich sogar sehr sinnvoll, da die Bewohner des kleinen gallischen Dorfes streng genommen keine Franzosen sondern eben Bretonen sind.

Und auch noch so kleine Länder brachten Ausgaben in ihrer oft nur von einem Teil der Bevölkerung gesprochenen Sprache. Wie etwa seit 1987 eine Luxemburger Ausgabe in Lëtzeburgesch. Das ist übrigens ein deutscher Dialekt und da ... ja, da hatte dann irgendwann mal jemand in den Stuben der deutschen Verlagsanstalt eine Idee: Warum nicht Asterix-Ausgaben in Regional*dialekten* produzieren? Der Mär nach war die erste Dialektversion eines Asterix-Albums eine private. Ein schwäbischer Student in Tübingen übersetzte für seine ebenfalls dort studierenden Freunde aus anderen Teilen Deutschlands eine Asterix-Geschichte ins Schwäbische, um ihnen einen Einstig in diese ihnen fremde Dialektsprache zu bieten. Dieses wurde anschließend zum – erfolgreichen – publizistischen Versuchsballon. Und damit zum Prototyp einer ganzen Welle von Asterix-Dialektausgaben, welche die darbenden Comic-Monogamisten unter den Asterix-Lesern dazu brachte, die immer selben Bände immer und immer wieder zu kaufen. In ihrem eigenen Dialekt, in ihren Lieblingsdialekten – oder schlicht in allen neuen Sprachausgaben. Was zu einem mehrere Jahre anhaltenden regelrechten Boom der Serie „Asterix Mundart" führte. Die auch bis heute, wenn auch in niedrigerer Frequenz fortgesetzt wird.

Zwar gibt es mittlerweile nicht mehr sehr viele Neuerscheinungen, aber die Zwischenbilanz lässt sich sehen. Insgesamt mehr als 80 (!) Bände in folgenden Sprachen. Teilweise sind die Dialekte natürlich grenzüberschreitend, aber hier erst mal die für Deutschland (jeweils original Cover-Bezeichnung): Alemannisch, Badisch, Berlinerisch, Boarisch, Düsseldorferisch, Fränggisch, Hamburgisch, Hessisch, Hunsrücker Platt,

Kölsch, Määnzerisch, Meefränggisch, Moselfränkisch, Münchnerisch, Ostfreesk, Pälzisch, Platt, Ruhrdeutsch, Saarländisch, Säggsch, Schwäbisch, Thüringisch und Westfälisch.

Dann gibt's weiters die rund um den Bodensee verständliche alemannische Ausgabe, Ausgaben in Südtirolerisch, Schwyzerdütsch, Elsässisch und mittlerweile neun in Lëtzeburgesch.

Ja und in Österreich gibt es Bände in Tirolarisch, in Kärnterisch, in Schteirisch und, natürlich, auch welche in Wienerisch. Drei nämlich.

Und für diese ließ sich der damals noch eigenständige Ableger des Ehapa-Verlages namens Egmont etwas Besonderes einfallen, das danach auch für viele andere Ausgaben nachgeahmt wurde: Man nahm nicht irgendeinen lokalen Übersetzer, sondern verpflichtete einen Prominenten, um der Sache noch einen zusätzlichen Reiz und publizistischen Mehrwert zu geben. Die ersten zwei Wiener Ausgaben übersetze ein honoriger Herr namens Dr. Kurt Ostbahn. Da es den aber gar nicht gibt, tatsächlich nicht die sängerische Hälfte des Ostbahn-Kurti, Willi Resetarits, sondern seine schriftstellerische Hälfte, den leider sehr jung verstorbenen Autor und Übersetzer Günter Brödl.

Für die dritte Wiener Ausgabe, das Dialektbuch Nummer 32, gelang dem Verlag dann ein besonderer Coup: man konnte niemand Geringeren als den Wiener Mundartdichter schlechthin engagieren: H. C. Artmann!

Dieser hatte dereinst nicht nur eigenhändisch den Dialekt als lyrische Gedichtform etabliert und legitimiert, sondern auch immer wieder hochdeutsche Texte in heimische Dialekte übersetzt und übertragen, wie etwa seine sehr erfolgreiche und viel gespielte Version von Kleists „Der zerbrochene Krug".

Die Titel der Wiener Ausgaben lauten „Da grosse Grobn" (#1, Ostbahn), „Da Woasaga" (#2, Ostbahn), „Da Legionäa Asterix" (#3, Artmann). Alle Bände enthalten natürlich ein Glossar (z. B. büücha = Gauner, pivo = Bier) und im Artmann-Band sind auch das Impressum und alle Beitexte auf Wienerisch (z. B. „Egmon Falog", „des is a druk auf gloafrein bapia").

Wie überhaupt der Artmann-Band weit mehr als eine Fingerübung ist und in der selben Akribie ausgeführt wurde wie seine anderen Arbeiten. Und in seiner eigenen Transkription des Wiener Dialektes samt konsequenter Kleinschreibung. Als Beispiel hier das Intro der Bände in der Ostbahn- und der Artmann-Version.

Ostbahn: *„Es is scho a Zeitl aus, 50 v. Chr. woas, do woa gan Gallien fest in römischa Hand... Ganz Gallien? Ned wirklich! Weu a Handvoi zaache Hund in an klan gallischen Kaff stöt dena Besotza an Bam nochn andern auf."*

Artmann: *„mia san im joa fuchzig foa gristi gebuat – gaunz gallien unta römischa besozzung ... gaunz gallien? – owa naa! a fon schduaschedlade beföкates derfö head um die buag ned auf, den oatsfremdn widaschdaund*

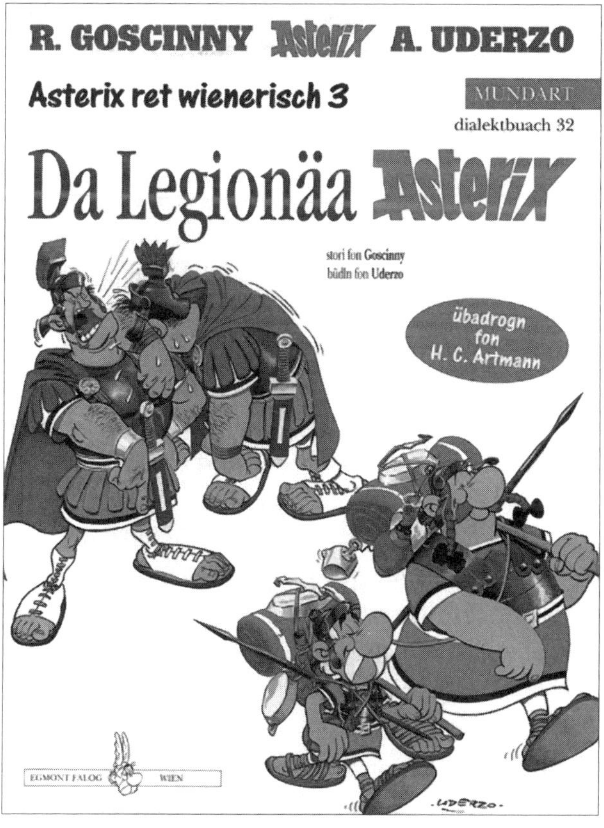

dem h. c. artmann sei asterix-heftl

z'leistn. fia di legionääre, di wos rundumadum oes besozzung in di kaseana fon Aquarium, Babaorum, Laudanum und Klabonum lauan miassn, is des a in echt kaa leachalschas."

Auch die Soundworte hat Artmann übertragen, so findet man neben „Zack!“ oder „Patsch!“ auch schöne Wortschöpfungen wie „Graks!“

Die Leidenschaft und Intention seiner Arbeit spiegelt sich auch im Vorwort, mehr eigentlich eine Widmung„ das Artmann seinem Werk, eines seiner letzten überhaupt, vorangestellt hat: *„geneigte lesa, jetz is aun da zeid, das s eich auschdrenkts und kabiats wia ma r a normale umgaunsschbroch oatografisch richtich schreibt.ein gutes gelingen wünscht inen, H. C. Artmann.“*

Der Band erregte zum Zeitpunkt seines Erscheinens großes Aufsehen und steht als durchaus gleichwertig neben Artmanns zahrleichen anderen Übersetzungen literarischer Werke.

Auch der Tirolerische und der Steirische Band wurden von Schriftstellern, nämlich Felix Mitterer und Reinhard P. Gruber, übersetzt. Für die Kärntnerische Ausgabe konnte offenbar kein einheimischer Dichter gewonnen werden, weshalb sie von Skilegende Armin Assinger angefertigt wurde.

Mit diesem literarischen Quartett (Brödl, Artmann, Mitterer, Gruber) haben die österreichischen Asterix-Bände einen besonderen Stellenwert, die deutschen Ausgaben wurden, wenn prominent besetzt, eher von Kabarettisten wie Dieter Hallervorden, Kalle Pohl oder Urban Priol geleistet.

Alle österreichischen Bände sind derzeit übrigens vergriffen oder nicht lieferbar.

Die Farbe Blau

Euphemismen, also beschönigende Bezeichnungen, sowie klischeehafte Synonyme wie „ewige Stadt" für Rom oder „Stadt der Liebe" für Paris feiern natürlich auch in Österreich fröhliche Urstände. Wie etwa „Alpenrepublik", ein Begriff über den man durchaus streiten könnte. Die Schweiz besteht nämlich zu einem größeren Teil als Österreich nur aus Alpen und ist immerhin ein republikanischer Bundesstaat. Aber wie auch immer.

Wien jedenfalls gilt in diesem Zusammenhang entweder als „Walzerstadt" oder als „Donaumetropole". Beide Bezeichnungen sind im Prinzip historische Überbleibsel, die heute eigentlich nicht mehr gültig sind. Ja, ok, natürlich tanzt man noch immer Walzer und Wien ist mit rund zwei Millionen hier lebenden Menschen natürlich schon eine Metropole. Allerdings galt letzteres um 1900, als Wien auch schon einmal rund zwei Millionen Einwohner hatte, noch weitaus mehr. Wien ist nämlich eine der wenigen, wenn nicht die einzige Großstadt der Welt, die im Jahr 1900 mehr Einwohner hatte als im Jahr 2000. Damals waren zwei Millionen schon was, aber heute? London oder auch Kairo haben sieben Millionen Einwohner, sogar Madrid und Athen haben jeweils rund drei Millionen – von Städten wie Istanbul (14 Mio.), Peking (16 Mio.) und Shanghai (18 Mio.) ganz zu schweigen, denn das sind schon gar keine Metropolen mehr, das sind Megastädte des ersten Ranges. Mit der tatsächlichen Einwohnerzahl von aktuell 1.712.903 liegt Wien in der Weltrangliste aller Millionenstädte auf Platz 139.

Gut, Metropole wäre also auch noch heute in Ordnung, aber *die* Donaumetropole?

Entlang der Donau finden sich heute nämlich durchaus noch weitere Metropolen: Budapest etwa liegt mit Platz 136 in der Einwohnerweltrangliste sogar vor Wien, auch Belgrad könnte mit über einer Million Einwohner ohne weiteres den Begriff Donaumetropole für sich reklamieren. Und Städte wie Bratislava, immerhin Hauptstadt der Slowakei, Linz, Regensburg oder Novi Sad können zumindest als regionale Metropolen gelten.

Und von wegen Einbindung des Flusses: Budapest liegt nämlich viel unmittelbarer an der Donau als Wien. Denn während dort viele alte urbane Brücken, Uferpromenaden und besiedelte Inseln die Stadtteile Pest und Buda eng miteinander verbinden und auch wichtige Gebäude wie das ungarische Parlament direkt an der Donau liegen, trennt der Fluss die Stadt Wien heute wie ehedem in zwei Teile. In das urbane „Cisdanubien" und das über weite Teile eher ländlich anmutende „Transdanubien". Wien, im Sinne der alten Innenstadt, liegt am Donaukanal und nicht an der Donau. Und selbst wenn man diesen als ehemaligen Seitenarm schon auch als echten Teil der Donau bezeichnen könnte, ist der Donaukanal dennoch kein harmonischer Teil der City (siehe auch das Kapitel „Wien am Sand", Seite 104). Wichtige, im Sinne von staatstragende, Gebäude findet man auch hier nicht. Sogar in Bratislava liegt die alte Burg auf einem Hügel an der Donau und unter anderem das Slowakische Nationalmuseum und die Slowakische Nationalgalerie im Palais Esterházy sind direkt am Fluss beheimatet.

Noch fraglicher ist die Zuordnung der Donau als – hauptsächlich – österreichischer Fluss, siehe unter anderem die Bundeshymne: „Land am Strome". Ja, zur Zeiten der Donaumonarchie lag ein Großteil des Reiches wirklich an der Donau. Aber heute? Gerade 358 km der Gesamtlänge von 2888 km oder 12 Prozent durchfließen Österreich. Rumänien führt hier mit 1075 km weit vor Deutschland mit 687 km und Serbien mit 587 km. Und auch noch Bulgarien (472 km) und Ungarn (417 km) liegen vor Österreich, das hier Platz 6 von 10 belegt. Nur die Slowakei, Kroatien, die Ukraine und Moldawien (0,57 km) liegen hier hinter uns. Die Donau fließt auch nur in drei der neun Bundesländer der Alpenrepublik.

Glücklicherweise, vor allem für die heimische Tourismusindustrie, haben aber alte Ideen und Bezeichnungen ein hohes Maß an Beständigkeit. Und so bleibt die Donau ein wichtiger Werbeträger für Wien, Linz, die Wachau, für die DDSG (Donaudampfschifffahrtsgesellschaft), für den Donauradweg und die Donaukreuzfahrten.

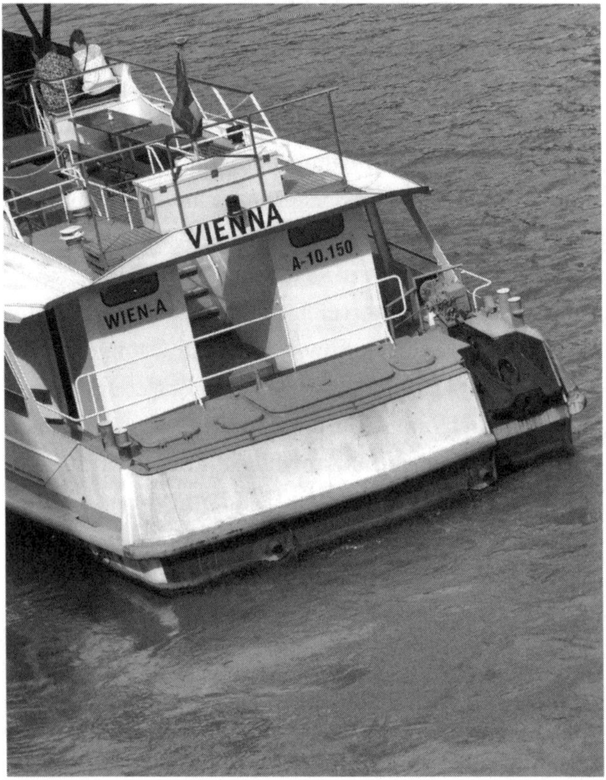

An der schönen blauen Donau (hier grau)

Und weil wir gerade mit dem Aufräumen von Mythen beschäftig sind: Der österreichische Teil der Donau hat viele Farben. Blau gehört nicht dazu.

Meistens ist sie hier grau-grün, manchmal braun ... Das liegt daran, dass der Zusammenfluss der deutschen

Donau, die schon mehrheitlich als blau gilt aber manchmal auch als gelb beschrieben wird, mit dem grünen Inn und der schwarzen (weil aus einem Moorgebiet kommenden) Ilz bei Passau zu einer Mischfarbe führt.

Eine im Jahr 1938 durchgeführte Beobachtung ergab, dass die Donau an 75 Tagen des Jahres lehmgelb, an 74 Tagen dunkelgrün, an 47 Tagen hellgrün und an 16 Tagen braun war – blau aber nie.

Das deckt sich mit den Ergebnissen des Hydrographen Anton Bruszkay, der schon um 1900 zu ähnlichen und noch spezielleren Ergebnissen kam: „an elf Tagen braun, an 46 Tagen lehmgelb, an 59 Tagen schmutziggrün, an 45 hellgrün, an fünf Tagen grasgrün, an 69 Tagen stahlgrün, an 46 Tagen smaragdgrün und an 64 Tagen dunkelgrün".

Diese bittere Wahrheit wurde übrigens auch von Spike Jones 1945 besungen. Der Musiker, der mit seiner Truppe bevorzugt Klassiker der Musikgeschichte mithilfe von Tröten, Kuhglocken, Autohupen und Pistolenschüssen zur Aufführung brachte und seinen Durchbruch 1942 mit dem Anti-Nazi-Lied „The Fuehrer's Face" hatte, bearbeitete den Ursprung dieses weltweiten Mythos, den Strauss-Walzer „An der schönen blauen Donau", mit einem neuen Text. In dem es mehr als einmal heißt „The Danube is not blue – it's green!"

Noch ein Wort zur „Donaumonarchie", die als Staat beständig wechselnde Namen hatte – und die meisten davon nicht offiziell. Wenn man mal die lange Zeit der

Habsburgermonarchie, vom Herzogtum Österreich über das Erzherzogtum Österreich bis hin zur Zeit des Heiligen Römischen Reiches außer Acht lässt, hat man es immerhin noch ab 1804 mit dem „Kaiserthum Oesterreich" zu tun, und ab 1867 mit je nach Geschmack Österreich-Ungarn, der k.u.k.-Doppelmonarchie, eben der Donaumonarchie, dem Habsburgerreich etc. Der Kaiser legte zwar 1868 den Namen „Österreichisch-Ungarische Monarchie" fest, aber dieser wurde nicht allgemein verwendet. Genau genommen lautete der offizielle Name der Monarchie, damals eines der größten Staatsgebilde Europas, 1914 in der Größe von 676.615 km^2 mit 52,8 Millionen Einwohnern, aber folgendermaßen: „Die im Reichsrat vertretenen Königreiche und Länder und die Länder der heiligen ungarischen Stephanskrone".

Und, da neben Deutsch auch Ungarisch offizielle Sprache war, musste man stets gleichwertig auch die Bezeichnung „A birodalmi tanácsban képviselt királyságok és országok és a magyar szent korona országai" hinzufügen.

Noch ein letztes P. S. zur Donau: Seit einiger Zeit kann man dank einer veränderten Gesetzeslage im Bestattungswesen auf einem Donauabschnitt bei Wien auch „Seebestattungen" durchführen. Dafür finden die zwei einzigen mittlerweile außer Dienst gestellten Patrouillenboote der österreichischen „Nachkriegsmarine" heute ihre Verwendung.

Ein echter Wiener

Dass eine wichtige Nebenfigur im weitverzweigten Universum der Disney-Charaktere fiktive Wiener Wurzeln hat, war mir schon länger bekannt. Denn schließlich erwähnt das Universalgenie Professor Primus von Quack, einer der Onkel von Donald Duck, in einem Comic einmal, dass er ja „ein echter Wiener" sei. Obwohl dieses Faktum in zahlreichen Büchern über die Ducks vorkommt, hatte ich immer den Verdacht, dass es sich dabei um einen Gag der Übersetzerin handelte. Recherchen zu diesem furiosen Buch haben aber ergeben, dass Primus *tatsächlich* als Wiener Professor konzipiert wurde und auch seine Originalstimme in amerikanischen Trickfilmen einen unüberhörbaren österreichischen – nein, nicht deutschen! – Akzent hat. Wer sich selbst überzeugen möchte sucht im Internet nach Videos mit „Ludwig von Drake", wie der Professor auf Englisch heißt, am besten gleich zusammen mit dem „Spectrum Song" – sein Auftrittslied zum Thema Farbenlehre und der größte Hit des Professors.

Erfunden wurde die Figur 1961 für eine Fernsehsendung namens „Walt Disney's Wonderful World of Color", in der Ludwig seinen ersten Auftritt gleich Seite an Seite mit Walt Disney selbst absolvieren durfte. Später in den Donald-Strips und noch später auch in den Donald-Comics verwendet, ist er mittlerweile ein fixes Mitglied des Clans und tritt heute vor allem in vielen der neueren Disney-Fernseh-Cartoons auf. In den deutschen Synchronversionen von diesen klingt Primus allerdings weniger nach einem Österreicher als vielmehr nach – Marcel Reich-Ranicki. Natürlich gesprochen von einem den großen Literaturpapst imitierenden Schauspieler.

Rückblickend ist es aber wenig verwunderlich, dass dem bebrillten zerstreuten Erpel mit Mantel, Hemd und Krawatte dieser Wiener Background gegeben wurde, zählt Primus/Ludwig doch unter seinen 166 Doktorhüten auch jene des Psychologen und Psychiaters. Berufe, die weltweit sehr stark mir Wien assoziiert werden.

Doch zurück zu den Ergebnissen meiner Forschung, besser gesagt meinem Dilettieren in der von mir nicht beherrschten Wissenschaft des Donaldismus. Ich hoffe, würdigere Vertretere dieser Zunft mögen mir verzeihen, dominiert doch gerade die D.O.N.A.L.D. („Deutsche Organisation nichtkommerzieller Anhänger des lauteren Donaldismus") schon seit Jahrzehnten als besonders strenge, ja, bisweilen sogar humorlose Vertretung die wissenschaftlichen Betrachtung von Entenhausen und seiner Bewohner.

Auch der Text zum gemutmaßten Verwandtschaftsverhältnis zwischen Donald und Primus in der englischsprachigen Wikipedia dürfte von einem Donaldisten verfasst worden sein. (Nett in dem englischen Artikel auch etwa folgende Stelle: „In comics translated into German he sometimes speaks with an Austrian accent, like ‚ein bisserl' instead of ‚ein bisschen'"). Ich gebe den genealogischen Text hier nun teilweise und in eigener Übersetzung wider, möchte aber zuvor ein Wort der Warnung aussprechen: Sollten Sie bemerken, dass zunehmend mehr ihrer Gehirnzellen beginnen bei der Lektüre des folgenden Absatzes spontanen Suizid zu begehen (man achte auf ein leises Plop-Geräusch), sollte man die Lektüre sofort unterbrechen und sich dem nächsten Kapitel des Buches zuwenden!

„Ludwig von Drake [Primus von Quack] kommt aus Wien in Österreich. Manche Autoren haben angenommen, dass seine Familie zu einem deutschen Zweig der Duck-Familie gehört, aber das wurde in keine wesentliche Geschichte je integriert. In den Comic-Strips des berühmten Disney-Zeichners Al Taliaferro nennen Donald und seine Neffen ihn gewöhnlich ‚Onkel Ludwig [Primus]', daher ist nicht abzustreiten, dass sie verwandt sind. Nach einer Theorie von Don Rosa [ein anderer wichtiger Disney-Comic-Zeichner] heiratete der Professor Matilda McDuck, eine von Onkel Dagoberts [der im Original Scrooge McDuck heißt] Schwestern – seine andere Schwester ist Donalds Mutter Hortense McDuck [dt. Dortel Duck]. Obwohl dies auf keinen Fall allgemein akzeptiert ist, dürfte das die einzige Möglichkeit sein, dass Ludwig Donalds Onkel ist, denn es scheint unmöglich, dass Ludwig Donalds Onkel väterlicherseits ist. Sein Vater ist Quackmore Duck [dt. Degenhard

Duck], Sohn von Humperdink Duck [dt. Hilmar Duck] und Oma Duck (deren Mädchenname laut Don Rosa Elvira Coot lautet [dt. Dorette Anette Liesette Erpel]). Dennoch kann eine Theorie, nach der Humperdink Duck und Ludwig von Drake Halbbrüder mütterlicherseits sind, nicht verworfen werden, denn in den Duck-Comics wurde bis heute nichts Wesentliches über das Leben von Humperdink vor seiner Ehe mit Oma Duck enthüllt. Ludwig wäre natürlich ein Großonkel von Donald. […] Es wäre auch möglich, dass er Donalds Onkel ist, weil zwischen ihnen eine fiktive Verwandtschaft besteht, etwas, das auch erklären würde, wieso Gladstone Gander [dt. Gustav Gans] und Fethry Duck [dt. Dussel Duck] Dagobert als ihren Onkel ansehen, obwohl sie laut Don Rosas Duck/McDuck/Coot Stammbaum kein Teil der Familie* sind, obwohl man natürlich annehmen kann, dass Dagobert nach der Heirat von Hortense McDuck und Quackmore Duck ein enger Freund der Duck Famile wurde."

(* Nach meinen Recherchen sind sie im Stammbaum von Don Rosa allerdings durchaus vertreten, und zwar als Enkel von Oma Duck über ihre anderen Kinder Daphne Duck, verehelichte Gans, und Teddy Duck.)

Natürlich weiß ich, dass ich mich hier auf donaldistisch gefährlichem Terrain bewege und harre diverser Stellungnahmen wahrer Berufener. Die ich dann auch gerne etwa auf meiner Website zu publizieren bereit bin.

Tatsache ist und bleibt aber jedenfalls, dass Primus von Quack aus Wien stammt, und wir Wiener daher folgerichtig patriotisch völlig zu Recht stolz auf unseren berühmten Sohn im Duckiversum und der wunderbaren Welt Walt Disneys stolz sein können.

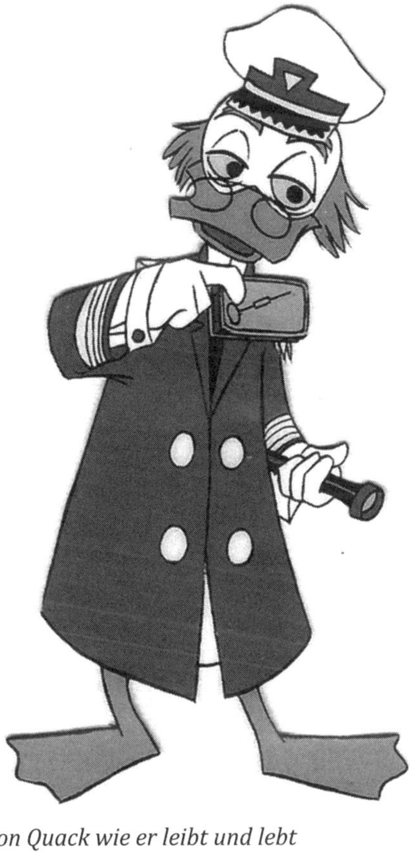

Primus von Quack wie er leibt und lebt

Flache Denkmäler

Wien ist nicht gerade arm an Denkmälern aller Art. Von der Antike bis zur Gegenwart finden sich hier – meist geschützte – Memorabilia, also Denkwürdigkeiten, aus den Bereichen Geschichte, Kunst und sogar Natur (siehe das Kapitel „Natürlich Wien", S. 85).

Die meisten dieser Denkmäler ragen vertikal vor der Nase des Betrachtenden oder des sie ignorierenden Vorbeigehenden auf. Die meisten, aber nicht alle. Manche sind nämlich flach, horizontal, begehbar und werden auch täglich zigtausendfach betreten – und dabei vermutlich noch weniger beachtet als die meisten ihrer vertikalen Verwandten.

Einer der auffälligsten dieser Boden-Schätze ist der auf den ersten Blick recht seltsam anmutende kirchenartige Grundriss neben dem Stephansdom. Was auch durchaus als moderne Kunstinstallation im öffentlichen Raum durchgehen könnte, ist tatsächlich der Umriss einer schon 1781 abgebrannten Friedhofskapelle namens Magdalenenkapelle, die hier zur Einsegnung benutzt wurde. Waren doch große Teile des heutigen Stephansplatzes früher ein Friedhof.

Die „Zeichnung" verweist allerdings nicht nur auf eine Kapelle, die nicht mehr da ist, sondern auch auf eine, die durchaus noch da ist. Nämlich zwölf Meter unter dem Straßenniveau. Dort liegt die Virigilkapelle, eine Krypta aus dem 13. Jahrhundert. Sie war früher mit der Magdalenenkapelle verbunden, wurde vor etwa 250 Jahren zugeschüttet und erst im Zuge des U-Bahnbaus wieder entdeckt. Sensationellerweise blieb sie aber komplett erhalten und kann jetzt auf dem obersten Niveau der U-Bahnstation Stephansplatz durch eine Glasscheibe (zwischen Info und Telefonzellen, gegenüber von Anker und Ströck) jederzeit bestaunt und zu festgelegten Zeiten sogar besichtigt werden.

Der Stephansplatz ist auch der Anfang – oder wenn man will das Ende eines anderen begehbaren Denkmals. In Anlehnung an den berühmten „Walk of Fame" in Hollywood, wurde nämlich 2001 ein Wiener „Walk of Fame" der klassischen Musik, genannt „Musik Meile Wien", errichtet. Oder besser: begonnen, denn das Projekt versteht sich als work in progress. Auf der Strecke Stephansdom–Theater an der Wien (via Musikverein, Wiener Staatsoper und Haus der Musik) wurden zunächst 70 „Musik-Sterne" in den Gehsteig eigelassen. Diese sind jeweils einem der „herausragendsten Komponisten, Dirigenten, Musiker und Sänger, aber auch andere für die Klassische Musik bedeutende Persönlichkeiten, die mit Wien in Verbindung stehen" gewidmet. Und, obwohl auf der Website nicht gegendert wird, natürlich auch Frauen. Allerdings hat es bisher nur eine, Carla Schubert, tatsächlich auf die Straße geschafft hat.

Die Sterne messen jeweils ein mal einen Meter, bestehen aus „Nero Zimbabwe"-Granit, „Usak"-Marmor sowie einer Bronze-Umrahmung und enthalten in „Diamant-Ritztechnik" Porträt, Name, Lebensdaten und Signatur der gewürdigten Künstlerpersönlichkeit. Jedes Jahr kommen drei bis fünf neue Sterne hinzu. Neben klassischen Klassikern wie Mozart und Beethoven und Vertretern der leichteren Muse wie Lanner, Lehár oder diversen Sträußen finden sich auch sehr viele moderne Komponisten wie Ernst Krenek, Hugo Wolf, Erich Wolfgang Korngold oder Gottfried von Einem unter den Geehrten. Oder auch die Wiener Philharmoniker als Ganze. Übrigens: Totsein ist keine Bedingung, auch Placido Domingo hat schon einen Stern.

Die Musik-Meile ist kein (gerader) Weg, es gibt sowohl eine Schleife (zum Musikverein), als auch einen Seitenarm (zum Haus der Musik). Den genauen Weg und alle Sterne kann man sich auch bei einem interaktiven Spaziergang auf der Website www.musikmeile.at ansehen.

Eine Art Gegengewicht zur (Wiener) Klassik bietet seit 2003 der sogenannte „Walk of Stars", der quer durch die vier ehemaligen Wiener Gasometer, jetzt Wohnraum, Shopping-Center und Veranstaltungslocation, führt. Zeitgenössische Popgrößen werden hier – ähnlich dem US-Original – in Form von Hand- und Fußabdrücken sowie eigenhändiger Unterschrift in einer (zum Zeitpunkt des Abdrucks) feuchten Betonplatte gewürdigt. Die heimische Pop-Prominenz ist markant stark vertreten, aber auch viele internationale

Künstler, darunter besonders viele Sänger und Gruppen der 70er- und 80er-Jahre wie Aha, Toto, Baccara und Boney M. finden sich darunter. Stilistisch reicht das Angebot von Joe Zawinul (Jazz) über Bushido (Rap) bis zu Hansi Hinterseer (Schlager). Den Akt der jeweiligen Verewigung der Stars kann man sich mittels Fotogalerie auch auf der Website des „Walk of Stars“ ansehen.

Ebenfalls „indoor“, nämlich im Generali-Einkaufscenter auf der Mariahilfer Straße findet sich ein weiterer Wiener „Walk of Fame“, diesmal heimischen und internationalen Sportgrößen gewidmet. 160 Sportler wurden auf der sogenannten „Straße der Sieger“ bereits in den Kategorien Alpiner Schisport, Fußball,

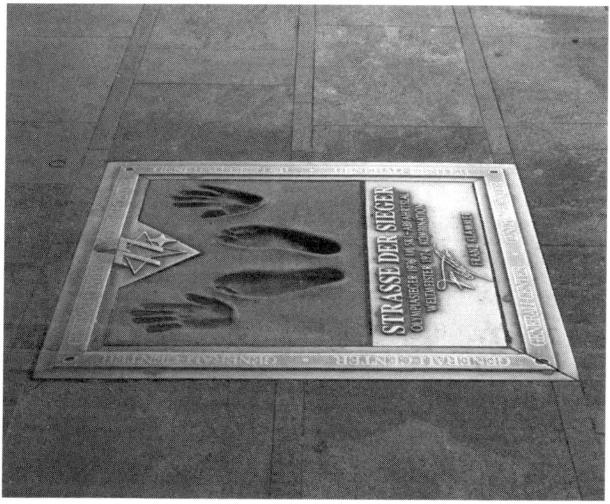

Von Gewinnern und Siegern ...

Leichtathletik, Motorsport, Nordischer Skisport sowie „Sonstige Sommersportarten“ und „Sonstige Wintersportarten“ gewürdigt. Wobei noch lebende Sportlegenden, egal ob ihre größten Triumphe erst wenige Monate oder schon viele Jahrzehnte (z. B.: die Olympiasiegerin im Speerwerfen 1948 Herma Baumer) zurückliegen, wiederum Abdrücke ihrer Hände und Füße in Betonplatten hinterlassen. Während schon verstorbene Sportler wie Ernst Happel oder Jochen Rindt mit ihrer in Metallplatten gravierten Biografie samt gegossener Unterschrift geehrt werden. Originellerweise findet sich unter diesen „Siegern“ auch Hansi Hinterseer, womit er wohl der einzige Star sein dürfte, dessen Name in Wien gleich auf zwei Bodenplatten prangt.

Nicht nur am Stephansplatz, sondern auch an einer anderen Stelle der City finden sich architektonisch-historische Bodenmosaike. Nämlich am Ende der Wollzeile, am Übergang zum Lueger-Platz. Diese Stelle ist für Interessierte an der wechselvollen und langen Geschichte Wiens besonders aufschlussreich, da hier gleich mehrere Elemente zusammen kommen und präsentiert werden. Da ist zum einen ein Teil der Original-Renaissance-Stadtmauer von Wien, die hier, dank eines Zugangs zur darunterliegenden U-Bahnstation bis zu ihrem Fundament sichtbar gemacht wird. Der steinerne Teil über der Erde wurde allerdings später rekonstruiert. In Wien wurde mit dem Abriss der

Basteien genannten Mauern übrigens erst sehr spät begonnen. Die sogenannte „Entfestigung“ nahm 1858 ihren Anfang, andere große Städte hatten sich schon viel früher von ihrem mittelalterlichen und in der Neuzeit zunehmend nur noch hinderlichen steinernen Ballast befreit: Berlin im Jahre 1734, Hannover 1763, Graz 1784 und sogar Klagenfurt und Villach bereits Ende des 18. Jahrhunderts.

Neben dem vertikal zu besichtigenden Rest der Stubenbastei und einer Skulptur mit einem dreidimensionalen Modell der ehemaligen Innenstadt, verweisen aber eben auch zahlreiche und sich teilweise überschneidende Linien aus im Boden eingelassenen, verschiedenfarbigen Pflastersteinen auf noch mehr Historie. Die Linien zeigen zum einen die Umrisse der sich an dieser Stelle befunden habenden Stadttore (also nur eins, aber mit mehreren Eingängen), des „Schwarzer Turm“ geheißenen Wachturms, sowie die noch weitaus ältere Streckenführung der ebenfalls hier einmündenden alten Römerstraße. Das Tor hieß übrigens wenig überraschend Stubentor (woran auch der Name der dort gelegenen U-Bahnstation erinnert) und verweist damit auf die hier früher einmal gelegenen mittelalterlichen Badestuben. Das Stubentor galt auch als Begräbnistor, da viele Trauerzüge Särge, die zum St. Marxer Friedhof transportiert wurden, bis hierher begleiteten. Auch Wolfgang Amadeus Mozart verließ durch dieses Tor Wien zum letzten Mal.

Wer sich dieses flache Denkmal genauer ansehen möchte, sei jedoch gewarnt: die Linien verlaufen vom Luegerplatz bis zur ebenfalls Stubenbastei genannten Straße und queren dabei das Ende der stark befahrenen Wollzeile. Ein Blick vom Boden auf den herannahenden Verkehr von City-Bus über Taxi-Fahrer bis sich vorbeischlängelnden Radlern sei also dringend empfohlen.

Außerdem sind die flachen historischen Zeugnisse nicht direkt an Ort und Stelle beschrieben, wer sich genauer über sie informieren will, sollte sich dazu einen Stock tiefer auf das oberste Niveau der U-Bahnstation begeben, wo eine umfangreiche Schau an Tafeln die Geschichte des Tores seiner Ausgrabung und Renovierung als Ausstellungsort dokumentiert. Die rechteckigen Umrisse des schwarzen Turms etwa sind besonders schwer zu erkennen, da die Steine nicht (mehr?) besonders schwarz sind. Wenn ihn wer sucht: er liegt direkt vor dem Eingang des dort befindlichen dm-Drogeriemarkts – einst Standort einer der beiden glücklosen ersten Burger King-Restaurants in Wien, aber das ist eine andere Geschichte.

Insgesamt ist dieser Ort aber eine wenig beachtete, aber in mehrfacher Hinsicht besonders interessante Sehenswürdigkeit Wiens. Und somit ein heißer, um nicht zu sagen, furioser Tipp.

Bei den Ausgrabungen wurden an der Stelle, neben Resten der Römerstraße und einem römischen Grab übrigens auch Zehntausende Objekte aus allen Epochen gefunden – da der ehemalige Stadtgraben von den Wienern auch jahrhundertelang als Müllhalde genutzt wurde.

Ein dritter derartiger Lageplan eines ehemaligen Bauwerkes befindet sich vor der Minoritenkirche.

Hier wurden während der Bauarbeiten an der U3 die Reste einer Krypta der früher darüber befindlichen sogenannten Ludwigskapelle gefunden, einem ehemaligen Zubau der Minoritenkirche. Der Umriss der Kapelle wird heute durch eine flache Mauer dargestellt. Durch die Begrünung der Innenfläche wirkt das Ganze aber eher wie ein innovatives Blumenbeet und lädt Vorbeigehende eher zum Besitzen der Mauer als zum Bestaunen der Kapellenreste ein.

Nicht nur in Wien, aber eben auch hier, finden sich weitere, vom Anlass her aber viel ernstere, Erinnerungen an Menschen eingelassen auf dem Gehsteig. Das Projekt „Steine der Erinnerung“ gedenkt seit 2005 mit kleinen zehn mal zehn Zentimeter großen Messing-Quadraten vielen durch das Nazi-Regime Vertriebenen und ermordeten Wienern. In den meisten Fällen mit Namen, Geburts- und Todesdaten, letztere meist mit Ort und Umständen wie Deportation und Ermordung in Konzentrationslagern. Die Lebensdaten erinnern an umgekommene Menschen jeden Alters, von über 90Jährigen bis zu wenige Jahre oder sogar Monate alten Kindern.

Durch die Anbringung der „Steine“ vor ihren ehemaligen Wohnhäusern werden dieser Opfer des Nationalsozialismus sozusagen wieder zurückgeholt: sie erhalten einen Platz in ihrem Heimatbezirk. Außerdem wird durch die Tafeln einzeln wie in ihrer Gesamtheit ein Teil der Geschichte Wiens sichtbar, ja spürbar, der nach wie vor gerne verschwiegen und unter den Teppich gekehrt wird. Die einzelnen Tafeln werden dabei „Stationen der Erinnerung“ genannt (verwirklicht bislang im 1., 2., 7., 9., 10. und 20. Bezirk) und in manchen Gegenden auch mithilfe von Richtungspfeilen zu Wegen der Erinnerung verbunden. Der durch die Leopoldstadt hat 105 Stationen, umfasst aber bei Weitem nicht alle Erinnerungssteine im zweiten Bezirk.

Nicht direkt mit den „Steinen der Erinnerung“ verbunden sind die analogen Gedenkobjekte des Projekts „Erinnern für die Zukunft“ im 6. Bezirk. Geplant sind hier 750 Objekte.

An beiden Initiativen kann man sich über eine Patenschaft für einen Stein beteiligen.

Und beide gehen auf die sogenannten „Stolpersteine“ zurück, die der deutsche Künstler Günter Demnig seit 1992 verlegt. Bislang über 22.000 Steine in über 530 Städten und Gemeinden in zehn Ländern (Deutschland, Niederlande, Belgien, Italien, Norwegen, Österreich, Polen, Tschechien, Ukraine, Ungarn). Weitere für Dänemark und Frankreich sind geplant.

Hofburg gesucht

Das Schloss Schönbrunn ist, wie auch Versailles oder der Buckingham Palace, architektonisch deutlich als ein einheitliches Bauwerk und Herrschaftsresidenz zu erkennen. Auch der Tower of London und das Palais de Rois, besser bekannt als Palais de la Cité auf der Île de la Cité, sind als Burgen und Königssitze einigermaßen deutlich erfassbar. Nicht aber so die Hofburg in Wien. Selbst als in der Innenstadt aufgewachsener Wiener (ich spreche aus Erfahrung) wird einem nie so richtig bewusst, wo die ehemalige Kaiserresidenz anfängt, aufhört, und was da nun alles eigentlich dazugehört, und was nicht.

Heutzutage vermitteln für Touristen gefertigte bunte Poster, die den Gebäudekomplex aus der Vogelperspektive zeigen, ja ein einigermaßen verständliches Bild. Aber ohne diesen Luxus musste man sich beim Um- oder Durchwandern die einzelnen Teile der Hofburg erst mühsam auf Plänen zusammensuchen. Ein Erfassen des Ganzen als verwachsenes Ensemble aus diversen Stilen und Epochen ist sogar noch viel schwieriger, wenn nicht unmöglich. Betrachtet man die Hofburg aus der genannten Vogelperspektive, ergibt sich das Bild eines seltsam exotischen mechanischen Bauteils, wie er etwa in Uhren zu finden ist. Oder das einer Heißklebepistole. Oder einer Schlagbohrmaschine. Auf jeden Fall kein definierbares Gebilde, sondern eher etwas, das sich hervorragend in einem Rohrschachtest machen würde.

Da gibt es so wichtige Teile wie den heutigen Sitz des Bundespräsidenten, zu Zeiten von Maria Theresia und Josef II. Wohn- und Arbeitszimmer der Monarchen, die einfach zur Straße hinausgerichtet sind, dann wieder andere wie die heute komplett umgebaute ursprüngliche mittelalterliche Burg, die man heute jedoch nur mit viel Fantasie noch als solche erkennen kann. Und dann der Rest der Trakte, Bauten und Erweiterungen, heute teilweise von Lipizzanern bewohnt und benutzt, die ein derart heterogenes Konglomerat bilden – wie die Habsburger Monarchie früher eines war. Also eigentlich irgendwie passend.

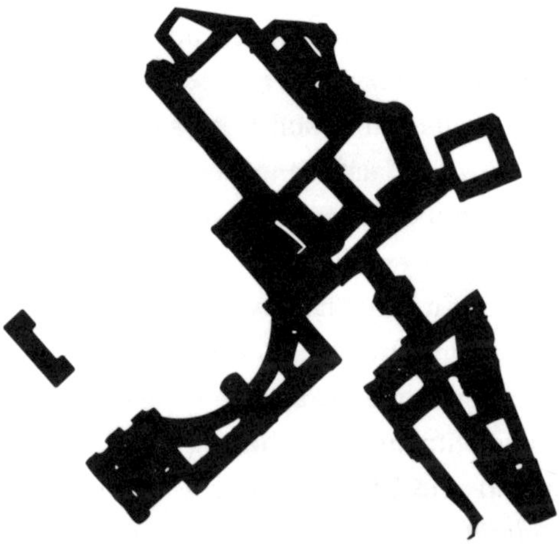

Labyrinth Hofburg

Okay, zugegeben, das innere Burgtor am Michaelerplatz mit seiner Kuppel ist schon prächtig und das Äußere Burgtor, also der Eingang zum Ring, ist auch recht schön anzusehen – aber wenn man von der Innenstadt kommend im Citybus der Linie 2A Richtung Mariahilfer Straße beide durchfährt, bemerkt man eigentlich kaum, dass man dabei den zentralen Palast der österreichischen Kaiser für den Preis eines Fahrscheins, so en passant, durchquert.

Was auch nicht viele wissen und was nach der Zeit des Ständestaats und der Naziherrschaft wohl auch nicht mehr so cool rüberkam: Das äußere Burgtor wurde in den Jahren 1933 und 1934 zum „Heldentor" umgebaut. Thema: die Gefallenen des Ersten Weltkriegs. Dazu wurde eine nach oben offene, also dachlose Halle errichtet (weil die Kriegsopfer ja auch unter freiem Himmel gefallen waren) sowie eine Krypta. Darin ruht ein aus rotem Marmor gehauener gefallener Soldat, ein Altar und zehn Ehrenbücher mit Namen von im Ersten Weltkrieg umgekommenen Soldaten, dessen Seiten noch immer täglich umgeblättert werden. In der Krypta wird auch jeden Sonntag eine Messe abgehalten.

Wie auch immer. Mehr über die Baugeschichte und einzelne Teile entnehme man bitte einschlägigen Reiseführern und anderen Wien-Büchern. Hier sei nur kurz angemerkt, dass der letzte geplante Ausbau, der dem Rumpfschloss so etwas wie ein Gesicht gegeben hätte – wie so viele andere Bauwerke der Stadt – unvollendet geblieben ist. Gerade der eine der geplanten zwei Flügeln, welche die Hofburg via Naturhistorisches und Kunsthistorisches Museum bis zu den ehemaligen Hofstallungen (heute MuseumsQuartier) architektonisch symmetrisch verbunden hätte, steht heute als Hauptsitz der Nationalbibliothek sowie als Heimat einiger Museen am Heldenplatz. Die Räumlichkeiten des ursprünglich „Hofburgflügels gegen den Kaisergarten" genannten Trakts wurden erst nach dem Ende der Monarchie fertiggestellt – und daher nie (kaiserlich) bewohnt. Integriert in diesen ist auch der ältere „Zeremoniensaaltrakt", der früher im rechten Winkel vom Hauptteil (genauer vom Leopoldinischen Trakt) herausragte und deswegen auch „die Nase der Hofburg" genannt wurde.

Ein Detail der frühesten Geschichte der Hofburg verblüfft mich jedoch immer wieder, wenn ich alte Bilder oder Modelle sehe: Der älteste Teil, jene quadratische mittelalterliche Burg, deren baulichen Reste heute den Schweizerhof bilden, lag früher *direkt* an der Stadtmauer. Also um genau zu sein, die äußere Mauer der Burg war mit der Mauer der Stadt Wien eins. Die strategischen Nachteile bei einem Angriff und bei Belagerungen liegen derart auf der Hand, dass ich mich frage, wie es dazu kommen konnte. Später haben die Anbauten und die Errichtung der Basteien die Burg und somit dieses Problem ein wenig weiter nach innen gerückt. Aber dennoch.

Innerhalb der Mauern der Hofburg herrschte natürlich stets ein strenges Hofzeremoniell, wobei das spanische Zeremoniell wohl das strengste von allen war. Ein besonders penibler Verfechter dieser rigiden Regeln war Kaiser Leopold I., auch bekannt als „hässlicher Musikus“. Aber gerade zu seiner Amtszeit wurde die Burg im Fasching zum Landwirtshaus „Zum Schwarzen Adler“ umdekoriert, mit Mägden, Knechten und dem Kaiser und der Kaiserin als Wirtsleuten.

Früher für das gemeine Volk tabu, ist heute jeder Trakt frei zugänglich und zu besichtigen. Etwa die Kaiserappartements, die unter anderem einen Milchzahn und die Kokainspritze von Kaiserin Elisabeth sowie die Feile, mit der sie später erstochen wurde, beherbergen –in jenem Teil, der heute publikumswirksam „Sisi-Museum“ genannt wird.

Wohnlichen Luxus gab es in der Hofburg bis auf eine ordentlich funktionierende Beheizung übrigens kaum. Bis zum Tod von Franz Joseph gab es in der ganzen Burg, wie übrigens auch im Schloss Schönbrunn, weder Toiletten noch Badezimmer. Wenn Kaisers einschlägige Bedürfnisse hatten, wurde je nachdem eine transportable Badewanne aus Holz herbeigeschafft oder eben ein klassischer Leibstuhl benutzt.

Ein Teil der Hofburg, der heute nicht mehr existiert, hat nur seinen Namen hinterlassen. Die etwas entfernt liegenden Orte mit der Bezeichnung „Bellaria“, also die Bellariastraße und die Bellaria genannte Station der Linien 46 und 49, sind nach einem Vorbau des Leopoldinischen Traktes (also des heute am Ballhausplatz endenden Teils benannt), der zum Luftschnappen an der „schönen Luft" (italienisch „bell aria") gedacht war. Außerdem endete hier im ersten Stock eine Rampe, die vor allem Maria Theresia erlaubte, ihre Gemächer zu betreten, ohne Stiegen steigen zu müssen. Was sie nicht so schätzten, beziehungsweise wegen erhöhter Leibesfülle in späteren Jahren wohl auch nicht mehr konnte. Aus den gleichen Gründen soll ja die Albertina-Rampe am anderen Ende der Hofburg, gegenüber der Oper, errichtet worden sein. Wenn die Kaiserin nach dem Tod ihres Gemahls diesen, übrigens in der Kapuzinergruft besuchen wollte, wurde sie, ebenfalls um die Treppen zu vermeiden, an einem an Seilen befestigten Sofa heruntergelassen und später, vermutlich von kräftigen jungen Kapuzinern, wieder heraufgezogen. – Wohl der erste Personenaufzug Wiens.

Die Bellaria-Station liegt gleich neben einem der beiden großen Museen, aber welchem bloß ...? Das Kunsthistorische oder das Naturhistorische Museum? Wer da, wie die meisten Wiener, die die Gebäude hauptsächlich von außen kennen, Schwierigkeiten hat sich zu merken, welches der beiden Museen am Ring welches ist, dem könnte folgende, einem alten Wiener Witz entnommene Eselsbrücke helfen: das Kunsthistorische Museum, also das mit der Kunst, ist der Oper näher; das Naturhistorische, also das mit den Viechern, dem Parlament.

Sex and the City

Ja, auch in Wien hat man (und frau) Sex. Und wie wohl überall auf der Welt gibt es natürlich auch in Wien zahlreiche Merkwürdigkeiten rund um diese grundlegende menschliche Tätigkeit. Die meisten davon sind, wenn außerhalb der verschwiegenen ehelichen, verpartnerten oder one-night-standischen Türen stattfindend, wie könnte es anders sein, im Bereich des sogenannten horizontalen Gewerbes angesiedelt. Aber dann doch auch wieder nicht alle. Hier also ein mäandernder und lustvoller Streifzug durch ein „frivoles Wien". (Hm, sollte ich mir als möglichen Buchtitel notieren.)

Generell gilt Wien als freizügiges Pflaster was das Geschlechtliche betrifft. Es steht im internationalen Ruf zwar etwas hinter Paris, aber bei näherer Betrachtung hat Wien seinen Ruf als Stadt der „süßen Wiener Madeln" – am besten zu übersetzen mit „nicht gerade sehr prüde Damen" – durchaus verdient. Offiziell war Wien (und Österreich) zwar auch im sexuellen Bereich immer wieder stark reglementiert, etwa unter so manchem besonders katholischen Habsburger. Berühmt-berüchtigt sind hier die sogenannten „Temeshvárer Wasserschübe", bei denen unter Maria Theresia zwei Mal jährlich Prostituierte („liederliche Weibspersonen") zusammen mit anderen „Asozialen" wie Landstreichern, Wilderern, Schmugglern und aufsässigen

Bauern zu Hunderten auf Schiffen die Donau hinunter in den Banat deportiert wurden, um dort das Land für die kaiserliche Krone zu „kolonisieren". Neben freiwilligen Ansiedlern gehören sie zu den Vorfahren der heutigen Donauschwaben.

Aber da bei uns selten etwas so heiß gegessen wird wie gekocht, blühte das unzüchtige Leben eigentlich immer – mal offener, mal mehr im Verborgenen. Dieser Zwiespalt besteht in gewisser Weise bis heute, auch in der Gesetzgebung. So ist Prostitution zwar erlaubt, Puffs und Bordelle sind aber verboten. Dass es sie dennoch gibt, egal, ob als „Laufhäuser" oder „FKK-Sauna" (eines meiner Lieblings-Blah-Wörter, wer – außer russischen Touristen – geht schon bekleidet in die Sauna?) bezeichnet, liegt daran, dass die Damen (und seltener die Herren) darin selbstständig erwerbstätige Unternehmer/-innen sind. Natürlich zahlen sie an den Besitzer Miete, aber wäre der ihr Arbeitgeber, wäre das als Kuppelei strafbar. Ebenso ist Prostitution in Wohnhäusern und Wohnungen im Prinzip *erlaubt* – aber nur, wenn sie über einen separaten Hauseingang verfügen. Daher findet man überall in Wien, vermehrt in Außenbezirken, aber nicht nur dort, sehr häufig rot lackierte Gassenlokale nur mit Nummern als Aufschrift. Manchmal mit leuchtenden Herzchen verziert und manchmal mit dem Versprechen auf „Ganzkörpermassage". Nun gut.

Was wir über Sex in Wien wissen, beginnt jedenfalls schon in der Antike. Denn schon im Römerlager an der

Donau gab es naturgemäß Prostitution – und die unterschied sich verblüffenderweise in manchen Dingen kaum von heute: Damals wie auch 2000 Jahre später arbeiteten die Damen offiziell und mussten eine „licentia stupri“ genannte Kontrollkarte vorweisen können. So etwas gibt es heute noch oder besser wieder, ist mit einem Gesundheitszeugnis verbunden und in einschlägigen Kreisen als „Deckel“ bekannt. Ob die damaligen wie die heutigen Horizontalen seit 1986 der Gewerbeordnung unterlagen und Einkommenssteuer zahlen mussten, ist mir unbekannt. Das müssen die Damen nämlich heute, ohne aber alle Rechte von Gewerbetreibenden zu besitzen – so können sie etwa keine Lehrlinge ausbilden. Ähem.

In Vindobona gab es außerdem, ebenfalls ähnlich zu heute, zwei Arten von Prostituierten: die Straßenmädchen, „prostibulae“ genannt, und die Freude spendenden Mädchen in Freudenhäusern. Anders als heute, wo das Tragen von Hotpants, Strumpfhosen oder Leggings im Winter ein freiwilliges Erkennungszeichen darstellen, mussten die Damen damals genaue Kleidungsvorschriften befolgen. Und zwar: eine kurze Tunika, mit einer grünen Toga darüber, dazu je nach Jahreszeit ein weißer Überwurf, der an der Taille endete. Dazu eine gelbe Perücke am Kopf und eine Tiara darauf.

Auch später, im Mittelalter gab es Zeiten, in denen Prostituierte zwar bestimmten Kleidervorschriften zu folgen hatten, meist ein gelbes Tüchlein an der Achsel, aber durchaus legal arbeiteten und sogar an offiziellen Anlässen wie auch Umzügen teilnehmen durften. Solche Anlässe waren etwa offizielle Empfänge von hohen Gästen. Und auch bei Hochzeiten war es üblich, dass Prostituierte Glückwünsche überbrachten und beim Hochzeitsfest vortanzten.

Und auch im Mittelalter gab es Prostituierte in Bordellen, damals – aus heutiger Sicht irritierenderweise – „Frauenhäuser“ genannt und solche, die auf der Straße arbeiteten. Letztere nannte man „freie Frauen“, sie mussten zur Unterscheidung von ehrbaren Frauen stets verschleiert sein und waren zum Großteil Migrantinnen. Ob die FPÖ aber verschleierte Migrantinnen gemeint hat, als sie im Wiener Wahlkampf 2010 groß plakatieren ließ „Wir schützen freie Frauen“, bleibt eine Sache der Spekulation.

Jeweils zeitgenössische wie auch manchmal historische Einblicke gaben beziehungsweise geben in Bibliotheken heute noch praktische Reiseführer für den Gentleman auf Abenteuersuche. Wie etwa das „Taschenbuch für Grabennymphen“ (1787), „Galanterien Wiens auf einer Reise gesammelt und in Briefen geschildert von einem Berliner“ (1784), „Wien, seine Geschichte und Denkwürdigkeiten“ (1824), „Wiens Schandsäulen“ (1886), „Die Prostitution in Wien und Paris“ (1886) oder „Die Prostitution in Wien“ (1925).

Der Wiener Lokal- und Sexführer, heute eher pragmatisch betitelt im Falter-Verlag zu finden, von 1714 mit dem Namen „Neu eröffnetes Wein-Wirths-Haus oder Curioser Gasthof“, zählt unter anderem einige einschlägige Häuser auf, die meist recht klingende oder auch sprechende Namen hatten. Wie „Bey der neunfingert-Steyrischen Gredl“, „Zum nakenden Kapauner“, „Bey der angestrichenen Julerl“, „Bei der Tyrollerischen Medritat-Krammerin-Frantzl“, „Bey der kleinen Tobacks-Krammerin“, „Zur wilden Sau“, „Bey der Schneider Kundl“ oder „Zur verguldten Gaiss“.

Viele dieser Häuser standen in der heute zum Bezirk Neubau gehörenden Lokal- und Flanierzone am Spittelberg, der noch zu Zeiten der Stadtmauern, das vorstädtliche Amüsierviertel Nummer 1 war. Dort residierten die sogenannten „Bierhäuslmenscher“, die etwas weniger „noblicht“ waren als die innerstädtischen Grabennymphen. Übrigens waren Prostituierte in der Wiener Innenstadt noch bis in die 1980er-Jahre hinein eine Selbstverständlichkeit. Vor allem an der Kärntner Straße, am Graben und am Kohlmarkt, letzterer war dafür sogar sprichwörtlich bekannt, standen die nicht so ganz unauffälligen Damen ab etwa 10 Uhr abends an den Ecken. So trägt die Nummer 2 einer Serie von Bronzen von Alfred Hrdlicka namens „Drei Prostituierte“ die Bezeichnung „Kohlmarkt“.

Das Wiener Prostitutionsgesetz definiert Prostitution übrigens als „Duldung sexueller Handlungen am eigenen Körper oder die Vornahme sexueller Handlungen“. Weiters darf die Anbahnung nicht in aufdringlicher

Weise geschehen und ist in „Bahnhöfen, Stationsgebäuden und Haltestellenbereichen öffentlicher Verkehrsmittel verboten". Dazu gilt ein Schutzbereich von 150 Metern Luftlinie Entfernung vom Ein- und Ausgangsbereich für folgende Örtlichkeiten: „1. Gebäude und Gebäudeteile, die religiösen Zwecken gewidmet sind; 2. Kindertagesheime; 3. Schulen und Schülerheime; 4. Jugendheime und Jugendzentren; 5. Kinder- und Jugendspielplätze; 6. Heil- und Pflegeanstalten; 7. Friedhöfe." Die Schutzzone verliert aber ihre Wirkung, wenn „sich zwischen Schutzobjekt und dem Ort der Anbahnung der Prostitution eine Abgrenzung befindet, die innerhalb des Schutzbereiches keine Verbindungswege und keine Sichtverbindung zum Schutzobjekt aufweist" also „insbesondere eine Bahntrasse oder eine Einfriedungsmauer."

Doch zurück zum Spittelberg. Der Prostitution etwas aufgeschlossener als seine Mutter Maria Theresia war ihr Sohn Josef II., dem man zahlreiche Kontakte nicht nur zum Personal sondern auch anonyme Besuche in „liederlichen Häusern" nachsagte. Allerdings soll er dabei ziemlich knausrig gewesen sein, weshalb er, wie es heißt und was durchaus auch bei einem Mitglied der kaiserlichen Familie, wenn es inkognito unterwegs war, möglich wäre, am Spittelberg aus einem der Häuser geworfen wurde. Daran erinnert sogar eine Tafel in dem Haus, das mittlerweile das Lokal „Witwe Bolte" beherbergt, und auf der zu lesen steht:

„Durch dieses Thor im Bogen/ist Kaiser Joseph geflogen."

Natürlich nahmen auch später noch gekrönte Häupter horizontale Dienste in Anspruch, im 19. Jahrhundert besonders gern die der bekannten Kupplerin Johanna Wolf. Unter ihren Kunden befanden sich neben Kronprinz Rudolf auch der spätere deutsche Kaiser Wilhelm II. und der spätere englische König Edward VII. Offiziell arbeitete Frau oder auch „Madame" Wolf als Händlerin und Herstellerin von Weißwaren, im Musical „Elisabeth" hat sie sogar ein eigenes Lied mit dem Titel „Nur kein Genieren".

Aber auch im Kaiserhaus schlich man sich nicht nur heimlich zu besagten Damen, vielmehr wurden diese im Hause Habsburg auch gerne zur Aufklärung der jungen Erzherzöge herangezogen. Die Aufklärung folgte einem genau festgelegten Ablauf: Zunächst wurde die Fortpflanzung anhand von Blumen, Bienen und Schmetterlingen erklärt, darauf folgte ein erster Anschauungsunterricht in einer – warum auch immer – Fischzuchtanstalt; abschließend suchte das Oberhofmeisteramt geeignete sorgfältig ärztlich untersuchte und folgerichtig als „hygienische Frauen" bezeichnete Damen für die praktische Umsetzung des theoretisch erworbenen Wissens. Da romantische Liebe nicht Teil des Erziehungsprogramms war, galten die jungen Habsburgerprinzen nicht gerade als Musterbeispiele in Sachen Charme und Galanterie.

Doch zurück in die Gegenwart. Ebenfalls nicht als Bordelle gelten in Wien natürlich Pensionsbetriebe für gewisse Stunden, also Stundenhotels. Manche dieser klassischen Zimmervermietungen sind eher biedere, tantige und wenig freudvolle Häuser, aber einige andere versuchen sich zunehmend als moderne Tempel der Liebe zu präsentieren. Bekannte und weniger bekannte Tatorte der Lust sind in Wien unter anderem die Hotels Goldene Spinne, Bauer, Thalia, Urania und das Hotel Weißes Lamm. Eines der ältesten und renommiertesten Hotels atmet auch heute noch den Flair vergangener frivoler Zeiten der Marke „Monarchie". Die Rede ist vom bekannten Hotel Orient am Tiefen Graben.

Die Außenfront im Jugendstil gehalten, bietet das Haus innenarchitektonisch eine Reihe von individuell im „burlesk-üppigen Makart-Stil" gestalteten Zimmern. Einige der durchaus Fantasie anregenden Namen der Zimmer lauten: Infantin, Nesterl, Rosso Rosso, Sexer, Oriental, 1001 Nacht, Kaiser Suite oder Mona Lisa. Kein Wunder, dass hier schon des öfteren Filme gedreht wurden, unter anderem einige Szenen aus „Der dritte Mann".

Ein weiterer Hot-Spot in Sachen Horizontales Gewerbe war und ist natürlich der Prater. Besonders die negativeren Aspekte dieser nicht immer freiwillig ausgeübten beruflichen Tätigkeit, wie Baby- und Drogenstrich, fanden und finden sich in dessen Umfeld. Als

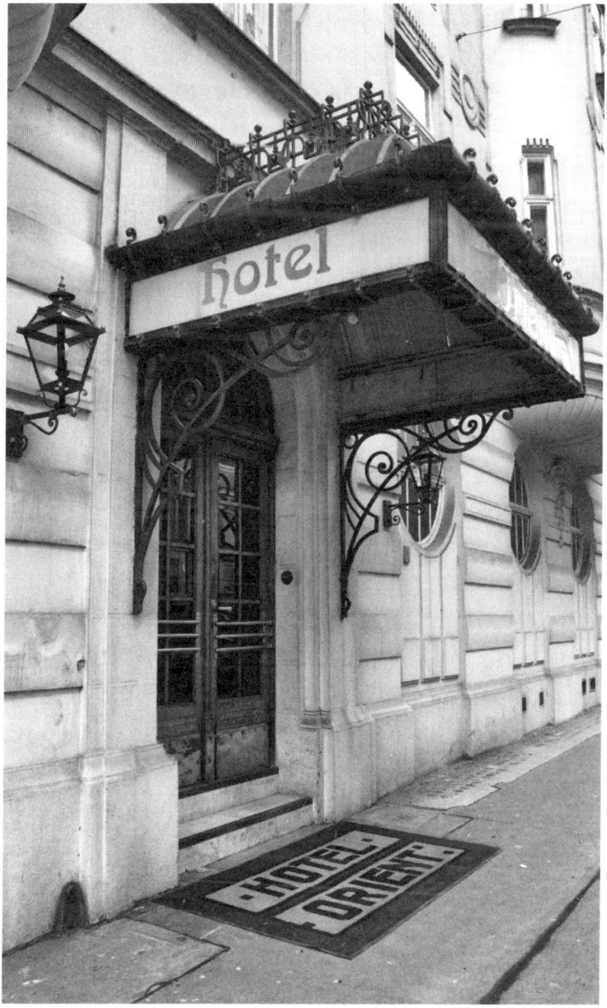

Das Hotel Orient von außen, drinnen waren wir nicht.

Erinnerung an die Zeiten, in denen der Wurstelprater nicht notwendigerweise eine kindertaugliche Familienentertainmentzone war. Wie heute etwa der neue Eingangsbereich suggeriert, aber je mehr man über diesen schweigt, desto besser.

So gab es im Reich der Praterfeen noch bis in die letzten Jahrzehnte des 20. Jahrhunderts einige augenfällig einschlägige Orte. Wie etwa zwei Non-Stop-Porno-Kinos. Wobei in diesen, ja so ist Wien, zwischendurch der Kasperl für ein deutlich jüngeres Publikum aufgeführt wurde. Auch der heutige Praterkasperl residiert in einem der ehemaligen Porno-Kinos. Neben den Film(lust)spielen gab es unter anderem ein Striptease-Etablissement, direkt an der Hauptstraße des Vergnügungsparks gelegen, wo sich die Damen bereits öffentlich teilentkleideten (was etwa den Autor dieses Buches in zartem Alter durchaus erfreute), um die vorbeigehenden Herren für das Fallenlassen der restlichen Hüllen in die Bude selbst zu locken. Später wurden diese Institutionen durch modernere Formen wie Peepshows und Videokabinen ersetzt.

Eine andere, allerdings nur scheinbar einschlägige Institution des Wiener Praters war das gleich neben dem Striptease-Tempel angesiedelte „Sexmuseum", dessen marktschreierische Tonbandstimme, die schier Unglaubliches verhieß, man bis in die 80er-Jahre hinein vernehmen konnte. Tatsächlich war das Sexmuseum eher eines Museum seiner selbst: das letzte Überbleibsel der alten Gattung „Panoptikum“ oder „Kuriositätenkammer“.

Denn im ursprünglich „Panopticum und Menschenmuseum“ geheißenen Etablissement des Hermann Präuscher war nicht viel von Sex zu finden. Vielmehr lag der Fokus auf anatomischen Exponaten wie verwachsene Embryone in Reagenzgläsern, Fotos von menschlichen Freaks ... und Dingen, die irgendwie schon irgendwie ein bissi mit Sex zu tun hatten – wie afrikanische Penisringe oder harmlose historische Sexfilmchen, anzusehen in ebenso historischen Münzautomaten. Ein Teil der „Curiositäten-Sammlung“ befindet sich heute im Narrenturm im „Pathologisch-anatomische Bundesmuseum“.

Wo übrigens auch einige der „tierischen und menschlichen Feuchtpräparate“ des ehemaligen „Elektro-pathologischen Museums“ zu finden sind, das früher im Volksmund besser bekannt war als das „Museum für Stromtote und Wasserleichen.“

Wenn wir schon bei Orten sind, die nicht mehr sind: auch die anderen ehemaligen bekannten Wiener Pornokinos, die ihr Filmangebot zur Freude vieler Teenagergenerationen auch stets in den Kinoprogrammen der Tageszeitungen anpriesen, wenn auch gelegentlich mit zensierenden, aber gerade deswegen die Fantasie anregenden Punkten oder Sternchen versehen, haben sich Dank Patschenkino samt Videorekorder, DVD-Player oder pornografischer Kabel-Kanäle schon vor langem zu ehrenwerten Etablissements gewandelt. Das „Mariahilfer Kino" etwa wurde zuerst zum Off-Theater Gruppe 80 und beherbergt jetzt mit Das TAG das nachgefolgte ebenfalls Off-Theater. Das „Schäffer-Kino", ursprünglich 1907 von einer bekannten Wiener Volksschauspielerin namens Mizzi Schäffer, die eine der ersten Frauen in der Wiener Kinobranche war, als sogenanntes Logenkino auf der Mariahilfer Straße gegründet, ist jetzt teilweise Billa teilweise Schuhgeschäft. Und das „Rondell-Kino" in der Riemergasse im ersten Bezirk, das unter anderem auch in einem Lied der Gruppe Drahdiwaberl vorkommt, ist jetzt der Jazz-Tempel „Porgy & Bess".

Und noch etwas gibt es nicht mehr: Kondomautomaten von Ferry Ebert. Ab 1962 flächendeckend neben Kaugummiautomaten, solchen mit „Tutti Frutti"-Fruchtgummis, solchen mit Sport-Gummis sowie Automaten ohne Gummiwaren in Wien und Restösterreich aufgestellt, beendete der Blech-König seine Karriere 2002 aus recht pragmatischen Gründen. Die Umstellung der 10.000 Automaten aller Sorten auf Euro wäre zu teuer gekommen. Dennoch sind Ferry Eberts Straßen-Automaten mit Marken wie Olla oder Blausiegel noch vielen in Erinnerung.

Übrigens: Der Hersteller der Blausiegel-Kondome ist auch gegen das etwaige Versagen seiner Waren gerüstet. Stellt doch dieselbe Firma auch die ebenso bekannten NUK-Schnuller her.

Wien, radial und tangential

Wien hat etwas, worum es von vielen anderen Städten beneidet wird. Und ich meine jetzt nicht die zahlreichen Grünzonen, die sich idealerweise an Berg und Fluss und fruchtbarer Ebene befinden. Nein, ich meine die durchgehende Geschichte der Straßenbahn. Denn in Zeiten der verstopften Straßen, in denen auch Busse kaum weiterkommen, sind öffentliche Verkehrsmittel, die auf eigenen und für den Autoverkehr gesperrten Wegen bzw. auf Schienen fahren, ein unbezahlbarer Luxus. Den viele andere Städte in Zeiten der Motorisierung leichtfertig und allzu schnell aufgegeben haben. Man denke nur an Los Angeles, das 1925 über sage und schreibe 1900 Netzkilometer verfügt hat. Tatsächlich gibt es heute trotz wieder steigender Tendenz nur mehr sehr wenige Hauptstädte der Welt, die ein intaktes Straßenbahnnetz verfügen.

Die komplette Liste beinhaltet: Kairo, Rabat, Tunis, Kyoto, Brüssel, Sarajewo, Sofia, Tallinn, Helsinki, Dublin, Zagreb, Riga, Den Haag, Oslo, Warschau, Lissabon, Bukarest, Moskau, Stockholm, Bern, Belgrad, Pressburg/Bratislava, Prag, Kiew, Budapest, Minsk, Mexiko-Stadt, Buenos Aires. Dazu kommen noch Rom mit einem sogenannten Rumpfnetz – gerade mal fünf Linien mit weniger als 40 km Strecke von ehemals 400 – und

Berlin, wo die Tram nur „Dank“ der Teilung im Osten der Stadt überlebt hat. Weiters in der Liste die Neueinsteiger Paris (nur Umgebung), Ottawa und Madrid, welche die Straßenbahnen nach jahrzehntelanger Pause wieder eingeführt haben, und zwar 1992, 2001 und 2007.

Denn abgesehen von den schon genannten Vorteilen sind Straßenbahnen viel besser für ein dichtes öffentliches Verkehrsnetz geeignet als zum Beispiel U-Bahnen, die zwar natürlich schneller sind, aber dafür nie eine ganze Stadt wirklich abdecken können. Bemerkenswert ist auch, dass in Europa die Straßenbahnen vor allem im ehemaligen Osten und in ärmeren Ländern des Westens überlebt haben. Klarerweise eine Frage des Geldes – für die teuren U-Bahnen und den teuren motorisierten Individualverkehr braucht man erst mal Geld.

In Wien war das Überleben der Straßenbahn hingegen keine Kostenfrage. Denn natürlich sind auch in Wien der Autoverkehr enorm und die U-Bahnen wichtig, aber ihre im Vergleich zu anderen Städten erst späte Einführung in Wien geht nicht nur auf die schon vorhanden gewesenen Schnellbahnen und Stadtbahnen, die ursprünglich für Truppentransporte zwischen den Kopfbahnhöfen eingeführt wurden (siehe „Kurioses Wien“, Kapitel „Unterirdisch unterwegs“), zurück, sondern eben auch auf das lange Zeit extrem effiziente Straßenbahnnetz.

Sehr gut bestückt mit Straßenbahnen sind übrigens auch noch weite Teile Deutschlands. Das aber auch weniger als früher, als praktisch jede Mittelstadt über eigene Straßenbahnen verfügte. In Österreich sind von früher insgesamt 14 Städten mit Bim immerhin sechs übrig geblieben.

Nach Melbourne, St. Petersburg und Berlin liegt Wien mit einer Betriebslänge von 172,1 Kilometern weltweit auf Platz vier, mit 214,9 Kilometern vorhandener Streckenlänge wäre sogar ein Platz drei drin …

Für den nach Kuriosem Ausschau haltenden Betrachter ist im Zusammenhang mit dem Streckennetz der Wiener Öffis wohl vor allem dessen Aufbau und numerische Anordnung interessant. Und sein Bezug zu den Wiener Telefonnummern. Dazu dann am Ende des Kapitels.

Kleiner etymologischer Einschub. Neben Straßenbahn, nur selten kurz „Bahn“ genannt, bezeichnet der Wiener seine Schienenfahrzeuge entweder als Tram oder Tramway sowie als Bim. Ersteres ist eine auch in anderen Erdteilen übliche Entlehnung aus dem Englischen, obwohl es viele englisch sprechende Gegenden gibt, wo Straßenbahnen nicht „tram“ sondern „trolleycar“ oder „streetcar“ heißen. Das Wort Tramway selbst stammt aber aus dem Schottischen rund um 1500, wo es die Wagen in Bergwerken bezeichnete. Wörtlich übersetzt heißt es „Holzbalkenweg“. Der Begriff Bim ist dagegen Urwienerisch und bezieht sich einfach auf das bezeichnende Geräusch der Straßenbahn, das es heute nur noch beim „Hupen“ macht. Das früher aber auch per alle Wagen (teilweise drei Waggons) durchlaufende Seil vom Schaffner als Zeichen zur Abfahrt oder Notsignal an den Fahrer weitergegeben wurde. Siehe auch das Wienerlied von „Liebe kleine Schaffnerin, kling, kling, kling“ mit der schönen Zeile: „Und ich küsse dann sehr galant/deine kleine entzückende, kleine berückende, fahrkartenzwickende Hand.“

Zurück zum Netz. Zu seinem absoluten Höhepunkt, was den Ausbau bzw. die Erweiterung der Linien betrifft, war das Netz der Wiener Verkehrsbetriebe nach einem erstaunlich ausgeklügelten System nummeriert, das 1907 eigeführt wurde und in rudimentären Resten noch bis heute besteht und sichtbar ist. Eigentlich könnte jeder Wiener auch ohne es nachzuschlagen leicht darauf kommen, aber die meisten begnügen sich damit zu wissen, welche Linien sie benutzen müssen, um von Punkt A nach Punkt B zu kommen. Und, Hand aufs Herz, das ist ja auch die wichtigste Funktion von Bus und Bim.

Die Nummerierung folgt der Tatsache, dass Wien mehr oder weniger kreisförmig aufgebaut ist. In der Mitte der fast runde Ring, gefolgt von dem ebenfalls ziemlich runden Gürtel, den man mit etwas Fantasie auch noch über seine tatsächliche Benennung hinausziehen kann. Noch weiter draußen die Vorortelinie. Ein in einen Teich geworfener Stein macht perfektere konzentrische Kreise, aber was die stadtplanerischen Belange betrifft, ist Wien ausreichend rund. Und ebenso wie die Nummerierung der Wiener Straßen dem System von Radialstraßen (sternförmig vom Zentrum aus weg) und Tangentialstraßen (entlang der gedachten konzentrischen Kreise) folgt, so folgt auch die Benennung der Wiener Verkehrsmittel diesem Muster. Man muss dazu nur zweierlei wissen: erstens, dass die Nummerierung gegen den Uhrzeigersinn verläuft und zweitens, wo sie beginnt.

Zweiteres zuerst: Die Nullachse, korrekt: die sogenannte „Direktionslinie", verläuft von der Innenstadt kommend über die Praterstraße und die (von jedem Wiener anders ausgesprochene) Lassallestraße über die Reichsbrücke nordwärts. Wieso das so ist, das ist nicht ganz klar, aber erstens muss man ja irgendwo anfangen und zweitens kommen diese ziemlich genau nordöstlich verlaufenden Straßenzüge so etwas wie einem in Wien nicht vorhandenen veritablen Nord-Süd-Meridian am nächsten. Entlang dieser Achse fuhren und fahren stadtauswärts die radialen Bahnen (und Busse) mit den 20er-Nummern. Danach folgen – interessanterweise gegen den Uhrzeigersinn – ab Ringturm die 30er-Nummern, dann ab Uni bis Bellaria die 40er etc., bis wir schließlich im Bereich des dritten Bezirks bei den 70er-Nummern landen. Von denen nur noch eine eine Bim ist: der 71er vulgo die „Friedhofstram".

Nicht direkt vom Ring weg aber auch radial verkehren dann noch einige 80er-Busse. Wie auch so manche Radiallinien der Straßenbahn nicht – oder nicht mehr – vom Ring ausgehen, wie etwa die 50er-Linien der äußeren Mariahilfer Straße ab Westbahnhof oder die Nummer 30 ab Floridsdorf.

Die Nummern von 1 bis 19 waren den Rund- oder Tangentiallinien vorbehalten, also etwa der 8er, der 18er oder – als Bus – der ganz besonders tangential durch die Bezirke schneidende 13A. Deswegen hießen auch die mittlerweile nicht mehr nur tangential fahrenden ehemaligen Ring-Rund-Linien noch vor ein paar Jahren 1 und 2. Hier zeigt sich aber auch schon die mittlerweile stattgefundene Verwässerung – netter formuliert: Adaptierung – des Systems. Neben Radial- und Tangentiallinien gibt es nämlich im Originalsystem auch die sogenannten Durchgangslinien, die teilweise entweder radial in zwei Richtungen vom Ring wegstreben (etwa der D-Wagen nördlich nach Nußdorf und südlich zum Südbahnhof) oder eben mehrere Zonen durchfahren wie der O. Korrekt formuliert: Durchgangslinien stellen die Verbindung zwischen einer Rundlinie und einer oder zwei Radiallinien her.

Diesen Linien waren im alten System die Buchstaben vorbehalten, in der Hochblüte der Tram ein komplettes ABC von A bis Z. Ebenfalls von der Direktionslinie weg alphabetisch nummeriert. Heute sind dafür die Nummern 1 bis 4 vorgesehen, weshalb die beiden vorletzten Buchstabenstraßenbahnen, die Reste des legendären J (dareinst von Ottakring bis Stadiongasse/Erdberg verkehrend) und der N, eben in die neuen Linien 1 und 2 übergegangen sind.

Da es geplant ist, langfristig alle Buchstaben zu eliminieren, sollte der D-Wagen bereits 2009 in das neue System integriert werden und künftig die Nummer 3 tragen. Da aber keine Streckenänderung den Plan rechtfertigte und die grundlose Umbenennung wohl auf wenig Gegenliebe der Wiener gestoßen wäre, wurden diese Pläne verschoben.

Insgesamt gibt es heute nur mehr 28 Straßenbahnlinien, deren viele Lücken durch Busse (mit A-Suffix für städtische und B-Suffix für private Unternehmen) versehen sind. Um genau zu sein: D, O, 1, 2, 5, 6, 9, 10, 18, 26, 30, 31, 33, 37, 38, 40, 41, 42, 43, 44, 46, 49, 52, 58, 60, 62, 67, 71.

Den noch relativ reichlich vorhandenen 40er-Linien wird wohl früher oder später die Richtung Hernals geplante U-Bahnlinie U5 den Garaus machen. Außer die Wiener Stadtplanung schließt sich dem internationalen Trend an und erhält nicht nur ihr uraltes und gut eingeführtes System, sondern baut es auch wieder aus. Dass man noch weiß, wie das mit dem Schienen verlegen geht, hat man doch erst vor kurzem hinter dem Parlament bewiesen, wo eine Ausweichroute für die ja nicht gerade seltenen Sperren der Wiener Ringstraße verlegt wurde.

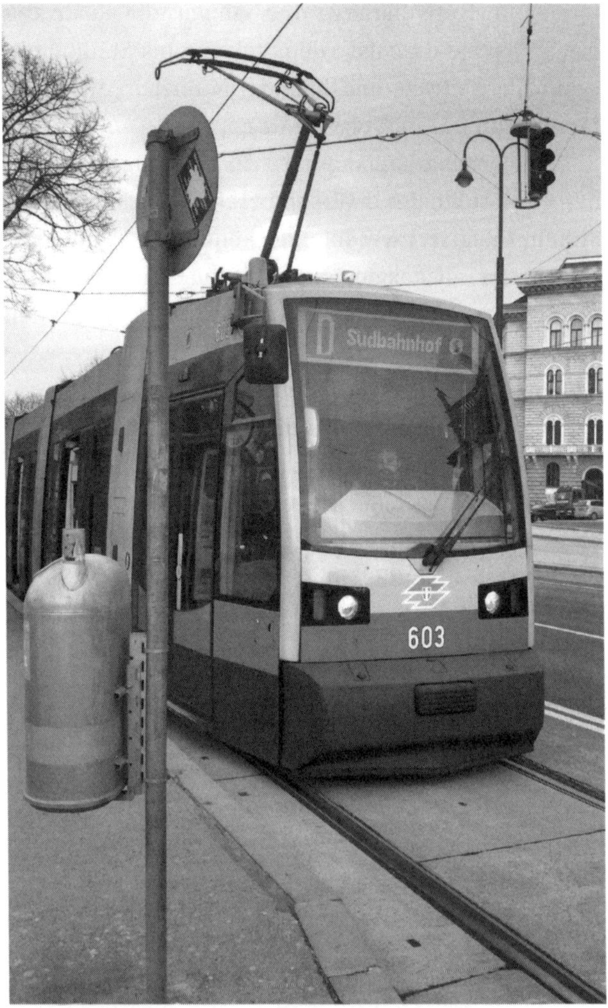

Der gute alte D-Wagen als neuer ULF (ultra low floor)

Wer übrigens aktuelle und teilweise auch nostalgische Fahrten auf fast dem gesamten Wiener Streckennetz weltweit und bequem miterleben will, der braucht nur auf YouTube die Begriffe Straßenbahn und Wien eingegeben und kann schon gemütlich etwa mit der Linie D vom Südbahnhof nach Nußdorf gondeln. Kabelfernseher können auch jede Nacht komplette Fahrten auf der sogenannten „Nachtschiene" des Senders W:24 verfolgen. Nicht-Kabelfernseher finden Videos davon auch auf der Website des Senders.

Nun noch zu der versprochenen Telefonnummernsache. Im Gegensatz zu der doch recht stabilen Nummerierung der Wiener Verkehrsmittel verlief die Vergabe der Wiener Telefonnummern zur Zeit der Hochblüte des Festnetzes recht abwechslungsreich. Zeitweise gab es Kombinationen aus Buchstaben und Ziffern, dann lange die sechsstelligen Nummern, schließlich die siebenstelligen. Und aus der Ära der sechsstelligen Nummern stammt auch das angesprochene Kuriosum: Diese Nummern wurden nämlich analog zu den Radiallinien der Straßenbahnen vergeben. Erhielt man früher in Wien von jemandem die Telefonnummer, dann konnte man sich anhand der ersten Stelle ausrechnen, wo ungefähr er zu Hause war: 2er-Nummern für den zweiten Bezirk und Transdanubien, 3er-Nummern für den neunten Bezirk und darüber hinaus ... und so weiter, gegen den Uhrzeigersinn rund um den Ring mit 5er-Nummern in Mariahilf und schließlich 7er-Nummern im dritten Bezirk und Simmering!

Den ersten Schlag erhielt dieses System durch die Einführung der siebenten Nummer, die zwar meist zwischen die erste und zweite Nummer geschoben wurde und somit die Anfangsziffer beibehielt, aber eben nicht immer. Und ganz zerstört wurde diese kleine Eselsbrücke für Insider, nein, nicht durch die Handys, sondern schon davor durch die Rufnummernmitnahme. Was die physische Trennung zwischen der einen bestimmten Ort suggerierenden Telefonnummer und dem tatsächlichen Standort des Apparates mit sich brachte, quasi eine telekommunikative Dislokation.

In ganz forensisch kaum nachweisbaren Spuren existiert dieses System heute noch. Verlassen sollte man sich darauf aber in Zeiten von alternativen Festnetzanbietern (ja, die gibt es auch) und Rufnummernmitnahme nicht mehr. Was in zweiteren Fall ja auch für Handys gilt. Das hat zwar praktische Vorteile, führt aber zu interessanten Wanderungen mancher Mobilnummern quer durch alle heimischen Betreibernetze …

Dafür gehören manche Umlandgemeinden wie Kledering, Mauerbach, Perchtoldsdorf, Schwechat, Vösendorf telefontechnisch quasi noch immer zum ehemals von den Nazis erweiterten „Groß-Wien“ und sind national und international unter der Wiener Vorwahl 01 bzw. 0043-1 erreichbar. Übrigens: Die Umstellung der Wiener Vorwahl von einst (aber noch bis 2007 alternativ gültigen) 0222 auf 01 hat heute den witzigen Nebeneffekt, dass Anrufe an das Deutsche Handynetz manchmal durch Vorwahlfehler in Wien landen: Beginnen doch alle deutschen Handynummern mit 1!

Als kleines PS noch zurück zu einer aktuellen furiosen Auslandskarriere einiger Wiener Straßenbahnen: Derzeit verkehren zu Stoßzeiten mehrere ausgemusterte Wiener Garnituren auf einer Schnellstrecke – zwischen Utrecht und Nieuwegein in Holland! Es handelt sich dabei um die großen alten U6-Wagen, die wie überdimensionale klassische Straßenbahnen aussehen. Die Garnituren sollen bis zur kompletten Neuausstattung der Strecke mit neuen Zügen dort verkehren. Da sie nicht bei allen Stationen halten, sind die Stopps („Halte Spitstram“ genannt) mit roten original ovalen Wiener Straßenbahnhaltestellenzeichen versehen. Auch die Farben und Nummern wurden nicht umlackiert und sind daher in Utrecht auch als „Weense Trams“ bekannt.

P.P.S.: Auch Los Angeles besinnt sich seiner Wurzeln und baut wieder Straßenbahnstrecken. Aktuell werden 117 Kilometer befahren, etwa ein Zehntel des Standes von 1925. Immerhin.

Augenbrauen und andere Steine

Eines der Dinge, die Wien vor allem für Touristen so attraktiv machen, sind die – nicht nur in der Innenstadt – anzutreffenden Verzierungen der Fassaden. Viel alte, statt abgerisse doch immer wieder renovierte Bausubstanz, der Wiederaufbau nach den Zerstörungen des Zweiten Weltkriegs oft Originalplänen folgend und das generelle Zauberwort „Ensembleschutz" der Wiener Stadtplanung verschaffen Wien ein weiträumiges homogenes, zuckergussartig verziertes Aussehen mit Schlagseite Richtung (Neo-)Barock.

Abgesehen vom Loos-Haus am Michaelerplatz, das Kaiser Franz Joseph aufgrund der fehlenden Fensterverdachungen abwertend als „Haus ohne Augenbrauen" bezeichnete (er ließ angeblich nach dessen Errichtung einige Fenster der Hofburg vernageln und benutzte fortan nur noch andere Ein- und Ausgänge) und das wegen seiner schachbrettartigen schmucklosen Fassade in zeitgenössischen Karikaturen auch schon einmal mit einem Gulli-Gitter verglichen wurde, hielt der Trend zur Verzierung (bis heute) an. So gibt es in Wien eher wenige flache, völlig ungeschmückte Fassaden. Und wenn der Stuck fehlt, dann ist fast immer irgendwo ein Stück Kunst zu finden. Manchmal versteckt, manchmal sehr klein, aber gewöhnlich ziert auch noch am trostlosesten Gemeindebau zumindest ein Mosaik die Außenmauer. Oder das eine oder andere Relief. Diese jeweils zeitgenössischen künstlerischen Behübschungen verdankt Wien unter anderem der Initiative „Kunst am Bau" (heute „Kunst im öffentlichen Raum"), die der Stadt die vielen Murale, Mosaike und auch unzählige Plastiken rund um die errichteten Gebäude einbrachte. Wer – auch abseits von Parks und Plätzen – offenen Auges durch die Stadt geht, vor allem auch in den Innenanlagen der Gemeindebauten, wird an jeder Ecke Figuren und Skulpturen erblicken.

Manchmal an den seltsamsten Orten. So steht die „Ährenträgerin" der Bildhauerin Margaretha Hanusch etwas verlassen an der letzten Ampel der Schlachthausgasse vor der Brücke zum Prater. Umringt von abwechselnd Baumaterialien und Gastronomie-Lieferungen für das daneben liegende „Zum Knusperhäuschen" und „Cafe Violet". Andere Werke der Künstlerin wie „Lautenspielerin und Sängerin" oder „Die Familie", alle in der Nachkriegszeit entstanden, sind da etwas günstiger platziert. Doch nicht nur Menschen tummeln sich in Stein gehauen auf Wiens Straßen und Höfen, allein im dritten Bezirk stehen unter anderem ein Bär (Neulinggasse 1), eine Tiergruppe (genauer: die Brunnenplastik „Haustiergruppe" von Gertrude Conrad, Kleingasse 6–18) sowie, warum auch immer, ein Nilpferd samt Nilpferdbaby (Erdbergstraße 16–28) in weniger als einem Kilometer Radius voneinander entfernt.

Wer sich gern einmal von der Fülle der in Wien stehenden öffentlichen Kunst erschlagen lassen möchte, der kann sich ja mal die Seite „Wiener Kulturgut" im Internet ansehen (www.wien.gv.at/kultur/kulturgut/). Die hier aufgezeigten „Denkmäler, Freiplastiken, sakrale Kleindenkmäler, Brunnen, Gedenktafeln, Grabmäler (nur aufgelassener Friedhöfe) und wandgebundene Kunstwerke" sind zwar bislang nur bis zum Entstehungsjahr 1918 erfasst, aber immerhin. Viele dieser interessanten Statuen, Mosaike, Reliefe etc. befinden sich jedoch nicht auf Bodenhöhe, sondern sind etwas höher gelegen, meist auf Höhe der Fenster des ersten Stocks. Sind solche Figuren in anderen Städten eher nur Kirchen, Palästen, Palais und öffentlichen Gebäuden vorbehalten, finden sie sich in Wien sehr häufig auch auf durchschnittlichen Wohnhäusern. Mit einem – detailverliebten oder spezialisierten – Reiseführer oder mit tragbarem Internet bewaffnet, kann hier auch der urigste Urwiener so manche Entdeckung machen. Oder ist Ihnen schon mal aufgefallen, dass über dem Eingangsbereich des Café Central zwölf lebensgroße Statuen stehen? Vier Damen an der Front, jeweils vier Herren an den Seiten Herrengasse und Strauchgasse. Sie stammen von Hans Grasser, einem der bedeutendsten Bildhauer seiner Zeit, und sollen die Völker der Monarchie symbolisieren. Von Grasser stammen übrigens unter anderem auch die allegorischen Figuren an der Fassade des Heeresgeschichtlichen Museums. Sie stellen die militäri-

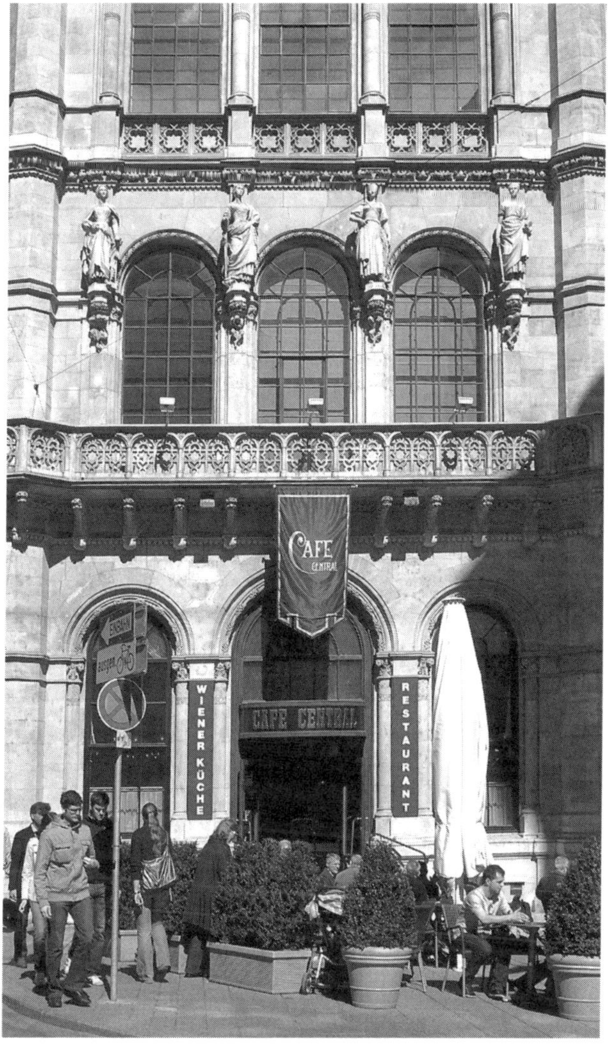

Finden Sie die zwölf Statuen!

schen Tugenden dar, und zwar: Stärke, Wachsamkeit, Frömmigkeit und Weisheit (weibliche Figuren) sowie Tapferkeit, Fahnentreue, Aufopferung und die kriegerische Intelligenz (männliche Figuren).

Doch zurück in die Herrengasse. Das Haus, in dem das Café Central beheimatet ist, ist auch sonst überreich verziert („toskanischer Neorenaissance-Stil"), hieß früher „Bank- und Börsengebäude" und ist jetzt besser bekannt unter dem Namen „Palais Ferstl". Das eigentliche, ursprüngliche Café Central, auch – nach den vielen prominenten Spielern, die sich unter seinen Besuchern fanden – „Die Schachhochschule" genannt, lag übrigens früher im Innenhof. Das heutige Kaffeehaus logiert in einer ehemaligen Schalterhalle, zu Beginn nichts weniger als die „Warenbörse der Österreichisch-Ungarischen Nationalbank". Das Palais wurde übrigens nicht nach einem adligen Besitzer benannt, sondern nach seinem adligen Erbauer – Heinrich von Ferstel, der unter anderem auch der Architekt der Votivkirche, der Hauptuniversität am Dr.-Karl-Lueger-Ring, der Universität für Angewandte Kunst Wien (ehemals Kunstgewerbeschule) und dem Museum für angewandte Kunst (MAK) war. Alle diese Gebäude sind, übrigens wie fast alle anderen Bauten am Ring auch, ebenfalls geradezu übersät von Skulpturen.

Gleich gegenüber vom „Central" mit seinen monarchistischen Völkerfiguren steht an der Adresse Herrengasse 12 ein von Otto Wagner Schüler Franz Krasny ebenfalls als Bankgebäude (der „Zivnostenska Banca“) errichtetes Haus (1914–1919) – mit zwei Reliefs, von denen eines quasi der Macht der werktätigen Masse gewidmet ist. Die Inschrift unter halbnackten muskulösen Männern verrät, originellerweise in Latein, dass ohne Arbeiter schon mal rein gar nichts geht („Fabrilia movent orbem“), die andere preist dafür, ebenfalls unter muskulösen Männern, den gesunden Markt als Grundlage des Glücks („Mercatus sanus felicitatis fundamentum“). Wie auch immer. Franz Krasny zeichnete übrigens auch die ersten Pläne der Öffentlichen Bedürfnisanstalt am Graben (siehe „Kurioses Wien“).

Tatsache ist, das Wien auf Schritt und Tritt, auf Straßenniveau wie auf Hausdächern und dazwischen, mit sicher Tausenden, wenn nicht Hunderttausenden steinernen Mitbürgern aufwarten kann. Man muss nur einmal genau hinsehen.

Jedenfalls verwundert es daher nicht weiter, wenn ein Buch der französischen Schriftstellerin Anaïs Nin den Titel trägt: „Wien war die Stadt der Statuen“. Das Buch heißt im Original „Collages“ und ist ihr letzter Roman. Es beginnt – und endet – mit folgender Passage: *„Vienna was the city of statues. They were as numerous as the people who walked the streets. They stood on the top of the highest towers, lay down on stone tombs, sat on horsebacks, kneeled, prayed, fought animals and wars, danced, drank wine and read books made of stone.“*

Kunst und Kultur, unterirdisch

Immer wieder einmal geistert der Begriff „Kulturlinie" durch die Medien, wenn von der Wiener U-Bahnlinie U3 die Rede ist. Tatsächlich wurde diese zum Teil als eine solche geplant und auch immer wieder so beworben. Ein logisches Hauptargument dafür ist, dass an ihrer Strecke besonders viele kulturelle und künstlerische Institutionen zu finden sind. Allerdings, wenn die Bemerkung erlaubt ist, nimmt das nicht besonders Wunder, wenn eine Linie die Wiener Innenstadt kreuzt ... Und auch sonst ist ja fast von jeder anderen U-Bahnstation in Wien irgendetwas Kulturelles nur einen Steinwurf entfernt.

Aber egal, denn man muss auch sagen, dass für die Gestaltung von Teilen der Stationen tatsächlich besonders viele zeitgenössische Künstler engagiert wurden, die seit 1991 teilweise erstaunliche und auch sehr umfangreiche Kunstwerke, meist im Ein- und Ausgangsbereich der Stationen, geschaffen haben. Oftmaligen, ja wohl besonders, täglichen Benutzern der U-Bahn mag das gar nicht mehr so sehr auffallen, tatsächlich ist die Liste der Gestalter der U-Bahn-Kunst durchaus prominent gehalten.

So findet sich das *größte* Kunstwerk in der Station „Volkstheater", wo ein riesiges Mosaik, ein sogenanntes

Glasfries, den ganzen Bahnsteig umrahmt. Es wurde von Anton Lehmden in Zusammenarbeit mit Künstlern einer italienischen Mosaikschule in zweieinhalbjähriger Arbeit geschaffen und thematisiert sowohl die „Entstehung des Universums aus dem Urknall" wie auch die „Entwicklungsgeschichte der Natur auf Erden".

Das *höchste* Kunstwerk befindet sich in der Station „Schweglerstraße". Dort ragt die „Wellenmaschine" von Nam June Paik 15 Meter vom Bahnsteig bis zum Ausgang hoch auf und wird durch den Luftschwall ein- und ausfahrender Züge in Bewegung versetzt. Dazu erzeugen Leuchtdioden optische Effekte. Außerdem steht dort seine Videoinstallation „Tele Archäologie", eine Art Mauer mit Fenstern und Fernsehern auf Schienen, und einige weitere Objekte (ein Mini-Cooper, die Räder einer Lokomotive, ein Sportflugzeug und eine Mercury-Landekapsel) hängen neben dem Aufzugschacht von der Decke.

In der Station „Landstraße" hat niemand geringerer als Oswald Oberhuber ein Wandgemälde, eigentlich Emailplatten, angepasst an die üblichen Wandelemente der U-Bahnstationen unter dem Titel „Permanent – Graffiti" gestaltet. Dazu kommt noch die Videoinstallation „Planet der Pendler" von Kurt Hofstetter – eine Uhr, in der vorbeigehende Passanten via Videokamera zum ständig wechselnden Uhrblatt werden.

Auch nicht klein ist die von ebenfalls einem der wichtigsten zeitgenössischen Künstler, nämlich Adolf

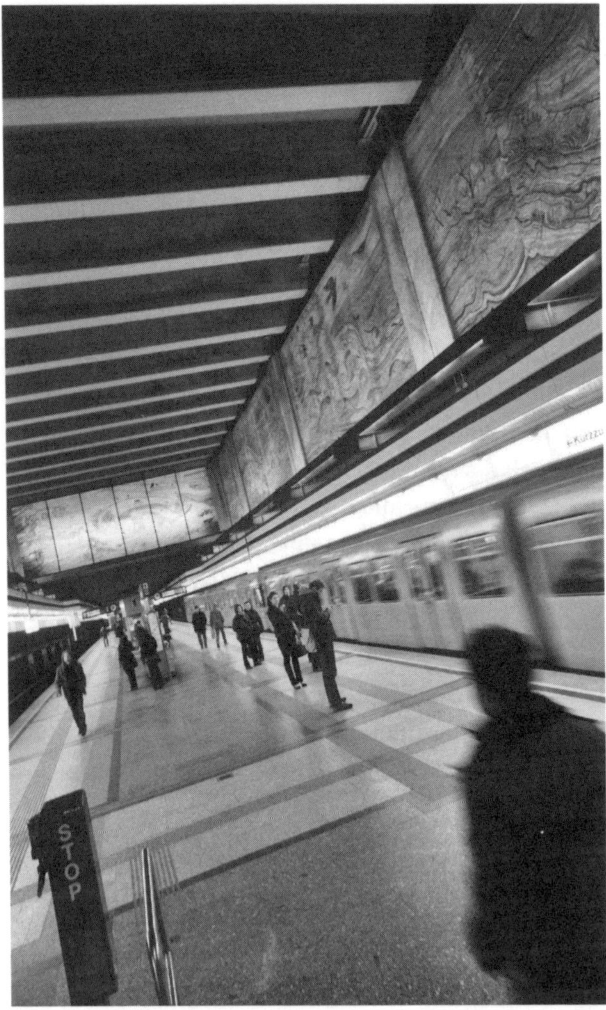

Kunst im Alltag. U-Bahn-Station Volkstheater

Frohner, in der Station „Westbahnhof" geschaffene Kunstwand mit dem Titel „Cirka 55 Schritte durch Europa", die sich auf 40 Metern mit der Evolution des Kontinents Europa auseinandersetzt. Um zu verhindern, dass sich Passanten auf die abschließende schwarze Steinkugel setzen, gibt es mittlerweile eine Barriere.

Außerhalb der Station „Erdberg", lange Zeit der Endpunkt der Linie, nämlich an den Wänden der Erdbergstraße im Schatten der Südosttangente finden sich die zwei aus handbemalten Fliesen gestalteten Mosaike „Stadtauswärts" und „Stadteinwärts" von Peter Atanasow, welche die Symbiose des Zusammenlebens in einer Stadt darstellen sollen.

In der Station „Johnstraße" gibt es an den Wänden des Ausgangsbereichs eine Emaildarstellung der „Frühjahrsparade auf der Schmelz 1897", eine Reproduktion des Originalgemäldes von Felician Freiherr von Myrnbach-Rheinfeld, das im Heeresgeschichtlichen Museum hängt.

Die Kunst-Installation „Bewegungen der Seele" von Michael Hedwig in der Station „Stubentor" widmet sich insgesamt auf drei Teile aufgeteilt und über die gesamte Station verteilt den Themen „Bewegung" und „Miteinander". Eines vertikal entlang des Liftschachtes, eines am Weg zum Bahnsteig und das dritte über einem Gleis. Gut umgesetzt also die generelle Auflage der Wiener Linien, dass die Kunstwerke den konkreten Ort U-Bahn bei der künstlerischen Gestaltung mitbedenken sollen.

Die Station „Hütteldorfer Straße“ zeigt auf Stahlblech das „U-Bahn-Alphabet“ von Georg Salner, eine Art 40 Meter lange changierende optische Installation mittels verschiedenfarbigen, beschrifteten Streifen an der Wand.

Die Station „Enkplatz“ bietet sowohl einen Digitaldruck namens „Beletage“ von Mona Hahn und Ilse Haider, als auch „Spiegelbilder“ genannte Holzschnitte auf Email von Erich Steininger.

Die beiden (vorläufigen) Endpunkte der Linie glänzen zum einen mit einer Skulptur namens „Frosch“ von Gottfried Kumpf in „Simmering“ und zum anderen sowohl mit einer Skulptur mit Videoinformation namens „U-Turm“ von Margot Pilz in der Station „Ottakring“, als auch mit einer Graffiti namens „Styl´s und Characters“ des Vereins Graffiti Union beim Ausgang Paltaufgasse.

Wenn man noch die archäologischen Funde im Zuge des U-Bahnbaus, die teilweise in, teilweise über den Stationen ausgestellt oder sichtbar gemacht werden, hinzuzählt, gesellen sich noch einige weitere Stationen zur Kulturlinie hinzu. Wie die Virgilkapelle („Stephansplatz“), die Ludwigskapelle („Herrengasse“), die Renaissancestadtmauer („Stubentor“) – siehe auch das Kapitel „Flache Denkmäler“ – und Reste römischer Säulen („Rochusgasse“). Übrigens gibt es auch noch andere Kunststationen auf anderen Linien, vor allem auf der U2, am Knotenpunkt Karlsplatz und in einer Ustraba-Station (Laurenzgasse).

Zwar sind noch nicht alle Stationen der Linie U3 künstlerisch aufgewertet, aber man kann auf zukünftige Entwicklungen dieses work in progress hoffen. Und außerdem lässt sich schon jetzt im Wiener Untergrund ganz schön viel – moderne – Kunst im öffentlichen Raum besichtigen. Zum Preis einer Tageskarte der Wiener Linien.

Kahlenberg-verwirrung

Obwohl Wien zahlreiche – auch höhere – Gipfel aufzuweisen hat, gelten doch der Kahlenberg und der Leopoldsberg als seine Hausberge. Wenn wir einmal den nur gnadenhalber so bezeichneten Bisamberg außer Acht lassen.

Mancher Bewohner der Stadt mag schon gehört haben, dass der Kahlenberg früher Saukogel hieß. Das stimmt auch – mehr oder weniger zumindest, in Wirklichkeit ist es ein gutes Stück komplizierter: Denn der Kahlenberg, den wir heute als solchen kennen, war nicht immer der Kahlenberg. Vielmehr wurde nämlich früher der heutige Leopoldsberg als Kahlenberg bezeichnet und ist somit der eigentliche Kahlenberg, der Ur-Kahlenberg sozusagen. Das erschließt sich auch daraus, dass sich das sogenannte Kahlenbergdorf – heute der nördlichste Teil von Döbling – zwischen Donau und Leopoldsberg befindet und eben nicht … aber der Reihe nach.

Bis ins 17. Jahrhundert thronte der damals so genannte Kahlenberg über der Donau. Mindestens seit der Bronzezeit lebten an und auf ihm Menschen, auf seiner Spitze gibt es sogar Funde einer Höhensiedlung aus der sogenannten Urnenfeldkultur. Vermutlich wurde der Kahlenberg aufgrund seines steil zur Donau abfallenden, felsigen Abhangs und seiner geringen Bewaldung so bezeichnet, als „kahler Berg“ eben. Er ist allerdings auch das Ende desjenigen Teils des Wienerwaldes, der auch als Kahlengebirge bekannt ist. Ob der Berg jedoch den Namen des sonst ja sehr bewaldeten Gebirges erhielt oder doch eher das Gebirge den Namen des Berges, konnte ich nicht mit letzter Sicherheit ermitteln.

Jedenfalls ließ der Babenberger Leopold III. im zwölften Jahrhundert hier eine Festung gegen die Magyaren errichten. Was den Namen des Berges nicht änderte. Der Habsburger Kaiser Leopold I. ließ dann 1679 die Leopoldskapelle bauen. Was den Namen vorerst ebenfalls nicht änderte. Diese wurde 1683 von den Türken zerstört, 1693 wieder aufgebaut und dem Heiligen Leopold geweiht. Der übrigens niemand anderer ist als der schon oben genannte, inzwischen heiliggesprochene Leopold III. – ja der, wegen dem heute noch aller Schüler Wiens und Niederösterreichs im Herbst einen Tag, zu Leopoldi, schulfrei haben. Worauf der Berg nun endlich den Namen Leopoldsberg erhielt. Und der danebenliegende ... Josephsberg wiederum seinen Namen erbte. Denn der heutige Kahlenberg hieß eine kurze Zeitspanne – zwischen 1628, nämlich als ihn Kaiser Ferdinand II. vom Stift Klosterneuburg kaufte und so taufte, bis eben 1693 – Josephsberg. Davor, erraten, war er aber als Sauberg oder Schweinsberg bekannt – logischerweise nach den hier seit jeher reichlich anzutreffenden Wildschweinen benannt.

Von Harald Havas im Metroverlag erschienen

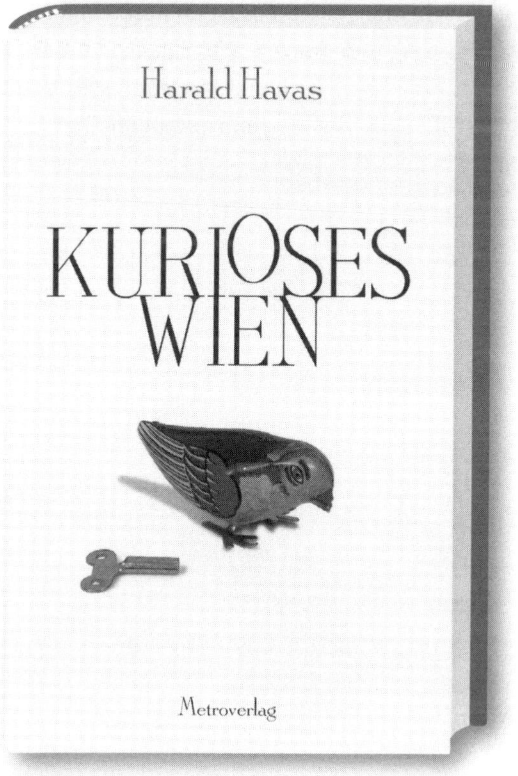

Harald Havas
Kurioses Wien
ISBN 978-3-99300-000-4
€ 19,90

Dank gebührt vielen Anregern, Gesprächspartnern, dem oftmals unfassbar passgenauen Faktor Zufall sowie insbesondere Dr. Christian Blankenstein für die Idee und viele Informationen zu den Kapiteln über die Wiener Rettung und Franz X. Wurm, entnommen seinem Buch „Vergessen, verkannt, verfemt", sowie Andreas Beer für seine Insiderinformationen über die Pramergasse!

Bildnachweis:
Archiv des Verlags: S. 11, 21, 32, 40, 53, 57, 61, 72, 77, 87, 99, 110, 116, 130, 141, 148, 161, 172, 179, 184
Siver Screen Records: S. 16
Egmont Falog: S. 125
Disney Studios: S. 137
Wiener Linien: S. 45
Harald Havas: S. 25, 96

Verlagsbüro W. GmbH
www.metroverlag.at

Gesamtherstellung: CPI Moravia Books Gmbh
Printed in the EU
ISBN 978-3-99300-034-9

Einleitung von Iwan-Michelangelo D'Aprile

Der junge Fontane entdeckt eine frühviktorianische Bestseller-Autorin

Rund 180 Jahre nach seiner Entstehung wird hier erstmals Catherine Gores Roman *The Money-Lender* in der Übersetzung von Theodor Fontane veröffentlicht. Es ist der Roman einer der erfolgreichsten Autorinnen des frühviktorianischen Zeitalters, der sich durch seine pointierte gesellschaftskritische Stoßrichtung von den meisten ihrer Werke abhebt; dazu in der Übertragung des jungen Theodor Fontane, die bereits dessen eigene literarische Ambitionen erkennen lässt und als erster »Fontane-Roman« überhaupt auf die schriftstellerischen Anfänge des bekanntesten deutschsprachigen Realisten verweist – mehr gute Gründe, dieses Werk dem Publikum zugänglich zu machen, lassen sich schwerlich finden.

Catherine Frances Gore, 1799 in eine nordenglische Kaufmannsfamilie in Retford geboren, wurde nach ihrem Tod 1861 in einem Nachruf der größten und wichtigsten englischen Tageszeitung *The Times* zur »best novel writer of her class and the wittiest woman of her age« geadelt – kein geringes Lob angesichts einer an großen Roman-Autorinnen wie Charlotte und Emily Brontë, George Eliot, Harriet Martineau, Elisabeth Gaskell und vielen anderen wahrlich nicht armen Zeit. Als Gore ihren Roman schrieb, zuerst veröffentlicht zwischen März und Dezember 1842

unter dem Titel *Abednego, the Money-Lender* in der literarisch-politischen Zeitschrift *Tait's Edinburgh Magazine*, war sie bereits eine bekannte Autorin. Indem sie die Plots, Konflikte und Familienkonstellationen Jane Austens aus der Welt des britischen Landadels in die großstädtische Szenerie der Londoner Metropole verlegte (manchmal sogar mit einem von Austen entlehnten Personal), stieg sie schnell zur unangefochtenen »Queen of the Silver Fork Novel« oder »Queen of the Fashionable Novel« auf, wie die Gattung zeitgenössisch und mit durchaus genderspezifisch abwertender Absicht von männlichen Schriftstellerkollegen genannt wurde (die männlichen Autoren schrieben »Dandy Novels«).[1]

In Entsprechung zu Charles Dickens' gleichzeitig erschienenen Sozialromanen und mit einer vergleichbaren Detaildichte schildert Gore ironisch und satirisch den Konsumrausch und die Modesucht – oder in ihren originellen Wortschöpfungen die »shopocracy« und den »surfaceism« – der Londoner *high society* und *upper classes* des viktorianischen Regency (1819–1837). Mit dem Ende der Napoleonischen Kriege war Großbritannien zur globalen Führungsmacht aufgestiegen. Den nun rasant expandierenden und sich internationalisierenden literarischen Massenmarkt der Feuilletonromane, Leihbibliotheken (»circulating libraries«), Literaturzeitschriften und Taschenbuchreihen bediente Gore mit immer neuen Storys – rund 70 Romane wurden es insgesamt. Was die Zahl von Veröffentlichungen und Auflagen ihrer Romane betrifft, konnten in der Zeit um 1830 nur Walter Scott und James Fenimore Cooper mit ihr konkurrieren. 1831 sorgte sie zudem mit ihrer Komödie *Die Schule der Gefallsüchtigen* (*The School for Coquettes*) für das Theaterereignis der Saison.

The Money-Lender war einer der ersten Romane Catherine Gores nach ihrem rund achtjährigen Aufenthalt in Paris. Hier

hatte sie nicht nur das auf die Julirevolution von 1830 erfolgte Ende der Bourbonen-Dynastie und die bürgerliche Machtübernahme des *juste milieu* direkt miterlebt, sondern auch den beginnenden internationalen Siegeszug des französischen Feuilletonromans mit Autorinnen und Autoren wie Honoré de Balzac und George Sand, Alexandre Dumas und Eugène Sue.

Von ihrer zunehmenden Politisierung zeugt auch die Veröffentlichung des Romans in der schottischen Monatszeitschrift *Tait's Edinburgh Magazine*. Gegründet 1832 im unmittelbaren Umfeld der liberalen britischen Wahlreform (»Reform-Bill«), bekam die Zeitschrift unter der Chefredakteurin Christian Isobel Johnston ein klares politisches Profil und stellte sich in den Dienst der unterschiedlichen Emanzipationsbestrebungen zwischen Liberalismus, Radikalismus und der sozialen Reformbewegung der Chartisten. Dazu gehörten Leitartikel mit einer scharfen Kritik an der den Adel und die Grundeigentümer begünstigenden Politik unter Premierminister Peel ebenso wie die Veröffentlichungen liberaler Vordenker wie John Stuart Mill oder Jeremy Bentham. Deutlich erkennbare Schwerpunkte bildeten zum einen Fragen der Frauenemanzipation, nicht nur repräsentiert durch eine weibliche Chefredakteurin, sondern auch eine überdurchschnittlich hohe Zahl von Autorinnen und Besprechungen von deren Werken. Zudem senkte Johnston den Verkaufspreis des Magazins und öffnete es für die Anliegen der neuen sozialen Klassen des Industrieproletariats. Mittels einer eigens eingerichteten ständigen Rubrik (*Feast of the Poets*) lernten die Leserinnen und Leser die frühsozialistischen und chartistischen Programme und Dichtungen von Autoren wie Ebenezer Elliott und Robert Nicoll kennen. Aber auch der zeitgenössische Abolitionismus- und Antirassismus-Diskurs gehörte zum literarisch-politischen Emanzipationsprogramm der Zeitschrift – etwa in umfangreichen

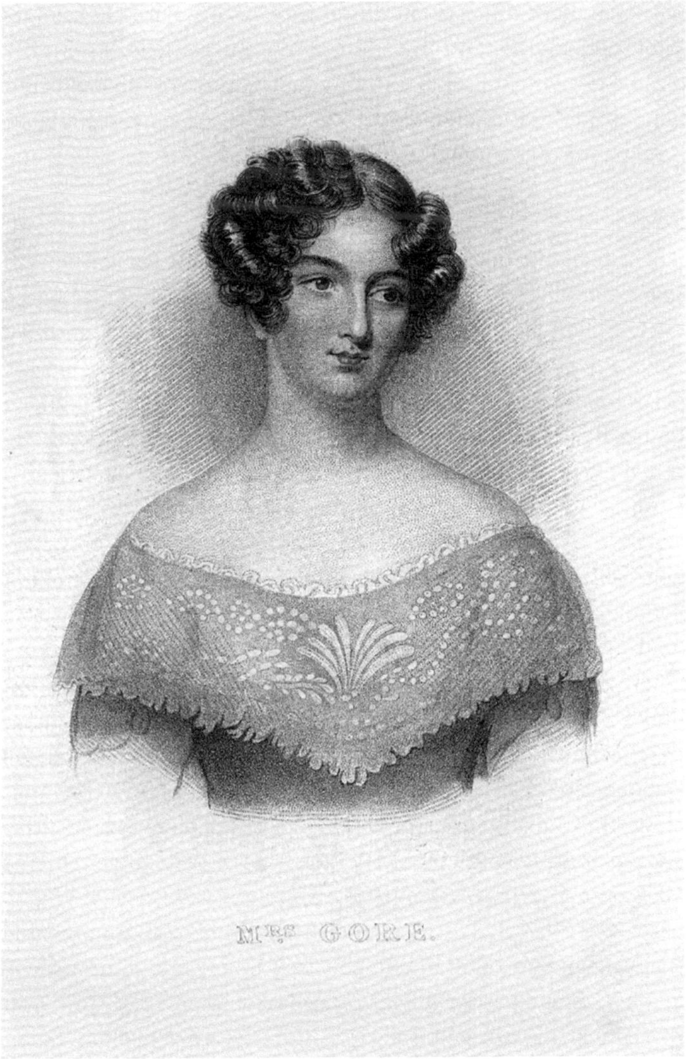

Catherine Gore.
Portrait von unbekannter Hand, 1848

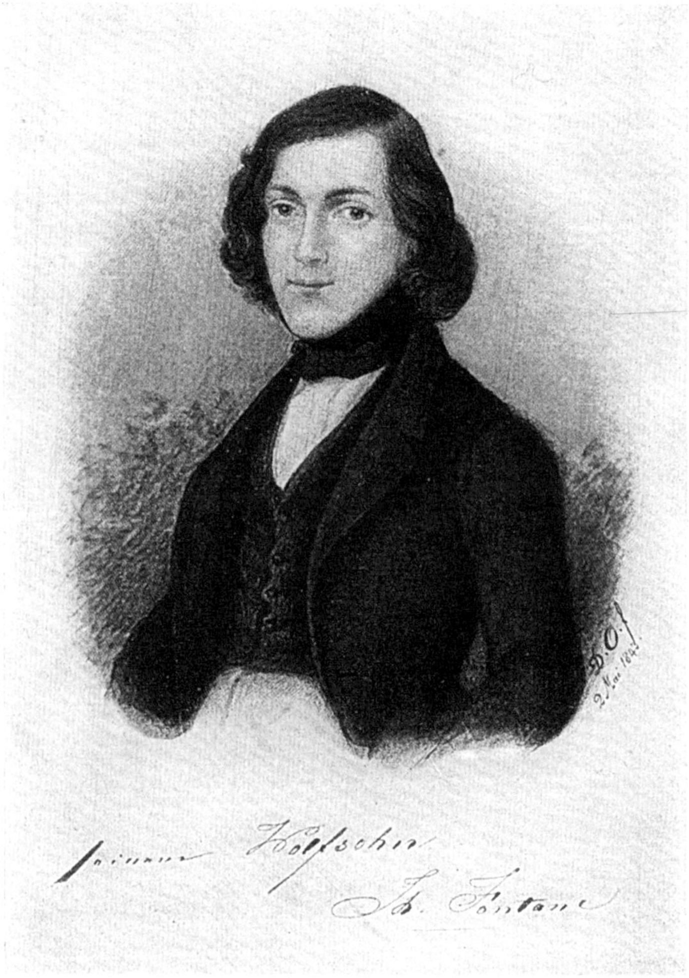

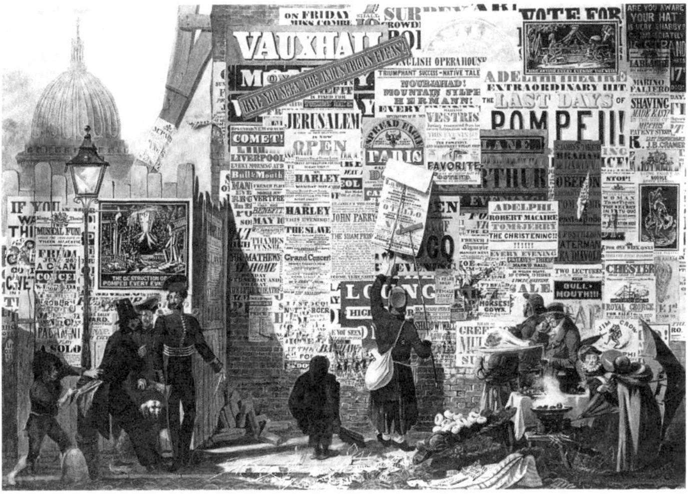

John Parry. A London Street Scene,
1830er-Jahre

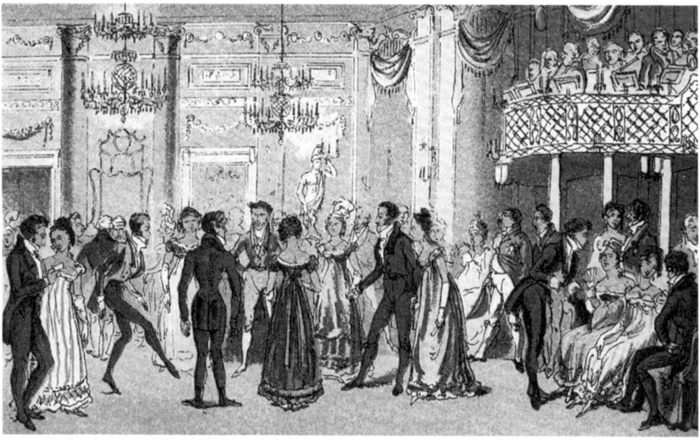

Im Almack's, nach einer Illustration
von George Cruikshank, 1821

1842. Februar 14. №. 4.

THE GERMAN AND CONTINENTAL EXAMINER.

POETRY.

LINES ON THE BIRTH OF THE HEIR-APPARENT.

BY MRS. GORE.

By other lips be lofty Paeans sung,
By other knees lowly allegiance paid;
A word of warning trembles on my tongue,
That may not be unsaid!

Yet welcome, welcome, Babe! as though a star
Beacon'd thy cradle, as in Bethlehem,
To tell the nations One was born afar,
As sacrifice for *them!*

For, arduous is thy mission, royal boy!
Not unto thee sufficeth, by thy smile
To tinge with rainbow-hues the tears of joy
A mother's pangs beguile!—

Thou cam'st not here to sport with childish glee;
With thy first breath the task of care began:
Purple and pall oppress thine infancy,
For thou art *born* a MAN!

Thornless, as fortune favours theirs or them,
May prove the wreath of roses that adorns
All other brows;—the regal diadem
Must be a crown of thorns!

Nor sparkling dews, nor glowing noontide flame
Must mar the calmness of thy youth sedate;
Shunning temptation, lest in Frailty's shame
The throne participate!

No wild exploit, no pleasant midnight chimes,
Must the severer cares of State relieve;
The faults of subjects darken into crimes,
Worn on a prince's sleeve.

Stern, as the statue on its pedestal,—
Pure, as the silvery clouds of moonlit skies,
Should be the Royal One, whose actions all
Survey with jealous eyes.

By the defilements of their temples moved,
The Heathen, school'd by Nature's mystic spell,
Struck down the altars of the gods he lov'd,
And mock'd their oracles.

And thou! O happier Alfred, from whose lands
Are swept the beast of prey, and man of blood;
Know that a nation great and *free*, demands
A monarch great and *good!*

He, in whose breast abides the subject's breath,
Spotless as truth, should keep the heart within:
And thrice accursed the king who dooms to death,
Yet dares to live in sin!—

Therefore, oh! therefore, those who love thee best,
E'en while they swell the triumph of this hour,
Fair human child!—rejoice with trembling, lest
Thy task exceed thy power.

Yet with that fear, what glorious hopes unite!—
Lov'd of a nation's heart!—what prayers ascend
For thee to Heaven's eternal throne of light,
As for a future friend!—

Vast as thy cares, thy virtues' scope is wrought!—
One noble impulse of thy heart may bless
The fate of millions,—one bright moment's thought
Secure an age's happiness!

England hath put away her childish things;
And thine may be the name predestinate

7

»Lines on the Birth of the Heir-Apparent« von Catherine Gore im *German and Continental Observer.*

Besprechungen von Harriet Martineaus Roman *The Hour and the Man* über den schwarzen haitianischen Revolutionär Toussaint L'Ouverture.[2]

Vor diesem Hintergrund ist auch die Veröffentlichung von Catherine Gores *Money-Lender* als literarische Stellungnahme gegen den (nicht nur) britischen Adels-Antisemitismus zu verstehen, in dem ständischer Dünkel, religiöser Fanatismus, antikapitalistisches Ressentiment und eine auf Erbschaft und Geburt basierende proto-rassistische Ideologie eine untrennbare Gemengelage von Vorurteilen bilden. Erzählt wird die Geschichte des Geldverleihers Abednego Osalez nach dem Modell des französischen Mystery- und Abenteuerromans. Halb Graf von Monte Christo, halb Nathan der Weise, tritt der Titelheld anfangs nur als mysteriöser und gleichermaßen gefürchteter wie verachteter Dunkelmann A. O. in den von antisemitischen Stereotypen wimmelnden Salongesprächen der Londoner Adelswelt auf. Erst nach und nach entpuppt er sich als der einzig solide Ökonom, der seinen Schuldnern an moralischer und intellektueller Integrität weit überlegen ist und dessen Motive sich erst aus der in den drei Schlusskapiteln nacherzählten familiären Vorgeschichte erhellen. Hier erst klären sich die Verbindungen zwischen den verschiedenen Protagonisten des Romans, dem Geldverleiher Abednego Osalez, dem jungen Londoner Gardeleutnant Basil Annesley und der verarmten Familie des deutschen Künstlers Verelst, der mit seiner Frau Rahel und seinen Töchtern Salome und Esther als politischer Emigrant vor den Demagogenverfolgungen im Anschluss an die Karlsbader Beschlüsse nach London flüchten musste.

Zuvor werden die Leserinnen und Leser durch ein schillerndes Großstadtpanorama geführt, zu dem die prunkvollen Stadtvillen und glänzenden Empfänge der Grafen von Maitland und Herzoge von Rochester ebenso gehören wie die dunklen Elendsviertel und

Abrisshäuser des East End. Von den seinerzeit stadtbekannten Spielsalons und Ballsälen von Graham's oder Almack's, in denen sich der Hochadel vergnügt, über die Büro- und Bankenwelt der Londoner City bis hin zu finsteren Polizeigefängnissen entfaltet sich die Szenerie des Romans. In einem Moment sieht man aus der Schlüsselloch-Perspektive zu, wie junge Adelsdamen für einen letzten Kredit buchstäblich zu allem bereit sind. Im anderen wohnt man einem Diner der internationalen Hochfinanz bei, wo das Geld den erhabenen Namen »Kapital« trägt, die Gäste in allen Sprachen der Welt zu Hause sind und die Regierungen der kontinentalen Wiener Kongressmächte unter den Namen »Hardenberg & Co., Metternich & Co. oder Nesselrode & Co.« firmieren. Jane Austen trifft Eugène Sue.

Dass Gores *Money-Lender* bei alledem erstaunlicherweise vor Alexandre Dumas' *Conte de Monte-Cristo* (erschienen von August 1844 bis Januar 1846 im *Journal des Débats*), Eugène Sues *Mystères de Paris* (Juni 1842 bis Oktober 1843, ebenfalls im *Journal des Débats*) und dem *Juif errant* (Juni 1844 bis Oktober 1845 in *Le Constitutionnel*) geschrieben und veröffentlicht wurde, verweist auf die in der Zeit und ihren medialen Entwicklungen liegenden erzähltechnischen Verfahren und Handlungsmuster.[3]

Auch wenn Plot und Erzählweise von Gores Roman – einschließlich des harmonisierenden Happy End – letztlich auf den eingefahrenen Bahnen der Unterhaltungsliteratur bleiben und dessen Antisemitismuskritik im Gegensatz etwa zu Fanny Lewalds kurze Zeit später geschriebenem Roman *Jenny* von 1843 selbst nicht frei von Stereotypen bleibt, wird die politische Absicht des Romans und teilweise auch die Schärfe der Kritik noch heute erkennbar: von Lady Annesleys antisemitischem Hassausbruch im vierten Kapitel, als Basil Annesley mit offenem Mund die Tiraden seiner ansonsten stets beherrschten und

wortkargen Mutter anhören muss (»Was mich betrifft, so verabscheu' ich die Juden. Noch mehr, ich bin stolz auf meine Erklärung, daß ich sie verabscheue«) bis zu den realistischen Schilderungen der Diskriminierungen, die Abednego in der Eliteschule Eton und an der Universität Oxford erfahren musste, oder den antisemitischen Hetzkampagnen, mit denen seine Wahl ins *House of Commons* verhindert wird. Die Hoffnungen des Vaters, der seinem Sohn statt der katholisch-fundamentalistischen Zustände im südspanischen Cadiz ein Leben in den vermeintlich freieren Verhältnissen im selbsternannten Musterland von Liberalismus und Aufklärung ermöglichen wollte, werden jedenfalls gründlich enttäuscht. War Abednego trotz der bereits in der Großelterngeneration erfolgten Konversion zum Christentum in Cadiz noch »der *Sohn* des Juden«, so gilt er in Großbritannien nur noch als »*der* Jude«. Als Stigma reichen allein Name und Gesicht: »In *meinem Namen*, Basil, ruht das Geheimnis meiner Bestimmung, er ist der Schlüssel, ohne den es nicht erschlossen werden kann, [...] denn er ist der Name eines – *Juden*. Mag ich leben nach allen Geboten der Lehre Christi, mag ich Gott fürchten und meinen Nächsten lieben wie mich selbst, mag ich wie Paulus als Märtyrer sterben, am Kreuz oder auf dem Scheiterhaufen – es frommt zu nichts, man verschreit mich als einen Juden, weil ich einen jüdischen Namen führe. Mein Vatersname riecht nach der Synagoge! – Ich bin ein Jude, – ich *muß* ein Jude sein, – die Welt hält mich für einen solchen, und wer möchte deren Ansicht bekämpfen, der *Welt* – den Mund stopfen?«

Den realhistorischen Hintergrund des Romans bilden die zeitgenössischen antijüdischen Kampagnen gegen die Londoner Vertreter des internationalen Bankhauses der Rothschilds, Nathan Meyer Rothschild (1777–1836) und dessen Sohn Lionel de Rothschild (1808–1879), die auch bei anderen zeitgenössischen

Literaten wie Charles Dickens oder Benjamin Disraeli thematisiert wurden.[4] Obwohl die Rothschilds in den höchsten Kreisen der Politik verkehrten und wesentlich zur Verwaltung der Staatsfinanzen beitrugen, wurde ihre Wahl ins britische Unterhaus mit allen Mitteln von konservativen Kreisen verhindert. Erst Jahre nach dem Erscheinen von Gores Roman konnte Lionel de Rothschild der erste jüdische Abgeordnete der Stadt London für das *House of Commons* werden.

Gores *Money-Lender* ist somit auch ein historisches Zeugnis einer mit dem Scheitern von 1848 endenden geschichtlichen Phase, in der Banken und Handelsbürgertum noch auf der Seite der sozialen Emanzipations- und Demokratiebewegungen standen und ihren gemeinsamen Hauptgegner in den Privilegienträgern und Ständeschranken der alten Ordnung sahen. Im deutschen Vormärz wäre in diesem Zusammenhang an Karl Gutzkows Porträt der Rothschilds in der Augsburger *Allgemeinen Zeitung* von 1835 zu erinnern, in dem er nicht nur auf deren friedenssichernde Stabilisierung und Internationalisierung des Finanz- und Kreditsystems nach den Napoleonischen Kriegen aufmerksam machte, sondern auch deren Unterstützung konstitutioneller Bewegungen von den Hardenberg'schen Reformen bis zur Pariser Julirevolution hervorhob. In vergleichbarer Stoßrichtung beschrieb Heinrich Heine die Rothschilds als »größte Revolutionäre« und »Begründer der modernen Demokratie«, die nach Richelieu und Robespierre die auf »Oberherrschaft des Bodens« und geburtsständischen Privilegien beruhende Herrschaft des alten Feudaladels gestürzt und an deren Stelle das »Staatspapieresystem« und das bewegliche Eigentum gesetzt hätten, das einer demokratischen sozialen Mobilität weitaus gemäßer sei. Und im Jahr des Erscheinens von Gores Roman gründeten die Bankiers Ludolf Camphausen und Dagobert Oppenheim in Köln die *Rheini-*

sche Zeitung und setzten als deren Chefredakteur einen gewissen Karl Marx ein.[5]

Von *Tait's Edinburgh Magazine* aus weisen auch die Spuren zum literarisch ambitionierten, gerade Anfang 20-jährigen Apothekergehilfen Theodor Fontane in Leipzig. Erstmals lassen sich durch die Entdeckung von Fontanes Vorlage, der Erstveröffentlichung von Gores Roman in der Zeitschrift – ermöglicht durch die zunehmende Digitalisierung internationaler historischer Periodika –, Datierung, Hintergründe und Eigenarten von Fontanes Übersetzung gesicherter angeben.[6] Einmal mehr zeigt sich, dass die Literaturgeschichte des 19. Jahrhunderts viel stärker vom sich entwickelnden literarischen Unterhaltungsmarkt und dessen Medien Zeitung und Zeitschrift her zu denken ist, als dies lange der Fall war.

Fontane, der in den Jahren 1841 bis 1843 in Leipzig und Dresden seine Lehrjahre ableistete, stürzte sich dort sofort in die literarischen und politischen Zirkel um die von Robert Blum gegründete demokratische Leipziger Burschenschaft *Kochei* und den nach dem bedeutendsten zeitgenössischen Protestliteraten benannten literarischen Zirkel des *Herwegh-Klubs*. Deren Publikationsorgan war die dreimal in der Woche erscheinende Literaturzeitung *Die Eisenbahn*, die von dem Verleger Robert Binder und Blums Schwager und späteren Paulskirchen-Abgeordneten Georg Günther herausgegeben wurde. In der *Eisenbahn*, die den neuen Geist der Zeit schon im Titel trug, erschienen bis 1844 die frühen literarischen Versuche und Übersetzungen Fontanes – angefangen mit dem im September 1841 veröffentlichten adels- und kleruskritischen Gedicht »Mönch und Ritter«. Sogar die Redaktion der Zeitung wurde Fontane nach einiger Zeit angeboten, was er jedoch ablehnte, um seine Apothekerausbildung abschließen zu können.[7]

Literarischer und politischer Bezugs- und Orientierungspunkt waren für die Leipziger *Eisenbahner* die Entwicklungen und Reformbewegungen in Großbritannien, wie sie etwa in Georg Günthers umfassender Artikelserie über *Die geistigen Vorkämpfer des Radikalismus in England* (1841) dem deutschen Publikum bekannt gemacht wurden. Als Nebenprodukt der *Eisenbahn* wurde unter dem Titel *The German and Continental Examiner. Journal for Lovers of the English Language and Literature* eine Literaturzeitschrift vertrieben, in der sehr zeitnah aus britischen Literaturzeitschriften kompilierte originalsprachliche Auszüge und Werke zeitgenössischer britischer Literatur abgedruckt wurden – zuallererst aus *Tait's Edinburgh Magazine*.

Einer der größten »Lovers of the English Language and Literature« war der freie Mitarbeiter Theodor Fontane. Hier fand er eine unerschöpfliche Quelle für seine eigenen frühen Übersetzungen, die dem Autodidakten der eigenen literarischen Orientierung und Positionierung dienten. Erschienen Fontanes frühe Übersetzungen lange Zeit als scheinbar disparates Sammelsurium – neben der Übertragung von Shakespeares *Hamlet* reichen sie von der umfassenden Studie zur frühsozialistischen britischen Arbeiterliteratur mit Gedichtübertragungen des »Fabrikbarden« (»Factory Bard«) John Critchley Prince und der »Anti-Corn Law Rhymers« Ebenezer Elliott und Robert Nicholl über schottische Geschichtsballaden bis hin zu eben einem Londoner High-Society-Roman von Catherine Gore –, so erhellt sich der Zusammenhang sofort über das Medium: Sie alle erschienen im 1842er-Jahrgang der schottischen Literaturzeitschrift.

Der junge Fontane, von Anfang an hauptsächlich durch die populären Medien seiner Zeit literarisch sozialisiert und fremdsprachlich gebildet, zeigt sich schon hier als der spätere Medienprofi, der er nach seinem Berufswechsel vom Apotheker zum

politischen Journalisten in seinem 30. Lebensjahr werden sollte. Nicht nur war Fontane auf dem stark umkämpften Markt literarischer Übersetzungen um Jahre schneller als das Konkurrenzunternehmen der Stuttgarter Franckhe'schen Buchhandlung, die unter Leitung von Ludwig Hauff 1846 die Buchfassung von Gores Roman in einer deutschen Übersetzung publizierte. Auch sprachlich und stilistisch kommt seine schwungvolle Übertragung dem Ton der Unterhaltungsautorin um Längen näher als die hölzerne Wort-für-Wort-Übersetzung der Stuttgarter Übersetzungsfabrik, in der angestellte Lohnschreiber im Schichtbetrieb Rohübersetzungen anfertigten, die dann lediglich von Hauff noch einmal durchgesehen wurden.[8]

Überall erkennbar werden Fontanes eigene literarische Ambitionen, dem es nicht um eine Übersetzung als Selbstzweck ging, sondern um die Übertragung eines Exempels der in Deutschland bis dato unbekannten Gattung des Unterhaltungs- und Feuilletonromans in die Erfahrungswelt des deutschen Lesepublikums: So wird der Slang der Londoner Polizisten bei Fontane zum Berlinischen Dialekt, das Halbseidene des betrügerischen Bilderhändlers Mr. Stubbs offenbart sich schon in dessen von Fontane trefflich ausgemalter öliger Diktion. Illustrationen und Verweise auf zeitgenössische literarische Werke, Orte oder kulturelle Ereignisse in Gores Roman werden durch Beispiele aus dem deutschen Erfahrungsraum ergänzt – zu den Londoner Unterweltgrößen gesellt sich etwa ein Rinaldo Rinaldini aus Christian August Vulpius' Erfolgsroman. Basil Annesleys Kameraden aus dem Garderegiment werden in den preußischen Militärton transponiert, wenn ihnen in jedem zweiten Satz die Floskel »auf Ehre« in den Mund gelegt wird, für die es im Original keine Entsprechung gibt.

Dass Fontane gerade dieser Roman unmittelbar angesprochen hat und er bis ins hohe Alter darauf beharrte, dass es sich um

»eine sehr gute Erzählung« handele, zeugt von seinem früh ausgeprägten Gespür für literarische Formen und Erzählstoffe, die sein späteres Romanwerk auszeichnen.[9] Nicht zufällig übersetzt Fontane einen ausgesprochenen Großstadtroman, in dem die Abgründe der vermeintlich »guten Gesellschaft« thematisiert werden. Schon in seinem »ersten Roman« wählt Fontane zudem einen Stoff, bei dem hinter den immer gleichen Liebesgeschichten des Unterhaltungsmarktes »in ihrer schauderösen Ähnlichkeit« das »gefährlich Politische« lauert, das ihn auch bei seinen späten Romanen vor allem interessierte.[10] In einem Lexikoneintrag zu Catherine Gore in Lorcks *Frauen der Zeit* von 1862 hebt Fontane in ähnlicher Hinsicht die »weltliche Klugheit« und das »Geist- und Witzsprühende« hervor, »das ihre Bücher zu einer anregenden und beliebten Unterhaltungslectüre« in der Manier der »Meister des modernen französischen Romans« werden lasse.[11] Als er den Gore-Roman entdeckte, beschäftigte ihn das Antisemitismus-Thema auch persönlich: Sein wichtigster Freund und erster literarischer Förderer, der russisch-jüdische Autor und Mitglied des *Herwegh-Klubs* Wilhelm Wolfsohn war in seiner Liebe zu der protestantischen Tischlertochter Emilie Gey ähnlichen Beschränkungen und Diskriminierungen wie Abednego Osalez ausgesetzt, bevor er sie in der kurzen Phase der liberalisierten Gesetzgebung der Revolutionszeit 1848/49 endlich heiraten konnte.

Im Rückblick von Fontanes späterem Romanwerk aus gesehen, ließe sich über weitere Motivkomplexe spekulieren, die in seiner Gore-Übertragung bereits angelegt scheinen: von den von Sticheleien und Gemeinheiten geprägten Umgangsformen im Garderegiment in *Schach von Wuthenow* über den tief verankerten und bornierten adligen Antisemitismus Cesarine Storch von Adebars aus dem gleichnamigen Romanentwurf bis hin zu den Fontane-typischen Mutterfiguren, die von Luise von Briest bis zu

Frau Jenny Treibel oft als hartgesottene Wächterinnen über die Ständekonventionen auftreten.

Abgesehen von solch spekulativ bleibenden Beobachtungen, die zudem auf ihre zeittypische Musterhaftigkeit zu überprüfen wären, verweist die Übersetzung aber vor allem auf die Genese von Fontanes spezifischem Realismus im literarischen Unterhaltungsmarkt westeuropäischer Prägung. Weit mehr als seine akademisch sozialisierten literarischen Zeitgenossen von Gustav Freytag bis zu Friedrich Spielhagen – aber im Einklang mit den notgedrungen ebenfalls nicht akademisch sozialisierten Autorinnen seiner Zeit – weigerte er sich, eine kategorische Ständeschranke zwischen dem Unterhaltungsroman und der sogenannten »hohen Literatur« zu errichten. Höchstes »Roman-Ideal« blieb ihm, wie er unter dem Eindruck seiner Zola-Lektüre einmal gegenüber seiner Frau Emilie bemerkte, letztlich der gut geschriebene »Schmöker«.[12] Die Sonderstellung Fontanes innerhalb des deutschsprachigen Realismus, die seit Heinrich und Thomas Mann oder Erich Auerbach immer wieder hervorgehoben wurde und die sich in einer bis heute anhaltenden Beliebtheit seiner Romane ausdrückt, hat hierin ihre nicht unwesentlichste Ursache.

Dass Fontanes Übersetzung aus seinen Leipziger und Dresdener Gehilfenjahren stammt, lässt sich aus der Überlieferungsgeschichte des Manuskripts weiter belegen. Wie für die meisten Arbeiten aus dieser Zeit konnte Fontane auch für seine Gore-Übertragung keinen Verleger finden. Cotta in Tübingen nahm ihm einige Übertragungen britischer Arbeitergedichte von John Critchley Prince für sein *Morgenblatt* ab, nicht aber die längere Erzählung *Zwei Post-Stationen*, die erst Ende der 1990er-Jahre entdeckt und erstmals veröffentlicht wurde. Der Herwegh-Verleger Fröbel in Zürich lehnte eine Gedichtsammlung unter dem Titel *Berliner*

Taugenichts ab. Fontanes Vermutung, die er in seiner im hohen Alter verfassten Autobiographie *Von Zwanzig bis Dreißig* (1895/96) äußert, dass seine Übersetzung des Romans »irgendwo« »ohne sein Wissen« gedruckt worden sei, konnte bislang nicht bestätigt werden. Einer Notiz Fontanes aus dem Jahr 1873 zufolge hat er bezüglich seiner *Money-Lender*-Übersetzung 1843 in Letschin einen »famosen« Brief, wohl ein Absageschreiben, eines Herrn Meyer erhalten. Absender könnte der Verleger Gottfried Christian Erich Meyer gewesen sein, der seinerzeit in Braunschweig eines der großen Übersetzungsunternehmen betrieb.[13]

Ein Manuskript jedoch hatte sich offenkundig beim *Eisenbahn*-Redakteur Georg Günther erhalten, der wie die meisten Leipziger Herweghianer, wenn sie nicht wie Robert Blum hingerichtet wurden, nach der niedergeschlagenen 1848er-Revolution als politischer Flüchtling in die USA emigrieren musste. Hier schlug sich Günther als Arzt, Homöopath und Journalist bis 1871 mehr schlecht als recht in Milwaukee durch, bevor er nach der Reichsgründung schwer erkrankt nach Deutschland zurückkehrte, wo er Anfang 1872 in Berlin-Westend starb. Mit im Gepäck hatte Günther einige Fontane-Manuskripte aus Leipziger Tagen, die er noch kurz vor dem Tod an den alten Weggefährten Fontane zurückschickte. Auch das Manuskript der *Money-Lender*-Übersetzung mit dem Titel *Abednego, der Pfandleiher* war den Weg ins US-Exil nach Milwaukee gegangen, wo es zunächst bei der 1841 in Leipzig geborenen Tochter Georg Günthers, Johanna, verblieb. Nach der Scheidung von ihrem amerikanischen Ehemann und der Rückkehr nach Europa bot es die inzwischen verarmt in Florenz lebende knapp 70-jährige Johanna Günther im Jahr 1909 über einen Münchener Zwischenhändler dem Sohn des Dichters, dem Berliner Verleger Friedrich Fontane, zum Kauf an.

Friedrich Fontane, der die Handschrift seines Vaters wie

kein anderer kannte, zweifelte nicht an der Echtheit des Manuskripts. Dennoch war er nicht bereit, den geforderten Kaufpreis von 2000 Mark zu zahlen. Stattdessen ließ er sofort eine maschinenschriftliche Abschrift des Manuskripts anfertigen und bot der Verkäuferin lediglich 300 Mark. Den Zuschlag bekam schließlich das ebenfalls von dem Zwischenhändler kontaktierte Märkische Museum, das einen Teil des Dichternachlasses verwaltete und dessen Direktor Otto Pniower wenigstens 500 Mark geboten hatte. 1919 veröffentlichte Pniower in den *Mitteilungen des Vereins für die Geschichte Berlins* eine Beschreibung der Übersetzung und des Manuskripts.[14] Seit dem Zweiten Weltkrieg, als Teile der Bestände des Märkischen Museums ausgelagert und von den verbleibenden Archivalien rund achtzig Prozent zerstört wurden, gilt das Manuskript als verschollen.

Die hier vorliegende Edition folgt weitestgehend dem im Verlag Friedrich Fontane angefertigten und im Fontane Archiv Potsdam überlieferten Typoskript. Offenkundige Tipp- und Transkriptionsfehler wurden – unter Abgleich mit dem Original und mithilfe der Manuskriptbeschreibung von Otto Pniower – korrigiert, Schreibweisen und Zeichensetzung behutsam vereinheitlicht. Stilistische und sprachliche Eigenheiten des jungen Fontane sollten ebenso sichtbar bleiben wie Unsicherheiten in der Übersetzung.

1 Edward Copeland: The Silver Fork Novel. Fashionable Fiction in the Age of Reform. Cambridge: Cambridge University Press 2012.

2 Alexis Easley: First-Person Anonymous. Women Writers and Victorian Print Media 1830–1870. Burlington: Ashgate 2004.

3 Philippe Roepstorff-Robiano: Kreditfiktionen. Der literarische Realismus und die Kunst, Schulden zu erzählen. München: Fink 2020.

4 Niall Ferguson: Die Geschichte der Rothschilds. Propheten des Geldes. 2 Bde. München: Deutsche Verlags-Anstalt 2002.

5 K.G. [=Karl Gutzkow]: Oeffentliche Charaktere. Rothschild. In: Allgemeine Zeitung 143–145. Sonnabend 23. Mai 1835 – Montag 25. Mai 1835. Außerordentliche Beilage zur Allgemeinen Zeitung. Nro. 204–208; Heinrich Heine: Ludwig Börne. Eine Denkschrift (1840). In: Heinrich Heine, Werke in fünf Bänden. Bd. 3: Die Romantische Schule und andere Schriften über Deutschland. Köln: Könemann 1995.

6 Vgl. zuletzt: Thomas Brechenmacher: »Abednego, der Pfandleiher«. Fontanes Übersetzung einer ‚fashionable novel' als frühe Annäherung an die ‚jüdische Frage'. In: Fontane Blätter 110 (2020), S. 90–111.

7 Iwan-Michelangelo D'Aprile: Fontane. Ein Jahrhundert in Bewegung, Reinbek: Rowohlt 2018, S. 75–118.

8 Norbert Bachleitner: »Übersetzungsfabriken«. Das deutsche Übersetzungswesen in der ersten Hälfte des 19. Jahrhunderts. In: Internationales Archiv für Sozialgeschichte der deutschen Literatur (IASL) 14 (1989), Heft 1, S. 1–49.

9 Theodor Fontane: Von Zwanzig bis Dreißig. Autobiographisches. Hg. v. d. Theodor Fontane-Arbeitsstelle, Universität Göttingen, Bandbearbeiter: Wolfgang Rasch. Große Brandenburger Ausgabe Abt. III, Bd 3. Berlin: Aufbau 2014, S. 43.

10 Theodor Fontane an Friedrich Stephany, 2. Juli 1894. In: Theodor Fontane: Werke, Schriften und Briefe. Hg. von Walter Keitel und Helmuth Nürnberger. 22. Bde. 2. Aufl. München: Hanser 1971–1997. Abt. IV, Bd. 4, S. 370.

11 Theodor Fontane: Mrs. Gore. In: Männer der Zeit. Biographisches Lexikon der Gegenwart. Zweite Serie. Supplement: Frauen der Zeit. Leipzig: Lorck 1862, Sp. 43–44.

12 Theodor Fontane an Emilie Fontane, 8. Juni 1883. In: Emilie und Theodor Fontane. Der Ehebriefwechsel. Hg. von Gotthard Erler unter Mitarbeit von Therese Erler. 3 Bde. Große Brandenburger Ausgabe Abt. XII, Bd. 3. Berlin: Aufbau 1998, S. 297.

13 Fontane Notizbuch C6, Bl. 40r. https://fontane-nb.dariah.eu/edition.html?id=/xml/data/1zzdq.xml&page=40r

14 Otto Pniower: Fontane als Übersetzer eines englischen Romans. In: Mitteilungen des Vereins für die Geschichte Berlins 36 (1919), S. 3–6. Die entsprechende Korrespondenz des Friedrich Fontane Verlages ist aufbewahrt im Fontane Archiv Potsdam.

Dank

Ich danke Gönke Steensen, Gizem Güldere und Dorothee D'Aprile für die Unterstützung bei der Erstellung und Durchsicht des Textes. Klaus Peter Möller vom Theodor Fontane Archiv Potsdam danke ich für den Hinweis auf die Korrespondenz des Friedrich Fontane Verlags und die Bereitstellung der entsprechenden Materialien. Bettina Machner vom Stadtmuseum Berlin sei für die Informationen zur Verlustgeschichte des Manuskripts im Märkischen Museum gedankt, Gerd-Christian Treutler für seine genealogischen Recherchen zur Familie Günther. Dem Direktor des Theodor Fontane Archivs Potsdam, Peer Trilcke, danke ich für die Veröffentlichungsgenehmigung des Typoskripts. Last but not least gebührt mein Dank Christian Döring und seinem Team für die Aufnahme des Bandes in die Reihe der »Anderen Bibliothek« und dessen wie immer schöne Gestaltung.

Iwan-Michelangelo D'Aprile

Der Geldverleiher

Ein viktorianischer Roman

Viertausend am Dienstag,

dreitausend vorige Woche.

Kapitel 1

Dem Standpunkt der Gesellschaft entsprechen ihre Laster: mit jenem verändern sich auch diese. Sie herrschen wie Epidemien zu bestimmten Zeiten und an besonderen Orten. So gewiß die javanesische Küste, die Sümpfe der Sierra Leona oder die römische Campagna böse Dünste und Krankheiten erzeugen, so gewiß ist Raub und Mord und Mangel persönlicher Sicherheit nur dort zu finden, wo Ordnung und Gesetz noch nicht zur Macht gelangten und noch die Völker in der Kindheit leben. Wo aber Lug und Trug, wo kalten Bluts begangene Verbrechen sich eingenistet haben, da deutet Sittenverderbnis auf überreife Civilisation. Man verfolge den Stammbaum, etwa nicht wappenführender Geschlechter, sondern den des ganzen Menschengeschlechts, und man wird Genußsucht und Verschwendung stets Schwindelei, Betrug und Wucher erzeugen sehen.

Die ersten fünfzehn Jahre dieses Jahrhunderts bilden eine Epoche höchster Erregung. Noch wogte das Meer, das der Sturm der Revolution so gewaltig aufgerüttelt hatte, und die Staatenschiffe Europas schwebten in Furcht und Gefahr vor einem neuen Angriff. Überall Trompetenklang und wiehernde Schlachtrosse. Jede Hand führte ein Schwert und Leidenschaften durchstürmten jede Brust.

In solcher Zeit ist die Seele wild und rücksichtslos. Wer nach des andern Hab' und Gut verlangt, sinkt zum Räuber herab und lagert sich in den Hohlweg; wer seinem Nächsten nach dem Leben trachtet, der nimmt es ihm mit offener Gewalt, der Heimlichkeit,

wohl gar des Gifts bedarf er nicht. Die Gesellschaft ist in einem Zustande gefährlicher Reizbarkeit, die Tugend selbst wird bis zur Wildheit gesteigert – was läßt sich da von den Lastern erwarten? Doch die unnatürliche Ruhe, die solcher Aufregung zu folgen pflegt, der ruhelose Schlummer, in den Friede und Wohlbefinden die Völker wiegt, übt oft einen ebenso verderblichen Einfluß aus. Sowie des Sommers Hitze viel kriechendes Gewürm, giftige Insekten und Ungeziefer erzeugt, so begünstigt auch ein behagliches Jedentaghineinleben, der stete Sonnenschein des Glücks, das Entstehen verächtlicher Laster und kleiner, aber gemeiner Verbrechen. Es ist ein Treiben wie's Coleridge beschreibt, wenn er die Schrecknisse des Ozeans bei Windstille und Sonnenglut schildert:

Schleimge Wesen, hundertbeinig
Kriechen auf dem Schleim'gen Meer.

Gerade die Kraft dieser »kriechenden Wesen« ist gewaltig, weil es »unzählige« sind. – Wie anders ward die Zeit! Das Kriegsschwert aufgelöster Söldnerscharen hat sich allgemach in das Handwerkszeug von Dieben und Beutelschneidern verwandelt, der Durst nach Gold, um den steigenden Luxus zu bestreiten, droht der Gesellschaft verderblicher zu werden als es der Blutdurst je gewesen, und mancher bedauert das Schwinden einer Zeit, wo die stete Gefahr, in der das Leben schwebte, eben um deshalb, die Seele vor manchem Schaden bewahrte.

Damals als die Macht Napoleons einen panischen Schrecken über Europa verbreitete, der fast die Furcht, die einst die Schrekkensherrschaft Robespierres erweckte, zu überbieten schien, damals als Nationalhaß und Parteistreit mit der Wut des Wahnsinns kämpften, bewegten dennoch auch edlere Gefühle so man-

che Brust. Fast ein jeder sah irgendjemanden, der ihm lieb und wert war, in den Sieg ziehen, sah den Freund, den Bruder allen Gefahren desselben ausgesetzt, und selbst der Leichtsinnigste wagte es nicht, dem eitlen Tand des Lebens nachzugehn. Der nächste Tag schon konnte die Nachricht bringen, daß Tausende aufs Neue gefallen seien, und unter ihnen vielleicht auch er, der ihm teurer war als alle. Das Silberservice, die prächtige Equipage, das diamantne Stirnband verloren einen Teil ihres Wertes; ein Trauernder war bei jedem Gastmahl, bei jedem Balle ein Momento mori und der warnende Klang der Totenglocke in jedem Ohr!

Doch die Zeit dieser Angst und Not erreichte ihr Ende,

»Des grimmen Krieges Runzelstirn ward glatt«.

Und für so mannigfache Entbehrungen glaubte sich die Welt jetzt zehnfacher Belohnung schuldig zu sein. Welch ein Freudentaumel das! Welche maßlosen Vergnügungen, welcher Glanz, welche Verschwendung, als man den Friedensvertrag feierte. Nicht länger gedachte England gefallner Tausende und verlorener Millionen; nicht zufrieden damit, eroberte Fahnen als Siegesbanner aufzustellen, nicht zufrieden mit kirchlicher Feier und dem Absingen des Tedeums, übertönte man das ernste Fest durch Trinklieder und den sinnlosen Jubel modisch werdenden Leichtsinns.

Durch den Glanz des Fürstenkongresses, der sich in London versammelt hatte, wie berauscht, eilten die Engländer dem Kontinente zu, um dort ein Fieber zu pflegen, in dem sie sich wohl zu fühlen schienen. Von diesem Augenblicke an wurden die Bande der Sitte gelockert und ein epikuräischer Luxus war an der Tagesordnung. London begann sich seiner Plumpheit halber zu schämen, und alles mühte sich, den feinen Ton anzunehmen, um sein »savoir vivre« bewundern zu lassen. Neue Gebräuche wurden eingeführt und der Entnervung folgte oft die Armut. Auf jenen Zeitpunkt kann das Unglück so manchen bedeutenden Hauses

zurückgeführt werden. Nicht nur, daß die reisenden Großen des Landes ihr Geld in den Hauptstädten fremder Lande zurückließen, es massenhaft an den Spielbanken zu Paris, Spa und Baden vergeudeten, nein, bei ihrer Rückkehr nach England, gleichviel ob sie London oder die Provinzen zu ihrem Aufenthaltsorte wählten, überall ward der schmachvollen neuen Unordnung der Dinge Eingang verschafft. Fremde Bedienung erheischte jeder vornehme Haushalt, fremde Handwerker fand man in allen Straßen. Alles was gegessen oder getragen wurde, alles was man sagte oder tat, war à la dies oder à la das, und der Wert des Geldes stieg ebenso, wie es täglich knapper und weniger wurde. Ungleich den alten, ehrenfesten Dienern, verschieden von jenen Schaffnern und Kastellanen, die sich vom Vater auf den Sohn vererbten, kamen diese Fremdlinge wie Heuschreckenschwärme über das Land, raubten, plünderten und flogen wieder davon. Um diese Zeit mehrten sich denn auch gewisse Ankündigungen, wie »ein Grundstück ist zu verkaufen«, »ein herrschaftliches Gebäude ist zu erstehen« oder »Gelder sind unter den billigsten Bedingungen auszuleihen« auf eine traurige Weise und bewiesen die Fortschritte, die die Verfeinerung in unserem Lande machte.

Letztgenannter Art waren den jungen Verschwendern der Universitäten und der Garde besonders die Anerbietungen eines gewissen A.O. bekannt, dem man schriftlich seine Aufwartung machen konnte, wenn man die Briefe ans Hungerford-Kaffeehaus adressierte. Jene Ankündigungen bestanden in Phrasen und waren in einem Tone abgefaßt, daß man die höchste Ehrenhaftigkeit hätte vermuten sollen. Es klang, als habe ein Mann von bedeutendem Kapital wenig Lust, sein Geld in Staatsbanken niederzulegen, und zög' es vor, gegen guten Zins und vollkommene Sicherheit sein Vermögen anderweitig unterzubringen – vielleicht zum Besten einer braven Frau und zahlreicher Familie. So

mancher, der sich das erste Mal zum Borgen genötigt sah, sprach zu sich selbst: »A. O. das ist mein Mann!« Denn es ist weit weniger lästig, einen Brief ins Hungerford-Kaffeehaus zu schicken, als angesichts aller Welt in die Tür bekannter Geldverleiher in Cork-Street oder Pall-Mall zu treten.

Dennoch hörte man nie, daß irgendeiner, der jemals seine Zuflucht zu ihm genommen hatte, einem Freunde dieselbe Hilfsquelle anempfahl. Keiner sprach von A. O., niemand wollte Kenntnis von dieser geheimnisvollen Person haben. Wenn aber ein Neuling im Kreise unverständiger junger Leute eine Orgie gefeiert und sein Geld am Spieltisch verloren hatte, wenn er andern Tages von seinem Unglück erzählte und den Namen A. O. als seine letzte Hoffnung nannte, schien jeder Anwesende ängstlich bemüht, dem Gespräche eine andere Richtung zu geben. Jeder drang in ihn, zu keinem Wucherer seine Zuflucht zu nehmen, doch niemand wagte zu sagen: »Hüte Dich vor A. O.!« Ein unerklärlicher Reiz haftete an diesem Namen und selbst solche, die nimmer müde wurden, die Geldbeutel anderer abzuzapfen, nahmen Anstand, diese gefürchteten Anfangsbuchstaben auszusprechen. Die Verfasser ähnlicher Zeitungsankündigungen wurden rücksichtslos geschmäht und durchgehechelt als legitime Nachkommen des Barrabas, doch keiner flüsterte eine Silbe gegen A. O. Wer argwöhnisch ist, mag vielleicht hieraus ableiten, daß die meisten dieser vorsichtigen Freunde in seiner Gewalt waren.

Im Herbst 1823 speisten die Garde-Offiziere in St. James-Street; der Klub war beisammen und man sprach viel über Graham's berühmten Glückstempel, wo in einem und demselben Augenblicke mit entsetzlicher Schnelligkeit gewonnen und verloren wurde. Man bemerkte, daß die Mienen eines jungen Offiziers, der bis dahin gleichgültig zugehört hatte, urplötzlich die höchste Teilnahme verrieten. Es war das um so auffallender, als

jedermann wußte, daß Basil Annesley Graham's nimmer besuche und jenen Personen durchaus nicht befreundet war, deren Glück oder Unglück besprochen wurde.

»Viertausend am Dienstag, dreitausend vorige Woche«, sprach Oberst Loflus. – »Armer Grinsel! Es ist aus mit ihm! Er erzählte mir selbst, vergangenen Monat zwölftausend aufgenommen und hiermit seine Quellen erschöpft zu haben; – verpfändet bis zur letzten Guinea, seine Güter in Irland bis auf den letzten Stein dahin! Armer Grinsel!«

»Er hatte schließlich zum A. O. seine Zuflucht genommen«, erwiderte Captain Blencowe ernst. »Der versteht die Pfiffe und Kniffe um einen herunterzubringen!«

»A. O.? Ist das nicht dieselbe Person, dem mein Onkel, der Herzog von Rochester, dreißigtausend Pfund schulden soll?« rief ein Fähnrich, der erst vor kurzem zum Regiment gekommen war und mit sichtlichem Wohlgefallen »mein Onkel, der Herzog« zitierte; eine Schwäche, die mit Hohn und Spott geheilt wurde, bevor er sechs Monate beim Regimente stand.

»Ja, ja – die Hälfte all der feinen Herrn, die täglich auf St. James-Street an uns vorüberziehn, sind in seinen Klauen, und gewiß wünscht ein jeder aus ihnen befreit zu sein«, erwiderte Blencowe. »A. O. ist die letzte Zuflucht Ruinierter, der Henker, der ihnen den coup de grâce gibt.«

»Was zum Teufel meint Ihr mit dem coup de grâce?« fragte der junge Mann, der sich eben noch mit Stolz »Neffe des Herzogs« genannt hatte.

»Coup de grâce ist der Streich, den man einem Schlachtopfer gibt, um seine Qual schneller zu enden«, erwiderte ein grauköpfiger alter Oberst, der die Amme des Regiments war.

»Ich dächte, dann wäre A. O. viel eher ein schlechter Kerl, der den Unglücklichen vollends ins Verderben stürzt. Einer jener

sauberen Burschen, die den ertrinkenden Hund mit Steinen bewerfen, wenn er kaum noch den Kopf über Wasser hält.«

»War er es nicht, der Eggerstone verhaften ließ?« fragte Oberst Loflus.

»Auch war es ein Wechsel A. O.s, der den Lumley zwang nach Brüssel zu fliehn«, fügte Blencowe hinzu. »Jeder, der zu ihm seine Zuflucht nimmt, sieht binnen kurzem alle seine Quellen erschöpft. Trotz alledem muß man ihm zugestehen, er ist unfehlbar; ist man einmal in der Klemme, er hilft gewiß. Die Bestie ist stets bei guter Kasse, und es fragt sich, wer mehr zu verdammen ist: ein Tor, der mit offenen Augen einem Hai in den Rachen fährt, oder das Tier, das seinem Instinkt gemäß zuschnappt! Ich borgte einmal Geld von A. O. Jedes andre Mittel hatt' ich umsonst versucht. Ein jüngerer Sohn, mit keiner anderen Sicherheit als mit der, die seine Person gewährte, – es war ein verzweifelter Fall und die ganze Sache schien hoffnungslos. Indessen dreißig Prozent lockten den Unersättlichen, nebst dem guten Zeugnis, das mir ein ehrliches Gesicht – und der Schuldverschreibung, die meine Hand schrieb. Und bis zu meinem Tode werd' ich der Freude gedenken, die mir die Großmut einer alten Tante bereitete; sie war so gut, zur rechten Zeit zu sterben, erinnerte sich meiner im Testament und befreite mich aus der Sklaverei, die mir meine Schuld auferlegt hatte.«

»Was hattet Ihr innerhalb eines Jahres von ihm zu fürchten?«

»Zu fürchten nichts, aber viel zu leiden! Die Zinsen für die verdammten fünfhundert Pfund hatt' ich ihm monatlich zu zahlen versprochen, weil mir mein Geizhals von einem schottischen Vormund in derselben Weise meine Gelder zukommen ließ. Am dritten jedes Monats besuchte mich ein böser Geist in der Gestalt A. O.s. Ich sehe noch jetzt, wie sich die Tür meines Zimmers öffnet, seh noch jetzt ihn vor mir stehn.«

»Warum ließt Ihr ihm nicht vom Bankier die Zinsen zahlen?« – »Er stellte von vornherein die Bedingung, daß es von mir selbst geschehe. Ich vermute, es lag ihm daran, Lebensweise und Gesundheitszustand seiner Schuldner stets zu kennen. Denn als er eines Tages seinen gewöhnlichen Besuch machte und die Wirkungen einer nächtlichen Punschpartie bei Limmers auf meinem Gesichte zu finden waren, hei – da erinnre ich mich, daß er seine Augen auf mich heftete und seine Blicke wie Adlerfänge in mich hineinkrallte, als gält es ihm, die Ursache meiner Blässe zu erfahren. Mitunter war mir's, als schlich er wie ein Raubtier um einen Verscheidenden und berechne sich, bis wann er auf eine leckere Mahlzeit hoffen dürfe.«

»Genug, genug! Auf Ehre, Blencowe, Ihr macht's zu toll!« riefen mehrere.

»Und mich ganz krank mit Eurem A. O.«, fügte der Neffe des Herzogs von Rochester hinzu.

»Mich machte er bereits krank!« entgegnete Blencowe ernst, »und bei der bloßen Rückerinnerung wird mir übel und weh. – Loflus! Wein her! – es ist schon zuviel davon!« Und siehe da, die Becher kreisten und an der Tafel herrschte wieder die gewohnte Heiterkeit.

Während dieser Zeit hatte Basil Annesley so emsig Walnüsse geknackt, als habe er sie für eine schöne Nachbarin und nicht für sich selbst bestimmt. In der Tat aber wußte er kaum, daß er überhaupt eine Walnuß auf dem Teller habe. Er war ganz Ohr, verfolgte den Lauf des Gesprächs, und wählte drum eine Beschäftigung, bei der er lauschen und das hohe Interesse an der Sache verbergen konnte.

Doch was er verheimlichen wollte, ward auf die Weise noch bemerkbarer. Basil Annesley war einer jener offenherzigen Menschen, die frank und frei jedem ins Auge blicken; heute sah man

nicht die offene Stirn, heute schwieg er, der sonst stets ein Wort zu sagen wußte, und weckte bei Loflus und dem alten grauköpfigen Obersten, die ihm gegenüber saßen, allerlei Vermutungen.

»Was bedeutet das? Hat Annesley gespielt?« so dachte jeder bei sich. »Ein neues Opfer des Ekarté oder Hasard! Ein neues Opfer des unbarmherzigen A. O.!«

Doch man hatte nie gesehen, daß Annesley ein Spielhaus besuchte. Damals war in London die Unsitte des Hasards noch nicht so an der Tagesordnung wie heute. Indessen fällt es schwer, in solcher Gesellschaft, wie er angehörte, sich den Ruf der Tugend zu bewahren. Er galt in ihr als Galan und Frauenjäger, als ein wahres »Almack's-Ärgernis« und zog diesen Titel dem eines Spielers vor.

Es war ein Jahr, seit Basil Annesley in die Garde eingetreten war. Nachdem er Harrow verlassen, hatte er zuvor auf einer fremden Universität seine Ausbildung vollendet und ward bei seiner Rückkehr als der Sohn Sir Bernhard Annesleys, der – ein braver Soldat – im Spanischen Kriege fiel, auf besondere Empfehlung der Garde einverleibt. Über sein Vermögen war wenig bekannt. Nachdem sein Vater als General in der Schlacht geblieben war, hatte seine Mutter ihren abgelegenen Witwensitz kaum je verlassen. Niemand wußte, ob sie reich oder arm war. Basil nannte niemals ihren Namen. Es war bekannt, daß er die Zeit seines Urlaubs bei Lady Annesley verbrachte; kehrte er zurück, verlautete keine Silbe über seinen Besuch. Seine Lebensweise ließ nur geringe Mittel voraussetzen; doch so offen, so lebhaft er über andere Dinge sprach, in seinen Familienangelegenheiten beobachtete er ein stetes Schweigen. Von seinen Kameraden geachtet, wagte es niemand, ihn durch unzeitige Neugier zu beleidigen.

Doch der grauköpfige Oberst, beim Regiment der alte Carrington genannt, zudem ein Schwätzer und Neuigkeitskrämer von Ruf, dachte jetzt über die Verwirrung des jungen Fähnrichs mit allem Ernste nach; eben wandte er sich zu ihm, um die Unterhaltung auf A.O. zurückzulenken, als jener sich erhob, die Serviette auf den Stuhl warf und schnell davoneilte. Carrington aber war etwas gichtisch; überdies bewegt man sich im zwanzigsten Jahre um etwas schneller als fünfundzwanzig Jahre später, so daß der Waterloo-Oberst kaum die Finger gekrümmt hatte, um den Rock zuzuknöpfen, als Basil bereits mit dem Durchfliegen der *Morning-Post* fertig und im Besitz der Adresse war, nach welcher binnen kurzem ein Brief von ihm befördert werden sollte. Es handelte sich um die Wohnung des Geldverleihers, dem Wilbertons Onkel, der Herzog von Rochester, dreißigtausend Pfund schulden sollte.

Vor Verlauf einer halben Stunde war seine Wohnung nicht nur erreicht, sondern auch sein Brief an A.O. geschrieben und gesiegelt. Doch ward er nicht auf den Kaminsims gestellt, wie das sonst wohl mit den Briefen geschah, die durch die Stadt-Post befördert werden sollten; nein, heute lag ihm nichts daran, seinem Diener bemerklich zu machen, dies Schreiben solle zur Post; – gegenteils! Er begnügte sich nicht damit, es auf dem Tische liegen zu lassen, sondern die Schreibmappe ward auch noch zum Grabstein, der jeden Neugierigen zurückschrecken sollte.

Ein Brief, der eine Besprechung mit dem berüchtigten Pfandleiher herbeiführen sollte! Ein Brief von ihm, dem stolzen Sohn einer stolzen Mutter. Was sollte sie von ihm denken! In so kurzer Zeit war er ihrer feierlichen Ermahnungen uneingedenk geworden, hatte er vergessen, worum sie ihn so heiß beschworen und seine Zuflucht zu einem Wucherer genommen. Der Arme! Da lag er hingestreckt aufs Sofa, den Kopf mit beiden Händen stützend, und blickte starr auf das Bildnis der »Hebmanns Tochter«, das

wie's die Mode mit sich brachte, die gegenüberliegende Wand seines Zimmers schmückte, und rief sich voller Reue die Unterredung ins Gedächtnis zurück, die er betreffs ihrer Finanzen mit seiner Mutter gehabt hatte.

Unmöglich war es gewesen, einen größeren Kontrast als den zu finden, der zwischen dem heiteren, freien Leben Basils in London und der einförmigen Abgeschiedenheit in Barlingham-Grange bestand. Es lag eine Meile tief im Wald und schien eher eine mit Wall und Graben umgebene Pächterwohnung als das Schloß St. Bernhard-Annesleys zu sein. Im Forste versteckt, den nur ein Kreuzweg, richtiger wohl ein jämmerlicher Kreuzsteig durchschnitt, war Barlingham-Schloß oder das »Schloß«, wie es kurzweg in der Nachbarschaft genannt wurde, von jeder Gemeinschaft mit der Welt so gut wie abgeschnitten. Zudem war Lady Annesley so kalt und ihre Einsamkeit so vollständig ungestört, daß es dem warmblütigen heiteren Basil stets eine Strafe war, wenn er von Harrow aus in Hampshire nach Hause reiste, um dort die Ferien zu verbringen. Auch nach seiner Rückkehr aus Heidelberg verweilte er monatelang auf Barlingham-Schloß und fand den Aufenthalt so wenig verändert, daß er ihn mit tausend Freuden verließ, um in die Garde einzutreten.

Nichtsdestoweniger achtete Basil den Trübsinn und Ernst seiner Mutter; er sah darin nichts als den Schmerz einer Witwe, die den Gatten zu frühzeitig verloren hatte. Zwar, wenn er's in seinen Knabenjahren müde geworden war, mit Steinen nach den im Rohr des Wallgrabens versteckten Wasserenten zu werfen, oder dem Anblick des zerbröckelnden alten Hauses keinen Reiz mehr abgewinnen konnte, – zwar hatte sich dann der Wunsch in ihm geregt, Barlingham-Grange nicht wieder zu sehn; – doch allemal wenn er heimkehrte und in augenblicklicher Wärme von der Mutter ans Herz gepreßt ward, wenn die alte brave Dorcas

um dies und jenes ihn befragte und der mürrische, aber ehrliche Gärtner, das einzige männliche Wesen im Hause, seinen besten Gruß ihm brachte, da fühlte er's doch, daß Heimat – Heimat, und eine Mutter – eine Mutter sei. Da war die Reizlosigkeit, die Abgeschiedenheit jener vergessen, und hundert Gründe entschuldigten in seinen Augen eine Kälte und Zurückhaltung, die freilich entfernteren Verwandten gegenüber eher natürlich gewesen wäre.

Lady Annesley war nicht mehr jung; obschon ihre Züge noch Spuren ehemaliger Schönheit zeigten, hatte sie das fünfzigste Jahr bereits zurückgelegt, und Basil glaubte von einer verwitweten Matrone, die der Einsamkeit und ihrem Schmerze lebte, nicht die Zärtlichkeit einer glücklichen und jüngeren Mutter erwarten zu können. Auch war er nicht das einzige Kind. Er hatte eine Schwester, ungefähr zwölf Jahre älter als er, die früh verheiratet im Norden Englands lebte und selbst bereits Mutter einer zahlreichen Familie war. Auch diese, anjetzt Mrs. Vernon, erfreute sich keiner Zärtlichkeit von Seiten der Lady Annesley. Seit Verheiratung jener hatten sich beide nicht wiedergesehn, was sicherlich keine heftige mütterliche Liebe der Witwe Sir Bernards verriet. Der Tod des letzteren mochte sie zu heftig bewegt und ihr Gefühl abgestumpft haben.

Dennoch hatte Basil oft Tränen in ihren Augen gesehn, wenn sie auf ihn blickte und sich weder von ihm noch irgendjemand bemerkt glaubte. Einst als er Barlingham verließ, um nach Harrow zurückzukehren, hatte sie mit gewohntem Ernst von ihm Abschied genommen. Er vergaß einen an Doktor Butler gerichteten Brief und kehrte nach einer Viertelstunde wieder zurück, um ihn zu holen. Als er in das freudlose Wohnzimmer seiner Mutter trat, sah er, wie sie ihr Antlitz in die Sofakissen barg und hörte sie seufzen, als wolle das Herz ihr brechen. Doch kaum, daß sie

ihn gewahrte, wie erzürnt darüber, einen Zeugen ihres Schmerzes gehabt zu haben, schalt sie ihn seiner Nachlässigkeit halber und küßte ihn beim Abschied nicht aufs Neue.

Seiner Schwester konnte er sich kaum entsinnen. Die Familie Sir Bernard Annesleys hatte sie zu sich genommen. Basil war erst sieben Jahre alt, als sie sich verheiratete; wenn er in früheren Jahren den Wunsch ausgesprochen hatte, Helenen einmal wieder zu sehen, so versicherte ihn die Mutter stets, Mr. Vernon wäre ein sonderbarer Mann, mit dem schwer auszukommen sei. Sie schilderte ihn stets in zweideutigen Ausdrücken und überließ es dem Hörer, dies oder das, Gutes oder Schlechtes hineinzulegen. Basil hielt sich natürlich durchaus überzeugt, daß sein Schwager ein Tyrann, über das geringe Vermögen seiner Schwester entrüstet, und deshalb sogar mit seiner Mutter zerfallen sei. Als Mrs. Vernon später nicht einmal einen Gruß für ihn hatte, empörte ihn ein solches Betragen, und er bemühte sich, eine Verwandte zu vergessen, die sich ihm entfremden zu wollen schien.

»Es ist in der Tat eine Schmach, daß Helene eine so widernatürliche Gleichgültigkeit beobachtet!« hatte er einmal zu seiner Mutter gesprochen. »Aber das ist die Folge davon, wenn ein Kind unter Fremden erzogen wird. Barlingham war nie ihre Heimat, so hat sie denn auch vergessen, daß wenigstens ihre Mutter und ihr Bruder darin zu Hause sind.«

Hohe Röte färbte bei diesen Worten Lady Annesleys bleiche Wangen, und Basil bereute es, sie ausgesprochen zu haben. Denn er vermutete seit einiger Zeit, daß die Zurückgezogenheit, in der seine Mutter lebte, großenteils durch einen Mangel an Mitteln geboten wurde; konnte nicht sein Onkel aus demselben Grunde seine Schwester adoptiert haben?! Zwar war es sonderbar, daß der Admiral Annesley mehr die Tochter als den Sohn seines gefallenen Bruders begünstigte; indessen bedurfte dieser noch

der mütterlichen Sorgfalt, während jene bereits sechzehn Jahre zählte und erzogen war. Außerdem schmeichelte er sich, daß Lady Annesleys Vorliebe für ihren Knaben nicht ohne Einfluß auf die Wahl des Admirals gewesen sei.

So hatte sich Basil mancherlei zu erklären gesucht. Während seines Aufenthaltes in Heidelberg entging es seinem reifer werdenden Geiste nicht, daß sich in den ernsten Briefen seiner Mutter nicht nur die Festigkeit ihres Charakters, sondern auch die Liebe einer Mutter spiegelte. Das gab ihm denn auch bei seiner Rückkehr nach England Mut, sich ihr mit kindlicher Zärtlichkeit zu nahen, um das Eis von einem Herzen fortzutauen, das in der Selbstbeherrschung fast zu weit zu gehen schien. Und kam sie ihm während seines zwei Monate langen Aufenthaltes zu Barlingham auch nicht mit größerer Freundlichkeit entgegen, so ward sie doch offener gegen ihn. Sie gestand ihm, daß sie weder mit der Familie seines Vaters noch mit ihrer Tochter auf einem befreundeten Fuße lebe.

»Liege die Schuld, an wem sie wolle«, beantwortete sie Basils weitre Fragen, »genüge Dir's, daß auch Dich die Familie Annesley in ihre Abneigung gegen mich einschließt, und daß Du Dich nimmer einer Neigung von dort her zu gewärtigen hast, weil Du meinem Herzen teuer bist. Deshalb, Basil, wär' es mir lieb, Du sprächest über den Gegenstand nichts weitres mehr.«

Auch über ihr Vermögen erklärte sie sich mit gleicher Aufrichtigkeit gegen ihn. Sie sagte ihm, daß sie arm, sehr arm sei; daß eine Rente von jährlich achthundert Pfund, die sie großenteils ihrer Pension als Witwe eines Offiziers verdanke, ihr nur erlaube, ihm dreihundert Pfund auszusetzen. Was sie allenfalls noch zu erübrigen vermöge, solle zu seiner Beförderung dienen; kurzum sie gestand ihm, daß nicht nur freie Wahl, sondern auch Notwendigkeit sie zur Einsiedlerin mache.

»Mein Dichten und Trachten, lieber Basil«, sagte sie, «ist Dein Weiterkommen in der Welt. Mir fiel ein dunkles Los. Ich ward gegen meinen Wunsch verheiratet. Die Familie Deines Vaters verfolgte mich bei seinen Lebzeiten, nach seinem Tode bin auch ich für sie nicht mehr vorhanden. Dennoch machten mir's Verhältnisse aller Art unmöglich, ihr Anerbieten Helenen zu adoptieren, von der Hand zu weisen, - für welche freilich, - doch, nichts davon! Du Basil bist mein ganzes Glück, mein einziger Trost gewesen. Für Dich hab' ich gelebt, für Dich gehofft und wünsch' ich auch heute noch. Wie oft Du geglaubt haben magst, ich liebte Dich nicht, sei versichert - stets bist Du mir so teuer gewesen, daß ich Deinen Verlust nicht überlebt haben würde. Mein Leben ist an Dein Wohlergehn geknüpft. Werde, was ich von Dir erwarte, - ein Mann, ein Ehrenmann, - ein kluger Mann, dem die Mitwelt ihre Achtung nicht versagt, werde das, - und meine alten Tage beglückt vielleicht Fried' und Freude, von denen meine Jugend nichts gekannt. Doch strauchelst Du auf dem Pfade, wirst Du ehrlos, so werd' ich dann erst wahrhaft - Witwe sein!«

Eine innige Umarmung besiegelte ihren Bund, den Basil stets heilig zu halten versprach; und immer wieder war Lady Annesley vor seiner Abreise nach London darauf zurückgekommen, daß ihr Vermögen ein höchst geringes sei und daß, geriet' er in Schulden, sie nicht im Stande sein würde, ihm Hilfe zu gewähren.

»Denke daran«, sagte sie beim Abschied zu ihm, »denke daran, teurer Basil - welch Kümmernis, welche Verzweiflung in diesen Räumen herrschen würde, widerführe Dir ein Unglück. O, gefährde nicht die Ruhe, die hier seit Jahren kein Unfall störend unterbrochen. Beherrsche Dich, regle Deine Lebensweise, mein lieber Sohn, und vergesse nimmer, daß Deine Schande mein Tod sein würde.«

Und dennoch, eingedenk ihrer Ermahnungen, jedes ihrer Worte noch frisch im Gedächtnis wahrend, im Bewußtsein ihrer mütterlichen Liebe, wie oft sich dieselbe auch hinter kaltem Ernst verbergen mochte, dennoch hatte er gesündigt, war er in Schulden und schrieb einen Brief, die Hilfe A.O.s des Geldverleihers nachzusuchen.

Schlechtes Wetter und trostlose Umgebung

beugten den Mut des armen Basil

Kapitel 2

»Wer ist der Kaufmann hier
und wer der Jude?«
Shakespeare

Lang und langweilig erschien dem Basil Annesley die Zeit, während welcher sein frankierter Brief Hungerfords Kaffeehaus erreichen und von der im Klub so hart geschmähten Person beantwortet sein konnte.

Dreimal im Laufe des Tages kehrte er in seine Wohnung zurück und hoffte jedesmal den Brief vorzufinden, der ihn einer Verlegenheit entreißen sollte, in die er sich unbedachtsamerweise gestürzt hatte. Verschiedene Billets und Briefe fand er auf seinem Tisch; teils Einladungen, teils gerichtliche Vorladungen, die ihn die Wichtigkeit eines Gläubigers erst recht erkennen ließen, – doch keine Silbe von A. O.!

Für den Abend war er versagt. Einer seiner Kameraden hatte ihn aufgefordert, seine Mutter und Schwestern in ihre Privat-Loge des Covent-Garden-Theaters zu geleiten. Eben wollte er seine Wohnung verlassen, als das zweimalige Pochen des Abend-Postboten sein Ohr traf; er kehrte um und fand seinen Diener an der Tür, wie er eben die schandebringenden zwei Pence für einen Brief bezahlte, der über Leben und Tod unsres Missetäters entscheiden sollte.

Eine Besprechung ward bewilligt. »Morgen um die Mittagszeit!« Der Ort war ziemlich unbekannt und abgelegen, – eine

Straße in St. Agnes le Clare. Basil jubelte, als wär' ihm von schöner Hand ein Rendezvous darin zugesagt worden; und in bester Laune begab er sich, seinem Versprechen zufolge, nach Arlington-Street, um mit den Maitlands Covent Garden zu besuchen.

Unterwegs stand ein Bild vor seiner Seele, das er wenige Tage vorher zu übersehn bemüht war; das Bild des dunklen Wohnzimmers zu Barlingham, mit seinen Fenstern und weit hervorragenden Kaminsimsen aus der Zeit Elisabeths. Er sah den altmodischen Haushalt, er fühlte wieder den ernsten Eindruck, den die Umgebung seiner Kinderjahre auf ihn zu machen pflegte, sah dadrinnen die hohe Gestalt seiner Mutter, wie immer in feierliches Schwarz gekleidet, wie sie in dem hochlehnigen Ebenholzstuhle saß, die Hände über dem Knie gefaltet, und um den Sohn sich sorgte, von dem der kleine Bote wiederum keine Nachricht gebracht hatte, obschon er heut zum zwanzigsten Male nach Lyndhurst geschickt worden war, um auf der Post nach Briefen zu fragen.

»Wenn ich morgen die Angelegenheit mit dem Burschen ins Reine bringe«, dachte Basil, als er die Straßen entlangeilte, »schreib ich noch morgen an meine Mutter. Seit drei Wochen wagt' ich's nicht von mir hören zu lassen, um ihr durch kein unvorsichtig Wort die verzweifelte Lage zu verraten, in der ich mich befinde. Meine arme Mutter! – auch jetzt noch darf ich kaum an sie denken. Wie schändlich, wie unbedacht! Das ist der Lohn für die Entbehrungen, die sie sich auferlegt, für die mütterliche Sorglichkeit, mit der sie mich behandelt! O, wenn ich diesen verdammten A.O. nur veranlassen könnte, mit dem Zins und der persönlichen Sicherheit zufrieden zu sein, die ihm Blencowe gewährte, so vermag ich ja binnen achtzehn Monaten beides – Zins und Schuld – zurückzuzahlen und darf meiner Mutter wieder frei ins Auge schaun.«

Nachts bei der Rückkehr aus dem Theater versicherte Lucy Maitland ihrem Bruder, Mr. Annesley nie so aufgeweckt gesehn zu haben.

»Du hast mir oft davon erzählt«, sprach sie zu ihm, »daß er höchst liebenswürdig sein könne; heut' Abend war er's wirklich außerordentlich.«

»Seine Heiterkeit war auch sehr an der Zeit«, sprach ihre ältere Schwester. »Während das ganze Haus schweigend oder gar in Tränen den Worten der Miss O'Neill lauschte, verschonte uns Mr. Annesley kaum einen Augenblick mit seinen so höchst ergötzlichen Anekdoten.«

»Annesley«, erwiderte John Maitland kalt, »hat eine zu hohe Meinung vom feinen Ton meiner Schwestern, als daß er ihnen zumuten könnte, sie gingen ins Theater, um irgendetwas dort zu sehen. Wahrscheinlich glaubte er, ganz wie ich, daß er sich in unserer Gesellschaft eben so wie in Arlington-Street zu bewegen habe, obschon der Ort ein andrer sei. Um Euch auch für harte Polster und erstickende Luft einigermaßen schadlos zu halten, schwatzte er ergötzlichen Unsinn nach bester Kraft.«

Indessen hatten die Vergnügungen des Abends auf Basil einen so geringen Eindruck gemacht, daß er bei seiner Rückkehr nach Hause sofort den Brief A. O.s aus der Tasche ziehen wollte, um sich den Namen der Straße genauer zu merken, in welcher morgen die Zusammenkunft stattfinden sollte. Er durchsuchte zuvörderst die eine Westentasche, dann die andre, schließlich die Taschen im Rock, sogar die seines Überziehers – allein vergebens. Ungeduldig warf er Taschentuch und Handschuhe, Operngucker und Bleistift-Etui, das er in der Westentasche zu tragen pflegte, auf den Tisch; doch seine Heftigkeit schaffte den verlorenen Schatz nicht zurück; nirgends eine Spur seines Briefes.

Obschon er fest überzeugt war, ihn auf dem Flur empfangen und vorläufig, als er seine Wohnung verließ, ihn in die Westentasche gesteckt zu haben; – dennoch begann er jetzt in höchster Verlegenheit Pult und Toilette zu durchsuchen, in der Hoffnung, dort das Erwünschte zu finden; so bestimmt er sich auch erinnerte, nach Ankunft des Briefträgers nicht wieder im Zimmer gewesen zu sein. Sein Mühen war umsonst und seine erste Vermutung schien sich zu bestätigen, daß ihn ein Taschendieb beim Hinausgehn aus dem Theater durchsucht und den Brief, der nur für ihn von Wichtigkeit war, als etwas Beßres angesehn und entwendet hatte.

Wie ärgerlich! Dieser unbedeutende Zufall raubte ihm das Mittel zur Besprechung andren Tages und schob die Unterredung um 24 Stunden hinaus! Noch mehr: A. O. konnte sich durch ein zweites Gesuch möglicherweise genarrt glauben; unter allen Umständen aber mußte er ärgerlich sein, vergeblich gewartet zu haben, und die Aussicht zu einem zweiten Rendezvous erschien ihm gering! Er hatte überdies oft genug gehört, A. O. sei nicht der Mann darnach, um mit sich spielen zu lassen.

Drum begann er auch die ganze Kraft seines Gedächtnisses aufzubieten, um auf die Weise vielleicht hinter die Wohnung A. O.s zu kommen. »St. Agnes le Clare, alter Straßendamm«, dessen entsann er sich genau; der erste Name hatte so einen modischen Klang gehabt, so etwas von Miss Owenson oder Mrs. Opie – im Gegensatz zur Bedeutung des zweiten – daß ihn ein geschickter Gedächtnisprozeß die Erinnerung daran erleichterte; aber wie hieß die Straße? Sie führte den Namen irgendeiner adligen Familie. Howard, Percy, Paget war es nicht. Es war ein Name, der ihn an Wiltshire erinnert hatte; so beschloß er denn den sogenannten »Wegweiser« oder »Fremdenführer« zur Hand zu nehmen und nachzusehen, ob ihn irgendeine Gasse in der

Nähe des alten Straßendamms wiederum an Wiltshire erinnern würde.

Doch ach! Der »Fremdenführer« verschmähte es, über St. Agnes le Clare unterrichtet zu sein. Weder A. O.s noch des ganzen Kirchspieles tat er irgendwie Erwähnung; und der arme Basil ward wiederum auf die hohe See seiner Kümmernisse hinausgeworfen.

Eines Umstandes war er gewiß; die Unterredung sollte folgenden Tages um die Mittagszeit stattfinden, und bevor er sich niederlegte, um beinah schlaflos die Nacht zu verbringen, faßte er den Entschluß, am anderen Morgen schon auf dem alten Straßendamm hinauszufahren und dort die Umgebung zu durchstöbern, bis er seinem Gedächtnis nachgeholfen und den rechten Namen gefunden habe.

Es ist eben kein Vergnügen für einen Bewohner von West End, an einem nebligen Novembermorgen früh um 9 Uhr das warme Bett zu verlassen, um zu beiden Seiten der Straße gähnende Lehrburschen und Ladenmamsells mit aufgewickelten Haaren die Kaufläden öffnen zu sehn; nein, es ist unbehaglich, sogar das Frühstück ohne Butterwecken in aller Eile verzehren und des Zeitungsträgers zusammt der *Morning-Post* gänzlich entbehren zu müssen, um in einer Mietskutsche dem fernen East End zuzufahren und die Irrpfade von Finsburg zu passieren, dessen Wildnis allzeit eines Robinson Crusoe würdig wäre. Basil besuchte diese Terra incognita zum erstenmal. Er hatte stets in der Nähe des Tower gewohnt, doch wußte er aus eigner Anschauung nichts von der Beschaffenheit Moorgates. An und für sich kein geputzter Modemann und heute absichtlich jeder Eleganz entbehrend, hielt er es für unmöglich, daß man ihn einzig und allein des Unterschiedes halber anstarre, der sich zwischen dem Schnitt seines Überziehers und den Machwerken dortiger Schneidermeister

allerdings sehr bemerklich machte. Er glaubte die Neugier eines jeden, der ihn betrachtete, sei geheimnisvoller Natur, ohngefähr wie sein Eifer, mit dem er die Schilder an den Straßenecken studierte, um die Wohnung A.Os auf diese Weise zu erkundschaften.

Es war erst zehn Uhr, doch in der handeltreibenden Nachbarschaft war alles bereits in voller Tätigkeit. Jeder machte sich auf den Weg und ging seinen Geschäften nach, als wär' es keine Sache von Belang, ob die Sonne ihrem Treiben zuschaue oder nicht. Fußgänger, die klammen Hände in der Tasche, eilten vorüber; die Augen starr aufs Straßenpflaster gerichtet, die Nasen rot vor Kälte und Gesichter schneidend, womöglich unfreundlicher noch als das Wetter. Schwarzer Schlamm und Kot bedeckte die Straßen, und Luft und Himmel schienen lediglich eine Verdünnung desselben unappetitlichen Stoffes zu sein. Schlechtes Wetter und trostlose Umgebung trugen nicht wenig dazu bei, den guten Mut des armen Basil noch mehr zu beugen.

»Ich denk' ich geb's nun auf!« brummte er, die Achseln zuckend, nachdem er eine Menge Straßen passiert und den erwünschten Namen noch immer nicht gefunden hatte. »Wie konnt' ich auch so töricht handeln! Es ist unverantwortlich, mit einem Papier von solcher Wichtigkeit so leichtfertig umzugehen. Wär' es ein Brief von Esther gewesen, ich hätt' ihn erst im Pult bewahrt und dann das Haus verlassen.«

Über seine eigne Sorglosigkeit entrüstet, erhob er jetzt den Kopf und siehe da, wo sich zunächst zwei Straßen kreuzten, gewahrte er plötzlich einen Namen, der ihn vor Freude erröten machte: »Paulet-Street!« Wiltshire für immer! – Er hatte gefunden, was er suchte.

Doch nein! Bei genauer Erwägung schien es ihm unmöglich. Die Straße, die er jetzt hastig durcheilte, konnte füglicherweise

nicht der Aufenthaltsort eines so bekannten und gefürchteten Mannes wie A.O. sein. Sie war eine jener elenden, sich weit hinaus erstreckenden Gassen, die in den Vorstädten Londons häufig, doch kaum des Platzes würdig sind, den sie einnehmen. Die ersten zwei Häuser pflegen noch drei Stockwerke zu haben, die folgenden bringen es nicht über zwei, während erbärmliche Hütten den Rest bilden, deren Dächer soweit hinabreichen, daß sich die Hüte Vorübergehender daran stoßen können.

Die Häuser in Paulet-Street hatten zumeist ein Fenster Front und boten einen traurigen Anblick dar. Die Haustür nahm fast die ganze Breite des Hauses ein und das Fenster daneben, in dem sich statt der Scheiben oft verschossene Mousseline-Lappen befanden, pflegte auch Papierzettel zur Schau zu stellen, wo man denn mancherlei Ankündigungen wie »Zimmer für einzelne Herrn«, »man wünscht ein Kind zu stillen«, »hier wird sauber gewaschen« u.d.m. lesen konnte. An mehr als einem Fenster stand ein verwelkter Geranium in einem irdenen, zerbrochnen Blumentopf, den der Bewohner des Hauses weder für nötig befunden hatte zu erneuern noch fortzuschaffen; an einem andern hing ein Vogelbauer, den man nicht hartherzigerweise der rauen Luft ausgesetzt hatte, denn in ihm wohnte kein Vogel mehr. Sein früherer Insasse – ein Kanarienvogel – war längst gestorben; doch hatte man den Bauer, um im Zimmer Platz zu gewinnen, auf dem Fensterbrett stehen lassen.

In solcher Umgebung scheinen die Frauen ganz besonders fruchtbare Weinstöcke zu sein. Auf der Straße wimmelte es von Kindern, vielleicht hatte man sie, wie den Vogelkäfig, ausgesperrt, um innerhalb des Hauses nicht zu eng zu leben. Auf mancher Türschwelle saß ein schmutziges, zerlumptes Mädchen, vielleicht zwölf Jahre alt, und spielte die Wärterin einer ebenso schmutzigen und zerlumpten, aber erst zwölf Monate alten Schwester, die

sie streichelte und liebkoste - mehr in der Absicht sich selbst zu erwärmen, als dem schreienden Kinde wohlzutun.

Basil Annesley wandte sich ab von solchem Anblick. Wär' er fest überzeugt gewesen, Paulet-Street sei nicht der rechte Ort, so würd' er in einer so unerfreulichen Gegend keinen Augenblick mehr geblieben sein. In solcher Straße kennt man das Vorüberrollen einer stattlichen Equipage nicht; schlechte Karren sogar scheinen das noch schlechtere Pflaster zu vermeiden. Nur der Karren des Scherenschleifers rumpelt von Zeit zu Zeit über die elenden Fliesen. Ein Fleischerjunge mit einer Mulde oder ein Milchmädchen mit seinen Eimern würde an solchem Ort als ein glückliches Ereignis angesehn und auf eine baldige Verbesserung seiner Lage von all' und jedem geschlossen werden. Denn ach, als ob ihnen die Zeit minder kostbar als den Reichen und Müßiggängern wäre, müssen sie die notwendigsten Lebensbedürfnisse von dort herbeiholen, wo sie zu größerer Bequemlichkeit der Begüterten in deren Nähe feilgeboten werden. Selbst die bedeutenderen Straßen in der Nähe von Paulet-Street, die selten geräumiger als diese, in Folge hoher Häuser aber noch finstrer zu sein pflegen, bilden ihren Läden und deren Schildern nach nichts als die Abgänge der Zivilisation zum Verkaufe dar. Da findet man den ›Alten Kleiderhandel‹ vom Juden Nathan; einen Schacherkram mit rostigem Eisen, Glasscherben mit Wachslichtstümpfchen und anderen meist gestohlenen Gegenständen; ferner einen Flickenladen mit bunten Lappen aller Art; einen Lumpenhandel, vor dessen Tür eine Puppe oder ein Hampelmann baumelt und im Winde die schnurrigsten Kapriolen macht; eine Krämerbude mit faulen Eiern im Weidenkorb, mit Schnupf- und Rauchtabak, braunem Zucker und Nachtlichtern, alles möglichst geschmacklos durcheinander gewürfelt; oder einen Hökerladen mit erfrorenen Kohlrüben und Kartoffeln, diesem Manna unsrer jetzigen Hungersnot,

das dem armen Volke unsrer Tage handgreiflich beweisen soll: »der Mensch brauche nicht allein von Brot zu leben.«

»Den Fleischergang hätt' ich mir auch ersparen können«, murmelte Basil vor sich hin, als er zwei oder drei Häuser vorher, wo sich Paulet-Street zu einer größeren Straße erweitert, an einem Hause vorüberging, das schmutziger und jammervoller, wennschon umfangreicher als alle übrigen in der Nähe schien. Die Türschwelle war zerbrochen und weder von Zeuglappen noch Wasch- und Reinigungs-Anzeigen aller Art war an den Fenstern etwas zu bemerken; nirgends die Scherben eines Blumentopfs, nirgends ein Vogelbauer, das ganze Haus schien unbewohnt zu sein. Im übrigen vertraten Schmutz und Nebel an allen Fenstern so vollständig die Vorhänge, daß etwaige Geheimnisse innerhalb jedem neugierigen Auge verborgen blieben.

Eben als Basil auf die gestreifte, erbsengrüne Tür blickte, drehte sich diese leise in ihren Angeln, und ein gebückter alter Mann, ärmlich gekleidet, trat auf die Straße heraus. Er war von mehr als mittlerer Größe, wenn man seine krumme Haltung in Erwägung zog, und trug einen abgeschabten Hut und Überzieher, dazu ein Paar wollene Handschuh, die faltig saßen und gerade so schlecht paßten, wie sie schlecht waren. Nachdem es seiner zitternden Hand endlich gelungen war, das Schlüsselloch zu treffen und das Haus zu schließen, fiel ihm, als er ihn in die Tasche stecken wollte, der Schlüssel auf die Erde. Wahrscheinlich waren seine Finger klamm vor Kälte.

Der Schlüssel fiel Basil fast vor die Füße. Er sah den armen Alten sich mehrfach vergeblich mühn, ihn wieder aufzuheben, bückte sich gutmütigerweise und gab ihn ihm zurück. An solche Höflichkeitsbezeugungen wahrscheinlich nicht gewöhnt, ward es dem alten Manne jetzt fast so schwer, voll gebührender Dankbarkeit Basil anzusehen, als es ihm vorher sauer geworden war, sich

zu bücken. Als sich ihre Blicke begegneten, hefteten sie dieselben aufeinander und betrachteten sich, wie es schien, mit gegenseitigem Staunen. Als auf einer Seite einige Worte des Dankes, auf der andern eine gewöhnliche Höflichkeitsfloskel gefallen war, ging jeder seines Weges. Basil wandte sich noch einmal, um des Besitzers jener Hausruine ansichtig zu werden; es überraschte ihn, den Alten an derselben Stelle zu finden, mit den Augen ihn aufmerksam verfolgend.

Seine Seele fühlte sich erleichtert, als er zu den Behausungen einer fröhlicheren Welt zurückkehrte. Nie war ihm Bond-Street so prächtig erschienen als in diesem Augenblicke, wo er die Mietskutsche in Oxford-Street verlassen hatte und zu Fuß seiner Wohnung entgegeneilte. Die heitere, wohlhabende und wohlgekleidete Bevölkerung von West End schien seinem Auge zu behagen. In Basils Jahren ist es natürlich, sich voller Freude vom Anblick der Not und des Elends abzuwenden, um fröhlichen Menschen zuzueilen, die Sammet und Seide tragen.

»Nutzlos wär' es, meine Sorglosigkeit zu gestehn. Ich werde schreiben, als geschähe es zum ersten Mal oder als hätt' ich seinen Brief nicht bekommen«, sprach er, als er sich anschickte, mit A. O. aufs Neue in Geschäftsverbindung zu treten. Unter noch größerer Angst als das erste Mal vergingen ihm die Stunden, bevor eine zweite Antwort in seinen Händen war.

Fast schien es, als ob die List des Geldverleihers mit seiner eigenen gleichen Schritt halten wolle. Wiederum war eine Zusammenkunft bewilligt; doch keine Rede von St. Agnes le Clare, keine Silbe vom alten Straßendamm: »A. O. verspricht hiermit B. A. morgen zu erwarten« – doch war es diesmal Greek-Street, Soho, wo er sich einfinden sollte. Diesmal hielt es Basil für geraten, seiner Gedächtnisschwäche besser zur Hülfe zu kommen, und verwahrte den Brief sorglich in seinem Pult.

Unter dem Einfluß einer an und für sich so unbedeutenden Ermutigung erstarkte sichtlich die Schnellkraft seiner Seele. Erstaunlich ist's, in welchen Kleinlichkeiten ein lebhaftes Gemüt Hoffnungsgründe findet. Wie der grüne Schimmel irgendeines verdorbenen Gegenstandes unter dem Mikroskop als frisches Laub und grünende Waldung erscheint, so knüpft die Jugend Erwartungen an jedes Drehen des Windes und freudig hupft das muntre Herz schon bei den abgerissenen Klängen einer entfernten, unerreichbaren Musik.

Aber es bedarf auch der besten Laune eines sanguinischen Temperaments, um bei der Trostlosigkeit eines Londoner Novembers einigermaßen heiter zu bleiben. Ein Interdikt scheint alsdann auf das sonstige Treiben der Welt in West End gelegt zu sein; alle Geselligkeit hat aufgehört: Man sieht keine glänzenden Equipagen, keine fröhlichen Gesichter, keine erleuchteten Fenster mehr, mit dem Geräusch der Bälle schweigt auch der Klang der Musik. Von allem, was sonst in diesem Stadtteil prangt und glänzt, gewahrt man um diese Zeit wenig oder nichts. May Fair schaut so traurig drein wie am Vorabend einer allgemeinen Begräbnisfeier. Die großen Paläste auf den Plätzen liegen verschlossen und schweigsam da, als wären Tausende von Toten darin begraben; denn unsre Hauptstadt ist Winters so entvölkert, wie es jede andre Residenz in Europa um die Sommerzeit zu sein pflegt. Wir lieben unsre Wälder, wenn sie entlaubt, unsre Gärten und Parks, wenn sie der Blumen und Früchte beraubt sind, und kehren in die Stadt zurück, wenn sich die Natur aufs Neue mit dem Reiz der Jugend schmückt und es vor Staub und Hitze in der Residenz schier unerträglich wird.

»Verdammtes Leben jetzt!« rief Captain Blencowe, als er später am Tage unsern Basil beredet hatte, mit ihm in Hyde Park spazieren zu fahren, und nur einige jammervolle Einspänner gewahrte,

die fast wie Trauerkutschen dreinschauten, welche man mit gelber Farbe übertüncht hatte.

»Die Luft ist mild heut Nachmittag«, erwiderte Basil, der, immer noch erfreut über den Wechsel seiner Umgebung zwischen jetzt und am Morgen, ziemlich heiter um sich blickte.

»Luft?« wiederholte Blencowe verächtlich. »Dem Himmel sei Dank, nächste Woche nehm' ich Urlaub und reise nach Melton. Was kann ein Mensch um diese Jahreszeit hier machen?«

»Mich quält die Langeweile nicht«, erwiderte Basil.

»Glaub's! – Dir ist das alles noch neu; aber warte nur; hast Du nur erst so viel wie ich von allen diesen Geschichten fort, da wird Dein Liedchen bald anders klingen.«

»Haben wir nicht Maitlands –«

»Maitlands! Zwei Mädchen mit Heiratssorgen und eine Mutter mit doppelten! Allerdings, Basil, da gibt's soviel Beschäftigung für Dich, daß Dir die Zeit nicht lang werden kann. Doch Du bewahrst noch ein andres Geheimmittel gegen Langeweile. Ich sage ›Geheimmittel‹, denn es wäre nutzlos, Dich um die Ursache Deiner häufigen Besuche in South-Audley-Street zu befragen! Schon gut, schon gut! Ich will nicht mehr davon sprechen. Ich vergaß, daß so etwas in Deinem Alter eine Gewissensfrage ist, worauf ein Rotwerden die gewöhnliche und beste Antwort ist. Ich wünschte von ganzer Seele, daß South-Audley oder irgendeine andere Straße noch ein schönes Fräulein oder sonstwas enthielte, das auch mich die entsetzliche Ledernheit eines Londoner Winters vergessen machen könnte. Das Intelligenzblatt der *Times* preist uns für jedes erdenkliche Leiden ein bewährtes Heilmittel an; Zahnweh und rauchende Kamine – jedes Übel kann beseitigt werden; wir haben es bis zu patentierten Mausefallen und einem Wanzenvertilgungsmittel Ihrer Majestät gebracht – wann endlich wird's ein Mittel gegen die Langweiligkeit der Residenz geben!«

»Das gibt es schon!« rief Basil lachend und zeigte auf die Spielkarten, die in buntem Wechsel, bald schwarz, bald rot am Fenster eines Kaufladens ausgestellt waren. Doch in demselben Augenblick war die Aufmerksamkeit seines Gefährten anderweitig in Anspruch genommen, da sein Wagen in Gefahr geriet, mit einer offenen schwarzen Chaise zusammenzufahren. Nur seine wirkliche Kutschervirtuosität wußte den Unfall zu vermeiden.

»Glücklich entkommen!« rief Blencowe, als sein edles Pferd, durch diesen Vorfall zu höherer Tätigkeit gespornt, St. James-Street entgegeneilte. »Es hätte mir wenig Spaß gemacht, wenn ich dessen Vorwerk zerfahren hätte!«

»Wessen denn?«

»Gewahrtest Du nicht, wer im Wagen saß?«

»Ein mürrischer alter Tropf; er sah aus wie ein Arzt. Wer war's denn?«

»Kein anderer als der berüchtigte A. O., von dem wir neulich im Klub sprachen!«

Basil Annesley stutzte. Anfänglich glaubte er beinah, es sei wieder eine von Blencowes Gewissensfragen, um ihn verlegen zu machen.

»Wenn ich diesen Mann sehe«, fuhr Blencowe mit so ernster Miene fort, daß es niemand wohl für Scherz genommen hätte, »wird mir's stets, als seh' ich eine Klapperschlange im Käfig. Unwillkürlich frag' ich mich: wer wird ihr nächstes Opfer sein? In ihren Zähnen braut sie unaufhörlich das Gift, dessen Berührung schon Verderben bringt.«

Glücklicherweise entging Basil diese schreckliche Prophezeihung. Er dachte lediglich über die Ungereimtheit nach, den Besitzer dieser zwar offnen, aber eleganten Chaise in den schmutzigen Schlupfwinkeln von Paulet-Street, St. Agnes le Clare gesucht zu haben.

Am andren Tage erhielt er einen Brief von seiner Mutter. Lady Annesley schien ungewöhnlich niedergeschlagen zu sein. Sie hatte einen Kranken zu Hause. Der alte Gärtner lag im Sterben. »Schon oft magst Du Barlingham trüb' und traurig gefunden haben«, schrieb sie ihm, »doch in diesem Augenblick sieht's dadrinnen so trostlos aus, daß ich Dir, mein Sohn, von Deinem zugesagten Weihnachtsbesuch beinah abraten möchte. Ich mag Dich weder unsre Seufzer hören lassen, noch kann's mir eine Freude sein, Dich einer ansteckenden Krankheit ausgesetzt zu sehn.«

Als er den Brief gelesen, dankte er dem Himmel, nicht seinen ersten Plan verfolgt zu haben, nach welchem er die Verlegenheit, in der er war, seiner Mutter gestehen wollte. Mit verdoppeltem Eifer betrieb er jetzt die Angelegenheit mit dem Geldverleiher.

Während seines Aufenthaltes in London hatte er Greek-Street, Soho wohl schon fünfzig Male passiert, ohne irgendetwas daran als die gewöhnliche Doppelreihe nichtssagender, langweiliger Backsteinhäuser zu gewahren, die den englischen Straßen eigentümlich sind und deren Einförmigkeit hier nur durch verschiedene Schildereien wie z.B. der Phoenix- oder Sunfire-Gesellschaft unterbrochen wird. Jetzt aber sprach jedes Haus zu ihm. Die Läden der Glaser und Gewürzkrämer schienen ihm verschieden von denen andrer Glaser und Krämer; und als er sich der Wohnung A.O.s gar bis auf einige Häuser genähert hatte, fing er an diese zu zählen, um sich in einiger Entfernung schon mit dem Äußern jener bekannt zu machen.

A.O.s Haus war eines jener herrschaftlichen Gebäude, die noch jetzt beweisen, daß Soho vor Zeiten ein Sammelplatz der vornehmen Welt gewesen. Noch während der Regierung Jacobs II. wohnten die höheren Klassen der Gesellschaft hier, bis die plötzliche Furcht vor den schädlichen Dünsten der Flußufer sie so weit

wie möglich dem Einfluß des Miasmas entfliehen ließ. Obschon geräumig, war das in Frage stehende Haus um weniges besser als die Spelunke in Paulet-Street. Alle Fenster an der Front des Hauses waren mit Fensterladen verschlossen, deren Farbe die des ganzen Hauses war oder doch zu sein schien; denn die Scheiben erwiesen sich im Lauf der Zeit so staubbedeckt, daß hinangewehte Samenkörner sicherlich aufgegangen wären, wenn die freilich sauberen, wohlgefegten Straßen in der Nähe nur irgendeine echte Distelart hervorgebracht hätten. Die Tür paßte schlecht in die Mauerbekleidung und hatte jene schmutzige ockerbraune Färbung, die den Tagedieben auf der Cheltenham-Promenade eigentümlich ist; die Fenster des Sprechzimmers aber waren mit Laden so fest verschlossen, als wolle man jedem den Glauben nehmen, das Haus sei bewohnt. Hohl und dumpf wie im Grabe schallte es drinnen, als Basil leise den Klopfer erst und leiser noch die Klingel bewegte.

Nichtsdestoweniger schien es an prompter Bedienung nicht zu fehlen. Ein altes verkrüppeltes Mütterchen, deren Gesicht noch etwas brauner war als die Nachtmütze, die sie trug, öffnete bald die Tür und zwar so weit, als gälte es nicht erst nach seinem Begehr zu fragen, sondern wie wenn er erwartet und nur einzutreten brauche. Ein Blick auf seine Füße, womit sie ihn freundschaftlich an die Gegenwart eines Fußkratzers erinnert haben wollte, vertrat die Stelle der Unterhaltung.

»In der Hinterstube«, krächzte ihre eben nicht schöne Stimme, bevor sich noch Basil insoweit gesammelt hatte, um eine Frage zu tun. Sein Herz schlug unregelmäßiger, als er es seinem Freunde Blencowe gestanden haben würde, während er jetzt den langen, aber öden und schmutzigen Korridor entlangging. Er klopfte an der bezeichneten Tür. Niemand antwortete, so öffnete er denn und trat hinein.

Aber die
Entdeckung

machte
ihn
stutzen

Kapitel 3

Wer den Wert des Geldes nicht kennt,
versuche nur sich welches zu borgen.
(Sprichwort)

Das Zimmer, in das Basil ohne alles Zeremoniell eingetreten war, schien erst ganz vor kurzem bezogen zu sein. Rauch und schweflige Dämpfe stiegen aus einem Steinkohlenfeuer auf, das man mit nassen Holzspänen, wie es schien nach langem Mühen, zu Wege gebracht hatte. Ein altmodisches Bureau stand an der Wand, und - unverschlossen wie es war - konnte man Papierschnitzel, einige offene Briefe und phalanxartig aufgestellte Geldrollen wahrnehmen, wahrscheinlich von Goldeswert.

Doch zollte Basil diesen Gegenständen, nachdem er sich flüchtig im Zimmer umgeschaut hatte, nicht die geringste Aufmerksamkeit. Er warf sich in einen geräumigen Armsessel, dessen Pferdehaar hie und da durch den schadhaften schwarzledernen Überzug zum Vorschein kam, und betrachtete - der Ruhe und Bequemlichkeit pflegend - das altmodische Zimmer und sein Täfelwerk, auf welchem die astigen Stellen das weiche Holz überragten, das im Lauf der Zeit ausgehöhlt und abgegriffen war, ungefähr wie die hartnäckigen Fehler eines Menschen sichtbarer werden, wenn die schwächeren Eigenschaften seiner Seele unter dem Druck der Jahre verschwunden sind. Die Wände waren mit Holz überkleidet, und schwerfällige Girlanden und Fruchtstücke, die man in dasselbe geschnitzt hatte, machten je einen Abschnitt

des Zimmers aus und dienten zu seiner Einteilung. Doch war das Holz durch einen ekligen Farbenüberzug beinah unkenntlich geworden, womit der gelbliche Qualm, von dem das Feuer im Kamin soeben wieder eine genügende Probe gab, im Lauf eines Jahrhunderts die Holzwand bedeckt und den ursprünglichen Reichtum derselben vernichtet hatte.

Der Wand diente außer einem Kalender, der in einem Winkel zu Seiten des Bureaus angenagelt war, nichts zur Verzierung. Der einzige Schmuck des Fußbodens war eine ausgebleichte alte Tuchdecke, die zwischen dem Kamin und Bureau ausgebreitet lag, und ein zurückgeschobener Strohstuhl, der ganz vor kurzem gebraucht zu sein schien. Das war die Amtswohnung des gefürchteten A. O.

Einige Minuten saß Annesley bewegungslos im Armstuhl, scheinbar die Gegenstände um ihn her musternd, in Wahrheit aber nach Selbstbeherrschung ringend. Zuletzt ward er ungeduldig und sprang auf. Doch weit davon entfernt sich dem Bureau zu nähern, das doch den einzigen Gegenstand, der für ihn von Interesse sein konnte, enthielt, nahm er vielmehr auf der Fußdecke einen Platz vor dem Kamin ein, als ob ihn der Qualm des letztern oder die Vortrefflichkeit jener nur irgendwie hätte behagen können. Es würde seiner Ehrenhaftigkeit verbrecherisch erschienen sein, sich einem Tisch zu nähern, der Briefe oder Papiere enthielt, die nicht für ihn bestimmt wären.

Es ist stets geratener die Ungeduld zu zügeln, die das Gefühl der langen Weile so leicht in uns erweckt, als das in uns gesetzte Vertrauen zu untergraben, nur um der Nüchternheit eines Augenblicks zu entgehen. Doch wuchsen schließlich an ihm die Zeichen jugendlicher Ungeduld; er deklamierte in halblauten Kraftausdrücken gegen den rauchenden Kamin, stampfte bald mit dem einen, bald mit dem andren Fuß auf den nur schlecht mit Tuch

bedeckten, lautschallenden Fußboden und war eben im Begriff voller Unwillen an einer grünen Schnur zu ziehn, die als Klingelzug diente, um das alte Mütterchen in der schmutzigen Nachtmütze herbeizuzitieren und nach der Ursache so langen, vergeblichen Harrens zu fragen, als aus dem entferntesten Winkel des Zimmers plötzlich ein Ton zu seinem Ohre drang. Er sah sich um und gewahrte, als sei er direkt aus der Wand herausgetreten, den unbekannten Eigentümer dieses trostlosen Gemaches. Wahrscheinlich befand sich in der Holzbekleidung der Wand eine versteckte Tür, durch die er unbemerkt ins Zimmer eingetreten war.

Basil näherte sich unwillkürlich dem neu Hinzugekommenen, als wär' es sein Amt, denselben zu bewillkommnen. Wenige Schritte jedoch vor seinem Wirt, den er als Gast empfing, stutzte der junge Mann und verlor jede Beherrschung seiner selbst, als er den Mann vor ihm schärfer ins Auge faßte.

Trotz alledem war durchaus nichts Auffälliges in der Erscheinung A.O.s. Obschon von mehr als mittlerer Größe, beraubte ihn etwas Gewöhnliches in Gestalt sowohl wie in Bewegung aller jener Vorteile, deren man bedarf, um eine gewisse Verlegenheit geltend zu machen. Seine Kleidung, weder alt noch aus grobem Stoff gefertigt, zeigte jedoch einen gewöhnlichen Schnitt, und obschon sein dunkles Auge bei jedem anderen für klug gegolten hätte, lag in der Schwärze desselben doch etwas widerwärtiges, das durch die finsteren Brauen und Augenwimpern noch gehoben ward. Sein spärliches graues Haar, das nur die Seiten seines Kopfes bedeckte, begann schon weiß zu werden; der obere Teil des Hauptes war kahl. Mit kurzen Worten: Gestalt und Gesicht wären, wenn man sich zu dem Vorhandenen einen schmutzigen Anzug nebst Bart und abgeschabten Hut hinzugedacht hätte, als ein Muster jener schachernden alten Kleiderjuden anzusehen gewesen, deren Geschrei die Bewohner von West End zu einer Zeit

zu stören pflegt, wo die Ruhe der schlummerstillen Straßen in den vornehmeren Stadtteilen nur durch Juden, Fischweiber, Vogeltierverkäufer, Gassenkehrer und Stadtpostboten unterbrochen wird.

Dennoch war es nicht der jüdische Gesichtsausdruck A. O.s, der unsern Basil Annesley veranlaßte, seiner Höflichkeit Einhalt zu tun. Er hatte von vornherein gehört, daß jener seinem Geschäfte zufolge »den Juden« zugezählt würde, und war wenig erstaunt den äußern Menschen seinem Inneren entsprechend zu finden. Aber die Entdeckung machte ihn stutzen, daß der anständig gekleidete und kräftige Mann vor ihm kein anderer als das ärmliche gebückte Wesen war, dem er in Paulet-Street, St. Agnes le Clare den Schlüssel aufgehoben hatte; obschon dieser wie jener sich wiederum von dem feingekleideten Manne unterschied, der ihm von Blencowe auf der Rückkehr nach St. James-Street als der große und einflußreiche A. O. bezeichnet war.

Diese mehrfache Verwandlung grenzte ans Wunderbare; Annesley staunte und verwirrt, wie er war, wußte er nicht, womit er seine Rede beginnen sollte. Sollte er über seine Entdeckung schweigen oder sprechen? Er mußte sich jedenfalls den Geldverleiher geneigt zu machen suchen und mindestens war es zweifelhaft, ob er durch Aufdeckung der, wie es schien, absichtlichen Geheimtuerei seinen Zweck erreiche.

Während Basil noch darüber nachdachte, heftete der absonderliche Besitzer des absonderlichen Hauses sein Auge mit demselben Interesse, das schon bei ihrem ersten Zusammentreffen unverkennbar gewesen war, auf den jungen Mann und suchte den Starrkrampf seines Gastes, in den dieser durch seine plötzliche Erscheinung verfallen schien, dadurch zu beseitigen, daß er sich schnell dem Bureau näherte, den vor demselben befindlichen Rohrstuhl umdrehte und sich darauf niedersetzend Basil durch eine Handbewegung andeutete, in dem großen Armstuhl

Platz zu nehmen, dessen Vortrefflichkeit dieser bereits unaufgefordert kennengelernt hatte. A.O.s erste Worte berührten die Angelegenheit, in welcher der junge Annesley noch immer zu keiner Entscheidung gekommen war.

»Wenn ich nicht irre, mein Herr«, begann jener kalt, »sahen wir uns schon früher!«

»Und zwar erst vor so kurzer Zeit, daß ich darüber kaum in Zweifel sein kann«, fügte Annesley hinzu. »Doch find' ich so wenig Übereinstimmendes zwischen –«

»Feine Federn – keine Vögel, schlechte Federn – schlechte Vögel«, unterbrach ihn A.O. und blickte, während er sprach, auf die Ärmel seines Rocks, der auch höchstens in einem räuchrigen Hinterzimmer Sohos die Bezeichnung »fein« beanspruchen konnte. »Ich hatte nicht erwartet, in dem jungen Mann, der sich eines schwachen Alten mitleidig annahm, tags darauf den B.A. wiederzufinden, der mich bei schlechtem Wetter ganz ohne Not ein entferntes Stadtviertel besuchen ließ.«

»Die Entfernung war mir gewiß so lästig wie Euch«, erwiderte Annesley, der allgemach sicherer ward, je mehr ihm das Treiben A.O.s als eines Marktschreiers und Betrügers würdig schien. »Ihr wart es, Herr, nicht ich, der ein fremdes, abgelegenes Haus zur Unterredung bestimmte.«

»Ich besitze Häuser in verschiedenen Stadtvierteln«, entgegnete der Geldverleiher ohne verlegen zu werden. »In St. James-Street z.B. um meinen Geschäften mit verschwenderischen Lords nachzugehen und den Narren von Rang und Bedeutung die zerlumpten Kleider zu flicken; oder in Finsbury für geheimnisvolle Herrn, die mich durch ihr Vertrauen zu meinem Geldbeutel beehren, ohne ihren Briefen auch ihren Namen hinzufügen zu wollen. Doch ist's Regel bei mir, nur denen Vertrauen zu schenken, die solches auch zu mir hegen.«

»Da ich meinen Brief an eine Person addressierte, die mir nur unter den Anfangsbuchstaben ihres Namens bekannt war, glaubte ich mich nicht verpflichtet, von dem meinigen mehr als ein B. A. zu verraten«, antwortete Basil ernst.

»Die Anfangsbuchstaben meines Namens«, erwiderte der Geldverleiher, »sind bekannt wie mein Name selbst. Ich heiße Abednego Osalez. Und nun frag' ich Euch, warum triebt Ihr mich in das dunkelste, elendeste Viertel der Stadt, da das dringende Geschäft, von dem Ihr spracht, bis heute dennoch ungeschehn blieb?«

»O, laßt mich umgekehrt lieber fragen«, entgegnete Basil durch die Kaltblütigkeit A. O.s mehr ermutigt als betroffen, »warum Ihr mich zwangt, das äußerste Ende der Stadt aufzusuchen, da Euch mein zweiter, in denselben Ausdrücken geschriebener Brief sofort veranlaßte, hier die Zusammenkunft zu bewerkstelligen?«

»Vielleicht«, antwortete der Geldverleiher, der augenscheinlich den Liebesdienst nicht vergessen wollte, den er tags zuvor im Gewande des Elends von Basil empfangen hatte, »vielleicht weil mir Eure Sorglosigkeit eine andere Meinung über Eure Lage beibrachte, die dem ersten Briefe zufolge eine sehr drückende zu sein schien. Wer jedoch bei allem Unglück noch warten kann, verdient schon eher der Beachtung. Und nun hoff' ich auch meine Frage beantwortet zu sehen!«

In kurzen Worten klärte Basil das Geheimnis auf. Als er dem Geldverleiher gestand, daß seine Tasche wahrscheinlich gestohlen worden sei, bemerkte dieser, »das könne nur dem begegnen, der nicht gewohnt sei Sachen von Wert aufzubewahren«, denn seine gute Laune schien allgemach getrübt zu werden. Vielleicht hielt er es nicht für angemessen, sich einem neuen Kunden in allzu mildem Lichte zu zeigen.

»Ich glaube, wir machen heut' das erste Geschäft zusammen?«

sprach er, als entriß er sich plötzlich allerlei Gedanken. Annesley machte eine bejahende Kopfbewegung.

»Bringt Ihr mir von irgendeinem meiner Klienten ein Empfehlungsschreiben?«

»Von keinem«, erwiderte Basil, der sich der unschmeichelhaften Ausdrücke erinnerte, in denen einige von A. O.s Klienten hinter seinem Rücken gesprochen hatten.

»So waren es also lediglich meine Zeitungsannoncen, die Eure Aufmerksamkeit auf mich lenkten?«

»Nicht sie allein«, entgegnete Basil. »Mehrere meiner Kameraden hatten in ähnlicher Verlegenheit Euren Beistand nachgesucht. So lernte ich die Art und Weise Eures Geschäfts kennen, und ...«

»Sie rieten Euch ab«, unterbrach ihn der Geldverleiher, »zu mir Eure Zuflucht zu nehmen, wenn Eure Lage nicht eine ganz verzweifelte sei! Nicht wahr, so sprachen sie. ›Hüte Dich vor A. O.‹, so wird's geheißen haben, ›wenn Dir noch irgendein Ausweg, irgendeine Rettungsquelle zu Gebote steht‹. Nannten sie mich nicht: Haifisch, Vielfraß, Geier, Wucherer, Jude? Nicht wahr, sie taten's! Am Mittagstisch der Offiziere bin ich's gewohnt, unter derlei Titeln besprochen zu werden.«

Basil, der schon bereute, durch das Wort »Kamerad« seine Stellung in der Gesellschaft verraten zu haben, wollte durch eine Bejahung keinen seiner Freunde der Rache A. O.s aussetzen.

»Junger Mann, Ihr seid sehr vorsichtig«, bemerkte der Geldverleiher und seine dunklen Augen schienen unsren Basil bis zu seinen verborgendsten Gedanken durchdringen zu wollen. »Aber ›Vorsicht‹ ist nicht die Mutter des Vertrauens. Ihr kommt hierher in der Hoffnung Geld von mir zu empfangen und steht vor mir mit verschlossenen Lippen und noch verschlosseneren Herzens.

Ein Name wie der meine bedarf etwas Geheimnisvolles, doch wird einmal ein ›bona-fide-Geschäft‹ begonnen, so muß alles

Licht und Wahrheit sein. Mein Name, wie gesagt, ist Abednego Osalez. Ich bitte jetzt um den Euren.«

Basil zögerte noch. Er wollte dem Namen dessen, der stets Gegenstand seiner kindlichen Verehrung gewesen war, er wollte dem Namen seines Vaters nicht die Schmach antun, in den Schuldregistern eines Juden zu prangen.

»Ihr würdet gut tun daran zu denken«, fügte der Geldverleiher hinzu, »daß kein Geschäft, das zwischen uns abgeschlossen wird, Gültigkeit hat, wenn's nicht unter unserem wirklichen Namen geschah. Nehmt Ihr daher Abstand den Euren zu nennen, so hat unsere Unterredung bereits zu lange gedauert.«

Basil nahm aus dem Ton, in dem diese Worte gesprochen wurden, ab, daß sich der Jude sehr bald erheben und ihn verlassen würde, so murmelte er denn mit leiser Stimme. »Mein Name, Herr, ist Annesley.«

»Annesley«, wiederholte der Geldverleiher, wie wenn er ihn auffordern wolle deutlicher zu sprechen.

»Basil Annesley.«

Der Jude erhob sich schnell von seinem Sitz und wühlte ein oder zwei Minuten unter den vor ihm ausgebreiteten Papieren, als suche er nach Schreibmaterial, um sich betreffs seines neuen Klienten einige geschäftliche Notizen zu machen.

»Ihr seid – wenn ich nicht irre – vor kurzem erst unter die Garde getreten?« sprach er zu Annesley, ohne sich jedoch umzuwenden.

»Ich diene seit länger denn einem Jahre in der Armee.«

»Und seid schon nach so kurzer Zeit in Geldverlegenheiten geraten?«

»Für manche genügt der zwanzigste Teil dieser ›kurzen Zeit‹ um so weit zu geraten«, erwiderte Basil, der wenig Lust hegte, sich durch einen Fremden katechisieren zu lassen.

»Dann sind jene ›Manche‹ nicht gut geartete Söhne einer unbemittelten Mutter«, entgegnete der unverschämte Jude, der in die Geldverhältnisse seines neuen Klienten bereits eingeweiht zu sein schien.

»Herr«, rief Basil aufgebracht, dessen Geduld erschöpft schien. »Ich bedarf eines Geldverleihers, aber keines Beichtigers. Meine Angelegenheit ist kurz besprochen. Ich bin, was Ihr bereits zu wissen scheint, der einzige Sohn des verstorbenen Sir Bernard Annesley. Ich bedarf sogleich einer Summe von dreihundertfünfzig Livres Sterling. Meine jährliche Rente beträgt dreihundert Pfund –«

»Sie hat Euch dreihundert Pfund ausgesetzt? – Zu viel – zu viel für sie um's zu geben, zu viel für Euch um's zu nehmen!« murmelte der Jude halblaut vor sich hin. Dennoch entging dem Ohre Basils keine Silbe davon.

»Ich bemerkte, Herr«, fuhr dieser fort, ohne die Unterbrechung weiter zu beachten, »daß meine Rente von dreihundert Pfund und außerdem mein Sold mich in den Stand setzen würde, bei monatlicher Abzahlung Zins und Kapital innerhalb zwei und einem halben Jahre zurückzuerstatten.«

»Und wenn Ihr unterdessen stürbet, welche Sicherheit bliebe mir da und meinem Gelde?« fragte der Wucherer höhnisch.

»Ich könnte mich an eine Lebensversicherungsgesellschaft wenden und Euch die Anweisung einhändigen«, erwiderte Basil in minder sicherem Tone.

»Ihr seid mit den Ausflüchten heruntergekommener Personen sehr bald bekannt geworden«, murmelte der Jude ohne sich umzudrehen; wie es schien mit dem Ordnen der vor ihm ausgebreiteten Papiere sowie der Geldrollen beschäftigt.

»Einer meiner Kameraden, der in ähnlicher Angelegenheit mit Euch zu tun hatte, gab vor, in solcher Weise verfahren zu sein«, entgegnete Basil mit wachsender Unsicherheit.

»Captain Blencowe – nicht wahr? – ja, ja – ich erinnere mich seiner; obschon sechs Jahre seitdem vergangen sind. Euer Freund hat ein gut' Gedächtnis; nun, ich auch, und ich weiß sehr wohl, daß er einige Zeit vorher, bevor der Termin abgelaufen war, seine Schuld als Mann von Ehre tilgte.«

»Sehr erfreut würd' ich sein, wolltet Ihr in mir einen gleich ehrenhaften Klienten vermuten«, fügte Basil etwas sicherer hinzu.

»Am guten Willen mag's nicht fehlen, allein ich bezweifle die Fähigkeit. Blencowe gehörte einer wohlhabenden Familie an. Ich wußte, wen ich vor mir hatte. Wolltet Ihr mich hintergehn, ich würde der ganzen Familie Annesley, und setzt' ich ihr Daumenschrauben an, zu Euren Gunsten keine Zehnpfundnote entlocken. Leute meines Geschäfts sind gezwungen, über die Vermögensumstände derer Buch zu führen, mit denen sie Geldverhältnisse halber in Berührung kommen. Ein Verwandter von Euch, einer von den Yorkshire-Annesleys, lebte auf meine Kosten zwei Jahre lang in King's Bench.«

»Doch bin ich überzeugt, er bezahlte Euch schließlich!« rief Annesley, der mit seiner väterlichen Verwandtschaft viel zu unbekannt war, um solche Anklage ohne weiteres zurückweisen zu können.

»Mit seinem Leben. Er starb im Gefängnisse; Leute, die keinen Penny besaßen, waren seine Erben, will sagen meine Schuldner.«

Sonderbarerweise lag im Klange dieser Worte mehr etwas Triumphierendes als Zorn und Ärger über einen an Zins und Kapital gehabten Verlust.

»Ich aber, der ich jung und zahlungsfähig bin«, entgegnete Basil, »werd' Euch nicht betrügen, ob ich nun leben oder sterben mag. Ich geb' Euch als Edelmann mein Ehrenwort, daß ...«

»Das Ehrenwort eines Edelmannes hat in Geldgeschäften weder Einfluß noch Wert«, unterbrach ihn der Jude. »Die Angelegenheit zwischen uns ist lediglich eine Sache der Spekulation. Ihr braucht Geld; ich leih' es Euch und suche den größtmöglichsten Vorteil davon zu haben, deshalb fordr' ich vollkomm'ne Sicherheit und mäßigen Zins; oder wenn erstre fehlt, so hohe Prozente, daß ich um derentwillen das Geschäftchen wage.«

»Zu letztrem hab' ich mich schon bereits erklärt«, sagte Basil.

»Vor Zeiten wurden mir von Leuten, die in der Klemme waren, zweihundert Prozent geboten«, entgegnete der Geldverleiher höhnisch, »dennoch lockte mich's nicht den Köder anzubeißen. Die bloßen Versprechungen eines Fremden haben denn doch nicht ganz Goldeswert. Es handelt sich jetzt darum, ob Ihr Vermögen besitzt, um die Zinsen eurer Schuld, die Abgaben an die Lebensversicherungsgesellschaft, so wie Sportel und Stempelgebühren, die das Geschäft als solches mit sich bringt, zu bezahlen, und außerdem im Stande seid, die entlehnte Summe von dreihundertfünfzig Pfund allmählich abzutragen?« fragte der zudringliche Jude.

»Mein jährliches Einkommen beträgt alles in allem vierhundertdreißig Pfund«, erwiderte Basil.

»Und zu welchem Zweck werden Euch diese bewilligt?« entgegnete der Geldverleiher. »Sie sollen Euch eine Stellung in der Welt verschaffen! Habt Ihr ein Recht dazu, die Summe anderweitig zu verwenden, zu unterlassen, was die gesellschaftliche Sphäre, in der ihr Euch bewegt, tagtäglich von Euch fordert? Dürft Ihr Euch der Gefahr aussetzen, durch diese oder jene Verlegenheit der Schande preisgegeben zu sein?«

»Nein!« antwortete Basil erstaunt über die Freiheiten, die sich sein neuer Bekannter ohne weiteres herausnahm, und doch gezwungen einer Zudringlichkeit sich zu fügen, die augenscheinlich ein gewisses Interesse an ihm verriet. »Doch die Schande, der

ich mich durch Einschränkung und Schmälerung meiner Rente aussetze, ist nichts im Vergleich zu der Schmach, der ich nach Verlauf eines Monats, wenn meine Wechsel fällig, meine Mittel aber unzureichend sind, keinsfalls entgehe.«

»Zudem seid Ihr noch minorenn«, wandte der Jude aufs Neue ein.

»Die bis dahin meiner Unterschrift vertrauten hatten derlei Bedenklichkeiten nicht und begnügten sich mit der Sicherheit, die ich ihnen als Edelmann und Sohn eines Mannes von Ehre gewährte«, erwiderte Basil mit Festigkeit. In demselben Augenblick ließ der Geldverleiher zufällig ein Papier fallen, das er in Händen hielt, und Basil bückte sich mit jener Höflichkeit, die ihm zur zweiten Natur geworden war, um es aufzulangen. A. O. mochte dabei der Freundlichkeit gedenken, mit welcher der junge Garde-Offizier dem armen Alten in Paulet-Street behilflich wurde, denn als er das Papier aus Basils Händen zurück empfing, zeigten seine Züge einen milderen Ausdruck.

»Oder aber«, fuhr er fort und heftete dabei seine dunklen Augen auf Annesleys ehrliches Gesicht, »entlehntet Ihr früher schon Geld auf eine Schuldverschreibung? Wandtet Ihr Euch vielleicht nur an mich, um frühere Schaden zu decken? Hintergeht mich nicht, Herr; meine ausgebreitete Bekanntschaft in der Handelswelt würde mich bald in den Stand setzen hinter die Wahrheit zu kommen, und handelte es sich um eine einzige Guinea.«

»Ich habe wenig Lust, Mr. Abednego Osalez, Euch irgendwie zu betrügen«, erwiderte Basil stolz. »Doch ebenso wenig mir vorhin an einem Ratgeber lag, ebenso wenig wünsch' ich jetzt einen Beichtvater statt eines Geschäftsmannes zu finden. Die Veranlassung zu dieser Anleihe erscheint Euch gewiß so unbedeutend, als Euch die Art und Weise, wie Ihr Euren Reichtum vermehrt,

natürlich vorkommt, oder so leichtfertig, wie es Euch leicht sein würde mir zu helfen. Noch eine Frage: Versteht ihr's rücksichtsvoll zu verfahren?«

»Zu solcher Frage ist kein Grund vorhanden!« entgegnete sein sonderbarer Gesellschafter, während er fortfuhr seine Papiere zu prüfen und sorglich zu ordnen, wie er's die ganze Zeit schon getan hatte. »Die Frage beantwortet sich von selbst. Die Welt hat stereotype Grund- und Lehrsätze, die Eure Besorgnis überflüssig machen. Jeder weiß es – der Geldverleiher ist ein Jude, der Jude ein Wucherer, der Wucherer ein Verbrecher vor dem Gesetz. Christus jagte die Wechsler aus dem Tempel, der Mensch verschließt ihnen den Tempel der Gerechtigkeit. Der geldverleihende Jude muß durch Lug und Trug seinen Reichtum erworben haben; er muß seine Laufbahn als Räuber, Taschendieb, Gauner und Mörder begonnen haben; alle Schande, jede Schmach wird auf sein Haupt gehäuft, er kann dem Galgen nie nahe genug kommen, er kann nicht genug gebrandmarkt werden, Tausende hat er ins Verderben gestürzt –

Und wenn ein Mensch des Giftes je bedarf,
Hier ist der Schurke, der es ihm verkauft.

Gesteht, daß ich mich so gut wie andere zu portraitieren weiß? Gewiß, Ihr zweifelt nicht mehr an meiner Verschwiegenheit, wenn Ihr deren Beweggründe erwägt.«

Basil Annesley staunte. Von vorn' herein war ihm Ton und Sprachweise seines neuen Bekannten auffällig gewesen; sie schien ihm weder zu seinem Äußeren noch zu seinem Geschäftszweige zu passen; am wunderlichsten aber mußte ihm die Bettler-Verkleidung dünken, in der er ihn zuerst gesehen – welche Beweggründe mochte er dabei gehabt haben? Und jetzt nun gar

diese unvermutete Beredsamkeit, dieser Ausdruck, diese Lebendigkeit in seinen Bewegungen, die ihn eher als einen gebildeten Mann der höheren Stände, denn als einen gewöhnlichen Juden und Wucherer erscheinen ließen. Die feurigen Blicke des gereizten Mannes machten das Blut in Basils Adern gerinnen.

Dennoch sprach er mit einer Offenheit, die mit der seines Gefährten wetteifern konnte: »Ich hört' Euch eben noch loben und preisen; doch spricht mein Hiersein am besten dafür, wie unbedeutend der Einfluß solchen Urteils auf mich war.«

»Ihr seid einfach aus dem Grunde hier, weil Eure Lage eine verzweifelte ist!« erwiderte A. O. kalt. »Ihr seid hier, weil's anderswo nichts zu hoffen gab. Ihr mögt vielleicht auch vom Hauptmann Blencowe und anderen Opfern, die ohne großen Schaden aus meinen Klauen kamen, gehört haben, daß es dem Krokodile dann und wann einfiele, den Mitleidigen zu spielen, und wolltet versuchen, ob Eure Jugend und Unerfahrenheit solche gute Laune möglicherweise heraufbeschwören könne.«

»Mindestens ermutigen Euch meine Jugend und Unerfahrenheit mich zu narren und zu hänseln!« rief Basil, mehr über das ironische Lächeln A. O.s als über seine Worte zornerrötend. Und seinen Hut vom Fensterbrett nehmend, schickte er sich an, das Zimmer ohne weiteres zu verlassen.

»In allen Geldgeschäften, Mr. Annesley«, sagte sein Gesellschafter, ohne über das plötzliche Abbrechen der Unterhandlung geängstigt zu sein, »werdet Ihr durch Beherrschung Eurer selbst stets fünf Prozent gewinnen. Es kann Euch nicht daran liegen, mit mir zu brechen. In diesem Augenblick bin ich für Euch ein notwendiges Übel, das Euch einzig und allein vor unausbleiblicher Schande bewahren kann. Habt die Güte, Herr, unterschreibt dies Papier«, fuhr er fort, Basil einen Zettel überreichend, den er während der Unterhandlung in aller Ruhe ausgefertigt hatte.

»Selbst Eure sehr geringe Geschäftskenntnis wird Euch von der gesetzlichen Ungültigkeit dieses Papieres überzeugen können. Es ist nichts als die Obligation eines Ehrenmanns und die Unterschrift desselben meine einzige Sicherheit. Es wird mich nie in den Stand setzen, meinen Schuldner ins Gefängnis zu stecken oder überhaupt ihn zu belästigen, doch wird es den Sohn Sir Bernard Annesleys sicherlich daran erinnern, daß er mir spätestens drei Jahre nach seiner Volljährigkeit eine Summe von vierhundert Pfund zurückzuzahlen hat, deren Zinsen zu fünf Prozent ich vierteljährlich einkassieren werde.«

Basil nahm den Schuldschein und las; sein Inhalt entsprach den Worten A.O.s vollkommen und überzeugte ihn, daß sich der Geldverleiher mit dem kleinen Gewinn von fünfzig Pfund wirklich begnügen wolle. Doch wie staunte er erst, als er ans Bureau tretend, eine gedruckte Anweisung an eins der ersten Bankiershäuser von West End vor sich liegen sah, das die Unterschrift Abednego Osalez führte und ungefähr lautete: dem Mr. Annesley oder dem Vorzeiger dieses ist die Summe von vierhundert Pfund auszuzahlen.

Kaum wollt' er seinen Augen trauen, seine Wange erglühte, sein Herz jubelte – war er doch glücklich aus der ersten großen Gefahr, die seinem Rufe drohte, gerissen. Und bevor er noch die Anweisung empfangen oder den Schuldschein unterzeichnet hatte, trieb es ihn, demjenigen seine Dankbarkeit auszudrücken, der ihm kaum anders als ein Wohltäter erscheinen konnte. Als er sich umwandte, gewahrte er A.O. nicht hinter seinem Stuhl, etwa den Eindruck beobachtend, den er auf ihn gemacht habe, sondern hörte ihn an der Tür mit dem alten Mütterchen sprechen, die ihm die Ankunft eines neuen Gastes meldete.

»Sag ihm, ich sei bereits in Anspruch genommen, sag ihm, es sei mir unmöglich ihn diesen Morgen noch zu sprechen«, rief der

Geldverleiher in jenem gebietenden Tone, den er auch anfangs während der Unterhaltung mit Basil geführt hatte.

»Das hab' ich ihm schon gesagt, Herr«, krächzte die Alte, »doch kann ich ihn nicht los werden. Er ist aus dem Wagen gestiegen und wartet an der Tür.«

»Laß ihn warten!« rief der Geldverleiher. »Und dringt er darauf einzutreten, so führ' ihn in ein Vorderzimmer, und öffne eine der Fensterladen; da mag' er bleiben, bis ich Zeit habe, ihn zu empfangen. Mr. Annesley, Ihr seht, man erwartet mich. Spart deshalb Euch und mir die Dankesversicherungen, die ich auf Euren Lippen lese«, fuhr er zu Basil gewendet fort, der wie angewurzelt am Bureau stand, in der einen Hand die Anweisung, in der andern den Schuldschein haltend. »Habt Ihr ihn unterzeichnet?« fragte er auf den letztern zeigend. »Macht schnell, wenn Ihr seinen Inhalt sorglich geprüft habt; aber so lang' Ihr lebt, setzt Euren Namen nie unter ein Papier, von dessen Inhalt Ihr keine Silbe wißt. Nein, nein – erspart mir die Versicherungen Eures Zutrauens; auch zur Dankbarkeit habt Ihr vielleicht weniger Grund als Ihr glaubt. Entsinnt Euch der Fabel vom kleinen Fisch; was ihn lockte und eine gute Mahlzeit versprach, war die Angel des schlauen Fischers. Wähnt Euch nicht zu sicher; auch ich mag' Euch den Eintritt in mein Netz erleichtert haben, nur um Euch die Rückkehr abzuschneiden.«

Basil Annesley, der jetzt den Schuldschein unterzeichnet, die Anweisung aber in sein Taschenbuch geborgen hatte, lächelte natürlich bei einer so ernsten Prophezeiung.

»Doch will ich mindestens nicht, daß Ihr durch jemand anders als durch mich ruiniert werdet«, fügte der Geldverleiher lächelnd hinzu, »drum laßt mich Euch den Rat erteilen, Euer Taschenbuch an einer sicherern Stelle aufzubewahren als mir die zu sein scheint, von der aus man Euch meinen Brief bereits entwandte.

Vor allem eins: tragt das Geld, und wenn Ihr's noch diesen Morgen empfangt, tragt es sofort zu Eurem eignen Bankier, damit Ihr im Stande seid, den Forderungen zu genügen, die ... doch, schon gut! Ich will Euch meine Vorlesung sparen«, rief er sich selbst unterbrechend, als er Basil erröten sah. »Solche goldenen Regeln erwerben sich meist weniger Dank als Goldstücke.«

»Der Herr ist bereits im Zimmer«, meldete die Alte, deren Gesicht mit der Nachtmütze ihres Schmutzes halber in stetem Wettstreit lebte.

»Desto besser«, erwiderte der Geldverleiher höhnisch. »Es bringt so vornehme Herren schon einigermaßen zur Besinnung, wenn sie mit den Spinnen und Mäusen meiner elenden Wohnung Bekanntschaft machten.«

In der nächsten Minute hatte Basil, noch immer im Zweifel, ob er wache oder träume, seinen neuen Bekannten, der sich ihm wie ein alter Freund erwiesen, die Hand gedrückt und stand wieder auf der Straße. Wenige Schritte vor ihm, langsam auf und ab fahrend, gewahrte er eine elegante Equipage; der aufgeputzte Bursche, der die Zügel führte, trug keine besonders kenntliche Livree. Doch das Pferd, auf dem der kleine Reiter saß, war nicht zu verkennen. Das ganze Fuhrwerk gehörte zu den berühmtesten in Hyde Park und verriet Basil, daß der vornehme Herr, der Zeit genug hatte, sich in A. O.s zerfallendem Speisezimmer die Füße zu vertreten, niemand anderes als seine Durchlaucht der Herzog von Rochester war.

Geld ist nicht
Chimäre;

es ist das alles
bewegende
Prinzip

Kapitel 4

Basil Annesley ging einem Tage voll überschwenglicher Freuden entgegen. Wäre das Straßenpflaster zwischen Soho-Square und St. James-Street wie die Gemächer der Alhambra oder des Aladdin-Palastes mit Edelsteinen gepflastert gewesen, er hätte den Weg zu Herries', der in Wirklichkeit nur über halbschmutzige Steine eines nicht allzu einladenden Teiles von West End führte, nicht überglücklicher zurücklegen können. Hier empfing er nach Vorzeigung seines Wechsels vierhundert Pfund, bezahlte die halbjährlichen Zinsen auf das Konto Abednego Osalez' voraus und durfte also während der nächsten zwölf Monate, was diesen Gegenstand anbetraf, ohne Sorge sein.

Er, der nach langem Druck unter der Last einer Geldverlegenheit plötzlich hoch aufatmen darf, weil sich unerwartet die Türen seines Kerkers, darinnen er seufzte, geöffnet, – der mag's aussprechen, ob irgendeine Freude auf Erden sich jener gleichstellen kann, wo die gefesselte, niedergedrückte Seele Kraft und Freiheit wiedergewinnt.

Und ob der König Ritter auch
Herzog' und Grafen macht;

Ihren Jubel übertönt die Herzensfreude eines Mannes, der sich fast in demselben Augenblicke frei und sorglos fühlt, wo er den Griff des Schuldvogts schon auf der Schulter und halbe Todesqual voraus empfindet.

Annesley fühlte sich so froh und frei, als hab' er keine Schulden; denn unter solchen Bedingungen fehlten ihm nicht die Mittel sie zu tilgen. Vierundzwanzig Stunden hatte er zuvor voll Angst und Schrecken auf den 28. Dezember geblickt, der ihn im Besitz von dreihundert Pfund Sterling finden, oder, als der letzte Zahlungstermin, ihn und seine Schande unfehlbar in den Mund der Leute bringen mußte. Hätt' ihn der Herzog von Rochester zu seinem Universal-Erben gemacht, es hätt' ihn nicht halb so glücklich gemacht wie der Besitz jener vierhundert Pfund, die er noch selbigen Tages bei Coutt's niederlegte.

Wie wenig, wie unendlich wenig kennen die eigentlichen Gewalthaber unserer Zeit, die über das Geschick einzelner Personen und ganzer Völker mit goldenem Zepter entscheiden und ihre Befehle in Banknoten und Staatsschuldscheinen ausstellen, wie wenig kennen die reichen Wechsler des geldspinnenden Europas die furchtbare Natur aller Leidenschaften, die in der Pandorabüchse ihrer eisernen Geldtruhe noch eingekerkert ruhen. Sie ahnen kaum die Zaubergewalt jeder Zahl, die sie in die leinwandgebundenen, dicken Bücher eintragen; sie wissen nicht, daß sie über Leben und Tod zu entscheiden haben, mechanisch schreibt der Kommis seine Wechsel, kalten Bluts berechnet er nach dem Kurs den Wert des ihm vorgelegten Papiers und wechselt es so gleichgültig, als hinge nicht die ganze Seele des Überbringers daran, den möglichst hohen Betrag zur Bestreitung notwendigen Haushalts dafür zu empfangen. Geld ist nicht Chimäre; es ist das alles leitende, alles bewegende Prinzip in unserem Zivilisations-Romane. Geld ist Macht; das einzige Mittel, uns über den unwirtbaren Fels unseres Daseins den Weg zu bahnen, die auf ihm wachsende Sesam-Frucht, ohne die man, wie einmal die Dinge im Leben stehen, verkommen muß. Von allen Maskengewändern, in welchen eine falsche Philosophie so gern zu

paradieren sucht, ist Verachtung des Geldes, Verachtung dieser Leiter, mit deren Hilfe fast jeder Vorteil im Leben zu erringen ist, sicherlich das Abgeschmackteste.

Oft hatte sich Basil mit seiner Verachtung des Reichtums groß getan. Bemüht, seine Mutter über ihre nur unbedeutenden Mittel zu beruhigen, hatte er ihr oft seine Gleichgültigkeit gegen das versichert, was er den Abschaum dieser Welt nannte. Derartige Äußerungen öfter wiederholend, häufig über den Scheinwert wertlosen Reichtums sprechend, hatte er sich schließlich selbst hintergangen. Er wähnte sich mehr denn zufrieden, wähnte sich froh und glücklich seiner Armut halber. Und jetzt: – der Besitz armseliger vierhundert Pfund brachte ihn halb außer sich vor Freude.

Denn obschon die Veranlassung zu seiner Geldverlegenheit weder seinem Herzen noch seinem Kopfe irgendwie Schande machte, war der Grund doch ein solcher, daß er seiner strengen Mutter jedenfalls Geheimnis bleiben mußte. Ja, er würd' es in der Tat vorgezogen haben, als Spieler und Verschwender in ihren Augen zu erscheinen, als sie mit der Wahrheit bekannt zu machen. Nicht eine einzige Guinea hatte er für sich gebraucht. Die höchste Bedrängnis eines andern hatte ihn veranlaßt, die Zahlung jener Summe zu übernehmen. Und doch durfte er in seiner Verlegenheit des Glücks sich nicht erfreu'n, das uns Trost und Mitgefühl zu bieten pflegen. Gegenteils; da er bei Vorzeigung des Wechsels, aus Rücksicht gegen den Notgedrückten, reich und deshalb gleichgültig über den Vorfall getan hatte, durfte er keine Klage über eine Verpflichtung laut werden lassen, die das zarte und hochherzige Wesen, das er vom Verderben gerettet hatte, schmerzlich berührt haben würde.

Nur etwas störte seine Freude: Die Krankheit oder doch – das Leiden seiner Mutter. Dennoch quälte es ihn jetzt weniger, wie wenn er sich's hätte gestehn müssen, durch Entdeckung seines

Geheimnisses ihren Zustand verschlimmert zu haben. Jetzt liebenden Herzens ihr Verbot übertretend, beschloß er aufs Neue einen Weihnachtsbesuch, nahm auf einige Tage Urlaub und eilte, Lieb und Freude im Busen, dem kleinen Lazareth in Bartingham entgegen. Er wollte der Lady Annesley nicht Zeit gönnen, ihr Verbot zu wiederholen, und brach auf, sie binnen kurzem zu überraschen.

Selten sind die Umstände im Leben der Art, daß eine Überraschung rätlich ist. Gatten und Frauen haben diesen Wunsch oft bereut; Liebe und innige Zuneigung führte sie unerwartet früh zurück – und die Gegenwart eines Dritten störte die Freude des Wiedersehens. Im Allgemeinen kann die beste Haushaltung, die beste Schule, die einträchtigste Familie, der engste Freundeskreis nicht genau genug von dem Augenblick unterrichtet werden, an welchem ein Abwesender in ihre Arme zurückzukehren hofft.

Spät am Abend kam Basil mit der Postkutsche nach Lindhurst und zog es vor, anderthalb Meilen zur Erwärmung seines halberstarrten Körpers querfeldein zu Fuß zurückzulegen, als auf einer Postkarre drei Meilen eines so trostlosen Weges zu machen, wie ihn jemals nur der Wagen eines verzweifelnden Pächters durchfahren. Er nahm die Begleitung eines Landmanns an, der sich erbot, seinen Mantelsack zu tragen, und eilte auf wohlbekannten Pfaden seiner Heimat zu.

Die Unfreundlichkeit seines einsamen Weges zu mildern, stimmte er ein Lied von einem unsrer ält'ren Dichter an und sang es, sich selber kaum bewußt:

Getrost mein Lieb, und laß Dein Aug
Nicht länger trübe sein,
Uns trennt ja keine Trennung mehr,

Drum stell' das Weinen ein.
Wie hoch der Berg, wie tief das Meer
Das uns zu trennen scheint,
Wir, Herz in Herz und Seel' in Seel,
Wir bleiben drum vereint.

Und wär' ich tausend Meilen weit,
Im allerfernsten Land,
Ich hörte Deine Stimme doch
Und preßte Deine Hand;
Ich hätte Dich! – drum denn mein Lieb
Nicht länger mehr geweint,
Denn, Herz in Herz, und Seel' in Seel',
So bleiben wir vereint.

Und wenn der Tod sein Schlimmstes tät',
Und unsren Bund zerriß –
Und wohl ist stets bei vielem Licht,
Viel Schatten auch gewiß;
Sein Sieg' wär' doch ein halber nur,
Halb schlügen wir den Feind,
Denn, Herz in Herz, und Seel' in Seel',
So blieben wir vereint.

Doch als der Klang seiner Stimme erstarb, schien ihm die Einsamkeit drückender denn vorher. Es war kalt; kein Lüftchen regte sich; der Mond stand am Himmel und sein Licht sowohl wie die schneidende Luft gaben der Landschaft ein bleiches, totenähnliches Ansehen. Nichts Lebendiges gewahrte man auf den Feldern; nicht einmal ein umgestürzter Pflug schaute aus den Furchen, der zu and'rer Jahreszeit von kommender Arbeit am nächsten Morgen

spricht; nicht einmal ein Igel oder Iltis schlich umher, seine mitternächtige Beute von Hecke zu Hecke suchend. Als Basil endlich das Schloß vor Augen hatte, als er die mondscheinbeleuchteten schwarzen und morschen Wände durch die dunklen, herbstentlaubten Bäume gewahrte, ward es ihm, als nah' er sich dem unbewohnten Schlosse irgendeiner alten Sage. Kein Hund schlug an, als sein Schritt auf der Brücke widerhallte, die über den Wallgraben zum Haupttor des Schlosses führte. Um Lady Annesley durch den ungewohnten Klang der Hausglocke so spät am Abend nicht zu beunruhigen, nahm er seinen Weg zur Hinterseite des Hauses und trat in die Küche mit einer Bescheidenheit ein, die der verstorbene Herr des Schlosses für unmöglich erachtet hatte, als er den zukünftigen Erben, wie im Triumph, stets bei Paukenschall und wehenden Fahnen einzuholen befahl. Zwei erstaunte Dienstmädchen, die laut aufschrieen, als sie ihn gewahrten, beauftragte Basil, für seinen Mantelsack und dessen Träger zu sorgen; er selbst wollte die bewohnten Zimmer des Schlosses aufsuchen, wobei er sich kaum verhehlte, daß es seiner unwürdig sei, wie ein Dieb in der Nacht umherzuschleichen.

Den Hampshire'schen Bauernburschen ließ er in der Küche zurück, wo ein tüchtiges Feuer und eine gute Abendmahlzeit wohlgeeignet waren ihn zu trösten. Basil selbst nahm der sehr verlegenen und viel knixenden Jungmagd der alten Dorcas ein Licht aus der Hand, von der er bereits erfahren hatte, daß seine Mutter und deren Kammerfrau den alten Nicholas pflegten, der in einem Schlafzimmer auf dem ersten Flur sehr krank darnieder läge und, wie man fürchte, kaum noch einige Tage leben würde.

»Mylady hat den Tee nach einer halben Stunde in ihr Wohnzimmer beordert«, fügte das Mädchen hinzu. »Soll ich ihr Eure Ankunft melden? Oder wünscht Ihr lieber, daß ich zuvörderst in Eurem eignen Zimmer Feuer mache?«

Annesley zog das letztere vor. Er wollte durch sein plötzliches Erscheinen dem sterbenden alten Manne nicht lästigfallen und beschloß deshalb, die Ankunft seiner Mutter in deren Zimmer zu erwarten.

Das Wohnzimmer der Lady Annesley war ein kleines Gemach auf dem ersten Flur, dicht neben ihrem Schlafkabinett. Während der Wintermonate bewohnte sie es stets. Die Decke war, wie in den meisten Zimmern des Schlosses, nicht nur niedrig, sondern auch von schweren Balken durchkreuzt und entstellt; der Fußboden bestand aus Stuck oder einer ähnlichen Masse. Nichtsdestoweniger ist ein solches Gemach mit seinen bauschigen Fenstervorhängen und warmen Fußteppichen für die langen freudlosen Winterabende ein bequemerer Aufenthaltsort als ein Gemach edleren Stils und höherer Eleganz. Manch prächtiger Saal in andren Schlössern und Herrenhäusern hätte die Behaglichkeit dieses Zimmers beneiden dürfen, vor dessen prasselndem Holzfeuer Basil stand und alle die Wonne empfand, die ein von der Nacht überfallener Reisender bei solchem Anblick zu fühlen pflegt.

Von allen Zimmern im Hause war dies dem Basil am wenigsten bekannt. Vor vier Jahren hatte er zum letzten Mal Barlingham um die Winterzeit gesehen. Seine Rückkehr aus Deutschland fiel in den Sommer; und da er Weihnachten vorigen Jahres soeben erst zum Regiment gekommen war, sah er sich gezwungen, in der Stadt zu bleiben. Während seiner Ferien bewohnte Lady Annesley meist ein Gesellschaftszimmer, das auf einem andren Flur gelegen war und musikalische Instrumente sowie eine kleine Bibliothek zur Unterhaltung ihres Sohnes enthielt; und empfing sie ihn in jenem Gemach, das sie ihr Ankleidezimmer zu nennen pflegte, obschon sie ihre unbedeutende Toilette in der nebenan gelegenen Schlafkammer machte, so mußte die Unterhaltung zwischen

ihnen eine sehr kurze sein. Drum besaß es auch in Basils Augen den ganzen Reiz eines verbotenen Gegenstandes. Das blaue Zimmer im Schlosse war das einzige, das er unaufgefordert nicht betreten durfte.

In gegenwartigem Falle fühlte er sich dazu berechtigt. Hannah hatte ihm gesagt, daß nur in diesem Zimmer ein Feuer brenne, und da mit der Kälte einer Dezembernacht eben kein Spaß zu treiben war, quälte ihn kein Gewissensskrupel, als er das verbotene Revier betrat.

»Mich wundert's nicht, daß meine Mutter gern hier weilt«, murmelte Basil vor sich hin, als er auf der Fußdecke vor dem Kamine stehend, sein Aug' im Zimmer umher schweifen ließ, darinnen sich alles Altertümliche, das Lady Annesley im Schloß gefunden hatte, beisammen fand. Die alten Stühle und Tische mit ihrem Schnitzwerk sowie ein oder zwei auf Füßen stehende Schreibebureaus mahnten ihn sogar an die neusten Moden. Vom Ebenholzpulte an, auf dem Lady Annesleys Taschentuch lag, bis zum Gebetbuch, das in der Nähe des Kamins aufgeschlagen war, erinnerte selbst das Kleinste an das Laubenzimmer einer schönen Lady des sechzehnten Jahrhunderts, so daß es einem Cattermole als Studium oder der lieblichen Anna Page als Gemach hätte dienen können.

»Und doch, warum diese Einsamkeit? Warum diese Abgeschiedenheit von allen übrigen ihres Geschlechtes, o mehr, von einer ganzen Welt?« war Basils zweiter Gedanke, als er sich ins Gedächtnis zurückrief, daß dieses Zimmer nicht nur ein reizendes Asyl vor der Strenge des Winters, sondern Jahr aus Jahr ein die alleinige Wohnung seiner Mutter bilde. Ein Weib muß ein sehr gutes oder ein sehr böses Gewissen haben, um vollständige Abgeschiedenheit von der menschlichen Gesellschaft als höchstes Lebensglück zu betrachten.

Daß Basil von seiner Mutter das erstere glaubte, war so natürlich wie das Entstehen jenes zweiten Gedankens, den er jedoch kaum zu hegen wagte; und das elegante altertümliche Zimmer mehr als die Zelle einer Äbtissin, denn als Gemach einer Dame von Stande betrachtend, huldigte er von neuem dem außerordentlichen Geschmack, mit dem die schlechten Wände eines alten Pächterhauses zu einem beneidenswerten Aufenthaltsort umgestaltet waren.

Im übrigen verfuhr er hier anders als im Zimmer des Geldverleihers. Er sah nichts Verwerfliches darin, die Geg[illegible]stände um ihn her genauer in Augenschein zu nehmen, [illegible]üher die Gegenwart seiner [illegible] es ihre Sachen, d[illegible] Sohn er war?« so mocht' er denken, und zudem mußte einmal die Zeit kommen, an die er freilich kaum jemals gedacht hatte, wo das alles sein eigen war. Drum suchte er sich die Langeweile, während welcher er auf seine Mutter warten mußte, bestmöglichst zu vertreiben und ließ sein Auge vom Fußteppich auf die bronzene Lampe gleiten, die jeden Winkel des Gemachs erhellte. Auf dem Kaminsims, gegen welchen er sich lehnte, standen zwei alte Agat-Kelche von außerordentlicher Schönheit und zwischen ihnen auf einer grünen Jaspis-Platte eine Antike von sehr bedeutendem Wert, obschon sie nichts als eine unscheinbare Schlange darstellte. Sie war aus jenem unvergleichlichen korinthischen Metall gefertigt, dessen herrlichen Farbenglanz wir heutzutage nicht mehr erreichen können, weil unsren Nachahmungen desselben der Gehalt an edlen Metallen fehlt, das ihm die ungeschickten Hände kriegerischer Horden unwissentlich zusetzten, als sie, die ganze reiche Stadt in Brand steckend, alle seine Metalle zusammenschmolzen.

An der dem Kamin gegenüberliegenden Wand hing ein treffliches Portrait, das sich Kunstkennern als eins der Meisterstücke

Sir Josuas augenblicklich zu erkennen gab. Es war ein Portrait des Lord L., des Vaters der Lady Annesley. Seine ordengeschmückte Brust, auf der die Auszeichnungen beinahe aller Staaten prangten, erinnerte an seine diplomatische Laufbahn. In einer Ecke des Zimmers befand sich auf einem isoliert stehenden Piedestal die Marmorbüste eines Kindes, in den anderen hingen Bretter von geschnitztem Ebenholz, auf denen Bücher standen und das Bildnis eines außerordentlich schönen Mädchens, das ersichtlich der Hand eines Meisters seine Entstehung verdankte. Wie Basil von der alten Dorcas schon als Knabe gehört hatte, sollte es das Portrait einer Schwester der Mrs. Vernon sein, die hier als Kind gemalt war.

Alle diese Gegenstände kannte er bereits. Doch auf dem Pult der Lady Annesley lag noch ein in Sammet gebundenes, nach Sitte reicher Katholiken mit goldnen Haspen versehenes Buch in Quart-Format, das auch heute wieder einen schon früher gehegten Verdacht in Basils Seele lebendig machte, den Verdacht nämlich, daß seine Mutter weder am Glauben ihres Gatten noch an dem ihrer Voreltern hinge. Neugierig, ob es in der Tat ein katholisches Gebetbuch sei, öffnete er die Haspen und sah zu seinem höchsten Erstaunen, daß das Buch nichts andres als das Futteral eines Bildes war, das auf der einen Seite das auf Emaille gemalte Portrait eines Mannes, auf der andern, ebenfalls unter Glas, eine Locke rabenschwarzen, glänzenden Haares zeigte.

Basil war aufs Äußerste betroffen. Soviel er aus Bildern und der Erzählung nach wußte, war sein Vater blond wie ein Deutscher gewesen; sein Großvater Lord L. schien ihn in diesem Augenblick von der Wand herab anzusehen, als wollt er's ihm bezeugen, daß er mit dem Manne durchaus nicht verwandt sei, dessen geheimnisvolles Portrait in Basils Händen war. Lady Annesley besaß noch zwei Schwestern; aber er konnte sich nicht

entsinnen, jemals von einem Manne gehört zu haben, der seiner Mutter verwandt genug gewesen wäre, um den Besitz seines Bildes zu erklären. Was bedeutete das alles? Er heftete sein Auge so forschend auf das Portrait, als wolle er nach seinem Recht fragen, hier im Allerheiligsten seiner Mutter angetroffen zu werden.

Das Gesicht war mehr interessant als regelmäßig schön; finstre hohe Augenbrauen, eine Fülle schwarzen Haares, und dunkle Augen voll sinnigen Ausdrucks. Der Mund war von seltener Schönheit, doch ein höhnischer Zug, der zu dem trüben Blick des Auges in keinem Einklang stand, beeinträchtigte seine Schönheit, kurzum es war eins jener Bilder, die den Beschauer ganz besonders nur deshalb fesseln, weil sie eine ungünstige Meinung vom Original in uns erwecken. Die hier dargestellte Person konnte nicht über fünfundzwanzig Jahre alt sein und trug die Kleidung eines englischen Edelmannes, wie sie zu Anfang der Regierung Georgs III. Mode war.

Je mehr Basils Aufmerksamkeit durch das Bildnis in Anspruch genommen ward, je mehr staunte er, daß dieser geheimnisvolle Gegenstand zwanzig Jahre im Besitz seiner Mutter gewesen war, ohne von ihm bemerkt zu werden. Während seiner Kinderjahre, in jener schönen Zeit, wo die Liebe einer Mutter alle ihre Schätze hervorsucht, um ein krankes Kind zu erheitern oder ein betrübtes zu trösten, hatte er oft Gelegenheit gehabt, derartige Herrlichkeiten zu bewundern. Wunderbar geformte Muscheln, seltene Mineralien, Ringe aller Art und die altmodische Repetieruhr sogar, mit ihrer schweren Kette und dem Emaille-Bilde, hatte er in Händen gehabt, selbst das Miniatur-Portrait von Lady Annesleys Mutter, der Lady L., die in der schwarzen Spitzenhaube, geschmückt mit den verschiedensten Edelsteinen und dem Diadem im Haar, gar stattlich auf ihn blickte, – selbst dies war ihm als Spielzeug gegeben worden, als er eine bedeutende Krankheit überstanden und

während der Genesung eine neue Unterhaltung gewünscht hatte. Doch von dem im Sammet-Futteral verborgenen Bilde war ihm niemals auch nur eine Spur zu Gesicht gekommen.

Kaum befand es sich wieder an Ort und Stelle, er selbst aber am Kamin, so öffnete sich die Tür und Lady Annesley trat herein.

Da er sie durch seinen Besuch zu erfreuen hoffte, schmerzte ihn die Kälte, mit der sie ihn empfing. Vorerst machte sie ihm seines Ungehorsams halber Vorwürfe und sagte ihm dann unumwunden, daß seine Gegenwart in einem Krankenhause mindestens eine Unbequemlichkeit sei.

»So will ich morgen wieder fort«, erwiderte Basil und mühte sich, seinen Verdruß so gut wie möglich zu unterdrücken. »Für diese eine Nacht, teure Mutter, rechne ich auf Deine Verzeihung. Es ängstigte mich Dich krank zu wissen, so erschien ich denn selbst, mich von Deinem Gesundheitszustande zu überzeugen.«

»Ein ander Mal beehre mich lieber mit Deinem Vertrauen und glaube mir, daß ich Dir genau die Wahrheit gemeldet«, entgegnete Lady Annesley ernst. »Ich war krank, jetzt bin ich wieder wohl, wenn mir nicht Dein unerwartetes Dazwischenkommen einen Rückfall meines Unwohlseins zuzieht.«

»Das wolle Gott verhüten«, antwortete Basil und sah, wie das Auge seiner Mutter von ihm auf das Pult und vom Pult zurück auf sein sich verfärbendes Antlitz schweifte, als wolle sie's aus seinen Zügen entziffern, ob er den Inhalt ihres Zimmers gemustert und das Portrait geöffnet habe. Die Verwirrung, die sich auf Basils Gesicht unverkennbar malte, konnte jedoch durch den kalten freudlosen Empfang ebensogut wie durch das Bewußtsein, eine strafbare Neugier befriedigt zu haben, hervorgerufen sein.

Als Hannah mit dem altmodischen Teegeschirr erschienen war, es auf den Tisch gestellt und das Zimmer wieder verlassen hatte, faßte sich Basil ein Herz und bat um die Erlaubnis, den

Kranken aufsuchen zu dürfen, bevor es Nacht geworden und ein Besuch unrätlich wäre.

»Dorcas ist Tag und Nacht bei ihm. Er hat jede Pflege, deren er bedarf«, war Lady Annesleys kalte Entgegnung.

»Nun so erlaub's zu meiner Beruhigung, vielleicht darf ich auch hinzusetzen: zur seinigen. Der arme Nicholas hatte mich ja immer so lieb!« erwiderte Basil.

»Er heischt vom Leben keine Freude mehr, auch von denen nicht, die ihm einst teuer waren«, bemerkte Lady Annesley. »Aber lieb' wär' es mir, wenn Du Dich selbst überzeugen wolltest, ob der Bursche, der Deine Sachen trug, sie wohlbehalten auf Dein Zimmer geschafft hat.«

Basil verstand den Wink. Nichts verletzt ein offenes, edles Herz in dem Maße, wie das pflichtwidrige Besitztum eines Geheimnisses. Zum ersten Male gewahrte er, daß seine Mutter zu einer List ihre Zuflucht nahm, denn er hielt sich überzeugt, sie suche sich seiner zu entledigen, um das geheimnisvolle Portrait in seinem alten Schlupfwinkel verbergen zu können.

Sein Verdacht war gerechtfertigt. Als er zum Teetisch zurückkehrte, überzeugte ihn der erste Blick auf das Ebenholz-Pult, daß das Bildnis verschwunden war. Da das Benehmen seiner Mutter jedoch fast unfreundlicher als zuvor sich zeigte, glaubte er, sie habe die Spuren seiner Nachforschung daran wahrgenommen.

Zu jeder anderen Zeit würd' er durch Tagesneuigkeiten und Plaudereien über das Londoner Leben die schlechte Laune sehr bald verscheucht haben. Doch obschon ihm der Eintritt ins Krankenzimmer verweigert wurde, vergaß er's dennoch nicht, daß wenige Schritte von ihm entfernt ein alter Mann, der beiden im Laufe der Jahre lieb und wert geworden war, krank darniederlag und auf dem Punkte stand, vor seinem Schöpfer wiederum zu erscheinen.

An Abenden, wo der Spieler Unglück hat, schlägt ihm auch jede Karte fehl, – so ging's auch unserm Basil und die gegenseitige Verlegenheit wuchs, je mehr er sich mühte sie zu vertreiben.

Lady Annesley, die an einer hin und her springenden Unterhaltung noch am meisten Gefallen zu finden schien, erkundigte sich nach dem Neffen des Herzogs von Rochester, der neuerdings ins Regiment getreten war.

»Seinen Vater wie seinen Onkel kannt' ich sehr wohl«, sprach sie sorglos.

»Sein Vater ist tot«, antwortete Basil, »und seinem Onkel wäre im Grabe vielleicht besser. Er steht am Abgrunde des Verderbens und ist an Körper, Geist und Vermögen ruiniert. Ein Opfer des Spiels, befinden er und sein Reichtum sich in den Klauen der Juden.«

Doch in demselben Augenblick regte sich ein Gefühl der Reue in seiner Brust, das edleren Naturen unter solchen Umständen eigen zu sein pflegt, rief ihm das Betragen A. O.s seines Wohltäters zurück, und mahnte ihn an die Pflicht der Dankbarkeit. Ohne vorher zu wissen, welchen Eindruck es auf seine Mutter machen würde, die den Beweggrund seines milderen Urteils ohnehin nicht erraten konnte, gab er der Unterhaltung eine plötzliche Wendung und sprach sein Mißfallen über Vorurteile aus, nach denen eine ganze Klasse der menschlichen Gesellschaft verdammenswürdig sei. Dabei begann er, sich auf jede vorteilhafte Meinung, auf jedes hohe Beispiel, das zu Gunsten des Volkes Gottes von Cumberland und Miss Edgeworth bis auf frühere Zeiten zurück aufgestellt worden war, zu berufen.

Plötzlich übergoß hohe Röte das sonst bleiche Gesicht der Lady Annesley. Ihre Seele schien in Zorn zu geraten, wenigstens sprach sie mit unverhohlener Bitterkeit: »Wohl kann ich mir denken, daß die Torheiten und Laster, auf die Du in London bei

jedem Tritte stößt, daß die saubre Gesellschaft, in der Du Dich befunden hast, die Grundsätze, nach denen Du erzogen wurdest, einigermaßen wankend gemacht haben. Doch hatt' ich das nicht so früh erwartet! Ich hatt' es nicht erwartet, daß irgendein scheinbarer Akt der Wohltätigkeit Dein junges Herz mit jenen fluchwürdigen Ungläubigen aussöhnen würde, vor denen, wie vor dem goldnen Kalbe sie selber einst, jetzt die Christenkönige niederknien und beten. Nein, ich hatt' es nicht erwartet, daß Du Dich eines Vorurteils entkleiden würdest, das zu allen Zeiten, bei allen Völkern zu finden, und als ein tausendfach begründetes zu achten und zu schätzen ist. Was mich betrifft, so verabscheu' ich die Juden. Noch mehr, ich bin stolz auf meine Erklärung, daß ich sie verabscheue. Abgesehen von dem einen, großen Verbrechen, das sie der ewigen Verdammnis überantwortet, kenn' ich ihre Ränke, ihre Kniffe und Pfiffe. Wo's Juden gibt, ist Erbärmlichkeit der Seele, Schmutz des Körpers und Gemeinheit des Herzens immer zu Hause. Es ist ein schmutziges Schachervolk. Wie ihrer Voreltern einer für dreißig Silberlinge den Heiland der Welt verriet, verschachern sie auch heute noch das Herzblut der Unschuld. Noch einmal, Basil: Ich verabscheue sie. Und wer Dir eine andere Meinung über sie beigebracht, hat Dich so gewiß betrogen, wie er mich beleidigt hat.«

Die Augen des jungen Annesley waren voll höchsten Erstaunens auf seine Mutter gerichtet. Sie, gewöhnlich so ernst, so ruhig, so gemessen, ward durch einen scheinbar unbedeutenden Gegenstand zu einem so wütenden Ausfall hingerissen. Und in einem Sterbehause! So nahe dem Krankenzimmer ihres alten, verscheidenden Dieners, daß seine Stimme fast ihr Ohr erreichen mußte.

Basil stand wie schreckgelähmt. Er konnte sich nicht anders helfen und glaubte, der Verstand seiner Mutter habe während der Pflege am Bette ihres todkranken Dieners gelitten.

»Glaube mir's, teure Mutter«, sagte er, »daß ich Dich bis zum heutigen Tag dies unglückselige Volk nie anklagen hörte. Was übrigens meine günstigere Meinung über dasselbe anbelangt, so ist sie durch besondere Umstände veranlaßt und hat mehr persönliche als allgemeine Beziehungen.«

»Ja, Du hörtest es schon!« schrie Lady Annesley durch seine Nachgiebigkeit noch immer nicht entwaffnet. »Füge nicht auch die Lüge noch zu jener Kühnheit, mit der Du meine heiligsten Gedanken und Gefühle anzugreifen wagst. Ja, Du hörtest es schon!«

Erschreckt und schmerzlich berührt war Basil eben im Begriff, seine Unschuld aufs Neue zu beteuern, als er gewahrte, daß sie ihrer heftigen Gemütsbewegung erliegend, in ihren Sessel zurückgesunken war und ihr Antlitz mit beiden Händen bedeckte.

Basil Annesley stutzte. Seine Mutter weinte.

Ein Zudringlicher war er im Hause,

ein Fremder dem Herzen seiner Mutter

Kapitel 5

»O, Mutter – und doch nicht Mutter.«
Savage

»Ich wollte Dich nicht kränken, teuerste Mutter«, sprach Basil in bittendem Tone, als sich der Zorn der Lady Annesley insoweit gelegt zu haben schien, daß er zu sprechen wagen durfte. Doch sah er, als er etwas erwidern wollte und sie die Hand von ihrem Antlitz nahm, zu seinem größten Erstaunen die gewöhnliche Kälte auf demselben ausgedrückt, so daß jede Entschuldigung überflüssig erschien. Er wagte es, eine der Hände zu ergreifen, die bis dahin ihr strenges Gesicht bedeckt hatte, doch die Hand blieb unverrückt an ihrer Seite.

»Glaub' mir's, ich wollte Dich nicht beleidigen«, wiederholte der Jüngling mit ernster Miene.

»Deine Entschuldigung ist beleidigender als Deine Übereilung«, erwiderte Lady Annesley in rauem Tone. »Daß Du hierher gekommen, hat mich gestört, und meinen Wunsch durchkreuzt. Und seit Du hier bist, scheint mir Dein Betragen wenig geeignet, mich Deinen Ungehorsam vergessen zu lassen.«

»Teuerste Mutter«, rief Basil, durch ihre Strenge ganz aus seiner gewöhnlichen Ruhe kommend, »Du weißt doch wohl, daß mir Deine Wünsche Befehle sind und daß ich jetzt und immer mein Glück dem Deinen zum Opfer bringen würde.«

»Basil, Du bist ein tüchtiger Prahlhans«, unterbrach ihn Lady Annesley. »Es ist sehr leicht, sich dort zu Diensten und Opfern

zu verstehen, wo man gewiß ist, daß sie nicht gefordert werden. Ich bat Dich Barlingham Grange für jetzt nicht zu besuchen und dennoch bist Du hier!«

»Ich habe meine Gründe bereits auseinandergesetzt«, sprach Basil heftig, »und bin gewillt, sofort wieder abzureisen. Wenn Du's wünschst, Mutter, will ich nicht bis morgen warten und noch diese Nacht aufbrechen. Ich werde nach Lyndhurst zurückkehren und dort im Gasthof schlafen. Es ist spät. Der Bursche, der mein Gepäck brachte, wird für diese Nacht kaum zur Rückkehr zu bewegen sein. Doch mit dem Frühsten mag er sich einstellen, damit ich's nicht versäume, und mit der ersten Postkutsche fortkomme.«

Lady Annesley blickte einen Augenblick scharf auf das jugendlich frische Gesicht, auf welchem sich Ernst und höchste Aufrichtigkeit malte.

»Bleib' die Nacht hier, mein Sohn«, sprach sie ruhig beim Schluß ihrer Forschung. »Reise morgen!«

»Doch ich versichre Dich, liebe Mutter, daß ich in Lyndhurst wohl aufgehoben bin, und auch dort die Postkutsche erwarten kann, ich ...«

»Du wirst hier bleiben, wenn Dir's beliebt!« unterbrach ihn Lady Annesley in kaltem und bestimmtem Tone. »Es ist, wie Du schon sagtest, spät und nicht an der Zeit, um auf freiem Felde umherzuziehen. Der Wald bietet unbequeme Nachbarn und gefährliche Gesellschaft. Die erste Ursach zur Krankheit meines armen Nicholas war ein Überfall auf der Heerstraße, als er in der Dämmerung von der Post zurückkehrte, der er Briefe von mir übergeben hatte. Ich bitte Dich deshalb hier zu bleiben.«

»Gewiß, wenn Du's wünschst.«

»Doch nichtsdestoweniger morgen mit dem Frühsten weiter zu reisen. Für diese Nacht nehm ich Abschied von Dir, denn ich

muß einige Stunden wachen, um der armen Dorcas endlich ein wenig Schlaf zu gönnen, und werde mich erst zur Ruhe begeben, wenn Du Dich wieder erhebst.«

»Wie Du wünschst, liebe Mutter«, erwiderte der niedergeschlagene Jüngling, dem der Klang ihrer Worte sowie ihre Bewegungen begreiflich machten, daß sie sich hiermit entfernen wolle.

»Wenn Du bei dem alten Manne wirklich wachen mußt, find' ich's natürlich, daß meine Gegenwart hier überflüssig ist. Doch erlaubst Du mir vielleicht für diese Nacht Deinen Platz einzunehmen ...«

»Ich hab' in diesem Punkt meine Wünsche bereits ausgesprochen.«

»Nun, wenn Du mich nicht wachsam und sorglich genug glaubst, um einen Krankenwärter abzugeben, obschon Du mich lobtest, als ich Dich während Deiner letzten Krankheit pflegte, so ist doch wenigstens die Hannah da, Dich abzulösen. Hannah ist ja ein braves, starkes und tätiges Mädchen, der's nicht schaden würde, käme sie gelegentlich um die Ruhe einer Nacht.«

»Sie ist nicht zu brauchen. Alles was jung ist, taugt nicht zum Wachen. Ist der Geist auch willig, das Fleisch ist schwach in der Jugend. Ihr sind die quälenden Gedanken noch fern, die den Schlaf verscheuchen, ihr fehlen noch die Sorgen, die uns wach erhalten. Die Jugend birgt den Kopf in die Kissen und ist bis zum andern Morgen im Himmel; und setzt sie sich einmal in den Büßerstuhl eines Nachtwachenden, denkt ihr Kopf nur ans Bett und den Schlaf.«

»Wenn Du deshalb meine Dienste zurückweist«, erwiderte Basil, »so versichere ich Dich, Mutter, daß ich mich um meinet- und auch um andrer willen genugsam sorge, um mich so wach zu erhalten, wie Du's nur wünschen magst.«

Lady Annesley betrachtete ihren Sohn aufs Neue scharf und aufmerksam.

»Du hast kein Recht Deinetwegen in Sorgen zu sein«, sprach sie, »und was die Leiden andrer betrifft, so rat' ich Dir, Dich mit ihnen nicht ohne Not zu belasten. Auch Deine Zeit wird kommen. Auch Dir Basil wird ein Teil jenes gemeinschaftlichen Erbes nicht entgehen, für das einst Adam gesorgt, auch Du wirst die Dornen fühlen, die unsere Erde zu tragen verflucht wurde, um die Sünde der ersten Menschen zu bestrafen. Das ist der Wille eines eifersüchtigen Gottes!«

»Der Sündenfall unsrer gemeinschaftlichen Voreltern«, erwiderte Basil leise, »macht mich besorgter als die Sünden meiner eignen Eltern. Doch wie gesagt, liebe Mutter, versagst Du mir nur aus Furcht vor meiner Schläfrigkeit die Freude, Dich bei Deiner heutigen Nachtwache abzulösen ...«

»Ein für allemal, ich habe meine Gründe dafür«, rief Lady Annesley in aufgebrachtem Tone. »Du warst doch früher nicht so widerspenstig und zudringlich. Lege den Fehler ab, Basil, bevor wir uns wiedersehn, und beweise mir Deine Reue dadurch, daß Du unverzüglich in meinen Willen Dich fügst. Geh zur Ruh, um morgen desto früher aufstehen zu können. Dort ist Dein Nachtlicht. Schlaf wohl!«

In diesem Augenblicke schnürte es dem Basil Annesley die Kehle zusammen, wie öfters in den Jahren seiner Kindheit, wenn er ungerechterweise geschmäht und gescholten wurde; und fast trieb es ihn, einem mütterlichen Ansehn Trotz zu bieten, das sich so empfindlich geltend machte. Einen Augenblick war er zweifelhaft, ob er sich der Lady Annesley zu Füßen stürzen und um eine liebevollere Behandlung beschwören, oder ihr mit jugendlichem Feuer ihre Ungerechtigkeit vorhalten, vielleicht eine noch größere Beschuldigung wagen solle. Doch sein Edelmut ließ ihn

augenblicklich in Erwägung ziehen, daß seine Mutter müd' und abgemattet und tief betrübt über die Gefahr ihres treuen Dieners sei, so beschloß er denn, was sein kindlich frommer Sinn schon oft beschlossen hatte, still ergeben und ruhig zu sein.

Nachdem er die hagere Hand seiner Mutter geküßt hatte, die – wenn schon nicht länger ihm verweigert – weit davon entfernt war, zu größerer Zärtlichkeit zu ermutigen, nahm er das Licht vom Marmortisch, steckte es hastig an und entfernte sich schweigend. Erst auf seinem eigenen Zimmer wollte er seinem gepreßten Herzen Luft machen.

Als er in dasselbe eintrat, ward er durch die Ordnung überrascht, in welcher seine Sachen aufgestellt waren, nicht minder durch die Sorgfalt, mit welcher man alles, dessen er irgend bedürftig sein konnte, herbeigeschafft hatte. Von dem Wunsche beseelt, die alte Dorcas zu sprechen, um sich durch ihr Fürwort bei seiner Mutter die Erlaubnis auszuwirken, an der Nachtwache mit teilnehmen zu können, suchte er den Mangel irgendeines möglichen Gegenstandes wahrzunehmen und dann die alte Dienerin herbei zu klingeln. Unmöglich! Alles war da, alles an seinem Platz, der Teekessel zu Seiten des Feuers, Stiefelknecht und Pantoffeln neben dem Stuhl.

»Auf alle Fälle werd' ich die Hannah herbeiklingeln«, sagte er sinnend, »und ihr befehlen mich morgen vor Tagesanbruch zu wecken.«

Er tat, was er gewollt, und horchte nun ängstlich, daß ein Klopfen an der Tür den alten, wohlbekannten Diensteifer des rührigen Mädchens bestätigen werde. Doch er hörte nichts und keine Hannah erschien. Seine Ungeduld zu lindern hatte er schon zweimal das Feuer zu halben Flammen angeschürt, endlich des langen Wartens überdrüssig, klingelte er aufs Neue. Es blieb still rings umher. Er hörte nichts als das Pfeifen des Windes auf dem

alten Korridor und dann und wann das Quieken und Lärmen lustiger Mäuse, die bei Mondschein scharenweise durch die unteren verödeten Zimmer zogen.

Er klingelte zum dritten Mal und hoffte, die arme Dorcas würde auf Augenblicke das Krankenzimmer verlassen, das am äußersten Ende eines Seitenflügels gelegen war. Doch sieh – statt des erwarteten Klopfens bewegte sich die Türe leise in ihren Angeln, und statt der Dienerin stand seine Mutter vor ihm!

»Bedarfst Du etwas, daß Du zu dreien Malen das Haus durchlärmst?« fragte sie ernst. »Ich glaubte sorglich genug alles herbeigeschafft zu haben, dessen Du zur Nacht bedarfst.«

»Ich klingelte lediglich der Hannah wegen, um ihr zu sagen ...«

»Hannah schläft bereits, und Dorcas wird ihr sofort folgen«, unterbrach ihn Lady Annesley. »Wenn Du Dich entschließen kannst, mich endlich in Ruhe zu lassen, werd' ich jetzt an der Seite des Kranken meine Nachtwache beginnen. Nachdem ich Dein Zimmer mit eignen Händen eingerichtet und einen Teeapparat hinzugefügt hatte, hofft' ich, Du würdest keiner weiteren Dienstleistung bedürfen. Kann ich noch irgendetwas für Dich tun oder herbeischaffen?«

»Hätt' ich im leisesten geahnt – teure Mutter – daß Du selbst meinetwegen alle diese Umstände gehabt, ich ...«

»Ich frag' Dich noch einmal, bedarfst Du noch irgendetwas? Mach schnell! Meine Gegenwart ist anderwärts notwendig.«

»Nichts, durchaus nichts!«

»Hast Du denn ohne Not das Mädchen herbeigeklingelt?!«

»Ich schellte, um mich Deinem Befehle gemäß, morgen mit dem Frühsten wecken zu lassen«, erwiderte Basil kalt.

»Glaubst Du, ich würde dafür nicht Sorge getragen haben? Beruhige Dich deshalb! Du wirst zur rechten Zeit geweckt werden.

Und nun will ich Dich bitten, weitre Störungen zu unterlassen. Du bist in einem Krankenhause, das vielleicht morgen schon ein Haus des Todes ist.«

Basil stand, betroffen über die unverdiente Härte seiner Mutter, sprachlos da und fand sich selbst erst wieder, als Lady Annesley das Zimmer bereits verlassen hatte. Es war ihm weher um's Herz als vorher. Mehr denn je war er über ihre Strenge erstaunt, da ihm umgekehrt die Einrichtung seines Zimmers einen Beweis ihrer mütterlichen Sorglichkeit gegeben hatte. Das empfand er wohl, er mußte sie schwer beleidigt haben, da die zarten Regungen ihres Herzens, wie er glaubte, ein Opfer der Ungnade würden, in die er bei ihr gefallen sei.

Niedergeschlagen setzte er sich in einen Stuhl, das Feuer vor sich, und stemmte die Füße gegen das altmodische Kamingatter. Das Auge heftete er bald auf die schweren eisernen Klammern, auf denen die Holzscheite prasselten, bald auf den Herd, und versuchte sich heimisch zu fühlen. Es ist wunderbar, daß so vielen von Kindesbeinen an ihre Heimat weniger eine solche bietet, als das Haus des Fremden. Basil konnte sich hier nicht heimisch fühlen. Da saß er nun und lebte wahrhaft in Furcht, seine Mutter könne zu ihm zurückkehren, wagte jedoch ebenso wenig die Tür zu verriegeln, um sie durch augenscheinliches Mißtrauen nicht zu kränken. Die Gedanken, die ihn durchkreuzten – und die jüngsten Ereignisse rechtfertigten das – stimmten darin überein, daß sie die Erscheinung seiner Mutter so gewiß erwarteten, wie sie sie fürchteten. Mancherlei Dinge machten ihn ängstlich, je mehr er darüber grübelte, und manche Personen vermied er nach besten Kräften, sich ins Gedächtnis zurückzurufen, weil es ihm augenblicklich schien, als hefte sich der strenge Blick der Lady Annesley auf ihn und mühe sich, die Art und Weise seiner Gedanken zu erforschen.

Mancher wird es wissen, wie sich einem in der ersten Nacht, nachdem man die Stadt mit dem Lande vertauscht hat, eine wirre Menge von Gedanken und Empfindungen aufdrängt, die in Bezug zu den letzten Ereignissen stehn, die man noch in der Stadt erlebte. Auch Basil machte diese Erfahrung. Plötzlich aus dem Lärm und Tumult des Londoner Treibens herausgerissen, ward er durch die Ruhe um ihn her zu träumerischer Betrachtung seiner letzten Erlebnisse, seiner Liebes- und Freundschaftsverhältnisse gestimmt.

Doch es war nicht der Augenblick für solche Träumereien. Die Furcht, seine Mutter könne wieder vor ihm erscheinen, schreckte seine Seele wie Gespensterfurcht, die Kinder um Mitternacht zu quälen pflegt. Seine Gedanken waren gelähmt; ebensowenig war er Herr seiner Gefühle.

Wunderliche Vermutungen durchzuckten blitzesschnell sein Hirn; das geheimnisvolle Portrait, das er am Abend gesehn hatte, noch mehr aber die rätselhafte Aufregung, die seine Mutter nicht verbergen konnte, gaben ihm freilich Grund dazu. Traurig-liebliche Erscheinungen kamen und flohen, und schwebten in Esthers schlanker Gestalt, in der ganzen Schönheit seiner einzig geliebten Esther vor seinen Augen. Doch eben als ihr Blick auf ihm zu weilen schien, glaubte er, ein Knarren der Diele zu hören, das Lady Annesleys Nahen verriete, und die Erleuchtung des Zimmers schien ihm wieder dieselbe wie vorher, wo seine Mutter mit der Wachskerze in der Hand vor ihm gestanden.

Draußen fing es an zu stürmen. Als der Mond untergegangen war, erwachte der Sturm und die baufälligen Mauern wild umbrausend, schien er zu fragen: hei, wie mochtest Du nur dem Angriff von Wind und Wetter so lange trotzen? Dann aber heulte er wieder in dem weiten Schornstein, als käm' er, sich nach der Art und Weise des ungewohnten Insassen zu erkundigen. Der

Sturm ward immer heftiger. Das Schrillen und Pfeifen des Windes ward zum Geschrei und immer lauter wurden Hagel und Schloßen an die Fenster geschlagen.

Solche äußere Einflüsse trugen das Ihre dazu bei, seinen Geist mehr und mehr niederzudrücken. Er hatte kein Gefühl mehr für die Behaglichkeit, die der Kamin ihm bot. Er lauschte nur dem Sturme draußen. Ein Zudringlicher war er im Hause, ein Fremder dem Herzen seiner Mutter. Lady Annesley hatte Geheimnisse, von denen er nichts wissen sollte, und Sorgen, für welche sie seines Trostes nicht bedurfte. Basil fühlte sich in jenem Augenblick überaus unglücklich.

Dasitzen und auf die glühende Asche blicken, gewährte trotz alledem ihm wenig Trost. Nur wenn wir erschreckt, nicht wenn wir betrübt sind, ist's uns eine Lust ins Feuer zu schauen. Wie wenig Vergnügen die Wärme ihm auch gewähren mochte, schien sie doch endlich einen Entschluß in ihm heranreifen zu lassen, denn plötzlich sprang er auf und erinnerte sich, daß der sicherste Weg, das Vertrauen seiner Mutter zu erlangen, jedenfalls »Gehorsam« wäre, und daß dem Befehle »früh aufzustehn« keiner so entsprechend sei, als »früh zu Bett zu gehn«.

Mitternacht war vorüber, als ihm der gute Einfall kam, und noch hatte er den Kopf nicht lange in die Kissen geborgen, als eine klapprige, alte Turmuhr »eins« schlug, die einem neben seinem Zimmer gelegenen Treppenkopf zur besondern Zierde gereichte. Aber unwahrscheinlich war es, daß er sie auch »zwei« schlagen höre, denn er war allgemach sehr müde geworden. Der Druck seiner Sorgen schwand mehr und mehr und die Gestalt Esthers ward immer nebelhafter vor seinen Blicken. So, in behaglicher Lage und munter im Geist, vergaß er mälig der mütterlichen Härte und ihrer etwaigen Gründe und entschlief.

Dennoch wurden seine Träume bald unruhig. Das ausdrucks-

volle Miniature-Portrait, dessen hübsche Züge ihm halb das Bildnis des Abednego Osalez, halb sein eignes Antlitz schienen, störte seinen Schlummer. Dann hörte er wieder die strenge Mutter nahen; und fremde Stimmen gerieten ihrer Vorwürfe halber mit ihr in Streit.

Er erwachte; fieberhaft aufgeregt erhob er sich vom Lager. Die wunderlichen Stimmen erklärte er sich leicht durch die mannigfachen Klagelaute des Sturmes, der bald wie ein Verzweifelnder zu seufzen, bald unter lautem Schrei gellend zu lachen schien. Doch nichts war, um ihm die Erscheinung zu erklären, die ihn beunruhigt hatte. Er war allein, allein mit einem Lichtschimmer, den ihm des Herdes verglimmende Asche spendete.

Zu jeder anderen Zeit wär' er auf die Kissen zurück und aufs Neue in Schlaf gesunken; heut aber gab ihm seine erregte Phantasie die Idee an die Hand, daß jene Klagelaute, die ihm anfangs als Folge des Sturmes draußen erschienen, doch vielleicht die Stimme menschlichen Leidens, wohl gar das Wimmern und Schreien des sterbenden Alten seien. Und in solcher Nacht war seine Mutter dem schrecklichen Amte ausgesetzt, am Lager eines Sterbenden zu wachen!

Er stand auf und warf sich in sein Nachtkleid. Mocht' ihm Lady Annesley auch zürnen, ihren Befehlen nicht gehorcht zu haben, diese Furcht um sie wollt' er nicht länger ertragen. Er durfte nicht zögern! Und wollte nochmals in sie dringen, die Nachtwache mit ihm zu teilen. Leise öffnete er die Tür, schritt ohne Licht den Korridor entlang und hoffte den Eingang in das Zimmer zu finden, das er als Wohnung des armen alten Mannes kannte. Doch je weiter er kam, desto mehr überzeugte er sich, daß der heftige Sturm einzig und allein jene Klagelaute geboren hatte. Als er sich dem Krankenzimmer näherte, trat plötzlich eine tiefe Stille ein, so daß ihm das Schlagen seines Herzens fast so vernehmlich schien wie

der Lady Annesley ernste, feierliche Stimme, die neben dem Sterbenden gar viele, fromme Gebete sprechend, in diesem Augenblick die Totenstille der Nacht unterbrach.

Eilig in sein Zimmer zurückkehrend, da er sich nicht für würdig hielt, ein so feierliches Amt mit ihr zu teilen, begab sich Basil schnell zu Bett und die Bewegung in kalter, frischer Luft schien ihm die Schlummerkraft wieder hergestellt zu haben, denn er schlief fest und lange. Wie lange, das wußt' er nicht; doch stahl sich schon Zwielicht ins Zimmer, als er die Augen öffnete.

Und um diese Zeit - nein, es war keine Täuschung - ein Gesicht war über ihn gebeugt und schaute in das seine. Nicht Esthers ideales Antlitz, keine einzige jener Traumgestalten war es, auch nicht das rosige Gesicht der Dienerin, die Lady Annesley beauftragt hatte, ihn bei Tagesabruch zu wecken. Nein, es war ein altes Gesicht, welk geworden und zernagt unter dem Zahn des Grames und der Zeit, es war seiner Mutter alte Kammerfrau.

»Mr. Basil, lieber Mr. Basil«, wiederholte die Alte, »ich hab' Euch schon seit fünf Minuten geweckt.«

»Dank, Dorcas, tausend Dank; ich fürchte sehr fest geschlafen zu haben. Schicke mir mein Waschwasser; ich stehe sogleich auf. Ist es spät, oder hab' ich noch Zeit?«

»Pst! Herr, sprecht leise, ich bitt Euch drum. Meine Lady ist noch keine Stunde zu Bett. Da ich in sie gedrungen bin, nach den Schrecknissen der letzten Nacht einen schmerzstillenden Trank zu sich zu nehmen und der Ruhe zu pflegen, derer sie bedarf, um weitre Prüfungen ertragen zu können, wäre mir's schrecklich, wenn sie jetzt geweckt würde. Nichts, Mr. Basil ist gefährlicher, als dann gestört zu werden, wenn das Opium seine Wirkung beginnt; und wahrlich meine Lady ist nicht in dem Zustande, um

weiteren Leiden nicht erliegen zu müssen. Die letzten fünf Nächte hat sie nicht geschlafen; und überhaupt seit des alten Gärtners Krankheit nie ungestörte Ruh' genossen.«

»Ich werde vorsichtig sein, Dorcas. Überdies ist alles abgemacht, was zwischen uns zu verhandeln wäre; und meine Abreise braucht sie nicht zu stören. Ich werde mich sogleich ankleiden, und das Haus ohne ihr Wissen verlassen.«

»Nein, Herr, das ist's nicht; ich wünsche sogar, Mr. Basil, daß Ihr noch bleibt, denn ich bedarf Eurer Hilfe. Ach, ich bin in großer Angst und Not!« klagte die alte Wärterin und bedeckte die Augen mit über's Kreuz gelegten Händen.

»Ich muss Gott dafür danken, daß ich Euch noch hier finde, Herr, und könnt' es mir meine Lady auch nie vergeben, mit Euch davon gesprochen zu haben. Doch wahrlich, ja wahrhaftig, Herr, solch' ein Anblick, das wäre zuviel für sie. Es wäre gegen mein Gewissen, wollt' ich sie jetzt wecken, denn ich glaub' ihr Leben ständ' auf dem Spiel. – Und doch andererseits, Herr, – ich kann ihn allein nicht bändigen.«

»Bedarfst Du Nicholas halber meines Beistandes?« fragte Basil. »Ich werd' im Augenblick bei Dir sein.«

»Doch ich muss Euch erst von ihm erzählen; Ihr wisst noch nichts davon und würdet erschrecken, säht' und höret Ihr ihn.«

»Gute Dorcas, ich habe schon öfters Sterbende gesehn. Mein Beruf führt mich ja häufig ins Lazareth.«

»Ja, ja, Herr; doch an solchem Sterbebette standet Ihr noch nicht. Ach, es ist hart für mich, meinen alten Kameraden in solchem Zustand zu sehn. Ich habe mich mühsam durch die Welt geschlagen und immer nur die Schattenseiten des Lebens kennen gelernt, doch dies ist zu viel. Und Eure jungen Augen, Mr. Basil –«

»Erlaube mir nur einen Augenblick mich anzukleiden.«

»Auch hoff' ich, Herr, daß Eure unerwartete Erscheinung dem

Nicholas in soweit den Verstand wiedergeben wird, daß er Euch erkennen kann; und dann beruhigt er sich vielleicht von selbst, und wir brauchen keine Gewaltmittel ihn ruhig zu machen.«

»Gewaltmittel?« unterbrach sie Basil. »Ist der arme Alte denn verrückt?«

»Anfälle von Wahnsinn wiederholen sich öfters im Verlauf seiner Krankheit. Als gestern früh der Arzt aus Southampton erschien, den Kranken zu besuchen, fand er's nötig ihm die Zwangsjacke anzulegen. Gegen Abend ward er ruhiger und meine Lady nahm sie ihm wieder ab. Schwach wie er ist, krank und sterbend, meinte sie, er könne weder sich noch andern eines Leides tun und seine Wut beschränke sich auf Worte.«

»Großer Gott! So ist meine Mutter also die ganze Nacht hindurch, ohne Hilfe in der Nähe, dem Rasen eines Wahnsinnigen ausgesetzt gewesen!«

»Nein, Mr. Basil; auch in der höchsten Wut hat Nicholas weder die Hand noch seine Stimme gegen My Lady erhoben. Ihre Gegenwart scheint eine besänftigende Macht auf ihn zu äußern, bei weitem mehr als das Ansehn oder die Mittel des Arztes.«

»Aber Dorcas, warum hast Du mir das nicht alles schon diese Nacht erzählt?«

»Meine Lady schickte mich zu Bett. Müd' und matt gehorchte ich ihrem Befehl und legte mich nieder. Auch war ich überzeugt, daß Ihr uns nach so kläglicher Aufnahme bald verlassen würdet, ohne Zeuge dieses traurigen Anblicks gewesen zu sein, so wie sich die Lady gewiß der Hoffnung hingab, Ihr würdet London ohne Verdacht geschöpft zu haben, wieder erreichen.«

»Wie sonderbar!« murmelte der junge Annesley.

»My Lady liebt Euch zu innig, Mr. Basil, um Euch ohne Not Sorge zu bereiten.«

»Doch sie selbst, Dorcas?«

»Ach, My Lady ist an Leiden gewöhnt.«

»Meine liebe, liebe Mutter!«

»Beweist ihr Eure Liebe dadurch, daß Ihr mir Beistand leistet und ihr einige Stunden Schlaf verschafft; frischer, wohler wird sie dann erwachen. Doch wenn Ihr nicht bei mir bleibt, hab' ich nicht den Mut, so lange ihn allein zu pflegen, bis der Doktor kommt.«

Nachdem er's der Alten begreiflich gemacht hatte, daß sie ihn um ihrer selbst willen verlassen müsse, damit er sich ankleiden und ihr folgen könne, entfernte sie sich. In ängstlicher Hast vollendete er seinen Anzug und war bald an der Tür, von welcher er sich bald nach Mitternacht furchtsam zurückgezogen hatte.

Als er ins Zimmer trat, bemerkte er Dorcas an der einen Seite des Bettes; an der anderen, durch Vorhänge halb verborgen, stand weinend und zitternd das kräftige Mädchen, die in Abwesenheit der Alten zur Bewachung des Wahnsinnigen zurückgeblieben war. Das Zwielicht der Dämmerung beleuchtete vorzugsweise des Dulders weißes Haupt. Auf Kissen gestützt, lag er da und starrte in jener schrecklichen Weise um sich, die für Geisteszerrüttung bezeichnend ist.

»Tretet furchtlos näher, Herr, jetzt ist er harmlos!« sprach Dorcas in etwas plumper Weise, als sie ihren jungen Herrn draußen an der Tür gewahrte, der sichtlich erschüttert auf des alten Mannes ehrwürdiges Antlitz blickte, dessen grauer Bart schon seit vielen Wochen nicht geschoren war. »Überdies, wie ich Euch schon sagte, die Überraschung wird ihm gut tun!«

»Mein armer Nicholas!« redete ihn der junge Annesley an, als er jetzt vor seinem Bette stand.

»Wer rief mich?« fragte der Kranke mit hohler Stimme.

»Es hat mich geschmerzt, von deiner Krankheit zu hören«, fuhr Basil fort, der seine Frage absichtlich nicht beantwortete, um seine Erinnerungskraft zu prüfen.

Anstatt irgendetwas zu erwidern, heftete der alte Mann sein verglastes Auge auf die Person, die so unerwartet vor ihm erschien, und mehrere Augenblicke wechselte der Ausdruck seines Blickes nicht. Endlich schien ein Geistesblitz dies seelenlose Hinstarren zu beleben.

»Ich kenn' Euch jetzt!« sprach er leise. »Ich kenn' Euch, und rat' Euch – packt Euch fort! Was wollt Ihr hier? Klebt noch nicht Blut genug an Eurer Hand? Hat uns nicht mein Herr ausdrücklich geboten, Euch zur Tür hinauszuwerfen? Doch seines Gebotes bedurft' es nicht: ich hätt' auch ungeheißen getan! Ich würde nie ein Zeuge von der Schmach meiner jungen Lady sein!«

»Mein armer Nicholas, so komme doch zu Dir selbst«, sprach Basil milden Tones, sich freundlich zu ihm beugend.

»Euer armer Nicholas?« kreischte der Wahnsinnige so laut, daß der junge Annesley entsetzt vor ihm zurückprallte. »Wie dürft Ihr mich Euren armen Nicholas nennen? Wie dürft Ihr's wagen, zärtlich mit mir zu tun? Fort mit Euch! Fort Jude! Jetzt weiß ich's, jetzt kenn' ich Euch. Als ich mich das erste Mal, nichts Böses ahnend, durch Euer Gold bestechen ließ, hielt ich Euch für einen Mann von Ehre, hielt ich Euch für einen Menschen. Und jetzt spei' ich Euch an, als einen falschen, ungläubigen Juden. Fort, fort mit Euch, sag ich, denn noch ist Kraft genug im Arm eines alten Mannes um Euch zu zerfleischen!«

»Um Gottes willen, Mr. Annesley, geht fort von ihm«, zeterte das Mädchen, die bei der Gefahr eines andern der eigenen nicht gedachte. »Es ist sonst Euer Tod, Herr!«

»Er soll nicht gehn! Ich halt' ihn fest«, schrie der Wahnsinnige und ergriff den Arm des nicht Widerstand leistenden jungen Mannes.

»Wahrlich, Mr. Basil, es wäre besser Ihr verließet das Zimmer«, rief Dorcas in höchster Angst.

»Basil? – was Basil? Ha, ha, das ist wieder einer von ihren Pfiffen! Sie wünscht ihn zum Enkel meines Herrn zu machen, aber sie täuscht mich nicht. Ich bin nicht alt oder blind genug, um ihn nicht durch alle Larven hindurch erkennen zu können, und von dem Augenblick an, wo er dem Sohne meines Herrn das Leben zu nehmen wagte, hab' ich ihm den Tod geschworen, sobald er hierher käme. Jetzt hab' ich ihn gefangen. Wie gewöhnlich – wie gewöhnlich – wie vor Zeiten stiehlt er sich ins Haus gleich dem Dieb in der Nacht, wenn andere schlafen – oder leiden und weinen; – ja, blutige Tränen weinen, um Gram und Schmerz, den er bereitet hat. Meine arme, junge Lady!«

Basil Annesley ward jetzt wirklich furchtsam; nicht das Gefühl seiner eignen Gefahr, nur der Umstand, in die ihm verschlossenen Geheimnisse seiner Mutter einen Blick getan zu haben, nur das war die Ursach seiner Furcht. Das Wort »Jude«, die Anspielung auf Blut, Familienkummer und Undank machte das Blut in seinen Adern stocken.

»Beruhige Dich doch, mein armer, alter Freund«, sprach er mit veränderter Stimme, ohne daß er versucht hätte, seinen Arm dem Griff des Wahnsinnigen zu entziehen. »Sieh mich an, Nicholas! Ruf' mich Dir ins Gedächtnis zurück! Erinnere Dich doch des kleinen Basil, des Basil Annesley!«

Hier brach der Wahnsinnige in eine Art durchdringenden Geheules aus, das schließlich in das Lachen eines Verrückten überging.

»Annesley, was der Tausend!« schrie er. »Armer Narr, bedauerlicher Narr! Armer Deckmantel der Schande, – armer Blinder, blinder Thor! Annesley? Das Opfer eines schlauen, elenden Juden. Wenn Euer Name Annesley ist, so sag ich aufs Neue: fort mit Euch! Geht und bergt Euch ins Grab, wie's Euer Vater vor Euch getan. Er schwur es zu tun! Er sagte, daß nur der Tod solche Schmach tilgen

könne; ein gewaltsamer Tod - ein blutiger Tod. Doch die Tropfen Bluts haben dem Herzen draus sie flossen nicht halb soviel Schmerz verursacht, wie ihn die reuige Witwe gefühlt, wenn sich Tränen aus der Tiefe ihres Herzens rangen. Doch fort mit Euch!, sag' ich Euch noch einmal, und verstecke Dich gut - Du, Kind des sündigsten Vaters und der schuldbeladensten Mutter, die je das Strafgericht des Herrn auf das Haupt ihres Kindes lenkte!«

Basil Annesley schauderte. Noch hielten die zitternden Finger des Wahnsinnigen seinen Arm. Doch nicht die fieberhafte Kraft des Druckes machte sein Blut gerinnen, nein, eine Hand, die schwer auf seine Schulter drückte. Neben ihm stand seine - Mutter!

Durch das entsetzliche Geschrei ihres geisteszerrütteten Dieners vom Schlummer aufgestört, hatte sich Lady Annesley hastig erhoben und war im Nachtkleid in sein Zimmer geeilt.

Sie kam eben zur rechten Zeit, um noch die schrecklichen Offenbarungen zu hören, die jede Farbenspur von den Wangen ihres Sohnes gescheucht hatten.

Zwei dieser Diener

sollten Polizisten sein

Kapitel 6

Es gab in der Hauptstadt nicht leicht eine freundlichere Wohnung als die der Familie Maitland in Arlington-Street. Man übersah den Green-Park von dort aus und nach allen Richtungen hin einen reizenden Garten, den Immergrün und spanischer Flieder schmückte; doch das Schönste barg das Haus in sich, und die prächtigsten Straßen Londons hatten nichts Beßres darzubieten.

Unmöglich wär' es, einen vollkommeneren Gegensatz zu finden, als den, der zwischen dem ernsten Aufenthaltsort der Witwe Sir Bernard Annesleys und dem glänzenden Hause der Gemahlin Lord Maitlands besteht. Jener trüb und finster, wie das sorgenvolle Los der Bewohnerin, dieses in Gold und Farbenpracht erglänzend, geschmückt mit Porzellan, musikalischen Instrumenten und modischen Karikaturen, kurzum ausgestattet mit dem ganzen Luxusapparat, dessen sinnloser Flitterglanz die Augen blenden soll.

Die Maitlands, um sie kurz zu schildern - prachtliebend, herzlos und Leute nach der Mode - waren durchaus so, wie sich's in einer Familie erwarten läßt, wo der Vater bei keinem Wettrennen fehlt und kein weitres Amt die Mutter drückt als ein Almack's-Patronat. Lady Maitlands Töchter waren Erziehungsprodukte; Lord Maitlands Sohn das Werk Etons und Sandhursts; und in Erwägung dessen, daß sie die Seichtheit ihrer zweiten Natur solcher Quelle verdankten, konnte man sie halbwegs liebenswürdig nennen. Sie fügten niemand ein Leid zu und nicht ihre

Schuld war's, daß man sie niemals gelehrt hatte, Gutes zu tun. Ihr Haus in der Stadt war vorzüglich eines der vielen Asyle, wo Londoner Müßiggänger einem süßen Nichtstun leben; und allerlei Geschwätz, hundert Neuigkeiten harrten stets des Augenblicks, wo sie bei Maitlands vorgetragen wurden. Bevor die Töchter erwachsen waren, hatte ihre Ladyschaft die Mode mitgemacht und sich mit der Empfangnahme von Früh-Besuchen aller Art die Zeit zu vertreiben gewußt; jetzt waren jene herangereift, doch wollte sich kein angemessener Vorwand finden lassen, um jenem geschäftlichen Müßiggang ein Ende zu machen. Frei herauszusagen: »Ich wünsch' es nicht länger, daß junge Männer mein Haus besuchen, weil meine Töchter zu Jungfrauen herangewachsen sind«, – das war unmöglich; wie durfte sie die Befürchtung aussprechen: »Laura und Lucy werden unverheiratet bleiben, wenn sich alle Welt mit ihnen auf freundschaftlich-vertraulichen Fuß stellt!« Es ging nicht an – so blieb es denn beim Alten.

Überdies war John Maitland, der älteste Sohn und Tunichtgut der Familie, weder ein Freund geistiger Forschungen und inneren Lebens noch ein Verehrer einer und derselben Gesellschaft. Nichts war ihm so verhaßt, als allein im Kreise der Seinen zu leben. John stand bei der Garde, und das ist in London wirklich eine Stellung. Seiner Familie würd' er jedenfalls eben so lästig gewesen sein, wie es ihm verhaßt war, sich allein in ihrer Mitte zu bewegen, wenn er nicht die Vergnügungen einem wirklichen Studium unterworfen hätte.

Seine Kameraden versammelten sich Tag für Tag zu einem heiteren Kreise in Arlington-Street und wie der verwitwete Oberst, der alte Carlington, öfter zu bemerken pflegte: »Ohne Maitlands wär' ein Winter in der Stadt nicht zum Aushalten gewesen!« Ihre Bekanntschaft war so ausgebreitet, daß man für die Zukunft

der jungen Damen fürchten mußte. Nicht oft vermählten sich die Töchter solcher Familienkreise, in denen jene eine Zeitlang gleichsam Allgemeingut waren.

»Was zum Teufel ist aus Annesley geworden?« fragte John Maitland den Hauptmann Blencowe, der sich am Tage darauf, wo Basil nach Barlingham-Schloß abgereist war, in Arlington-Street befand.

»Er ist fort«, war die gleichgültige Antwort.

»Ich habe mir's beinah vorgestellt, daß die Festtage zu gesellschaftlichen Ausflügen Veranlassung geben würden«, bemerkte Laura Maitland, die kein andres Bild des Landlebens kannte, als es ein wohleingerichtetes Herrenhaus, dazu eine gutbesetzte Tafel, Jagdrevier, Wildbahn, vielleicht auch Billardspiel und Privat-Theater mit seinen verschiedenen Reizen zu bieten vermag.

»Annesley hat sich keiner Gesellschaft angeschlossen. Er ist aufs Land gereist, um mit dem Knieband seiner Mutter ganz privatim gegeißelt zu werden!« erwiderte Hauptmann Blencowe scherzhaft.

»Vielleicht auch gefesselt –, ergänz' ich Eure Meinung«, sprach John Maitland, der am Schreibtische Einladungskarten, die seine Mutter diktiert hatte, soeben siegelte.

»Ich glaube kaum, daß sie ihn hinreichend liebt, um zu solchen Hülfsmitteln ihre Zuflucht zu nehmen«, entgegnete Blencowe. »Ich habe niemals eine so ernste und eisige Frau wie Lady Annesley gesehn!«

»Aber wo sieht man sie denn, Hauptmann Blencowe?« fragte Lucy Maitland von ihrem Stickrahmen aus, an welchem sie lauschend saß.

»Lady Maitland mag sie vielleicht vor fünfundzwanzig Jahren gesehen haben. In unsrer Zeit lebt sie zurückgezogen.«

»Aber wie kamen Sie dazu, die Lady zu sehn?«

»Ich kam nicht dazu; im Gegenteil sie kam zu mir. Als Basil vergangenes Jahr den Bräune-Anfall bekam und dem Tode nahe war, schrieb ich an Lady Annesley, die unverzüglich zur Stadt eilte. Ich war damals sein bestallter Krankenwärter; und könnt es schier beschwören, daß ich fast eben so krank war wie er selbst, als ich zum ersten Mal ihr Trauerkleid und das strenge Gesicht von Morgen bis Abend betrachtete. Als ich aber gar eine halbe Nacht in ihrer Nähe gewacht hatte, erschien sie mir wie ein Mitglied der Inquisition.«

»Beim Himmel, Blencowe – viel Phantasie!« rief John Maitland. »Nicht übel, eine böse alte Frau, in einem schwarzen Bambasien-Kleid zum Mitglied der Inquisition zu verzaubern.«

»Soll ich Dir etwa erzählen, daß sie mich behext hat? Sie hatte freilich ganz das Äußre eines Schwarzkünstlers! Sei's übrigens mit Lady Annesleys scheinbarer Kälte wie's wolle, ist sie als Mutter nur halb so gut wie als Krankenpflegerin, so wird Basil schwerlich an ihr zu tadeln finden.«

»Tadelt er sie?« fragte Lucy Maitland mit Teilnahme.

»Basil ist der bestgeartetste Bursche von der Welt und findet selten an irgendjemand einen Fehler. Doch würd' er eher General-en Chef, oder richtiger General-in Chefissimo des Generals-en Chef werden als seiner Mutter ohne die höchste Ehrerbietung zu begegnen wagen. Fast geht Annesley in seiner Kindes-Demut zu weit.«

John Maitland wandte sich jetzt vom Schreibtisch aus gegen Blencowe und deutete ihm durch eine Bewegung an, daß es in Gegenwart seiner eignen Mutter nicht geraten wäre einen so delikaten Punkt zu berühren; Lucy aber murmelte etwas vor sich hin, was wie Aufmunterung nur »fortzufahren« klang.

»Ich bin in der Tat sehr in Furcht, daß sich der junge Annesley noch ins Verderben stürzen wird!« bemerkte Oberst Carrington

mit höchst bedenklicher Miene, der nach alter guter Gewohnheit so eben seine halbe Stunde in Lady Maitlands unwiderstehlichem Zirkel absaß, was im Laufe des Tages ebenso wenig verabsäumt wurde als früh morgens eine Portion der Harrison'schen Gichtmixtur oder abends eine eröffnende Pille zu nehmen. Da sich die übrigen Offiziere des Regiments in diesem Kreise vergnügten, hielt er es für seine Pflicht und Schuldigkeit, sich ebenfalls daran zu ergötzen; und wahrlich, es schien der Fluch des Regiments zu sein, daß sich jeder neu eintretende Offizier in eine der Schwestern John Maitlands verlieben mußte, von dem er - wenn Geld und Rang genugsam vorhanden waren - dem Müßigänger-Klub in Arlington-Street baldigst einverleibt wurde. Die Töchter begrüßten ihn als einen angenehmen Gesellschafter, die Mutter aber als einen Zuwachs ihrer eigentlichsten Lebensgefährten.

Wenn dem verwitweten Oberst dieselbe Auszeichnung wie seinen jüngeren und liebenswürdigern Kameraden zu Teil wurde, so hatte das seinen guten Grund. Der alte Carrington war schon bei Tisch die Zielscheibe aller Witze, kein Wunder also, wenn er in »Maitlands unwiderstehlichem Zirkel« dieselbe Rolle spielte; denn die Gesellschaft schien durchaus nicht der Ansicht zu sein, daß es Bösartigkeit verriete, einen privilegierten Sündenbock für die ganze Lust ihrer Witze und Ausfälle zu haben.

Eins der vielen Dinge, die den alten Stutzer der Lächerlichkeit preisgaben, war die Eifersucht, mit der er jeden hübschen Burschen verfolgte, der ins Regiment eintrat. Bis Wilberton kam, war Annesley der Gegenstand seiner höchsten Abneigung gewesen; und noch jetzt versäumte Oberst Carrington nur selten die Gelegenheit, seine alten Angriffe gegen Basil zu erneuern.

In gegenwärtigem Falle bald überzeugt, daß man der ersten Ladung seiner Batterie keine Aufmerksamkeit geschenkt habe, versuchte er ein zweites Feuer. »Ich bin in der Tat sehr in Furcht«,

wiederholte er nachdrucksvoll, »daß sich der junge Annesley noch ins Verderben stürzen wird, was ich aufrichtig bedaure. Mag Lady Annesley sein wie sie will, Basil ist der einzige Sohn, und zwar der Sohn eines braven Soldaten. Es würde mich wahrlich tief betrüben, eine alte Mutter unglücklich über ihn zu sehn.«

»Warum ist Basil ein größrer Narr oder gottloser als wir übrigen alle?« fragte John Maitland, da sich Hauptmann Blencowe in eine Unterhaltung mit Lucy zu sehr vertieft hatte, um die Verteidigung seines Freundes übernehmen zu können. »Wir sind alle halbwegs Esel, der eine so, der andre so. Was mich anbetrifft, so halt' ich Basil Annesley für den Solon des Regiments.«

»Dann erlaubt mir die Bemerkung, daß Ihr uns sehr wenig laßt!« sagte der Colonel ärgerlich und gab seinem langen Halse eine etwas aus der Mode gekommene Haltung.

»Wohl ziemlich so viel, als Euch zukommt«, erwiderte der junge Maitland nicht eben verbindlich. »Zum Beispiel ruiniert er sich nicht wie Loftus durch Parfums und Schönheitswasser, um einen Backenbart zu verschönern, der nicht wachsen will, und Sommerflecke zu vertreiben, die aller Tage größer werden; auch hat er, wie Wilberton, keine närrische Vorliebe für Wappen und Faksimiles berühmter und unberühmter Leute. Er bringt weder Nacht für Nacht die Gesellschaft bei Graham's durch sein schlechtes Spiel zur Verzweiflung, wie Blencowe dort, der so leise mit der Lucy flüstert, daß ich wetten möchte, er hat nichts von unsrem Gespräch gehört ...«

»Spracht Ihr mit mir?« fragte Hauptmann Blencowe, sich plötzlich aufrichtend.

»Noch vergnügt er wie Ihr, lieber Oberst«, fuhr John Maitland fort, »die Schauspielerinnen in der Probe und verabschiedet sich nie mit allerhand steifgliedrigen Redensarten, wenn die Vorstellung beginnt.«

In diesem Augenblick bekam der Oberst einen so heftigen Hustenanfall, daß er keine Silbe von dem nicht minder heftigen Ausfall gegen sich vernahm.

»Ihr scheint wiederum an Eurem alten Winterhusten zu leiden, Oberst Carrington«, sprach Laura Maitland mit erkünsteltem Mitleid. »Ihr solltet die Gummi-Brustkuchen gebrauchen.«

»Unsinn – Brustkuchen!« unterbrach sie ihr Bruder. »Carringtons Husten rührt vom Asthma her. Es ist übrigens ein sehr ernstes Ding, am chronischen Asthma zu leiden!«

»Maitland, ich hab' Euch schon hundertmal gesagt, daß es nichts derartiges ist«, unterbrach ihn der Oberst verdrießlich, »Kann man sich denn nicht erkälten, ohne ewig am Asthma zu leiden? Im übrigen seid Ihr die Ursach meines Hustens; Ihr habt im Klub das Fenster geöffnet und den Ostwind hineinblasen lassen, um über den glücklichen Ausgang am Spieltisch noch lauter jubeln zu können. Es hätte nichts geschadet, Ihr wäret hinausgegangen, aber nein, da müssen sich erst zwanzig Eurer Freunde erkälten.«

»Und der einundzwanzigste sein Asthma verschlimmern! Ja, ja, lieber Oberst, ich will's nur gestehn, es tut mir leid und macht mir Sorge. Ich weiß es wohl, s' ist ein kitzlicher, ein delikater Punkt und namentlich bei der Musterung, wenn's gerade windig ist. Indessen leidet ja so mancher arme Bursche an Gicht und Asthma schon in jungen Jahren. Noch mancher außer Euch ist selbst vor dem fünfzigsten Jahre mit Gicht und Asthma geplagt. Nicht wahr, Mutter?«

»Hast Du die Karten gesiegelt, John?« fragte Lady Maitland, um den Streit zu schlichten.

»Alle, die an ›älteste Söhne‹ und junge Baronets gerichtet sind, hab ich bereits versiegelt. Die für ›jüngere Brüder‹ und ›irische Witwer‹ bestimmt wurden, hab' ich bis zuletzt gelassen, um einer

Anklage zu entgehen, wenn zu warmer Siegellack und erkaltete Luft eine Unsauberkeit veranlassen sollten. Wir täten übrigens gut noch ein: ›Lady Maitland bittet um die Ehre, Lord George Rawdon nächsten Freitag zum Frühstück bei sich zu sehn‹ mit in die Welt zu senden, obschon sich Rawdon mit einer Oblate begnügen müßte, wär' er nicht Lord George.«

»Was spracht Ihr über Gicht und Asthma, Oberst Carrington?« fragte Lady Maitland, die es für angemessen hielt, der Unterhaltung eine andere Richtung zu geben.

»Ich sprach«, erwiderte der Oberst, der um seinetwillen mißverstehen wollte, »daß es höchst bedauerlich wäre, wenn sich der junge Annesley durch seine Torheit ins Verderben stürzen sollte.«

»Carrington, bester Freund, das wiederholt Ihr nun zum dritten Mal!« rief der junge Maitland, oben die letzte Karte siegelnd. »Ich seh', Ihr seid darauf versessen, gefragt zu werden; nun denn, Ihr sollt nicht länger warten. Warum ist Annesley auf dem Wege sich unglücklich zu machen? Und wo? Und wann? Schnell, schnell! – sagt Euer Schlimmstes und erlöst ihn und uns von solcher Pein.«

»Maitland, ich versteh' Euch nicht«, sagte der Oberst, widerum eine altmodische Kopfbewegung machend. »Ich kenne sein Tun und Treiben nicht besser als Ihr selbst. Die Proben, die ich besuche, besucht Ihr nicht minder und während ich einmal zu Graham's komme, seid Ihr zwanzigmal dort gewesen!«

»Aber gibt's denn für Annesley etwas an diesen Orten, das ihm den Besuch derselben mehr zur Last legt als irgendeinem andern?« fragte Lucy Maitland, sich an den Hauptmann Blencowe wendend, und sprach es, als wolle sie sagen: »Wenn Ihr mich liebt, so nehmt Partei für Euren Freund«, was am allerwenigsten geschehen wäre, wenn er sie geliebt hätte.

»Ich finde kein größeres Vergehen darin als er selbst«, erwi-

derte Blencowe. »Doch wer irgendwie Verlangen trägt, den Annesley verkleinert zu sehen, der wende sich an Wilberton und Carrington. Der eine beneidet ihn. Der andre ist eifersüchtig.«

»Welcher beneidet ihn?« fragte Lucy Maitland, von ihrer Arbeit aufblickend.

»Der von beiden die kleinere Seele hegt; denn Neid ist kleiner als Eifersucht.«

Miss Maitland zuckte die Achsel, um die Gleichgültigkeit oder Geringschätzung über die Geistesrichtung des jungen Fähndrichs und des alten Obersten auszudrücken.

»Wilberton ist neidisch auf Basil«, ergänzte Hauptmann Blencowe, »weil dieser beim Ballspiel glücklicher ist als jener. Carrington ist eifersüchtig auf ihn, weil - doch Ihr wendet Euch ab, Miss Maitland! Seid Ihr nicht begierig den Grund zu hören, warum Carrington eifersüchtig auf ihn ist?«

»Durchaus nicht!«

»Oder warum Carrington so erpicht darauf ist«, fügte Hauptmann Blencowe hinzu, »alle Welt von des armen Annesley Torheit zu unterhalten?«

»Noch weniger! Ich setze viel Vertrauen in das Urteil eines Mannes, der wie Oberst Carrington um so vieles älter ist als ich«, erwiderte Lucy und suchte ihrer Aufregung Herr zu werden, die halb Unwillen, halb Mitgefühl verriet. »Mir liegt vielmehr an dem Beweise, wie's nur möglich ist, daß sich jemand, den alle Welt verehrt, den das Regiment liebt, den wir hier fast täglich in seinem ganzen Tun und Treiben, in Wort und Tat als Edelmann gesehn, daß sich ein solcher zu entehren vermag.«

»Meine liebe Lucy, Du bist sehr streng! Du vergißt, mit wem Du sprichst«, bemerkte ihr Bruder mit einer Art Feierlichkeit.

»Ich spreche mit drei oder vier Freunden Mr. Annesleys«, erwiderte die junge Dame tief errötend.

»Wir schmeicheln uns, daß, wie gewichtig Dir auch dieser Titel erscheinen mag, wir dennoch höhere Fähigkeiten haben«, antwortete John Maitland. »Wir schmeicheln uns, wenigstens nennt uns der gesamte Adel des Landes so und nicht anders, daß wir alle ›Männer von Ehre‹ sind. Wir schmeicheln uns ferner samt und sonders, wie Carrington sagt, Narren sein zu können, und wenn auch nicht zu eigner Herzenslust, so doch zur Zufriedenheit unsrer Feinde und unsrer besten Freunde. Du aber, Miss Lucy Maitland, wirst in Wahrheit beleidigend, ganz verdammt persönlich, wenn Du den Annesley für ehrlos hältst, weil ihn sein Freund dort ›Tor‹ genannt. Merk' Dir's für die Zukunft, mein Schwesterchen, daß heutzutage nur der für ehrlos gilt, dessen Name sonnabends im Wochenblatt, oder in der Sonntags-Zeitung steht.«

»Dann ist Basil Annesley durch«, meinte der alte Oberst giftig und gab seinem Halse diesmal eine Stellung, als wolle er die Stärke seiner Rückenwirbel prüfen, »denn er ist durch Vermögen und Abkunft viel zu unbedeutend, um das eine oder andre Unglück herbeiführen zu können.«

»Ich war überzeugt, Carrington, Ihr würdet ihm diese Schmach nicht gönnen; freundschaftshalber – vielleicht auch aus andren Gründen«, rief John Maitland unter lautem Lachen. »Doch nur Mut, Carrington! So unbedeutend wir alle sind, wir mögen doch zu hohen Ehren kommen. Heutzutage fördert Arm und Reich, Hoch und Gering das Recht Bankerut machen zu können. Der Bursche, der uns an der Türschwelle des Klubs Zigarren verkauft, droht uns tags darauf mit Basinghall-Street, wenn wir nicht sofort die Rechnung bezahlen, und an keinem Sonnabend, den Gott werden läßt, bin ich sicher, nicht irgendwo den ›Thomas, John Maitland, Lord Maitland u.s.w.‹ auf der Sünderliste solcher Zeitung zu treffen; was in der Tat einige Zeitungen in Bewegung setzen würde.«

»Nicht jeder prangt in der Zeitung an deren Pranger und Lord Maitland wird nicht der erste seines Standes und Ranges sein, den unsre Blätter nennen«, bemerkte Blencowe, der seines Freundes Rede natürlich nur als Scherz genommen. Er sah die glänzende Einrichtung des Hauses, sah die prächtig gekleideten Livréebedienten im Vorsaal, einen Kammerdiener auf der Treppe warten und konnte sie unmöglich ernsthaft nehmen. Zwar hatte er allerlei dunkle Gerüchte gehört; zwei dieser Diener sollten Polizisten sein, die zwar in die Livrée der Familie gesteckt, dennoch im Interesse bedeutender Gläubiger auf die Kostbarkeiten des Hausstandes ein wachsames Auge hätten. Doch dasselbe ward von einigen andren Familien seiner Bekanntschaft erzählt und dort hatte sich das Gerücht – das wußte er – als grundlos erwiesen. Zu den traurigen Wahrheiten der Fashion, deren Seltsamkeit oft jede Dichtung übersteigt, gehört vorzüglich die, daß man bei einer Rente von zwanzigtausend Pfund jährlich für fünfundzwanzigtausend mit Leichtigkeit entlehnen kann.

Beiden, dem Blencowe sowohl wie dem alten Obersten, der doch im Laufe der Zeit gar manches erfahren hatte, schien es unmöglich, daß sich in einem so glänzend eingerichteten Hause, wo das Mittagsmahl so unvergleichlich war, jemals Geldmangel einstellen könne. Lady Maitland besaß Diamanten und eine Loge in der großen Oper, die Töchter hatten Reitpferde und französische Kammermädchen. Die Zimmer in Arlington-Street prangten im Schmuck fremder Länder und Weltteile, Abendgesellschaften waren häufig, die Gabelfrühstücke auserlesen. Nirgends aß man schönere Trauben, nirgends bessere Ananas, kein älterer Xeres ward in London getrunken, als er täglich um drei Uhr zu Diensten des jungen Maitland und seiner müßigen Gesellschaft stand.

Das Neueste, was die Mode brachte, schmückte stets Lady Maitland und ihre Töchter. Was irgend Schönes oder Anziehendes

an Büchern, Almanachen, Stahlstichen und musikalischen Kompositionen erschien, das fand man auf ihrem Tisch. All und jedes wurde ohne Rücksicht auf den Preis herbeibeordert, wie das gewöhnlich von Leuten geschieht, die alles auf Kredit entnehmen. Sie entbehrten nichts. So herzliche Leute wie die Maitlands hassen das Knickern und haben kaum den Mut sich irgend etwas zu versagen, was sie zum Wohlleben notwendig erachten. Kein Wunder, daß sie so vortrefflicher Eigenschaften halber ganze Scharen von Freunden und Gästen hatten, da

… der Mensch, dem Schmetterlinge gleich
Die bunten Flügel nur dem Sommer zeigt;

und in einem Hause drin ewiger Sommer herrschte, waren denn auch unzählig viele Schmetterlinge, Menschen genannt.

Trat man an einem Gesellschaftstage durch die Tür von Arlington-Street, so ward man vom Klange der Musik, durch flimmernde Lichter und den Glanz der Jugend und Schönheit begrüßt und überrascht. Luxus herrschte darin in prahlerischer Schöne, – eine echte Circe, durch ihre Reize gefährlich!

Und doch, wenn der stumpfe alte Oberst oder der lebhafte Hauptmann nur schärfer beobachtet hätten, würd' es ihnen schwerlich entgangen sein, daß Lady Maitland bei dem unvorsichtigen Scherze ihres Sohnes die Stirne runzelte; würden sie sich des alten Sprichworts »man spricht im Scherz manch wahres Wort« vielleicht erinnert haben. Sie aber hatten in gewohnter Weise nur Aug' und Sinn für den Glanz des Zimmers und die Freude seiner Insassen. Am Tage vorher hatten sie bei Maitlands gespeist, die kostbaren Geschirre bewundert, die verschiedenen Sorten Wein als Kenner geprüft, sie hatten Lord Maitlands Porter und Claret aufrichtig gelobt; – wie konnten sie jetzt die

Möglichkeit so öffentlicher Schmach für etwas andres als einen ausgesuchten Scherz halten!

»Welche verdammt einfältige Erfindung ist dieser Leuchter wieder!« rief John Maitland, als er sich, mit einem silbernen Löschhütchen das Licht ausmachend, die Finger verbrannt hatte. »Mutter, Du verdienst von Baldock, Fogg und Emanuel alljährlich eine Prämie für das undankbare Amt, ihre einfältigen Neuigkeiten in die Mode zu bringen.«

»Erinnere Dich gefälligst, daß Du es warst, John, der den frühren Leuchter zerbrach; dieser ward gekauft jenen zu ersetzen«, erwiderte Lady Maitland. »Und glaube mir, er ist ein wahres Kleinod und kostet vierzehn Guineen, wogegen der frühere nur fünf. Freilich wirst Du sagen, der geringere war dennoch der bessere.«

»O, ereifre Dich doch nicht, liebe Mutter!« entgegnete der unverschämte Sohn. »Du solltest mir danken, daß ich Dir zur Anschaffung einer neuen Spielerei die beste Gelegenheit gebe; es wird im Laufe des Jahres ungefähr die zweiundfünfzigste sein. Du repräsentierst die gütige Vorsehung der Rococo-Läden; und weißt recht gut, daß sich Emanuel nach Deinem Befinden erkundigen ließe, hätte während zweier Tage Dein Wagen nicht vor seiner Tür gehalten!«

»Ich wünschte, Du sprächest nicht solchen Unsinn!« rief Lady Maitland, wirklich unwillig. »Durch solche Bemerkungen wird Dein Vater nur in dem Glauben an meine Verschwendung bestärkt; und gilt es dann die Wahrheit zu erfahren, so hab' ich vom alten Sèvres ein ganzes Service und Dutzende von Leuchtern gekauft, mindestens zum Wert ...«

»Gut, gut! Es scheint mir immer mehr, wir sind nicht klüger als Basil Annesley, der, nach Carrington, den Toren spielte«, erwiderte der junge Maitland, der betreffs seiner eignen Schwächen

eine Rücksicht kannte, die ihm sonst nicht eigentümlich war. »Aber ich fordre' auch nicht, für etwas andres als einen Verschwender zu gelten. Wie Othello sein Taschentuch: ›Ich hab's von meiner Mutter!‹«

»Du scheinst Dich ernstlich mit der Mutter zu streiten, John«, sprach seine älteste Schwester, da Lady Maitland in diesem Augenblick das Zimmer verließ. Dabei erhob sie sich vom Tisch, wo sie für ein wertvolles Album die Wappenschilde der englischen Barone mit Kobalt, Gold und Karmin soeben gemalt hatte. Doch kaum nach zehn Minuten erschien ihre Ladyschaft mit Fragmenten eines zerbrochenen Schreibzeugs aufs Neue, um den Obersten Carrington auf eine Gruppe »bergères galantes« von ganz besonderer Schönheit aufmerksam zu machen. Laura gewahrte ihren Irrtum.

Doch auch Lady Maitland hatte sich verrechnet. Anstatt dem alten Nutzer irgendwie Interesse einzuflößen, fand sie ihn in einen heftigen Angriff gegen Basil Annesley vertieft.

»Ich gebe zu, daß Verelst ein braver Künstler ist«, sprach er, als sie eintrat. »Doch die bloße Liebe zur Kunst ist in Annesleys Alter nicht mächtig genug, um ihn Tag für Tag an das Haus eines alten Juden zu fesseln.«

»Ich glaube nicht, daß Verelst ein Jude ist«, sagte Blencowe kalt.

»Mindestens ist seine Frau eine Jüdin«, erwiderte Carrington, »und eben so gewiß sind's seine Töchter. Das Mädchen, dem Annesley zum Chorpersonal der großen Oper Zutritt verschaffte, heißt Esther und ihre Schwester Salome ...«

»Der große Newton hieß Isaak«, rief John Maitland, »doch hört' ich niemals, daß er ein Jude gewesen sei. Was tut der Name? Hörte eine Rose oder auch – ha, ha – eine Esther auf zu duften, wenn man den Namen ändern wollte?! Pfui! Gib mir eine Unze

Zibeth! Wer würd' es glauben, daß wir über schmutzige Juden sprechen!«

Jetzt drang Lady Maitland mit ihrem Schreibzeug-Bruchstück unbarmherzig vor. Doch ward das Interesse des verwitweten alten Obersten dadurch so wenig beansprucht, daß er sich zu einem neuen Angriff vorbereitete.

»Annesleys Protegée hat übrigens spottwenig Erfolg gehabt, nicht wahr? Vermut' ich recht?« sprach er, sich an den jungen Maitland wendend.

»Bester Freund, wißt Ihr's denn nicht selbst am Besten, daß sie gar nicht mißfallen konnte! Das arme Mädchen war durch die Unverschämtheit eines ganzen Heers alter Liebhaber - Euch rechn' ich zu den Übrigen - durch das Betrachten und Anstarren während der Probe so außer aller Fassung gekommen, daß sie schließlich bei Vorstellung des Othello vor Angst sich kaum zu helfen wußte und näher daran war, den Geist aufzugeben, als das harte Herz Brabantios zu erweichen!«

»Ah, jetzt versteh' ich! - etwas Lampenfieber, wie die Schauspieler zu sagen pflegen«, sprach der alte Oberst und gab seinem Hals aufs Neue eine bedeutungsvolle Haltung.

»Nicht das! Nicht eine Spur von Lampenfieber hatte Esther Verelst!« rief Blencowe, den Alten unterbrechend. »Sie hatte keine Probe in vollem Staat erwartet. Ebensowenig war sie, wie Ihr wissen wollt, dem Direktor des Theaters durch Annesley empfohlen worden, denn ich habe niemals einen Menschen bestürzter gesehn als ihn, da er sie in einem abgetragenen alten Pelz unter den Choristen gewahrte. Das arme Mädchen, das voriges Jahr mit Beifall in Konzerten gesungen hat, sah die Notwendigkeit ein, das Einkommen der Ihrigen womöglich zu verdoppeln, und nahm jenes Engagement ohne Wissen und Dazutun fremder Leute an. Argwohn schien undenkbar; denn der Unterschied zwischen

einer Konzertsängerin und einer Choristin am King-Theater mit einer halben Guinea wöchentlichen Gehalts ist allerdings nicht unbedeutend!«

»Arme Esther! Sie war zu gut für eine Choristin!« sagte John Maitland in einem Anfall von Gutmütigkeit, »eine zu brave Sängerin, und ein zu braves Mädchen, um ...«

»Sie sah auch bald den Fehlgriff ein und jetzt unterstützte sie Annesley, um ihren Kontrakt rückgängig zu machen. Doch war Esther eine zu wirksame Erscheinung geworden, als daß es ein Leichtes gewesen wäre, und ich bin überzeugt, daß selbst die Nachricht, eine gefährliche Krankheit mache ihr Wiederauftreten unmöglich, das mühlsteinharte Herz des Direktors schwerlich erweicht haben würde.«

»Und was ist aus dem armen Mädchen geworden?« fragte die älteste Miss Maitland, da Lucy zu lebhaften Anteil an der Sache nahm, um eine Frage wagen zu dürfen.

»Das werden Sie vom jungen Annesley bei seiner Rückkehr in die Stadt sicher am ehsten erfahren«, antwortete der alte Stutzer, »denn er besucht stets das Haus ihres Vaters.«

»Und wer ist ihr Vater?« fragte Lucy Maitland weiter.

»Ein fremder Künstler, welchen Annesley, als er auf deutschen Universitäten, in Jena oder Göttingen studierte, aufgefunden und mit hierhergebracht hat.«

»Verelst war Basil Annesleys Zeichenlehrer, als er in Heidelberg studierte«, sagte Blencowe mit Bestimmtheit. »Und wie die meisten Künstler der meisten europäischen Länder ebenso reich an Familie, wie an Mitteln arm. Er ward zu Heidelberg in politische Untersuchungen verwickelt und floh nach England, so sagt er wenigstens. Doch alles, was hierher flüchtet, spricht von politischen Vergehen, was sich hier mehr empfiehlt als irgendetwas anderes. Er kannte in England außer Annesley nur noch

ein oder zwei Personen, denen er in Heidelberg ebenfalls Unterricht gegeben hatte. Doch nur Annesley scheint Fortschritte bei ihm gemacht zu haben, wenigstens ist er der einzige, der seinen alten Lehrer wieder aufsucht. Wir hörten zuerst von ihm, als eins seiner Bilder im Klub verlost wurde. Es war ausgezeichnet schön; Carrington gewann es.«

»Ja, es ist schön«, sagte der Oberst, »verschiedene Künstler haben mir das Dreifache der dafür gezahlten Summe geboten, doch ich behalt' es.«

»Da Verelst und die Seinen mit Not und Elend kämpfen, solltet Ihr's mindestens von ihm selbst kopieren lassen«, bemerkte Maitland.

»Damit später einmal kein Mensch das meine fürs Original erklärt?!« sprach der Oberst sehr ernst.

»Warum nicht? Ihr praktiziert hundert Guineen in die Tasche des armen Teufels, ohne auch nur eine aus der eurigen genommen zu haben; denn das weiß ich wohl, gält's ein solches Opfer, lieber gäbt Ihr Euer Blut.«

»Gegenteils!« entgegenete Carrington. »Kauft ich nicht vorigen Sommer eine Menge skizzierter Karikaturen von ihm, die auch Euch angeboten, aber zurückgewiesen wurden?!«

»Ja, ja! Ich entsinne mich, Ihr bekamt sie für den halben Preis, die Not zwang und drückte den Armen. Ich wies sie zurück, weil ich nicht Geld genug hatte, und mir allenfalls denken konnte, an einem Kunden gleich mir könne dem armen Teufel wenig gelegen sein.«

»Ganz recht!« sagte Lucy.

»Aber warum, John, tatest Du des Mannes und seiner Bilder nie Erwähnung gegen uns?« fragte deren Schwester.

»Weil ich weiß«, erwiderte John, »daß das Taschengeld junger Damen nicht ausreicht, um Gemälde zu kaufen und Verelst nicht

der Mann danach ist, um vom Mitleid oder kleinen Unterstützungen irgendeiner Dame zu leben. Er hat eine Künstlerseele und den Mut eines Löwen!«

»Davon scheint auf seine Familie nichts übergegangen zu sein«, erwähnte Laura, »wenn seine Tochter, wie Du sagtest, nicht Mut genug besaß, in der Oper zu singen!«

»Auch Esther hat etwas von einer Löwin«, sagte Blencowe lächelnd – und fügte leiser mit einem Blick auf Carrington hinzu: »Doch was vermag selbst eine Löwin, wenn die Tiger herdenweise Jagd auf sie machen?«

Miss Maitland tat, als höre sie nicht, und verzog keine Miene zum Lächeln, wie er's erwartet hatte.

»Höre, lieber John«, wandte sie sich jetzt an diesen, »wenn der Mann nicht zu stolz war, dem Basil Annesley Unterricht zu geben, wird er solchen auch der Laura Maitland nicht verweigern. Ich bedarf eines Zeichenlehrers, ich brauch' ihn ganz notwendig, Mutter hat ihn mir versprochen.«

»Weißt Du denn, Beste, ob dieser Verelst ein guter Lehrer ist?« unterbrach sie Lady Maitland.

»Hörtest Du nicht, Mutter, daß dem Oberst Carrington für sein Bild der dreifache Preis bereits geboten wurde?!« erwiderte Laura mehr lebhaft als ehrerbietig.

»Man kann ausgezeichnet malen und ein großer Künstler sein«, bemerkte der alte Oberst, »ohne deshalb die Fähigkeit zu haben, auch andere dazu heranzubilden.«

»Ausgezeichnet wahr und scharf!« versicherte Lady Maitland, die wenig Lust zur Einführung des armen Zeichenlehrers zu haben schien.

»Unter allen Umständen müssen wir etwas für die Tochter tun«, rief Lucy. »Wenn sie voriges Jahr in Konzerten gesungen hat, muß sie eine ausgezeichnete Stimme haben. Wollten wir doch

seit langem schon mit Oberst Loflus und Sir Watkin ein Quartett zu Stande bringen, da käm' uns, schon nur deshalb, Miss Verelst ganz gelegen. Was meinst Du, schick' ich ihr eine Einladung?«

»Du nimmst, liebe Schwester, an Basil Annesleys Protegée gar großen Anteil!« meinte John und zuckte die Achsel. »Meine Lieblinge lassen Dich kalt, sonst könnt' auch ich Dir zwei oder drei Choristinnen sehr angelegentlich empfehlen.«

»Doch sind es schwerlich die Töchter eines braven aber armen Künstlers«, erwiderte seine Schwester unwillig.

»Daß er ›brav‹ und daß er ›arm‹, entnimmst Du der Schilderung Blencowes; dieser aber redet nur einmal wöchentlich die Wahrheit und heut hat er diesen Tag nicht. Überhaupt, wenn Du Dich dem Annesley freundlich erweisen willst (und ich weiß es, daß Du ihn sehr begünstigst), so erreichst Du Deinen Zweck am allerwenigsten, wenn Du Esther Verelst mit Oberst Loflus und andern Anhängern der Larrington'schen Anstarre-Schule in Berührung bringst. Glaube mir's, lieber ließe er die ganze Familie in ihrer Einsamkeit vor Hunger sterben.«

»Freilich, dem Gründer der Maitlandschen Schwatz-Schule wird es leicht, selbst vom ›verhungern‹ zu schwatzen«, erwiderte seine Schwester, »doch ich versichere Dich, John ...«

In diesem Augenblick trat der Kammerdiener ins Zimmer und flüsterte der Lady Maitland geheimnisvoller einige Worte zu, als das gewöhnlich zu geschehen pflegt.

»Sag' ihm, Lord Maitland sei nicht zu Hause«, war die vernehmliche Antwort ihrer Ladyschaft.

»Das hab' ich ihm schon wiederholentlich gesagt, Mylady«, war des Kammerdieners Entgegnung. »Er wünscht besonders zu wissen, ob seine Lordschaft zu Hause speist.«

»Wahrscheinlich ja - doch wart' - mit Bestimmtheit könnt' ich's nicht sagen«, fügte ihre Ladyschaft hinzu, die durch ihre

zwei Gedanken augenscheinlich erleuchtet wurde. »Doch wenn Lord Maitland nicht zu Hause speist, so jedenfalls bei Whites.«

Der Kammerdiener verschwand geräuschlos aus dem Zimmer, wie sich jeder dienstbare Geist und namentlich jeder gut dressierte Kammerdiener stets zu entfernen pflegt, und Laura Maitland erneuerte ihr Examen über Esther. »Ist sie hübsch oder häßlich, groß oder klein, singt sie Sopran oder Mezzo-Sopran?« so ging es fort.

»Sie ist ein ganz ungeheuer schönes Mädchen mit einer ungeheuer schönen Stimme«, schrie John, der nachgerade die Geduld verlor, »sonst würde Annesley schwerlich die Schulden ihres Vaters bezahlt haben.«

»Solche Unverschämtheit ist mir noch gar nicht vorgekommen«, erklang es soeben von Lady Maitlands Lippen, der ihr Kammerdiener aufs Neue allerlei Dinge zuflüsterte. »Sag' ihm, ich ließ mich nie mit Geschäftsleuten ein. Wenn er morgen zur Frühstückszeit kommen wolle, – sag ihm, Lord Maitland frühstücke um elf Uhr – würd' er ihn wahrscheinlich treffen.«

»Ich glaube nicht, Mylady, denn Mylord haben ganz besonders anbefohlen, daß diese Person nie zu ihm gelassen werde«, sagte Wilson der Kammerdiener, um sich durch ausgesuchte Bosheit für irgendein Unrecht zu rächen, das ihre Ladyschaft oder deren Töchter gegen ihn begangen und noch nicht abgebüßt hatten.

»Nun, so sag' ihm was Du willst!« erwiderte Lady Maitland gereizt.

»Ich habe mir alle mögliche Mühe gegeben, ihn los zu werden«, sprach Wilson. »Doch er hatte in Ihrer Bibliothek, Mylady, bereits Platz genommen, und will das Haus nicht wieder verlassen, ohne wenigstens Ihre Ladyschaft gesprochen zu haben, wenn Mylord wirklich nicht zugegen sei.«

»Ich werde mich doch nicht mit einem Fremden unterhalten sollen, mit einem Menschen, den ich durchaus nicht kenne!« rief Lady Maitland in steigender Aufregung.

»Was gibt's, Mutter?« fragte John, der dann und wann ein Wort dieser Unterredung aufgefangen hatte.

»Unten ist ein Fremder, der darauf besteht Deinen Vater zu sprechen.«

»Gewiß ein unverschämter Handwerker mit der Rechnung – denn an denen fehlt es nicht! Nun Wilson, wir bestehn darauf, daß er sich unverzüglich entfernt! Lord Maitland ist nicht zu Hause und Lady Maitland hält es für gut, nicht zu Hause zu sein.«

»Es ist kein Handwerker, Herr«, sagte der Kammerdiener zu vorläufiger Beruhigung laut. »Wenn's ein solcher wäre, würd' er nicht gewagt haben, ihre Ladyschaft zu stören. Der Herr kam in seinem eignen Wagen, er hält noch vor der Tür.«

»Mein Schneider erscheint stets zu Fuß bei mir«, rief Blencowe. »Nur wenn er die Rechnung überbringt, fährt er vor.«

»Wenn Euer Schneider ein paar so verteufelt gute Vollblutpferde hat wie dieser Bursche da«, rief John, der unterdessen vom Fenster aus die Equipage des geheimnisvollen Fremden gemustert hatte, »so ist er weniger ein Schneider, als Ihr glauben mögt!«

»Geh' hinunter, John, und sprich mit ihm«, sprach Lady Maitland, die währenddessen sich wieder gesammelt hatte. »Ich denke, es wird jemand aus Yorkshire in Wahlangelegenheiten sein.«

Entweder hierdurch veranlaßt oder auch wirklich neugierig, den Eigentümer eines so vortrefflichen Gespannes kennen zu lernen; – kurzum John ging und spielte den gehorsamen Sohn.

Als er das Zimmer verlassen hatte, begann Carrington, der etwas mehr als wißbegierig war, seinen hageren Straußenhals nach allen Seiten hin zu drehen und zu wenden. Fast war er auf

dem Punkt, sich der Lady Maitland als Begleiter ihres Sohnes anzubieten. Seine rastlose Neugierde in Betreff des zudringlichen Fremden zu besänftigen, gab es nur ein Mittel und zwar das Kapitel ›Verelst und die Seinen‹.

Eben begann er denn auch: »Lotlus hat mich versichert, daß Verelsts zweite Tochter, die schöne Salome …« Doch eh' er geendet, ward er unterbrochen. John Maitland stürzte, bleich wie der Tod, ins Zimmer.

»Mutter«, rief er in den Stuhl sinkend. »Warum sagtest Du mir nicht, daß es jener verdammte A. O. sei …«

Daß Verelst das Original nach dem Notre-Dame-Roman Victor Hugos gemalt

Kapitel 7

Die erbärmlichste Bauernhütte erlangt eine vorübergehende Bedeutung, wenn Sommers das blühende Geisblatt die schlichten Wände bekleidet und den niedrigen Ort mit Duft und Schönheit umgibt. So erglänzt auch zuweilen die elende Wohnung einer finstren Stadt in vorübergehender Pracht, wenn eine Sommerblume ihre Reize darin entfaltet und Kunde gibt von einer besseren Welt.

Das war in der schlichten Behausung des Malers Verelst der Fall. Finstrer, trauriger, niederdrückender konnte kaum ein Fleck gedacht werden. Das Haus, darinnen er das erste und zweite Stock bewohnte, war alt und halb zerfallen, und obschon die Ruine eines stattlichen Steingebäudes oft einen malerischen Anblick gewährt, so gilt doch das nicht immer von zerfallenden Spelunken innerhalb der Londoner Straßen, wenn sie kurz vor Ablauf eines Jahrhunderts, und somit ihrer kontraktlich zugesicherten Haltbarkeit, allgemach klapprig geworden und weder im Besitz einer horizontalen Decke noch rechtwinkliger Wände sind. Schiefe Türen und schlecht schließende Fenster pflegen da dem Winde freien Spielraum zu lassen, während verblichene Farben, beschmutzte Dielen, durchräuchertes Täfelwerk und zerbrechliche Treppen das elende, niederdrückende Ganze vollenden.

In Verelst' Wohnung, die er des besseren Lichts halber gewählt hatte, das über einen ziemlich freien, im Rücken der North-Audley-Street gelegenen Kirchhof in sein Fenster fiel, war alles so sauber, wie es Ordnung und Reinlichkeitsliebe nur irgend gestal-

ten konnte. Doch die Sorgfalt, mit der man schlechte Möbel putzt und säubert, stellte ihre Armseligkeit erst ins rechte Licht, und wessen Auge an Pracht und Luxus oder auch nur an einen Haushalt gewöhnt war, der unserer Bequemlichkeit Vorschub leistet, brauchte nur einmal in die Wohnung des Malers getreten zu sein, um sich von einer Dürftigkeit zu überzeugen, die unverkennbar aus der ganzen häuslichen Einrichtung sprach.

Nichtsdestoweniger befand sich Verelst noch keine drei Tage in diesen reizlosen Zimmern, als sie schon jedem als die schlichte Hülle erscheinen mußten, deren ganzer Wert in ihrem Kern bestünde – als das wertlose Kästchen, dessen Schmuck im Innern sei. Zwei Wesen, lieblicher an Zügen und Gestalt, als sie selbst die Einbildungskraft des begabten Malers zu schaffen vermochte, verbreiteten ihren Reiz über den ganzen Ort. Außer der Schönheit Esthers und Salomes waren es jene gewöhnlichen und dennoch fesselnden Gegenstände, die das Wirken und Schaffen eines Künstlers verrieten, Gegenstände an und für sich wertlos, wie es die Armut des Besitzers mit sich brachte, dennoch aber Bildung und Geschmack bekundend.

Auf einer an der Wand befindlichen Holzleiste waren zwei der schönsten Gemälde Verelsts aufgestellt, die nicht nur die dürftige Wandbekleidung bedeckten, sondern auch eine Umgebung, die ihnen angemessen war, wie überhaucht vom Geiste der Poesie und der Schönheit erscheinen ließen. Zu Seiten eines Kamines, wie sie in altmodischen Häusern häufig sind, stand ein mit Schnitzwerk versehener Schrank, der, so gewöhnlich er auch in alten Städten Hollands und Deutschlands sein mochte, in einer schlichten englischen Mietswohnung sich ziemlich stattlich ausnahm. Auf diesem lag ein dickes, seltsam aussehendes Buch, scheinbar ebenso alt wie der Schrank selbst. Seine schweren silbernen Haspen waren mit der Zeit schwarz geworden; der

Einband entsprach der Art und Weise, die man vorzugsweise in Klosterbibliotheken findet. Dies Buch war dem Maler ein Gegenstand höchster Verehrung. Als er seine Wohnung in Bermondsey verließ, wohin er sich bei seiner Ankunft aus Deutschland zuerst begeben hatte, um sein jetziges Quartier zu beziehn, nahm Verelst vor allem jenes Buch unter den Arm, während er die Sorge für Hab und Gut, sogar die Pflege seiner schwächlichen Frau lediglich seinen Töchtern überließ. Die größte Armut würde ihn nicht veranlaßt haben, sich jenes Kleinods zu entäußern; eines Teils, weil es ein Geschenk war, – ein Andenken von einem seiner Schüler, dem jungen Grafen von Ehrenstein, der, von seinem im Odenwalde gelegenen Stammschlosse aus, es seinem alten Lehrer als Beweis seiner Dankbarkeit übersandt hatte –, andrerseits weil es ihm ein Schatz von nicht geringerem Werte als das Skizzenbuch des Albrecht Dürer war.

Groß mußte die Zuneigung Verelsts zu jemandem sein, bevor er ihm die Einsicht in dies sein Heiligtum gestattete, und während seines dreijährigen Aufenthalts in England war außer Basil Annesley niemand einer solchen Ehre teilhaftig geworden.

Die Wahrheit zu gestehen, hatte Basil auf solche Auszeichnung keine großen Ansprüche. Diese tieferliegenden Schönheiten, die nur das Auge eines Künstlers entdeckt, gingen ihm verloren, das wunderbare Ablauschen, dies Eindringen in die Geheimnisse der Natur, das der Beschauer nur zu würdigen weiß, wenn er Sachkenntnis besitzt, ging über den Dilettantismus Basils hinaus, so wie dem Auge eines Kindes alle die Schönheiten einer Psidias-Schöpfung verloren gehen, das da nur einen kopflosen Rumpf sieht, wo der Kenner das Meisterstück einer Künstlerhand bewundert. Dennoch war Basil rücksichtsvoll genug, ohne deshalb eine Künstlerschaft zu erheucheln, die ihm abging, dem Zartgefühl des leicht zu verletzenden Malers durch Gleichgültigkeit nie zu

nah zu treten. Er verehrte Verelst viel zu sehr, um ihn durch Verkleinerung seines einzigen Schatzes kränken zu können. Selbst die Schwächen von Esthers Vater waren ihm heilig.

Es würde dem begeisterten Maler wenig Trost gewährt haben, hätt' er irgendein menschliches Wesen so blind gefunden, daß es, was er unter seinen Kunstprodukten am höchsten stellte, Skizzen, die ihm bei zukünftigen Schöpfungen behilflich sein sollten und die von manchem profanen Auge in der Tat verketzert worden wären, für nichts als liederliche Farbenkleckssereien und nichtssagende Erfindungen gehalten hätte. Denn niemand konnte den Tadel überbieten, mit dem er diejenigen seiner Schöpfungen angriff, zu denen er um des Verdienstes willen durch Not getrieben ward. Die Bedürfnisse seiner Familie zwangen ihn dann und wann, dem Geschmack der nüchternsten Nation Europas zu huldigen; und die beiden herrlichen Gemälde vor ihm, für die ihm bis dahin noch nicht einmal ein Gebot gemacht worden war, obschon er während zweier Jahre, die ihre Komposition und Ausführung ihn kostete, Ruhm und Glück und in begeisterten Augenblicken Unsterblichkeit sogar erwartet hatte, waren ihm ein stetes Memento, daß ein dem Nibelungen-Liede entlehnter Stoff, und wär er mit der Kraft eines Caravaggio und der Grazie eines Correggio behandelt, in den Augen der Engländer nicht halb den Reiz einer hochländischen Sport-Scene oder einer John-Bull-Karikatur besäße.

Diese bittre Wahrheit hatte er kennen gelernt. Doch es bedurfte abschläglicher Bescheide eines ganzen Dutzends Bilderhändler, bevor Verelst zu der Überzeugung gelangte, daß die Kräfte eines höhren Genius allzeit vergeudet wären, wenn nicht der Klang eines wohlbekannten Namens oder der Stempel der »königlichen Akademie« seine Schöpfungen ihren Käufer finden ließe. Gleichzeitig war ihm klar geworden, daß Karikaturen und

humoristische Blätter, wie sie Oberst Carrington so vorteilhaft gekauft hatte, zu jeder Zeit ihren Absatz fänden.

Auf die Weise unterhielt er denn auch seine Familie und wahrscheinlich hätten sie vollauf gehabt, wär's ihm einzig und allein um den Lebensunterhalt zu tun gewesen. Denn in ihm lebte eine Künstlerseele. Ihm ward es so schwer zu gewinnverheißenden Spielereien herabzusteigen, als es andern schwer werden mochte zu Höherem sich empor zu schwingen; und oft wenn er des Verdienstes halber Soldatengruppen und Jagdscenen auf die Leinwand warf, hätt' er in einem Anfall von Verzweiflung Pinsel und Palette lieber an die Wand geworfen, um auf manchem früher begonnenen Bilde irgendeine neue Idee ins Leben zu rufen oder einen Gedanken auszudrücken, dessen Versinnlichung freilich selten seine ganze Größe enthüllte. Doch kein römischer Fürst, kein prachtliebender Kardinal stand ihm zur Seite und ernährte Weib und Kind, während er den Maler spornt, sich seinem Künstlergenius einzig und allein zu überlassen. Wenn ihm sein Weib in milden Worten eine Vorstellung ihrer gedrückten Lage machte, konnt' er nicht umhin aufzuzählen, wie oft er schon sich selbst bezwungen und Werke geschaffen habe, die seinem Geschmack durchaus nicht entsprochen hätten. Auch wär' es in der Tat gewesen, als wolle man den feinsten Stahl zum gewöhnlichsten Hausgerät verarbeiten, wenn man der Künstlerseele Verelsts zugemutet hätte, lediglich fürs Brot zu schaffen.

Wahr ist es, daß seine beiden Töchter, die sich selber unbewußt seine Schmeichler waren, ihn spornten, dem höhren Fluge seines Geistes zu folgen. Wenn es ihn unwiderstehlich trieb, irgendeiner Idee, die ihn beseelte, Gestaltung zu verleihn, wenn er in den Liedern seiner Heimat nicht den Stoff zu neuen Schöpfungen suchte, nein, wenn sie ihm denselben gleichsam aufdrangen, dann reizten ihn Esther und Salome durch begeisterte

Anerkennung, nicht nur das Angefangene zu vollenden, nein, ihre Freude war ihm auch der schönste Lohn. Doch dieses Beifallsgemurmel, dies leuchtende Auge, diese freudegerötete Wange, wie wohl sie seinem Herzen, nicht nur als ein Beweis kindlicher Liebe, sondern auch verwandten Kunstgefühle, tun mochten, befriedigten keinen Gläubiger und reichten nicht einmal aus, den Zins für seine ärmliche Wohnung zu entrichten. Die arme, vom Schlage getroffene Mutter, deren Krankheit ein Hauptgrund ihrer Armut war, bat oft die Töchter heimlich, mit ihrer Bewunderung sparsamer umzugehen. Mit der Weisheit der Erfahrung erkannte Verelsts schwächliche Gattin, daß es fruchtlos sei, gegen das Schicksal anzukämpfen. Sie wußte, daß mehr als das Besitztum des Genius erforderlich ist, um des Ruhmes Lorbeerkranz auf unsrem Haupt zu sehn, sie wußte, daß die Umstände günstig, daß Zeit und Ort, vor allem aber Sitten und Gebräuche einer Nation wohlgeeignet sein müssen, um die Kunst triumphieren und den Künstler berühmt zu sehn.

Mrs. Verelst war keine Frau gewöhnlichen Schlages. In einer reichen Familie geboren und erzogen, entflog sie als junges Mädchen an der Seite des begeisterten Malers dem elterlichen Hause, und an ein Leben voller Entbehrungen in keinerlei Weise gewöhnt, erlag sie mehr und mehr einer Krankheit, der ihr zarter Körper wenig Widerstand zu leisten vermochte. Nach Geburt ihrer zweiten Tochter, wahrscheinlich in Folge zu baldiger Anstrengung, rührte sie der Schlag und lähmte sie. So schwach sie war, eine Last hatte sie dennoch getragen – die Erziehung ihrer Töchter. Unverdrossen hatte sie diesen in den verschiedenen Künsten Unterricht erteilt, in denen sie jetzt glänzten, und wenn schon sie stets in einem bequemen Stuhle sitzen, oft sogar im Bette liegen mußte, dennoch waren ihre Hände zum Wohl der Ihren rastlos tätig.

Der armen Kranken war es schwer geworden, von dem kleinen, aber reizenden Heidelberg sich zu trennen, wo sie so manches Jahr mit ihrem Gatten gehaust hatte, um für die rieselnden Wasser des Neckar und die bergekrönenden grünen Wälder, die sie von ihrem Fenster aus verfolgen konnte, die nebel- und rauchbedeckte freudlose Umgebung einer engen Londoner Straße einzutauschen. Obschon britischer Herkunft, hatte sie doch niemals in England gelebt und fühlte sich ganz so unbehaglich wie ein Fremder, der gewöhnliche Vergnügungen mit ungewöhnlich vielem Gelde in einer Stadt erkaufen muß, der keine besondren Reize zu Gebote stehen. So sehr sich jedoch Mutter und Töchter nach der reineren Luft und dem heiteren Leben Heidelbergs zurücksehnen mochten, so vorsichtig vermieden sie auch, durch etwaige Klagen den unbedachtsamen Mann zu betrüben, dessen Mangel an Vorsicht sie ins Exil getrieben hatte.

Im Kreise der Seinen ward er wie ein Prophet verehrt und wie ein kränkliches Kind gehegt und gepflegt. Seine Launen studierte man, seinen Schwächen fügte sich jeder. Was immer die Familie betreffen mochte, die erste und größte Sorge war stets, den Vater vor jedem Unfall, vor jedem Kummer so viel wie möglich zu bewahren. Wenn schon er die Veranlassung zu der traurigen Lage war, in der sie sich befanden, dennoch nahm die Uneigennützigkeit seiner Seele ihre vollkommenste Hochachtung mit Fug und Recht in Anspruch; und selbst die Liebe zur Mutter glaubten die beiden Töchter nicht besser als durch die größte Aufmerksamkeit gegen den Vater betätigen zu können, der, wie sie wußten, Gegenstand ihrer innigsten Neigung war.

»Wie einsam wir schon seit vier Tagen gewesen sind!« bemerkte Verelst, als er ein Bild auf die Staffelei stellte, dessen Vollendung er schon tausendmal verschworen hatte. »Kein einziger Besuch die ganze Woche.«

Die beiden Mädchen, die an einem und demselben Stickrahmen beschäftigt waren, warteten mit der Antwort, bis ihre im Armstuhl sitzende Mutter aufhören würde vorzulesen, womit sie vormittags die Töchter zu unterhalten pflegte. Sie sahen sich nur gegenseitig an und lächelten oder mühten sich vielmehr, ein Lächeln zu verbergen. Denn außer einigen Buch- und Bilderhändlern, die Geschäfte halber Verelst von Zeit zu Zeit besuchten, ließ sich nur Basil Annesley in ihrer Mitte sehn.

»Ich bedarf seiner Ermunterung, um diese ewigen Schlachtscenen und Soldatengruppen zu Stande zu bringen!« fuhr der Maler fort. »Ich habe nun mal die leidige Verpflichtung, heute den Maler mit dem Maurer-Pinsel zu vertauschen, und gebrauche seinen Rat betreffs der polnischen Uhlanen hier ganz unerläßlich.«

»Er ist verreist, Vater. Und zwar nach Hampshire«, erwiderte Esther.

»Selbst wenn er in der Stadt wäre«, fügte Mrs. Verelst mit schwacher Stimme hinzu, die trotz geschlossener Augen dem Gange der Unterhaltung gefolgt war, »selbst wenn er hier wäre, so ist Mr. Annesley klug genug, um die Unschicklichkeit täglicher Besuche in unsrem Hause einzusehn; er muß es fühlen, daß er *sich* beleidigt und *uns* geniert.«

»Warum?« fragte der Maler ohne aufzublicken. »Pflegte er uns doch in Heidelberg täglich zu besuchen!«

»Damals war er Dein Schüler; mühte sich überdies die deutsche Sprache zu erlernen, so daß Gesellschaft und Umgang wichtig für ihn waren.«

»Nicht wichtiger damals für ihn, als mir es jetzt die seinige ist.«

»Zudem zählte Mr. Annesley damals fünfzehn Jahre, und Esther und Salome waren Kinder von elf und zwölf.«

»Ist der Unterschied im Alter nicht derselbe geblieben?«

»Allerdings! Doch sie haben aufgehört Kinder zu sein und andre dürften solche Vertraulichkeit leicht verkennen.«

»Ihre Vertraulichkeit? Teuerste, träumst Du!« rief der Maler, die Einfalt seines Weibes fast verlachend und ohne Ahnung seiner eignen. »Ihre Vertraulichkeit? – Wie darf denn dieser prächtige junge Mann, aus dem ich zwar leider nie einen Künstler ziehen werde, der aber unter meinen Augen ganz brave Fortschritte macht, was Dir sein Aquarell-Bild vom Heidelberger Schloß auf Esthers Arbeitskästchen beweisen kann, wie darf ein so tüchtiger Schüler, der uns noch dazu während des Aufenthalts in diesem ungastlichen Lande die größten Dienste geleistet hat, darf der seinen alten Lehrer nicht einmal besuchen und ihm insoweit Rat erteilen, daß er seinen gewöhnlichen Bilderschacherern die Sachen möglichst mundrecht machen kann, darf er das nicht, ohne zu allerhand Bemerkungen Anlaß zu geben? Was haben denn meine Töchter mit dem allen zu schaffen? Lernt er malen bei Salome und zeichnet er nach Angabe Esthers?«

»Mr. Annesley ist verreist, um seine kranke Mutter zu besuchen«, unterbrach Esther ihren Vater, eines Teils fürchtend, er könne ihr Erröten bemerkt haben, andrerseits eine Entgegnung der Mutter besorgend, wodurch ihm das Verhältnis in einem andren Lichte und das Urteil der Welt, wenn auch nicht gerechtfertigt, so doch natürlich erschienen wäre.

»Hat er noch eine Mutter?« fragte der Maler, der für derlei Dinge ein schlechtes Gedächtnis hatte. »Ich schloß aus seiner scheinbaren Unabhängigkeit, daß seine Eltern tot und er sein eigner Herr sei.«

»Erinnerst Du Dich nicht der Briefe, die er in Heidelberg von seiner Mutter, der Lady Annesley empfing? Er zeigte uns manchen davon.«

»Recht, recht, ich erinnere mich! Ernste, aber herzliche und wohltuende Briefe. Doch da er neuerdings ihrer niemals erwähnte, glaubt' ich, sie sei inzwischen gestorben. Und sie ist krank jetzt? S'ist vielleicht der Grund, Rahel, warum er stets soviel Anteil an Deinem Befinden nimmt und stets so bemüht ist, Dir irgendeine Erleichterung oder Bequemlichkeit zu verschaffen. Er ist eine gutherzige Seele! Seit seiner Abwesenheit vermiss' ich ihn wirklich, wie mir einer von Euch fehlen würde, ging's an die Trennung.«

»Mr. Annesley ist sehr freundlich – sehr leutselig – sehr herablassend«, sagte Mrs. Verelst kalt, als läg' ihr daran anzudeuten, wie wenig sie von solcher Freundschaft halte.

»O, Mama«, bemerkte Salome, »wir haben auch Ansprüche auf *seinen* Dank. Freilich ist er dem Vater bei seinen Bildern und dem Verkauf seiner Zeichnungen gar sehr behülflich; Esther aber hat das Verdienst, Mr. Annesleys allerliebste Stimme zur Anerkennung gebracht zu haben, der er vordem selbst nicht Gerechtigkeit widerfahren ließ.«

»So lang er als Schüler zu uns kommt«, entgegnete Mrs. Verelst, »erscheint er mit Fug und Recht. Doch hochgeboren wie er ist und allem Anscheine nach von bedeutendem Vermögen, ist an Gleichheit zwischen uns nicht zu denken, ohne die für die Folge jede wahre Freundschaft zur Unmöglichkeit wird. Wir sind Leute, die sich ihr Brot von Tag zu Tag verdienen, er aber ist – Edelmann.«

»Er ist ein *Mensch*!« rief Verelst, den Pinsel niederwerfend, mit einer Heftigkeit, die ihm sonst nicht eigentümlich war. »Er ist mein Wohltäter noch dazu; doch *mich* müßt' ich hassen und *ihn* verachten, wenn ich irgendetwas zwischen uns gewahrte, das uns hinderte, Freunde zu sein.«

Mrs. Verelst schwieg; sie wollte in seiner schlichten, edlen Seele keinen Verdacht rege machen. Sie fühlte es, daß sobald sie

auf das zarte und gefährliche Verhältnis, in welchem Basil zur Familie stand, aufmerksam gemacht hätte, Verelst ihr beipflichten und jeder weiteren Vertraulichkeit ein Ende machen würde.

Ehe letzterer noch den Pinsel aufs Neue ergriffen und das Schwesternpaar seine Fassung wieder gewonnen hatte, die durch jene unerfreulichen Erörterungen arg gefährdet war, hörte man ein Klopfen an der Haustür und gleich darauf Tritte auf der Treppe. Doch weder Vater noch Töchter sprachen die Hoffnung aus, es könne Annesley sein.

»Ja, Herr«, rief ein mürrisch dreinschauender Mann, dessen Bauch an verhältnismäßiger Dicke mit den bauchigen, chinesischen Kannen und Töpfen wetteiferte, die einen seiner Handelsartikel bildeten. »Ja, Herr, ich hab' Se' diese Woche erwartet; wer aber nicht kam, das waren Sie. Wie steht's mit den Schlachtstükken, die ich im November schon bei Sie bestöllte und die zu Weihnachten fix und fertig sein sollten.«

»Doch sagt ich Ihnen gleich, das sei ungewiß«, erwiderte Verelst und begann an seinem Bilde fort zu malen, als er in seinem Gaste den Eigentümer eines Rococo-Ladens, der dann und wann Bilder nach Vorschrift und zwar zu einem Preise bei ihm bestellte, der jedenfalls günstiger für den Kaufmann als für den Künstler war. »Sie erinnern sich vielleicht, daß ich von einer Reihenfolge militärischer Gruppen sprach, die für eine Zeitschrift bestimmt seien und vorher beendet werden müßten.«

»Ja, ja, es war so was, wenn mir recht is. Sie sprachen damals von Buchhändlern, von einem guten Geschöfft und dergleichen. Doch was Se' da eben vorhaben, bester Herr Dingrich, ist doch wohl keene Soldatenscene nich?« sagte der Fremde, und wies auf ein Bild des Königs von Thule, wozu jenen die Goethesche Ballade begeistert hatte. Es stand schon ziemlich fertig auf der Leinwand und Verelst fuhr soeben daran fort.

»Nein«, erwiderte er kalt. »Dies hier ist ein Phantasiestück, das ich zu meinem Vergnügen male.«

»Will mir's doch scheinen, als wär's profitabler, sich vor's Vergnügen von andren zu placken!« bemerkte Mr. Stubbs und warf sich ohne weiteres in einen Stuhl, der ihm bei seinem Eintreten durch Salome höflicherweise angeboten war. »Sehn Se' Bester, mir is' es ordentlich jömmerlich, daß Se' die schöne Zeit an derlei Dinge verschwenden und unsereins vernachlössigen, bei dem Se' doch einen gehörigen Batzen Geld verdienen könnten. Gar keinen Sinn für den Handel, fürs Geschöfft. Ein Geschöfft aber nenn' ich: Bilder malen, die das Volk verstöht, die ihm nicht zu hoch sind, und zweitens Bilder malen, die ihm gefallen, die's kauft. Was sollt' ich z.B. mit solchem ausländischen Stück anfangen, wie Sie da eins vorhaben? Fragen Sie jeden, der von der Sache was verstöht, fragen Sie ihn, was heut' zu Tag' am besten geht. So wahr ich Stubbs heiße, Gainsboroughs ›Ferkel‹, Holmes' ›Geschnittner Finger‹, Vieh und Jagdstücke aller Art, so wird und muß er antworten, wenn er sich aufs Geschöfft verstöht. Sehn Se', die Engländer sind eine sehr empfindsame Nation, mein bester Herr Dingrich, und stehen lieber mit beiden Beinen auf der Erde, als daß sie da oben umher schwebeln und nebeln.«

»Was mich anbetrifft«, erwiderte Verelst, »so hört' ich stets, daß die wahre Kunst in keinem Lande so hoch geschätzt sei als in England, daß die Meisterstücke aller Maler nirgends so gut bezahlt würden als eben hier.«

»Geb's zu, Herr, geb's zu! Als Handelsartikel, wenn der Profit sicher ist. John Bull is durch und durch ein Kaufmann, und bringt's die Mode mit sich, daß alte Bülder geschötzt werden, so kauft er alte Bülder, so gewiß wie holländische Tulpenzwübeln, wenn diese wieder Mode sind. Doch glauben Se' man nich', daß, weil ein Bild von Claude mit zweitausend Guineen bezahlt wird,

um's für dreitausend an den russischen Kaiser wieder zu verkaufen, daß darum auch Ihr unverständliches zu hoch gegebenes Ding da Wunder was einbringen wird. Nein, da könnten Se' sich verrechnet haben, und ich denke so für mein Teil, die Zeit war besser zu gebrauchen.«

Die Mädchen blickten ängstlich von der Arbeit auf, wie es schien, von Seiten des Vaters eine heftige Beantwortung dieser Grobheit erwartend. Doch fühlte sich dieser seinem Gegner zu sehr überlegen, um mehr zu tun als – zu lächeln.

Mr. Stubbs war in seinen Erwartungen sichtlich getäuscht. Er liebte es zu poltern und zu zanken, namentlich in Geschäftsangelegenheiten, und hätt' auch hier einen kleinen Sturm gar gern heraufbeschworen.

»S'ist da noch *ein* Punkt, mein sehr veröhrter Freund«, sprach er mit einer beleidigenden Miene, »über den wir uns mal verständigen müssen. Es handelt sich um gewisse Lüthographhün, die moinen Büldern so ähnlich sehn wie ein Oi dem andern. Vielleicht erinnern Sie sich, Geschätzter, daß meine Schlachtstücke, die ich von Ihnen kaufte, Orüginale sein sollten, zudem behielt ich mir das Recht vor, sie kopüren zu lassen. Nachträglich find' ich sie jetzt schwarz auf weiß in jedem Buch- und Bülderladen.«

»Wenn ich nicht irre, Herr, bestellten Sie Gemälde, die ein Scharmützel aus der Zeit und im Kostüm des Mittelalters zum Vorwurf hatten, so fast in der Manier Salvator Rosas. Die späteren Lithographien stellen nichts als verschiedene Truppen europäischer Staaten dar und veranschaulichen ihre jetzige Tracht.«

»Ja, ja, so in der Manür Salvators!« antwortete der Händler, der diese Worte aufgeschnappt, die Rechtfertigung des Malers aber überhört hatte. »Doch jetzt, mein bester Herr ›Wieheißensiedoch‹, jetzt zu einem Vorschlag. Hätten Sie Lust, Ihre ganze Kraft so mal

an ein paar Bülder zu setzen, ich glaub' ich töt' ein Übriges. Ich sprach da neulich so von circa acht Pfund für die beiden ...«

»Ihr botet zehn Guineen«, unterbrach ihn Verelst ruhig aber bestimmt, ohne Hand oder Auge von der Leinwand zu bewegen.

»Wohl möglich; es kann auch von zehn Guineen die Rede gewesen sein, ich kann das ohne mein Notüzbuch, das ich nicht bei mir führe, nie so ganz genau wissen. Doch was ich sagen wollte, wenn Se' so mal die ganze Kraft an ein paar Bülder setzen wollten, wenn Se' mal täten, was Se' tun könnten und sollten, hören Se': es köme mir nich darauf an, ich riskierte was, ich zahlte fünfzehn Pfund fürs Paar; – vorausgesetzt, daß mir das Köpurrecht und die Zusage bleibt, bis ersten April beide Bülder fix und fertig im Hause zu haben.«

»Zufällig ein sonderbarer Termin, Herr, bis wann der Handel gültig ist«, entgegnete Verelst lächelnd. »Doch kann ich mich darauf nicht einlassen. Wenn ich die Bilder bringe, steht's bei Ihnen sie zu nehmen oder zurückzuweisen. Im erstren Falle unter Bedingungen, die mir angemessen scheinen.«

Mr. Stubbs war höchst entrüstet. Wo sich's um ein »gut Geschäft« gehandelt hätte, war er einem armen Maler gegenüber selten so kühl abgefertigt worden, und die Vermutung, daß Verelst in die Hände eines andren Gemäldehändlers gefallen sei, ward in ihm rege. In diesem Falle, wähnte Stubbs, würde jener auch zur richtigen Erkenntnis seines Wertes gelangt sein, und hielt die Sache für wichtig genug, ihr auf den Zahn zu fühlen.

»Herr, da könnte jeder kommen!« begann er polternd und stieß seinen Stock mit solcher Gewalt auf die Erde, daß Verelsts kranke Frau, deren Nerven sonst höchlichst berücksichtigt wurden, in ihrem Armstuhl zusammenfuhr. »Hörr, ich muß meine Kunden befriedigen, und wenn ich einem Gentleman verspreche, bis den und den Tag soll's förtig sein, Hörr, so muß ich Wort halten und pünktlich sein.«

»So werden meine Bilder also von Ihnen befohlen«, sprach der Maler kalt, und mischte sich Farben für den grauen Bart des Königs von Thule auf seiner Palette.

»Das eben nicht, davon war keine Rede!« lenkte der Händler jetzt wieder ein. »Aber Hörrschaften, die ihre Zimmer oder ihre Häuser ausstaffüren und ausmöblüren, seh'n Se', solche Leute kommen und sprechen: ›Stubbs, wir brauchen ein paar Gemälde für den Speisesaal, so'n Vieh- oder Schlachtstück, drei Fuß lang, zwei hoch, oder im Verhältnis von vierundzwanzig zu vierzehn Zoll; achten Sie, Stubbs, besonders auf gute Rahmen, entweder aus Eichenholz oder im Geschmack Louis XIV, das weitere bleibt Ihnen überlassen, Stubbs, Sie werden schon machen.‹ – ›Sehr wohl, Hörr, der Herr haben nur zu befehlen‹ oder sonst was muß ich antworten. ›Für den Augenblick Mylord ist nichts die Art auf dem Lager, doch wenn Sie nächsten Monat mit vorsehn wollen, darf ich hoffen Euer Gnaden genügen zu können.‹ Hörr, ich bütte Sie um alles in der Welt, wenn seine Lordschaft kommt und nichts findet, schaut' er sich anderswo um und's Geschöfft kommt herunter.«

Der Maler lächelte. Er fing an, der Stubbs'schen Geschäftlichkeit zu folgen und ihr seine vollkommenste Hochachtung nicht länger zu versagen.

»Was ich in der Angelegenheit noch zu sagen habe«, fuhr der Händler in ruhigem Tone fort, »ist kurz das: Haben Se' Lust auf das Geschöfftchen einzugehn, Herr, so mögen Se' seh'n, daß mir's ernst mit der Sache ist und ich laß Ihnen auf der Stelle eine Fünfpfundnote hier. Ja, Herr, das tu' ich!«

Verelst malte am Munde des Königs von Thule eben mit solcher Emsigkeit, daß er dem Anerbieten keine Aufmerksamkeit schenkte.

Esther jedoch stahl sich in die Nähe ihres Vaters, um ihm

den Antrag des Bilderhändlers, vielleicht auch einen guten Rat betreffs desselben zuzuflüstern. Mr. Stubbs wenigstens würde das unzweifelhaft vermutet haben, wäre nicht seine ganze Aufmerksamkeit durch die Schönheit Esthers in Anspruch genommen worden, eine Schönheit, die ihn schier mit Staunen zu erfüllen schien.

»So wahr ich lebe«, rief er, »das ist das Original des ›Mädchens und der Züge‹, das Ihr mir voriges Frühjahr verkauftet.« Die Zweideutigkeit der Rede entging ihm, und mit eben so unzarter als unverhohlener Vewunderung weidete er sich an den schönen Formen und Zügen der Maler-Tochter. Daß Verelst das Original zu seiner Esmeralda, die er im übrigen nach dem Notre-Dame-Roman Victor Hugos gemalt hatte, in seiner eignen Tochter vor Augen habe, erfüllte ihn mit nicht geringem Staunen. »Es war dennoch kein Spaß mit dem Bülde und konnte schlecht ablaufen!« fügte Mr. Stubbs hinzu und schauderte zusammen, als trat' ihm irgendein Schrecken aufs Neue vor die Seele.

»Sagtet Ihr nicht, es sei verkauft?« fragte Verelst ruhig.

»Ja, ja! Aber ich sagt' Ihnen nicht, wer es gekauft habe, und soviel ist mir klar, daß ich das nächste Mal lieber mit dem Teufel handle! Käm' er aber wieder in Geschöfften zu mir - und ein andrer zweimal, Herr Dingrich, hat er schon nach Bildern von Ihnen gefragt - so wär' ich mindestens seelenvergnügt, ihm sagen zu können, wo das Original zu einem Bülde steckt, ohne dessen Portraitöhnlichkeit der Teufel nie in meinen Laden gekommen wäre.«

Die Neugierde der ganzen Familie war hierdurch so erregt, daß man nicht umhin konnte, nach jenem sonderbaren Besuch sich näher zu erkundigen.

»Nun das wissen Sie wohl«, fuhr Mr. Stubbs fort, wobei Mutter und Töchter die Nadeln ruhen ließen, um besser lauschen zu

können, »daß, als ich nich' die Probe von einem Käufer fand, der in meinem Laden das Ding auch man angesehn hätte, – daß ich's zuletzt mit Vasen von chinesischem Porzellan, Muscheln und Steinen zusammen ins Schaufenster stöllte, was bei mir immer die letzte Kur is' ein Bild loszuwerden, dran keiner anboißen will. Kaum steht's da, so versammelt sich allerhand Volks um das Fenster. Manchen wollten die Hörner und die Boine der Züge gar nicht schoinen und sie lachten drüber; doch andren stachen die frischen, schönen Farben in die Augen, die bei mir was seltnes sind, da ich meist mit Bildern alter Meister handle. Gut also; – das Volk stand davor und guckte bald auf die Züge, bald aufs Mädchen, besonders aber starrte ein alter Herr mit einem ziemlich guten Rock auf dem Leibe wohl eine ganze Stunde das Bild an. Dacht' ich so bei mir ›ein Kunde!‹ Denn obschon der Rock nich' nach dem Schnitt war, um mich auf einen gutgeschückten Beutel in seinen Taschen spützen zu können, so kenn' ich doch manchen alten Juden, der auf Geldsäcken sitzt und bezahlen kann trotz einem, wenn er auch immer mit geflicktem Ellenbogen geht. Doch's war nichts damit; er ging woiter, ohne im Laden angefragt zu haben. Nie und nimmer war mir der Mensch sonst über den Weg gelaufen, doch kaum ist nächsten Morgen das Büld wieder ans Fenster gestellt, hei, da ruft mich der Ladenjunge aus der Hinterstube wieder vor. ›Mr. Stubbs‹, rief er, ›schnell, schnell, da is der alte Herr wieder vorn am Fenster, er sieht mir aus, als gefiehl ihm das Schmuckkästchen oder sonst was.‹ Ich frühstückte grade, doch ließ ich's im Stich, und wie ich vorn den alten Burschen wieder das Büld anstarren sah, ging ich 'raus auf die Straße und tat so, als hätt' ich am Fenster was zu ordnen. ›Ein allerliebstes Ding, das‹, sagt' ich, als wollt' ich bedauern, ihn etwas bei Soite schieben zu müssen, und mögen Se's glauben oder nicht, als das alte Haus aufblickte, wie um was zu sagen, waren seine Augen voll

Tränen. Beinah' hätt' ich laut aufgelacht, denn mir war's nicht im Traum eingefallen, daß das ›Mädchen und die Züge‹ einen Menschen zum Weinen bringen könnte. Im übrigen nahm er keine Notiz von mir, sprach keine Silbe nich und ging. Auch gut, dacht' ich, denn ich bin koiner von der Art, die schon den Profit berechnen, wenn viel' Menschen vor dem Laden stehn. Da ist selten ein Kunde drunter.«

»Doch glaubt' ich, die ›Esmeralda‹ sei in den Besitz dieses Mannes gekommen«, sagte Verelst.

»Wüßten Se', bester Herr Dingrich, wer der Mann war, und verlören noch nich den Mut, daß er's Büld kaufen würde, so ging das nich' mit rechten Dingen zu. Ja, er kauft' es, doch das kommt erst später«, entgegnete der Händler. »Die Zeit verging, ich dachte kaum noch an den alten Burschen, obschon mir mein Lehrling noch öfters erzählte, es verginge kein Abend, wo er nicht, so um die Zeit, wann die Lampen angesteckt würden, am Laden vorbeiginge, als führ' ihn sein Weg die Straße entlang; nach zehn Minuten käm' er zurück und jedesmal guck' er nach dem Bülde, doch blieb er jetzt nicht mehr am Fenster stehn wie früher. Ja, so weit waren wir; der Herbst war da und die Sauregurkenzeit auch, wo die Geschöffte flau gehn. Ich nahm die Gelegenheit wahr und machte meine alljöhrliche Partie nach Margate. Als ich wiederkam, war das Büld fort und um keine zehn Schülling wohlfeiler, als ich den ersten Preis gestöllt hatte. Mrs. Stubbs, die vor mir im Laden geblieben war, sagte mir, daß ein alter Jude, mit dem ich in Juwelen oft etwas gemacht hötte, auch von ihr Edelsteine gekauft und so wie beiläufig nach dem Prois des ›Mödchens mit der Züge‹ gefragt habe. Dann sei er neugürig gewesen, wie das Büld in unsre Hönde gekommen sei. Nun aber, bester Herr Dingrich, ist's Gesetz bei uns, über so was keine Auskunft zu geben, namentlich wenn wir einen andren Kaufmann vor uns

haben. So sagte denn meine Gattin, Mrs. Stubbs: ich sei nicht da, sie aber wisse davon soviel wie gar nichts und bekümmre sich bloß um den Preis. Na, kurz und gut, der Handel kam zu Stande, und als er zahlen wollte, sagte er noch: ›ich gäb' was drum, wenn ich den Namen des Malers wüßte, der das Büld gemalt!‹ Meine Gattin, Mrs. Stubbs, meinte sehr vorsichtig, das Gemälde sei wahrscheinlich alt und der Maler längst sölig verstorben. ›Wie kann das sein?‹ soll der Jude geantwortet haben. ›Der Roman ist ja noch ganz neu‹. Nun aber ist meine Gattin Mrs. Stubbs in Romanen nicht eben sehr bewandert ...«

»Ich sagt' Euch ja, mein Gemälde stelle eine Szene aus dem Notre-Dame-Romane Victor Hugos dar!«

»Glaub's schon, aber wenn auch; ich hab' wohl an andre Sachen zu denken, wie an solche Geschüchten. Wo waren wir doch? Ja, ja, sehen Se', meine Gattin Mrs. Stubbs schwört, daß, als der Handel abgemacht gewesen, der alte Jude gewoint habe, grad' wie der Hörr auf der Straße, von dem ich schon gesprochen; und sie hab' ihn zwischen den Zähnen murmeln hören: ›Nie dacht' ich Dein liebes Antlitz wiederzusehn.‹ Nun aber ist Mrs. Stubbs eine zarte und nervenschwache Frau, der Anblick griff ihre gefühlvolle Seele an und um der Sache ein Ende zu machen, fragte sie: ›Wohin sollt' ich das Gemölde schicken?‹ ›Schücken?‹ erwiderte er. ›Ich werd' es mit mir nöhmen!‹ Mrs. Stubbs aber fuhr verbindlich fort: ›Der Bursche hat durchaus nichts zu tun, unsren Kunden verpflüchten wir uns gern u.s.w.‹. Der Alte aber bestand drauf, es mitzunehmen, und hatte kaum einen Dank für die Aufmerksamkeiten der Mrs. Stubbs. Er nahm das Bild ohne weitres unter den Arm und ging. Mrs. Stubbs, durch seine sehr bestimmte Miene überrascht, sah, als er kaum aus dem Laden war, ein Päckchen mit Edelsteinen, das der Jude zum Wert von vierzig Pfund so eben gekauft und vergessen hatte, auf dem Tische liegen. Jetzt

war guter Grund da, so was von Wißbegierde zu befrüdigen, der Junge ward hinterher geschückt, um Jagd auf den Unbekannten zu machen; er sollte ihm auf den Fuß folgen und das Paket nicht eher abgöben, als bis er wisse, in welches Haus der Fremde getröten sei. Wie ihm befohlen … – doch ich langweile die Damen hier nur«, unterbrach sich Mr. Stubbs, die atemlose Stille bemerkend, mit der man seiner Erzählung folgte.

»Gegenteils, Herr«, erwiderte Mrs. Verelst mit gewohnter Artigkeit. »Wir sind äußerst gespannt.«

»Ja, was ich sagte, der alte Bursche zog durch die Straßen und ging so vorsichtig den Leuten aus dem Wege, als hab' er ein wirkliches Mödchen und eine lebendige Gois, nicht aber so'n Bild von unbedeutendem Wert zu hüten; dabei sah' er sich öfters um, als wüßt' er was von unsrer Jagd. Wahrschoinlich erkannt' er meinen Löhrling wieder, öwig war ihm der Junge auf den Hacken, er mochte sich umdrehn, wo er wollte, so daß er ihn endlich rund heraus fragte, was er wolle? Dieser wußte nichts Besseres, als mit dem Packöt herauszurücken, sicherlich so was wie'n Trinkgeld erwartend; damit aber war's nichts! Der Alte grunzte ihn an, steckte das Paköt ein und trabte mit seinem Bülde weiter!«

»Folgte ihm der Lehrling nicht weiter, Herr?« fragte Esther, als Mr. Stubbs eine Pause machte; ob um Atem zu schöpfen oder die Neugierde seiner Hörer zu steigern, bleibt dahingestellt.

»Er hatte dazu den Beföhl meiner Gattin der Mrs. Stubbs, und das war genug«, fuhr der Händler fort, der vorauszusetzen schien, das Zepter seiner Frau sei, als strengsten Gehorsam fordernd, bereits allgemein bekannt. »Vorsüchtiger als bis dahin schlich er ihm in einer gewissen Entförnung nach, bis er ihn in ein altes Haus auf Greek-Street Soho eintreten sah. Doch was hatten wir davon? Mrs. Stubbs nahm sofort die Wohnungsanzeiger und Wegweiser vor, aber die Hausnummer, die der Junge angegeben

hatte, war in keinem nich' zu finden. Keine Menschenseele wohne in dem Hause, so hieß es allgemein. Als ich bei meiner Rückkehr das alles erfahren hatte, dacht' ich so bei mir: hat ihn das Büld so sehr ergriffen, oi, Wetter – da nimmt er wohl auch ein Gegenstück; und allsobald macht' ich mich zu ihm auf den Weg. Die Laden waren zu, Herr, und die Haustür so schmutzig, als hätt' sich seit Jahren weder Waschlappen noch Scheuerbürste darüber erbarmt. Ich aber ließ mich nich' lange machen und klopfte und klingelte, und schellte und klopfte; und laut genug hört' ich's das Haus durchschallen. Aber dabei blieb's, niemand ließ sich blükken, und nach einer halben Stunde sagt' ich mir: hier ist nichts zu machen.« – »So erlangtet Ihr keinen Zutritt?« fragte der Maler, neugierig das Benehmen des Bilderhändlers in so verwickelter Lage kennen zu lernen.

»Ein andermal, Herr; und da war's wirklich von Geschöffts wegen; doch's war eine faule Geschüchte. Sechs Wochen nachher passiert ich wieder einmal Greek-Street Soho in Geschöftsangelegenheiten. Sieh, da stand ein gar feines Kabriolet vor dem verfallenen Hause, obschon die Laden geschlossen und Tür und Fenster um nichts reiner waren. Himmel, dacht' ich, jetzt ist's Zeit – zu riskieren hast du nichts dabei, kommst du unverrichteter Sache wieder raus, so hält man dich für den Herrn der Equipage. Ja, ja, so dacht' ich, und zog an der Klingel. Ein schmutziges altes Weib, die für solch Haus wie geschaffen war, erschien o momang, en moment, wie die Franzosen sagen, und öffnete die Tür. ›Ich habe Geschäfte mit Ihrem Herrn abzumachen‹, sagt' ich ihr und trat ohne weitres ein, bevor sie nur an Abweisung denken konnte. Die alte Hexe bekümmerte sich weiter nicht um mich, so trat ich denn ohne Umstände in ein Vorzimmer. Überall pechschwarze Fünsternis und ein Modergeruch, als käm' man in eine Familiengruft. Ich schloß die Tür wieder und ging nach hinten. Dort öffnet'

ich ein zweites Zümmer, doch schien das Geräusch, das ich machte, die Leute darin in demsölben Augenblücke zu erreichen, als ich ihre Stimme vernahm. Wie'n Wetter war die Tür wieder zu ... Und nun, sehr verehrte Madame Dingrich, wer glauben Sie, steckte in dem Zimmer drin?!«

»Ich glaub', es hieße unsre beiderseitige Zeit verschwenden«, erwiderte Mrs. Verelst, »wollt' ich mich aufs Raten einlassen.«

»Niemand anders als der alte Herr, den ich so oft an meinem Ladenfenster gesöhn hatte, wie er stundenlang das ›Mödchen mit der Gois‹ anstarrte.«

»Doch Ihr spracht von mehreren Stimmen ...«

»Ja nun, die andre Stimme war mir sehr gut bekannt, die hatt' ich oft in meinem Laden schon gehört. Das war die Stimme meines besten Kunden, des Herzogs von Rochester, dem ich schon Vasen und Gemälde zum Wert von mehreren tausend Pfunden verkauft habe.«

»Wurdet Ihr denn hinzugelassen?«

»Nein; auch wollt' ich nicht zudringlich sein, worüber die Alte beim Öffnen der Tür schon geknurrt hatte. Ich hatte so 'ne Ahnung von dem, was da drünnen vorging, und hielt für gut ›Köhrt‹ zu machen. Ohne weitre Umstände entfernt' ich mich wieder aus dem Hause, vergeblich bemüht, der Alten dies und das zu erklären; mein Kommen und Gehen schien ihr gloichgültig. Doch vor ohngefähr einer Woche hatt' ich ein Geldgeschöfft mit einer feinen Dame, die zu meinen besten Kunden gehört; sie bezahlte mich mit einer Anwoisung, die ich selbst einkassieren sollte. Nach langem Umherlaufen ward' ich betröffs der auszuzahlenden Summe zu einem gewissen A. O. in Greek-Street Soho beschüden. Jetzt war die Sache klar, Herr! Der alte Jude, der das Bild gekauft hatte, konnte niemand anders als ein dienstbarer Geist des berüchtigten Geldverleihers gewesen sein.«

»Es sollte mir leid tun, wenn Ihr durch mein Bild irgendwie in Unannehmlichkeiten geraten wäret«, bemerkte Verelst, »doch scheinen mir Eure eignen Nachforschungen großenteils ...«

»Herr, was wollen Sie damit sagen?« schrie Stubbs und stieß wieder gewaltig mit dem Stock auf die Erde. »Mein Herr Dingrich, da Sie mir in Geschöfftsangelegenheiten so sehr schlecht beschlagen schoinen, so erfahren Sie hiermit ...«

Die laute und heftige Stimme des Bilderhändlers ward in diesem Augenblick durch das plötzliche Eintreten einer Person unterbrochen, deren Kommen durch einige knarrende Treppenstufen angekündigt worden wäre, wenn sich Mr. Stubbs des *pianos* ein wenig mehr befleißigt hätte. Jetzt ward er urplötzlich still, weil jeder im Zimmer in einen Freudenruf ausbrach, um Basil Annesley willkommen zu heißen.

Dem Anstarren und der Beobachtung

einer Schar von Geldschnäbeln ausgesetzt

Kapitel 8

Der Bilderhändler gewahrte kaum die Artigkeit, mit der sich der junge Offizier dem Künstler gegenüber benahm, bemerkte kaum noch die freundliche Teilnahme, mit der er sich nach dem Befinden der Mrs. Verelst erkundigte, als er sich schon, wie instinktmäßig, von seinem Platze erhob. Es war gar kein Zweifel, daß der junge Mann einer Klasse der Gesellschaft angehöre, die er zu seinen Kunden zählte, außerdem lag das freundschaftliche Verhältnis zwischen ihm und der Maler-Familie klar am Tage, so daß Mr. Stubbs, so plump er sein mochte, im Glauben an seine Überlegenheit mehr denn wankend wurde.

»Ich sprech' des Geschöffts halber ein andermal bei Se' vor«, wandte er sich zu Verelst, als er eben das Zimmer verlassen wollte. An der Tür drehte er sich noch einmal um und musterte ersichtlich die Schönheit Salomes und ihrer Schwester, als wollt' er hierin das Rätsel gelöst und die Erscheinung des jungen Offiziers erklärt sehn. Ein sehr bezeichnendes Lächeln schwebte um seinen Mund; die Liebenswürdigkeit der Mädchen schien ihm keine vorteilhafte Meinung von solchem Besuche beizubringen. Möglicherweise lag ihm daran, noch mehr zu erkundschaften, und noch einmal trat er zur Tür hinein, nachdem er bereits auf der Treppe gewesen war. Die verschiedenen Gruppen musternd, als wollt' er aus der Stellung der Personen zueinander sofort seine Schlüsse ziehn, näherte er sich dem Maler und flüsterte ihm zu, daß er über das Greek-Street-Geheimnis binnen kurzem ein Nähres erfahren solle.

»Sehr verpflüchten würden Sie mich Ihnen«, fügte er in hörbarem, aber leisem Ton hinzu, der von seiner frühren Sprachweise gar sehr verschieden war, »wenn Se' über die Geschüchte mit dem Mödchen und A.O. schwoigen wollten.«

Hätte Mr. Stubbs die ganze Welt nach einem Wort durchsucht, um das Blut in Basils Adern erstarren zu machen, er hätte kein beßres gefunden. Annesley ward bald rot, bald blaß; er glaubte sein Geheimnis durch jenen Tölpel verraten oder doch auf dem Punkte, entdeckt zu werden. Verelst sollte erfahren, daß er um seinetwillen Abednego aufgesucht, um ihn zu retten die Summe geborgt habe – der Gedanke war ihm schrecklich und nicht eher vermocht' er frei aufzuatmen, als bis Mr. Stubbs nach einem sehr possierlichen Kratzfuß gegen ihn das Zimmer verlassen hatte.

»Teuerster Mr. Annesley, das war einer meiner sehr erleuchteten Schutzpatrone«, sagte Verelst, nachdem er den Pinsel wieder zur Hand genommen hatte. »Einer jener Burschen, die mich treten wie einen Erdenkloß und doch künstlerischen Trieb und Seelenbegeisterung von mir fordern!«

Basil stimmte durch ein verächtliches Achselzucken in seine Klagen ein.

»Doch mein bester Mr. Annesley, mein teurer, junger Freund«, fuhr der Maler fort, »die Mädchen hier erzählten mir eben, Ihr wärt zu einer kranken Verwandten gereist. Wie, ist deren Leiden auf Euch übergegangen? Seit Ihr in Heidelberg am Fieber littet und als Reconvalescent die beßre Luft in unsrem Hause genoßt, hab' ich Euch nicht so blaß gesehn.«

»Ihr mahnt mich da an eine der schönsten Zeiten meines Lebens!« rief Basil und erlangte urplötzlich die ganze Röte wieder, die Verelst so eben noch vermißt hatte.

»Ah, jetzt seht Ihr Euch selbst wieder ähnlich!« sprach der Maler. »Jetzt seid Ihr wieder ein würdiger Gegenstand fürs Stu-

dium eines Malers! Bester Freund, Ihr könnt Euch gar nicht denken, wie ich Euch entbehrt habe. Ohne Euch komm' ich mit Skizzen nicht von der Stelle; und wäret Ihr noch länger auf dem Lande geblieben, so wär ich ruiniert. In Eurer Abwesenheit fehlte mir jede Ermutigung an diesen Brotarbeiten fortzufahren; aber seit ich Euch wiederhabe, mag der König von Thule nur wieder in den Winkel wandern. Salome, gib mir das Zeichenbrett her.«

Und während der junge Mann sich zu der Kranken beugte und ängstlich nach den Vorfällen der vergangenen vier oder fünf Tage forschte, vertauschte Basils alter Lehrer das Ölbild mit dem Zeichenbrett und schwatzte weidlich fort. Als Basil seine beinah kindliche Teilnahme der leidenden, aber immer noch Spuren früherer Schönheit tragenden Dame ausgedrückt hatte, war bereits alles in Bereitschaft gesetzt, um seinen guten Rat betreffs preußischer Uhlanen, Kaskets und ungarischer Panduren-Stiefel benutzen zu können.

Er nahm auf dem Stuhle Platz, den ihm Salome zu Seiten des Malers hingestellt hatte, und begann mit Geduld und guter Laune sein Amt als Kritiker. Doch kleine Mängel in Bezug auf die Tracht abgerechnet, hielt es schwer, irgendeinen Fehler daran nachzuweisen. Und Basil, über die geistreiche Anordnung des Ganzen sowohl wie über die geschickte Gruppierung der Reiter entzückt, begann wie immer, die Originalität seines Meisters heraus zu streichen und vergaß die kleinen Irrtümer zu rügen, die sich betreffs der Kostüme eingeschlichen hatten.

Solche Anerkennung war es wohl vorzugsweise, die unsrem Maler gefehlt hatte; denn augenblicklich waren seine Kreidestifte in vollster Tätigkeit und Basil fand Zeit und Muße genug, sich von der Vortrefflichkeit seines Platzes zu überzeugen. Salome hatte den Stuhl so zu stellen gewußt, daß Basil auch eine Aussicht auf den Stickrahmen hatte, über welchen die Köpfe beider Mädchen

gebeugt waren. Was war natürlicher, als daß er seine Aufmerksamkeit teilte. Bald blickte er auf die welke Hand, unter der so eben eine von Tiroler Bauern verteidigte Bergstrom-Brücke ins Dasein gerufen wurde; französische Infanterie rückte heran, hier die militärische, dort die nationale Tracht der mit Waffen aller Art ausgerüsteten Bergbewohner. Fürwahr der Anblick war fesselnd, dennoch aber schweifte Basils Auge dann und wann zu den schönen Händen des arbeitsamen Schwesterpaares. Obschon sich ihre Händchen von Zeit zu Zeit verwirrten, obschon die kleine Hand der einen die noch kleinere der anderen seinem Auge häufig verbarg - dennoch wußte er stets die ihm vor allen teure Hand zu erkennen, sie, die bei seinem plötzlichen Eintritt gezittert hatte und jetzt in der Freude, ihn wieder nah zu wissen, dreimal so viel als die weniger beteiligte Salome wirkte und schaffte. Diese erhob mitunter ihr Auge von der Arbeit und betrachtete den Kontrast, welcher zwischen der ehrwürdigen Gestalt ihres Vaters und dem hübschen jungen Mann bestand, der über jenen gebeugt seinen Schöpfungen folgte. Wie Salome am Stickrahmen saß, vermochte sie sehr wohl zu bemerken, daß Basils Auge stete Streifzüge von der Zeichnung auf Esthers Antlitz machte, die, nieder auf die Arbeit blickend, eine gleiche Entdeckung nicht machen konnte.

»Seid Ihr, Mr. Annesley, mit einer Familie namens Maitland bekannt?« fragte Mrs. Verelst plötzlich, nachdem sie wahrscheinlich dieselbe Entdeckung wie Salome gemacht hatte.

Annesley stutzte und schien verwirrt.

»Sie wohnen in Arlington-Street«, fügte Esther hinzu und benutzte die Gelegenheit ihm ins Auge zu schaun. Sie war über seine sichtliche Verlegenheit nicht wenig erstaunt.

»Der Sohn Lord Maitlands ist ein Kamerad von mir«, entgegnete er, sich allmählich sammelnd.

»So ist's also doch, wie wir voraussetzten, daß Ihr die Veranlassung zu Esthers Einladung in jene Familie seid«, bemerkte Mrs. Verelst.

»Einladung?« wiederholte Basil sichtlich überrascht.

»Vor einer Stunde empfing ich einen mit ›Lucy Maitland‹ unterzeichneten Brief, worin ich um Gesangunterricht gebeten und aufgefordert werde, morgen um drei Uhr in Arlington-Street zu sein«, sagte Esther, um Basil über die Sache aufzuklären.

Doch die Verwirrung Basil Annesleys ward dadurch nur tausendfach vermehrt. Esther Verelst - *seine* Esther - die Gesanglehrerin dieser flüchtigen leichten Mädchen?! In diesem herzlosen Kreise dem Anstarren und der Beobachtung einer ganzen Schar von Geldschnäbeln, zudem der Impertinenz einer hochfahrenden Lady Maitland, kurzum dem ganzen Elend derer ausgesetzt, die Leute mit hohlen Köpfen und versteinerten Herzen unterrichten sollen - *seine* Esther dem allen preisgegeben, - er konnte und wollte den Gedanken nicht fassen.

»Und ist Miss Verelst darauf eingegangen?« sprach er, sich an die Mutter wendend.

»Die Einladung auf morgen nahm sie an; was die weiter zu stellenden Bedingungen anbelangt, so wird's keine Schwierigkeiten haben, sich darüber zu einen«, entgegnete die Kranke.

»Ihr erweist mir eine unverdiente Ehre, wenn Ihr *meiner* Empfehlung ein solches Anerbieten zuschreibt«, sagte Annesley nach einer Pause, während welcher er ein »Für« und »Wider« abgewogen hatte. War der Schaden, den die schöne Esther durch solchen Umgang an ihrer Seele nehmen konnte, nicht unverhältnismäßig größer als der Vorteil, den die Guineen wöchentlichen Lohnes ihrer bedüftigen Familie zu bieten vermochte? Wie Basil diese Frage beantwortete, unterliegt keinem Zweifel. »Es würde mir nicht eingefallen sein«, fuhr er fort, »ein so ängstliches Wesen

wie Est…, wie Miss Verelst einem Kreise von Personen anzuempfehlen, wo sie aufs Neue jener lästigen Aufmerksamkeit, jenem unverschämten Anstarren ausgesetzt wäre, das sie schon einmal aus den Proben der großen Oper vertrieb. Der Gewinn einer solchen Stellung wird durch den Nachteil nur allzusehr aufgehoben, den der Ton dieses Hauses auf Miss Verelst ausüben dürfte, eines Hauses, in das ich mich zuallerletzt entschließen würde meine Schwester einzuführen.«

Esther war beruhigt. Die erste Besorgnis, die sich über Annesleys Erröten bei dem Namen »Maitland« in ihrem Busen geregt hatte, war vorüber.

»Sicherlich«, bemerkte Salome, ohne eine Ahnung der Verlegenheit zu haben, in die Basil dadurch aufs Neue versetzt ward, »sicherlich waren es die Maitlandschen Damen, mit denen wir Euch an jenem Abend in der großen Oper sahn, wo uns die Güte der Madame Branzini deren Theaterloge überlassen hatte.«

»Ich entsinne mich dessen kaum«, entgegnete Basil verwirrt.

»Ei, ja wohl – wir begegneten Euch ja auf der Treppe, eine schöne Dame am Arm, die Ihr zuvörderst an den Wagen führtet, bevor Ihr uns Euren Beistand lieht. Jetzt erinnre ich mich sehr wohl, den Namen der Lady Maitland schon gehört zu haben.«

»Kind, wie kann man sich nur an so gleichgültige Dinge erinnern!« unterbrach sie der Vater. »Annesley, was meint Ihr dazu: wenn ich diesen strammen Burschen mit der Sense, der eben den französischen Fahnenträger niederhaut, an das zerbrochne Brükkengeländer postierte?«

»Prächtig!« rief Basil, sein Auge auf die Zeichnung richtend, worum es ihm, während der ganzen vorigen Unterhaltung, schon sehr zu tun gewesen war. »Das wird eine neue Ausgabe des berühmten Fahnenträger-Kampfes. Doch, wie jammerschade, eine Reihenfolge so vortrefflicher Zeichnungen für einen solchen

Spottpreis herzustellen! Warum verlegen Sie nicht die ganze Szene in den Eingang einer Bergschlucht und führen sie in Öl aus?«

»Warum nicht? – Auch das kann geschehn«, rief der Maler, der sich in demselben Augenblicke der von Mr. Stubbs bestellten Schlachtstücke entsann und dem Bilderhändler weder Kunst noch Wissenschaft genug zuzumuten brauchte, um irgendeinen Tadel zu besorgen, wenn er einem Scharmützel zwischen Sir John Hawkwood und dem Kardinal von Bourbon ein Pendant in modernerem Kostüm an die Seite stellte. Von dem Herzweh, das er seiner Lieblingstochter durch die so plötzlich gestörte Unterhaltung zugefügt hatte, besaß er keine Ahnung.

»Esther hat während Eurer Abwesenheit die allerliebsten Worte in Musik gesetzt, die Ihr derselben bei Eurem letzten Hiersein überreichtet«, bemerkte Mrs. Verelst, nachdem ihr Gemahl und sein Gast in Angelegenheiten der neuen Fahnenträger-Schlacht, die ein Seitenstück zu der des Leonarde werden sollte, ein bedeutendes, und wie sie glaubte, genugsam gesprochen hatten.

»Möchte sie den Worten auch Glauben schenken!« rief Basil, sein Auge wieder erhebend, und begegnete dem Blick seiner Esther mit einer Offenheit, die ihr verraten mußte, wie wenig sein Verhältnis zu den Maitlandschen Töchtern der Grund sei, warum er ihren Eintritt in diese Familie *nicht* wünsche.

»Sie hat das Liedchen allerliebst, aber ein wenig melancholisch komponiert«, fügte der Vater hinzu.

»Der Text erlaubte das nicht anders«, bemerkte Esther wie zu ihrer Verteidigung.

»O, bitte! Laßt mich das Liedchen hören; und erlaubt auch mir ein Urteil«, sprach Basil.

»Ich fürchte sehr, Euren Erwartungen nicht zu entsprechen!« sagte Esther, die sich nichtsdestoweniger von ihrer Arbeit erhob.

»Sicherlich sind es Lieblingsverse von Euch; Ihr hättet Euch sonst nicht der Muse unterzogen sie abzuschreiben.«

»Zeig mir den Menschen, dem seine Lieblingsverse dadurch verleidet würden, daß Du sie ihm vorsingst, Esther«, sprach der Alte zärtlich; und vielleicht war es die Furcht vor weiteren Lobeserhebungen, die das Mädchen umso schneller veranlaßte, der Bitte Annesleys Gehör zu schenken. Sie öffnete das Nebenzimmer, in dem das Fortepiano stand, und nahm Platz daran.

Mit weicher ausdrucksvoller Stimme trug Esther Verelst folgende Strophen vor:

Helleuchtend mag der Andren Aug'
Im Glanz des Deinen sein,
Hell flimmern trübe Quellen selbst
Im lieben Sonnenschein.
O, liebt' ich minder Dich – gewiß,
Mein's blickte holder drein, –
So aber mögen lächeln sie,
Ich kann nur trübe sein.

Wie Zephyr nahn sich Andre Dir,
Wo meine Zunge stockt
Wie Zephyr, der zur falschen Brust
Des Meer's die Barke lockt
O, liebt ich minder Dich – gewiß,
Auch ich wär' zart und fein,
So aber mögen schmeicheln sie,
Ich kann nur offen sein.

Wohl trägt Dich gern der Andren Arm
Auf blumenreichem Weg,
Ich aber halt' Dich treu und warm,
Gleichviel, auf welchem Weg.
O, liebt' ich minder Dich - gewiß
Viel hurt'ger wär' ich Dein, - -
So woll' denn Allen liebenswert,
Doch mir nur - »Liebchen« sein.

Zum größten Herzeleid für die arme Esther äußerte Basil kein Wort des Beifalls. »Brav, mein Mädchen! Herrlich, allerliebst!« rief der Vater, als Esther geschlossen hatte, aber Annesley blieb stumm. Vom Fortepiano aus konnte man die Zuhörer im Nebenzimmer nicht gewahren, so entging's ihr denn, daß sich ihr ungezogener Freund in Gemeinplätzen und Entzückungsphrasen heut am allerwenigsten ergehen konnte, wo er zu tief ergriffen war, um viel schöne Worte machen zu können. Salome aber, die während des Vortrags in seinen Augen Tränen bemerkt hatte, war zufriedengestellt.

»Indessen, Kind, ist's ein wahrer Trauersang und kaum geeignet, einen Freund bei seiner Rückkehr zu begrüßen«, fuhr der Maler fort, der, Basils Schweigen ebenfalls bemerkend, einen flüchtigen Blick auf ihn warf und augenblicklich den Grund entdeckte. Die trüben Eindrücke, denen seine Seele in letzter Zeit ausgesetzt gewesen war, schienen ihm solche Gefühlsreizbarkeit genugsam zu erklären. »Du vergißt, meine Esther, daß Mr. Annesley aus dem Krankenzimmer einer Mutter kommt und der Erheiterung bedarf.«

»Es heitert stets mich auf, wenn ich mich im Kreise der Euren so freundlich bewillkommt sehe«, sagte Basil und rang nach Fassung. »Vorerst ist's Eure Herzlichkeit, alsdann auch Eure Künst-

lerschaft, die mir den Aufenthalt hier unersetzlich machen. Die nichtstuende Tunichtgut-Welt, in der ich lebe, bietet mir selten eine Lichtseite dar.«

»Dacht' ich doch«, bemerkte Salome, »die englischen Damen zeichneten sich durch Geist und Bildung aus.«

»Durch Überbildung. Sie musizieren, sie zeichnen und lernen so viel Sprachen, als man für schweres Geld nur lernen kann; und doch geschieht nichts zu jener geistigen Erhebung, die erst das Wissen zur Wissenschaft und die Geschicklichkeit zur Kunst erhebt.«

»Und diese Miss Maitlands, Esthers Schülerinnen?« fragte Salome zur Hauptsache zurückkehrend.

»Hat sich Ihre Schwester denn bestimmt entschlossen, den Unterricht zu übernehmen?« fragte Basil, als Esther, das Instrument schließend, so eben ins Wohnzimmer eintrat.

»Ich wüßte kaum, was ich als Entschuldigungsgrund hätte vorgeben können«, antwortete Esther ängstlich und nahm ihren frühren Platz wieder ein.

»Wollt' Ihr mir erlauben, den Brief der Miss Mitland zu lesen?« fragte Annesley.

»Den Brief? - Sehr gern!« antwortete Mrs. Verelst und gab ihm denselben von einem in der Nähe ihres Stuhls befindlichen Schreibtisch aus.

»Das ist die Handschrift des Bruders, der mit mir in einem und demselben Regimente dient«, sagte Basil, als er den Brief gemustert hatte. Es war ihm von vornherein wahrscheinlich gewesen, daß die ganze Einladung ein ungezogner Scherz von Seiten einiger seiner Kameraden sei. »Wenn Ihr mir erlaubt, nehm' ich vorerst mit der Lady Maitland Rücksprache darüber und verschaff' Euch Gewißheit, bevor Ihr Euch bei schlechtem Wetter der Mühe und Langweiligkeit eines weiten Weges, nur der Befriedigung einer übel angebrachten Neugierde halber, unterzieht.«

»Doch welche Neugier kann Esther bei Personen erwecken, die sie einzig und allein dem Namen nach kennen?« fragte Mrs. Verelst mißtrauisch.

»Verzeiht, dem Sohne der Lady Maitland ist sie persönlich bekannt; sicherlich hat er seinen Schwestern von ihr erzählt. Gewiß erinnert Ihr Euch noch«, wandte er sich jetzt an Esther, als läg' ihm an ihrer Zustimmung, »eines schönen jungen Mannes, der viel in der Nähe des alten Obristen Carrington war und unten am Portal des Schauspielhauses an jenem Abende mit uns sprach, wo Ihr die Probe so schnell verließet.«

»Ganz genau!« erwiderte Esther, jetzt vollständig den Grund entdeckend, warum er ihr Auftreten in der Maitlandschen Familie zu hintertreiben suche. »Ich seh' jetzt selber ein, daß es unpassend für mich sein würde, den Maitlandschen Töchtern Unterricht zu erteilen.«

»Erlaubt mir, bevor Ihr den Antrag bestimmt zurückweist, was sich keinen Falls einer günstigen Auslegung zu erfreuen hätte, erlaubt mir zuvor einige Anfragen deshalb«, bat Annesley. »Ich seh' die Leutchen täglich. Auch heut' werd' ich zur Nacht dort sein; und es wird nicht schwer halten, ohne Euch deshalb in Verlegenheit zu bringen, in kurzem zu erfahren, ob die Mädchen allen Ernstes Euren Unterricht wünschen oder nicht. Die Maitlandschen Töchter, wenn schon ein wenig albern und läppisch, sind nicht ohne Gutmütigkeit und werden sich zu einem so unladyhaften Betruge schwerlich hergegeben haben.«

»Müßt Ihr zur Nacht dort sein?« fragte Esther errötend.

»Was sollte mich daran verhindern?« erwiderte Basil durch die Frage überrascht.

»Höchstens der Umstand, daß wir heut den Dreikönigstag haben«, sagte Salome, für diesmal fast so verlegen wie ihre Schwester. »Madame Branzini, bei der heut' eine Königswahl

stattfindet, hat uns gebeten, mit von der Partie zu sein; auch versicherte sie uns, falls Ihr bis heut' zur Stadt heimkehrtet, würde sie sich's zur Ehre schätzen, Euch bei sich zu sehn.«

»Mit Vergnügen nehm' ich die Einladung an«, rief Basil. »Madame Branzini huldigt ihrer heimischen Sippe auch hier in England, erwartet vernünftigerweise ihre Gäste um oder vor neun Uhr und entläßt sie gegen elf. Lady Maitland aber würde erstaunt sein, irgendeine Gesellschaft vor elf Uhr in ihrem Hause versammelt zu sehen. Ich vermag deshalb beiden Einladungen zu genügen. Ich speise vorerst im Klub und erscheine im Kreise Eurer Freundin. Um welche Zeit werdet Ihr aufbrechen?«

»Wir werden bald nach acht dort sein«, erwiderte Salome. »Wir kehren, wie Ihr wißt, stets um zehn Uhr heim, der Mutter Beistand zu leisten.«

»Ich mag Euer Vergnügen heut in keiner Weise stören«, sagte Mrs. Verelst zärtlich. »Es bietet sich Euch nur selten ein Vergnügen dar und Dreikönigstag schreiben wir nur einmal im Jahre. Erinnert Ihr Euch, Mr. Annesley, wie lustig wir ihn in jenem Winter verbrachten, als Ihr in Heidelberg wart?«

Basil erinnerte sich der herzlichen Munterkeit jenes Tages, der im Familienkreise seines alten Lehrers verbracht wurde, nur allzuwohl.

»Ja, wahrhaftig – Ihr wart der Bohnenkönig und Esther dort Eure Königin«, rief der Maler, noch bei der Rückerinnerung herzlich lachend. »Sie war damals noch ein Kind und Ihr nicht viel was Beßres als ein Knabe. Doch ich erinnre mich der kleinen Majestät, die wir aus ihr machten, ganz wohl und im Brokatrock der Mutter, beflittert und gepudert, sah sie aus wie eine Königin aus den Romanen der Mademoiselle Scuderi. So klein sie damals war, die Esther, als sie so in vollem Ornat auf dem Throne saß, bekam ihr alter Vater ordentlich Respekt vor dem Mädchen.«

»Ich wollte, wir vergnügten uns heut im Zirkel der Madame Branzini nur halb so gut«, murmelte Esther und seufzte. »Damals war ich ein Kind und fürchtete nichts, jetzt aber erschreckt mich all und jedes.«

»Damals, Esther, lebten wir noch im Heimatlande und am eigenen Herde«, sagte der Maler und seufzte schwerer fast als seine Tochter. »Ein Glück, um das Dich, mein armes Kind, die Unbedachtsamkeit Deines Vaters gebracht hat.«

»Nicht für immer! so tröst' ich mich«, sprach Mrs. Verelst mit schwacher Stimme.

»Da wir uns am Abend wiedersehen, werd' ich jetzt meinen Besuch abkürzen«, sagte Basil und erhob sich von seinem Platz, um die trübe, trostlose Unterhaltung abzubrechen. »Doch darf ich nicht gehn, ohne einer Hauptveranlassung meines Besuchs gedacht zu haben. Hier nämlich ist noch etwas Seltenes, das ich nicht umhin kann Euch vorzulegen«, fuhr er, zu Verelst gewendet fort, und zog ein kleines Buch aus der Tasche. »Es ist etwas, das Euch interessieren wird, ich borgt' es mir von meiner Mutter.«

Es waren Hollarsche Kupferstiche, und zwar Kopien des Holbeinschen Totentanzes. Verelst betrachtete sie mit Sachkenntnis und Begeisterung.

»Ich kenne diese Bilder sicherlich besser«, sprach er, »als viele meiner eignen. Ich hielt mich ein Monat lang lediglich deshalb in Basel auf, um die Eigentümlichkeit und Erhabenheit des alten Meisters zu studieren. Dies ist ein ausgezeichnetes Exemplar und scheint durch Originalzeichnungen noch bereichert«, bemerkte er, als er die Blätter mit Kenner-Augen prüfte. »Doch was ist das hier? - auf dem Titelblatt ist eine arabische Inschrift, - oder ist's Sanskrit? - oder - halt, Rahel, hier kannst Du uns helfen. Sind das nicht hebräische Buchstaben?«

Basil Annesley nahm das Buch aus Verelsts Hand, um es der Kranken zu überreichen. Er warf dabei einen flüchtigen Blick auf die Inschrift, die unzweifelhaft hebräisch, und wie die halbverblaßte Tinte schließen ließ, ziemlich alt war. Was ihn aber vor allem in Erstaunen setzte, war ein mit lateinischen Ziffern geschriebenes, unten auf der Seite befindliches A. O.

Er stutzte und bevor er sich noch ganz zu sammeln vermochte, ward Basils Aufmerksamkeit durch die Wirkung in Anspruch genommen, die der Anblick jenes Buches auf Mrs. Verelst hervorgebracht hatte. Atemlos, bleich wie der Tod und mit bebenden Lippen sank sie in demselben Augenblick in ihren Stuhl zurück, wo Titelblatt und Inschrift vor ihr ausgebreitet wurden. Esther und Salome, die ihre Aufmerksamkeit beständig auf die Kranke richteten, waren augenblicklich an ihrer Seite.

»Stellt einen Schirm vor das Feuer, ich fürchtete sogleich, die Hitze in dem engen Zimmer würd' ihr schaden«, rief Esther, und öffnete einen großen grünen Fächer, der beständig auf dem Tisch ihrer Mutter lag.

»Den Äther, Vater! Du wirst ihn im Kasten des Toilettentisches finden«, rief Salome und hatte keine Zeit wahrzunehmen, daß Basil als ein gehorsamer Sohn das Verlangte herbeischaffte. Man wusch die Schläfe der Mrs. Verelst mit Äther, – vergeblich! Die Augen blieben geschlossen und die Hände marmorkalt.

Das Buch, das unzweifelhaft die Ursache zu so plötzlichem Schreck gewesen war, fiel zur Erde. Basil warf einen flüchtigen Blick darauf und der niederschlagende Anblick, den das Titelblatt gewährte, auf dem der Tod als schreckliches Skelett auf dem Hackbrett musiziert und einen Greis zu Grabe lockt, war allerdings sehr geeignet, eine schwache, reizbare Frau mit solchem Entsetzen zu erfüllen.

Mehrere Minuten vergingen, bevor Mrs. Verelst wieder ein

Lebenszeichen gab. Schon öfters war ihr, auch in Gegenwart Basils, eine solche Schwäche angewandelt, aber so lange hatte ihre Bewußtlosigkeit noch nie gedauert. Endlich öffnete sie langsam die Augen und bewegte murmelnd ihre Lippen. Esther beugte sich über sie, um zu erlauschen, was sie wünsche. Annesley aber vernahm, wie sie ziemlich deutlich die Worte ›Mein Vater – wer sprach zu mir von meinem Vater?‹ vor sich her murmelte.

»Am Besten ist's, wir rollen sie in ihr eignes Zimmer«, meinte Verelst, der, während seine Gattin in Ohnmacht lag, traurig seitab stand und weder sich noch andren zu helfen wußte. »Es ist nichts, – die Hitze – der Schwefelqualm dieser schändlichen Kohlen ist an allem Schuld. Laßt uns ruhig sein, gewiß, sie erholt sich bald wieder.«

Mit seiner Hilfe gelang es den Töchtern, ihre Mutter in ein Nebenzimmer zu bringen. Dann kehrte er zu Basil zurück, der seine weitere Gegenwart für überflüssig hielt und im Begriff war aufzubrechen. Die Bestürzung des Malers sprach noch aus jedem seiner Züge, als Basil ihm sein ›Lebewohl‹ zurief.

Es war schon dunkel, als dieser aus dem Hause trat, und ein trauriger Winterregen, in Strömen herabfallend, trat aus den überflutenden Rinnen oder verdunkelte das schlechtgeschützte Lampenlicht. Als der junge Offizier an jene Ecke kam, wo die Gasse, in der Verelst wohnte, von der South-Audley-Street durchschnitten ward, stieß er, des heftigen Regens wegen sich fester in seinen Mantel wickelnd, an einen Gegenstand, den er vorerst für einen Laternenpfahl gehalten hatte. Doch bei genaurer Betrachtung sah er, daß es ein mit dem Wetter kämpfender Mann sei, mit dem er zusammengeraten war. Sein Unglücksgefährte, der mit einem umgeknickten Regenschirm gar kümmerlich gegen die Windstöße focht, gewährte einen sehr komischen Anblick. Beim

Licht der Laterne betrachtete Basil ihn genauer und erkannte die markierten Züge des Geldverleihers, deren er sich gar wohl entsann.

Das Zusammentreffen kam dem jungen Mann sehr ungelegen, doch wollt' er einem Manne gegenüber, dem er zu Dank verpflichtet war, nicht rücksichtslos erscheinen.

»Ein schlechtes Wetter das für unsre Gänge«, sagte Basil und war seinem Gefährten behilflich, den widerspenstigen baumwollenen Regenschirm in die Schranken der Ordnung zurückzuführen.

»Mindestens schlecht genug. Und Ihr, der Ihr so zum Vergnügen durch die Straßen schlendert, könntet füglicherweise beßres Wetter dazu wählen. Anders verhält sich die Sache bei mir.«

»Ja, freilich anders! Euch steht jederzeit eine Equipage zu Befehl, ich habe nur den alten Zweispänner vom Vater Adam her.«

»Equipage? Schönen Dank Euch!«, erwiderte der Geldverleiher. »Bald wär's vorbei mit dem mühsam ersparten Gewinn, wollt' ich immer in prächtigen Equipagen einherfahren. Nicht ein Jahr, nicht ein Monat vielleicht ertrüg' ich solche Verschwendung und wär' ein Bettler wie jene hohen und feinen Herrn, die jetzt vor meiner Türe betteln gehn. Denn ob man um ein Darlehn oder um eine Gabe bettelt, da ist kein großer Unterschied zu gewahren. Bettler sind sie beide. Geht Ihr nach St. James-Street, Herr? Da können wir uns einen gegenseitigen Dienst erweisen. Euer Arm ist stark genug den Schirm zu halten, nehmt Ihr mich dazu, so teilen wir uns darin. Erschreckt nur nicht, bei solchem Wetter ist keiner von Euren Freunden auf den Beinen, und niemand wird den eleganten Mr. Annesley Arm in Arm mit A. O. über die Straße ziehen sehn.«

»Ich habe keine Bedenklichkeit der Art …«, begann Basil.

»Nun denn ›Vorwärts‹ und dem Hin- und Hererwägen ein Ende gemacht!« unterbrach ihn Abednego, praktisch eingreifend. »Und beruhigt Eure Gewissensskrupel durch die Überzeugung, mir einen zweiten Dienst erwiesen zu haben, für den ich zu Gegendiensten bereit, vielleicht auch befähigt bin.«

Basil folgte, teils ward er vom Ungestüm seines Gefährten fortgerissen, teils war er begierig, einen Blick mehr in den Charakter dieses Mannes zu tun. Und wenige Augenblicke später schritt er einsam mit dem geheimnisvollen Abednego über das nasse Straßenpflaster.

»Aber wahrlich, Herr, in Eurem Alter«, begann Basil, um eine Unterhaltung einzuleiten, »muß einem körperliches Wohlbehagen mehr gelten als Vermögen und bloßes Geld!«

»Wer kann's bestimmen, woran man just Behagen findet?« rief der Geldverleiher. »Und was sprecht Ihr da von ›bloßem Gelde‹? Mein Behagen ist das Gefühl der Unabhängigkeit von aller Welt, von Mensch und Vieh, und was ›das Geld‹ betrifft, so wüßt' ich nicht, was darüber ginge. Was anders bedingt das Geschick der Nationen, was anders den Fortschritt der Kultur als das Geld? Was anders als Geld enthüllt die Wissenschaft und fördert die Kunst? Was anders als Geld macht die Tiegel im Schmelzofen glühn und eröffnet die Schachte des Bergwerks, was anders läßt den Ballon hoch in die Luft und die Taucherglocke hinab in die Tiefen des Meeres steigen? Welchen Metalls ist der Schlüssel, der die Phantasie des Dichters, die Beredsamkeit des Redners, das Geschick des Arztes, den Feuereifer des Geistlichen erschließt? Herr, von Gold ist er, und noch einmal von – Gold. Wer das hat, befiehlt Königen auf dem Thron und Weisen und Gelehrten in ihrer Kammer! Sprecht mir nicht von einer höhren, verfeinerten Kunst. Wenn ich ihrer bedarf, so kauf' ich beides, Kunst und Künstler, – ein ganzes Orchester von Musikern, – ein ganzes Meer

von Bildhauern und Malern! Der Kapitalist, Knabe – der Kapitalist ist der einzige wahre Herrscher unsrer Tage! ›Bloßes Geld!‹ Ha, ha! Basil Annesley, ich wußte, daß Ihr ein Knabe seid, doch für ein Kind hab' ich Euch nicht gehalten.«

Der junge Mann konnte sich bei der Heftigkeit seines Gefährten kaum eines Lächelns erwehren.

»Ich bin vollkommen Eurer Meinung«, sprach er schließlich. »Doch bei allem Glauben an den Wert und die Bedeutsamkeit des Geldes darf ich dennoch darüber staunen, daß Ihr's vorzieht bei solchem Wetter zu Fuß zu gehn, anstatt Euch eines Fuhrwerks zu bedienen.«

»Was vergnügt die feinen Herrn mehr: der Wildpret-Duft bei Tafel oder die Jagd vorher?« fragte Abednego ernst. »Könnt' Ihr's Euch nicht vorstellen, wie jemand, der den ganzen Wert des Geldes kennt, wie ein solcher Freude daran findet, es täglich zu mehren, es stündlich wachsen zu sehn? Ganz so wie der Maler, dessen Familie Ihr eben verlassen habt (Basil staunte) seine größte Freude daran findet, ein Bild, das ihm Ruhm und Gewinn einbringen soll, der Vollendung zuzuführen, so auch schafft und wirkt der Geldhändler mit Leib und Seele in einem Wirkungskreis, wo Gewinn Ruhm, und der einzige Ruhm Gewinn ist. Jede Entbehrung, jeder Mangel gewinnt einen Reiz, denn sie führen ihn dem Zielpunkt seines Lebens näher. Geldverleiher! – armselig, verächtlich, wie Euch der Name scheinen mag, glaubt mir, es ist ein hoher Titel! Jede Minute meines Lebens vermehrt mein Hab und Gut. Das Vermögen anderer schwindet mit jeder Spanne ihres Lebens, das meine wächst wie der Schatten am Abend, wenn die Sonne untergeht. Ich bin ein Lump, nicht wahr? Ein schäbiger, fadenscheiniger Lump, und ein schöner Offizier wie Ihr schämt sich, an meinem Arm über die Straßen zu gehn. Und doch, schäbig und fadenscheinig wie ich bin, ich versichre

Euch, die Stolzesten Eurer Bekanntschaft, sie sind mir Untertan. Eure feinen Damen kommen zu mir und – betteln; liebkosen und schmeicheln, schmeicheln und liebkosen A.O. in seinen spinnwebtapissierten Prunkgemächern. ›Bloßes Geld‹! Weil ich ›bloßes Geld‹ gewinne, wenn ich im Regen zu Fuß gehe, während andre in prächtgen Karossen vorüberfahren, – ja – deshalb fällt mir ein Herzog von Rochester zu Füßen und bittet und beschwört mich, Erbarmen mit seinem schwindsüchtigen Geldbeutel zu haben. Sein Gelüst nach A.O.s ›bloßem Gelde‹ hat den hoch und edelgebornen, an Genüsse aller Art gewöhnten Herrn zum Schwätzer und Rabulisten gleichen Namens gemacht. Ihr stutzt und glaubt, ich sprech' ein wenig zu grob und gradezu. Ihr möchtet den ganzen hohen Adel dem Geldverleiher gegenüber verteidigen, sei's auch nur zu Gunsten des Herzogs, der der Onkel Eures weibischen Freundes, des jungen Wilberton ist. Doch werdet nur erst älter, Ihr werdet noch derselben Ansicht werden! Und nun ›Gut Nacht Mr. Annesley!‹ Wir sind hier dem Gloucester-Kaffeehaus gegenüber, darinnen Euch sehr verpfändete und außer Kredit gekommene Freunde – Maitland und Consorten – bald begrüßen werden. Gut Nacht! Denn es sollte mir leid tun wie Euch selbst, gewahrte man Euch mit einem Barrabas wie A.O. unter einem und demselben Regenschirm.«

Die feine Welt hat ihre

bestimmt abgesteckte Grenze

Kapitel 9

Basil Annesley hatte sich eben von der Tafel erhoben und war im Begriff in das Rauchzimmer des Klubs zu treten, als der Bote, den er mit wenigen Zeilen an Verelst gesandt hatte, um sich nach dem Befinden der Kranken zu erkundigen, ein Briefchen von Salome brachte, das durchaus erfreulichen Inhalts war. Die Mutter hatte sich nicht nur vollkommen erholt, sondern bestand auch darauf, daß Vater und Töchter der Einladung Branzinis folgten.

Augenblicklich entsagte er einem Vergnügen, das er sich nie gestattete, wenn er kurz darauf in Damen-Gesellschaft erscheinen mußte, und eilte auf kürzestem Wege seiner Wohnung zu, um für den Abend Toilette zu machen. Sein Herz, eben noch schwer und niedergedrückt durch die mit Abednego gehabte Unterhaltung, ward wieder leicht wie ein Vogel. Ein Abend in Esthers Gesellschaft, gleichviel wo, das war die herrlichste Aussicht, die ihm die ganze Welt bieten konnte.

An der Freude, die ihn beseelte, hatte der Kreis, in dem er bald erscheinen sollte, wenig Anteil. Der Gemahl der Madame Branzini war neapolitanischer Konsul und nur ›Fremde‹ bildeten den Gesellschaftszirkel, den er um sich zu versammeln pflegte. Denn obschon die Träger der Diplomatie in der besten englischen Gesellschaft willkommen sind, so ist's doch für alle Fremde, wenn sie nicht im höchsten Glanze fremder Höfe und Fürsten erscheinen, wenig erquicklich, in einem Lande zu leben, wo man sich rühmt, alle Sprachen zu verstehen und doch nur die eigene zu sprechen.

Personen, die sich ausschließlich in den höheren Kreisen der Gesellschaft bewegen, pflegen jeden Unbekannten, der sich darin blicken läßt, mit Verachtung zu behandeln. Die feine Welt hat ihre bestimmt abgesteckte Grenze, einer kennt den anderen, entweder persönlich oder doch von Ansehen, und in demselben Augenblicke, wo ein fremdes Gesicht in ihren Zirkeln auftaucht, richten sich die Blicke aller erst voll Mißtrauen auf den Zudringlichen. – Im Hause des neapolitanischen Konsuls waren unserem Basil alle Gäste fremd. Schon ein- oder zweimal hatte er sich in dem Zirkel der Madame Branzini bewegt, ohne auch nur einen bemerkt zu haben, der ihm andren Ortes schon erschienen sei, und höchstens drei oder vier waren zugegen, die Englisch sprachen. Doch hätte sich mancher dafür schadlos zu halten gewußt und ein blasierter Dandy, ausgestattet mit der ganzen Schalheit der *beau monde*, würde das größte Vergnügen darin gefunden haben, statt der gewöhnlichen bleichen hingewelkten Salonschönheiten das glühende Auge und die strahlende Schöne südländischer Damen anzutreffen, deren freies gefälliges Wesen durch die Anstandsgesetze des steifsten und förmlichsten Landes in der Welt nicht beeinträchtigt war.

Italiener und Spanier bildeten größtenteils die Gesellschaft im Hause Branzinis, der mehrere Jahre lang als Konsul beider Sizilien in Cadiz gelebt hatte, wodurch das sonnenverbrannte Ansehen der Gäste erklärt ward, die dem Londener Auge unsres Basil wie Opernsänger und französische Haarkräusler erschienen. Zwar wäre sein Aufenthalt in Deutschland wohl geeignet gewesen, ihm liberale Ansichten in diesem Punkte beizubringen, aber das Leben auf der Schule vorher und jetzt besonders die stete Gesellschaft der Gardeoffiziere erfüllten ihn mit jenen Vorurteilen, die der ›Mann aus der Residenz‹ zu hegen pflegt, denen zufolge ihm jeder als ›Geck‹ erschien, der in Tracht und Benehmen von ihm selber abwich.

Alle Gäste der Madame Branzini waren ›Gecken‹ in seinen Augen, obschon kaum einer unter ihnen war, der nicht in irgendeiner Kunst oder Wissenschaft einen ehrenvollen Platz behauptet hätte. Die Mehrzahl war mit Empfehlungsbriefen ausgestattet vor dem Konsul erschienen, und daheim in ihrem Vaterlande war keinem der anwesenden Talente eine Anerkennung versagt geblieben, die England den seinigen so spärlich gewährt. Doch die Beschaffenheit ihrer Knebel- und Backenbärte, der Schnitt ihrer Kleidung, ihre Art und Weise zu grüßen, alles erschien den Augen Basils lächerlich, und fast zerriß ihm der Geduldsfaden, als er, in die Gesellschaft tretend, mehrere dieser ›fremden Burschen‹ um Verelsts Töchter versammelt und ihrer Schönheit huldigend fand.

Denn der quälende Gedanke kam ihm wieder, daß dies die eigentlichste Sphäre Esthers sei. Gerade, wenn diese olivenfarbenen Leute Opernsänger waren, so gehörten sie derselben Klasse der Gesellschaft an wie das Mädchen, das er liebte. Und doch, – dieser schön geformte Kopf, diese griechischen Züge, diese herrliche Gestalt, die edel und gefällig in jeder Bewegung war, – es wollt' ihm nicht in den Sinn, daß solche Schönheit für andre Kreise als die der höchsten Gesellschaft geschaffen sei! Nein, Mädchen wie die Maitlands waren nicht wert, seiner Esther die Schuhriemen zu lösen.

Sie war in der Tat ein Wesen höhrer Art. Eine besondre Hoheit der Seele verlieh der außergewöhnlichen Schönheit ihres Körpers einen doppelten Reiz; doch wie reichbegabt, wie bevorzugt sie auch sein mochte, so anspruchslos und bescheiden war ihr Wesen, als entbehre sie jeder Auszeichnung. Ihre Schüchternheit ging fast zu weit und veranlaßte sie stets, ihr Licht unter den Scheffel zu stellen. Sie schätzte sich selbst zu gering und mühte sich nur, bei andren ebenso wenig Aufmerksamkeit zu erregen,

als sie sich selbst zollte. Ein minder selbstsüchtiges Wesen war kaum zu denken.

Ohne die leidenschaftliche Liebe der Schwester zu ihr, die stolz auf die Reize und Talente dieser war, würde sie dort oftmals übersehen worden sein, wo eine sich geltendmachende Mittelmäßigkeit mit Lorbeern sich geschmückt hatte. Aber Salome dachte für sie, – fühlte für sie – handelte für sie – war eitel statt ihrer und zwang sie, sich hören und sehen zu lassen, wenn Esther es vorgezogen hätte, sich in einen dunklen Winkel zurückzuziehen. Salome kleidete sie an und putzte sie heraus, so gut es ihre beschränkten Mittel erlaubten. Heute ward das Äußerste getan. Salome wählte das Prachtstück – ein saubergearbeitetes Musselinkleid zum Schmucke Esthers, flocht das schöne schwarze Haar nach dem Modell einer antiken Büste und vollendete bald einen Anzug, gegen den die anspruchslose Esther nichts einzuwenden hatte. Selten hielt sie's für nötig in den Spiegel zu schauen, wenn Salome ihr Kammerjungfer-Amt verwaltet hatte. Von den Ihrigen geliebt, der Freundschaft dessen gewiß, den sie über derlei Äußerlichkeiten erhaben glaubte, war's ihr gleichgültig, ob ihr Anzug mehr oder weniger modisch war.

Die vollständige Anspruchslosigkeit Esthers bedingte ihren größten Reiz. Die sich wenig mit sich selbst beschäftigen, nehmen die Aufmerksamkeit anderer vorzugsweise in Anspruch, denn ›Eitelkeit‹ ist eine so allgemeine Schwäche, daß wir am liebsten derlei Personen aufsuchen, deren Aufmerksamkeit zu unsren Diensten scheint. Sie lieh jedem geduldig ein Ohr, sie beurteilte alles mild und nachsichtig, und wer durch ihre außerordentliche Schönheit oder durch die Lieblichkeit ihres Gesanges bereits von ihr eingenommen war, ward bei nährer Bekanntschaft noch mehr gefesselt, wenn er in ihr ein Wesen kennenlernte, das Mitgefühl für jeden hatte und mehr an andre als sich selbst dachte.

So sehr Annesley diese Selbstverleugnung seiner Esther bis dahin gepriesen hatte, so gestand er sich heute doch, als sie einem Fremden aufmerksam zuhörte, der Italienisch mit ihr sprach, sie ginge darin zu weit. Als er beide betrachtend ihnen gegenüberstand und bemerkte, wie sie mit größter Geduld die Verbindlichkeiten seines Feindes hinnahm, wuchs seine Ungeduld von Minute zu Minute.

Er hielt sich fest überzeugt, daß der verdammte krausbärtige Bursche nach Knoblauch und Zigarren röche, und wenn er Esthern anlächelte und diese das Lächeln erwiderte, hätt' er den Patron auf der Stelle vernichten mögen.

Verelst saß derweilen beim Piquet, das er mit einem seiner Landsleute, einem tüchtigen Naturforscher, spielte und Annesley sah die Unmöglichkeit ein, den Namen des verdammten Fremden auf der Stelle zu erfahren. Oft hatte er sich veranlaßt gesehen, sein Bedauern über das zurückgezogene Leben, das Verelst und die Seinen führten, auszusprechen. Er hatte es ›traurig und niederschlagend‹ für die Töchter genannt. Jetzt fühlte er, sie könnten gar nicht genug zu Hause sein. Die Gesellschaften der Madame Branzini erkannte er nicht länger mehr als ihnen zuträglich, solche Gesellschaft schien ihm schlechter als keine. Solche Gesellschaft? Kannt' er diese Fremden denn? Verstand er ihre Sprache? Was wußt' er von ihrer Stellung, was von ihren Sitten und Gebräuchen? Nichts! Doch litt er an dem echt englischen Vorurteil, alles als schlecht zu verwerfen, das nicht genau seinen heimischen Gebräuchen entsprach.

Während er in Verwünschungen aller Art, die freilich nur gedacht und nicht gesprochen wurden, sich Luft machte, schickte sich Esther an, den Wünschen ihres olivenfarbenen Freundes Gehör zu geben, der seine Bitten mit denen der Madame Branzini vereinigte, um jene zum Vortrag eines Liedes zu veranlassen.

Als sie an Basil vorüberging, um am Fortepiano Platz zu nehmen, fand eine flüchtige Begrüßung statt.

»Ich bitt' Euch – singt nicht das Lied, das Ihr heut' morgen vortrugt!«, sagte Basil und durfte überzeugt sein, von seiner Umgebung nicht verstanden zu werden. Ein vorwurfsvoller Blick Esthers war die einzige Antwort. Wie konnt' er ihr zumuten, etwas, das ihr heilig war, der Öffentlichkeit preiszugeben.

Trotz des Vorurteils, das Annesley gegen den Zirkel hatte, welcher sich im Hause der Madame Branzini zu versammeln pflegte und der, weil er von der guten Gesellschaft, in welcher sich Basil lediglich bewegte, verschieden war, seiner Ansicht nach notgedrungen zur schlechten gehören mußte – trotz dieses Vorurteils ließ er dem feinen Takt Gerechtigkeit widerfahren, mit dem sich alles anschickte einem Vortrage beizuwohnen, der auf Unterhaltung der ganzen Gesellschaft berechnet war. Auch er hatte nur allzu oft Gelegenheit gehabt, die Kritikermiene zu beobachten, mit der man sich geneigt finden läßt, überhaupt nur zuzuhören, hatte jene leidigen Störungen kennengelernt, jenes Sichdrehen und Flüstern, womit man den Vortrag unterbricht. Kaum aber war die helle, reine, wohltönende Stimme Esthers erklungen, kaum hatte sie die erste Zeile jenes schönen, deutschen Liedes ›Des Mädchens Klage‹ vorgetragen, als eine so lautlose Stille im Saale herrschte, daß man eine Nadel hätte zur Erde fallen hören. Diese Aufmerksamkeit sagte ihm zu. Man lauschte ersichtlich nur, um zufrieden zu sein und Lob zu spenden, nicht aber um auf allerlei Fehler aufmerksam zu machen. Und als die letzte Zeile des Liedes:

›Ich habe gelebt und geliebet!‹

kaum verklungen war, sprach sich auf dem Antlitz eines jeden Beifall und Anerkennung aus.

Sonderbar war's, daß sich Basil in demselben Augenblick mehr veranlaßt sah, den Zuhörern als der Sängerin zu applaudieren. Er fühlte sich mit geschmeichelt und empfand eine Art Dank für die Aufmerksamkeit, die man seiner Esther zollte. Von dem Augenblicke an betrachtete er die Gesellschaft mit anderen Augen. Er horchte in artigerer Weise auf die Reden des alten Branzini und hatte sogar die Gnade, sich nach dem Namen einiger hübscher Damen zu erkundigen, die zugegen waren. Jetzt auch fragte er auf Französisch, in welcher Sprache die Unterhaltung vorzugsweise geführt wurde, nach dem Namen des Herrn, der Esther zum Fortepiano geführt hatte.

Der ›Duca di San Catalda‹ war die Antwort. »Zweifelsohne ein *Chevalier d'industrie*!« war sein erster Gedanke, doch als er sich umsah und den Legationssekretär sowie einige Attachés der neapolitanischen Gesandtschaft gewahrte, ward's ihm denn doch klar, daß die Gesellschaft im Hause des sehr ehrenwerten Konsuls nur aus ebenfalls geachteten Männern bestehen könne.

Sein Dankgefühl für die Auszeichnungen, die man seiner Esther angedeihen ließ, war eben nicht im Wachsen. In vieler Beziehung besaß Basil die Fehler eines verwöhnten Liebhabers. Das eingezogene Leben Verelsts bewahrte ihn vor den gewöhnlichen Qualen der Eifersucht. Mocht' er gehn, wohin er wollte, mocht' er ausbleiben, so lang es ihm beliebte, wenn er wiederkam, durft' er gewiß sein, an gewohnter Stelle, bei gewohnter Arbeit die Geliebte anzutreffen, – durft' er die Überzeugung hegen, daß während seiner Abwesenheit weder ihre Blicke noch ihre Gedanken und Worte einem Gegenstande gegolten hatten, der irgendwie geeignet gewesen wäre, ein Unbehagen in ihm zu erwecken. Jetzt suchte ihn eine Qual heim, die er seit jenem Abend in der Probe nicht wieder empfunden hatte. Er sah, wie andere Augen ihrer Schönheit huldigten, hörte, wie Verbindlichkeiten aller Art

ihr Ohr erreichten, und verbittert und gereizt wie er war, lagerten sich Mißmut und üble Laune gleich trüben Wolken auf das sonst muntere, sonnenheitere Gesicht Basils.

»Unsre Freunde sind jetzt alle beisammen«, sagte Madame Branzini, nachdem sie sich freundlich im Kreise umgesehn und die in lebhaftem Gespräch begriffenen Paare und Gruppen begrüßt hatte: »Ich denke, wir tun uns nach einem König um.«

Basil, an die einer Weihnachtsfeierlichkeit entsprechende Sitte gewöhnt, wonach ein großer mit Bonbons und Devisen ausgestatteter Kuchen erscheint, an dem sich die Bewohner der Kinderstuben für den Rest des Januars den Magen zu verderben pflegen, war erstaunt, nichts davon zu bemerken. Doch er stutzte noch mehr, als die niedlichen Kinder Branzinis um Eröffnung des Festes baten und den Königskuchen herbeischleppend in Esther und Salome drangen, ihnen beim Herumreichen desselben behilflich zu sein, – denn siehe da, die Verelstschen Töchter waren sogleich bereit und präsentierten, der Reihenfolge nach, jedem Herrn den ungenießbaren Festkuchen, wovon er sich ein Scheibchen abschneiden mußte. Als einem Fremden ward unsrem Basil der Königskuchen zuerst überreicht und die kleinen Branzinis, Teresa und Cesarino, triumphierten nicht wenig, als das Scheibchen durchsucht und keine Bohne gefunden wurde, die in den Kuchen hineingebacken und das Kleinod war, dessen Finder sofort die Königswürde übernahm. Jung und Alt folgten nach und jeder neue Fehlschnitt ward mit demselben Gelächter begrüßt. Basil war es unmöglich, in die allgemeine Heiterkeit miteinzustimmen. Denn es entging ihm nicht, daß, während einer ein neues Scheibchen von dem ihm dargereichten Kuchen schnitt, die ihm zur Seite stehenden allemal die Schönheit der neuernannten Kuchenmädchen musterten, die allerdings groß genug war, sie zu Modellen eines Bildhauers zu befähigen. So schlechter

Laune war er bereits geworden, daß es ihn nicht mehr überraschte, als der Duca di San Catalda die Bohne fand, – er hatte das erwartet. Es blieb ihm nicht länger zweifelhaft, die ganze Sache war eine Bevorzugung des Duca, und als er gar freudestrahlenden Gesichtes Esthern die Bohne überreichte, wodurch sie für den Abend zur Königin ward, bedurft' es in seinen Augen kaum eines weitren Beweises.

Das neue Königspaar ward mit allgemeinem Jubel begrüßt. Auch Basil Annesley mußte wie die übrigen den beiden Majestäten huldigen, die dann nach alter Sitte ihre Haus- und Kronbeamten wählten. Die kleine Teresa und Salome wurden zu Kammerfrauen, Cesarino zum Pagen und ein munterer alter Herr namens Clary (der Precis-Schreiber bei der französischen Gesandtschaft war) zum Almosenier ernannt. Basil, von Esther selbst zum *Chevalier d'honneur* erwählt, war darüber mehr gereizt als vergnügt.

Die Mehrzahl der Anwesenden wäre stolz darauf gewesen, von Esther zu ihrem Ritter erhoben zu sein. Basil jedoch, in dessen Seele es noch stürmte, der es nicht vertragen konnte, das Mädchen, das er liebte, auch freundlich gegen andere zu sehen, hätte eine solche Ehre am liebsten zurückgewiesen. Er war ein anderer geworden, als er einst in der Neckarstraße Heidelbergs war. Jetzt – ein Mann von Welt – verstand er's nicht mehr, an solcher Spielerei Vergnügen zu finden. Die meisten der Anwesenden waren doppelt, einige dreimal so alt wie er, dennoch war er der einzige, der sich zu solchem Spaß für zu alt hielt. Sicherlich, weil er der einzige Engländer in diesem Kreise war. Jene Elastizität des Geistes, die Fremde so oft befähigt, sich ihr ganzes Leben hindurch von der Wiege bis zur Bahre eine gewisse Heiterkeit zu bewahren, jene Schnellkraft fehlt unseren stolzen Naturen entweder oder erstirbt unglücklicherweise im Laufe der Jahre.

Mit den Verelsts verhielt sich's anders. Die Mädchen fühlten sich in diesem Hause, wo sie seit zwei Jahren fast einzig und allein eine heitere, müßige Stunde von Zeit zu Zeit verlebt hatten, sicher wie am eigenen Herde, und selbst mit den Kindern konnten sie tändeln und spielen, die zudem Salomes kleine Schüler waren, bei der sie Unterricht im Deutschen hatten. Hocherfreut durch die Anwesenheit des Geliebten, von dem sie seit mehreren Tagen getrennt gewesen war, glühte Esthers Wange in außergewöhnlicher Schöne, als sie zu Seiten des Duca auf ihrem Throne Platz nahm. Zwei Armstühle und Fußbanken waren in aller Eile mit indischen Shawls und Sammet-Mänteln bedeckt worden, um ihre Majestäten würdig platzieren zu können. Beiden trank man in ›Lacrimae Christi‹, ein Wein, der sich im Keller des neapolitanischen Konsuls von ganz besondrer Schönheit fand, Bescheid, und da Esther verpflichtet war, als Königin einen Toast auf die Wohlfahrt ihrer treuergebenen Untertanen auszubringen, faßte sie sich ein Herz und spielte die Rolle, die ihr beim Schauspiel zugefallen war, mit vieler Anmut und Liebenswürdigkeit.

»Welch eine reizende Schauspielerin Mademoiselle Verelst sein würde!« flüsterte Clary, der Almosenier dem Annesley zu und glaubte, ihm etwas höchst Verbindliches gesagt zu haben. Der Chevalier d'honneur aber hätt' ihn der bloßen Anspielung halber schon erdolchen mögen.

Als er sich eben auf eine nicht allzu bittere Antwort besann, zupfte ihn Verelst am Ärmel, dessen sorgliches Antlitz durch eine im Piquet gemachte Eroberung plötzlich zu einem Festtagsgesicht umgewandelt war.

»Ein Wort nur, mein lieber Mr. Annesley«, sprach der Alte und zog ihn in eine Ecke des Zimmers. Basil, der ein schlechtes Gewissen hatte, erwartete Vorwürfe seiner Verstimmung und üblen Laune halber.

»Wo«, fragte der Maler, als sie entfernt genug waren, um von der übrigen Gesellschaft nicht gehört zu werden, »wo fandet Ihr doch diese Ausgabe Hollars?«

»Ich fand sie nicht«, erwiderte Basil, sich wie erleichtert fühlend. »Sie gehört mir, und Eurem Geschmack nach darf ich gewiß stolz darauf sein, daß das Buch ein Familienbesitztum ist.«

»Sonderbar!« murmelte der Alte.

»Warum sonderbar?« fragte Basil. »Soviel ich weiß, ist nichts Seltenes, Außergewöhnliches an dem Buch zu bemerken. In den meisten guten Buchläden findet man ein Exemplar davon.«

»Vielleicht, doch nicht das hier.«

»Das freilich nicht, das steht schon seine hundert Jahre in unsrer Familienbibliothek.«

»Ihr sprecht von hundert Jahren in bildlichem Sinne und meint nur ›seit längerer Zeit‹«, sagte Verelst.

»Da ich noch kein Viertel-Jahrhundert alt bin, weiß ich's freilich nicht aus eigner Anschauung«, antwortete Basil lächelnd. »Doch alle Bücher meiner Mutter, die nicht der Privatbibliothek meines Vaters angehörten, rühren von Ihrem eignen Vater dem Lord L. her.«

»Lord L.!« rief der Maler, Annesley am Arm ergreifend. »Wie, Ihr seid doch nicht der Enkel dieses Mannes!?«

»Kanntet Ihr ihn vielleicht?« fragte Basil. »Wenn ich nicht irre, war er mehr als einmal als Gesandter an deutschen Höfen.«

Verelst schwieg, in Nachdenken versunken.

»Kanntet Ihr meinen Großvater?« wiederholte Basil seine Frage, begierig eine Antwort zu hören.

»Ich sah ihn niemals. Lord L. war Gesandter am Wiener Hofe, als die Französische Revolution ausbrach. Ich war damals noch ein Kind.«

»Aber wie kommt's, daß Ihr an diesem Exemplar der Hollar-

schen Kupferstiche so besondres Interesse nehmt«, fragte Basil weiter.

»Vor fünf Minuten noch würd' ich ohne Zögern darauf geantwortet haben«, erwiderte Verelst mit zitternder Stimme. »Jetzt kann ich nicht. Unerforschlich sind die Wege der Vorsehung«, fuhr er nach einer minutenlangen Pause fort. »Daß ich seinem Enkel für das, was mir mehr gilt als mein Leben, für die Wohlfahrt der Meinen einst verpflichtet sein würde, o, wer – doch genug davon!« unterbrach er sich selbst. Basil, ergriffen durch die tiefe Gemütsbewegung, die sich im ganzen Wesen Verelsts zu erkennen gab, behelligte ihn mit keiner weiteren Frage. In demselben Augenblick ward er auch abgerufen, um für den Rest des Abends seinen Funktionen als Ritter ihrer Majestät der Bohnenkönigin nachzukommen. Gegen elf geleitete er die Verelstsche Familie in ihre Wohnung und würde trotz aller Eifersuchtsqualen, die ihm der heutige Abend bereitet hatte, doch um vieles lieber die Stunden noch einmal durchlebt haben, als er jetzt sich anschickte, dem prächtigern Hause der Lady Maitland entgegenzueilen.

Die Gesellschaft, die er in Arlington-Street versammelt fand, war der Zahl und ihrer Vertraulichkeit nach ziemlich so wie die des Konsuls, die er eben verlassen hatte. Auch an Redseligkeit, Scherz und Lust fehlte es den Maitlands und ihren Freunden nicht, doch verfuhr man dabei in anderer Weise. Die Unterhaltung der glänzenden Gesellschaft bestand in Skandal und ihre Freude in – Ironie. Drum war die unerschöpfliche Quelle dieser Art von Scherz und Lust der alte Carrington oder irgendein anderer Sündenbock ihrer verletzenden Witze. Da der Colonel unglücklicherweise fehlte, ward Basil bei seinem Eintritt sofort mit Späßen begrüßt, die ihm minder angenehm als der schon versammelten Gesellschaft schienen.

»Wie traurig er nur heut Abend aussieht!« rief John Maitland

und zeigte mit dem Finger auf den eben eintretenden Basil, ohne sich jedoch vom Sofa, auf dem er sich's zu Seiten einer hübschen Frau von gewissem Alter bequem gemacht hatte, zu erheben. »Ich fürchte, Annchen«, – ein Spitzname Annesleys, den er wegen seines bartlosen Gesichts beim Eintritt ins Regiment erhalten hatte – «Annchen, ich fürchte sehr, daß Du Dich erkältet hast.«

»Im Gegenteil«, erwiderte Basil, »es ist in Barlingham fast um einen ganzen Grad wärmer als hier.« Er glaubte nämlich, diese vom Zaun gebrochene Vermutung beziehe sich auf seine Reise über Land.

Ein ungeheures Gelächter war vorläufig die einzige Antwort.

»Nein, Freundchen, so war's nicht gemeint!« rief John Maitland. »Blencowe! Blencowe! Hierher!« rief John Maitland. »Blencowe! Blencowe! – Ich spreche gegen Annesley die Befürchtung aus, daß er sich heut früh im Regen erkältet habe, und er will mich mit dem Thermometer seiner Mutter aus dem Sattel heben.«

Blencowe, der in einer ähnlichen Attitüde wie sein Freund John Maitland auf der Chaiselongue lag, horchte auf.

»Kaum hätte ich geglaubt, daß mein Tun und Treiben von so hohem Interesse für Euch sei«, entgegnete Basil gereizt, »daß Ihr wenige Stunden nach meiner Ankunft Euch schon um meine Regenspaziergänge kümmert.«

»Und in welcher Gesellschaft!« fuhr Maitland fort. »Arm in Arm mit einem Bettler unter dem baumwollnen Regenschirm. – O, köstlich!«

»Da frägt sich's nur noch«, bemerkte die hübsche, keckäugige Dame an Maitlands Seite, »wer die Gastfreundschaft dem andern erwies.«

»Wenn's Euch interessiert«, sagte Basil, der wohl wußte, daß man derlei Späßen am besten ein Ende macht, wenn man ihnen auf halbem Wege entgegenkommt, »so wißt denn, daß der baum-

wollene Regenschirm meinem Gefährten gehörte und, denk ich, war er bei so schlechtem Wetter durchaus nicht zu verachten.«

»Er spricht mit einer Ehrerbietung, als wäre der alte Herr sein Großvater gewesen!« meinte John Maitland. »Ich entsinne mich nicht, daß ›Annchen‹ einen Großvater hätte – d.h. natürlich am Leben – denn sonst hab' ich wohl mal von einem Lord L. gehört –, und vom Sir Bernard Annesley ist ebenfalls nicht anzunehmen, daß er in einem Schmelztiegel dargestellt worden sei«, sagte Blencowe, die Ungeduld Lucy Maitlands bemerkend, welche Basil aus den Händen Ihres Bruders befreit haben wollte.

»Der alte Bettler, der Eure Neugier so sehr gereizt zu haben scheint«, sprach Basil, »war kein Verwandter von mir, sondern nur ein Mann, dem ich für seinen mir im Regen geleisteten Dienst zu Dank verpflichtet bin.«

»Von South-Audley nach St. James-Street?« fragte Blencowe.

»Von South-Audley nach St. James-Street!« wiederholte Basil kalt, und um so kälter, je mehr er sich bereits in Leidenschaft fühlte.

»Nun denn, wenn kein Verwandter von Euch, so doch vielleicht von der reizenden Jüdin?« fuhr Maitland fort, als er zu fürchten begann, seine Scherze könnten ihren Zweck verfehlen.

»Welche reizende Jüdin?« fragte Basil. »Im übrigen dächt' ich, Eure Bekanntschaft mit den Juden wäre mindestens so ausgebreitet wie meine eigene.«

»Ich würde mich sehr glücklich preisen, wenn sie sich bis auf die liebliche Esther erstreckte«, entgegnete Maitland, »aber Ihr und Carrington, oder richtiger Carrington und Ihr, habt in diesem Spiel die Vorhand.«

»Wenn Ihr etwa von Miss Verelst sprecht«, sagte Basil ernst, »so glaub' ich Euch schon mehrmals versichert zu haben, daß sie nicht mehr eine Jüdin ist, als Ihr ein Christ seid, will sagen –

lediglich dem Namen nach. Staunen aber machts mich, Maitland, daß Ihr in so leichtfertiger Weise von einer Dame sprecht, die Ihr im Begriff steht als Lehrerin Eurer Schwestern in Euer Haus einzuführen.«

»Hört, hört, hört, hört, hört!« rief Maitland mit einer Stimme, die die Aufmerksamkeit der ganzen Gesellschaft erregte. »Hier ist unser Annchen mit unvergleichlicher Kühnheit verfahren, wenige Stunden erst steckt er wieder in London und schon spielt er den Geheimsekretär und mustert die Einladungen Esthers, der Opernsängerin.«

»Gibt's eine Opernsängerin namens Esther?« fragte Wilberton, der als Gardeoffizier seine Verpflichtung kannte, in derartigen Künsten und Wissenschaften heimisch zu sein.

»Ich glaube nicht!« entgegnete Basil, mit aller Mühe sich beherrschend. »Wenigstens ist die junge Dame, deren Maitland vorhin erwähnte, diese Opernsängerin nicht. Da sich dieser übrigens um alles, nur nicht um seine eignen Angelegenheiten kümmert, bin ich erstaunt, ihn so schlecht unterrichtet zu finden.«

»Herzliebes Annchen, die Heftigkeit, mit der Du sprichst, beweist am Besten, daß der alte schäbige Bursche mit dem Regenschirm, dem Blencowe in Piccadilly begegnete, irgendein naher Verwandter von Dir ist!« rief Maitland vom Sofa aufspringend und Annesley vertraulich auf die Schulter klopfend.

»Wenn mich Blencowe Arm in Arm mit der fraglichen Person gesehn hat«, rief Basil aller Selbstbeherrschung bar und bloß, »so wundert's mich sehr, daß Ihr keine beßren Nachrichten eingezogen habt, denn er kannte den Fremden an meiner Seite viel früher als mich.«

»Ein Bekannter Blencowes?« fragte John Maitland, während Loflus, Wilberton und mehrere andre herbeikamen, die aus dem Tone der Unterhaltung auf einen ernstlichen Streit schlossen.

»Ja, ein Bekannter Blencowes!« wiederholte Annesley. »Und noch mehr – ein Bekannter von vielen unter Euch, wißt's denn, es war A. O.«

Augenblicklich herrschte die Stille der Bestürzung im ganzen Kreise.

Nichts von den Vorgängen wissend, die sich während seiner Abwesenheit in Arlington-Street zugetragen hatten, vermochte sich Basil diese ersichtliche Verwirrung durchaus nicht zu erklären.

Es war das erste Mal, daß er die gewaltige Wirkung des kabbalistischen Namens A. O. mit eigenen Augen gesehn hatte.

Ich bin
schon mit

schlimmeren
Dingen allein
gewesen

Kapitel 10

Am folgenden Morgen begab sich Basil nach South-Audley-Street. Möglicherweise quälte ihn die Neugier, über den Duca di San Catalda Näheres zu vernehmen, was, wie er hoffte, keine besonderen Fragen von seiner Seite notwendig machen werde. Bis ans Kinn in Pelz gehüllt, um sich gegen die Kälte zu schützen, die über Nacht sich eingestellt und den Regen des vorigen Abends in Glatteis verwandelt hatte, eilte er der Wohnung Verelsts zu. Die Krankheit der Mutter berechtigte ihn, so früh zu erscheinen, um sich nach ihrem Befinden zu erkundigen. An Ort und Stelle angelangt, schien man ihm dies Recht bestreiten zu wollen, denn als habe man seinen Besuch erwartet, übergab ihm das Mädchen, das die Türe öffnete, ein Paket und erklärte, daß die jungen Damen nicht zu Hause, Mr. und Mrs. Verelst aber bereits anderweitig in Anspruch genommen wären.

Basil schoß bei diesen Worten das Blut ins Gesicht. Es war das erste Mal, daß sich irgendjemand ihm gegenüber verleugnen und ihn fühlen ließ, auch sein Besuch könne zu häufig wiederkehren. Schon wenige Schritte von der Tür entfernt, kam ihm der Gedanke, daß das Paket zweifelsohne das Buch, das er vergangenen Tags bei Verelst gelassen hatte, vielleicht aber auch eine nähere Erklärung enthalte. Er bog deshalb in eine Querstraße ein, und einer alten Kirche gegenüber, wo er sicher war, nicht bemerkt zu werden, öffnete er das Paket.

Er fand wenige Zeilen von Verelsts Hand darin: ›Ich stelle Ihnen hiermit Ihr Buch zurück und bedaure von ganzer Seele,

daß Sie's überhaupt jemals zu uns gebracht haben.‹ Zeilen, die nur geeignet waren, sein Staunen zu vermehren. Er hatte zweifelsohne diejenigen beleidigt, die er doch so gerne glücklich gemacht und jeder Sorge bar und bloß gesehn hätte. Er hatte sie gekränkt, und wußte doch nicht im leisesten, wodurch

Bevor er das Buch in seine Tasche steckte, trieb's ihn, die Inschrift noch einmal zu mustern, die die Aufmerksamkeit der Künstlerfamilie so besonders auf sich gezogen hatte. Es bedurfte keiner Frage weiter, die Chiffre A.O. war von demselben Abednego Osalez geschrieben, dessen Handschrift Basil bereits aus ihrem lakonischen Briefwechsel kannte.

Wie hing das zusammen? Er entsann sich, das Buch seit seiner frühsten Jugend im Besitz seiner Mutter gesehn zu haben. Wann also konnt' es Eigentum des Geldverleihers gewesen sein? Daß es sich früher einmal in anderen Händen befunden hatte, war leicht erklärlich; ebenso konnt' es nicht auffallend erscheinen, daß ein Mann wie Abednego all und jede Sache, die zu ihm gelange, der Beachtung werthalte, und diese Inschrift konnte als Beweis dafür gelten. Aber daß er in so jugendlichem Alter schon das Buch gekauft und an Lord L., der, wenn er noch lebte, achtzig Jahre alt sein würde, verkauft habe, schien ihm unglaublich. Als er das Buch in die Tasche steckte, durchkreuzten allerlei Gedanken sein Hirn, die er Anstand nahm, sich klarer zu machen. Er hatte stets eine eigentümliche Scheu gegen Leute gehegt, die dem Volk und dem Stande Abednegos angehörten, und obschon er jeden andren eines Besseren belehrt haben würde, der sich's hätte einfallen lassen, seinen Freund aus Greek-Street Soho wie einen gewöhnlichen Schacherjuden zu betrachten, so gedacht' er doch häufig der Worte: ›Laß ihn warten, bis ich komme!‹, womit die Anmeldung des Herzogs von Rochester aufgenommen wurde.

»Wenn ich die Freundlichkeit des Alten gegen mich erwäge,

von der er mir noch gestern eine Probe gab, als wir im Regen zusammentrafen«, sagte sich Basil, als er denselben Weg zurücklegte, den er gestern Abend Arm in Arm mit A.O. gemacht hatte, »so muß ich ihn als meinen Freund betrachten und dem gemäß mit ihm verfahren. Es wird daher das Beste sein, ich mache mich zu ihm auf den Weg und frag ihn rundheraus, ob das Buch jemals in seinem Besitz gewesen sei. Wenn er mir Auskunft verweigert, was schadet's mir? Ich bin nicht mehr in seiner Macht, meine Zinsen hab' ich bereits im voraus bezahlt und eine grobe Antwort ist das Schlimmste, was mir widerfahren kann. Die Grobheit eines närrischen Alten aber ist allenfalls zu ertragen.«

So machte er sich denn nach Greek-Street auf den Weg und fand bald die wohlbekannte Tür. Aber ach, an den Fenstern eines Vorderzimmers sah er mächtige Zettel ausgehängt, auf denen in großen Buchstaben gedruckt stand:

Dies große, herrschaftliche Gebäude ist, gegen einen Ausbesserungs-Kontrakt, zu vermieten. Näheres Delahaye-Street No. 49 Westminster. Täglich von 12–2 Uhr.

»Wie einladend!« war Basils unwillkürliche Äußerung, als er den Kontrast, der zwischen dem weißen Papier und den schmutzigen Fenstern bestand, wahrnahm – welche letztere nur insoweit gesäubert waren, um das bedruckte Papier dahinter sichtbar zu machen. Da ihn das Haus während seines ersten Besuches in demselben ebenfalls unbewohnt erschienen war, entschloß er sich, auch heute den Eintritt zu versuchen. Als er jedoch mehrere Male vergeblich geklopft und geklingelt hatte, hielt er sich überzeugt, daß sein Besitzer es verlassen habe. Er gab jede weitere

Bemühung als unnütz auf und zog mit der Absicht seines Weges, Delahaye-Street andren Tages, und zwar zu der auf dem Zettel festgesetzten Zeit, aufzusuchen.

Er war noch nicht weit gegangen, als ihn ein schrillender Ton neugierig machte und ihn veranlaßte, sich danach umzusehen, und siehe da, er bemerkte, daß die Tür des verödeten Hauses geöffnet und das alte schmutzige Weib mit der Nachtmütze selbiger Beschaffenheit die Quelle jener unharmonischen Laute sei. Im Augenblick kehrte er um und, die Alte scharf ins Auge fassend, war's ihr unmöglich die Tür ihm vor der Nase zuzuwerfen.

»Ist Euer Herr zu Hause?« fragte er.

»Hier lebt niemand außer mir«, grunzte die Alte, »und ich passe nicht etwa schlecht auf den Dienst, wenn ich tu', als hört ich die Klingel nicht. Der Besitzer des Hauses zahlt keine Abgaben mehr dafür, wenigstens nicht eh'r, als bis's vermietet ist. Nur ich leb hier, hab' das Amt, keine Klingel und keinen Klopfer zu hören, und mich vor den Nachbarsleuten nicht sehen zu lassen.«

»Mr. Osalez ist also wirklich nicht zu Hause?« fragte Basil.

Die Alte zog die Augenbrauen zusammen, als würd' es ihr schwer zu verstehen, dann nahm sie die schmutzige Mütze ab, und das linke Auge verdrehend, machte sie ein Gesicht, wie jemand der harthörig ist.

»Ich fragte, ob Mr. Osalez zu Hause wäre?«

»A. O. ist Delahaye-Street No. 49 Westminster zu sprechen«, wiederholte sie die bereits gedruckten Worte und sprach nur von einem A. O., als ob sie nicht mehr von seinem Namen wisse – oder wenigstens für geraten hielt, so zu tun. »Einem Fremden würd' ich das nicht gesagt haben; doch ich weiß, Ihr machtet schon Geschäfte mit ihm«, fuhr die Alte fort. »So mag's denn drum sein!«

Basil Annesley wies auf die Papiere am Fenster, um ihr begreiflich zu machen, daß sie wenig Ansprüche auf seine besondre

Dankbarkeit habe, und wünschte ihr einen ›guten Morgen‹. Als er den Weg nach St. James-Street in einer minder günstigen Stimmung als vor drei Wochen zurücklegte, konnt' er seine Zurückweisung vom Hause Verelsts noch immer nicht verschmerzen, gegenteils bemächtigte sich seiner eine unaussprechliche Reizbarkeit. Nie vorher hatte er nach einer Unterredung mit Esther solch Verlangen getragen. Es war ihm Bedürfnis, sie um den Brief ihres Vaters zu befragen. Er wollte von ihr hören, wie nah und vertraut ihr Verhältnis zum sizilianischen Herzog sei. Er mußte ihr sagen, daß sie ihm noch niemals so liebenswürdig erschienen wäre, daß sie noch niemals so überaus lieblich gesungen hätte wie vergangenen Abend, und er wünschte das um so mehr, als er in tiefster Seele überzeugt war, wie unwichtig dies sein Urteil andern auch erscheinen möchte, seine teure, schüchterne Esther würde sich durch diese seine Zustimmung in Wahrheit glücklich fühlen.

Wie die meisten Menschen in Basils Alter, namentlich wenn sie leidenschaftlich verliebt sind, fand auch er wenig Geschmack an Vergnügungen, die in gar keiner Beziehung zu dem standen, was seine Seele bewegte. So hielt er's denn auch im Klub, dahin er sich von Greek-Street aus begeben hatte, nicht lange aus und war vor Verlauf einer Stunde auf dem Wege nach Storey Gate und erreichte frisch und munter, wie das bei einem Spaziergang in kalter Luft gewöhnlich zu sein pflegt, den schmalen Eingang von Delahaye-Street.

Er kannte nachgerade die Beschaffenheit der Wohnungen, in denen der Geldverleiher hauste, und war deshalb wenig erstaunt, wiederum ein Gebäude anzutreffen von eben so kläglichem Äußren, als er in Greek-Street eins verlassen hatte. Es war einleuchtend, daß die zahlreichen, oft wechselnden Wohnsitze Abednegos in alten Häusern bestanden, die er aus Spekulation kaufte und unter günstigen Verhältnissen loszuwerden suchte,

denn das herrschaftliche Gebäude in Delahaye-Street, obschon geräumiger noch als das, welches der Geldverleiher in Soho verlassen hatte, war allem Anscheine nach zerfallner und düstrer als jenes. Es war aus rotem Backstein aufgeführt, hatte fünf Fenster Front und dazwischen etwas, das wie Säulen aussehn sollte. Diese waren ebenfalls aus Backstein errichtet und trugen Kapitäler von geschnitztem Holzwerk, auf denen sich wiederum ein Karnies befand. Der Zweck des letztern war zweifelhaft; allem Anscheine nach sollte er der Bekleidung und dem schadhaften, schlecht gedeckten Dache, daran er hing, durch seine Schwere das Einstürzen erleichtern.

»Wahrhaftig ein passender Aufenthalt für den wunderbaren Alten!« murmelte Basil, als er sich der Tür näherte, zu der, ganz gegen die in London herrschende Sitte, eine Treppe führte. Das Haus aber war unzweifelhaft um vieles älter als die übrigen Gebäude in der Straße, unter denen es sich schon deshalb hervortat und seines herrschaftlichen Ansehns nicht bedurfte, um eine Art Ehrerbietung einzuflößen. Er schämte sich fast, bei hellem, lichtem Tage an der Tür eines Hauses zu erscheinen, das, wie er sich überzeugt hielt, den Nachbarn als die Wohnung eines geldverleihenden Juden bekannt sein mußte.

Um sich möglichst wenig bemerklich zu machen, zog er nur leise an der Hausglocke, und so wenig beeilte man sich herbeizukommen und die Türe zu öffnen, daß er Zeit genug hatte, einen aus den Kellern aufsteigenden dichten Nebel zu bemerken, der selbst durch die heftige Kälte nicht niedergeschlagen wurde und dick und schwer auf der Erde lag. So unbeweglich brütete dieser Dunst über den mit Moos bewachsenen Steinen, dessen grünes Haar vom Reife grau geworden war, daß es schien, als würde jeder der Gefahr zu ersticken ausgesetzt, der es wage, in jenen mit mephitischen Dünsten erfüllten Keller hinabzusteigen.

Endlich knarrte oder brummte vielmehr die Tür in ihren Angeln und ein halbverhungerter Junge erschien, dessen ungeheurer Haarwuchs gleichzeitig bestimmt war, was seiner Garderobe etwa fehlen mochte, zu ersetzen. Rock und Hose waren gerade zerrissen genug, um es sofort bemerklich zu machen, daß zwischen ihnen und der Haut keine Spur von einem Hemd zu finden sei.

»Ich wünsche Mr. Osalez zu sprechen«, sagte Basil.

Der Junge glotzte ihn an, gab aber keine Antwort.

»Ich werde von Greek-Street Soho hierhergeschickt«, fuhr Basil fort, der sich immer mehr zu schämen begann.

»Ihr kommt zu spät!« sagte der Junge und wollte die Türe wieder zuwerfen.

»Das weiß ich!« erwiderte Basil und stemmte gleichzeitig den Fuß so zwischen Tür und Schwelle, daß es dem Burschen unmöglich wurde, sein Vorhaben auszuführen. Dabei drückte er dem Jungen eine kleine Münze in die Hand, und obschon sie so wertlos war, daß jeder andre Türhüter in Delahaye-Street sie wahrscheinlich aufs Pflaster geworfen hätte, dennoch war sie von höchster Wichtigkeit für den zerlumpten Burschen des Geldverleihers, der noch niemals so viel in der Hand gehalten hatte. Staunend sah er Basil an und wußte weder, ob er ihm noch ferner den Eintritt verweigern oder ihn aus Dankbarkeit gestatten solle.

»Bist Du Mr. Osalez' Diener?« fragte Annesley, der kaum ein Lächeln unterdrücken konnte.

»Bin Bill, Herr, – der George-Street kreuz und quer fegen tut!« erwiderte der Junge und zauste sich an der längsten seiner verfilzten ungekämmten Locken, die über die Stirn ihm ins Gesicht fielen. »Auch lauf' ich für den alten Herrn und mach' die Tür auf zwischen zwölf und zwei. Heut nur bin ich länger hier, um ein

Feuer zu machen und den Kessel drauf zu setzen, weil der alte Herr unwohl sind.«

»So ist er also zu Hause? – Da, gib ihm diese Karte, und sag' ihm, ich wünscht' ihn zu sprechen«, rief Annesley.

Jetzt vom guten Recht des Fremden überzeugt, ließ er ihn eintreten und machte sich fort, die Bestellung auszurichten. Der kleine Gassenkehrer ließ seine schweren Schuhe auf dem Hausflur zurück, und während er die knarrende Treppe hinaufstieg, betrachtete Basil die finstere, aber geräumige Halle, die man vor Jahrhunderten mit schwarzem und mit weißem Marmor, der durch Schmutz und jahrelange Benutzung jedoch grau und gelb geworden war, ausgelegt und gepflastert hatte. An den Seiten waren die rhombisch geformten Platten zerbrochen, in der Mitte abgelaufen und niedergetreten. Die Treppe bildete einen Winkel, in dem eine alte Sänfte stand, die trotz aller Zeichen des Verfalls an ihren vergoldeten Leisten dennoch erkennen ließ, daß sie früher das Eigentum eines reichen und vornehmen Mannes gewesen war.

Vom Frost geschüttelt und bedrückt durch ein Halbdunkel, das stets an einem Orte herrschen mußte, zu dem das Tageslicht einer engen Straße nur unvollkommen durch halbverschlossene Fenster drang, erwartete Basil die Rückkehr des barfüßigen Knaben mit wahrer Ungeduld.

»Der Herr will Euch sehn; geht nur hinauf«, sagte Bill und wies mit seinem Daumen nach oben, während er seine Schuh wieder anzog. Dann verschwand er auf dem Flur urplötzlich und überließ es Basil auch ohne sein Geleit, den Weg zu Abednego Osalez zu finden.

Er beschloß, seinen Besuch wie jede andere Vormittags-Visite zu machen und Abednego in den Gesellschaftszimmern des ersten Stocks aufzusuchen. Er erstieg die erste Treppe und öffnete

die Tür, die sich ihm zunächst zeigte. Trotz aller Bekanntschaft mit den Sonderbarkeiten seines Wirtes, war er auf eine solche Szene nicht vorbereitet, wie sie sich hier seinem Auge zeigte. Das Gesellschaftszimmer, dessen Tür er geöffnet hatte, obschon niedrig und durch eine mit allerhand Zierrat versehne Decke eines Teils, andrerseits durch mit Schnitzwerk versehne Balken niedriger sogar als in den meisten altmodischen Häusern, war von ungewöhnlicher Räumlichkeit. Dennoch bot sich dem Auge Basils kein Weg dar, auf dem er bis ins Innre desselben hätte dringen können, ohne befürchten zu müssen, Staub und Spinnweben von den verschiedenartigsten Gegenständen abzuwischen, die hier massenhaft aufgehäuft waren. Da fand man alte Möbel, Luxusartikel, Kunstgegenstände u.d.m. neben einer nicht zu entwirrenden unbeschreiblichen Menge von Sachen, die sich ausnahmen, als habe man sie vielleicht vor dreißig Jahren bei einem in der Nähe stattfindenden Feuer oder in Erwartung einer Plünderung hier aufgestapelt und seitdem der Zeit es überlassen, mit Staub und Qualm sie zu bekleiden.

In einem Winkel des Zimmers lagen, wie Kartoffeln im Keller oder Bohnen in der Scheuer, die Schätze einer Bibliothek, deren reichvergoldete, scheinbar wertvolle Einbände allgemach mit Staub und Schimmel überdeckt waren. Links von der Tür, dicht am Eingange, stand eine Marmorstatue der mediceischen Venus, welche das Zartgefühl der Spinnen mit so langen Geweben bedeckt hatte, daß sie bis zum Piedestal hinunterreichten. Weiterhin befand sich ein Bronze-Standbild, dessen finstere Züge durch die Staubdecke mehr einen freundlichen Ausdruck annahmen. Nach allen Seiten hin gewahrte man Platten von pietra dura, die neben Gestellen von geschnitztem Ebenholz standen oder auf ihnen lagen; da waren Basreliefs in *rosso antico* und andere wertvolle, in Marmor ausgeführte Gegenstände, die mit französischen

Uhren, Meißner Tassen und chinesischen Vasen ein buntes Durcheinander bildeten. Rechts befand sich eine Gruppe ausgestopfter Vögel, deren Glaskästen längst zerbrochen waren; und dem Zutritt der Luft ausgesetzt, hatten sich die Motten seit langem schon ihres bunten Gefieders erbarmt. Ein mit Stroh ausgestopftes und mit runzliger Haut bekleidetes Skelett schien außer den starren Glasaugen alles, was von ihnen übriggeblieben war, und verhöhnte gespenstisch dreinschauend die Geschicklichkeit des Naturforschers. Kristallne Armleuchter standen auf den Konsolen umher und waren so staubbedeckt, daß man von ihrer Durchsichtigkeit nichts mehr gewahren konnte. Gegen einen japanischen Schrank gelehnt, bemerkte man eine Kopie von Lorreggios »Nacht«; sie war ohne Rahmen und an einer Ecke von den Ratten zernagt. Da befand sich ferner ein kleiner Altar, der zusammengeschoben werden konnte und wahrscheinlich gekrönten Häuptern oder Kirchenfürsten bei Verrichtung des Gottesdienstes auf ihren Reisen gedient hatte. Er war mit Einfassungen aller Art geschmückt, die ein Werk Cellinis oder seiner Schüler sein mochten. Das Silber, woraus sie unzweifelhaft bestanden, nahm sich jetzt eher wie Bronze aus.

Nie zuvor hatte Annesley ein so wunderbar wüstes Besitztum gesehn. Hätt' er inmitten so vieler wertvoller Gegenstände auch altes Eisen, Bleiklumpen und Kisten und Kasten gewöhnlicher Art wahrgenommen, so würd' er das Zimmer mit den Trödelbuden auf dem Quai Voltaire in Paris oder mit denen in der Frankfurter Juden-Gasse verglichen haben. Außerdem aber zeichnet sich in solchen Läden alles durch Reinlichkeit aus, um die Gegenstände, die freilich auch chaotisch durcheinandergeworfen sind, im günstigsten Licht und der Beachtung wert erscheinen zu lassen.

Nachdem er das Zimmer gemustert hatte, überzeugte ihn ein

Blick auf den Staubteppich, der kaum noch den getäfelten Fußboden erkennen ließ, daß seit langer Zeit kein Fuß als der seine diese Schwelle überschritten habe und daß der Eigentümer so außergewöhnlicher Schätze andern Orts gesucht werden müsse.

Er stieg demnach eine Treppe höher und öffnete wiederum die erste Tür, die sich seinem Auge darbot. Doch was er innerhalb gewahrte, unterschied sich wenig von dem, was er im ersten Stock erblickt hatte, nur schien das höher gelegene Zimmer vorzugsweise ein Stapelplatz alter Bilder zu sein.

»Mein Freund, der Jude, scheint seine Wohnung dem Himmel möglichst nah aufgeschlagen zu haben!« dachte Basil, während er die dritte Treppe erstieg. Und als er hier eine Zunahme des Lichts und eine Dichtigkeits-Abnahme der feuchten Luft bemerkte, faßte er den Entschluß, jedenfalls dem Beispiel des jetzigen Eigentümers zu folgen, wenn er jemals das alte Haus in Delahaye-Street bewohnen sollte.

Die Tür, vor der er jetzt stand, war nicht eingeklinkt, als hab' ihm der zerlumpte Junge dadurch den Weg anzeigen wollen. Basil trat kräftig auf, um dem Bewohner des Zimmers von seiner Ankunft schon draußen Kunde zu geben, und hörte alsbald ein mit heisrer Stimme gesprochenes »Herein!«

Vor einem aus wenigen Kohlen und Holzspähnen angemachten Kaminfeuer, dessen Gatter eine dem rostigen Eisen eigentümliche Stickluft verbreitete, saß auf einem altmodischen, mit zerlumptem Brokat bedeckten Kanapée, darauf, wie in der Sänfte unten, zur Zeit der Königin Anna manch schönes Hoffräulein geruht haben mochte, der Geldverleiher. Eingehüllt in eine verschossene, aber immer noch prächtige Sammet-Decke, sah er bei seinen scharfmarkierten Zügen und so malerischem Kostüme aus, als hab' er sich niedergesetzt, von einem Rembrandt gemalt zu werden.

»Zu meinem Bedauren seh' ich, daß der Gang im Regen einen schlimmren Einfluß auf Euch als auf mich ausgeübt hat«, sagte Basil, durch die heisre Stimme betroffen, mit der ihn der Alte nach seinem Begehr gefragt hatte.

»Ein bißchen rauer Hals – weiter nichts!« krächzte der Alte. »Mit einem halben Lotarabischen Gummis und einem Kessel heißen Wassers ist die Kur gemacht und kostet kaum halb soviel wie die Fuhre in einer Mietskutsche! Was steht zu Euren Diensten?«

»Die Sache ist so unbedeutend«, sagte Basil, als er sich auf einen gebrechlichen Strohstuhl, dem Kranken gegenüber, niederließ, »daß ich Euch nicht damit behelligt hätte, wäre mir Euer Unwohlsein bekannt gewesen.«

»Warum kamt Ihr denn überhaupt, wenn die Veranlassung so winzig ist?« fragte der Geldverleiher mit sichtlichem Unwillen.

»Es handelt sich nur um eine Frage. Euer Gesundheitszustand schien mir gestern noch der Art, daß ich heut Eure Unpäßlichkeit unmöglich erwarten und mich selbst nicht für so störend halten konnte, wie ich mir in diesem Augenblick erscheine. Ich hab' Euch bereits in Greek-Street aufgesucht.«

»Wünscht Ihr vielleicht das alte Haus gegen einen Ausbesserungs-Kontrakt zu erstehn?« fragte Abednego höhnisch. »Ihr glaubt vielleicht, daß einer von den Geldbeuteln A. O.s auf dem ersten besten Gesimse, ein andrer in diesem oder jenem Winkel liegen bleiben werde?«

»Ich habe weiter kein Auge auf Eure Geldbeutel, Mr. Osalez. Einmal bedurft' ich ihrer und habe mich damals gegen Euch erklärt«, erwiderte Annesley mit einer Festigkeit, die ihm einem Manne gegenüber zustatten kam, der gewohnt war alles vor sich kriechen zu sehn.

»So kamt Ihr denn nur, um Euch nach meinem Wohlsein zu erkundigen?« fragte der Geldverleiher und milderte allgemach den sarkastischen Ausdruck seiner Züge.

»Auch das nicht; denn ich sah niemals einen kräftigern Mann als meinen Gefährten von gestern Abend. Ich wollt' Euch nur fragen, ob Ihr mir betreffs eines Buches Auskunft geben könnt, das auf dem Titelblatt die Anfangsbuchstaben Eures Namens, von Eurer Hand geschrieben, führt.«

»Ich glaub' es würde mich in Verlegenheit setzen«, erwiderte Abednego mit einem heiseren Gelächter, »sollt ich genaue Auskunft über alle die Gegenstände erteilen, die mir im Laufe der Zeit durch die Hände gegangen sind. Ich kaufe, was ich billig kaufen, und verkaufe, was ich teuer verkaufen kann. Die Narren, von denen ich oder die von mir kaufen, haben in meinen Augen keinen größeren Wert als die Staubatome, die Euer Rock bei seiner kürzlichen Anwesenheit in meiner Polterkammer entführt zu haben scheint.«

Basil folgte dem Finger des Alten, der auf ihn gerichtet war, und bemerkte, daß sein sauberer Rock etwas von der Gewandung der medikäischen Venus trug.

»Indessen«, fuhr Abednego fort, als er bemerkte, daß sein Gast dem Unfall, der seiner Kleidung begegnet war, keine weitere Aufmerksamkeit schenkte, »da ich meinen Namen nicht oft unter derartige Dinge schreibe, muß ein Buch, in das ich meine Anfangsbuchstaben eingetragen habe, für mich von Wert gewesen sein.«

»Das läßt der Gegenstand kaum anders erwarten!« entgegnete Basil und zog das Buch aus der Tasche, das er um Verelst zu vergnügen aus Barlingham mitgenommen hatte. Er legte es jetzt vor Abednego auf den Tisch und wies auf die Unterschrift.

Zu seinem größten Erstaunen war der auf Osalez hervorgebrachte Eindruck kaum weniger gewaltig als der Schreck, den der Anblick dieser Zeilen auf Esthers Mutter ausgeübt hatte. Der Alte sank in den Stuhl zurück und rang auf Augenblicke nach Luft, während Basil ihn mit Verwunderung betrachtete.

»Der Junge braucht so viel Zeit, mir heißes Wasser zu machen, wie der Apotheker, um eine Arzenei zu mischen!« waren die ersten Worte Abednegos, die er mit zitternden Lippen sprach, als wolle er seine Gemütsbewegung dahinter verbergen. »Hab's ihm doch gesagt, daß ich bei meinem rauhen Halse fast ersticke!«

»Erlaubt Ihr mir zu schellen, Herr?« fragte Basil, als er bemerkte, daß Abednego seiner Beobachtung überhoben zu sein wünschte.

»Ich erlaub' Euch eine Klingel zu finden, wenn Ihr könnt!« erwiderte der Alte, als wär' er stolz auf die armselige Beschaffenheit seines Haushalts. »Nein, nein, mein feiner Herr, hier finden sich weder Klingeln noch Bediente, ihrem Schall zu gehorchen! Hier gibt es keine Schurken in Livrée-Röcken wie bei der Lady Maitland, keine Burschen, die den Überzieher aus- und anziehn helfen und die, wie jene in Arlington-Street, von Trinkgeldern, Stehlen und Mausen leben, weil sie seit zwei Jahren keinen Lohn bekommen haben. Wenn hier so etwas wie eine Glocke wäre, da sucht' ich vorerst den Ratten Respekt einzujagen, die hier so gut den Herren spielen wie ich selbst; und Diener hab' ich nicht außer jenem Betteljungen, der Euch hinaufgewiesen hat.«

»Ist es aber wohlgetan, daß Ihr Euch und Euer Eigentum so wenig zu schätzen trachtet?« fragte Basil, um ihm Zeit zu gönnen, vom Schreck sich zu erholen, bevor er seine Nachforschung erneure.

»Der halbverhungerte Kläffer, den ich nachts frei mache, gewährt mir größeren Schutz als die Gesellschaft einer ganzen Bedienten-Brigade!« erwiderte Abednego, das Buch beiseite schiebend, als woll' er es vermeiden, einen zweiten Blick darauf zu werfen.

»Doch selbst wenn der Hund anschlägt, krank wie Ihr seid ...«

»Ich befinde mich heut' seit zwanzig Jahren zum ersten Male ein wenig unpäßlich, zudem mögt Ihr Euch überzeugen, daß ich für meine Sicherheit Sorge trage«, unterbrach ihn der Alte, öffnete ein Schiebfach des ihm zur Seite stehenden Tisches und holte ein Paar Pistolen hervor. Da's ihm nur darum zu tun war, seinen Gast zu beruhigen, nicht aber ihn einzuschüchtern, legte er sie ruhig wieder an Ort und Stelle.

»Zudem hat die Polizei ein gar wachsames Auge auf mein Haus. Sie und die Versicherungsgesellschaften hab' ich von Geschäfts wegen in Sold.«

»Doch der Bursche, der Euch aufwartet?«

»Hält mich für nichts Besseres als 'nen Bettler! Wo ein halbverhungerter Junge eine leere Speisekammer sieht, da herrscht in seinen Augen Not und Elend. Die Meisterstücke, die Ihr in den untren Zimmern saht, sind in seinen Augen bei weitem wertloser als ein Rinderbraten am Fenster eines Speisehauses. Bill, der Gassenkehrer bedauert mich, Herr; bedauert mich als einen alten, armen Teufel, um nichts reicher als er selbst.«

»Aber er kann einmal mit Leuten in Berührung kommen, die ihn aufklären«, bemerkte Basil ernst. »Darf ich Euch noch einmal fragen, ob Ihr Kenntnis von dem neben Euch liegenden Buche besitzt?«

»Ihr empfingt es von Eurer Mutter!« sagte Abednego, als stutzte er über eine solche Wendung des Gesprächs.

»So habt Ihr's denn an sie verkauft?« fragte Basil, ängstlich bemüht, darüber ins Klare zu kommen. Abednego aber erhob sich bei diesen Worten halb von seinem Stuhle und schien mit einem plötzlichen, heftigen Schmerz zu ringen. Jedoch kehrte schon im nächsten Augenblick seine Selbstbeherrschung zurück.

»Das nicht! Ich schloß es nur«, sagte er. »Es schien mir wahrscheinlich, daß eine ältere Dame an den Werken Holbeins und

Hollars mehr Geschmack finde als ein unterer Gardeoffizier. Vielleicht wünscht Ihr das Buch zu verpfänden?«

»Gott sei Dank, ich bin durch die Unvorsichtigkeit, die mich in Eure Hände führte, nicht so in Verlegenheit geraten«, antwortete Basil, »daß ich mich jetzt gezwungen sähe, das Eigentum meiner Mutter zu verkaufen, noch dazu ein Eigentum, das ich ihr halb und halb geraubt habe. Mir lag es nur daran, über jene auf dem Titelblatt befindliche Inschrift Auskunft zu erhalten.«

»Die Anfangsbuchstaben A.O. deuten allerdings auf mich«, sagte Abednego. »Doch wer bürgt Euch dafür, daß nicht ein andrer dieselbe Ziffer führte, vielleicht sich ihrer noch in diesem Augenblick bedient?«

»Gewiß keiner!« erwiderte Annesley. »Doch diese Buchstaben hier sind bestimmt von Eurer Hand geschrieben!«

»Seid Ihr mit Handschriften so vertraut, um darauf schwören zu können?« fragte Abednego, vermied es aber doch, einen Blick auf das Buch zu werfen, das Basil ihm wieder vor Augen gebracht hatte. »Mein lieber junger Freund, nehmt einen Rat von mir an und quält Euer Hirn möglichst wenig mit Vermutungen über Dinge, die Euch selbst wenig betreffen. Zieht auch aus dem zufälligen Zusammentreffen von Umständen nicht sofort Schlüsse, die die Unerfahrenheit der Jugend oft ohne Grund für Wahrheit nimmt. Ihr staunt, daß ich von Eurem Tun und Treiben so gut unterrichtet bin, und wundert Euch, daß ich die Verhältnisse von Leuten kenne, die meiner Lebenssphäre so fern liegen wie die Gemahlin des Lord Maitland. Ein flüchtiges Nachdenken schon muß Euch zu der Überzeugung führen, daß das Geschäft eines Geldverleihers zum Teil darin besteht, genaue Erkundigungen über alle Prasser und Verschwender einzuziehn, von denen viele seine Schuldner bereits und andre auf dem besten Wege sind, es zu werden. Ich acht' auf sie, wie der Hirt auf seine Herde.

Ich nenne sie mein, wie der Arzt den gichtgequälten Lord, der in seinem Wagen gelehnt an ihm vorüberfährt, wie der Leichenkommissar den hektischen armen Teufel, den er in einem Straßenwinkel husten hört!«

»Es mag Euer Geschäft so wollen, daß Ihr Erkundigungen einzuziehn sucht; das Wunderbare liegt darin, daß Ihr sie findet«, bemerkte Basil.

»Für Geld erfährt man alles!« erwiderte Abednego und rieb sich die mageren Hände mit frohlockender Miene. »Für Geld ist alles zu haben, wenn man's so geschickt zu verwenden wie anzuhäufen versteht. Seht mich an, Mr. Annesley! Saht Ihr jemals eine so prächtige Vogelscheuche?«

Und während er so sprach, als läg' ihm daran seine Häßlichkeit hervorzuheben, riß der Jude eine griechische Mütze von seinem Kopf, die mit Goldschnur gestickt war und seine Glatze bedeckte.

»Ja, lächelt nur, Herr! Ihr seid zu artig, um in ein so unschmeichelhaftes Urteil mit mir einzustimmen. Ich aber sehe nicht nur die Dinge außer mir, ich sehe mich selbst auch im hellen Lichte der Wahrheit. Doch ich versichre Euch, unscheinlich wie ich hier vor Euch stehe, kommen dennoch junge und schöne Weiber zu mir und überhäufen mich mit ihren Artigkeiten; ja, mehr noch! Wär' es nicht zu unglaublich, als daß Ihr, ohne Augenzeuge zu sein, mir trauen könntet, so fügt' ich hinzu, sie ergehen sich in Liebkosungen gegen mich. Seht hier, dies Flitterwerk«, sprach er, auf seine Mütze zeigend, und setzte sie wieder auf den Kopf, »die weißen Händchen einer Gräfin haben es für mich gestickt, und wollt' ich ein ganzes Dutzend solcher Dinge von ihr fordern, – sie würde mir gewähren und mehr noch, die Mützen samt und sonders mit ihren aristokratischen Fingern auf den grauen Kopf des alten Geldverleihers setzen!«

»Ihr aber würdet sie solcher Erniedrigung halber verachten!« sagte Basil entrüstet.

»Ja, ich verachte sie, weil das Elend, das sie zu meinen Füßen sich biegend und schmiegend macht, weil es törichtem, nein, verbrecherischem Leichtsinn seine Entstehung verdankt. An einem Weibe, einer Mutter kann Eitelkeit zum Verbrechen werden! Dies Weib will glänzen und prunken, flimmern und schimmern; prächtig soll ihr Haushalt, modisch ihre Kleidung sein. Warum? Weil sie eitel ist, weil sie nach der Ehre geizt genannt zu werden, wo es sich drum handelt, maßgebend für feinen Ton und feine Sitten zu sein. Was aber ist die Folge so verkehrten Stolzes, so jämmerlichen Ehrgeizes? – Daß sie in der ganzen Armut, die ihre maßlose Verschwendung erzeugt, zu meinen Füßen kriecht, das Knie A. O.s des Geldverleihers umklammert, und mit Tränen im Auge und Bitten auf den Lippen, Geld von ihm erbettelt, daß sie mich um Mitleid beschwört, und wär' ich roh genug von ihrer Erniedrigung Nutzen ziehen zu wollen, daß sie mir alles gestatten würde, um nur mein Mitleid zu erregen.«

»Ihr zweifelt daran? O, wartet nur! Verrat mag es sein, wenn der Geliebte die Briefe eines liebenden, edlen Weibes zeigt, aber ein Geldverleiher braucht aus derartigen Briefen seiner verschwenderischen Kunden kein Geheimnis zu machen!«

Und eine Feder von dem alten bleiernen Schreibzeug nehmend, durchstrich er hastig die Unterschrift eines Briefes, den er während der Unterhaltung aus einem der Kästen des neben ihm stehenden Tisches gezogen hatte, und überreichte ihn Basil.

»Beobachtet wohl die Grafenkrone auf dem Siegel«, sagte er. »Bewundert die zierliche Handschrift und das feine Papier, sie bestätigen, so gut fast wie der Inhalt, die Wahrheit meiner Worte!«

Basil Annesley schauderte, als er las; jede Zeile, jede Silbe bewies ihm, daß Abednego nicht zu viel gesagt hatte.

»Ihr kanntet nicht halb die Vorteile meiner Stellung«, sagte der Alte und lachte triumphierend über die Verwirrung, die sich auf dem Gesichte Basils schon in Folge einer einzigen Entdeckung malte, deren Gesamtheit allerdings geeignet war, Vertrauen und Glauben – und Glauben an die Menschheit zu erschüttern. »Ihr kanntet den alten Bettler von Paulet-Street bis jetzt nur als den gebrechlichen Eigentümer eines Warenlagers wurmstichiger Kuriositäten, die seine Kunden ihm als Pfand zurückgelassen, kanntet ihn als Besitzer einiger halbzerfallener Häuser und einiger ausgeliehener Tausende, um schändlichen Wucher damit zu treiben. Ha-Ha-ha-ha! Knabe, Ihr würdet Länder, ganze Länder für einen Teil meiner Macht und meines Einflusses geben. Würden und Ämter liegen im Bureau des Geldverleihers. Ich befehle den meisten derer, die das Geschick des Königreichs bestimmen. Ich habe Fürsten, Minister und Bischöfe unter meinen Schuldnern. Eure begeisterten Redner, Eure Schriftsteller-Burschen, die in den *hustings*, im Ober- und Unterhause oder in Exeter-Hall auftreten und Reden halten über Tugend, Ehre und Redlichkeit – und sich gewisser Papierschnitzel, Obligationen genannt, nicht erinnern wollen, die in meinen Händen wohlaufgehoben sind. Wenige Dinge sind's, die sie mir verweigern würden, und gerade so, wie die über Krieg und Frieden entscheidenden Herrscher vor der Macht eines Rothschild erzittern, so steht auch mancher von denen, an welchen Ihr ehrerbietig und entblößten Hauptes vorübergeht, unter dem Befehl des in seiner Dachkammer frierenden A. O.s. Ihr saht es, wie ich den Herzog von Rochester an meiner Tür warten ließ, und gleich ihm ist's Leuten ergangen, in deren Adern das Blut englischer Könige fließt!«

Basil ward durch die Heftigkeit überwältigt, die je mehr der Alte sprach, desto gewaltiger in ihm zu toben schien. Fast fürchtete er, Abednego würde unter dem Einfluß, des Fiebers zu so befremdender Offenherzigkeit fortgerissen.

»Öffnet jenes Bureau«, rief der Geldverleiher und wies mit seiner knöchernen Hand auf ein mit Eisenblech beschlagenes Pult, das zu Seiten einer ihm als Bett dienenden Pritsche stand.

Basil, mechanisch gehorchend, schloß auf und gewahrte eine Menge Geldrollen, die in ähnlicher Weise wie jene aufgepflanzt waren, die er in Greek-Street bei Abednego vorgefunden hatte. Daneben bemerkte er einige mit Maroquin überzogene Kästchen.

»Gebt mir eine Handvoll von dem Spielzeug her, – oder wartet, Ihr wißt nicht zur Genüge damit Bescheid«, fuhr der Alte fort, erhob sich vom Stuhl und wankte dem Bureau zu. Neben Annesley stehend, lehnte er sich an die Klappe des Pults und öffnete einige geheime Fächer. »Seht her! Dies sind die Diamanten einer Herzogin. Sie sind bei mir in Verwahrung, während ihre frühre Besitzerin zur Rechten des Thrones in böhmischen Steinen prangt. – Diese Saphire hier gehörten vor Zeiten der Gattin eines Banquiers; seitdem sie versetzt sind, hat das schlaue Weib dem Tragen der Juwelen abgeschworen. Welche Enthaltsamkeit! Ihr Schmuck befindet sich in den Händen A. O.s. – Doch dies hier, das ist mein Prachtstück, die Krone von allem«, lachte der Geldverleiher und holte ein mit Brillanten besetztes Armband hervor. »Seht Ihr hier das Miniaturgemälde? Sechs Jahre erst sind dahingegangen, seit der stolze und glückliche junge Lord, dessen Bild es ist, das Geschmeide um den Arm seiner lieblichen Braut gelegt – seit drei Jahren ruht er im Grabe und das Kleinod ist mein. Der ganze modische Flittertand, dessen die Witwe notwendig bedarf, um ein neues Opfer, einen zweiten Gatten zu finden, – er ist mit dem bezahlt, was ich für diesen Schmuck gegeben. Doch ihre Verschwendungssucht brach das Herz ihres ersten Gemahls und keiner findet sich bereit, sein Schicksal zu teilen.«

»Gewiß, Ihr tätet besser, wieder Platz zu nehmen«, sagte Basil, dem dies gehässige Aufdecken menschlicher Erbärmlichkeit

nicht behagen wollte. »Verzeiht mir, Herr, aber es liegt mir wahrlich wenig daran, den Schleier gelüftet zu sehen, der mir bis jetzt noch die Scheußlichkeiten und Mißgestaltungen meiner Mitmenschen verbarg.«

»Ich setze zu viel Vertrauen in Euer richtiges Urteil, als daß ich Euch nicht zumuten sollte, Ihr wüßtet die Schafe in der Herde von den Wölfen zu unterscheiden, die nur im Gewande der Unschuld erscheinen«, sagte der Geldverleiher, als er das Bureau zweifach verschloß und zu seinem Stuhle zurückkehrte. »Das gebt Ihr jetzt zu«, sprach er, sich fester in den Sammet-Mantel hüllend, der einem theatralischen Dogen von Venedig oder dem Erbstatthalter der Niederlande gehört haben mochte, »daß, wenn ich's vorziehe, von den Leckerbissen eines Apothekers oder dem Gefasel einer alten Haushälterin nichts wissen zu wollen, daß nicht im Mangel an Vermögen oder in der Unfähigkeit, solch Gezücht zu bezahlen, der Grund für derartige Entbehrungen liegt!«

»Um so mehr bedaur' ich Euren Eigensinn, der alles, was Erleichterung oder Bequemlichkeit verspricht, von der Hand weist«, erwiderte Basil, in dem sich allgemach die Vermutung regte, diese kümmerliche Lebensweise des Millionärs sei die fixe Idee eines Wahnsinnigen. »Ihr seid krank, – mehr vielleicht als Ihr glaubt, und verbringt die Nächte hier allein, denn wenn ich nicht irre, verläßt Euch selbst der Junge gegen Abend. Allein in der Gesellschaft gnabbernder Ratten und ohne Beistand, wenn Euch ein Fieber überfällt. Vielleicht bereut Ihr's einmal, jede Bequemlichkeit, jede Dienstleistung zurückgewiesen zu haben, die Ihr Euch bei Eurem Reichtum so leicht hättet verschaffen können.«

»Ich bin schon mit schlimmeren Dingen als mit nagenden Ratten allein gewesen – mit einem eignen bittren und nagenden Gedanken«, sagte Abednego. »Ihr dringt in mich, junger Mann,

weil Ihr wähnt, ich könnte in einem Hustenanfall ersticken, mir ein altes schmutziges Weib als Pflegerin für die Nacht zu mieten; doch mitternachts von ihrer Hand ein Griff an meine Kehle würde mich in größere Gefahr bringen als die ganze Krankheit. Basil, hättet Ihr's jemals empfunden, wie's tut, wenn wir beschimpft von denen, die wir liebten, all unsre Lebenspulse stocken fühlen – hätt' Euch jemals das Fieber in den Adern gebrannt, das uns verzehrt, wenn uns das Ideal unsres Lebens mit Verachtung zurückstößt, wenn uns das Weib verschmäht, dem wir hier unser Glück und dort unsre Seligkeit geopfert hätten, – Basil, hättet Ihr Schurken und Narren, die Ihr mit der ganzen Kraft eines überlegnen Geistes verachten durftet, hättet Ihr diese über die Niederlage Eures edlen, warmfühlenden Herzens triumphieren sehn, hättet Ihr die Verwunderung darüber wahrgenommen, daß auch Ihr Ansprüche an ein Lächeln der Schönheit zu haben glaubtet – Ihr, Ihr – in vollem Besitz der Jugend, des Feuereifers, geistiger Kraft, der Bildung, Ehre und Wahrheitsliebe, beseelt von dem Wunsche, sie, die Ihr liebtet, zum Tempel ehelicher Glückseligkeit zu führen, um darinnen ihr dreifach die Freuden zu bieten, die ihr das Vaterhaus gewährt; – auch *Ihr*, Basil Annesley, wenn *Ihr's* erfahren hättet, wenn Euch Blicke der Verachtung wie scharfe Lauge ins Fleisch und beschimpfende Worte wie vergiftete Pfeile ins Mark gedrungen wären, – auch *Ihr* würdet zufrieden gewesen sein, fern Eurem Herde, fern der Menge, die Euch um Euer Glück gebracht, das Leben zu verbringen; würdet gleich mir die Toren, die sich einem eitlen Wahn verkauften, wie jede andre feine Seele verachtet, würdet allein und unabhängig über erlittne Schmach gebrütet und eine großartige Rache vorbereitet haben.«

»Das würde mir alles einleuchtend sein«, erwiderte Basil, dem es mitunter schien, als höre er einen Wahnsinnigen sprechen,

»vorausgesetzt Ihr kämt durch Entbehrungen und Unbequemlichkeiten aller Art Eurem Ziele auch nur um einen Schritt näher. Aber wahrlich, Eure Feinde können Euch nichts Schlimmres wünschen, als diese bitterkalte Nacht ohne Pflege und Arzenei hier zuzubringen!«

»Sie fahren doch am schlimmsten und sind die Opfer eines Systems, an dem jede Enthaltsamkeit, die ich mir auferlege, ihren Anteil hat!« entgegnete Abednego in rauher Weise, als habe seine Rede den alten Haß wieder heraufbeschworen. »Ich les' es in Euren Augen, junger Mann«, fuhr der Alte fort. »Ihr tadelt meine Kurzsichtigkeit, könnt sie vielleicht kaum begreifen. Ihr gedenkt der Worte des Psalmisten: ›Er häufte Reichtümer auf, und wußte nicht für wen.‹ Ich weiß es, ich weiß es, Basil Annesley, und triumphiere, daß ich es weiß. Er, der sie gesammelt, wird feurige Kohlen auf das Haupt derer ... – doch nichts davon! Was sorgt Ihr Euch um die Beleidigungen und die glühende Rache des alten Geldverleihers.«

»Ungleich mehr sorg' ich mich darum, Herr, daß Ihr hier, aller Lebensbedürfnisse bar und bloß, Tag' und Nächte verbringt, während ich Eurer Freundlichkeit verdanke, daß ich mich ohne Kümmernis zur Ruh begeben kann«, erwiderte Basil mild. »Und doch darf ich Euch meine Hilfe nicht anbieten. Ihr würdet's zurückweisen, wollt' ich meinen Diener, einen treuen und ehrlichen Kerl, zu Euren Diensten stellen, da Ihr gewohnt seid, überall Interesse und Gewinnsucht zu vermuten, selbst wo man nur den Wunsch hat *Euer* Wohl zu fördern.«

»Nicht bei einem so jungen und unverdorbnen Herzen wie das *Eure*!« klang's in heisrem Gemurmel von den trocknen Lippen Abednegos. »Beruhigt Euch! Es ist mir viel unbehaglicher, meine ärmliche alte Behausung nach allen Richtungen hin durchschnüffelt zu wissen, als hier einsam mit dem Pfeil des Todes in

der Brust zu liegen und niemanden um mich zu haben, der mir die Augen schließt, wenn der Grimme sein Letztes getan. Ich bedarf keiner spionierenden Jacks und Johns, die da untersuchen, wo Wüste und Oase ist, die laut jubeln über meine geräumigen Keller, und ein Gelüstchen nach meinen vollgepfropften Kisten hegen. Der Husten zusammt dem katarrhalischen Fieber, die wie Ihr bemerkt meine Stimme immer belegter und mein Auge immer trüber machen, sind minder gefährlich für mich als die Bosheit der Gurgelabschneider, mit denen Euer livreebekleideter Schuft möglicherweise ein Bündnis schließt, um in dieser alten unheimlichen Rattenhöhle nach Schätzen zu suchen, die das Haus wertvoller vielleicht als den Palast des Aladdin machen! Doch Ihr dringt darauf, mir einen Dienst zu erweisen?« sagte er halb fragend.

Annesley antwortete mit keiner Silbe, so daß sich der Geldverleiher gezwungen sah, seine Frage zu wiederholen.

»Ich dringe auf nichts«, erwiderte Basil kalt. »Ich bedaure Eure Betörung, bedaure Eure gänzliche Abgeschiedenheit und würd' Euch gern dahin zu bringen suchen, daß Ihr Bedauren für Euch selbst empfändet.«

»Ich wiederhole nur, daß Ihr mir eine Dienstleistung zusagtet. Habt Ihr's aufrichtig gemeint und war das Anerbieten mehr als eine bloße Floskel, so beweist mir's dadurch, daß Ihr mir dies Buch gebt!« sagte Abednego und fuhr mit seiner Knochenhand über die auf dem Tische liegenden Hollarschen Kupferstiche.

»Das kann ich nicht!« entgegnete Basil bestimmt, »denn es gehört nicht mir. Es ist Eigentum meiner Mutter.«

Ein stechender Blick Abednegos blitzte in diesem Augenblick unter seinen buschigen Augenbrauen hervor und heftete sich prüfend auf Annesleys Gesicht.

»Wie kommt Ihr denn dazu?« fragte er.

»Ich kam gestern Morgen von Barlingham, wo sie lebt, hier an und bracht' es mit mir«, erwiderte Basil fest.

»Ohne ihr Wissen?«

»Ohne ihr Wissen!« antwortete Annesley in minder sichrem Tone und war überrascht, bei dieser seiner Zustimmung den Geldverleiher mehr befriedigt als entrüstet zu sehn. Ein Freudenstrahl leuchtete aus seinen tiefliegenden Augen.

»Und was veranlaßt Euch, es mitzubringen?« fragte Abednego mit beharrlicher Neugier weiter.

»Als ein berühmtes Kunstwerk wünscht' ich es einem Freunde zu zeigen und erwartete, ihm dadurch gleichzeitig Belehrung und Genuß zu verschaffen«, erwiderte sein gequälter Gast.

»Das heißt mit anderen Worten, Ihr wolltet Euch bei dem Vater von Esther Verelst, bei diesem alten Toren, aufs Neu' in Gunst setzen!« erläuterte der Geldverleiher, während sich Basil bis zu den Schläfen hinauf verfärbte.

»Soll ich glauben, daß Ihr mit dem Teufel im Bunde steht, oder wie ist's möglich, daß Ihr dahinter kommt, was in halb London geschieht?« rief er, alle Selbstbeherrschung verlierend.

Abednego lachte laut auf, und es war jetzt in der Tat ängstigend, den Klang seiner Stimme zu hören.

»Ihr seid sehr auf falschem Wege, junger Herr«, rief er, »wenn Ihr wähnt, ich bekümmerte mich um die häuslichen Geheimnisse eines ärmlichen Malers. Davon erfuhr' ich so außerordentlich wenig, daß ich's nur eben weiß, wie Ihr damals Geld von mir einer Wechselschuld halber verborgtet, in die Ihr durch die Zahlungsunfähigkeit jenes schwachköpfigen Esels, des Malers Verelst, geraten wart.«

Basil Annesley sprang von seinem Sitz auf.

»Keine schlechte Bezahlung das …«, fuhr Abednego höhnisch fort. »Für ein paar Tassen Lindenblütentee, die man Euch während

Eurer Krankheit in Heidelberg gereicht hat, und ein paar kümmerliche Zeichenstunden.«

»Mr. Osalez ...«, hob Basil an, aber mit lauter Stimme fuhr Abednego fort:

»Ihr fürchtet, es würde der stolzen Lady Annesley sehr zu Herzen gehen, wenn sie erführe, ihr Buch sei in die Hände eines geldverleihenden, elenden, verworfenen und verdammten Juden geraten. Doch ich versichere Euch, junger Mann, hochmütig wie sie ist, würd' ihr Blut in Fieberhitze kommen, wenn sie vernähme, daß Ihr einziger Sohn, der Sohn Ihres Stolzes, wenn auch nicht Ihrer Neigung, daß er sein Herz, – und ach, wie gern auch seine Hand, – der Tochter eines verhungernden Künstlers geschenkt habe und der Enkelin ... – Doch nichts mehr davon; ihre Demütigung gehört nicht mir! – Hier aber kommt meine ziemlich einfache Arzenei!« rief er jetzt, als der schmutzige Junge eine Kanne heißen Wassers herbeibrachte, »und sie ist mir jetzt doppelt willkommen, da mir die Kehle vom Sprechen trocken ist. Und nun, Mr. Annesley, für heute weiter nichts. So wenig einladend mein Bett Euch auch erscheinen mag, ich bin feige genug zu fühlen, daß meine alten Gebeine auf nichts Besserem ruhen können. Lebt wohl! Nehmt Ihr nach zwei Tagen noch so viel Anteil an meinem Befinden, als jetzt aus Eurem Auge spricht, so kommt mit heran, und seht, ob der Tod oder A. O. ›den beßren Kampf gekämpft‹. Bis dahin werdet Ihr ein so lehrreiches Werk gewiß in meinen Händen lassen«, sagte er, seine Hand auf das Buch legend, das ihm Annesley zu leihen weiter keinen Anstand nehmen durfte. Bevor er noch recht wußte, wie ihm geschah, hatte er den Geldverleiher bereits verlassen und befand sich auf dem Pflaster von Delahaye-Street, von wo aus er Bill den Gassenkehrer die Türe schließen und verriegeln und schließlich eine rasselnde alte Eisenkette vorlegen hörte.

Basil hatte den Befehl Abednegos, wonach der Junge ihm folgen und unten die Tür öffnen sollte, nicht zurückgewiesen, denn er fand auf die Weise Gelegenheit, dem absonderlichen Diener ein zweites Geschenk zu geben, wofür er ihm versprechen mußte, den Kranken nachts nicht zu verlassen, überdies aber Arzneimittel und Verordnungen in Empfang zu nehmen, die Basil vom nächsten Apotheker aus zur Linderung der beunruhigenden Krankheit A. O.s zu schicken beabsichtigte.

Er warf einen flüchtigen Blick

auf das Elend

Kapitel 11

Niemals hatte sich Basil in so verzweifelter Stimmung vor das in seinem Zimmer angemachte Feuer gestellt als heute nach seiner Unterredung mit Abednego. Auf wen er auch seine Gedanken richten mochte, nirgends fand er Trost und Erleichterung. Nach einem Besuch in Barlingham, wo er ein sehr unerwünschter Gast und Ohrenzeuge gewisser Fieberphantasien des alten Gärtners gewesen war, die er so gern aus seinem Gedächtnis verwischt hätte, war er schließlich von einem Hause zurückgewiesen, das er mit allen Ansprüchen eines Wohltäters betreten durfte und wo er nichtsdestoweniger mit jener Selbsterniedrigung, deren nur die Liebe fähig ist, glücklich gewesen wäre, knieen zu können.

Seine Mutter wußte er der traurigsten Verpflichtung der Krankenpflege eines alten Dieners preisgegeben. Die Familie Verelst schien durch ein Ungemach, dessen Ursprung er nicht ergründen konnte, aufs schmerzlichste betroffen. Und nun, sein Wohltäter, der Mann, gegen den er gleichzeitig Interesse und Abneigung hegte, er war der Gefahr einer Krankheit ausgesetzt. Wohin er blickte, ein wohltuender Eindruck wurd' ihm nirgends. Glücklich würd' er sich geschätzt haben, mit allen ihm zu Gebote stehenden Mitteln dem einen wie dem andern sein Los zu erleichtern; doch er ward ohnmächtig wie ein Kind und konnte fern von ihnen ihr Leid nur stille mitempfinden.

Sagten wir, daß der Duca di San Catalda ganz ohne Einfluß auf seine Verstimmung geblieben wäre, so würden wir die Wahrheit beeinträchtigen. Es trug sogar ein wesentliches zu seiner

Bekümmernis bei, daß er sich von Zeit zu Zeit deshalb vom Hause Verelsts zurückgewiesen wähnte, weil ein anderer – reicher, vornehmer und mächtiger als er – bevorzugt werde, ein Mann, der vielleicht fünfzigfach größere Dienste zu leisten vermöchte, als er sie bisher getan, und eine Art und Weise sie anzubieten besitzen könnte, die minder kläglich als die seine wäre. Während er so hin und her träumte, war's ihm oft, als wär' er ein Augenzeuge von dem, was sich seinem Erachten nach bald in Barlingham, bald im Gesellschaftszimmer Verelsts oder in der elenden Dachkammer A. O.s zutragen konnte.

Er ward dadurch so aufgeregt, daß er sich unfähig fühlte, heute in Gesellschaft seiner Kameraden zu speisen. So beschloß er denn, zuvor bei Clarendon zu essen, nachher aber das Schauspiel zu besuchen, das einen Zufluchtsort für die heimatlosen Leute in London bildet, denen ihr Klub zu öffentlich und ihre Wohnung zu einsam ist.

Im Monat Januar wimmelt's im Theater von eleganten Müßiggängern, vor denen es sicher ist, sobald die Saison ihren Anfang genommen hat. Kaum hatte Basil in einem Sperrsitz Platz genommen und mit gekreuzten Armen sich rückwärts angelehnt, um seinen Gedanken besser nachhängen zu können, als eine außergewöhnliche Lebhaftigkeit in einer der Privatlogen seine Aufmerksamkeit erregte. Bald gewahrte er darin einen Teil seiner Kameraden wie Loflus, Blencowe, Maitland, den alten Knaben Carrington und den jungen Knaben Wilberton, – kurzum diejenigen, die andere als seine »Freunde« bezeichnet hätten. Das war ärgerlich, denn Loflus hatte ihn aufgefordert, mit ihm zu speisen und dann an einer Partie bei Adelphis teilzunehmen. Er hatte das alles zurückgewiesen und versichert, er sei bereits versagt; jetzt ergab' sich's, daß es nur eine Finte gewesen war, um ihnen zu entgehen. So schloß er denn auch mit Fug und Recht, daß sein

Eintreten ins Theater die Veranlassung zu dieser außergewöhnlich lauten Unterhaltung gewesen sei und allgemeine Entrüstung über sein Betragen hervorgerufen habe.

Er befand sich im Theater um ein wenig besser als zu Hause. Gedanken, die ihn schon bestürmten, verwirrten sich vollständig, als er die Augen seiner lustigen Kameraden anhaltend auf sich gerichtet glaubte. Er vermutete, man befolge wieder das System vom vorigen Abend und suche ihn auf alle erdenkliche Weise zu necken und zu reizen. Gestern hatten ihn zwei Buchstaben gerettet und eine Bestürzung erregt, über deren Veranlassung ihn Blencowe aufklärte, als sie von Arlington-Street aus zum Klub gingen. Wie aber sollt' er sich heute helfen?!

Zuletzt ward ihm dies Inquisitions-Gericht, dem er sich überliefert glaubte, unerträglich; zudem waren die Lacher durch ihre höher gelegene Loge, außerdem auch durch ihre Zahl im Vorteil gegen ihn; so beschloß er denn, als der Vorhang fiel und eine Tragödie unterbrach, die aus buntem Kattun, Goldpapier, Glasperlen, Baumwollen-Sammet, zwölf Trompetenstößen, einer Stimme, die »ein Königreich für ein Pferd« brüllend die Trompeten übertönt hätte, und einem Souffleur, der lauter noch als Schauspieler und Trompeten schrie, zusammengesetzt war, – beschloß er, sagt' ich, das Theater zu verlassen. Er wußte vorher, daß das sehr bezeichnende Lachen und Flüstern, dem er schon während der Liebes-Episode der Lady Anna und dem gelinden Heroismus Richmonds nicht entgehen konnte, daß sich beides während des Lärmens im Zwischen-Akt steigern würde.

Die Nacht war kalt. Der Mondschein lag wie Schnee auf dem eisigen Straßenpflaster; und jenes helle, lebendige Licht, das in Sommernächten mehr als der Glanz des Tages geeignet scheint, sowohl die Schwärmer dieser Welt als auch jene lustigen Wesen zu erfreuen, die nicht gesehen und nicht vermutet, unfühlbar

um uns schweben, – dasselbe Licht schien bei so kalter Luft seine Reize verloren zu haben, denn Mensch und Tier eilte seiner Behausung zu. Da gab's nichts Lockendes mehr für Feen und Nymphen, nichts, was den Sylphen zum Mondlicht, Undinen zur Welle gezogen hätte. Einige frierende Sterbliche krochen schier verzweifelnd die Straßen entlang; andere glaubten durch eine lebhafte Unterhaltung über die »schändliche Kälte« das Übel zu vermindern. Jedenfalls war's unmöglich, dies frostige Mondlicht mit etwas andrem als trüben, unerfreulichen Gedanken in Verbindung zu bringen.

Auch Basil fror heftig, und obschon er sich im Theater vorgenommen hatte, Delahaye-Street zuzueilen, um sich durch den Augenschein zu überzeugen, daß der kranke Abednego nicht ohne alle Pflege sei, als er jetzt aus der warmen Luft des Schauspielhauses hinaustrat und der Frost ihn schüttelte, verging ihm fast der Mut dazu.

Als er noch in der Tür stand und fast zögerte, der rauhen Luft sich auszusetzen, die ihm von Bow-Street her ins Gesicht wehte, streifte ihn ein Livreekutscher, der an ihm vorübereilend den Platz in seinem Kabriolet schnell einnahm, das er bis dahin der Fürsorge eines zweiten überlassen hatte, während er mit andern Bedienten im Entrée schwatzte. Diese Unordnung zog die Aufmerksamkeit Basils auf sich und er gewahrte alsbald, daß es die Fuhrwerke Blencowes und John Maitlands waren, die draußen ihrer Eigentümer harrten. Beide standen stets zu seinem Verfüge, und da beide Freunde vor Verlauf von zwei Stunden schwerlich das Theater verlassen dürften, so rechnete Basil, ließ er sich vom Kutscher des ersten nach Delahaye-Street fahren, ihn dann aber zurückkehren, um seinen Herrn zu erwarten, den er andern Tages selbst davon in Kenntnis setzen werde. So der Unannehmlichkeit eines Spazierganges in heftiger Kälte überhoben, schritt er jetzt

auf die dem Hause Abednegos gegenüberliegende Seite von Delahaye-Street und richtete sein Auge forschend auf die Mansarde.

Keinen Lichtschimmer bemerkte er an den Fenstern; nichts, das überhaupt darauf hingedeutet hätte, es wohne jemand darin. Allein und ohne ein wohltätiges Feuer verbrachte der Kranke dort oben vielleicht eine traurige Nacht, wurde vielleicht in diesem Augenblick ein Opfer seines Leidens und der Kälte. Es war möglich, daß die vom Geldverleiher bewohnte Kammer nach hinten herausgelegen war, denn Annesley hatte bei seinem Morgenbesuch weiter keine Rücksicht darauf genommen; - aber wenn auch der Gedanke, innerhalb jener Mauern liegt der alte Mann im heftigen Fieber, erstickt halb, und halb an einer Halsentzündung, einer Krankheit, die vor allem der höchsten Vorsicht bedarf, und ist in seiner Rattenhöhle - jeder Pflege entbehrend - der schneidenden Kälte ausgesetzt, - dieser Gedanke blieb dennoch schrecklich.

Trotz der Kälte blieb Basil, in seinen Mantel gehüllt, einige Minuten stehen und betrachtete das verödete, alte Haus. Dann, als habe er plötzlich die Ungereimtheit eingesehen, sich in die häuslichen Angelegenheiten eines Mannes zu mischen, der ihm doch am Ende so fern stand wie Abednego und seine Teilnahme wohl gar noch als lästig und affektiert zurückweisen könne, ging er bis zur nächsten Straßenecke seiner Wohnung zu. Hier aber blieb er wieder stehen; der Gedanke an A. O.s traurige und verlassene Lage ließ ihn nicht von der Stelle kommen.

»Wenn der Alte, jeder Hilfe entbehrend, diese Nacht stürbe!« murmelte er vor sich hin, und hastig zum Hause zurückkehrend zog er leise an der Klingel.

Basil hatte allen Grund auf die Dienstfertigkeit und das wachsame Ohr des kleinen Gassenkehrers zu bauen; denn er hatte ihm durch den Boten, der von der Apotheke aus nach Delahaye-

Street geschickt wurde, noch besonders sagen lassen, er würd' ihm morgen ein Trinkgeld geben, wenn er sein Versprechen halte und nachts das Haus nicht verlasse. Er wartete deshalb ruhig an der Tür, bis er annehmen durfte, der Junge habe nun Zeit genug gehabt, von der Vorderküche aus, wo er bei einem Holzfeuer die Nacht verbringen und, dann und wann die Treppe hinaufschleichend, zusehen sollte, wie's dem Kranken erginge, zur Haustür zu gelangen. Fünf Minuten waren vorüber, der Junge kam nicht und Basil zog zum zweiten, nach zehn Minuten zum dritten Male an der Klingel. Umsonst, niemand erschien. Müde länger zu warten, begann er die Front des Hauses zu mustern und guckte sorglich durch die Spalten und Ritzen in den Fensterläden, um irgendwo vielleicht einen Lichtschimmer zu gewahren. Die Küche, in welcher Bill zu wachen versprochen hatte, mußte schon ihrem Zunamen zufolge nach der Straße hinaus gelegen sein, doch wie sehr er sich mühte – nirgends Licht, nirgends Leben, alles still und dunkel. »Vielleicht ist der arme Junge in solcher Kälte eingeschlafen!« dachte Basil und zog seinen Mantel dichter um die Ohren. »Wenn ich einen Versuch machte, ihn zu wecken? Vielleicht wacht er auf, wenn ich einen Stein gegen die Fensterlade werfe!«

Aber wo war auf dem überglatteisten Pflaster von Delahaye-Street ein solcher zu finden? Obschon St. James-Park mit seinem Sand und Kies nur einen Steinwurf weit entfernt lag, dennoch hätte Basil bei solchem Wetter eben so leicht einen köstlichen Chrysoliten als einen gewöhnlichen Kiesel gefunden, um ihn gegen die Laden zu werfen! Nach augenblicklicher Überlegung pfiff er laut und hoffte, daß, wenn der Junge nur im Drusel sei, werd' er das Zeichen hören und auffahren.

In demselben Augenblick hörte er auf der anderen Seite der Straße ein beantwortendes Pfeifen und eine kräftige Hand packte

ihn gleichzeitig beim Kragen. Basil drehte sich, um mit seinem Gegner zu ringen, und stutzte, als er die Uniform eines Polizisten erkannte! Bevor er noch Zeit hatte, sich zu erklären, kamen zwei andere herbei, dem ersten Beistand zu leisten.

»Halt fest, Bill!« rief einer von den Neuherbeigekommnen und schnappte nach Luft.

»Ick hab' ihn schonstens seit 'ne Viertelstunde uf de Kieke«, sagte der eigentliche Banditenfänger. »Denn ick hatt' et jleich weg, dat er een Ooge uf de Fentser von den ollen Juden haben hat. Er pusselte da mit Dietrich's un allerhand so'n Zeug an de Dhüre rum. Wat meenst Du, soll ick Randal machen? Gepfiffen hatt' er all, ick denke mir, er mag da drin sehr jute Jesellschaft haben!«

»'st am Ende een janzet Nest voll drin ...«

»Jurjelabschneider und Langefingermacher allens mang enander!« schrie der Dritte, und das würdige Kleeblatt hielt Basil so fest beim Kragen, daß er, halb gewürgt, kaum zu einer Erklärung kommen konnte. Als es ihm endlich geglückt war, fiel's keinem ein, daran zu glauben.

»Eine sehr wunderbare Geschichte das!« rief der Konstabler von Great-George-Street, der inzwischen durch die Signale seiner Subalternen zitiert und herbeigekommen war. »Ein anständiger Herr, der sich nach dem Befinden eines andren anständigen Menschen erkundigen will, pfeift hier bei nachtschlafender Zeit nicht umher!«

»Pusselt ooch mit de Dietrich's nich an de Schlösser rum!« fügte der dritte Polizist hinzu.

»Außer dissem, mein Jutster, hab' ick't in meinen janzen Leben nich gehört, dat der olle Knabe da so wat wie'n juten Freind hätte«, bemerkte der erste Diebsfänger. »Un von die Engstlichkeit zu schließen, mit die der Olle det Haus bewacht haben will, denk' ick mir man, da sticht wat Jutes drin.«

»So mache denn einer von Euch Lärm an der Tür und tragt auf Haussuchung an. Wer kann wissen, wer sich da drinnen schon die Taschen voll steckt«, sagte der Konstabler. »B.947 wird diesen Burschen auf die Wache schleppen!«

»Das wird nicht nötig sein; ich werd' Euch ohne weitres folgen«, sagte Basil durchaus ruhig. »Doch bevor wir aufbrechen, möcht' ich wohl erfahren, wie's dem alten Herrn da drinnen ergeht, der gefährlich krank ist.«

Die Kerle, die ihn gepackt hielten, als wär' ein Rinaldo, Jerry Abershaw oder Dick Turpin in ihren Klauen, fragten ihn jetzt, ob er glaube, sie wären noch grün und nicht trocken hinter den Ohren; worauf sich Basil mit seinem Gesuch an den Konstabler selbst wandte. B.947, der noch weniger erfahren hatte und nicht so einexerziert war wie die anderen, flüsterte dabei dem Konstabler zu: »dätt er, weeß Jott, jar keene Umstände nich gehabt hätte, das Menschenkind fest zu halten.«

»Glaubt Ihr, Freund, daß ich mir meine Dienst-Obstruktionen bei Leuten Eures Schlages zu holen habe?« rief der höchst entrüstete Konstabler. »Ich bin meinen Obren verantwortlich und das ist gerade genug. Schleppt ihn weg!« wandte er sich jetzt mit der Würde eines Stockmeisters an seine ›Untergebne‹. »Ich komm' im Augenblick nach.«

Zwischen zwei Polizisten eingekeilt, ward Basil fortgetrieben und hörte nicht, was die Folge des Lärmens war, der an der Tür A. O.s gemacht wurde. Er leistete nicht den geringsten Widerstand, überzeugt, daß seine Erklärung auf der Wache ihn augenblicklich frei machen würde, und ward beim Eintritt in dieselbe nur dadurch unangenehm überrascht, daß er eine Menge Vagabunden bereits versammelt fand, die beim Verhör das Recht der Priorität in Anspruch nahmen. Es gewährte der Anblick einer Menge Trunkenbolde, die bewußtlos vor den Punsch- und Branntwein-

läden aufgefunden wurden, vor allem aber das Betrachten vieler elender Wesen – und desto elender, je mehr sie noch Gefühl für ihren Jammer haben –, die heimatlos, bei solcher Kälte, durch die Straßen geirrt und als Gesindel zur Wache geschleppt waren, – es gewährte der Anblick dieser eben keine Freude. Basil Annesley war bis dahin weit davon entfernt gewesen, der Shakespeare'schen Mahnung Folge zu leisten und ›sich alles Glanzes zu entkleiden, um die Gefühle eines Armen und Elenden aus eigener Erfahrung kennenzulernen.‹ Er hatte dies Mittel, um sich Gefühl für die Leiden seiner Mitmenschen einzuimpfen, bisher nicht angewandt; in dieser Nacht hatte er Gelegenheit, einen flüchtigen Blick auf das Elend zu werfen, das unaufhörlich durch die Straßen des großen Babel schleicht.

Endlich kam er an die Reihe. Als er eben anhob, kurz und einfach den ganzen Vorfall zu erzählen, ward ihm sehr verständlich kund und zu wissen getan, daß er den Mund zu halten habe; und das gewöhnliche Zeugenverhör nahm seinen Anfang.

Diejenigen, die dann und wann im Ober- und Unterhause einer nüchternen Debatte beigewohnt haben, und sehr unzusammenhängendes Zeug des ersten sehr ehrenwerten Mitgliedes Stottern und Schnarren, des zweiten Murmeln, des dritten Brüllen, des vierten aber, der es mehr mit Pantomimen wie Hand- und Lippenbewegungen hielt, gar nicht hörten, die dann anderen Tages mit verwunderten Augen gar weise, wohlgesetzte Reden des Herzogs von ..., des Marquis von ..., des sehr ehrenwerten Sprechers für Finsbury und andrer ciceronischer Mitglieder, als getreue Wiedergabe der gestern gehaltenen, etwas konfusen Reden in den Spalten der *Times* fanden und lasen, – Leute die sich so gewundert haben, werden sich eine Vorstellung vom Staunen Basils machen können, als ihm jetzt klar gemacht wurde, er sei ein Spitzbube ersten Ranges. Viele versicherten, dies »Gesicht«

schon häufig in Marlborough-Street gesehen zu haben; ein anderer entsann sich sogar ganz deutlich, daß er in Brixton-Mill gewesen sei, und bat ihn sein Gedächtnis anzustrengen, um sich der abgebrummten zwei Monate zu erinnern.

Es war ihm eher ein Trost als ein Ärgernis, als seine körperliche Untersuchung vorgenommen wurde; denn man mußte ja statt Dietriche und Brecheisen Dinge in seinen Taschen finden, die geeignet waren, ihn zu legitimieren. Als jedoch die Anfangsbuchstaben in seinem Taschentuch, sein in die Brieftasche geschriebener Name, sowie Briefe und Visitenkarten immer noch nicht ausreichten, ihn für den zu halten, der er zu sein vorgab, bat er sich vom Wachtmeister eine Erklärung darüber aus, und verlangte den Grund zu wissen. Der Bursch' aber, der sein »Gesicht« in Mobbro-Street wohl an die zwanzigmal gesehen haben wollte, meinte, daß »der Zürtu, mit allem, was drin stecke, möglicherweise selbst geklommen wäre« und in diesem Augenblick von seinem rechtmäßigen Eigentümer weit entfernt sein könne. Solche Geschichten kämen vor, das würd' er am besten wissen.

»Wenn Ihr in den Klub der Garde-Offiziere schicken und nach Captain Blencowe, dessen Wagen dort wartet, fragen, ihn auch in meinem Namen ersuchen wollt, entweder selbst hierher zu kommen oder aber einer unserer Kameraden, vielleicht auch seinen Kutscher herzubeordern, der mich vor einer Stunde nach Delahaye-Street fuhr – so wird jeder Zweifel bald beseitigt und Ihnen, mein Herr, es klar geworden sein, daß diese Leute hier falsch ausgesagt oder mindestens das Wahre daran dreifach übertrieben haben!« sagte Basil in einem Tone, der den an und für sich etwas schwachköpfigen Wachtmeister vollständig verwirrte; und ohne weiteres Hin- und Hergerede ward er seitab geführt, um die Rückkehr des ausgesandten Boten abzuwarten.

Drei Viertelstunden mußte der arme Annesley darauf warten. Währenddessen befand er sich in einem mit Punsch-Dämpfen und Tabaksqualm erfüllten Zimmer, drin drei zerlumpte Wesen kunterbunt durcheinander lagen; zwei auf einer alten Matratze, der dritte in demselben Winkel, aber auf bloßer Erde; und alle atmeten so schwer und unregelmäßig, daß ihr Zustand ihm mehr wie Apoplexie denn als bloße Trunkenheit erschien. Vergeblich protestierte er gegen solche Gemeinschaft. Er hatte es gewagt, Polizisten, Leute in Amt und Würden, einer falschen Zeugenaussage zu beschuldigen, und mußte die ganze Strenge dessen fühlen, was man »Gesetz« zu nennen beliebt.

Basil war eben auf dem besten Wege, über den so ungelegen kommenden Vorfall, über Zeitverlust und unerträgliche Gesellschaft rein toll zu werden, als ein Schließen an der Tür verkündete, bald sei's mit seiner Leidenzeit vorbei. Er ward' in die Polizeistube geführt, die jetzt heißer noch und überfüllter als vorher war.

Maitland und Wilberton, Arm in Arm, die in ihren Chesterfield-Mänteln zu den uniformierten Polizisten sowohl wie zu den zerlumpten Vagabonden einen schnurrigen Kontrast bildeten, fielen ihm zuerst in die Augen. Als sie sich von der Abendtafel erhoben, um der Aufforderung Annesleys zu genügen, hatten sie gerade genug an Zigarren und Grog zu sich genommen, um ohne weitere Schwierigkeit die Rolle spielen zu können, die sie sich vornahmen. Obschon vollständig überzeugt, daß sich Basil selbst in der Klemme befinde, wollten sie doch so tun, als habe irgendein frecher Betrüger sich ihrer Namen bedient, um frei zu kommen. Die Folge davon war, daß Basil bei seinem Eintritt in die Polizeistube ganz so verächtlich behandelt wurde wie vorher.

»Ni-nimmer sah ich den Burschen in meinem Leben«, stammelte Wilberton, der übermütiger noch als sein Gefährte sich

glücklich fühlte, den Vorschlag John Maitlands in Ausführung bringen und die betreffs der abgelehnten Einladung beleidigte Kameradschaft rächen zu können. »So'n betrunkner Hund von 'nem Ga-Galgenvogel, erf- erfrecht sich da unsre Namen zu sch-schänden!«

»O, es ist ganz empörend, daß ein Mann von St-Stande um solcher Unversch-schämtheit willen bei seiner Abendmahlzeit gest-stört werden muß!« fügte Maitland hinzu und spielte dabei den entrüsteten Trunkenbold. Annesley war auf dem Punkt, in das andere Zimmer abgeführt zu werden, um dort die Nacht zu verbringen. Doch merkte der Wachtmeister an dem Ton' und der Miene der beiden Offiziere, daß die Entrüstung möglicherweise nur eine erkünstelte sei; und als Basil mit jener Sprache, die selten des erwünschten Einflusses auf die Hörer ermangelte, darauf drang, daß die beiden Diener der Herrn zur Erhärtung seiner Aussage vorgeführt würden, gewährte er seinem Wunsche. Doch bevor noch Maitlands Kutscher erschien, der die ganze Sache natürlich aufgeklärt hätte, wandte sich Maitland selbst mit einem »alter Freund« an Annesley und erklärte die Verleugnung für Scherz.

Die Freilassung Basils war augenblickliche Folge. Nichts hatte sich gefunden, was der Aussage von B.947 entsprochen hätte; auch schlich dieser, seinen unzeitigen Diensteifer erkennend, still von dannen. Bevor der Ex-Gefangene an der Seite seiner lustigen Freunde das Wachhaus verließ, murmelte er etwas von »miserablem Loch« und »schlechter Behandlung«, auch wohl von »Anzeige machen«, denn der Wachtmeister nahte sich ihm und erzählte als Unterpfand seiner freundschaftlichen Gesinnung: daß seine Leute, nachdem sie in Delahaye-Street lange vergeblich geklopft und geklingelt, aus höchster Besorgnis für das Wohl des Kranken die Türe gewaltsam aufgebrochen hätten. Bei diesem Lärm wäre

der alte Herr mit Pistolen in der Hand erschienen, um schlimmstenfalls seine Sicherheit zu erkämpfen.

»Dennoch«, fügte der Wachtmeister hinzu, »erzählte mir der Konstabler, der an der Tür mit dem alten Herrn gesprochen hat, daß sein Zustand sehr bedenklich und seine Stimme kaum hörbar gewesen sei, - Nachrichten, die, wenn sie früher eingetroffen wären, mir Ihre Aussage von einem nächtlichen Besuch minder unwahrscheinlich gemacht hätten, als das zuerst allerdings der Fall gewesen ist.«

Kaum aus den Händen der Polizei befreit, beschloß Basil augenblicklich nach Delahaye-Street zurückzukehren, um so mehr, als er jetzt Gewißheit hatte, daß der kleine Gassenkehrer seinem Wunsche nicht gefolgt, und - den Alten alleinlassend - nach Haus gegangen war.

Eben als er das Wachhaus verließ und das Anerbieten eines umherlungernden, zerlumpten Kerls, ihm einen Wagen zu holen, von der Hand wies, gewahrte er an der Straßenecke eine sonderbare Figur, die man - wären die Hauptquartiere des Gesetzes nicht in so unmittelbarer Nähe gewesen - leicht jener ehrenwerten Zunft hätte zuzählen können, als deren Mitglied Basil soeben noch gegolten hatte. Doch der Mond schien so hell und die Luft war so klar, daß sein Auge nicht lange in Zweifel sein konnte, wen er sah. Die unscheinliche Gestalt an der Straßenecke war dieselbe Person, die er halb und halb auf dem Sterbebette vermutete und zu deren Hilfe er sich eben anschickte.

»Um des Himmels willen, Herr, wie könnt' Ihr Euch bei Eurem Zustande der rauhen Nachtluft aussetzen!« redete ihn Basil beinah ärgerlich an.

Doch die Antwort war unverständlich. Abednego lehnte sich gegen das Gitter eines Nachbarhauses und, ob nun seiner Krankheit oder seinen Gefühlen unterliegend, - gleichviel, er seufzte laut.

»Holt einen Wagen!«, rief Basil dem Burschen zu, der ihm vorher seine Dienste angeboten hatte, denn obschon es nicht weit war bis zur Wohnung Abednegos, blieb's dennoch zweifelhaft, ob die Kraft des Alten ausreichen würde, den Weg zu Fuß zurückzulegen. Während Basil teils auf halbvernehmliche Beleidigungen, die seiner Freundlichkeit galten, teils auf einen Ausbruch der Entrüstung horchte, über die traurige Lage, in die er, Abednego, durch so unzeitige Dienstfertigkeit geraten sei, erschien der Wagen. Basil hob den Alten hinein und als er diesen atemlos in die Ecke des Wagens sinken sah, überzeugte er sich, daß seine Befürchtungen nur allzu begründet gewesen waren.

»Sein Leben steht auf dem Spiel! In solcher Nacht der freien Luft zu trotzen! – Bei seinem Zustand!«, murmelte Basil unwillkürlich vor sich hin, als er im Geiste das Interesse, das er an dem alten Juden nahm, mit dem Benehmen seiner heitren Freunde verglich, die sofort desertiert waren. »Mein Leben!« klang es kaum vernehmbar von den Lippen des Kranken, weiter vernahm Annesleys Ohr nichts auf dem Wege nach Delahaye-Street.

Der Wagen hielt. »Ihr müßt mir gestatten, Euch die Treppen hinaufzugeleiten«, sagte Basil, als der Kutscher den Kutschenschlag öffnete und Abednego, den Hausschlüssel aus der Tasche nehmend, sich anschickte die Tür zu öffnen.

»Nein, nein!« murmelte der Alte. »Ich sag' Euch, nein! Wer kann hinter Euch zuschließen, wenn Ihr das Haus verlaßt?«

Die Anstrengung, die ihn diese Worte kosteten, ging über seine Kräfte und als er der Tür sich näherte, um sie zu öffnen, wankte er und würde bei dem Versuch, das Schlüsselloch zu finden, hingefallen sein, wäre Basil nicht herzugesprungen und hätt' ihn in seinen Armen aufgefangen. Ein leises Wehklagen kam über seine Lippen, Annesley nahm den Schlüssel aus seiner Hand, schloß auf und stieß mit dem Fuß die nachgiebige Tür auf,

führte ihn dann auf den Flur und setzte ihn auf eine dort befindliche Bank. Dann kehrte er um, bezahlte und entließ den Kutscher und verschloß sorglich die Haustür. O, mehr – er wußte sich die Haussitte Abednegos schnell zu eigen zu machen und legte sogar den Riegel nebst der Kette vor. Dann nahm er eine Blechlampe, die der Alte, als er sein Haus verließ um auf die Wache zu gehen, brennend auf dem Flur zurückgelassen hatte, und bot ihm den andren Arm als Stütze.

»Laßt mich Euch die Treppen hinaufleuchten, Herr«, sagte Basil. »Es wäre widersinnig, meinen Beistand zurückweisen zu wollen. Die Nacht ist bereits halb vorüber, und seit ich weiß, daß Ihr allein im Hause seid, schwör' ich's Euch zu, bis morgen früh hier zu verweilen.«

Der Kranke schien einzusehn, wie nutzlos es sei, länger darüber zu streiten, jedes Wort konnte nur dazu beitragen, seinen Zustand zu verschlimmern. So leistete er denn nicht länger Widerstand, nahm den ihm dargebotenen Arm an und mühte sich die Treppen zu ersteigen. Das war in der Tat nichts Leichtes. Sein Hals, mehr und mehr sich entzündend, schwoll immer stärker an und erschwerte ihm das Atemholen außerordentlich. Schon im zweiten Stock klammerte er sich krampfhaft mit beiden Händen am Arme Basils fest und rang nach Luft.

Nicht vor Verlauf einiger Minuten erreichten sie die Dachstube, deren Tür wohl mehr aus alter Gewohnheit wie der Sicherheit halber verschlossen war, denn kein menschliches Wesen befand sich außer ihnen im Hause.

Sie traten ein. Basil sah zu seinem Kummer auch keine Spur von Feuer, woraus sich abnehmen ließ, daß der Alte bereits im Bett gewesen war, als der Lärm der Polizisten ihn bewaffnet nach unten führte. Mit der Blechlampe, die er in der Hand hielt, steckte Annesley sofort ein auf dem Tische stehendes Licht an, das in

sonderbarem Gegensatz zu den sonstigen Gewohnheiten Abednegos von Wachs zu sein schien.

»Gebt mir die Lampe!« bat der Alte und erhob sich von dem Stuhl, in den er beim Eintreten erschöpft niedergesunken war. »Im Nebenzimmer hab' ich Holz und Späne. Wenn Ihr denn doch die Nacht hierbleiben wollt, muß ich wohl für ein Feuer sorgen.«

»Nicht meinetwegen, Herr!« rief Basil ärgerlich, besann sich dann aber, daß es am Besten sein würde, den Alten im Glauben an seine Gastfreundschaft zu lassen. So schwieg er denn, während Abednego murrend ins Nebenzimmer schwankte. Allein zurückbleibend, durchschweifte er mit flüchtigen Blicken das Gemach, das um weniges besser beschaffen war als das Polizeigefängnis, aus dem er soeben kam, und gewahrte auf einem neben dem Bette stehenden Tische das Buch, das er am Morgen seinem Wirte geborgt hatte. Daneben lag ein Kruzifix von Gußeisen und ein zusammengefaltetes Papier. So hätte denn er, sowohl wie die Welt, fälschlich geurteilt und Abednego wäre nur dem Namen und seinem Gewerbe nach ein Jude?!

Während er noch darüber sann, hörte er im angrenzenden Gemach etwas schwer niederfallen, und wenn schon er glaubte, es sei nichts als ein Scheit Holz, wovon der Alte schon gesprochen hatte, so eilte er doch hinzu, beim Transport desselben behilflich zu sein. Aber ach, ob er nun über seinen langen Dogenmantel, den er der heftigen Kälte halber umgenommen hatte, oder aus Schwäche umgefallen war, – gleichviel, der Arme lag auf einem Haufen Kohlen und Holzsplittern, die in einer Ecke des Zimmers zusammengeschaufelt waren.

Zudem mußte er sich beim Hinfallen verletzt haben, denn als Basil ihn aufhob, bemerkte er beim Schein der Lampe, die zwar umgefallen, aber nicht ausgelöscht war, daß Blut aus seinen Lippen quoll. Er nahm ihn in seine Arme, trug ihn gleich

einem Kinde ins andere Zimmer und legte ihn ins Bett. Abednego seufzte von Zeit zu Zeit schwer; ob seine Krankheit oder der Schmerz, den er sich beim Hinfallen zugezogen hatte, die Ursach war, bleibt dahingestellt.

Da sein Wirt zu jeder weiteren Verrichtung unfähig war, glaubte sich Basil berechtigt, nach seinem besten Dafürhalten verfahren zu dürfen. Er war allein, Mitternacht eben vorüber, ohne Hilfe, ohne Trost lag ein Kranker, vielleicht ein Sterbender vor ihm, hier galt es nicht Skrupeln oder irgendeiner Empfindlichkeit Raum zu geben. Und seinen Überrock ablegend, schickte er sich an, ein Feuer zu machen. Er holte Späne aus dem Nebenzimmer herbei und bald flackerte auf dem alten Rost im Kamin ein tüchtiges Feuer, an dem er sich vorläufig zu erquicken, mit dessen Hilfe er aber nach und nach das ganze Zimmer zu erwärmen hoffte. Ein alter Kessel stand neben dem Kamin, doch da er leer war, holte Basil den in einer Ecke stehenden Wasserkrug herbei, um ihn zu füllen. In diesem war das Wasser natürlich gefroren und Annesley griff nach einem auf der Erde liegenden Knittel, um die Eisdecke zu durchstoßen. Das dadurch veranlaßte Geräusch schien die Geistestätigkeit Abednegos wieder zu beleben, denn er erwachte plötzlich aus seinem Stupfsinn.

»Was machst Du Taugenichts da wieder?« rief er, augenscheinlich seiner Sinne nur halb mächtig. »Was hast Du wieder zerbrochen? Seit Du bei mir aufwartest, hab' ich kein ganzes Stück mehr im Hause! Und wie wagst Du's nur, solch ungeheures Feuer zu machen? Narr! Was gibt's denn hier zu braten, außer Deinen eignen Beinen, daß Du so verschwenden mußt?!«

Basil Annesley konnte leicht merken, daß die ganze, mit heiserer Stimme gesprochene Rede dem kleinen Gassenkehrer galt, mit dem er verwechselt wurde, so daß es unzweifelhaft war, der Alte liege im Fieber.

Ohne zu antworten fuhr Basil bei seinen häuslichen Beschäftigungen fort, füllte den Kessel, setzte ihn aufs Feuer, brach ein Paket mit Lindenblüten auf, das der Apotheker gesandt hatte, und braute dem alten Manne einen Tee in ähnlicher Weise, wie ihn Esthers Mutter während seiner Krankheit in Heidelberg für ihn zu bereiten pflegte.

Schwer aber hielt's im Haushalt Abednegos, einen Tassenkopf zu finden. Weil nichts anderes aufzutreiben war, nahm er vom Sims eine Schale herunter, die ein bronzener Zierrat zu sein schien, später erfuhr er, es sei eine alte Silbermuschel von bedeutendem Wert und das Meisterstück eines alten lombardischen Goldschmieds.

Der Kranke trank und schien sich alsbald wohler zu fühlen, denn er seufzte weniger schwer. Nach einiger Zeit öffnete er die Augen und atmete hoch auf, als ob er sich von einer Last erleichtert fühle, die ihn gedrückt habe. Dieser Zeitpunkt mußte benutzt werden, denn mit dem Alten war am Besten umzugehen, so lang er nicht sein volles Bewußtsein hatte. So nahm denn Basil seinen Mantel und legte ihn statt eines Kissens unter den Kopf Abednegos, während er das Deckbett der erbärmlichen Pritsche über seine Glieder ausbreitete. Einer zweiten Tasse Lindenblütentee setzte Basil nach Vorschrift des Apothekers etwas Antimon-Wein hinzu, und als der Alte auch diese mechanisch ausgetrunken hatte, überließ sein Pfleger den Arzneimitteln die Wiederherstellung des Kranken und warf sich – durch so außerordentliche Tätigkeit ermüdet – in den vor dem Kamine stehenden Lehnstuhl, um dem Körper Ruhe und seinem Geiste Zeit zu einigen Betrachtungen zu gönnen.

Die sonderbare Lage, in der er sich für den Augenblick befand, erregte zuerst sein Nachdenken. Da saß er nun, der er noch vor kurzem die ihm bei Maitlands gemachte Beschuldigung, ein

intimer Freund A. O.s zu sein, mit Entrüstung zurückgewiesen hatte, da saß er nun in einer schmutzigen Dachstube als Krankenpfleger desselben Mannes und unterzog sich gewöhnlichen Dienstleistungen, die er nur zögernd denen erwiesen hätte, die befugt gewesen wären, Zuvorkommenheit von ihm zu fordern.

Wenige Nächte vorher hatte er sich seiner Mutter als Krankenwärter für ihren alten und bewährten Diener angeboten, sie aber hatte seine Dienste abgelehnt, obschon es minder erniedrigend für ihn gewesen wäre, den treuen Gärtner zu pflegen als einen fremden Mann, von dessen Dasein er vor einem Monat kaum irgendeine Kunde besessen hatte.

Doch das Wunderlichste unter allen diesen Ungereimtheiten war, daß er sich umsonst bemühte, Abednego Osalez als einen Fremden zu betrachten. Ein geheimnisvolles Band schien beide zu umschlingen. Denn obschon Basil in ihm einen Mitmenschen erblickte, für den die Bibel das schöne Wort ›Bruder‹ gebraucht, obschon er hierin hätte Grund genug finden können, jedem Leidenden ein barmherziger Samariter zu sein, so verbarg er sich's dennoch nicht, als er so in die Flammen des Kamins blickte, daß es ihm vorkomme, als hab' er schon manches Brot mit dem Alten gebrochen und an seinem Herde schon manches Wort mit ihm gewechselt. Und doch – der Mann, der schweratmend und bewußtlos vor ihm lag, mußte seinem Tun und Treiben nach dem edlen Herzen des jungen Offiziers hassenswert erscheinen. Wenn schon ihm die Beredsamkeit des klugen Abednego ein anderes Bild von der Bedeutung und dem Einfluß eines Geldverleihers entworfen hatte, wenn schon der Scharfblick seines Geistes, so wie die Großartigkeit seiner Pläne und Spekulationen einen Schleier über die Erbärmlichkeit seines täglichen Treibens und das schändliche Gewerbe eines Wucherers warf, so verhehlte sich's Basil dennoch keines Weges, daß derselbe Mann, der wie

ein Philosoph über den Wert und den Einfluß des Geldes auf unsere Zustände sprach, seiner Handlungsweise nach oft ein böswilliger Lump sei. Doch wie verächtlich und hassenswert ihm dies Gaunern und Schachern auch erscheinen mochte, er fühlte dennoch eine unwillkürliche Hochachtung für den Besitzer dieser schmutzigen Dachstube. Er mußte sich's gestehen, daß dieser an ›Gedanken‹ – jener Zauberkraft des Geistes – und an Seelenstärke ihm außerordentlich überlegen war und die Geschicke anderer in so wunderbarer Weise beherrschte, daß ihm oft eine Art Glorienschein das dunkle, elende Gemach zu umkränzen schien. Weil das Elend so absonderlich, so freiwillig mit jeder Selbstentsagung so eng verknüpft war, konnte man ihm ein gewisses Staunen, sogar eine gewisse Anerkennung nicht versagen. Die Willenskraft und Selbstentbehrung des Millionärs ließ ihn diesen Mann viel mehr gleich einem de Rance in seiner Trappisten-Zelle oder wie einen Karl V. im Kloster zu St. Quentin erscheinen, denn wie einen gewöhnlichen, hungerleidenden Geizhals. Wenn es möglich gewesen wäre, vor jenen kahlen und ärmlichen Wänden zu erschrecken, schwer wär' es den meisten geworden, den Besitzer jenes großartigen eisenbeschlagenen Schmuckkastens zu verachten.

Am meisten quälte den armen Basil der Gedanke, hinfort ewigen Neckereien von Seiten seiner Kameraden ausgesetzt zu sein. Es war zudem, was Unterhaltungsstoff anbelangte, eine schlechte Jahreszeit, so daß eine weitläufige Besprechung seines Erscheinens im Theater, nachdem er die Einladung von Loflus ausgeschlagen hatte, gar nicht fehlen konnte. Und dann, welche Fundgrube für ihren Spott! Jeder hätte geglaubt, er habe sich des Blencowe'schen Kabriolets bedient, um zu einem Stelldichein zu fahren, und jetzt war's entdeckt, daß keinem anderen wie A.O. der Besuch gegolten hatte, noch dazu ein Besuch, zu dem er so

wenig berechtigt war, daß man ihn als einen Dieb aufgegriffen und zur Wache geschleppt hatte.

Es war nicht zu erwarten, daß Leute wie Maitland und Wilberton darüber schweigen würden, und der alte Carrington war gerade schwachköpfig genug, um an einem Ereignis den lebhaftesten Anteil zu nehmen, das von nun an den jungen Annesley zur Zielscheibe schlechter Witze machen konnte, – verletzender Witze, die ihn schon einmal in Harnisch gebracht hatten, als man in ihm den vertraulichen Freund und Begleiter des Mannes mit dem baumwollnen Regenschirm begrüßte.

Um sich vor so unerfreulichen Gedanken zu retten, nahm Basil das einzige Buch zur Hand, das von allen etwa im Zimmer befindlichen ihn unterhalten konnte. Es waren die Hollarschen Kupferstiche, die Abednego so befremdenderweise als Trost und Erbauungsbuch während seiner Krankheit von Basil geborgt hatte. Als er es verstohlen vom Tische nahm, um den an und für sich unruhigen Schlummer des Alten nicht vollends zu stören, warf er das Papier herunter, das zu Seiten des Buches lag. Als er es wieder auflangte, fiel etwas aus demselben heraus. Er suchte danach auf der Erde und merkte, daß es eine Haarlocke sei. Schon ihre Länge sprach dafür, daß sie von einem Weibe herrühren müsse, auch durfte man voraussetzen: von einem schönen und jungen, denn es fühlte sich wie Seide an und hatte eine herrliche Farbe.

Ohne im Geringsten die häuslichen Geheimnisse seines Wirtes entschleiern zu wollen, konnt' ihm dies alles nicht entgehn, während er die Locke wiederum in das Papier einschlug. Auch die ganz besondre Färbung des Haares mußt' ihm auffallen; er kannte nur eine Dame, die solches Haar getragen haben sollte, und eine Locke von ihr war ihm vor kurzem erst wieder zu Gesicht gekommen, als er im Wachhause sich veranlaßt fand seine Brieftasche zu öffnen. Darinnen bewahrte er eine Locke seiner Mutter auf,

nicht silbern wie sie jetzt es trug, unter dem Einfluß der Jahre und der Sorgen gebleicht, nein, schön und glänzend, wie es während der sonnigen Zeit ihrer Jugend gewesen war. Basil betrachtete diese Locke, die er ohne Wissen seiner Mutter von Dorcas erhalten hatte, als das Köstlichste unter allem, was er besaß.

Unwiderstehlich trieb's ihn, die Locke des Geldverleihers mit der zu vergleichen, die er in seiner Brieftasche bei sich führte. Keine Verschiedenheit! – dieselbe Länge, dieselbe Farbe, – sie wären zum Verwechseln gewesen. Jeder andere würde ihm beigestimmt haben, als er einen Augenblick zu glauben schien, beide Locken wären von einem und demselben geliebten Haupt!

Doch war das möglich? Welches Verhältnis, welche Verbindung konnte jemals zwischen ihnen bestanden haben? Der Geldverleiher von Greek-Street Soho und die Witwe Sir Bernard Annesleys! Die stolze Tochter des stolzesten Gesandten Lord L. und der schlaue, knausrige Wucherer, – der ehrlose, schändliche und berüchtigte A. O.!

Aber warum lesen Sie nicht und suchen

sich auf die Weise selbst zu vergnügen?

Kapitel 12

Kaum einer minder traurigen Pflicht als der junge Annesley unterzog sich seine Mutter, genau um dieselbe Zeit. Auch ihr lag in ihrem trübseligen Witwensitz zu Barlingham ein Akt der Menschlichkeit ob.

Der alte Gärtner war nicht mehr. Jener gewaltige Gefühlsausbruch, dem Basil beigewohnt hatte, schien das letzte Aufflackern einer erlöschenden Flamme gewesen zu sein, und seine Herrin, der er von Kindheit an ein treuergebener Diener gewesen war, drückte dem Alten das starre Auge zu und stellte die Totenkerzen zu beiden Seiten seines Lagers auf. Als die Bewohnerin des einsamen Herrenhauses, besonders aber ihrem ganzen Charakter nach, war Lady Annesley zu einem so feierlichen Amte wie selten ein anderer befähigt. Ihre durch Leiden und Sorgen aller Art gestählte Seele zitterte bei jenem letzten ernsten Dienste, den wir einem Dahingegangenen erweisen, *nicht*, und ein Amt, bei dessen Vollziehung weichere Frauenherzen, namentlich wenn sie die Schattenseiten des Lebens noch nicht kennenlernten, gebebt hätten, erfüllte eine Lady Annesley weder mit Schreck noch Entsetzen.

In jener Weise, in der man wohl im Schlaf zu murmeln pflegt, hatte sie Gebete, die nach dem Ritual der Kirche an einem Sterbebette zu halten sind, in das Ohr des alten Nicholas geflüstert, und wenn dies möglicherweise auch die Nebenabsicht gehabt hätte, seinen Fieberphantasien Einhalt zu tun oder sie mindestens nicht zu den Ohren eines Fremden gelangen zu lassen, so war's doch

kein ähnlicher Zweck, der sie der schluchzenden Dorcas hilfreiche Hand leisten ließ, den Leichnam zu beschicken, bevor er seine letzte Wohnung – das Grab bezog. Als er in den Sarg gelegt war, verließ sie das Zimmer, – verließ es mit einem tiefen Seufzer und einem stillinnerlichen Gebet! Frühere Schmerzen waren, während sie den Alten pflegte, wieder erneuert worden, unwissentlich hatte er sie durch unzusammenhängende Fieberphantasien bis in die tiefste Seele verwundet und vor allem durch einen Verdacht, den er in der Seele Basils, ihres Herzenssohnes, erregt haben konnte, beängstigt und gequält. Doch jetzt war er zur Ruh. Der grauköpfige Alte war von jedem Erdenschmerz erlöst und sie allein war zurückgeblieben zu dulden und zu büßen.

Jeder, dessen ganzes Fühlen eine Zeitlang durch ernste und hehre Pflichten in Anspruch genommen war, empfindet eine sonderbare Leere, wenn ihm der Gegenstand, der ihn so lange in Spannung erhielt, plötzlich fehlt. Es ist wie mit den Verwundeten, denen der Chirurg das kranke oder zersplitterte Bein abnimmt, auch sie haben ein nicht zu erklärendes Gefühl von Unbehagen, und zwar der leeren Stelle halber. Lady Annesley war durch die anhaltende Pflege, die sie dem Alten hatte angedeihen lassen, und durch die stete Gefahr, in der sie während seiner Krankheit schwebte, anjetzt so matt und abgespannt, daß am Nachmittage desselben Tages, an dem der alte Diener begraben und in das Haus die frühere, traurige Stille wieder eingezogen war, sie ihren gewöhnlichen Beschäftigungen nicht obliegen konnte. Unwillkürlich betrat sie oftmals wieder das Gemach, in welchem Nicholas seit Jahren gelebt und nun den letzten Kampf gekämpft hatte, – ein Gemach, dessen Schwelle sie seit langer Zeit nur mit einem Gefühl von Weh und Schmerz überschritten hatte. Alles darin war wie sonst. Die Wintersonne schien durch das offene Fenster, und durch die hereinströmende kalte Luft gezwungen,

das Gemach zu verlassen, blieb ihr kein anderer Zufluchtsort als ihr eigenes warmes Wohnzimmer, darinnen Lesepult und Bücher ihr einzig Trost gewähren konnten.

Leute, die in der Welt leben und genießen, was sie bietet, ergehen sich, wenn jemand der zurückgezogen lebt, über Mangel an Unterhaltung klagt, sehr gern in dem Gemeinplatz: »Aber warum lesen Sie nicht und suchen sich auf die Weise selbst zu vergnügen?« Was aber fordern diese Leute, um »mit Interesse« zu lesen? Eine tüchtige, stets mit dem Neusten ausgestattete Buchhandlung muß neue Novellen und Romane, glänzende Zeitschriften u.d.m. stets zur An-, Ein- und Durchsicht herbeischaffen, worauf die Leser wie in einen Spiegel zu blicken pflegen, um sich nach einem Fortschritt in der Zivilisation umzuschauen, oder wie auf ein Bild, das ihnen die modischen Sitten und Gebräuche vor die Seele führt.

Lady Annesleys kleine Bibliothek enthielt jedoch gegenteils nur alte Ausgaben von Werken, die vergangenen Jahrhunderten angehörten. Philosophische Schriften mit veralteten Systemen, über den neuere längst den Stab gebrochen hatten, und theologische, in denen das Stroh gelehrter Kasuistik so fein gedroschen wurde, als solle es samt und sonders Spreu werden. Die wenigen gediegenen Werke, die sie besaß, waren ihr seit zwanzig einsam verlebten Jahren der Trost gewesen, zu dem sie bei Gram und Leiden ihre Zuflucht genommen hatte. Und bei aller Vorliebe für einen Lieblingsschriftsteller, – so unmöglich es ist, daß uns die trockenen Blätter einer Rose die frische, duft- und farbenreiche Blüte ersetzen, – so unwahrscheinlich ist es auch, daß wir ein Werk zum hundertsten Male mit demselben Interesse lesen wie das erste Mal. Es kann ein solcher Fall vorkommen, wenn wir uns aus einer ganzen Bibliothek das aussuchen könnten, was ganz besonders nach unserem Geschmack ist. Doch nur ein nüchterner

und ungebildeter Bauer kann sein ganzes Leben hindurch Sonntag für Sonntag durch »des Pilgers Wachstum in der Erkenntnis«, das seinen ganzen Bücherschatz bildet, erbaut werden.

Lady Annesley hatte sich's selbst schon oftmals gestanden, daß ihre kleine Bibliothek aufgehört hatte, einen Reiz für sie zu besitzen, und wenn sie irgendetwas in ihrer Abgeschiedenheit von der Welt entbehrte, so waren es neuere Schriften, die sie mit jüngeren Ideen oder einer glücklicheren Auffassung schon oft behandelter Stoffe bekannt gemacht hätten. – An jenem freudlosen Nachmittag jedoch hoffte sie, daß die alten Gefährten durch die Sorgen und Müh'n des Lebens ihren Reiz erneuern könnten – und in Übereinstimmung mit der Begräbnisszene am Morgen, wo sie in der kleinen Dorfkirche Grab bei Grab, Staub bei Staub gesehen hatte, war ihr Verlangen groß, ihren sehr begünstigten Holbein zur Hand zu nehmen, dessen beigefügten Textes sie sich gar wohl erinnerte. Das Buch war fort! Es hatte mit fünf anderen Bänden ihrer Lieblingsschriftsteller in einer Reihe gestanden, ›die Versuche‹ Montaigne's, das ›Handbuch‹ George Herberts – alle waren da, nur das Exemplar der Hollarschen Kupferstiche fehlte.

Lady Annesley ward dadurch aufs Unangenehmste berührt. So gleichförmig und still verbrachte sie ihre Tage, daß außer ihr selbst niemand wie Hannah und Dorcas die Schwelle ihres Zimmers überschritt. Hannah aber konnte weder lesen noch schreiben, wogegen Dorcas zu jenen glücklichen Naturen gehörte, die viel lieber ihre Naht nähen, als die Meisterstücke eines Künstlers in Augenschein nehmen. Dennoch konnte sich die eine oder andere daran ergötzt und zu genauer Betrachtung Kunstwerke mitgenommen haben, die in ihren Augen »Bilderchen« waren. Sie klingelte und fragte. Doch keine von beiden wußte, daß ein solches Buch überhaupt dagewesen sei, viel weniger aber über sein

Verschwinden Auskunft zu geben. Sie fragte weiter, ob irgendein Fremder in ihrem Zimmer gewesen sei, während sie den Gärtner gepflegt habe.

»Keiner!« war die Antwort.

»Seltsam, höchst befremdend!« erwiderte sie und fügte in der Tiefe ihres Herzens hinzu: »Klein ist die Zahl der Reliquien aus jener Zeit, wenige sind's, drum um so teurer, und der Verlust dieser würde mich vor allen schmerzen!«

»Vielleicht hat Mr. Basil das Buch mitgenommen!« sagte Dorcas, die einen guten Gedanken faßte. »Als Eure Ladyschaft matt und müde der Ruhe pflegtet, war er eine Zeitlang hier allein. Vielleicht hat er angefangen darin zu lesen und es mit sich genommen, unterwegs oder zu Haus' es zu beenden.«

Lady Annesley sprach eine entgegengesetzte Meinung aus und entließ die Dienerin. Dennoch hatte die Vermutung dieser soviel Wahrscheinliches, daß sie sofort zur Feder griff, um sich bei ihrem Sohn danach zu erkundigen. Erst anderen Tages wollte sie diesen von dem Ableben des alten Nicholas in Kenntnis setzen, doch der Verlust des Buches und der sehnliche Wunsch, Auskunft darüber zu erhalten, duldete keine Zögerung.

Nichts setzte sie in größere Verlegenheit als die Todesanzeige des Alten, die ihrem Sohne füglicherweise gemacht werden mußte. Sie hatte nach jener schrecklichen Szene, deren Zeuge er gewesen war, jede Besprechung darüber vermieden, so daß sie immer noch zweifeln mußte, ob Basil Verdacht daraus geschöpft oder alles lediglich für Ausbrüche eines Geisteszerrütteten gehalten habe.

Jetzt aber machte die Befürchtung, das geliebte Buch könne verloren sein, jede andere Bedenklichkeit schwinden, und nachdem sie ihm mit kurzen Worten den Tod und das Begräbnis des alten Gärtners, der, wie sie schrieb, ihr stets ein treuer und

ergebner Diener, später sogar, als sie verlassen von der Welt gelebt hatte, ein Freund gewesen sei – nachdem sie ihm – sagt' ich – den Tod desselben angezeigt hatte, fragte sie schließlich, ob er ihr über das Schicksal des verlorenen Buches irgendwie Auskunft erteilen könne.

»Du bist mein einzger Sohn, Basil«, schrieb ihm Lady Annesley, »noch mehr, – durch die Entfremdung und den Wohlstand deiner Schwester auch mein einziger Erbe. Nur einige Jahre noch, und das Wenige, was ich besitze, ist Dein. Alles, was ich für Dich zu tun vermag, – das geschieht, alles, was ich entbehren kann, darauf leist' ich Verzicht um Deinetwillen. Ich kann daher nicht denken, Basil – ich will's nicht glauben, daß Du heimlicherweise ein Buch aus meinem Hause mitgenommen hättest, das – wie Du weißt – mir lieb und wert ist. Wie lieb es mir ist, das freilich kannst Du nicht wissen. Ich werde zur Ruhe eingehn und weder Du noch irgendjemand wird erfahren haben, wie teure und doch wie schmerzliche Rückerinnerungen sich daran knüpfen. Hier in meiner Abgeschiedenheit von der Welt leb' ich nur noch in der Vergangenheit. Was dahin ist, sie, die hinübergegangen sind, weichen im Geiste nicht von meiner Seite und heiligen die Luft, die mich umgibt. Die Hoffnung, die ich auf Dich gesetzt, und die Erinnerung, die bei jenen weilt, gewähren mir Freuden, die nicht von dieser Welt sind. Ich weiß nicht, was ich schreibe, der Verlust dieses Buches verwirrt meine Sinne! Mir ist als hätt' ich einen unersetzlichen Schatz eingebüßt!

Säume nicht, Basil, ich bitte Dich! Schreibe mir, ob Du von dem in Frage stehenden Gegenstande irgendetwas gesehn hast, und wenn Du ihn selbst mit Dir genommen hast, so fürchte keine Vorwürfe deshalb zu hören. Zu glücklich würde mich's machen, wenn ich das Buch zurückempfinge, als daß ich irgendwie noch Zeit zum Tadel oder zu Klagen fände!«

Das war der Brief, der von Barlingham Grange abgeschickt wurde! Das war der Brief, den Basil Annesley aus der Tasche zog, als er am fünften Morgen nach jener für Abednego so kritischen Nacht wiederum in der Dachstube des letzteren und wiederum zu Seiten seines schlichten Feldbettes saß.

Die Gefahr, in der sich der Geldverleiher befand, war am Morgen nach seiner ersten Nachtwache noch immer so bedeutend, daß Basil vor der Verantwortlichkeit erschrak, die er - wenn der Alte unter seinen Händen stürbe - unzweifelhaft auf sich lüde. Der Reichtum Abednegos hätte sogar zu allerhand Verdächtigungen Anlaß geben können, so schickte er denn den kleinen Gassenkehrer zum Arzte seines Regiments und ließ ihn bitten, baldmöglichst herbeizukommen. Auf dessen Verordnung wurde dann für geeignetere Pflege und die erforderlichen Lebensbedürfnisse Sorge getragen.

Abednego war während seiner Krankheit zu matt und schwach, um den Eintritt von Fremden hintertreiben zu können, auch tat Basil alles, was in seinen Kräften stand, um den Alten, falls er am Leben bleibe, über dies Eindringen in sein Heiligtum beruhigen zu können. Er versiegelte die Türen, die zu den Zimmern der unteren Stockwerke führten, und besonders das so wertvolle Pult in der Krankenstube selbst. Zudem verbrachte er einen großen Teil des Tages an Ort und Stelle und verwaltete das Amt eines Oberaufsehers.

Auch wußte Abednego alles, was um ihn her vorging, um vieles besser, als man hätte glauben sollen. Er kannte vollständig die Gefahr, in der er schwebte, verhehlte sich aber auch keineswegs, wie notwendig es sei, Vorsichtsmaßregeln betreffs seiner Schätze zu treffen. So wurde Bill der Gassenkehrer z.B. abgesetzt und die alte stumpfsinnige Frau aus Greek-Street an seiner Statt zur Pflege beordert. Jener konnte ausplaudern, was verschwiegen

bleiben sollte, auf die Alte aber durfte er bauen, und ruhig saß sie neben ihm, wenn er ihrer Dienste nicht anderweitig bedurfte.

Basil hatte nicht die leiseste Ahnung davon, daß während seiner Abwesenheit der Kranke sich oftmals erhob, um die Wärterin nach der Uhr zu fragen. »Wie lange ist der junge Mann schon fort? Wann versprach er wiederzukommen?«, so ging's mit Fragen fort. Basil dachte nicht daran, daß er es sei, der dem hinsinkenden Alten Licht und Leben wiedergegeben habe. Er glaubte, der Geldverleiher habe seine Dienste angenommen, weil er endlich zur Überzeugung gekommen sei, daß keine Selbstsucht der Beweggrund seiner Handlungsweise wäre. Er glaubte, Abednego habe sich überzeugt, daß er in jener traurigen Nacht ohne seine Hilfe möglicherweise ein Opfer der Halsentzündung geworden wäre, und obschon sein Leiden immer noch der Art war, daß jede Unterhaltung nach Kräften vermieden wurde, zweifelte er dennoch nicht daran, daß ihm der Geldverleiher im Grunde seines Herzens Dank wisse. Auch lag ihm durchaus nicht daran, denselben ausgesprochen zu hören. Er war zufrieden, von dem eigensinnigen Alten nicht wiederholentlich zurückgewiesen zu sein, und sah seiner Genesung mehr deshalb mit Freuden entgegen, eine Verantwortlichkeit erloschen zu sehen als eine Dankesversicherung hinzunehmen.

Als er den Brief der Lady Annesley gelesen hatte, beschäftigten ihn andere Gedanken. Er mußte das Buch so bald wie möglich wiederhaben, um es ihr unverzüglich zurückstellen zu können. Doch wie war das zu bewerkstelligen?! Es war nebst dem Kruzifix und dem Papier mit der Haarlocke vom Tische verschwunden. Daß der Kranke, der bis dahin kaum fähig gewesen war, sich aufzurichten, es fortgelegt haben sollte, erschien ihm unwahrscheinlich, überdies aber war Abednego noch so schwach, und reizbar in Folge seiner Krankheit, daß Basil kaum es wagte, ihn mit derlei

Fragen zu behelligen. Und dennoch gab's kaum ein anderes Auskunftsmittel, da die Alte, obschon sie niemals das Zimmer verließ, von den verschwundenen Gegenständen nichts zu wissen vorgab.

»Wenn er nur ahnte«, sagte Basil zu sich selbst, als er über Mittel und Wege nachdachte zu seinem Ziel zu kommen, »welche geheimnisvolle Ähnlichkeit mit dem Haar derer, für die ich das Buch zurückfordere, und jener Locke besteht, die ihm ein so verehrungswürdiger Gegenstand zu sein scheint, er würde meine Zudringlichkeit verzeihen.«

Als er selbigen Morgens, wo er den Brief der Lady Annesley empfangen hatte, in das Zimmer des Kranken trat, erkundigte er sich zuförderst nach dem Befinden desselben und der Aussage des Arztes.

»Euer Doktor wird nicht wiederkommen«, sagte Abednego mit schwacher Stimme. »Ich hab' ihn gestern Abend bezahlt und entlassen. Es war mehr Euretwegen, daß ich Geduld mit ihm hatte, ich ertrug seine Gegenwart, wie die der Alten dort, die eben in meinem Armstuhl eingeschlafen ist. Letztere brauch' ich übrigens wirklich, wer kann's wissen, ob Ihr nicht wieder Lust bekommt, um Mitternacht zu klopfen und zu klingeln, Feuer zu machen und Licht zu verschwenden?«

»Trotz alledem, Herr, scheint's besser mit Euch zu gehen. Nur der Gesunde klagt über den Arzt. Und was die Alte anbetrifft, so wißt Ihr selbst am besten, daß sie Euch besser pflegt und bedient als Bill, der Gassenkehrer«, entgegnete Basil.

»Wie's kommt!« meinte der Alte mürrisch. »Defoe erzählt uns, daß während der Pest solche alten Weiber es waren, die den Kranken die Kehle zuschnürten. Gott sei Dank, ich bin jetzt wieder kräftig genug, um selbst für mich Sorge tragen zu können. Indessen, bevor ich mir kein Feuer anmachen und kochend

Wasser verschaffen kann, muß sie schon bleiben. Sie weiß sich übrigens wie die Leute sagen ›in alles zu finden‹ und macht mir weniger Umstände als ich ihr. Auch ist just nicht viel hier«, schloß er, auf die kahlen Wände blickend, »wonach man lange Finger machen könnte.«

»Und doch waren bei Beginn Eurer Krankheit«, hob Basil jetzt an, als er die Alte unter dem Einfluß des flackernden Feuers und eines kalten Tages fest eingeschlafen sah, »dennoch waren damals Gegenstände hier, die ich in diesem Augenblicke nicht bemerke, und deren Verschwinden mir einige Sorge macht.«

»Was meint Ihr?« rief Abednego, als er im Bette sich aufrichtend die Vorhänge hastig zurückschob und zuvörderst auf das Bureau blickte, darin Tausend und Abertausende aufgeschichtet lagen.

»Nein, nein, – das ist's nicht, das laßt Euch keine Sorge machen«, beruhigte ihn Basil. »Die Dinge, von denen ich sprach, sind von geringerem Wert und haben einen solchen wohl überhaupt nur für Euch und mich. Ich meine das Kruzifix und das alte Buch.«

»Und was glaubt Ihr, das daraus geworden ist?« rief Abednego bitter und sank, den Vorhang loslassend, in die Kissen zurück.

»Ich hoffte, Ihr würdet mir Auskunft darüber geben können.«

»Und wenn ich's könnte, und wenn ich's hätte! Seid Ihr so versessen auf Euer Eigentum, daß Ihr mir nicht einmal ein altes Buch anvertrauen wollt?«

»Alles, was *mein* ist, würd' ich Euch anvertrauen. Die Sorglichkeit, mit der Ihr Euer Eigentum bewacht, wäre mir Beweis genug, daß das meine in Euren Händen so sicher wie irgendwo wäre. Doch ich habe weder etwas zu verleihen noch zu vergeben, so daß Ihr mehr Vertrauen zu mir hegen müßt, als ich beim besten Willen zu Euch hegen kann.«

»Doch wenn ich Euch nun sage, daß das Buch, so wertlos es Euch erscheinen mag, in meinen Augen ...«

»Es würde mir dennoch nicht möglich sein«, unterbrach ihn Basil.

»Wenn ich Euch nun sage«, fuhr Abednego fort, die Unterbrechung nicht beachtend, »daß es bei Tag und Nacht mein Trost ist, daß es auf meine Brust gelegt, wenn der Schmerz mich übermannt, alsbald mir Linderung verschafft, daß es mir Licht und Frieden leiht, wenn die Nacht der Verzweiflung in meiner Seele herrscht ...«

Basil glaubte, der Kranke fing aufs Neue zu phantasieren an.

»Wenn ich's Euch schwöre, daß es mir hier - hier zwischen den Kissen, zu Seiten des Sinnbilds ewiger Erlösung liegend, welches, obschon die lügnerische Welt mich einen Juden nennt, mir eben so teuer ist wie Euch oder irgendeinem. Wenn ich's Euch schwöre, daß das Buch neben diesem Glaubenskreuze liegend, das uns den Himmel verspricht, mich mehr getröstet hat als jenes Kruzifix zusammen aller seiner Verheißungen - könnt' Ihr's mir auch dann noch nehmen wollen? Nein, nein! Basil, laßt es mir, - laßt es mir, wenn ich nicht wieder zu jener zermalmten, atemlosen Mumie werden soll, die Ihr in jener Nacht vor gewissem Tode bewahrtet.«

Basil Annesley schwieg. Über einen solchen Punkt weiter mit ihm zu rechten, wäre grausam gewesen, doch die ängstliche Spannung der Lady Annesley, die so sehnlich Nachricht über das Buch erwartete, unberücksichtigt zu lassen, wäre noch unverzeihlicher gewesen.

»Ich sagt' Euch schon«, begann er endlich zögernd, »daß das Buch nicht mir gehöre, und ich es ohne Wissen meiner Mutter hierher gebracht habe.«

»Ja!« sagte Abednego, die Vorhänge zurückschlagend und sein Auge auf das Gesicht seines Gastes heftend.

»Sie fordert es jetzt zurück und ist sehr verstimmt darüber, daß ich's von Barlingham mitgenommen habe.«

»Schickt Ihr stattdessen doch die neueste Novelle von Hookham«, riet A. O. mit bittrem Spott. »Die Lady wird ohne Zweifel bei dem Tausch gewinnen!«

»Ihr urteilt etwas zu früh und zu gewagt über den Geschmack und die Gefühlsrichtung von Personen, die Euch vollkommen unbekannt sind«, entgegnete Basil. »Ihr kennt die Dame nicht, über die Ihr Euch ein Urteil erlaubt. Ich sah in den Händen meiner Mutter niemals einen Roman. Ihre Lektüre ist so ernst, wie ihre Lebensweise musterhaft.«

»Also eine Fromme? – O, da schickt ihr doch einen Band von Hatchards Predigten. Es ist am Ende gleich, welchem Einfluß die schwache Natur des Weibes sich unterordnet, ob Romanen, Gedichten, Traktätlein.«

»Mit einem Wort«, sagte Basil und zog den Brief der Lady Annesley aus der Tasche, »lest, und urteilt selbst, ob ein Weib, deren Herz und Seele so außer sich ist, wie's dieser Brief bekundet, geneigt sein dürfte, mit irgendeinem Ersatz für das Buch zufrieden zu sein.«

Als er den Brief seiner Mutter, deren Handschrift schon ihm heilig war, in den Händen Abednegos sah, bereute Basil fast, was er getan hatte. Es erschien ihm wie eine Entweihung, doch es war einmal geschehen.

Um dem Geldverleiher Zeit zu gönnen, den Brief mit Muße durchlesen zu können, ging Basil leise ans Fenster, um die schlafende Alte nicht zu wecken. Nichts sah er, das ihn hätte interessieren können. An der bleiernen Dachrinne des gegenüberstehenden Hauses hingen lange Eiszapfen, weiter gewahrte er nichts, was einer Betrachtung wert gewesen wäre.

Nach einigen Minuten kehrte er zum Bett zurück, seine Unter-

haltung mit Abednego wieder anzuknüpfen, doch alles war still, keine Bewegung, kein Ton. Der alte Mann sprach nicht ein Wort, rührte sich auch nicht, den Brief zurückzugeben. Zuletzt wandte sich Basil mit leiser Stimme zu ihm, aber seine Frage fand keine Antwort.

Annesley zog erstaunt die Bettvorhänge zurück und bemerkte auch jetzt noch keine Spur des Kranken. Abednego hatte das Deckbett über seinen Kopf gezogen. Gleich einem Tiefbetrübten aus den biblischen Zeiten lag er darunter und weinte bitterlich.

Basil ward mehr und mehr verwirrt. Was war's mit diesem Buch, das er unglücklicherweise aus Barlingham entfernt hatte? Welche Geheimnisse knüpften sich daran? Was war der Grund zu diesen Gemütsbewegungen, in Barlingham, wo es fehlte, und hier, wo es zur Unzeit erschien? Der Eindruck des Briefes auf Abednego war ein neues Rätsel, was gab die Veranlassung? – wiederum das Buch.

»Ich beschwör Euch bei allem, was Euch heilig ist, Herr?« rief er aus, »erklärt mir das alles. Erklärt mir das Interesse, das Ihr und all und jeder an dem verdammten Buche nehmt, das die Quelle aller Widerwärtigkeiten ist, die auf mich einstürmen.«

Abednego aber antwortete keine Silbe. Nur an der Decke, in die sich der Alte eingehüllt hatte, konnte Basil wahrnehmen, wie er unter ihr rang, seiner Gefühle Herr zu werden.

»Ich bitt' Euch, Herr«, rief der junge Mann nach einer zweiten Pause, »wenn Ihr mir nur im Geringsten zugetan seid, wenn Ihr nur ein Tausendteil von dem guten Willen hegt, der mich stets für Euer Wohl erfüllt, so sagt mir, was bedeuten diese Tränen? Wenn ein Mann wie Ihr Tränen vergießt, so muß das mehr als eine gewöhnliche Veranlassung haben. Ihr seid weder weich- noch weiberherzig genug, um von körperlichem Schmerz oder von

irgendeiner Schwäche und Erschöpfung so überwältigt werden zu können, daß Ihr weinen müßt. Sagt mir …«

»Ich kann Euch nichts sagen«, murmelte Abednego, als er die Decke zurückschlug und den Brief der Lady Annesley, den er mit unwiderstehlicher Leidenschaft gepreßt zu haben schien, zerknittert aufs Bett fallen ließ. »Nichts, als daß dieser Brief Empfindungen in mir wachgerufen hat, die seit Jahren schliefen. Ich hätt' es nicht geglaubt, – nie geträumt, – daß sich diese Frau von der Welt zurückgezogen habe, um solchen Gefühlen nachzuhängen!« Und mit zitternder Hand ergriff er wiederum den Brief. »Ich wähnte sie kalt und gefühllos, wie sie's einstens war! – Ich glaubte – doch nichts mehr davon! Diese wenigen Worte haben einen Tau aus den steinigen Tiefen meines Herzens gepreßt, darinnen ich jede Quelle längst ausgetrocknet glaubte! Dank, Basil Annesley, – es ist nicht die erste Wohltat, die Ihr mir erweist. Dank! – Hier – nehmt Euer Buch zurück!« fuhr er fort, als er es unter seinem Kopfkissen hervorzog. »Doch wenn Ihr Eurer Mutter Herz nicht unter einem Schmerz wollt zucken sehen, den Ihr dem meinen unwissentlich bereitet habt, so sagt ihr nie, in wessen Händen dies Buch auf kurze Zeit gewesen ist. Wenn Ihr nicht vom Hause Eurer Mutter verbannt, mit ihrem Fluche nicht belastet sein wollt – so flüstert nimmer, nimmer so lang' Ihr leben mögt, in das Ohr des unglücklichen Weibes den verworfenen Namen des Abednego Osalez.«

Noch eh' der Kranke zu sprechen aufhörte, schluchzte er so heftig, daß Basil seine Stimme kaum verstehen konnte, und die Gemütsbewegung war allem Anschein nach eine so gewaltige, daß jener nicht den Mut hatte, weiter zu forschen. Der Anblick eines so tief empfundenen Schmerzes hatte ihn überwältigt. Um den Alten der Unannehmlichkeit zu überheben, bei einem solchen Gefühlsausbruch beobachtet zu sein, ging er wiederum ans

Fenster, um sein Buch in die Tasche und den zerknitterten Brief seiner Mutter in seine Brusttafel zu stecken.

Als er damit zu Stande und zum Bette Abednegos zurückgekehrt war, hatte dieser seine Selbstbeherrschung wiedergewonnen und seine Züge drückten dieselbe Härte aus, die sich gemeinhin darauf ausgeprägt zeigte.

»Ihr seid jetzt hier Haushofmeister!« wandte er sich zu Basil und versuchte zu lachen. »Sagt mir, ist der arme Junge, der Bill überhaupt noch in meinen Diensten?«

»Bill ist unten auf dem Flur und hat voll auf zu tun, die Anfragen Eurer zahlreichen Besucher zu beantworten«, erwiderte Basil über den veränderten Ton etwas erstaunt.

»Glaub's! Wundert mich auch, daß während Eures Regimentes hier kein Stroh auf die Straße gelegt und der Klopfer nicht umwickelt worden ist, als läg' hier ein zimperliches Gänschen in Wochen!« meinte Abednego und zwang sich zu lachen.

»Vielleicht hätt' ich das getan, Herr, doch fürchtete ich, Euch dadurch zu beleidigen«, antwortete Basil. »Mir scheint's, als hätt' ich hier frei genug geschaltet und gewaltet.«

»Meine Krankheit mag unter meinen Kunden nicht wenig Aufsehn erregt haben!« fuhr Abednego fort, dem unzweifelhaft daran gelegen war, Basil durch nichts an diese Gemütsbewegung zu erinnern, deren Zeuge er gewesen war. »Solchem Völkchen ist an meinem Leben und Sterben mehr gelegen als an dem Sein oder Nichtsein des allerschönsten, in feinstes Linnen gehüllten Kindbett-Püppchens, deren wir vorhin schon Erwähnung taten. Es ist für diese armen Verschwenderseelen ein Gegenstand von höchster Wichtigkeit, in welche Hände sie, sowohl wie ihre Schuldverschreibungen geraten, wenn A. O. die Augen einmal zumacht. Es liegt ihnen sehr daran, daß der Erbe des alten Juden ein ebenso ehrenfester, vertrauenswerter Mann sei als er selbst!«

»Wenn's Euch einen Trost gewährt, so muß ich gestehn, daß es an Beweisen für derartige Besorgnisse nicht gefehlt hat«, erwiderte Annesley. »Zwischen zwölf und zwei Uhr ist, wie ich gehört habe, Eure Tür von Leuten belagert, die nicht nur über das Haus in Greek Street, sondern über ein ganzes Dutzend anderer noch Auskunft begehren. Da ich jedoch weder Euer Bevollmächtigter, noch Euer Geschäftsführer bin, hab' ich mich nicht genauer danach erkundigt, und Ihr werdet Bill zu diesem Zweck befragen müssen. Ich habe all' dergleichen ihm überlassen, da meine Neigung fürs Geschäftliche sehr gering ist.«

»Aber meine Briefe?« fragte A.O. mit wirklicher oder erkünstelter Ängstlichkeit.

»Sobald Ihr Euch wohler fühlt, soll sie der Junge heraufbringen«

»Ich fühle mich wohler, – ich fühle mich wohler, – ich bin wieder ganz gesund!« rief der Geldverleiher und richtete sich im Bette auf. »Ich bin stets gesund genug, um Geschäfte machen zu können!«

Basil weckte die Alte, indem er sie auf die Schulter klopfte, und schickte sie nach unten, um die für A.O. abgegebenen Briefe und Papiere heraufzubringen. Als sie zurückkam, brachte sie eine ganze Schürze voll.

»Ich finde wirklich«, sagte Basil, als die Alte fort war, »daß Ihr zu Zeiten sehr vornehmen Besuch habt, und sehe Eure Ansicht bestätigt, daß es etwas Bedeutendes um einen Geldverleiher ist. Da hat sich hier seit einigen Tagen alles mögliche eingefunden, um nach Eurem Befinden zu fragen, wohl gar, um danach zu sehn. Der Herzog von Rochester ist täglich zweimal hier gewesen, er hoffte vielleicht, Eure Krankheit sei ein letztes Rettungsmittel. Und dort im Nebenzimmer befinden sich Viktualien und Lebensmittel aller Art: Zucker, Arrow-Rot, Wachskerzen u.d.m. Dinge,

die Ihr nicht etwa der Gattin eines Krämers, wie man den Gaben nach schließen sollte, sondern keiner anderen als der liebenswürdigen Gräfin von Winterfield verdankt.«

Abednego antwortete heiser lachend: »Ich verhungerte ohne diese Frau und ihre Familie verhungerte ohne mich.« Dann fuhr er, sich auf die andre Seite legend, triumphierend fort: »Sie ist der Proviantmeister meiner Speisekammer, sie versorgt meine Küche und wahrlich, ich halte sie ihres Sagos, Tapioks und wallisischen Flannels halber mindestens so hoch in Ehren wie sie ihren Gatten, der sie zu dem machte, was sie ist, und dessen Bildnis dennoch versetzt in meinem Bureau dort liegt.«

Die Wärterin erschien jetzt mit ihrer Briefladung, und nachdem sie dieselben auf einen Stuhl neben dem Bette Abednegos ausgeschüttet hatte, entließ sie Basil, weil er glaubte, daß der Geldverleiher durch die Gegenwart der Alten in seiner Musterung gestört werde.

»Zeigt mir einen Minister, der eine ausgebreitetere Korrespondenz führte als ich!« rief Abednego triumphierend auf die Briefmenge deutend. »Aber, ich bitt' Euch, wer hat das Postgeld dafür bezahlt?«

»Ich, Herr - oder richtiger, ich hab' es Eurem Diener wiedererstattet.«

»So, so! - Eure Stellung hier ist sehr vielseitig, zuerst Haushofmeister, Kammerdiener und jetzt gar mein Bankier. Meinetwegen! Ich bin stets bereit, Aufmerksamkeiten und Dienstleistungen anzunehmen, für die ich nichts zu zahlen brauche, - der Tee und Zucker meiner Lady Winterfield beweist das zur Genüge. Seht hier!« fuhr er fort und zeigte, während er einen Brief nach dem andern öffnete, auf mehrere, deren Siegel ein adeliges Wappen war. »Herzöge, Marquis, Grafen - ich habe von allen Sorten welche am Schnürchen. Wie der König mit Howards, Percys und

Plantagenets zur Krönung schreitet, so folgen auch dem verdammten, dem mit Füßen getretenen A. O. die Großen der Krone. Elende Narren! Der macht schöne Worte, jener schmeichelt und hier droht ein Dritter, als ob irgendein Wort von ihnen mich mehr kümmerte als der Wind, der durch die Ritzen meiner Fenster pfeift, – wenn das Wort nicht wie ›Interessen‹ klingt. Zwanzig, – fünfzig, – hundert Prozent, ja, ja – ich bin ja sehr gern bereit, Eurem Mangel abzuhelfen, zu geben wo's fehlt, – es kostet Euch ja nur eine Schuldverschreibung. Doch was kümmre ich mich nachher darum, wenn der Exekutor in euren Häusern regiert, wenn's dem einen an das Silbergeschirr, dem andren an die Juwelen seiner Frau geht. Hier ist solch Bursche«, fuhr Abednego fort und schlug auf einen Brief, den er in der Hand hielt. »Er bittet mich, die Ehre seines Hauses nicht zu gefährden, bittet mich, es vor der Entweihung unter den Händen eines Sheriffs zu bewahren, und schwört schließlich, er werde die Schande nicht überleben. Bin ich Schuld daran? Hab' ich ihn zu Crockfords gelockt? Hab' ich ihn veranlaßt, Nacht für Nacht Tausende beim Hasard zu verspielen, obschon er kaum über Hunderte zu gebieten hatte? Gut, mög' er seine Schande nicht überleben, jene Schande, die nicht der Schuldheiß, sondern seine Zahlungsunfähigkeit über ihn bringt, die er durch Verschwendung und Laster aller Art verschuldet hat! Als er zuerst meine Hilfe in Anspruch nahm, da sagte er mir – wie später auch ein gewisser Mr. Basil Annesley –, als ich ihm Vorstellungen machte, daß er Geld, aber keinen guten Rat von mir wünsche, daß er eines Juden, aber keines Kaplans bedürfe!«

Basil errötete verlegen bei dieser Anspielung.

»Und hier«, fuhr A. O. fort, unter einem Paket mehrerer Oblate versiegelter Briefe von Maklern und Anwälten ein wohlriechendes Billet hervorziehend, »hier würd' ich mich einem gar zarten

Wesen auf Windsor-Castle durch ein Darlehn auf ihre Smaragde außerordentlich verbinden. Ganz gewiß ist sie täglich bei Hofe, und schreibt doch hier in so verächtlichen, sich wegwerfenden Ausdrücken, wie ich sie von Bill, dem Gassenkehrer bis jetzt noch nicht gehört habe. Und das einem Geldverleiher gegenüber! Ah, hier erscheinen noch mehrere feine Briefchen, – Lucy Maitland vorerst, und hier der Porzellanwütige, – konnte mir's denken. Ah, – sieh da, Mr. Annesley, erstes Debüt von einem Eurer Kameraden bei mir. Seit zwei Monaten beobacht' ich ihn schon, ich wußt' es vorher, daß er bald in meinen Büchern stehn oder wenigstens versuchen würde, hineinzukommen, denn von seiner Familie befindet sich, in der Person seines herrlichen Onkels, bereits genug in meinen Händen.«

»Wilberton? Ist er in Geldverlegenheit?« rief Basil voll aufrichtigen Bedauerns.

»Warum nicht? Er hält's nur mit der allerfeinsten Gesellschaft und ist ein Kenner, was Operntänzerinnen anbelangt. Solche Vorliebe aber ist für den jungen Gardeoffizier so kostbar wie chinesische Vasen und Dresdner Tassen für seine Mutter. Ihr braucht nicht zu erröten, – ich sprach nicht von Opern*sängerinnen*, Mr. Annesley. Ihr dürft meinem Zartgefühl so viel Vertrauen schenken, daß ich derartige Punkte in Eurer Gegenwart unberührt lasse.«

»Ich vertrau' Ihm wenigstens in so weit, daß Ihr niemals wieder in so leichtfertiger Art und Weise auf eine Dame anspielt, der Ihr sogar einen falschen Titel beilegt!« rief Basil entrüstet.

»Gut, gut, – keine Beleidigung! Doch weiter im Text. Hier ein ›H. R.‹ So! Da wär' er also wieder, der Perikles unserer Zeit. Sind die fünftausend Pfund, für die Du Deinen guten Ruf und das Beste Deiner Güter, das sich Deine Voreltern von dem verächtlichen Jacob I. zu erschmeicheln wußten, verpfändet hast, sind

sie schon dahin? Glänzen will er, will eine Figur spielen, beim Banquet nicht minder als auf dem Schatzkammergericht! Was hat er von solcher Ehre, was ist der Segen solcher Stellung, wenn's nicht Gehalt genug gibt, um die Räder immer wieder schmieren, die öffentlichen Meinungsfabrikanten immer wieder bestechen zu können! ›Die Ausgaben zu bestreiten, die seine Stellung mit sich bringt‹ – schreibt er mir da. Hansnarr! – Weil er's mit Rheinweinen und Gabelfrühstücken nach französischem Zuschnitt hält, weil er ein Geck und Stutzer ebenso gern wie der erste Redner unserer Zeit sein will, muß er seinem Juden etwas von ›Ausgaben, die seine Stellung mit sich bringt‹ vorschwatzen. Ausgezeichneter H.R.! Ihr streut mir keinen Sand in die Augen, und wenn Ihr Eure Briefe zehnmal aus Downing-Street datiert. Wärt Ihr nur zur Hälfte der ehrliche Bursche, den die Welt in Euch vermutet, so wäre der ganze Brief drei Zeilen lang: ›Ich gebrauche zweitausend Pfund – gegen hypothekarische Sicherheit – und kann nicht mehr wie zwölf Prozent bieten.‹ Das wäre nicht nur kurz und bündig, das wäre auch die beste Gewährleistung für Eure Ehrlichkeit. Ich sollte meinen, er hätte sich in seinem Amt von der Nutzlosigkeit schöner Phrasen überzeugen können; – nichts wie Zeitverlust für Schreiber und Leser. Ziegelsteine, Mr. Annesley, werden niemals Silbergeschirr, und würden sie in die Silberkammer noch so fest verschlossen.«

»Ich fürchte, Herr, Ihr strengt Euch zu sehr an«, sagte Basil. »Ich würd' es gern sehen, wenn Ihr ein wenig äßet, bevor ich gehe. Ich werde die Alte herbeirufen; laßt die übrigen Briefe bis Nachmittag liegen, denn ich kann nur noch wenige Minuten hierbleiben.«

»Nein, nein! Ihr müßt noch ein bißchen warten!« rief Abednego. »Ich hab' Euch noch was zu sagen, hab' Euch noch ein Geschenk zu machen!«

»Ich bedarf keiner Geschenke!« sprach Basil sich augenblicklich erhebend und zum Aufbruch anschickend. »Ich habe dergleichen niemals, es sei denn von Verwandten oder Freunden, angenommen.«

»Was die Ersteren anbetrifft, so mögen – mein armer Basil – ihre Geschenke kümmerlich genug gewesen sein!« sagte der Geldverleiher mit einer Vertraulichkeit, die Annesleys Mißbehagen noch erhöhte. »Und bei aller Hochachtung für die Letzteren schmeichle ich mir dennoch, so viel Ansprüche wie Wilberton oder Maitland auf solchen Titel zu haben.«

»Sie sind meine Kameraden – nicht meine Freunde«, unterbrach ihn Annesley.

»Wie kamt Ihr alsdann dazu, von Maitland ein Petschaft anzunehmen, mit dem Ihr täglich Eure Briefe zu siegeln pflegt?« fragte Abednego und weidete sich an dem Erstaunen Basils, der den Geldverleiher in alle Angelegenheiten eingeweiht glauben mußte. »Doch lassen wir das, ich will Euch meine Wohltaten nicht aufdringen. Ich handle erstlich nicht mit Jaspis-Petschaften und denke vom Duca di San Catalda hundert Dukaten für das Miniatur-Portrait zu erhalten, das Euch zugedacht war. Guten Morgen!«

Basils Aufmerksamkeit ward durch den bloßen Namen ›Duca di San Catalda‹ erregt. Er suchte nach einem Vorwand, um bleiben und die Unterhandlung wieder anknüpfen zu können.

»Ich vergaß Euch mitzuteilen, Herr«, hob er an, »daß unter denen, die wegen Eures Hauses in Greek-Street mit Euch unterhandeln wollten, ein Bilderhändler war, der dort in der Nähe wohnt.«

»Fällt Euch bei dem Miniatur-Bildchen ein, nicht wahr?« fragte Abednego sein Auge auf ihn heftend und schlau lächelnd über den Gesichtsausdruck des jungen Mannes.

»Nein, lediglich bei Euren Geschäftsangelegenheiten!« entgegnete Basil wenig erbaut.

»Wenn's die anbetrifft, so würdet Ihr mich Euch verpflichten, wenn Ihr unten meinem zerlumpten Türhüter sagen wolltet, daß sobald wie Mr. Stubbs wieder ...«

»Kennt Ihr ihn denn?«

»Nanntet Ihr mir nicht eben seinen Namen?«

»Ich sprach nur von einem Bilderhändler. Und deren gibt's Dutzende in Soho.«

»Gleich viel! Ich kenne die Zudringlichkeit eines Mr. Stubbs zur Genüge, um überzeugt sein zu dürfen, der in Frage stehende Bilderhändler ist er und kein andrer. Er will sich gewisser Personen halber Liebkind bei mir machen, und weil er mich nicht anders fassen kann, tut er so, als hab' er Lust mein Mietsmann zu werden. Nach solchen Burschen trag ich wenig Verlangen. Er ist ein Schwindler und ein Lügner. Ich will ihn nicht haben, sag ich, – laßt Bill ihm sagen, daß ich nichts mit ihm zu tun haben will!«

»Ihr braucht Euch deshalb nicht so heftig an mich zu wenden, mein Herr!« sagte Basil, unfähig ein Lachen zu unterdrücken. »Ich bin ja nicht der Advokat des Mr. Stubbs. Ihr müßtet ihn dort zum Fenster hinauswerfen wollen, bevor ich mich veranlaßt fühlen könnte, seinetwegen eine Hand zu erheben. Da er jedoch Tag für Tag zwischen zwölf und zwei Uhr hier gewesen ist, mit Euch des Hauses halber zu unterhandeln, glaubt' ich, es könne Euch ein guter Mietsmann verloren gehen.«

»Mr. Jeremias Stubbs und ein guter Mietsmann! – Doch schon zu viel davon! Glaubt mir, es ist ihm um mein Gebäude in Greek-Street so wenig zu tun, als Euch um Northumberland-House! Zudem bin ich meines Hauses in Soho halber nicht eben in Qual. Ich hab' ein halbes Dutzend leer stehn, – eins in Park Lane, eins in

St. James-Square – und bald auch eins in Arlington-Street, denn wenn mich nicht alles täuscht, wird's mit dem Lord Maitland bald aus sein. Ich hab' ihm drei Jahre Zeit gegeben, seine verpfändeten Grundstücke einzulösen, wußt's aber vorher, daß es außer seiner Macht liege, die Tausende jemals zurückzuzahlen!«

»Lord Maitland?« rief Basil erschrocken.

»Ja, Lord Maitland! Warum er nicht, so gut, wie mancher andere?«

»Doch sein unglückliches Weib und seine Töchter ...«

»Seine Frau ist um einige Grade schlechter als unglücklich. Doch das ist ihre Sache, und Sache ihres Gatten. Was die hoffnungsvolle Nachkommenschaft betrifft, so steht geschrieben, daß die Sünden der Eltern an den Kindern heimgesucht werden, und selten gibt's Kinder, die durch eignes Verdienst mehr Anspruch auf solche Heimsuchung haben als das junge Geschlecht der Maitlands. Wie der Vater, so der Sohn; wie die Mutter, so die Töchter. – Lauter hohlköpfige Narren! Doch daß seine Lordschaft versucht hat, mich um meinen gerechten Zins zu prellen, hätte mich eigentlich veranlassen sollen, strenger mit ihm zu verfahren, und sobald ich einen Burschen finde, der nach den Gerechtsamen seiner Pairswürde lüstern ist, so ...«

»Bitte gestattet mir keinen so unerfreulichen Blick in die Privatangelegenheiten meiner Freunde«, unterbrach ihn Basil und stand vom Stuhle wieder auf, da das Miniatur-Portrait immer mehr aus dem Auge verloren ward.

»Ja, ja! – Ihr erschreckt, weil nicht alles Gold ist, was glänzt. Ihr macht Euch hinfort wohl gar Gewissensbisse, wenn Ihr mit Lord Maitlands zierlichen Töchtern Anna und Claret verkehrt! Beruhigt Euch: was die Bezahlung anbelangt, so gehört das alles ihm nicht mehr wie Euch!« rief Abednego bitter lachend. »Es wäre oft ganz interessant zu erforschen, wer eigentlich die vor-

nehmen Gäste so glänzend bewirtet hat! Da würd' es heißen: Mr. Grove, der Fischhändler - Mr. Giblett, der Fleischer, - Mr. Fischer, der Hühnerhändler - Mr. Gunter, der Konditor, - Mr. Fortnum, der Kaufmann - Mr. Morel, der Ölhändler - Mr. Durant, der Wein- und Mr. Garcia, der Fruchthändler.«

»Wenigstens entwerft Ihr da einen recht guten Küchenzettel, Herr«, unterbrach ihn Basil, »mit Hilfe solcher Leute könnte man leben wie ein Lucullus.«

»Wie, seid Ihr etwa auch der Sklave Eures Magens, wie der jeden hübschen Gesichts?« fragte der Alte kalt. »Nun, Gott beßre Euch! Zu meiner Zeit begnügten sich junge Leute mit den Lastern der Jugend. Heutzutage halten sie's mit allen Schwächen und machen die Torheiten unbärtiger Knaben und alter Graubärte gleichzeitig mit!«

»Noch einmal, Herr, ›Guten Morgen!‹ Wenn Ihr anfangt, so ernstlich mich ins Gebet zu nehmen, muß ich aufbrechen«, sagte Basil.

»Eh' Ihr geht, müßt Ihr mir noch einen Dienst erweisen«, sagte Abednego, seine Stimme plötzlich dämpfend. »Erschreckt nicht! Ich will das Buch nicht wiederhaben. Ihr habt' es bereits in Eure Tasche gesteckt und ich ehre solche Vorsicht. Alles was ich fordre ist, daß Ihr eigenhändig die Siegel aufbrecht, die Ihr klugerweise auf jenes Bureau gedrückt habt. Hier ist der Schlüssel!« sagte er, ihn unter seinem Kopfkissen hervorziehend, wo ihn Basil schon früher bemerkt hatte, wenn dem Alten das Bett gemacht wurde.

Nachdem er den Wunsch des Alten erfüllt hatte, wartete er auf weitere Befehle.

»Drückt jetzt links im hintersten Fach auf den Kopf eines metallenen Nagels«, sagte Abednego, sich auf den Ellbogen stützend und die weitere Untersuchung leitend.

Basil Annesley tat, was der Alte gewollt hatte, und sieh! Es öffnete sich ein geheimes Fach, auf dessen Boden eine Menge Artikel von scheinbar geringerem Werte lagen, als es viele der minder vorsichtig aufbewahrten Gegenstände waren.

»Ihr werdet darin unter allerhand Spielzeug ein in braunes Papier gewickeltes Paketchen finden. Nehmt es heraus, - schließt das Fach wieder und achtet darauf, daß die Feder gut einschnappt. Dann verschließt das Bureau und bringt mir Schlüssel und Paket.«

Mehr vergnügt als ärgerlich über den Befehlshaberton, in dem diese Worte gesprochen wurden, gehorchte Basil.

Gleich darauf legte er ihm beide Gegenstände auf das Bett und schickte sich eben an das Zimmer zu verlassen, als Abednego ihn bat, noch einen Augenblick zu bleiben.

Mit zitternder Hand bemühte sich der Alte, das Paket zu öffnen. »Kann ich Euch dabei behilflich sein?« fragte Basil, der nicht anders dachte, als er habe ihn deshalb gebeten, noch länger zu verweilen.

Der Alte antwortete kein Wort, obschon seine Hände so gewaltig zittterten, daß es ihm sehr schwer werden mußte, seinen Zweck zu erreichen, um so mehr, als der Bindfaden, der das Paket umschloß, zusammengeknotet war.

»Schneidet's doch auf!« sagte Annesley, nachdem er diese fruchtlosen Anstrengungen minutenlang beobachtet hatte, und überreichte ihm ein Federmesser, das er zu dem Zweck aus seinem Taschenbuch gelangt hatte.

»Nein, nein! - brauch's nicht, zerschneidet's nicht!« murmelte der Alte mit schwacher Stimme, und nach einigen Augenblicken bemerkte Annesley, wie Tränen auf das Paketchen fielen. Wiederum mußte Abednego tief ergriffen sein.

»Das muß eine Schwäche sein, die mit seiner Krankheit in

Verbindung steht«, dachte Basil. »Gibt dieser Eisenmann zweimal an einem Tage die Beweise für sein tiefes Gefühl. Doch wer würd' es mir glauben, daß ich Tränen im Auge A. O.s gesehen habe!«

Das Paket war jetzt geöffnet, – doch Abednegos Hände hörten weder zu zittern, noch sein Auge zu weinen auf!

Es enthielt ein Kästchen, wie für ein Miniaturbild, und Basil ward an den Duca di San Catalda sehr unangenehm erinnert, dessen Name vorhin bei Erwähnung eines Miniatur-Portraits genannt worden war.

»Nehmt dies von mir an!« sagte der Alte, Basil das Kästchen überreichend, nachdem er es geöffnet hatte.

Zu Basil Annesleys größtem Erstaunen fand er eine reizende Kopie der Verelstschen Esmeralda und somit das Bild seiner geliebten Esther darin.

Das Geschenk war in der Tat unschätzbar! Doch welche wunderbare Reihenfolge von Umständen war es, die ihn den Geldverleiher A. O. für *solche* Gabe Dank verpflichtet machte?!

Annesley
fühlte
immer mehr,

in welcher
Gesellschaft
er sich befand

Kapitel 13

Obschon das Geschenk Abednegos unserem Annesley zu jeder Zeit ein sehr willkommenes gewesen wäre, so konnte es doch zu keiner günstigeren Zeit in seine Hände gelangen, als eben jetzt. Zum ersten Mal, seitdem die in Deutschland begonnene Bekanntschaft mit Esther Verelst in England wieder angeknüpft war, sah er sich aus einem Kreise ausgeschlossen, der sein ganzes Glück enthielt. Zudem mußte er schon am Tage darauf, nachdem das Miniatur-Portrait in seinen Besitz gekommen war, West End verlassen, um mit der Abteilung der Garde, bei der er stand, in die östlich gelegenen Stadtviertel in den Tower zu ziehen. So war's denn auch mehr wie unwahrscheinlich, der Geliebten von ungefähr auf der Straße zu begegnen.

Die östlichen Stadtviertel waren für die jungen Garde-Offiziere, die meist Rang und Vermögen besaßen, gar wenig einladend, und nur während der Sommermonate, wo sich ihre in West End lebenden Freunde bewegen ließen, in den Tower hinüberzukommen, nur dann, wenn in Gesellschaft dieser bei einer Zigarre oder einem guten Frühstück die Löwen auf dem Platze oder die Autographen betrachtet wurden, die sich von der Hand Peverils vom Gipfel und anderer bekannter Gefangenen an den Wänden des Speisezimmers fanden, - nur dann war der Aufenthalt darin erträglich. Basil fand ihn ganz unleidlich. Es war ihm im höchsten Grade unangenehm, mit Wilberton und Maitland, in deren Familienverhältnisse er wider Willen einen Blick getan hatte, oder mit Loflus und Blencowe zusammengesperrt zu sein, die mancherlei von seinen eignen Geheimnissen wußten und unzart genug waren, ihn mit darauf Bezug habenden Neckereien heimzusuchen, die ihn mehr denn einmal gereizt und beleidigt hatten. Doch was half's! Basil sah ein, daß es lächerlich gewesen wäre, über so kleine Unannehmlichkeiten, die der Dienst ihm auferlegte, zu murren. Zudem währte die Leidenszeit nicht lange, nur einige Wochen währte die Verbannung aus West End in den Tower.

Hier befand er sich kaum wenige Tage, als ihn ein Unwohlsein befiel, dessen Ursache entweder die Pflege, die er dem Geldverleiher hatte angedeihen lassen, oder die ungesunde Luft war, durch die sich der Tower sehr unvorteilhaft auszeichnet. Zu gewissen Jahreszeiten erzeugen diese bösen Dünste ein schleichendes Fieber unter der Garnison. Basil ward schlecht gepflegt, nach wie vor wurden die Steckenpferde seiner Kameraden geritten, nach wie vor ward er mit seiner Freundschaft für Verelst und A. O. gefoppt, da man seine Genesung dadurch nicht zu beeinträchtigen fürchtete. Außerdem war er beim Piquet und Whist gar nicht zu entbehren, vor allem aber war's bei Tisch, wo die alten Neckereien, da sich zu neuen durchaus kein Stoff bot, gar nicht enden wollten. Ein halb Dutzend mal mußte er Tag für Tag Anspielungen auf seinen nächtlichen Einbruch in das Haus des Westminster-Juden und Bemerkungen über seinen Kunstenthusiasmus hören. Trotz alledem war sein erster Gang nach Delahaye-Street, als er sich endlich insoweit wiederhergestellt fühlte, um West End besuchen zu können. Er wollte nach dem Befinden seines Kranken fragen, wollte hören, wie's seinem Freunde erginge, – ja, seinem Freunde! Denn er konnte den Mann nicht anders nennen, dem er das Bildnis seiner geliebten Esther verdankte, ein Bildnis, das seitdem Tag und Nacht an seinem Herzen geruht hatte. Abednego schien erwartet zu haben, daß er dem Portrait eine solche Stelle anweisen würde, denn das mit einem Goldrande versehene Bildchen hing an einem Bändchen, als hab' es die Bestimmung, um den Hals gehängt und auf dem Herzen getragen zu werden.

»Wahrhaftig«, murmelte Basil, als er Great George-Street entlang fuhr, »mir ist jetzt wenig besser zu Mute als dem armen Abednego in jener bitterkalten Nacht, wo ich ihn nach Haus führte, eine Dienstleistung, der ich aller Wahrscheinlichkeit nach mein ganzes Unwohlsein verdanke!«

Zu Ende von Delahaye-Street stieg er aus und ging zu Fuß bis zur Tür des Geldverleihers.

Er war jetzt an schlechte Bedienung und ärmlichen Haushalt in diesem Gebäude so gewöhnt, daß er sich darauf gefaßt gemacht hatte, nicht vor Verlauf von zehn Minuten die Tür geöffnet zu sehn.

Zu seinem größten Erstaunen ward nach zwei Minuten schon aufgemacht. Doch weder der zottelhaarige Gassenkehrer noch die schmutzige Alte mit der schmutzigeren Nachtmütze, sondern ein Fremder stand vor ihm, – ein Jude, im unangenehmsten Sinne des Worts, mit boshaften Zügen, krummem Rücken und fuchsrotem Bart. Sein Anzug war schmutzig und sein Gesicht das eines Barrabas!

Jetzt, wo sich Basil überzeugt hatte, daß Abednego jenem verhaßten Volke nicht angehörte, dem er seinem Namen nach zuzuzählen war, berührte es ihn äußerst unangenehm, einen so ekelhaften Burschen in Diensten A. O.s zu sehn.

»Ich wünsche Mr. Osalez zu sprechen«, sagte er.

»Wasch wülln der Herr?« fragte der neue Türhüter mit widerlichem Gesichtsausdruck.

»Ich muß Euren Gebieter sprechen.« –

»Geihn Se zam Teifel mit Ihren Gebieter!« entgegnete der Jude und wollte die Türe zuwerfen.

»Ich habe Geschäfte mit A. O.!« rief Basil, der am ehsten zum Ziele zu gelangen hoffte, wenn er in Ausdrücken spräche, die hier gang' und gebe waren.

»Werden Se'n doch nich finden hier! Is doch das Haus worden verkauft«, erwiderte der Jude. »Hab' ich doch gekauft de Gebeiden mit mein eignes, schaines Geld, un wasch künnen Se haben dagegen?«

»Könnt' Ihr mir vielleicht die jetzige Wohnung des Mr. Osalez angeben? Er war krank vor einigen Tagen, drum liegt mir daran zu hören, wie's ihm geht.«

»Süll mer's doch machen weinig Kümmer, wenn er is taudt!« antwortete der Menschenfreund und schlug dem verwirrten Basil die Tür vor der Nase zu.

Fort! Verschwunden wie ein Irrwisch! Auffallend, sonderbar! Basil hatte am Tage darauf, nachdem er das Buch von Abednego zurückempfangen hatte, dies nebst einigen Zeilen, worin er seiner Dreistigkeit halber um Entschuldigung bat, seiner Mutter übersandt. Gleichzeitig hatte er den Entschluß gefaßt, von Abednego die Lösung so vieler Rätsel zu fordern, die er in seinem jetzigen Alter zu verlangen berechtigt war. So konnt' ihm nichts ungelegner kommen, wie dies unerwartete Verschwinden eines Mannes, von dem er endlich Aufklärung erwartete.

Gereizt über fehlgeschlagene Hoffnungen klopfte er, anstatt das Haus zu verlassen, noch einmal laut an die Tür.

»Wasch wülln Se, Herr?! Wasch steht Se zu Diensten? Wasch künnen Se machen solch verteiflichen Lärm?« rief der neue Besitzer des Hauses und öffnete wieder.

»Was ich will? Euch ein Goldstück geben, wenn Ihr mir die Wohnung des Mr. Osalez angebt«, rief Basil, der Versicherung A. O.s gedenkend, daß durch Geld alles zu erhalten sei. Und siehe da, er erreichte seinen Zweck.

Der Jude steckte das Goldstück ruhig in die Tasche und benachrichtigte ihn, Abednego wohne in – Greek-Street.

»Narr, der ich war, daran nicht zu denken!« murmelte Basil, und eilte wie toll auf und davon nach Soho.

Als er in Greek-Street anlangte, sah er sich aufs Neue getäuscht. Gerüste erhoben sich vor den Wänden des Hauses und Maurer und Stuckaturarbeiter waren in voller Tätigkeit. Das Haus war, wie es schien, auf einundzwanzig Jahre unter kontraktlich festgestellten Bedingungen vermietet und die Handwerker wußten kaum den Namen des früheren Eigentümers.

»Schon dacht' ich, man würde mich nach Paulet-Street weisen«, sagte Basil in der Bitterkeit seines Herzens zu sich selbst. »Ja, ja – es wird mit einer Entdeckungsreise nach St. Agnes le Clare schließen, und ist das jedenfalls noch rätlicher, als in der *Times* oder der *Morning-Post* nach seiner Wohnung zu fragen.«

Aufgeregt und beunruhigt wie er war, entschloß er sich sogar, an der Türe Verelsts nach dem Befinden des Malers und seiner Familie zu fragen, obschon er sich vorgenommen hatte, dies Haus ohne besondere Aufforderung von Seiten seiner Bewohner nie wieder zu betreten. Die Antwort, die seiner Frage wurde, war Silbe für Silbe wie jene, die ihn damals so sehr in Erstaunen gesetzt hatte. Die jungen Damen wären aus, und der Maler mit seiner Frau bereits in Anspruch genommen. Zum mindesten ward ihm auf die Weise der Trost, daß Mrs. Verelst auf dem Wege zur Genesung geblieben sei.

»Die jungen Damen befinden sich, wie ich hoffe, wohl?« sagte er, sein Gesicht abwendend, als er die Frage aussprach.

»Ganz wohl, Herr – das heißt, Miss Esther ausgenommen, die seit einigen Tagen kränklich ist«, antwortete das Mädchen verwirrt.

»Doch Ihr sagtet ja, sie sei nicht zu Hause!«

»Ja, Herr - das heißt - Herr, - die Familie nimmt gar keinen Besuch mehr an. Es wurde mir streng befohlen, niemanden vorzulassen«, sagte das Mädchen sichtlich in großer Verlegenheit und Basil, der selbst verwirrt und zu weiteren Fragen gar nicht aufgelegt war, bedauerte das Unwohlsein des Fräuleins und ging.

Als er in den Tower zurückkehrte, war seine Stimmung der Art, daß er es für ein großes Glück hielt, von seinen Kameraden mit Gähnen statt mit allerlei Witzen empfangen zu werden. Maitland und Wilberton waren zu müd' und matt, um Lust zu Neckereien haben zu können, und als sie bald sich überzeugten, daß er auch nicht die kleinste Neuigkeit aus West End für sie mitbringe, nahmen sie ihre Plätze an Kamine wieder ein und sanken dem Schlaf in die Arme, darin sie Basils Erscheinen gestört hatte.

Esther krank, Abednego verschwunden! Und im Besitze keines Mittels, etwas über sie zu erfahren! Als er das nächste Mal West End besuchte, eilte er zur Madame Branzini, um dort seine Aufwartung zu machen, eigentlich aber, um Nachrichten über Esther einzuziehen. Aber, o weh! Der Konsul und seine Gemahlin befanden sich in Brighton, um dort die Feiertage zu verbringen.

Basils Unruhe wuchs und ward ihm unerträglich. In der traurigen Einsamkeit des Tower blieb ihm kaum ein andres Mittel die Zeit zu töten als ein stetes Sinnen und Brüten über so vieles, was seine Seele beschäftigte. Schließlich ward er von seinen Gefühlen so überwältigt, daß er in der Verzweiflung zu Wilberton und Maitland seine Zuflucht nahm, um endlich zu irgendeiner Nachricht zu kommen. Er hatte gute Gründe, bei diesen eine Kenntnis vom jetzigen Aufenthaltsorte Abednegos vorauszusetzen, und auf die Gefahr hin, verlacht, wohl gar verhöhnt zu werden, fragte er, als man sich trennte, um schlafen zu gehen, ob ihm nicht der eine oder der andere Auskunft über die Wohnung A. O.s geben könne. Beide sahn sich an. Der eine staunte, der andere war entrüstet.

Wilberton brach alsbald in sein gewöhnliches lautes Gelächter aus, John Maitland aber betrachtete die Frage wie einen Schimpf, der ihm angetan sei. Er wußte noch sehr wohl, daß Basil wenige Tage darauf, nachdem A.O. in Arlington-Street erschienen war, durch Nennung dieses Namens allgemeine Verwirrung bereitet hatte, und hielt sich seitdem überzeugt, daß Annesley von den traurigen Verhältnissen unterrichtet sei, in denen sich seine Familie befände.

»Ihr würdet das im Wohnungsanzeiger oder auf der Polizei ungleich besser erfahren«, sagte Maitland, »wenn Ihr die Rubrik ›Geldverleiher‹ aufmerksam durchläset. Wär's vergeblich, so würden Euch die Diebsfänger in Bow-Street über Euren Freund die sicherste Nachricht geben können.«

Maitland hatte das Zimmer verlassen, bevor eine Antwort über Basils Lippen kam. Anderen Tages, wenn sich Maitlands Zorn gelegt habe, beschloß er, ihm auseinanderzusetzen, wie wenig Grund er habe, sich beleidigt zu fühlen. Für heute nahm er im Winkel, wo er gesessen hatte, wieder Platz, und mehr des Zeitvertreibs als des Nachschlagens halber nahm er den Wohnungsanzeiger zur Hand, der neben der neuesten Armee-Liste (dies waren die beiden Klassiker im Speisezimmer) auf dem Tische lag, und blätterte im Buchstaben O.

Der Name Osalez war zu fremd, als daß er erwartet hätte, ihn überhaupt zu finden. Nichtsdestoweniger, nachdem er eine ganze Kolumne von O'Shannessys hinter sich hatte, erschien der Name Osalez dreimal hintereinander:

Osalez, Bernard Esq:	14, Poland Street
" , R. Esq.	4, Abbey Road, Regents Park
" , A. Esq.	74, Bernard Street, Russel Square

Obschon das A. Osalez Esq: auch auf Andreas, Augustus, Alfred, Allan oder fünfzig andere mit A beginnende Vornamen schließen ließ, so hätte Basil doch sein Leben drauf gewettet, daß es in diesem Falle »Abednego« und nichts weiter bedeute. In Bernard Street konnten so gut wie in anderen Straßen baufällige Häuser gekauft und verkauft oder vertauscht werden. Jedenfalls sollte der andere Tag die Sache aufklären und zur selben Zeit, wo er Maitland aufklären wollte, nahte er sich bereits einem stattlich aussehenden Hause in Bernard-Street, Russel-Square.

»Welch ein dreidoppelter Narr ich war!« klang seine bescheidene Ansicht über sich selbst, als er das Gebäude des A. Osalez vor sich erblickte. – »Wie konnt' ich nur glauben, daß ein A.O. dem Boyle'schen Wohnungsanzeiger seinen Aufenthaltsort anvertrauen werde.«

Je näher er dem Hause kam, desto mehr überzeugte er sich von seiner Torheit. Wie war da alles so ganz anders wie in jenen Spelunken, in denen Abednego zu hausen pflegte, da gewahrte man keine Spur von einem: ›dies Haus ist gegen einen Ausbesserungs-Kontrakt zu vermieten‹, da war der Mörtel und die Kalkbekleidung nirgends abgebröckelt und der Mauerstein trat nicht hervor, wo er nicht sollte. Die Tür war lackiert, der Klopfer blank geputzt, die Steintreppen schneeweiß gescheuert und unterhalb des Fußkratzers befand sich kein Fleckchen. Basil würde auf keinen Besitzer, sondern auf eine Besitzerin geschlossen haben, am ehsten auf eine alte Jungfer von bedeutendem Vermögen, wenn dem A. Osalez im Wohnungsanzeiger nicht ein Esq. zur Seite gestanden hätte.

»Unter allen Umständen bin ich in diesem Stadtviertel durchaus unbekannt und kann also mindestens klopfen und anfragen«, meinte Basil. Gesagt, getan, alsbald erschien ein gravitätischer Kammerdiener, der wie ein Familienerbstück aussah und

Basil auf seine Frage antwortete, daß Mr. Osalez nicht zu Hause sei.

»War er nicht ganz vor kurzem krank?« forschte Annesley weiter.

»Mein Herr ist vor wenigen Tagen erst zur Stadt zurückgekehrt.«

In demselben Augenblicke gedachte Basil aller der Ausfälle Abednegos gegen die Verschwendung und den Luxus unserer Tage, – vor ihm aber stand ein Kammerdiener, der wahrhaft Respekt einflößen konnte, das Äußere eines Mannes von Stande hatte und seine zwei- bis dreihundert Pfund jährlich haben mochte, – es war nicht möglich, daß solch ein Mann in Diensten Abednegos stehe, und Basil lächelte über sich selbst und seine Fragen. Der A. Osalez im Wohnungsanzeiger und Abednego Osalez – sie konnten nicht ein und dieselbe Person sein.

»Ich sprach hier vor, um mich nach einem Verwandten des Mr. Osalez zu erkundigen«, sagte Basil, der nicht Lust hatte, seine Karte bei einem Fremden zurückzulassen, und dennoch sein Kommen entschuldigen wollte.

»Es ist mir nicht bekannt, daß mein Herr irgendeinen Verwandten hat«, entgegnete der Kammerdiener und nahm eine halb würdevolle, halb mißtrauische Miene an. »Ich bin seit mehreren Jahren in seinem Dienst, doch hört' ich nie von einem Verwandten.«

»Dann bin ich im Irrtum. Ich glaubte, daß Mr. Abednego Osalez mit Ihrem Herrn verwandt sei.«

»Meines Herrn Name ist Abednego«, erwiderte der Kammerdiener, sichtlich ungeduldig über dies bei Frostwetter stattfindende Examen. Zu verargen war's ihm nicht, denn der kalte Wind wühlte bereits in seiner Perücke und stäubte den Puder umher.

»Um welche Zeit ist Mr. Osalez gemeinhin zu Hause?« fragte der jetzt höchlichst erfreute Basil weiter.

»Ich kann das wirklich nicht mit Bestimmtheit angeben. Die Stunde, um die er aus der City zu kommen pflegt, ist ungewiß.«

Annesley hätte gern auch noch erfahren, welcher Beruf oder welche Geschäfte seine Anwesenheit in der City notwendig machten, doch erschien ihm solche Neugier selbst als Zudringlichkeit, weshalb er's für geraten hielt, aufzubrechen, nachdem er wiederzukommen versprochen hatte. Der Alte nahm vor dem Kamin des Eßzimmers wiederum Platz, wo er, den *Morning Herald* als Ofenschirm benutzend, sein Nachmittagsschläfchen kurz vorher begonnen hatte, und war der festen Überzeugung, um einer sehr unbedeutenden Sache willen von einem sehr verdächtig aussehenden jungen Mann gestört worden zu sein.

Basil erreichte währenddessen die Straßenecke und sah ein geschmackvolles Fuhrwerk an sich vorüberrollen, das in Arlington-Street seine Aufmerksamkeit kaum erregt haben würde, in der Nähe von Russel-Square aber durch sein aristokratisches Äußeres auffällig ward. Im Wagen glaubte er die Züge A. O.s erkannt zu haben, er hätte darauf geschworen, wär's ihm nicht unmöglich gewesen, sich diesen Mann als Besitzer eines solchen Kabriolets zu denken.

»Das Gesicht des Alten schwebt immer vor meinen Augen«, sagte er, ärgerlich über seine eigene Torheit. »Jeden seh' ich drauf an, ob er nicht ein neumaskierter Abednego sei. Geht ein alter Schacherjude an mir vorüber, so forsch' ich nach einer Ähnlichkeit, und nun entdeck ich gar eine solche zwischen dem Herrn im Kabriolet und dem Geldverleiher, dem die Ausgabe für einen Fiaker dauert.«

Jetzt aber erinnerte sich Basil, daß ihn Blencowe vor ungefähr einem Monat auf ein ähnliches Kabriolet aufmerksam gemacht und ihm versichert habe, daß der Besitzer desselben kein anderer als der berüchtigte A.O. sei.

Er strengte sein Gedächtnis an und mühte sich, darüber ins Klare zu kommen, ob er den Geldverleiher damals wirklich gesehen habe. Darüber sinnend hatte er schon die Mitte von Russel-Square erreicht, als er sich wieder Bernard-Street zuwandte, das Kabriolet jedoch war seinem Auge entschwunden. Er wagte es nicht, dem gravitätischen Kammerdiener noch einmal beschwerlich zu fallen, sonst hätte er sich gerne überzeugt, ob der Herr im Kabriolet Abednego gewesen und seiner Wohnung zugefahren sei.

Überdies fiel ihm ein, daß er im Auftrage Wilbertons noch eine Bestellung zu machen habe. Es handelte sich um eine Toilette, die bis zum zweiten Stock bereits gediehen war. Wilberton lechzte nach Mitteilungen über diesen hochwichtigen Gegenstand und gab Basil gleichzeitig Aufträge mit, nach denen das zweite Stockwerk eingerichtet werden sollte. Der Handwerker, der in Bond-Street wohnte, war nur um diese Tageszeit zu sprechen, es war demnach keine Zeit zu verlieren.

Doch vergaß er dabei nicht, was ihm ungleich mehr am Herzen lag, obschon der Aufträge betreffs kleiner Schlösser, Knöpfchen und patentierter zierlicher Türangeln nicht wenige waren, des Purpur Sammets und grünen Maroquins gar nicht zu gedenken, womit bald dies, bald das gefüttert werden sollte. Am Klub ging er nicht vorüber, forderte ein mit Schinken belegtes Butterbrot und ein Glas Xeres und schickte nach dem Wilbertonschen Kabriolet, das er von Bernard-Street aus nach dem Tower zurückgesandt hatte. Bevor es erschien, tat er sich beim Frühstück gütlich, forschte nach Neuigkeiten, ohne die er zu seinen Kameraden nicht zurückkehren durfte, und beschloß, auf einem kleinen Umwege nach Hause zu fahren.

»Es ist um weniges weiter«, dachte er bei sich und lieferte dadurch den Beweis seiner topographischen Unkenntnis, »wenn ich über Russel-Square den City-Weg einschlage und auf die Weise zurückfahre. Fühl' ich's doch, daß ich nicht eher ruhig schlafen kann, als bis ich dies Rätsel gelöst sehe.«

Es ist erstaunlich, wie leicht wir's mit Entfernungen nehmen, wenn die Beine oder Pferde anderer Leute den Weg zu machen haben. So fuhr denn Basil wirklich auf dem fast nächsten Wege durch die hellerleuchteten Straßen, Bernard-Street und Russel-Square entgegen, um erst nach einer nochmaligen Anfrage in den Tower zurückzukehren. Mehrere Gläser Xeres hatten seinen Mut gehoben und siehe da, der Wilbertonsche Kutscher mußte vor dem Hause des Mr. Osalez halten, klopfen und anfragen, ob der Herr zu Hause sei.

Statt des gravitätischen Kammerdieners erschien ein Livreebedienter, und als die Frage des Kutschers mit einem »Ja!« beantwortet war, blieb Basil nichts anderes übrig als auszusteigen und dem Diener über teppichbelegte, hellerleuchtete Treppenstufen in das Gesellschaftszimmer zu folgen. Basil sank der Mut aufs Neue, als er von diesem Piloten auf seiner Entdeckungsreise geleitet wurde. Es war nicht möglich, dies konnte nicht die Wohnung A. O.s sein. Alles war so nett und sauber und ordentlich, als wäre der Besitzer ein Großvater, der es ebenfalls von seinem Großvater als Erbe übernommen habe.

Die Tür ward geöffnet, der Diener rief wie zur Anmeldung ein kurzes »Mr. Annesley« und Umkehr war somit unmöglich. Das ungewöhnlich hellerleuchtete Zimmer schien auf ein Gastmahl hinzudeuten, das in diesen Räumen gegeben werden sollte. Man hatte ihn selbst wahrscheinlich für einen der Gäste gehalten.

Dem war auch wirklich so. Als er ins Zimmer trat, bemerkte er in demselben ungefähr ein halbes Dutzend ernster alter Herrn, die sich um den Kamin versammelt hatten, einige saßen vor demselben in Armstühle gelehnt, andere standen auf der vor ihm ausgebreiteten Fußdecke. Er hätte Welten drum gegeben, sich unbemerkt zurückziehen zu können. Niemals war er sich selbst so zudringlich erschienen. Alle sahen ihn an, und doch war kein Gesicht unter ihnen, das er schon je in seinem Leben gesehen hätte!

Der Diener war fort, die Türe zu. In unbeschreiblicher Verlegenheit betrachtete er die Versammlung, um an irgendetwas in Haltung oder Benehmen den Herrn des Hauses erkennen und bei ihm seine Entschuldigung anbringen zu können. Doch eine Totenstille folgte der Ankündigung seines Namens, und keiner schien mehr erstaunt als die anderen über den unerwarteten Zuwachs der Gesellschaft.

Endlich klärte sich ein Teil des Geheimnisses auf. Ein alter Herr mit hoher Stirn und feierlicher Miene, kurzen Nanking-Beinkleidern und weißen seidenen Strümpfen, der seinem Äußeren nach um einige Grade unter dem gravitätischen Kammerdiener stand, trat von der Ofendecke auf den Zimmerteppich, um dem verwirrten jungen Mann anzuzeigen, daß Mr. Osalez augenblicklich erscheinen werde. Briefe von Wichtigkeit, die er nach seiner Rückkehr aus der City vorgefunden habe, machten eine sofortige Beantwortung nötig.

Annesley verbeugte sich und dankte. Unter allen Umständen war's jetzt geratener, das Erscheinen des Wirtes abzuwarten und bei ihm sich zu entschuldigen, als diesen Leuten gegenüber eine für sie langweilige Erklärung abzugeben und einem entdeckten Taschendiebe gleich davon zu schleichen. Er musterte währenddessen das Zimmer, das einfach, aber reich ausgestattet war, und durch einige Ölgemälde und Bronze-Statuen besonders geschmückt wurde. Die Unterhaltung, die sein Erscheinen unterbrochen hatte, ward wieder angeknüpft, doch keine Silbe verstand er von allem, was verhandelt wurde. Es war ein Geheimnis, zu dem ihm der Schlüssel fehlte und nichts mehr, noch weniger, als der Banquier- und Makler-Jargon!

Er wagte es nicht einmal, Platz zu nehmen. Den Hut in der Hand stand er da, ängstlich auf das Erscheinen des Wirtes harrend, und wünschte sich lieber fünfzig Klafter tief unter den Tower oder irgend sonst wo, als in dies Gesellschaftszimmer des Mr. Osalez. Wären Damen zugegen gewesen, hätt' er sich minder verlegen gefühlt und gesprochen, da er wohl wußte, daß das weibliche Geschlecht bei Leuten seines Alters und seines Wesens eine Unbescheidenheit um vieles eher entschuldigt. Doch diese fünf alten Herrn, mit ihren ernsten Gesichtern, Kniehosen, Schuhschnallen, weißem Haar oder kahlen Platten gar, flößten eine gewisse Ehrfurcht ein und er würde eine Feierlichkeit der Isis- und Osiris-Priester in der großen Pyramide ebenso gern unterbrochen haben, wie diese Unterhaltung.

Endlich nahten sich Tritte der Tür des Gesellschaftszimmers. Basils Blut stockte, doch plötzlich schoß ihm das Blut zu Kopf, als die Tür sich öffnete, und der Herr des Hauses erschien.

»Ich habe viel tausendmal um Entschuldigung zu bitten, meine Herrn«, sprach eine Stimme, die Basil bestätigte, was ihm der erste Blick gesagt hatte. »Ich bitte tausendmal um Entschuldigung! Ein Bote aus Downing-Street erwartete mich bei meiner Rückkehr, ich fürchte sehr lange ausgeblieben zu sein, doch nur wenige Augenblicke noch und wir werden zur Tafel gehn können.«

Mr. Osalez drückte jedem seiner Gäste die Hand und hatte für jeden einige verbindliche Worte. Als er sich an Basil wandte, entsank diesem aller Mut. Er glaubte, Abednego würde erstaunt sein und mit irgendeinem Sarkasmus ihn begrüßen! Er dachte nicht daran, daß der Livreebediente seiner Ankunft erwähnt haben könne, jedenfalls aber war sein Wirt nichts weniger wie erstaunt. Statt mit Sarkasmen nahte er sich ihm mit solcher Artigkeit, daß es überflüssig gewesen wäre, mit Entschuldigungen hinterher zu kommen.

»Sehr erfreut Euch zu sehen, mein lieber Annesley«, sagte er. »Ihr müßt mir erlauben, Euch bei meinen alten Freunden hier Eurer Kleidung halber zu entschuldigen. Meine Einladung wird Euch so spät erreicht haben, daß es Euch an Zeit fehlte aufs Neue Toilette zu machen. Ihr seid jedenfalls taktvoller verfahren als ich selbst und habt es vorgezogen, lieber pünktlich zu erscheinen, als Eurer Toilette halber auf Euch warten zu lassen.«

So vollständig war dabei A. O.s Selbstbeherrschung, daß Basil zu zweifeln begann, ob er wirklich eingeladen gewesen wäre oder nicht. Der Brief konnte verloren worden sein.

»Glaubt mir, daß ich nicht im leisesten erwartete, eine Gesellschaft bei Euch versammelt zu finden«, hob Basil an. Doch Osalez unterbrach ihn kurzweg: »Ich hab' Euren Kutscher nach Haus geschickt«, sagte er,»gegen acht Uhr wird er sich wieder einfinden, um welche Zeit Ihr, wenn ich nicht irre, in den Tower zurückkehren müßt.«

Es lag in dem Ton und Benehmen seines Wirtes etwas so Bestimmtes, daß es Basil fürs Geratenste hielt, sich in den Willen Abednegos zu fügen und zu bleiben. Auch hatte er keine Zeit zu weiteren Erörterungen, denn soeben erfolgte die Anzeige, daß ›angerichtet sei‹. Man trat in das warme und behagliche Speisezimmer, für sieben Personen war an einem runden Tische gedeckt, als hätte man seinen Besuch erwartet.

Niemals hatte Basil verwirrter einen Platz bei Tische eingenommen! Niemals hatte er sich so durchaus überflüssig gefühlt. Dort die ernstblickenden Gäste, hier der geheimnisvolle Wirt, der auf sein Schicksal von übernatürlichem Einfluß zu sein schien. Doch Licht und Wärme, gute Weine und vortreffliche Speisen begannen allgemach auf Körper und Geist ihren wohltätigen Einfluß geltend zu machen. Basil hatte zumeist an den Tafeln der Großen gespeist. Der Herzog von Rochester und Lord Maitland waren ihrer Festmahle halber gepriesen, alles, was ein französischer Koch, ein italienischer Konditor und ein deutscher Oberkellner Herrliches zu leisten vermag, das fand man an der Tafel jener beiden Herrn. Doch nie in seinem Leben hatte Basil Fische, Fleisch und Geflügel von solcher Vortrefflichkeit gefunden wie hier, und die Kennermienen, mit denen die alten Herrn die verschiedenen Gänge prüften, bewiesen nach wie vor, daß niemand besser als die Aldermänner derlei Dinge zu würdigen verstünden und nirgends bessere und schönere Ware als in der City zu finden sei. Es wurd' ihm klar, daß Billingsgate, Smithfield und Farringdon nur das nach West End gelangen ließen, was den Geld-Aristokraten von Guildhall bereits vorgelegen und vor ihren Augen und Börsen keine Gnade gefunden hatte. Er hätte sich's an der Tafel in Arlington-Street nicht träumen lassen, daß man andren Orts Schildkröte und Wildpret in noch schmackhafterer Weise finden könne.

Doch es war nicht der Gaumenkitzel der Gastronomie allein, der ihn mit Behaglichkeit erfüllte. Viel trug auch das allmälige Auftauen der sechs alten Herrn dazu bei, deren ernste Züge unter dem Einfluß der Tafelfreuden milder und heitrer wurden. Der Wein, und zwar ein Wein wie ihn Basil nie getrunken hatte, (der mehr an die im Klub eingeführten Gebräue und warmen Getränke als an den reinen Traubensaft gewöhnt war) erwärmte und belebte jeden Einzelnen, und somit die ganze Gesellschaft. Wie verschieden aber waren die Gespräche, die diese geist- und kenntnisreichen Leute führten, als der Wein seine Wirkung zu

äußern begann, von jenem Lärm, der unter ähnlichem Einfluß im Kreise seiner Kameraden tobte, – ein Lärm, der meist so nüchtern als der Kopf seiner Urheber trunken war. Schwerer wär' es gewesen einen Accise-Einnehmer zu berauschen, als vermittelst des Weins mehr als einen gewissen Grad von Offenherzigkeit bei diesen Leuten zu erzielen, deren fünfzigjährige Erfahrung sie vor jeder Unvorsichtigkeit bewahrte. Der Herz und Seele öffnende Wein veranlaßte nur eine freiere Besprechung und gab Basil Gelegenheit, die Welt- und Menschenkenntnis zu bewundern, die jedem der alten Herrn in hohem Maße eigen war.

Es war wirklich eine Welt, in der sich die Unterhaltung bewegte. Er hörte über China und Amerika sprechen, als läge beides innerhalb der Grenzen ihres Geldkönigreichs. Indien schien das Landgut dieser Männer zu sein und die Gewürzinseln ihre Blumengärten. Ihre Karavanen durchzogen die Wüste und wurden besprochen wie eine Extrapostfahrt von der Stadt aufs Land. Europa – das Wort klang wie ein Gemeinplatz – ward von ihren Kurieren durchflogen. Von Petersburg über Wien und Berlin ging's herwärts nach Hampton Court oder Hounslow, und von hier nach dort zurück. Nach Paris – s' war kaum ein Sprung und die Leute taten, als wär's eine Schnupftabakdose in ihrer Westentasche.

Und hier galt's keine Ruhmredigkeit, der Gang der Unterhaltung brachte das auf die einfachste Weise zur Kenntnis Annesleys. Dieser erwartete natürlich, Abednego werde ihm einen triumphierenden Blick zuwerfen, der ihm sagen solle: Sieh! Das sind die Könige, von denen ich sprach! Die Könige von Tarsus und Epirus, von Tyrus und Sidon, – dies sind die Herrn der Erde, die die königlichen Puppen an ihren Drähten lenken – dies sind die Quellen jeder Haupt- und Staatsaktion – diese sind es, ohne welche Kabinettsbeschlüsse und Parlamentssiege zu bloßem

Gefasel, zum toten Buchstaben werden – dies sind die Monarchen, die über Krieg und Frieden entscheiden, – dies die Potentaten, die Amerika zur freien Republik und das Reich des Königs von Frankreich zum Königreich der Franzosen gemacht haben – dies die Männer, die auch das adelsgequälte England erlösen würden, wenn der Drang nach Freiheit hier mehr zu Hause wäre.

Doch nicht ein Blick – kein Wort, keine Silbe deutete darauf hin, daß zwischen Mr. Osalez und seinem ungewöhnlichen Gast irgendein näheres Verhältnis bestehe, und in den Augen der alten Herrn erschien Basil als ein Protegée ihres Geschäftsfreundes, der dann und wann durch eine Einladung zu Tisch beglückt werde. Jeder stieß in der ermutigenden Weise mit ihm an, in der man wohl mit einem Schulknaben ein Glas zu leeren pflegt, der in den Ferien nach Hause kommt. Weder gaben sie um seinetwillen ihrem Gespräch eine andre Richtung, noch betrachteten sie ihn als etwas anderes wie einen Zuhörer, und nach wie vor drehte sich die Unterhaltung um Könige und Minister, die sie wie Münzwardeine zu betrachten schienen.

Dennoch verlautete kein Wort, das auf Eitelkeit und Prahlerei gedeutet hätte. Im Hause der Gemeinen oder in den Klubs war Basil durch ein Sichbreitmachen und Wichtigtun oft unangenehm berührt worden, das bei Gastmählern, wenn einmal die gewöhnlichen Rücksichten schwanden, selten auszubleiben pflegte. Hier aber ging's her wie im Oberhause, wo schon der Anblick der gepolsterten Sitze für die Bischöfe und Großen des Landes jede Ausgelassenheit im Zaum zu halten weiß. Es gefiel den alten Herrn, mit ihrer Kraft zu spielen, wie der Elefant mit seinem Rüssel jetzt vielleicht ein Kind auf den Rücken hebt und bald darauf einen Starken zerschmettert. Doch über den Bankrott eines Staats oder die Geldnot eines Fürsten zu scherzen, wär' ihnen ebensowenig eingefallen, als es den Regierungen oder

Regenten jener Staaten in den Sinn kommen würde, über ein Todesurteil zu lachen.

Nichtsdestoweniger schwand der anfängliche Ernst, und manche ergötzliche Anekdote ward vorgetragen, die um so interessanter war, je weniger ihre Glaubwürdigkeit bezweifelt werden konnte.

Annesley fühlte immer mehr und mehr, in welcher Gesellschaft er sich befand. Die Namen, mit denen man sich gegenseitig anredete, waren auch seinem Ohre nicht unbekannt, es waren die Namen derer, die den gewaltigsten Unternehmungen ihre Mittel leihen, wenn ihnen jene als gute Spekulationen erscheinen: Männer, die Eisenbahnen schaffen, um Länder und Völker einander näher zu führen, die Republiken ins Dasein rufen, ein riesiges Hospital für ganze Distrikte begründen und Cochin-China insurgieren können.

Beim Dessert, wo Südfrüchte, Apfelsineneis und Château-Laffite genossen wurde, und zwar von einer Vortrefflichkeit, daß selbst dem Herzog von Rochester das Herz im Leibe gelacht hätte, besprachen der Wirt und seine Gäste die wichtigsten Staatsangelegenheiten in einer Weise, als bilde ihre kleine Gesellschaft einen Privat-Conseil der höchsten Finanzbeamten aller Länder. Sie sprachen über die europäische Politik wie sehr gewandte Schachspieler über eine Schachpartie und lenkten die verschiedenen Fürsten wie Elfenbein-, Ebenholz- oder Buxbaum-Figuren auf dem Schachbrett. Namen änderten nichts in der Sache, ob König oder Kaiser, war auf ihre Berechnung von keinem Einfluß. Es handelte sich nicht einmal um Nikolaus, Franz oder Friedrich Wilhelm, es beliebte diesen Hohenpriestern des Mammon nur von Hardenberg & Co., Metternich & Co. oder Nesselrode & Co. zu sprechen, je nachdem von Preußen, Österreich oder Rußland die Rede war. Das Geld führte den erhabneren Namen »Kapital«

und ward in einer Weise behandelt, wie's Basil vordem nie gehört hatte. Es war hier »Zweck« und nicht »Mittel«. Millionen standen auf dem Spiel und wurden wie Pennys oder Pfunde bei andren Wetten besprochen. Die Beweggründe ihrer Handlungsweise, die Beweise, daß sie so und nicht anders spekulieren durften, würden dreimals ausgereicht haben, einen National-Ökonomisten in die Enge zu treiben.

Inmitten solcher Verhandlungen trat Annesley das Bild des Abednego Osalez vor die Seele, der ihm bis dahin einzig und allein bekannt gewesen war. Er wußte nicht, ob er mehr staunen oder über das Mitleid lächeln sollte, das er kurz vorher mit dem alten Bettler in Paulet-Street gehabt hatte. Auch des hochnotpeinlichen Halsgerichtes gedacht' er, das er eines Darlehns erbärmlicher dreihundert Pfund halber dem berüchtigten A.O. gegenüber bestehen mußte, und wer wollt's ihm verargen, daß er bei der Rückerinnerung daran mit dem Kopf schüttelte!

Da sah man erdfahle Millionäre,

die sich jede Bedeutsamkeit erkaufen wollten

Kapitel 14

Die Neckereien, denen Basil seinen Kameraden gegenüber so oft ausgesetzt war, würden sich an dem eben besprochenen Abend jedenfalls wiederholt haben, wenn jene die Ursache seines zwar pünktlichen, aber dennoch unerwartet späten Erscheinens im Tower gekannt hätten. Indessen, er schwieg darüber, und da er einige im Kreise der alten Herrn so eben gehörte Anekdoten, sowie die Neuigkeit zum Besten geben konnte, daß der verwitwete Obrist hinter den Kulissen irgendeines Theaters auf die Nase gefallen sei, ließ man ihn, ohne ein strenges Examen angestellt oder sein langes Ausbleiben getadelt zu haben, laufen.

Als er allein und nächtliche Stille um ihn her war, kam ihm der Gedanke, daß alles, was ihm neuerdings zugestoßen sei, ein Traum wäre, und wußte er keine Antwort darauf, wenn er sich selbst fragte: ob es einen Pfandleiher Abednego Osalez oder einen feingebildeten reichen Wechsler und Banquier gleichen Namens gäbe?

Gequält von den verschiedensten Gedanken und durch außergewöhnliche Erlebnisse aufgeregt, war's ihm unmöglich einzuschlafen. Gelang's ihm wirklich, so lebte auch in seinen Träumen, was ihn wachend beschäftigt hatte, und immer schwerer ward es ihm, die Wahrheit zu ergründen. Wenn er vom unruhigen Schlaf erwachte, so war seine Mutter und Esther nebst dem kranken Manne in der Dachstube kurz vorher der Gegenstand seiner Träume gewesen, besonders erschien ihm letzterer in allerlei Gestalten, am häufigsten als Wucherer, der ihn aus aller Not befreit und dann schließlich alle seine Schätze auf ihn gehäuft habe.

Der Morgen brachte weder Trost noch Aufklärung. Je mehr er über diese Geheimnisse sann und grübelte, je dunkler schienen sie zu werden. Er verlor das Vertrauen zu seiner eigenen Kraft und glaubte kaum, das Rätsel jemals lösen zu können. Dieser seltsame Mann (ein ignis fatuus, ein Djinn) schien in der ganzen Fülle seines geheimnisvollen Einflusses über sein Schicksal entscheiden zu können. Basil fühlte sich wie von einer Boa Constrictor umringelt, in deren Macht es läge, ihn zu zermalmen, und Tag für Tag von derartigen Gedanken gepeinigt, ward Basils kaum hergestellte Gesundheit aufs Neue gefährdet. Er blieb auf seinem Zimmer; Kraft und Lust - es fehlte ihm beides, um West End zu besuchen. Einmal an Verelsts Tür abgewiesen, war er zu stolz, das Haus des Malers wieder zu betreten und die Wohnung eines Mannes aufzusuchen, den er als reich und mächtig erkannt hatte, fühlte er sich um so weniger verpflichtet, als ihre Verbindlichkeiten gegenseitig waren.

Das Wetter war rau. Obschon der Frühling nahte, hatte ein sechs Wochen langer, anhaltender Frost die Klubs in St. James-Street mit Jägern gefüllt und die Weisheit des Parlaments um einige gräfliche Mitglieder vermehrt. Basil blieb im Tower und fühlte sich nach und nach ganz zufrieden. Die Zeit sich zu vertreiben, begann er, was ihm Esther schon oft geraten hatte, aufs Neue ein Studium der deutschen Sprache, das seit seiner Abreise von Heidelberg sehr vernachlässigt worden war. Die Vertrautheit der alten Herrn an der Tafel in Bernard-Street mit allen lebenden Sprachen hatte diesen Entschluß in ihm hervorgerufen. Französisch, Italienisch und Deutsch sprachen sie mit gleicher Gewandtheit wie das Englische, und der Ausspruch Karls V. wurde durch sie bewahrheitet, daß man so oft ein Mensch sei, so viele Sprachen man spräche.

Vergebens war es, daß ihn seine Kameraden »Philister« und »Bücherwurm« nannten, vergebens, daß sie sich gegenseitig erzählten, »Annchen« werde mit Nächstem als Gouvernante glänzen, er blieb in seiner Zurückgezogenheit und wollte lieber als Stubenhocker gelten wie an Vergnügungen teilnehmen, die jeden Reiz für ihn verloren hatten.

Da er durch Abednego über die traurigen Geldverhältnisse Wilbertons und John Maitlands unterrichtet war, schien ihm ihr Treiben, das ihre Mittel bei weitem überstieg, um so weniger zu verantworten. Er machte ihnen ihrer Verschwendung halber Vorstellungen; als sie seinen Rat aber höhnisch zurückwiesen und erwiderten, daß sein Umgang mit den Juden nicht ohne Einfluß auf ihn geblieben sei, schwieg er hinfort, nachdem er eine letzte ernstliche Erklärung abgegeben hatte, und ließ sich durch seinen Ruf als Knicker bei fernern Studien nicht weiter stören.

Mittlerweile traf endlich ein, was sein geheimnisvoller Freund schon einige Wochen vorher prophezeit hatte. Eines Tages las man in den Zeitungen und Morgenblättern, daß der Herzog von Rochester mit nächstem Rochester-House und Wilberton-Castle verlassen werde, da seiner Gnaden nebst Familie im Begriff stünde, einige Jahre in Italien zu verweilen.

Diese Neuigkeit machte in der feinen Welt das größte Aufsehen. Das Bedauern, das hie und da laut wurde, galt nicht den persönlichen Vorzügen des Herzogs oder seiner Gemahlin, jedem andren gastfreien Lord wäre dasselbe gezollt worden. Doch die Aussicht, in Rochester-House und Wilberton-Castle hinfort nicht mehr schmarotzen zu können, hätte ein ganzes Heer von »guten Freunden« beinah zu Tränen gerührt. Die fünfzigtausend Pfund jährlicher Rente, die Sr. Gnaden so freigebig dem Vergnügen seiner Gäste gewidmet hatte, standen diesen Schlemmern nicht fürder zu Gebote und mit dem Herzog schwand ihnen manche Freude.

Was Abednego schon früher gegen Basil bemerkt hatte, daß ein so populärer Mann kaum jemals seinem Bankrott entlaufen könne, – ergab sich jetzt als traurige Wahrheit, und in der Tat, muß ein Mann von fünfzigtausend Pfund jährlich deren hunderttausend verausgaben, wenn er sich den Ruf der Popularität bewahren will.

Die Gesellschaft, in der Basil lebte, war, wie wir wissen, nicht arm an Mitgliedern, die von der Gastfreundschaft des Herzogs zu profitieren wußten; kein Wunder, daß bei jeder Gelegenheit auf die Juden geschimpft und jeder Pfandleiher verdammt wurde. Häufiger noch unterbrach man einen derartigen Gang der Unterhaltung, wenn Basil hinzukam, und diese Unterbrechung war ihm doppelt unangenehm.

Annesley fühlte sich durchaus nicht berufen, die Verteidigung Abednegos zu übernehmen oder den Beweis des Pfandleihers fortzuführen, daß die Verschwendung des Herzogs von Rochester lediglich diesen traurigen Ausgang bedingt habe, gegenteils wankte, seitdem er ein Augenzeuge von dem Reichtum und der Verwandlung seines geheimnisvollen Freundes gewesen war, das Vertrauen, das er anfangs zu ihm gehabt hatte. Dennoch nahm er zuviel Interesse an Abednego und fühlte sich ihm zu Dank verpflichtet, als daß ihn nicht der allgemeine Tadel, dem er ausgesetzt war, betrübt hätte.

Die erste Zeitungsanzeige des Herzogs von Rochester, die, wie oben erwähnt, von baldiger Abreise sprach, verriet anfänglich nicht mehr über seine Vermögensverhältnisse, als der Uneingeweihte daraus entnehmen konnte. Es ist nichts Seltenes, daß man in den Blättern ein ›Er bricht auf‹, ›Er begibt sich auf den Kontinent‹ u.d.m. findet, solche Anzeigen deuten oft auf ungünstige, seltener auf zerüttete Vermögensumstände. So ward' denn auch der Herzog von seinen verschiedenen Gläubigern nicht allzusehr belästigt, da niemand den ganzen Umfang seines Elends ahnte.

Dieser Umstand mußte benutzt werden, und seiner Gnaden sagten der Londoner Welt, die gleich dem Monde uns bescheint, so lange die Sonne unseres Glückes darüber leuchtet, ein plötzliches Adieu. Binnen kurzem folgte der zweideutigen Abschiedsannonce ein langes Verzeichnis zu verauktionierender Gegenstände, wodurch aller Welt die Augen geöffnet wurden. In langen Perioden, deren Spondäen und Glossen bald das Salbungsvolle eines Johnson, deren blumiger Stil bald die Sprache eines Hafiz überbot, fand man die zu verkaufenden Gegenstände ›eines Mannes von Distinktion, der neuerdings nach Italien gereist sei‹ aufgezählt, und kein Wunder war's, daß eine ganze Spalte der *Morning-Post* dazu gebraucht wurde.

Rochester House, Wilberton Castle und ihre erblichen Lehnsgüter waren unverletzlich, doch das Mobiliarvermögen, das ersteres in sich schloß, ward durch die Gläubiger alsbald in Beschlag genommen und gab zu einer Menge von Katalogen und Annoncen Veranlassung, deren Weitschweifigkeit am besten bewies, wie's einem Publikum, das derlei Dinge liest, nicht eben an Zeit gebrechen kann.

Eines Morgens, kurz vorher eh' der Dienst im Tower seine Endschaft erreichte, begaben sich Basil und Maitland nach West End. Jenem lag vorzüglich daran, an Esthers Wohnung vorüberzugehen und, wenn er ihrer auch nicht ansichtig werden sollte, zum Mindesten eine Karte abzugeben, die eine Anfrage nach dem Befinden aller enthielt. Er schloß ganz richtig, daß, wenn ihm auch der Eintritt in die Familie versagt sei, steh' ihm immer noch das Recht zu, sich nach ihrem Wohlergehn zu erkundigen.

Während er sich diesem Ritterdienst unterzog, begab sich Maitland nach Arlington-Street, um nach Briefen zu fragen. Die Familie des Lords hatte sich nämlich den Aufenthalt Johns im Tower zu Nutze gemacht und war, um sich für die Londoner

Saison würdig vorzubereiten, auf einige Wochen nach Brighton gegangen. Im Klub trafen Annesley und Maitland wieder zusammen, noch blieb ihnen eine Mußestunde, so daß der Vorschlag des letzteren, Rochester House zu besuchen, das Kauflustigen bereits offen stand, sofort von Basil angenommen wurde. Auf dem Hofe gewahrten sie bereits eine Menge Wagen und Kabriolets, denn wenn es wahr ist, was La Rochefoucault versichert, daß uns die Unglücksfälle unserer Freunde mehr oder weniger erfreuen, so wird dieser Ausspruch durch die Eile erhärtet, mit der sich die Londoner Müßiggänger zur Mobiliarversteigerung derjenigen drängen, zu deren Bankrott sie nach besten Kräften beigetragen haben.

Die Zimmer waren zum Teil überfüllt, fast so überfüllt wie während der Bälle und Assembléen, welche die »populaire« Herzogin von Rochester darin veranstaltet hatte, und Maitland und Annesley fürchteten in der Tat die Zeit, die noch zu ihrem Gebote stand, auf Flur und Treppe verbringen zu müssen. Eben als sich Maitland darüber äußerte, zupfte einer von den Wärtern und Aufpassern, der hinter dem Marmorpiedestal einer prächtigen Bronzestatue des Merkur Wache gestanden hatte, Basil am Arm.

»Treten der Herr hier herein«, sagte der Mann, »kann ich Se doch führen hier ins Zimmer vor de Musik, ohne das zu haben, zu passieren die ganze, gewaltige Menschheit hier.«

Gesagt, getan. Er öffnete eine in der Wand versteckte Tür und führte beide Offiziere einen schmalen Gang entlang. Es war unzweifelhaft, daß die Statue teilweise den Zweck gehabt hatte, die geheime Tür, die sich direkt hinter dem Merkur befand, vollständig zu verbergen.

»Ein andrer jüdischer Freund von Dir, Annchen?« rief Maitland, als sie das Ende des eben erwähnten Korridors erreicht hatten und durch eine zweite verborgene Tür in das Musikzimmer traten. Basil selbst lachte und war ebenso wenig wie Maitland im Stande sich diese Begünstigung zu erklären. Der Diensteifer des Juden aber schien in Folge dieser kurzen Unterhaltung noch zu wachsen, als sei er überzeugt, daß nur Leute von Bedeutung im Stande wären, sich über ihn lustig zu machen. Die Verbindlichkeit des Juden ward schließlich unerträglich, um so mehr, als sein Organ nicht zu den angenehmsten gehörte, und beide Freunde schätzten sich glücklich, endlich in die nebenan gelegene Gemäldegalerie flüchten zu können.

»Auf Ehre, Annchen, täuscht mich nicht alles, so kokettiert dort auf dem Kanapée die Lady Winterfield mit dem jungen Marquis in jener famosesten aller Pariser Mützen, die mir jemals vorgekommen sind«, rief Maitland, der jetzt so wenig Interesse an den Meisterstücken der Rochester-Galerie zu nehmen schien, als er vordem Bewunderung dafür an den Tag gelegt hatte, wie er noch zu den Gästen des Herzogs zählte. »Komm, Annchen, komm – die Schäferszene müssen wir unterbrechen! Das gibt einen göttlichen Joke!«

Basil aber musterte nach wie vor die Gemälde.

»Vielleicht haben wir niemals wieder Gelegenheit, diese Meisterwerke zu bewundern«, sagte er.

»Wenn's nicht geschähe – nun, zum Teufel, das bräche uns auch noch nicht den Hals! Aber glaub' mir's, Anny, wir seh'n sie wieder. Irgendein Narr oder sonst dergleichen von unsrer Bekanntschaft wird sich die besten davon nicht entgeh'n lassen. Bist Du'n vernünftiger Kerl also, – so komm!«

Doch Maitlands Überredungskunst scheiterte, Basil blieb unbeweglich. Unter den Bildern gewahrte er zu seinem größten Erstaunen einige, die er vordem auf der Staffelei Verelsts gesehn hatte. Vor allem stutzte er über ein paar Schlachtstücke, die erst kürzlich von Verelst beendigt sein konnten; denn – obschon in

Öl gemalt und in mitteralterlichem Kostüm – war die Ähnlichkeit mit jenem in Kreide ausgeführten Brückenkampf ganz unverkennbar, womit Verelst bei Basils letztem Besuche beschäftigt war.

Mit lebhaftem Interesse durchblätterte er sofort den Katalog und fand darin, halb staunend, halb empört, die Verelst'schen Bilder als Werke alter Meister verzeichnet. Die beiden Schlachtstücke wurden keinem geringerem als dem Salvator Rosa zugeschrieben.

»Niederträchtig!« klang es von Basils Lippen; doch eben auf bestem Wege, Maitland mit der Ursache seiner Entrüstung als einem Beitrage zu anderweitigen Auktionsschwindeleien bekannt zu machen, trieb ihn dieser unaufhaltsam vorwärts, um das Schäferspiel der Lady Winterfield baldmöglichst stören zu können.

Zu der begonnenen Auseinandersetzung, wohl gar zu den Bildern selbst zurückzukehren, war ein Ding der Unmöglichkeit. Sie gerieten unter der versammelten Menschenmenge plötzlich wie in einen Strudel, und mit ihm fortgerissen, blieb ihnen nichts wie vielen hundert anderen Lippen an diesem Tage übrig, die sich alle bis zu der geistreichen Bemerkung: »O, wie entsetzlich voll das ist!« verstiegen.

Ein wenig Nachdenken überzeugte Basil, daß es geraten sei, erst folgenden Tages einen Betrug aufzudecken, von dem er sich, für sein Teil, bereits vollständig überzeugt hielt. Und der Vorschlag Maitlands, der sich vergeblich bemüht hatte, die Witwe von feinstem Ton in Verlegenheit zu setzen, sein Rat, baldmöglichst aufzubrechen und auf nächstem Wege zur Mittagstafel zu eilen, fand Basils unbedingte Zustimmung.

»Verteufelter Anblick das!« meinte Maitland in gewohnter zarter Redeweise, als er den Hof verließ. »Jammerschade um den Rochester! 's war doch ein verdammt guter Kerl. Sechs Wochen lang, während der letzten Jagdzeit, die ich mit Wilberton bei ihm verbrachte, überließ er mir regelmäßig seine Pferde, und auf Ehre, Anny, die Pferde waren famos. Und beim Picquet! Ohne Übertreibung, er spielte das beste Picquet im ganzen Königreich, oder doch beinah das beste! Auf Ehre! Es war ein deliziöser Kerl und er tut mir leid, wahrhaftig leid.«

»Ich bedaure seine Familie ungleich mehr«, bemerkte Basil, »seine Kinder sind teilweise schon erwachsen; es ist ein trauriges Los für die armen Töchter.«

»Wenn ich nicht irre, sind sie Deinem Freunde A. O. für diesen schandbaren öffentlichen Verkauf ihres Eigentums zumeist verpflichtet.«

»Es ist nicht der Verkauf, was mich dauert, sondern die Verhältnisse, die ihn notwendig machen«, entgegnete Basil.

»Es würd' mich nicht groß in Erstaunen setzen, wenn's in unsrem Hause einst ebenso hergehn sollte«, murmelte Maitland, der kaum wußte, wie hörbar seine Gedanken wurden. »Ich weiß sehr wohl, daß mein Vater ganz verdammt in der Tinte ist; aber Newmarket wird drum nicht aufgegeben. Da mag's gehn wie's will, ohne Newmarket tut er's nicht! Eine ganz verteufelt schlechte Aussicht für mich, und eine schlechtre noch für die jüngren Kinder. So viel mir mein Gewissen und mein Advokat erlaubte, soviel ist bereits aufgenommen; und obschon mich meine Mutter während dreier Monate gequält hat, den Rest zu verpfänden, um uns wenigstens so lange über Bord zu halten, bis meine Schwestern verheiratet sind, so hab' ich dennoch nicht darein gewilligt. Die Verpflichtung gegen meine Geschwister kann nicht so weit gehn, daß ich mit dem letzten Rest unsres Familienguts wie mit Kieseln auf dem Wasser spiele.«

Basil, der seinen Gefährten in Folge des gehabten Anblicks außergewöhnlich bewegt sah, mühte sich, der Unterhaltung eine andre Richtung zu geben. Das hielt bei John Maitland, der mehr Sinn für die heit're Seite des Lebens hatte, niemals schwer, und selbst der Gedanke an den bevorstehenden Ruin der Seinen war nicht im Stande, ihn auf die Dauer zu beängstigen. Als ihn die frische Kühle am Flußufer statt der heißen Stubenluft in Rochester-House umwehte, ward's ihm ohnehin leichter ums Herz und binnen kurzem war jede Wolke des Trübsinns von seiner Stirn verscheucht.

Noch einige Tage währte es, bevor die Abteilung der Garde, der Basil zugehörte, den Tower verlassen und nach West End zurückkehren konnte; und eine ganze Woche durfte vergehen, eh Basil insoweit Herr seiner Zeit war, um Rochester-House aufs Neue aufsuchen zu können. Indessen, Zeit war nicht länger zu verlieren; er verschaffte sich Urlaub und eilte alsbald in das Versteigerungslokal. Die Auktion war rüstig fortgeschritten, und als er in der Wohnung des Herzogs erschien, sah er, daß die Bilder, die für ihn von ganz besondrem Interesse waren, noch an demselben Tage vorkommen würden.

Auf dem Hofe gewahrte man jetzt nichts von eleganten Kabriolets. Einige Passgänger und die dazugehörigen Reitknechte, die man beide um sechs Uhr abends in der Nähe des Parlaments zu finden pflegt, sowie einige alte Weiber waren statt jener anwesend. Der bei weitem größte Teil des Hauses aber war mit Tragen, Bahren und Schiebkarren bedeckt, um die verschiedenen Gegenstände fortzuschaffen, die Tags vorher ihren Käufer gefunden hatten.

Der Verkauf der Gemälde fand in der Galerie selbst statt. Schon im Vorzimmer hörte Basil die lauttönende, alles herausfordernde Stimme des Auktionators Hummins und das Klopfen seines Hammers, dem, wenn es sich zum drittenmal vernehmen ließ, ein lautes Schreien der versammelten Menge zu folgen pflegte.

Basil trat herein und sah sich im Kreise ängstlich um. Die Wahrheit zu gestehen, er schwebte in größter Furcht, unter der Versammlung das Gesicht dessen zu bemerken, der, gleichviel in welcher Verkleidung, von ihm erkannt sein würde. Doch er gewahrte weder einen schmutzigen Kleiderjuden noch einen feingekleideten Mann von Stande, der ihn an Abednego erinnert hätte. Die Zahl der Anwesenden war auch heute sehr bedeutend. Forcierte Kunstkenner und Leute von Fach bunt gemischt zogen mit Perspektiven in der Hand und Brillen auf der Nase in den Zimmern umher; und alles genau betrachtend, mühten sie sich, an den Kunstwerken einen Makel oder im Katalog betreffs der Bilder, die ihre Aufmerksamkeit erregten, einen Fehler zu entdecken. Da sah man erdfahle Herzöge, die ihre schon vollgepfropfte Galerie aufs Neue bereichern, Millionäre, die sich all und jede Bedeutsamkeit erkaufen wollten. Da waren Landjunker, die eine Auktion modischer Gegenstände in der Residenz als ein besondres Glück zu betrachten pflegen, – und einige wenige Kunstverständige, die aus der Dummheit andrer Nutzen ziehn und Originale von der Hand eines alten Meisters als »wertlose Kopien« erstehen wollten. Noch kleiner war die Zahl derer, die Gegenstände von bedeutendem Wert zu kaufen wünschten und große Summen zahlten, um größere wieder zu empfangen; im Verhältnis aber von zehn zu eins, allen den bisher Genannten gegenüber, befanden sich Bilderhändler, Trödler, Juden und Taschendiebe im Auktionslokal, deren Menge durch eine Unzahl von Faulenzern und Pflastertretern vermehrt wurde, die lediglich die drückende Hitze und die Verwirrung im Zimmer erhöhten.

Zwei Verelstsche Bilder waren bereits vor Basils Erscheinen losgeschlagen, und zwar, wenn er die Händler um ihn her richtig verstand, zu hohen Preisen. Das eine war als ein Baroscio, das andere als ein Annibal Carracci durch einen Mann erstanden worden, der vor kurzem ein ungeheures Vermögen geerbt und jährlich zwanzigtausend Pfund für Bilder, Vollblutpferde und Geldstrafen wegen gröblich beleidigter Personen ausgesetzt hatte.

Als Basil eintrat, ging's eben an die Schlachtstücke, und gar wunderbar klang's seinem Ohr, als er sie »ganz unvergleichliche Kunstwerke« nennen hörte. So sollten also diese Bilder zu einem enormen Preise verkauft werden, Bilder, für die der arme noch jetzt in London lebende Maler kaum so viel erhalten hatte, um seine Farbenrechnung bezahlen zu können! Ja, das sollten sie; denn alsobald begann der Auktions-Kommissarius sich selbst an schönen Phrasen und blumiger Sprache zu überbieten. »Hier wahre Kunstkleinodien, der Stolz der Rochester-Sammlung!« hob er an.

»Nichts erfüllte den früheren, sehr ehrenwerten Besitzer dieser Kunstschätze bei seiner Abreise von England mit so tiefem, mit so gerechtem Schmerz, als der Umstand, sich von seiner rühmlichst bekannten Gemäldesammlung trennen zu müssen, die mit unglaublicher Mühe, mit vielem Geschmack und großen Kosten zu dem gemacht wurde, was sie ist. Es ist und bleibt ein Skandal für das ganze Land, daß sich das Parlament den Ankauf dieser Bilder entgehen ließ, um sie en masse der National Gallery einzuverleiben. Bekannt aber ist's, daß unter den vielen schätzbaren oder richtiger, unschätzbaren Gemälden Sr. Gnaden, von ihm selbst nichts höher verehrt, nichts mehr gewürdigt wurde als diese beiden Salvators!«

Einige von denen, die Sachverständige waren und auf die Dummheit anderer spekulierten, antworteten auf diesen Lobgesang mit einem tiefen Seufzer. Es war ihnen das nicht zu verargen; wenn das Geld der Reichen für vorgebliche Originale schon in die Kasse des Auktionators kam, blieb nichts mehr übrig für sie, und ihre größere Sachkenntnis war so gut wie gar nicht da. Wie konnten sie hoffen, die als Kopien billig erstandenen wertvollen Originalgemälde zu hohen Preisen loszuschlagen, wenn alles Geld bereits in andren Händen war! So ließ sich denn auch, als »die unvergleichlichen Salvators« einem alten Edelmann besonders angelegentlich empfohlen wurden, in einiger Entfernung eine halblaute Stimme hören, die hundertzwanzig Pfund bot.

Der Auktionator spielte den höchlichst Entrüsteten und fragte: »Wie! Steh ich hier in einer der berühmtesten Sammlungen der reichsten Hauptstadt des ersten Landes der Welt? Wie! Befind' ich mich in einer solchen, oder nicht?!« – Durch welche John Bull'sche Großtuerei ein Landjunker, dessen Patriotismus rege geworden war, sich unverzüglich veranlaßt fand, das Gebot um fünf Sovereigns zu erhöhen, ein Gebot, das ein im Solde des Auktionators stehender Trödler sofort in Guineen verwandelte.

Die unbekannte Stimme vom äußersten Ende des Zimmers bot jetzt hundertfünfunddreißig Pfund, und in Folge einiger dem Landjunker, über sein Urteil und seinen außerordentlichen Geschmack gemachter Komplimente, verstieg sich dieser bis hundertvierzig Pfund. Hummins war kein Anfänger mehr; er lobte, pries und verherrlichte so lange, bis endlich dem obengenannten Besitzer einiger Kopien und mittelmäßiger Pferde zum Wert von hunderttausend Pfund die sogenannten Salvators für zweihundertfünfundsiebzig Guineen zugeschlagen werden sollten. »Zweihundertachtzig!« schrie in demselben Augenblicke eine Stimme, mitten aus dem Haufen der Händler und Trödler heraus. Hummins faßte neuen Mut; bis auf dreihundert Guineen hätt' er's gerne getrieben; umsonst, niemand bot mehr, und der Ungesehene ward als Sieger erklärt.

Der Auktionator schien konsterniert. Er hatte sein möglichstes getan; umsonst – der neugebackene Millionär trotzte allen

Verbindlichkeiten; nicht eine Guinea bot er mehr. Der Käufer, dessen Stimme man wie die des Kuckucks gehört hatte, ohne bei größter Mühe selbst den Vogel entdecken zu können, schien dem Mr. Hummins durchaus bekannt zu sein; denn die Londoner Auktionatoren sind mit den Namen und Gewerben derjenigen, die den Stamm der Auktionsarmee zu bilden pflegen, vertraut und kennen jeden von ihnen wie der Hirt die einzelnen Schafe seiner Herde.

Basil war jetzt Zeuge alles dessen gewesen, was er zu sehen und zu hören wünschte. Es lag ihm jetzt nur noch daran, den Namen dessen zu erfahren, dem die Bilder zugeschlagen waren. Er brach auf und erkundigte sich, als er das Ende der Galerie erreicht hatte, bei einem im tollsten Lärm mitteninne sitzenden Schreiber, welcher Herr die unter 347 verzeichneten Bilder erstanden habe.

»Wollt Ihr sie kaufen, Herr?« fragte der Schreiber, ohne von den Papieren aufzublicken, »Hier, Nathan! – Nathan Herz! – Hier ist ein Herr, der Euch Euren Salvators halber zu sprechen wünscht!«

Bei diesen Worten drängte sich ein schäbig aussehender Mensch, der in einem Knäuel von Käufern mitteninnen gestanden hatte, hervor und fragte: »Wüllen der Herr hier kiefen von mir?« Basil erkannte in ihm einen der jüdischen Trödler, die, während die sogenannten Salvators versteigert wurden, in einer Ecke des Zimmers zu Hauf gestanden hatten. Bei genaurer Musterung ergab sich der Jude als ein alter Bekannter; es war nicht nur derselbe, von dem Annesley und Maitland durch die geheime Tür ins »Zimmer vor der Musik« geführt worden waren, sondern auch der bärtige Sohn Israels, der das Haus in Delahaye-Street, die frühere Residenz A. O.s bezogen hatte.

»Ich hab' Euch betreffs Eurer Salvators einige Mitteilungen zu machen«, sagte Basil, der wenig Lust zu einer langen Unterhaltung mit einem so unsaubren Burschen zu haben schien, und dämpfte dabei seine Sprache, um vom Schreiber womöglich nicht verstanden zu werden.

»Verzeihn Se, Herr, sind doch die Salvatorsch gar nich zu verkiefen«, antwortete der Jude, dem ersichtlich darum zu tun war, das Gespräch abzubrechen.

»Ich will sie auch nicht kaufen!« entgegnete Basil. »Aber sagen will ich Euch, daß sie im Katalog unter einem falschen Namen verzeichnet sind.«

»Hat's doch nichts zu sagen damit!« fuhr der Jude fort und mühte sich zu entkommen.

»Ich aber bin im Stande Euch unzweifelhaft darzutun ...«, hob Basil seine Erwiderung an.

»Der Herr künnen mir nicht sagen mehr, als ich schon bin zu wissen davon!« unterbrach ihn der Trödler, und ehe Basil Zeit zu einer Antwort gefunden hatte, war der Salvator-Besitzer bereits verschwunden.

»Was geht mich am Ende auch der ganze Handel an?« fragte sich Basil, als er verstimmt, erhitzt und aufgeregt durch die Straßen dem Tower entgegen eilte. »Das beste ist, ich mache Verelst brieflich mit der ganzen Angelegenheit bekannt und überlass' es ihm, was er in dieser seiner Angelegenheit tun will. Nur in seiner Kunst lebend, würd' er über das Schicksal seiner Bilder nie das Geringste erfahren, wenn ich ihn von dem Vorfall nicht in Kenntnis setzte. Zudem ist mein Brief vielleicht das beste Mittel, mein früheres Verhältnis zu Verelst und den seinen wieder herzustellen.«

Zu Hause angelangt, ward ihm, noch eh' er Zeit gefunden hatte seinen Plan auszuführen, durch seinen Diener ein Briefchen eingehändigt. Dies, mit einer antiken Gemme versiegelt, hatte das Äußere eines eleganten Einladungsschreibens, umso mehr überraschte ihn die Adresse, die von der Hand Abednegos herzurühren schien. Er öffnete und las folgende Zeilen:

Gebt Euch der Bilder halber keine weitre Mühe!
Ich weiß alles, und habe sie lediglich gekauft, um die Schufterei eines Schurken und die Schwäche eines Narren aufzudecken.
Euer
A. O.

So groß war Basils Erstaunen, daß der Brief seinen Händen entfiel. Es war ihm doch, als hab' er eben erst das Auktionslokal verlassen. Er wußte doch, gegen niemand über sein Vorhaben gesprochen zu haben, und dennoch, der allgegenwärtige Osalez hatte Mittel und Wege gefunden, seine Gedanken zu erraten, und riet ihm jetzt, von fernren Schritten abzuschn! Er also hatte die Gemälde gekauft! Er, der bei seinem Vertrautsein mit den Verhältnissen der Verelstschen Familie von der Unechtheit jener Bilder überzeugt sein mußte. Er, der ein Gönner Verelsts zu sein schien, wenn die Kopie seiner Esmeralda, in deren Besitz sich Basil jetzt befand, einen solchen Schluß erlaubte! Basil rief sich die Gemälde, deren er in Bernard-Street ansichtig geworden war, ins Gedächtnis zurück. Diesen nach zu schließen, ließ sich nicht annehmen, daß das Urteil eines Abednego durch die Marktschreiereien eines Auktionskatalogs bestochen werden könne, und ein Verdacht regte sich in Basils Seele. Ganz unzweifelhaft stand der Pfandleiher in irgendeinem Verhältnis zu dem Juden in Delahaye-Street, ob dieser ein Verbündeter oder Untergebner war, gleichviel, er konnte im Auftrage Abednegos die Bilder erstanden haben. Letzteren, der durch Wucher und unausgesetzte Verfolgung das Verderben des Herzogs von Rochester beschleunigt hatte, durft' er allenfalls zumuten, die Bilder auf Spekulation gekauft zu haben, um damit bei nächster Gelegenheit einen forcierten Kunstkenner übers Ohr zu hauen.

Im nächsten Augenblick aber zürnte er über den Verdacht, oder richtiger über sich, weil er den Verdacht gehegt hatte, – und beschloß alsbald einige Zeilen darauf zu erwidern und sie selbst in Bernard-Street abzugeben. Er benachrichtigte darin den Mr. Osalez, daß er den Maler Verelst von einem Vorfall in Kenntnis setzen werde, der für den armen Mann von so großem Interesse sein müsse, als der Gewinn groß gewesen sei, den spekulative Bilderhändler aus dem Verelstschen Talent, in der Manier alter Meister malen zu können, gezogen hätten.

Anderen Tages nach dem Frühstück, als Basil eben das Speisezimmer verlassen wollte, um an Verelst zu schreiben, rief Maitland, der auf seinem Lieblingsplatz am Fenster sein Lieblingsblatt die *Morning-Post* auswendig zu lernen schien, plötzlich: »He, Annchen! Warst Du nicht gestern bei der Auktion in Rochester-House?«

»Ein Weilchen!«

»Und welche weise Meinung hegtest Du über die beiden Salvators?«

»Daß es herrliche Gemälde wären.«

»Komm, komm – keine Ausflüchte! Ich meine, ob Du sie für Originale hieltest?«

Basil ward bei dieser Frage in Verlegenheit gesetzt.

»Nun, wenn Dir's so ergangen«, fuhr Maitland fort, der mit seinem Staatsgeheimnis nicht länger hinter dem Berge halten konnte, »so hast Du Dich zwar ganz verteufelt geschnitten, indes fehlt Dir's dabei nicht an Kameradschaft. Sieh her! Hier ist ein Brief von Hummins abgedruckt, worin er sich beschuldigt, einem Betruge unwissentlich Vorschub geleistet zu haben. Er zeigt hiermit an, daß die gestern während der Auktion in Rochester-House verkauften Schlachtstücke keine Salvators, sondern die Produktionen eines deutschen Künstlers namens Verelst seien, und fügt hinzu, daß sie als bedeutende Werke jenes alten Meisters durch seine Gnaden den Herzog vom Bilderhändler Stubbs auf Frith-Street Soho, und zwar für die Summe von tausendfünfhundert Guineen, gekauft wurden. Dann folgt ein Trompetenstoß, worin Hummins von seiner eignen Ehrlichkeit mindestens mit Selbstgefühl spricht und seine Dienste, wie sich das von selbst versteht, für vorkommende Fälle empfiehlt. Da, lies es selbst! Das Glück Deines Protegées ist allem Anschein nach gemacht. Es wär' just nicht zu verwundern, wenn Du Hummins bestochen hättest, die Bilder unter falschem Namen möglichst hoch loszuschlagen, um andren Tages durch eine so ehrliche Annonce die Aufmerksamkeit auf den Pseudo-Salvator zu lenken. Übrigens ist dieser Stubbs, wenn ich nicht irre, einer von den geldschluckenden Patronen, deren Unersättlichkeit meiner Mutter gefährlich zu werden droht. Nichtsdestoweniger kann sie ohne solchen Burschen nicht leben, obschon wir ihm bereits einige Visiten deines jüdischen Freundes, des Barrabas und Menschenschinders A. O. verdanken.«

Glücklicherweise hörte Basil diese Beleidigung nicht. Er war in die Zeitungsannonce des Mr. Hummins total vertieft, steckte schließlich, als er sie von der ersten bis zur letzten Zeile aufmerksam gelesen hatte, die ganze Zeitung nebst seinem für Verelst bestimmten Brief in die Tasche und verließ das Zimmer.

Nicht im Traum wär's ihm eingefallen, daß er trotz seiner Verbannung aus der Verelstschen Familie noch Gelegenheit finden würde, zu einer glücklichen Wandlung ihrer Verhältnisse beitragen zu können! Er hatte sich seit langem nicht so wohl, so freudenvoll gefühlt. Es war ein heitrer Apriltag, und als er leichten fröhlichen Schritts am Bollwerk des Flusses entlang zog, glaubte er, die plätschernden, in der Sonne glitzernden Wellen nie so munter spielen gesehen zu haben!

Der Frühling machte reißende Fortschritte, und London begann nicht nur denen, die das Jahr in die drei Monate der Saison und die neun Monate verzweifelter Langweiligkeit teilen, sondern auch dem Bürger selbst, einen heitren, erfreulichen Anblick zu bieten. Blumen- und Wasserkarren rumpelten nebeneinander die Straßen entlang und brachten den meist in Rauch und Nebel lebenden Bürgern die Freude, daß andren Ortes ein Frühling walte und der Himmel, der über ihren Häuptern so trüb erscheine, dem Getreibe der Weltstadt fern in herrlicher Bläue prange. Blumenmädchen boten Maßlieb und spanischen Flieder zum Verkauf; und schienen's auch die über das Gesicht des Mädchens herabhängenden, halbverwelkten Blüten nicht wahrhaben zu wollen, daß Fleisch Erdenstaub sei, so wußte sie den Käufer mit der Versicherung zu trösten, daß kaum in Wasser gestellt, der Flieder seine alte Kraft gewönne und der Geruch nur draußen auf dem Blumenbrett, nicht aber innerhalb des Zimmers zu ertragen sei.

So wie selbst in tiefen Gräben oder verfallenen Brunnen herabhängendes Unkraut zu einer Zeit des Tages vom belebenden Licht der Sonne beschienen wird, so übt auch der Sommer auf die elendeste Hütte der freudlosesten europäischen Hauptstadt einen wohltuenden, wenn auch schnell vorübergehenden Einfluß.

Auch die Verelstsche Familie fühlte sich jetzt glücklicher als während der Wintermonate. Die Kranke konnte an das offene Fenster gerollt werden, um frische Luft zu genießen, und die Mädchen waren bei dem Unterricht, den sie täglich erteilten, keiner Unannehmlichkeit oder Beschwerde durch schlechtes Wetter ausgesetzt. Auch hatte ihre Freude noch anderweitige Gründe. Einige vorteilhafte Bilderverkäufe, zu denen Basil seinem alten

Lehrer verholfen hatte, machten diesen in größeren Kreisen bekannt und die wohltätigen Folgen, die solche Bekanntschaft nach sich zu ziehen pflegt, blieben nicht aus. Hier und da ward seiner vorteilhaft Erwähnung getan, diese und jene Bestellung ward gemacht, so kam es denn, daß Mrs. Verelst ihre Familie besser gekleidet und beköstigt und ohne Sorge für die nächsten Stunden sah, ein Umstand, der zu ihrer Wiederherstellung, oder doch zu ihrem Wohlerbefinden, ungleich mehr als die ärztliche Behandlung beitrug. Überdies waren auch gute Aussichten für die Zukunft vorhanden. Für den Augenblick durch das für die militärischen Skizzen erhaltene Geld jeder drückenden Nahrungssorge überhoben, ließ Verelst wieder einmal seiner Künstlerphantasie die Zügel schießen und schuf ein Bild, das den Abschied der Schillerschen Jungfrau von Orleans von ihren heimatlichen Tälern darstellt. Dies war mit ganzen Wagenladungen voll anderweitiger Gemälde und Kunstwerke zur Ausstellung geschafft worden, ein Umstand, der einige Aussicht auf Ehre und Belohnung eröffnete. Wohl zum zwanzigsten Male in seinem Leben ward des armen Malers Hoffnung neu beflügelt, – dieser Vogel unserer Seele, der gleich dem Phoenix, so oft er auch zerstieben mag, aus seiner Asche stets schöner und herrlicher sich erhebt.

Die Mädchen stiegen mittlerweile in der Gunst der guten Branzinis, die sich immer mehr überzeugten, welchen vortrefflichen Mädchen sie die Erziehung ihrer Kinder anvertraut hatten, und keine Gelegenheit vorübergehen ließen, in ihre freudlose Lebensweise Abwechselung und einzelne Lichtblicke zu bringen.

Dennoch hatten die musikalischen Assembleen, die Opern, die Festmahle, mit wie aufrichtiger Dankbarkeit Mrs. Verelst sie auch im Namen ihrer Töchter annehmen mochte, für letzere ihren Reiz verloren, da sie nirgends mehr Basil Annesley in ihrer Nähe fanden. Ihnen war das Verschwinden desselben ein nicht zu lösendes Rätsel. Sie wußten weder etwas von seiner Versetzung in den Tower, noch vom Briefe ihres Vaters, noch von seinem Verbot, und obschon sie Basils Erscheinen an der Tür und seine Nachfragen betreffs ihrer Gesundheit in Erfahrung gebracht hatten, so war doch diese eigentümliche Weise, seine Teilnahme zu bezeugen, eher geeignet, ihr Staunen zu mehren als zu vermindern. Einmal hatte Salome ganz offen ihr Bedauern über Basils Ausbleiben geäußert, war aber bei der Gelegenheit von ihren Eltern zur Ruh' verwiesen worden; seitdem schien mit stillschweigender Zustimmung jedes Familienmitgliedes dieser Gegenstand der Unterhaltung niedergeschlagen zu sein.

Die Verelstsche Wohnung war nicht die räumlichste, so kam es denn, daß beide Mädchen mit der Mutter in einer und derselben Kammer schliefen. Tag und Nacht also in ihrer Gesellschaft, war ihnen bei weitem seltner, als das in größren Haushaltungen der Fall zu sein pflegt, Gelegenheit gegeben, ihre kleinen Geheimnisse auszutauschen. Nichtsdestoweniger hatte Esther von Zeit zu Zeit einen günstigen Augenblick wahrgenommen, um Salome zuzuflüstern, daß Basils plötzliches Ausbleiben in der Tat höchst überraschend sei. So wie denn letztere Mittel und Wege gefunden hatte, Esthern zu befragen, ob der Vater wohl jemals noch nach Deutschland zurückkehren werde und ob der Graf von Ehrenstein nicht vielleicht glücklicher Gatte und Vater sein würde, wenn sie wirklich Heidelberg jemals wiedersehn sollten? Bedauernd fügte sie wohl noch die Frage hinzu: sollte das Band der Liebe, das den jungen Grafen an seinen alten Lehrer knüpfte, zerrissen sein, seitdem er ihm das Skizzenbuch Albrecht Dürers als Beweis seiner Dankbarkeit überreichte? – In solchen Fällen suchten sich die Geschwister gegenseitig zu trösten und Mut einzusprechen, darin aber stimmten beide überein, daß Basil sehr wahrscheinlich nur deshalb ihren Umgang meide, um ein Verhältnis nicht fester zu knüpfen, dessen Auflösung um so schmerzlicher sein mußte, je inniger es gewesen war.

So stand's mit den Angelegenheiten der Malerfamilie, welcher die Tage gleichförmig vergingen, und nur gelegentlich im Hause des neapolitanischen Konsuls eine Zeitung zu Gesichte kam, durch die sie mit diesem oder jenem Zeitereignis bekannt gemacht wurden. Eines Morgens stand der Maler, vertieft in seine Arbeit, vor einer neuen Leinwand und entwarf, begeistert durch den Gegenstand, die Skizze zu einem historischen Gemälde, als er durch eine leise Berührung auf die Schulter in seinem Ideenfluge gestört und eines hinter ihm stehenden Fremden ansichtig wurde, der unbemerkt ins Zimmer getreten war.

»Ich habe, so glaub' ich, das Vergnügen Mr. Verelst vor mir zu sehn«, wandte er sich zu diesem, »einen Mann, den zu erkundschaften mir um vieles schwerer wurde, als es mit dem Schöpfer solcher Werke der Fall sein sollte!«

Als der Fremde so sprach, blickte er auf die trefflichen Gemälde, zu denen Verelst durch einige Szenen des Nibelungenliedes begeistert worden war, und der arme Maler, der bei seiner Zurückgezogenheit von der Welt die feinen Sitten derselben kennenzulernen nicht allzu oft Gelegenheit hatte, ward den Verbindlichkeiten eines Mannes von Stande und hoher Bildung gegenüber wahrhaft in Verlegenheit gesetzt; und wußte anfänglich kaum, ob das Lob ehrlich gemeint oder Ironie sein sollte.

»Ich hab' allen Grund zu glauben«, fuhr der Fremde fort, »daß ein Gemälde, welches ich vor fast einem Jahre vom Bilderhändler Stubbs – es stellte die Hochzeit zu Kanaa dar – als ein Werk Poussins kaufte, Ihrem Pinsel seine Entstehung verdankte; und obschon meine Unwissenheit – wenn meine Vermutung gegründet ist – die vornehmliche Schuld trägt, so schmerzt es mich, glauben zu müssen, daß vielleicht vom Preise, den ich dafür zahlte –

vierhundert Guineen – kaum der zehnte Teil in die Hände dessen gelangte, der ein so vortreffliches Gemälde zu schaffen vermochte.«

»Nicht der zwanzigste Teil!« erwiderte Verelst lächelnd. »Ich erinn're mich des Bildes sehr wohl; ich hatte große Hoffnungen darauf gesetzt; eine augenblickliche Verlegenheit jedoch, in der ich mich befand, zwang mich, es für eine erbärmliche Zehnpfundnote hinzugeben.«

»Zehn Pfund!« wiederholte der Fremde und zuckte die Achseln. »Der Dieb, der Räuber! Ich hatte einen harten Strauß zu bestehen, um das Bild zum oben genannten Preise zu bekommen; fünfhundert Guineen wollt' er haben und willigte erst nach langem Zögern in mein Gebot. Ich habe noch andre Gemälde zu hohen Preisen von ihm gekauft und kann durch Sie möglicherweise den eigentlichen Schöpfer von Kunstwerken in Erfahrung bringen, die ich meist als Bilder alter Meister erstanden habe. Mein guter Ruf als Kunstkenner wird dadurch allerdings gefährdet, wohl gar vernichtet werden; indes, es sei darum! Zu diesem Behuf sehen Sie mich vorzugsweise hier. Darf ich Sie bitten, meine Bildersammlung einer Musterung zu unterwerfen? Sollt' ich mit Nächstem das Vergnügen haben, Sie bei mir zu sehn, so ersuch' ich Sie, jene trefflichen zwei Gemälde mitzubringen. Ich würde nicht abgeneigt sein, sie meiner Sammlung einzuverleiben, wenn der Preis nicht etwa meine Mittel übersteigt!«

Während er sprach, betrachtete er beide Bilder mit ebenso vielem Interesse als großer Aufmerksamkeit; Bilder, die einstens Verelsts ganzer Stolz gewesen waren, von denen er jetzt jedoch weder Ehre noch Vorteil erwartete.

»Ich liebte diese Gemälde einst, mit aller Parteilichkeit, mit der ein Künstler nur sein Lieblingswerk lieben kann«, sagte Verelst und betrachtete neben dem Fremden stehend die lange unbeachtet gebliebenen Bilder. »Einst glaubt' ich, für das Paar hundert Guineen fordern zu dürfen; aber ich hab' es satt, sie länger dort hängen zu sehn und würde sie für den vierten Teil der Summe verkaufen.«

»Das wäre eine um so größre Selbstbeleidigung«, entgegnete der Fremde, »als der ursprüngliche Preis bereits ein sehr bescheidner ist. Ich würd' Ihnen in der Tat mit größtem Vergnügen einen Wechsel ausstellen, dessen Höhe sich auf die ganze Summe beläuft. Ich bin dazu umso mehr verpflichtet, als ich mit Hilfe Ihres Zeugnisses hoffen darf, die für meinen Pseudo-Poussin gezahlte Summe wiederzuerhalten.«

Verelst stotterte einige Worte voll Dank und Staunens, worin er durch die Bitte des Fremden um Tinte und Feder unterbrochen wurde.

»Sobald Sie diese Anweisung bei Coutt's präsentieren«, sprach er, dem Maler ein bedrucktes Papier, das er aus seinem Taschenbuch genommen hatte, überreichend, »werden Sie die darauf verzeichnete Summe in Empfang nehmen können. Schließlich möcht' ich Sie ersuchen, mir die Bilder in Person zu überbringen.«

Verelst warf, so gut es seine Verwirrung gestattete, einen Blick auf die Anweisung und las mit Stolz und Freude den Namen des Marquis von ..., eines Mannes, der in der Künstler- und Schriftstellerwelt der höchsten Achtung genoß.

»Ganz besonders angenehm würd' es mir sein«, fügte der Marquis hinzu, »wenn Sie mir dieselben ungefähr um zwölf Uhr überbringen wollten, um welche Zeit Sie einen vakanten Platz an meiner Frühstückstafel und einen zweiten Gast finden würden, dem ich für die Entdeckung des Betruges, so wie für die Auskunft, die er mir über Ihren Namen und Ihre Wohnung gab, dankverpflichtet bin. Er ist überdies ein großer Kunstverehrer und dem

Namen nach Ihnen unzweifelhaft bekannt, – es ist mein Freund Mr. Osalez.«

Ein lauter Schrei, den selbigen Augenblicks die Gattin des Künstlers ausstieß, setzte jetzt erst den Marquis von der Anwesenheit einer dritten Person in Kenntnis. Mrs. Verelst, die in ihrem Armstuhl, dessen Rückenlehne sie beinah vollständig verbarg, am Fenster saß, war bis dahin nicht von ihm bemerkt worden. Ihr Gatte eilte jetzt herbei, ihr Hilfe zu leisten.

Guten Mutes hatte sie den Gang der Unterhaltung verfolgt und war bereits überglücklich, ihren Mann endlich im Besitz der nötigen Mittel zu sehn, um seine Verbindlichkeiten gegen Basil erfüllen zu können, als die Entdeckung, daß sie lediglich der Vermittelung A. O.s eine so günstige Wendung ihres Geschicks verdanke, ihre ganze Freude vergällte und jenen Schmerzensschrei entpreßte.

Was bedeutet's, daß sich das

Bildnis meiner Rahel in Eurem Besitz befindet?

Kapitel 15

Als Basil nach seiner Rückkehr aus dem Tower wiederum Besitz von seiner alten Wohnung genommen hatte, erschien alsbald sein Wirt – der pensionierte Kammerdiener einer adligen Familie – mit der Nachricht vor ihm, daß ein ziemlich schäbig aussehender Mann mehrere Male hier gewesen sei und sich angelegentlich nach dem Augenblick seiner Ankunft erkundigt habe.

»Ein anständiger Mensch?« fragte Basil, der ohne Schulden und vor Besuchen »schäbig aussehender Personen« um vieles sicherer war wie Maitland oder Wilberton.

»Ich könnte mit ›ja‹! antworten«, entgegnete der ehemalige Kammerdiener, »zwar hab' ich feinre Röcke gesehn, als sie der Fremde auf dem Leibe trug, doch schien er nichtsdestoweniger ein Mann von Bildung zu sein.«

Basil lächelte über die Beschreibung seines Gastes, den er trotz alledem nicht zu erraten vermochte. Plötzlich kam ihm der Gedanke: wer anders könnt' es sein als der Proteus-gleiche Abednego? Die ihm von Seiten seines Wirtes gemachten Mitteilungen schienen diese Mutmaßung durchaus zu bestätigen.

»Und er wollte wiederkommen?« fragte Annesley.

»Heut' Abend noch würd' er jedenfalls hier vorsprechen!«

Die muntere Art und Weise, in der Basil Befehl gab, den Fremden, wenn er erschiene, sofort in sein Wohnzimmer zu führen, wälzte eine Zentnerlast von der Brust seines Wirtes, der betreffs der »schäbig aussehenden Person« eine Vermutung gehegt hatte, die ihn für den Mietzins seiner Belle-Etage, die ohnehin sein Prachtstück war, zittern ließ.

»Unmittelbar nach dem Essen werd' ich wieder hier sein, um den Herrn zu erwarten«, sagte Basil. »Sollt' er zufälligerweise schon vor mir eintreffen, so ersuch' ich Sie, Mr. Smith, ihn auf irgendeine Weise zu fesseln, bis ich komme.«

Mr. Smith machte sich in Gedanken aus der »schäbig aussehenden Person« alsbald einen reichen Onkel mit etwas exzentrischen Eigentümlichkeiten; und als der Fremde wirklich erschien, wurd' er mit einem Zeremoniell und einer Feierlichkeit empfangen, als wär' er der Gesandte einer der fünf Großmächte. Zehn Minuten ungefähr saß er in Basils Armstuhl zu Seiten einer mit grünem Glas versehnen Studierlampe, als der junge Mann vom Mittagstisch aus dem Klub herbeieilte und in sein Zimmer trat.

»Verelst!« rief er, stutzend beim Anblick eines so unerwarteten Gastes. »Das nenn' ich in der Tat eine freudige Überraschung! Ich fürchtete schon ganz vergessen zu sein!«

»Man vergißt derer nicht so leicht, Mr. Annesley«, sagte der Maler ernst, »denen man große Verbindlichkeiten schuldet.«

»Wenn Euch weiter nichts an mich erinnert«, rief Basil warm, »weiß es Gott, so trag ich wenig Verlangen danach, in Eurem Gedächtnis zu leben. Wenn Ihr meiner nicht wie eines Menschen gedenken wollt, den Ihr, als er in fremdem Lande krank und verlassen war, wie einen Anverwandten pflegtet; wenn Ihr Euch nicht an mich erinnern mögt, wie an einen, dem Euer Haus zu jeder Stunde offen stand, den Ihr behandeltet wie Euren Sohn und der nie aufgehört hat, Euch wie einen Vater zu verehren – wollt' Ihr das nicht, so wär' mir's lieber, Ihr vergäßet mich.«

Basil warf während dieser Erklärung seinen Hut auf den Stuhl und war im Zustande höchster Erregung. Verelst aber wandte sich ab und statt zu antworten schien er einige Papiere zu suchen, die er neben sich auf den Tisch gelegt hatte. Als er sich darauf an Basil wendete, gewahrte dieser, daß Verelsts Augen feucht und somit seine Worte nicht spurlos verhallt seien. Dennoch bezog sich die Entgegnung des Malers nicht unmittelbar darauf.

»Ich komme zu Euch«, sagte er, »dankbaren und freudigen Herzens zugleich, um endlich eine Schuld abzutragen, für die ich Euch innig verpflichtet bin. Ein Brief oder eine Mittelsperson hätte dasselbe leisten und meinen Besuch unnötig machen können, doch lag mir daran, mein teurer Mr. Annesley, jeden Gedanken von Euch fern zu halten, der mich undankbar gegen den großen Dienst vermutet hätte, den Ihr mir in Zeiten der Bedrängnis erwiesen habt. Briefe sind kalt und nüchtern, wo es gilt, Gefühle auszudrücken, wie sie mir jetzt das Herz bewegen. Es wäre mir kaum geglückt, für solche Empfindungen das rechte Wort zu finden, es wäre nicht leicht gewesen, auf der einen Seite den Dank auszusprechen, den ich und die meinen für Euch hegen, und auf der andern Seite der verletzenden Art und Weise Erwähnung zu tun, mit der Ihr in die peinlichen Geheimnisse einer Familie eindrangt, die sich bis dahin von Eurer Teilnahme und zarten Rücksicht überzeugt gehalten hatte.«

»So wahr ich lebe, mein bester Verelst«, rief Basil, »ich habe nicht die leiseste Ahnung von dem, was Ihr mir eben vorwerft; noch wüßt' ich überhaupt, jemals in Familiengeheimnisse, gleichviel ob in die Euren oder in die andrer Leute, eingedrungen zu sein.«

Der Maler schüttelte den Kopf und aus dem neben ihm liegenden Taschenbuche drei Hundertpfundnoten nehmend, übergab er sie Basil, der jetzt an der entgegengesetzten Seite des Tisches Platz genommen hatte.

»Es freut mich sehr, diese Summe von Euch in Empfang nehmen zu können«, sagte Basil Annesley, »denn es ist mir ein

Beweis, daß sich Eure Verhältnisse, während ich verbannt aus Eurem Kreise lebte, gebessert haben. Doch was ist mir dies Geld im Verhältnis zu Eurer Freundschaft, die ich hoffentlich mit jener Summe gleichzeitig wiederempfange. Als ich Euch in meinem Zimmer sah, war mein erster Gedanke: er kommt, um Dir eine Beleidigung zu vergeben, die Dir freilich selber ein Rätsel ist. Er kommt, weil er seine Ungerechtigkeit gegen Dich bereut, – kommt, um Dir Herz und Arme zu öffnen, Dir, dessen sehnlichster Wunsch seither es war, das alte freundschaftliche Verhältnis wiederhergestellt zu sehn. Ich schwör's Euch, teurer Herr, daß ich seit dem ersten Augenblick unsrer Bekanntschaft nichts andres wie Liebe für Euch gefühlt und nur in Liebe Eurer gedacht habe.«

»Wenn dem so ist«, erwiderte der Maler sichtlich bewegt und blickte mit mildem Auge, das eine beinah väterliche Zuneigung mit Tränen gefüllt hatte, auf den jungen Mann, »wenn dem so ist, wie konntet Ihr dann mein Weib durch eine Anspielung auf ihre Verwandten und Familienverhältnisse beschimpfen?«

»Mein Ehrenwort darauf«, rief Annesley, »ich habe weder Andeutungen machen, noch Eure Frau beleidigen wollen. Was meine Bekanntschaft mit der Abstammung oder den Familienverhältnissen der Mrs. Verelst anbetrifft, so weiß ich weder, ob sie die Tochter eines Pairs von England oder das Kind eines Bauern ist. Weder hört' ich jemals den Namen ihres Vaters noch hab' ich danach geforscht. Es war mir genug, daß ich sie als liebenswürdig, sanft und hochherzig, als die zärtlichste Mutter und das hingebendste Weib kannte. In welcher Weise das Buch, von dem, soviel ich weiß, einzig und allein eine Beleidigung ausgegangen sein kann, Mrs. Verelst zu interessieren oder gar zu kränken vermag, das zu ergründen, liegt noch in diesem Augenblick außer meiner Macht. Es ist mir um so rätselhafter, als dasselbe Buch einen meiner Bekannten, den Mr. Osalez, nicht minder zu beschäftigen schien, einen Mann, der unter dem Namen A. O. allgemeiner bekannt zu sein pflegt.«

»Ihr nennt ihn!« rief Verelst und schauderte fast.

»Wen denn?« fragte der überraschte Basil.

»Den Namen eines Mannes, dessen rachsüchtige Verfolgungen das Herz meines armen Weibes brachen.«

»Verfolgungen!« rief Basil laut. »Gewiß, Ihr müßt im Irrtum sein. Der Zufall machte mich mit diesem absonderlichen Manne bekannt, und so weit ich ihn kennenlernte, war er nur ein Feind seines eigenen Wohlbehagens; hochherzig gegen andre, ein Knauser gegen sich selbst und letzteres in so wunderlicher Art, wie's nur ein Racheplan, ein höhrer Zweck bedingen kann!«

»Ihr könnt ihn so genau nicht kennen wie meine arme Rahel!« seufzte der Maler, den die Rückerinnerungen an manch' traurigen Vorfall schmerzlich zu berühren schien. »Welch sonderbares Ereignis könnt' Euch seinen Charakter mehr erschlossen haben als *ihr*?«

»Verzeiht!« erwiderte Basil. »Verhältnisse, mit denen ich Euch später bekannt machen werde, setzen den Mr. Osalez, nach manchem Opfer an Geld, Zeit und Ruhe, in den Stand, einen Betrug aufzudecken, der Euch als Künstler aufs empfindlichste beleidigen konnte. Die neusten Zeitungen sprechen sich darüber aus, und mein Wille war's, noch heut' Eure Wohnung aufzusuchen, um Euch wenigstens schriftlich von dem Ereignis in Kenntnis zu setzen.«

»Ich war davon bereits unterrichtet«, entgegnete Verelst kalt. »Der Marquis von ..., dessen Gönnerschaft mich überdies befähigt hat, meinen Verpflichtungen gegen Euch endlich nachkommen zu können, sagte mir, daß er vom Mr. Osalez meine Wohnung erfahren habe. Doch wenn er hier in unsrer Nähe lebte, wenn er meinen Aufenthaltsort kannte und wußte, daß ich mit meiner unglücklichen Familie hierher geflohen sei, so war's eine grausame, rachsüchtige Hartnäckigkeit, die ihn verhinderte, uns die Brosamen zukommen zu lassen, die von seinem Tische fielen.«

Basil erhob sich im Stuhl und lauschte aufmerksamer.

»Wenn er auch in seinem Hasse gegen mich verharren wollte«, fuhr Verelst fort, »warum linderte er in nichts die Qualen seiner armen Schwester? Warum hatte er kein Mitleid mit ihrem kranken Körper? Warum hob er nicht die tausend Sorgen, die sich ein Mutterherz über die Zukunft ihrer Töchter macht?!«

Bleich wie der Tod und kaum fähig, einen Laut von sich zu geben, stotterte Basil nur die Worte: »Schwester! Mrs. Verelst – Schwester des berüchtigten ehrlosen A. O.!«

Verelst stutzte jetzt fast nicht minder.

»Vor wenigen Minuten«, erwiderte der Künstler, »nahmt Ihr seine Partei! Ihr versichertet mir noch soeben, daß Ihr zufälliger Weise ihn kennengelernt und einen bedeutenden, hochachtungswerten Charakter in ihm gefunden hättet!«

»Ich wiederhole, daß ...«

»Und dennoch fügt Ihr seinem Namen so unschmeichelhafte Beiwörter wie ›berüchtigt‹ und ›ehrlos‹ zu«, unterbrach ihn der Maler.

»Sagt lieber: seinem *Gewerbe*!« entgegnete Basil.

»Im handeltreibenden England habt Ihr sicherlich kein Recht, dasselbe zu schmähn!« sagte Verelst überrascht.

»Das handeltreibende England hat gesetzliche, vom Staat gesicherte Anstalten, aus denen man gegen vollkommene Garantie Kapitalien entnehmen kann«, meinte Basil etwas verwirrt.

»Ich glaubte stets, daß sich Wechselgeschäfte, solange sie in ehrlicher Weise betrieben würden, in den Händen eines ebenso wichtigen wie geachteten Standes unsrer Geldwelt befänden!« entgegnete Verelst. »Wie stünd' es ohne die Verweser solcher

Geschäfte um die Finanzen unsrer Königreiche? Der Vater, wie der Großvater meiner Frau waren die reichsten Kaufleute in Cadiz. Osalez, der aller Vorzüge einer englischen Erziehung teilhaftig geworden war, strebte nach einem höh'ren Ziel. Nach dem Tode seines Vaters gelangte er in Besitz eines ungeheuren Vermögens, und der Handelswelt ›Lebe wohl‹ sagend betrat er eine neue Laufbahn, die ihn zum Glücke geführt haben würde, wären ihm nicht Hindernisse, an denen er persönlich, nicht aber sein neugewählter Beruf die Schuld trug, in den Weg getreten. Es kommt mir nicht zu, über jene Periode seines Lebens zu sprechen, doch was auch geschehen sein mag, es war nicht der Art, um eine Bezeichnung wie ›berüchtigt‹ oder ›ehrlos‹ zu rechtfertigen. Er stand alsbald an der Spitze eines neuen Banquiers- und Wechselgeschäftes, und wie wenig Ursach ich haben mag, seiner rühmlichst zu erwähnen, ebensowenig werd' ich mich jemals befugt glauben, ihm ein schändendes Prädikat zu erteilen.«

»Mancher der ersten Finanzbeamten unsres Landes, viele unsrer geachtesten Männer, sind Banquiers gewesen«, rief Basil. »Doch ein Pfandleiher – ein in Zeitungsannoncen marktschreiender Pfandleiher!«

»Wie meint Ihr das?« sprach Verelst erbleichend.

»Das hier vor mir liegende Geld«, entgegnete Basil, »setzt mich, wenn ich jede zarte Rücksicht hierbei außer Acht lassen will, in Stand, meinen Ausspruch zu beweisen. Ich hatte mich, wie Ihr wißt, statt Eurer verpflichtet den Wechsel zu bezahlen und würde persönlich in Ungelegenheit gekommen sein, wenn mir's nicht gelungen wäre, die erforderliche Summe von einem Wuchrer zu entlehnen. Ich wandte mich, und zwar mit glücklichem Erfolg, an einen Mann, den ich damals für einen Juden hielt und nur seinem schlechten Ruf nach kannte; dieser Mann war kein andrer als A. O.!«

»Und das alles tatet Ihr für uns? Setztet Euch edelmütigerweise der Möglichkeit öffentlicher Schande aus, um mich davor zu bewahren?« rief der Maler, die Hand des jungen Mannes ergreifend, und vergaß über der Größe des ihm gebrachten Opfers für den Augenblick das ganze vorhergehende Gespräch. »Tor, der ich war! Wie wenig ahnt' ich die Wahrheit! Ich glaubte, Ihr hättet mich aus Eurem Überfluß unterstützt, und nichtsdestoweniger fühlt' ich mich Dank verpflichtet. Doch daß Ihr Euch meinetwegen der Gefahr ausgesetzt hattet, für einen Verschwender und Schlemmer gehalten zu werden, daß Ihr um meinetwillen mit Schurken und ehrlosem Volk in Berührung kommen könntet, das wäre mir nicht im Traume eingefallen. Ach, Basil - O, Mr. Basil - das ergreift mich tief!«

Und in den Zügen seines jungen Freundes eine Bewegung lesend, die der seinen nahe kam, suchte Verelst nicht länger seine Gefühle zu bemeistern - und Basil ans Herz pressend, weinte er wie ein Kind.

»Und wir fanden ein Fehl an Euch!« fuhr der Maler fort, nachdem er sich einige Augenblicke ganz seinem Gefühle überlassen hatte, »wir glaubten Euch verurteilen zu dürfen, wir nannten Euch stolz und muteten Euch zu, Ihr hättet uns kränken und beleidigen wollen!«

»Gewiß, Ihr könnt' nicht so ungerecht gegen mich gewesen sein!« rief Basil, sich seiner Umarmung entziehend. »Nein, nein - Eure Gattin - Eure Töchter ...«

»Meine Frau«, unterbrach ihn Verelst, »konnte sich's nicht anders deuten, als Ihr jenes Buch ihr überreichtet, das die Namen ihres Vaters und Bruders trug, deren Eigentum es vor Zeiten gewesen war. Sie erkannte es als das einstige Besitztum eines Vaters, der ihre Verheiratung nie gebilligt, und als das Erbstück eines Bruders, der sie mit ausdauerndem Haß verfolgt hatte.«

»Ich kann einzig und allein wiederholen, daß ich nicht die leiseste Ahnung von der Bedeutsamkeit jener Anfangsbuchstaben hatte«, sagte Annesley, »und daß ich's der Bibliothek meiner Mutter entlehnte, lediglich um Euch eine Unterhaltung, wohl gar eine Freude zu gewähren. Wie's in den Besitz meiner Mutter kam, ist mir ein Rätsel, vor dessen einstiger Auflösung ich fast erschrecke. Nicht im leisesten glaubt' ich Euch mit einem Manne verwandt, dem die Welt ein ungerechtes Urteil bereits gesprochen hat, mit ihm, dessen Anfangsbuchstaben auf dem Titelblatt jenes Buches standen.«

»Und doch«, sagte Verelst, »versichert Ihr, daß sich Osalez noch neuerdings in meinem Interesse bemüht habe. Entnahmt Ihr nicht daraus etwas von dem zwischen uns bestehenden Verhältnis?«

»Er hätte dasselbe Interesse jedem Fremden bezeugen können. Ich glaubte, er nähme Anteil an Euch, wie an jedem andren Talent, dessen unverdientes Unglück ihm zu Herzen ginge. Doch so vorteilhaft ich über Abednego im Verhältnis zu denen denke, die ihn nie anders wie ›Jude‹, ›Schuft‹ und ›Menschenschinder‹ zu nennen belieben, so muß ich doch gestehn, daß mir der Mann ein Rätsel ist, dessen Lösung ich bis heute vergeblich versucht habe. Je mehr ich von ihm erfahre, desto schwieriger wird mir das Verhältnis dieses Mannes. In einem Augenblick scheint er mir hehr und erhaben, im andern klein und erbärmlich. Alle Extreme sind in ihm vereinigt: Überfluß und Mangel, Hochherzigkeit und niedrige Gesinnung, Aufklärung und Unwissenheit, Freisinnigkeit und Vorurteil, Roheit und Gefühlstiefe! Wie reimt sich das zusammen?«

»Erfuhr denn Osalez«, fragte Verelst, »während so manchen vertraulichen Gesprächs nichts von dem Interesse, das Ihr an meinem Fortkommen als Maler nahmt, nichts von Euren Bestrebungen, mir hilfreich zu sein? Sprach er umgekehrt niemals zu Euch von seiner Blutsverwandtschaft mit meiner Frau?«

»Niemals! Nie auch im Geringsten nur!« rief Basil Annesley. »Doch fällt mir eben ein, daß er Eurer einmal als eines sehr bedürftigen Künstlers erwähnen tat. Ein Beweis, daß ihm die traurige Lage, in der sich seine vortreffliche Schwester befand, durchaus bekannt war.«

»Wir selbst«, entgegnete Verelst, »wußten bis vor wenigen Wochen nichts von seinem Aufenthalt hierzulande. Selbst dann noch fehlte meiner Frau der Mut, sich mit irgendeinem Gesuch unsrer bedrängten Lage halber an ihn zu wenden, da wir seine Abneigung gegen uns kannten und einzig und allein fürchteten, noch weitren Verfolgungen von seiner Seite ausgesetzt zu sein. Die Erzählung eines Bilderhändlers – derselbe, dessen Schurkerei mich mit dem Marquis von ... bekannt machte und so wider seinen Willen der Begründer meines Glückes wurde – ließ mich zuerst vermuten, daß eins meiner Bilder, ein nach dem Notre-Dame-Roman Victor Hugos gefertigtes Gemälde, dem reichen Bruder meiner Frau zu Händen gekommen sei. Doch wußt' ich bis dahin weder seinen Aufenthaltsort noch irgendetwas von seinem Reichtum; gegenteils glaubt' ich, daß er von der Höhenstufe, die er einstens eingenommen habe, beträchtlich herabgestiegen sei. Erst gestern wurd' ich durch meinen Gönner von seinem sehr bedeutenden Vermögen in Kenntnis gesetzt. Seine Lordschaft mochte schwerlich ahnen, daß er, als er beim Frühstück die Abwesenheit des Mr. Osalez, eines ausgezeichneten Beschützers und Kenners der Kunst bedauerte, von niemand anderes als meinem Schwager sprach!«

»Wunderbare Verhältnisse!« rief Basil etwas entmutigt, der im voraus wußte, daß die Verwandtschaft seiner geliebten Esther mit einem Juden der Lady Annesley dermaleinst ein größres

Hindernis scheinen würde als der Umstand, daß die Geliebte ihres Sohnes eine Erzieherin und die Tochter eines Malers sei.

»Jenes Gemälde«, fuhr Verelst fort, »liefert einen neuen Beweis von dem absonderlichen, sich in Gegensätzen gefallenden Charakter des armen Osalez; ich für mein Teil bin nicht im Stande, mir eine Weichheit des Gefühls an diesem Manne anders als durch Anwandlung einer Schwäche zu erklären. Während er seine Schwester und deren Familie verfolgt, bietet er dennoch hundert Pfund für ein an und für sich nicht bedeutendes Bild, lediglich weil die Hauptfigur darauf ein Porträt seiner einst geliebten Rahel ist!«

»Und mehr noch das ihrer Tochter«, fügte Basil halblaut hinzu.

»Ihr kennt mein teures Weib freilich nicht aus den Tagen ihrer Jugend und Schönheit!« sprach der Maler wehmütig. »Die leidende Kranke, die lächelnde, rastlos tätige Hausfrau, des armen Künstlers schlichtes Weib, ist nur ein Schatten noch der einst so liebreizenden, angebeteten, Triumphe feiernden Señora Osalez, die nicht aus dem Wagen ihres Vaters steigen und die Treppen der Kirche oder des Theaters betreten konnte, ohne ihrer mehr als orientalischen Schönheit halber, da sich europäische Bildung und feine Sitte mit morgenländischem Körperreiz in ihr vereinte, von allen Modenherrchen zu Cadiz angestaunt zu werden!«

»Das alles, Herr, hab' ich an Euren Töchtern gesehn«, antwortete Basil zögernd.

»Esther und Salome sind liebliche, brave Mädchen und die besten Töchter, die sich eine Mutter wünschen kann«, entgegnete Verelst mit tiefem Gefühl, »doch keine von ihnen kann mit ihrer Mutter verglichen werden, wenn ich sie mir wie damals vor die Seele rufe, wo sie dem prächtigen Herrenhause ihres Vaters ›Valet!‹ sagte, um die Geliebte eines armen, aber begeisterten Künstlers zu sein, der nichts als ein liebend Herz und Gefühl für alles Schöne und Große zu bieten hatte. Der Marquis sagte mir«, fügte Verelst nach einer langen Pause hinzu, während welcher er seine Gefühle zu bekämpfen suchte, »daß er dem Osalez für meine Esmeralda den doppelten Preis, aber vergeblich, geboten habe. Ich kann mir's nicht anders erklären, als daß er das Porträt seiner Schwester nicht in Händen eines Fremden zu sehn wünschte, wie gleichgültig er auch beim Wohl oder Wehe derselben bleiben mochte.«

»So dürft' es schwerlich zu erklären sein«, entgegnete Basil, und begann der Eigenliebe des Künstlers ein Kompliment zu machen. »Ich glaube gegenteils, daß es lediglich der Wert des Bildes selbst war, der ihn auf ein solches Gebot nicht eingehen ließ. Wie teuer ihm das Gemälde war, beweist dies Geschenk, das er mir machte, – es ist eine Kopie en miniature von Eurer Esmeralda.«

Während dieser Worte überreichte er Verelst das über alles geschätzte Bildchen, das er Tag und Nacht auf seinem Herzen trug.

»Was bedeutet das?!« rief der erstaunte Maler, der das Miniatur-Porträt seiner Gattin zu sehen glaubte. »Sagt mir, was bedeutet's, daß sich das Bildnis meiner Rahel in Eurem Besitz befindet?«

Die Erklärung, die Basil jetzt notgedrungen machen mußte, ließ ihn erst fühlen, wie unvorsichtig er gewesen war. Wie er's drehen und wenden mochte, der ganz besondre Wert, den dies liebreizende Antlitz für ihn zu haben schien, mußte den Maler stutzig machen.

Dieser aber wartete keine Antwort ab und fuhr tief ergriffen fort: »An Eurem Herzen habt Ihr's getragen, getragen dort, wo wir nur eine Gabe, die uns ›Liebe‹ oder ›Treue‹ verleiht, zu bewahren pflegen; und wir klagten Euch des Hochmuts und der Kälte an!«

»Bitte, erlaßt mir's, Urteile über mich zu hören, die ich so wenig verdiente!« rief Basil.

»Euch«, sprach Verelst lebhaft, während er das treffliche Miniaturgemälde musterte und Ähnlichkeiten mit allen denen darin fand, die ihm lieb und teuer waren, »Euch diente sicherlich dies Bild dazu, beides, – Alt und Jung – Eurer Seele zurückzurufen, Mutter und Töchter einer Künstlerfamilie, die Euch so überaus verpflichtet ist.«

Basil ward durch dies Mißverstehen seiner Empfindungen in einige Verlegenheit gesetzt. Er wollte durch ein offenes Geständnis das Zartgefühl des Künstlers nicht verletzen, aber auch umgekehrt die eine Neigung seines Herzens nicht bis aufs Dreifache verallgemeinert sehn. So sprach er denn ein wenig betreten: »Es ruft mir dies Bild gar liebe Züge zurück, an die sich für mich alles knüpft, was mir das Schönste, Heiligste und Teuerste auf Erden ist.«

Der schlichte Maler hörte hocherfreut auf seine Worte, ohne deren eigentlichen Sinn zu erraten. Es schien ihm das Allernatürlichste von der Welt, daß sein alter Schüler, sein edelmütiger Freund, Esthern und Salome herzlich zugetan sei, und diejenigen »teuer« und »verehrenswert« nenne, die er als Kinder gekannt und wie jüngre Schwestern geliebt hatte. Daß er aber die eine vor der anderen, oder auch nur von der anderen getrennt, lieben könne, das wäre dem armen Verelst nicht im Traume eingefallen.

»Ihr habt also vom Marquis verschiedne Aufträge empfangen?« fragte Basil, um der Unterhaltung eine andre Wendung zu geben.

»Einen Auftrag, der mich unendlich erfreut!« rief der Maler in Begeisterung. »An den sich's der Mühe verlohnt, alle Kraft zu setzen, deren ich fähig bin. Ich soll die neue Galerie seines im Norden gelegenen Schlosses mit Fresko-Gemälden schmücken, und zwar soll ich die Stoffe dazu der englischen Geschichte entlehnen. Ich muß zu dem Zweck nicht nur tüchtig malen, sondern auch fleißig lesen.«

»Unter solchen Umständen werdet Ihr London wahrscheinlich mit Eurer ganzen Familie verlassen!« rief Basil äußerst betroffen, als er einige neuerbaute Luftschlösser so plötzlich zusammenstürzen sah. »Gewiß werdet Ihr zu der Euch bevorstehenden Reise eine nicht unbedeutende Summe Geldes bedürfen und dennoch entäußert Ihr Euch dieser Papiere hier. Wenn ich irgendwie Ansprüche auf Eure Dankbarkeit, auf irgendeine Dienstleistung habe, so schlagt mir meine Bitte nicht ab und steckt Eure Hundertpfundnoten wieder ein. Wenn Ihr erst reich geworden seid, – und das kann Euch gar nicht mehr fehlen – ist's noch immer Zeit, mir diese Summe zurückzuerstatten. Ich versichre Euch, es ist eine Wohltat, ein Liebesdienst, den Ihr mir erweist. Erst nach längrer Zeit brauch' ich das Geld A. O.s ihm wieder einzuhändigen; und die Zinsen sind auf ein Jahr vorausgezahlt. Liegt es von heut ab bis zu jenem Termin hier in meinen vier Pfählen, so kann's mich in tausendfache Ungelegenheiten bringen, kann mich ins Verderben stürzen. Was kann nicht alles aus mir werden, wenn die Summe in meinen Händen bleibt?! Spieler – Verschwender – Geck –, und der Himmel weiß was noch! Geld, müßt Ihr wissen, mein teurer Verelst, verdirbt das Menschenherz!«

»Meine eignen Erfahrungen setzten mich nie in Stand, die Wahrheit dieses Satzes beurteilen zu können«, sagte der arme Maler, bitter lächelnd. »Ich glaube, mein teurer Mr. Annesley, Eure Ansicht hierüber dürfte nur dann und wann die richtige sein. Was meine jetzigen Vermögensumstände betrifft, so hat mein edler Gönner Euren Beistand, wie dankbar ich ihn anerkenne, nicht nötig gemacht. Er schien im voraus zu wissen, daß ein armer Maler der Mittel entbehrt, historische Gemälde ohne vorherige Unterstützung zu schaffen, und hat mir einige hundert Pfund bereits im voraus eingehändigt. Ja, mein junger Freund, ich bin reich, reich wie ein Jude, würd' ich sagen, wenn der Ausdruck im Kreise meiner Familie nicht verpönt wäre. Seid ohne Sorge; leicht und bequem vermag ich sie alle gen Norden zu schaffen!«

»Jedenfalls aber ...«, rief Basil, dem bei solchen Aussichten äußerst schlecht zu Mute ward, »jedenfalls wird Mrs. Verelst, die der höchsten Pflege und Sorglichkeit bedürftig scheint, die Strapazen einer so weiten Reise kaum ertragen können.«

»Aber zwanzigmal mehr würde meine gute Rahel leiden, wenn sie sich von ihrem Gatten trennen müßte. Sind wir nur erst da, hat's keine Not. Der Marquis hat mehrere Zimmer im Schloß zu unsrem Gebrauch bereits angewiesen!«

»Doch die Verbindlichkeiten«, fuhr Basil fort, der sich gar nicht beruhigen konnte und immer nach neuen Gründen suchte, um die Familie des Malers in seiner Nähe zu behalten, »auf die Miss Verelst's beiderseits eingegangen sind.«

»Verbindlichkeiten?« unterbrach ihn der Vater mit freudiger Begeisterung. »Ihr werdet doch nicht denken, daß ich von meinen Töchtern fordern werde, unerzogne Kinder und langweilige Dämchen zu unterrichten, wenn ich selbst im Stande bin, Brot für alle zu verdienen. Nein, nein, nein! Meine Töchter haben keine Verbindlichkeiten mehr; und es ist eine der wesentlichsten Quellen meiner Wonne, daß meine Mädchen hinfort ihrem eignen Glück, ihrem Vergnügen und ihrer Freude leben können und nicht mehr gezwungen sind, einzig und allein für ihre armen, nur durch sie überreichen Eltern zu wirken und zu schaffen. Nein, nein, – nichts mehr von Verbindlichkeiten meiner Salome und Esther.«

Basil sah, er hatte sich wieder verrechnet, und fühlte sich durch die Freude des Alten auf's Schmerzlichste berührt.

Es galt noch einen Versuch; denn der Gedanke war ihm unerträglich, vielleicht für immer einer Gesellschaft entbehren zu müssen, die sein ganzes Glück ausmachte. »Bedenkt die Abgeschiedenheit von aller Welt, der Eure Töchter auf dem Schlosse des Marquis ausgesetzt sein werden«, hob er an.

»Sie begleiten uns nicht beide. Salome bleibt bei der Mutter; Esther aber wird im Hause der Madame Branzini noch einige Zeit verweilen, heute Morgen ward alles abgemacht. Der Duca di San Catalda wollte gar nichts davon hören, daß Esther sobald schon London verlasse, und schließlich gab ich ihren gemeinschaftlichen Bitten nach.«

Basil Annesley lauschte mehr denn betroffen diesen Worten des Malers, der nicht ahnte, wie weh er ihm tat, und hatte schließlich weder den Mut noch die Kraft, eine Frage auszusprechen, die ihm auf der Lippe schwebte, – die Frage: »sind sie verlobt, wirklich fest versprochen?!«

Er warf sich in einen Stuhl nieder und preßte seine Hand mit der Überzeugung an's Herz, daß seine Liebe hinfort eine hoffnungslose sei.

Erschreckt über die plötzliche Blässe, die auf Basils schmerzlichen Zügen lag, wollte ihn Verelst eben um die Ursache seines Kummers fragen, als sich die Türe öffnete und unangemeldet und unbegleitet die Gestalt A. O.s an der Schwelle erschien.

... daß Leben
und Tod
vom Striche

ihrer Feder
abhängen
könne.

Kapitel 16

Jetzt war's an Verelst, Farbe und Züge zu wechseln, und die verschiedensten Empfindungen malten sich auf dem ehrlichen Gesicht des Malers, der jeder Verstellung unfähig war. Staunen, Verwirrung und Erbitterung beherrschten ihn abwechselnd. Tränen standen ihm in seinen großen grauen Augen, – um seinen Mund aber lag der Ausdruck fester Entschlossenheit.

Sein Schwager hingegen zeigte keine Spur heftiger Bewegung. Stets Herr seiner Gefühle und gewohnt, mit keiner Miene zu verraten, was ihm das Herz erfüllte, blieb Abednego scheinbar kalt und ruhig. Obschon er wußte, daß Verelst im Zimmer sei, war er dennoch eingetreten; bald ergab sich's sogar, daß die Vermutung, seinen Schwager bei ihrem beiderseitigen jungen Freund zu treffen, diesen seinen Besuch veranlaßt hatte.

Als sich Verelst von seiner ersten Betroffenheit, die Abednegos plötzliches Erscheinen hervorrief, erholt hatte, griff er, während dieser dem immer noch niedergedrückten, tiefbekümmerten Basil die Hand reichte, nach seinem Hut und schickte sich an, das Zimmer zu verlassen. Doch der unwillkommne Gast trat ihm in den Weg, bevor er die Tür erreicht hatte.

»Hört' mich, eh' Ihr geht!« sagte Osalez fest. »Ich kam vorzugsweise hierher, um Euch zu treffen und zu sprechen. Die Gegenwart eines beiderseitigen Freundes schien sich mir für eine erste Unterredung zwischen uns beiden eher zu eignen als die Gesellschaft eines Fremden – des Marquis. Nicht Abneigung war es, was mich heut Morgen von seinem Hause fernhielt.«

Verelst mußte jetzt antworten.

»Wär' ich von Eurer Absicht unterrichtet gewesen«, sagte er kalt, »würd' ich meinen Besuch bei Mr. Annesley verschoben haben.«

»Das konntet Ihr nicht!« entgegnete Osalez ruhig. »Ihr hättet heut' Nacht nicht schlafen können, wäret Ihr nicht heute noch eine Summe losgeworden, die Ihr dem Knaben dort schuldet. Ich kenn' Euch beide. Dieselbe Herzenswallung, die ihn Namen, Seelenfrieden und Einkommen aufs Spiel setzen und einem Pfandleiher sich anvertrauen hieß, dieselbe Herzenswallung würd' es Euch unmöglich gemacht haben, eine Summe, die er um Euretwillen entlehnte, länger in Händen zu behalten, als es durchaus notwendig wäre.«

»Wie ich in Erfahrung gebracht habe, verdank' ich Euch eine Bekanntschaft, die mich in den Stand setzt, meine Schuld abtragen zu können«, sprach Verelst etwas milder. »Ich zoll Euch meinen Dank für diese Gunstbezeugung. Doch ich kann um deshalb nicht die Vernachlässigung, die Hartherzigkeit vergessen, mit der Ihr die beste, herrlichste Frau verfolget. Lebt wohl! Ich hege kein Gefühl der Rache; doch kann zwischen uns beiden weder von Liebe noch Freundschaft je die Rede sein.«

»Zwischen uns beiden?« wiederholte Abednego, über so bitteren Tadel weder beschämt noch erzürnt. »Gehören wir nicht zusammen? Sollten wir nicht eins sein? Mögen wir uns sträuben, dem Gesetz der Natur zu gehorchen, dennoch kann der Ozean so wenig einen verabscheuten Tropfen aus seinen Wellen sondern, wie Euer Weib und Eure Kinder das Blut aus ihren Adern scheiden können, das mit dem meinen verwandt ist.«

»Wir sind nicht die ersten«, unterbrach ihn Verelst, »die, verbunden durch die Bande der Natur, ihr verwandtschaftliches Blut in Galle verwandelt haben! Noch einmal sag' ich Euch meinen

Dank. Und nun – lebt wohl! Zwischen Personen, die der Himmel so nah gestellt hat wie uns beide, kann nur Krieg oder Friede bestehn. Andren gegenüber mag' eine lauwarme Neigung gegenseitig herrschen; wir aber können uns nur lieben oder hassen.«

»Ich verlang' auch keine Mittelstraße«, erwiderte Osalez und widersetzte sich dem Aufbruch des Malers mit solcher Festigkeit, daß Basil Annesley, durch die ganze Unterhaltung aufs Höchste interessiert, über die Halsstarrigkeit Verelsts schier in Verzweiflung geriet. »Liebe soll zwischen uns herrschen, Liebe und Frieden! Diesen zu schließen, ist nimmer zu spät. Euer Freund hier«, fuhr er auf Basil blickend fort, »kann's Euch bezeugen, daß ich neuerdings dem Tode ins Angesicht gesehn und mit ihm gekämpft habe. In solchen Augenblicken hat man Aug und Ohr für Wahrheiten, die man im Besitz ungestörter Gesundheit und voller Lebenskraft weder sehen noch hören will; dann aber sprechen sie, laut wie Trompetenklang, zu unsrer Seele, und stehen in großen Ziffern klar und deutlich, wie die Warnung des Belsazar vor ihr. Ich hab' mich gegen Euch versündigt, Verelst. Ich hab' einer einzigen Beleidigung halber rachsüchtige Gefühle gegen Euch genährt und habe die geheiligten Bande verwandtschaftlicher Liebe, die der Allmächtige als höchstes Glück und größten Trost dem Menschen lieh, habe diese Bande, die auch uns umfingen, zerrissen. Ich hab' Euch das Recht bestritten, mein Verwandter zu sein, und in diesem Sinne mein Herz gegen die Leiden einer sonst über alles geliebten Schwester und Eurer beiderseitigen Kinder gestählt. Hierin hab' ich mich gegen Euch schwer vergangen und bitt' Euch jetzt, in christlicher Liebe, mein Unrecht verzeihn und, wenn Ihr's könnt, vergessen zu wollen.«

Verelst war durch die Demut und Selbsterniedrigung, mit welcher der hochmütige und unbiegsame Abednego zu ihm sprach, wenigstens insoweit besänftigt, daß er aufzubrechen zögerte.

»Ich würde schon früher Schritte getan haben, eine Versöhnung zwischen uns einzuleiten, würde, von dem Augenblick ab, wo ich den unvorsichtigen Knaben dort, Euren Freund Annesley, kennenlernte, bemüht gewesen sein, eine Ausgleichung zu Stande zu bringen«, hob Osalez an, der jetzt vertraulich neben Verelst saß und seine Gefühle längst zu beherrschen vermochte, als der Maler noch immer wie ein Kind weinte, »doch ich wollte mich dem Manne nicht als Wohltäter nähern, mit dem ich mich, wie mit meinem Bruder, versöhnen wollte. Ich wünscht' Euch zuvor unabhängig und durch Euer eignes Talent reich, oder doch außer Sorgen zu sehn, bevor ich mich Euch mit Anerbietungen nähern wollte, die Ihr, widerstrebenden Herzens, nur durch die Not der Euren gezwungen, angenommen hättet. Jetzt aber stehn wir uns gleich, Rücksichten der Art können auf Euren Entschluß von keinem Einfluß gewesen sein, und Ihr habt mir als Christ und Blutsverwandtem Verzeihung angedeihen lassen, ohne Eurer Selbstachtung zu nahe zu treten. Alles ist jetzt, wie's sein sollte! Ich habe keine Vorsicht außer Acht gelassen, eines Teils um Eurem Stolz jede Kränkung zu ersparen, andrerseits um mich eben dadurch Eurer Liebe um so mehr zu vergewissern. Und nun sagt mir – wann werd' ich meine Schwester aufsuchen können? Bei ihrem überaus schwächlichen Körperzustand muß jede Aufregung nach Kräften vermieden werden, besonders so kurze Zeit vor einer langen, mit Beschwerden aller Art verknüpften Reise, wenn Ihr überhaupt noch, nachdem es zwischen uns zur Erklärung gekommen ist, den Euch vom Marquis gewordenen Aufträgen nachkommen wollt.«

»Noch heut' Abend werd' ich mit meiner Rahel darüber sprechen«, erwiderte Verelst, »doch mit Ruhe und Vorsicht. Es wird einige Zeit erfordern, sie für eine solche Unterhaltung vorzubereiten. Jahre voll Ungemach, der Verlust mehrerer Kinder, woran jenes, wie sie meint, die alleinige Schuld trägt, und jahrelanges, wirkliches Körperleiden, das die natürliche Folge so vielen Jammers war, haben mein armes Weib so geschwächt, daß die größte Vorsicht durchaus notwendig ist. Sie hat sich sehr verändert, und Ihr werdet sie schwerlich wiedererkennen.«

»Ich habe sie mehrmals seit einigen Monaten gesehn«, sagte Osalez lächelnd.

»Ihr seid im Irrtum, – durchaus im Irrtum –«, erwiderte der Maler. »Sie verläßt das Haus niemals. Fragt Mr. Annesley! Nicht einmal ihr Zimmer verläßt sie!«

»Dort sprach ich sie auch«, entgegnete Abednego ruhig.

»Unmöglich, – ganz unmöglich!« fuhr Verelst lächelnd fort, und schüttelte den Kopf. »Ich versichre Euch, Ihr würdet die arme Rahel nicht erkennen, wenn Ihr sie, gleichviel wo, anträfet!«

»O, sie hat sich ungleich weniger verändert als ich selbst«, entgegnete Abednego. »Als ich sie sah, erkannt ich sie sogleich, sie aber hielt mich für einen Fremden. Erinnert Ihr Euch eines Menschen, der die beiden vom schuftigen Stubbs für den Herzog von Rochester bestellten Schlachtstücke aus Eurer Wohnung abholte?«

Verelst sann einen Augenblick darüber nach.

»Vollkommen!« rief er schließlich, »doch das war ein alter Jude.«

»Ich war es selbst!«

Der Künstler antwortete durch ein ungläubiges Lächeln.

»Erinnert Ihr Euch noch, daß, als Ihr die drei Fünfpfundnoten, womit Euch der schurkische Bilderhändler für Eure Gemälde bezahlte, oder richtiger, womit er Euch um dieselben prellte, – daß Ihr damals dem Mr. Stubbs sagen ließet, die Original-Zeichnung zu Eurem Fahnenträgerkampf gehöre einer Sammlung militärischer Skizzen an, der Ihr, auf Anraten eines Freundes, das Wesentlichste Eures Ölbildes entlehnt hättet?«

»Und dieser Freund war ich!« unterbrach ihn Basil.

»Aber nein, Ihr waret nicht ... – Nein, Ihr könnt nicht der schmutzige alte Jude gewesen sein!« rief der Maler, höchlichst überrascht.

»Ihr habt mich mehr denn einmal in Verkleidung gesehn, die nicht schmeichelhafter war als jene«, erwiderte Osalez.

»Jahrelang lag zwischen mir und der sogenannten Welt eine tiefe, selbstgesprengte Kluft. Wenn wir's wagen, jede Gemeinschaft mit unsren Brüdern aufzugeben, so muß ein Etwas in uns leben und weben, um die gewaltige Leere in unsrer Brust auszufüllen, der wir sonst als Opfer fallen. Ich hab' einen langen Krieg mit der Menschheit geführt, habe sie solange befehdet, wie sie mich einst befeindet hat. Ich zähle sechzig Jahre; dreißig Jahre ertrug ich ihre Ungerechtigkeit und ebenso lange währte meine Rache. Doch wer allein gegen die menschliche Gesellschaft ficht, muß sich selbst nach bester Kraft zu vervielfachen suchen und vor keinem Mittel erschrecken, das zum Ziele führt. Doch zu solchen Erörterungen ist's noch später Zeit. Genug, daß Ihr mir versprochen habt, meine arme Schwester auf meinen Besuch vorzubereiten. Basil Annesley wird mich vom Erfolg Eures Vorhabens zweifelsohne in Kenntnis setzen, oder noch besser, Euch selber zu mir führen. Den Weg zu Euch lernt' ich durch ihn; wenige, glaub' ich, finden ihn sichrer als er.«

Der junge Offizier ward blutrot bei dieser gefährlichen Anspielung.

»Soviel ich weiß, hab' ich Euch niemals mit dem Aufenthaltsort des Mr. Verelst bekannt gemacht.«

»Einige Eurer Bilder, die ich in Händen des trefflichen Mr. Stubbs fand«, entgegnete Abednego, sich an Verelst wendend, anstatt die Erwiderung seines Wirtes zu beantworten, »machten mich zuerst mit Eurer Anwesenheit hierzulande bekannt. Doch leichtlich mögt Ihr Euch vorstellen, wie sehr sich dieser Schurke, in dessen geizigen Händen Ihr allzulange geschmachtet habt, bemühte, mich Eure Witterung nicht erspuren zu lassen.«

»Und so war's denn wohl mein guter Mr. Annesley, der auch diesen Dienst mir und Euch leistete«, rief der Maler mit Wärme.

»Mittelbar! Es lag mir daran, den Grund zu erfahren, um dessentwillen er Geld von mir erborgte, und da ich bald als Osalez der Krösus, bald als A. O. der Geldverleiher, welcher letztrer jenen schuf, die Mittel in Händen habe, alle Geheimnisse der beiden Geldmärkte, des großen wie des kleinen, zu ergründen, so erfuhr ich ohne viel Schwierigkeit, daß er die Anleihe zu Gunsten eines in der Nähe von South-Audley-Street lebenden Malers namens Verelst gemacht habe. Alles übrige blieb mir nicht lange mehr verborgen; ein Miniaturportrait, das ich dem jungen Mann hier einhändigte, liefert den besten Beweis, wie bald ich mich zum Herrn etwaiger Familiengeheimnisse machte.«

Basil Annesley versagte der Atem. Es war gar nicht abzusehn, wie weit Abednego seine unzarten Anspielungen treiben werde.

»Und nun«, sprach er, ohne auf die Verwirrung, die er angerichtet hatte, weiter zu achten, »wünsch' ich Euch eine gute Nacht! Obschon ich Zeit genug gefunden habe, mehr zu sagen, als dem einen oder andern von Euch notwendig erschienen sein mag, so bin ich dennoch in größter Eil und nicht ohne alle Besorgnis. Ich habe noch vor Mitternacht Geschäfte abzumachen, die, wie immer die Sache ich drehn und wenden mag, gar leicht einen Familienbankrott herbeiführen kann, der in jenem Bedlam, *beau monde* genannt, kaum minder Sensation erregen dürfte als der Ruin des Herzogs von Rochester.

Ich würde diese Maitlands die Folgen ihrer Torheit unbedingt ertragen lassen, wenn mich nicht eine der Töchter durch das Interesse, das sie an einem Kameraden ihres Bruders namens Basil Annesley nimmt, umgestimmt und mein altes Herz erweicht hätte!«

»Ist's aus mit Lord Maitland?« fragte Basil, dem die Anspielung schließlich entgangen war, in einem Tone aufrichtigen Bedauerns.

»Seine Wechsel sind bereits seit Jahr und Tag fällig«, antwortete A. O. mit jenem sonst ihm eignen sarkastischen Lächeln. »Ihre Ladyschaft hält's frommerweise mit Almack's, während ihre Schuldverschreibungen in den Händen der Juden sind!«

Nach einigen noch schärfern Bemerkungen über die Unvorsichtigkeit der Maitlands brach er auf. Als Verelst, von dem Wunsche beseelt seiner Familie das Vorgefallne baldmöglichst mitzuteilen, ihm fast auf dem Fuße folgte, bedauerte Basil, der auch mit seinen Gedanken allein zu sein wünschte, kaum die schnelle Trennung. Er las, nachdem sich jener verabschiedet hatte, die drei Hundertpfundnoten von der Erde auf, die während der Unterhaltung unbeachtet geblieben und wie gewöhnliches Papier vom Tisch herabgeweht waren.

»Sollte man's glauben«, sagte er schmerzlich lächelnd, als er seinen Reichtum ins Pult legte, »daß ganz vor kurzem noch Leben und Tod auf dem Spiele stand, als es galt diese Summe herbeizuschaffen. Sollte man jetzt nicht meinen, die Schätze beider Indien oder mindestens die eines Abednegos befänden sich in meinen Händen, – und doch bin ich ein so bettelarmer Bursche wie kaum ein andrer meines Standes. Welche Geldverlegenheit kann mich jetzt noch drücken?! Verelst ist vermögend, Esther auf immer für mich verloren, und was meine Mutter anbetrifft, so schlicht und einfach sie leben mag, es wird ihr nimmer nach Glanz und Schimmer, nie nach dem Umgang mit der Welt verlangen, wenn sie irgendeinem Sterblichen, und wär's ihr eigner Sohn, dadurch verpflichtet werden sollte!«

Allgemach trat es wieder peinigend vor seine Seele, daß der Gegenstand seiner zärtlichsten Neigung eine nahe Blutsverwandte des berüchtigten A. O. und die Verlobte eines andren sei. Jener Umstand, der ihn noch vor kurzem seiner Mutter halber mit höchster Besorgnis erfüllt haben würde, diente jetzt dazu, ihn über den schmerzlichsten Verlust, der ihm zustoßen konnte, zu trösten; denn nimmer würde Lady Annesley in seine Vermählung mit der Nichte eines Pfandleihers gewilligt haben. Zudem war Abednego, wenn auch jetzt kein Jude mehr, unzweifelhaft von jüdischen Eltern geboren, und Basil kannte die Abneigung seiner Mutter gegen alles, das nur irgendwie mit dem Volke Gottes verwandt war.

Während diese Gedanken seine Seele beschäftigten, erinnerte er sich plötzlich des halbvergessenen Vorfalls mit dem Buch, das er der Bibliothek seiner Mutter entlehnt und dem Maler überreicht hatte, von dessen Frau es als das frühere Eigentum ihres Vaters und Bruders erkannt worden war. Welche wunderbare Verkettung von Umständen hatte es in den Besitz seiner Mutter gebracht? Wieder stellte er sich die Frage: welch Ereignis konnte die Tochter Lord L.s, die Witwe Sir Bernard Annesleys mit der Familie A. O.s in irgendeine Berührung bringen?

Der Sommer war vor der Tür; und Basil beschloß, die herrliche Jahreszeit zu einem Besuch in Barlingham zu benutzen. Die Erörterungen, die zwischen ihm und Lady Annesley bereits stattgefunden hatten, gaben ihm ein Recht weiter zu forschen und binnen kurzem hoffte er, so manches Rätsel gelöst und alles, was ihm dunkel war, aufgeklärt zu sehn. Es schien ihm Zeit, endlich über das Verhältnis Abednegos zu seiner eignen Familie ins Klare zu kommen! Er wollte nicht länger wie ein Kind schweigen. Er wollte der höchsten Entrüstung und dem rauhesten Wesen selbst, der von aller Welt zurückgezogenen Frau, Trotz bieten, wollte ihren Zorn lieber ertragen als länger von quälenden Geheimnissen umgeben sein. Je mehr er sich bis jetzt gemüht hatte, Licht in die Sache zu bringen, je dunkler und verwirrter war sie ihm erschienen.

Nichtsdestoweniger gewährte ihm großen Trost, daß sein in etwas erschüttertes Vertrauen zu seinem alten Freunde mehr oder weniger wieder hergestellt war. Daß dieser keinen Anstand nahm, die Rollen, die er spielte, zuzugestehn und in seiner Absonderlichkeit wohl gar stolz darauf war, mußte ihm freilich mehr gefallen, als wenn er genötigt gewesen wäre, ihn Schurken und Betrügern zuzugesellen. Und selbst die Beharrlichkeit, mit der er eine so würdige Schwester wie Mrs. Verelst ungerechterweise verfolgt hatte, duldete gar keinen Vergleich mit der Schufterei eines Stubbs, als dessen Bundesgenossen er ihn, freilich nur einen Augenblick, vermutet hatte.

Der erste, der folgenden Tages Basil bei seinem Eintritt in den Klub begrüßte, war John Maitland. Dieser, der ihn sonst mit Neckereien und oft sehr unerwünschten Scherzen heimsuchte, drückte ihm heut mit Wärme die Hand.

»Komm ein bißchen St. James-Street mit mir entlang, Annchen«, sagte er, ihn am Arm nehmend und auf dem Wege zu Brookes mit sich führend. »Du bist ein braver Kerl«, hob er an, sobald sie weit genug vom Klub entfernt waren, um von Wilberton und einigen andern, die in der Tür standen, nicht gehört zu werden. »Glaub' mir's, ich fühl es in ganzer Seele, wie sehr ich Dir verpflichtet bin!«

»Verpflichtet? – wofür?« fragte Basil verwundert.

»Oh, Du brauchst Dich nicht länger zu verstellen. Brauchst auch nicht zu fürchten, neue Sticheleien über das alte Kapitel

A. O.s zu hören. Das ist vorbei. Ich bin jetzt so vollständig, wie Du's nur wünschen kannst, überzeugt, daß nur ›Freunde in der Not von gutem Schrot‹ sind. Gestern Nachmittag erfüllte sich endlich meine Prophezeihung; es kam in unsrem Hause zur Exekution. O, es war höchst vergnüglich für ihre Ladyschaft und deren Töchter, die Schuldvögte und Polizeidiener auf dem Flur zu sehn«, sprach er tiefatemholend weiter. »Doch sie tragen selbst die Schuld, wenn das ein Trost sein kann! Mein Vater hat's nicht allein eingebrockt, obschon sie ihm alles in die Schuhe schieben möchten!«

»Maitland, ich bedaure Euch aufrichtig, bedaure Euch von ganzer Seele«, begann Basil.

»Komm, komm! – sprich doch nicht, als wärst Du um nichts besser wie Carr!« rief Maitland, »der gute Einspänner bedauerte auch von ganzer Seele, von ganzem Herzen und von ganzem Gemüte; Du aber, Annchen, tatest mehr.«

»Was tat ich denn?« fragte Basil die Achsel zuckend. »Wahrhaftig, ich versteh' Dich nicht.

»Nein, nein! Du kannst mich auch nicht verstehn; Du bist ja mit A. O. durchaus nicht bekannt. Nein, nein! Du hast keinesfalls meiner Familie halber ein gutes Wort eingelegt! Wie kam ich nur darauf?! Nein, Du hast nicht aus Vorliebe für Lucy, die seitdem vor Dankbarkeit schier aus dem Häuschen ist, den Mann, den Du als Freund oder Bekannten nicht gelten lassen willst und der dennoch deinem Wunsch gehorcht wie der Sklave dem Befehle seines Herrn oder ein russischer Husarenobrist dem des Beherrschers aller Reußen, – Du hast diesen Mann nicht weich gestimmt, ihm kein Mitleid eingeflößt, ihn nicht veranlaßt meinem Vater gegen Überlassung des Hauses in Arlington-Street Zeit zu schenken, um auf Maitlands-Park seine Angelegenheiten wieder ordnen zu können! Nein, nein, – woran dacht' ich nur, – das alles hast Du nicht getan; Du entbehrst ja der Mittel uns solchen Dienst zu leisten!«

»So wahr ich lebe, - nein!« rief Basil so ernst, daß Maitland für den Augenblick in seiner Überzeugung wankend wurde. »Stünd's in meiner Kraft, ich hätte dasselbe und womöglich noch mehr für einen Freund getan. Doch ich nenne keine Guinea auf der Welt mein eigen.«

»Lieb' Annchen, es ist zu spät, Du führst mich jetzt nicht mehr hinter's Licht!« rief Maitland, fast ärgerlich über das anhaltende Leugnen. »Dieser Mensch, nein, nein, verzeiht, - dieser Gentleman, denn wie ein Mann von Ehre hat er sich, Gott weiß es, gegen uns gezeigt, sagte mir mehrere Male, daß er in Deinem Auftrage handle, oder richtiger, um Dir gefällig zu sein.«

»Er hat mir auch, durch die Rücksicht, die er genommen, eine große Gefälligkeit erwiesen«, entgegnete Basil. »Doch er muß durch übernatürliche Mittel meine Gedanken und Wünsche erraten haben, denn ich schwöre es Dir zu: niemals hab' ich ein Wort darüber gegen ihn verlauten lassen. Mein Ehrenwort darauf, nie hab' ich mit einer Silbe auf ihn einzuwirken gesucht, bin niemals vom leisesten Einfluß auf den Gang seiner Geschäfte gewesen.«

John Maitland antwortete durch ein ungläubiges Lächeln. Währenddessen waren sie zum Klub zurückgekehrt.

»Kein Wort darüber zu den andern«, war John Maitlands Bitte kurz vorher, eh' sie sich den Übrigen zugesellten; eine Warnung, die Basil überflüssig erscheinen mußte, da ihn nichts in der Welt veranlaßt haben würde, in Gegenwart seiner Kameraden das Gespräch auf A. O. zu lenken.

Noch an demselben Tage suchte Annesley einen achttägigen Urlaub nach, um seine Reise nach Barlingham antreten zu können, und setzte gleich darauf Lady Annesley von seinem Vorhaben in Kenntnis. Da er ihre Antwort erst abwarten mußte, sah er sich genötigt, noch zwei Tage in der Stadt zu verweilen, ein Aufenthalt, der ihm höchst ungelegen kam. Da er der Verelstschen Familie wieder befreundet war, konnte gar leicht eine Einladung an ihn ergehn, der er gewiß mit Freuden genügt hätte, wenn er nur ein Augenzeuge der zwischen der Mrs. Verelst und Abednego eingeleiteten Versöhnung gewesen wäre. Doch auch der Duca di San Catalda konnte zugegen sein und er hatte wenig Lust, das Liebesglück seines bevorzugten Nebenbuhlers in nächster Nähe zu beobachten.

Andren Tages war Basil auf Wache; und die Gewißheit, vierundzwanzig Stunden vor jeder Berührung mit den Mitgliedern jener Familie sicher zu sein, gewährte ihm einige Beruhigung.

Das Wetter war jetzt so schön, wie's in London nur irgend sein kann, so wie denn überhaupt der Sommer in der Residenz mit den ersten Tagen des Mais an Schönheit nicht wetteifern kann. Um diese Zeit scheinen die jungen Blätter noch nicht zu ahnen, in welche Welt von Qualm und Rauch sie geboren sind, und prangen in ihrem reinen, frischen Grün, wie das offene, heitere Gesicht eines unschuldigen Kindes. Auch heute wieder: die Himmel blauten, die Blätter grünten, die Spatzen zwitscherten lustig im Park und auf den Squares, als wollten sie die gute Zeit genießen, wo London noch nicht mit Staub und Asche bedeckt ist, wo die Blätter noch nicht welk oder entfärbt und die Lüfte noch nicht verdunkelt sind. In solcher Jahreszeit muß es hart kommen, wenn ein junges, zweiundzwanzigjähriges Herz unter der Last seiner Sorgen erliegen soll. Es pulst noch jugendlich kräftig, hofft noch, wo nichts mehr zu hoffen ist, und liebt auch ohne Aussicht auf glücklichen Erfolg. Der Frühling lebt und webt unwiderstehlich in der Brust und gibt der Verzweiflung keinen Raum.

Basil, der sonst nichts weniger als gern auf der Wache und an Ort und Zeit gebunden war, brach heute früher als gewöhnlich auf und ging mit einem Gefühl von Sicherheit vierundzwanzig Stunden voll seligen Nichtstuns entgegen. Ohne jede Ziererei und jeder Gefallsucht fern, liebte er es nicht, sich und seine Uniform St. James-Street entlang bewundern zu lassen, woran die jungen, bei der Garde stehenden Herrchen meist nur von der Einkleidung an bis zur Fähnrichschaft Gefallen zu finden pflegen. Während dieser Periode hat er die Funktion, die Kinderfrauen in möglichstes Erstaunen zu setzen und den Mirific-Balsam in Willis' Laden durch den Glanz seines Scharlach und Gold halb fortzuschmelzen.

Basil sah sich in seinen Erwartungen getäuscht. Er fühlte sich anfangs glücklich, gerade heut' die Wache beziehn zu können, um vor einem Besuche Abednegos oder Verelsts sicher zu sein; doch er war erst wenige Stunden in St. James, als er seiner Gefangenschaft bereits herzlich müde wurde. Er fand jetzt mit einem Male, daß er schlechterdings eine Visite bei Branzinis machen müsse; – und zwar bevor Esther dorten wohne. Er erkannte urplötzlich, daß es ganz unverantwortlich gewesen sei, bei Maitlands unter den stattfindenden Verhältnissen keine Karte abgegeben zu haben. Kein Wunder, daß er wieder frei sein wollte. Mit seinem Mißbehagen steigerte sich seine Unruhe und der Ärger, nicht Herr seiner Zeit und Handlungsweise zu sein, verzehrte ihn fast. Wär' er nicht auf Wache gewesen, würd' er zweifelsohne einen Ritt ins Freie gemacht oder sich eingebildet haben, daß Geschäfte halber seine Gegenwart in Richmond ganz unerläßlich sei. Dort aber würd' er nur angelangt sein, um sofort wieder nach London zurückzukehren. In der Tat lag ihm daran, alles, was sich im Hause des Malers zutragen mochte, zu ergründen. Anfangs glaubten ihn seine Kameraden nur verstimmt und in Gedanken abwesend. Colonel Loflus, John Maitland war nicht zugegen, neckte ihn mit seiner Vorliebe für Lucy, nannte ihn: »Triumphierender Courmacher« und »siegreicher Nebenbuhler«, wofür ihm

Blencowe wenig Dank wissen würde u.d.m. Die kurzen Antworten jedoch, die er gab, überzeugten seine Plagegeister bald, daß er nicht in der Stimmung sei, mit sich scherzen zu lassen. Man sah, daß von guter Laune keine Rede und sein Geduldsfaden dem Zerreißen nahe sei. Auch waren kaum zwei oder drei Zigarren in seiner Gesellschaft geraucht, als bereits niemand der ihn Umgebenden über den Grund seiner Verstimmung in Zweifel war. Die Reizbarkeit eines liebegequälten Menschen ist eigentümlicher Art und verrät bald ihre Quelle. Jede vereitelte Hoffnung desselben macht ihn zum Stein des Anstoßes auf dem Wege andrer.

Das erste, was Basil erfuhr, als er am andren Morgen in seiner Wohnung anlangte, war, daß Mr. Osalez im Laufe des vorigen Tages einige Male nach ihm gefragt habe und sehr begierig gewesen wäre ihn zu sprechen.

»Sagtet Ihr ihm nicht, ich sei auf Wache?« fragte Annesley, dem es eben so leicht schien, einen Besuch in St. James wie in seiner Wohnung abzustatten.

»Ja, das sagt ich ihm, Herr! Doch er schien nichts davon wissen zu wollen und brummte etwas von ›Narren‹ und ›Gelbschnäbeln‹, woraus ich schließe, daß er nicht dorthin gefahren ist«, entgegnet Mr. Smith.

»Fuhr er?« fragte Basil.

»Ja, Herr!«

»Und allein?«

»Nein, Herr. Es saß noch ein alter Herr im Wagen, den ich nicht recht erkennen konnte. Beide aber schienen verstimmt zu sein, Euch nicht anzutreffen.«

Im Besitz dieser Nachricht beschloß Basil, während er frühstückte und Toilette machte, sofort in die Wohnung Abednegos zu eilen; da der Gedanke in ihm aufstieg, daß irgendein Vorfall in der Verelstschen Familie seine Gegenwart wünschenswert machen könne. Doch in welcher Wohnung durft' er seinen Proteus-gleichen Freund zu finden hoffen?

»Da er zu Wagen war«, dachte der junge Offizier, »kam er wahrscheinlicherweise als Osalez, der Finanzier; so will ich ihn denn in Bernard-Street aufsuchen.«

Er bestieg ein Mietpferd und trabte dorthin; erfuhr aber von dem jetzt höchst verbindlichen Kammerdiener, der jeden, sobald er bei seinem Herrn zur Tafel gewesen war, mit vollkommenster Hochachtung behandelte, »daß Mr. Osalez seit zwei Stunden in der City sei.«

»Und wo find ich ihn dort?« fuhr Annesley fort; eine Frage, die den Diener in kein geringeres Staunen versetzte, wie wenn man ihn gefragt hätte: in welchem Stadtviertel Westminster-Abbey gelegen sei.

»Ihr werdet, Herr, den Mr. Osalez in der Börse finden«, antwortete er mit einem Gesicht, als begönn' er an der geistigen Befähigung des jungen Mannes allgemach zu verzweifeln. »Ist er auch dort nicht, werdet Ihr ihn am ehsten in seinem Geschäftslokale treffen.«

»Und wo ist das?« fragte Basil weiter.

Der Mann ließ seine ganze »feine Bildung« einen Kraftaufwand machen, um ein Gelächter zu unterdrücken!

»In der Old-Jewry, im alten Judenhof, Herr. Doch Ihr braucht in der City nur nach Mr. Osalez zu fragen, der erste beste Kutscher oder Apfelsinenjunge zeigt Euch dort den Weg.«

Die City war alsbald erreicht und das Mietspferd schien nicht minder erstaunt als sein Reiter zu sein, der sich plötzlich zwischen mit Kolonialwaren und Zuckerkisten bepackten Wagen eingeschlossen sah. Die Ballen und Fässer waren von so ungeheurer Größe, daß die Gespanne riesiger Wagenpferde, die einer nach kolossaleren Dimensionen geschaffenen Welt anzugehören schienen, nur im richtigen Verhältnis dazu standen. Das beständige Gerassel der Wagen, das seine Ohren betäubte, dazu das rastlose Jagen nach allem, was »nützlich« und nach so wenigem, was »schön« ist, ließ es ihm fast unmöglich erscheinen, daß irgendein Sterblicher den minder praktischen Anforderungen des Geschäftslebens, dem Rechnen und Schreiben und Buchführen, bei solchem Wirrwarr nachkommen könne.

Nichtsdestoweniger, als er bald darauf in eine schmale Gasse einbog, die ihm gleich bei seiner ersten Anfrage als die bezeichnet worden war, darin sich das Geschäftslokal von Osalez & Co. befände, überzeugte er sich, daß auch die City so gut ihre ›ruhigen Plätzchen‹ und ihre ›hier ist keine Durchfahrt!‹ habe, wie das durch herrliche Parkanlagen verschönte West End. Die finstre, schmale, schmutzige Gasse war augenscheinlich ein Warenstapelplatz für Engros-Händler; denn wie jedes bedeutende Haus in St. James einen aus Eisen gefertigten Fackelauslöscher zu haben pflegt, so sah man hier als bestes Aushängeschild einen eisernen Kran den Arm ausstrecken. An jeder Tür las man altadlige Namen der Handelswelt, wie: »Jacob Grimms und Neffe«, »Gebrüder Fiskins«, »Dando und Co.« ohne irgendeine weitere Bezeichnung, woraus man auf die von aller Prahlerei weit entfernten Sitten und Gebräuche des kommerziellen Lebens schließen konnte; und wenn schon um diese Stunde des Tages eine kurze Stockung der Geschäfte einzutreten pflegte, dennoch ließ sich mit Wahrscheinlichkeit annehmen, daß im Laufe einer einzigen Woche mehr an Geld und Geldeswert durch diese armseligen Torwege gekommen war, als durch die Tür eines in St. James-Square gelegenen Palastes während eines Jahres.

In der Mitte der Gasse gewahrte Basil den auf einen kleinen Hof führenden Torweg eines Hauses, dessen Nummer er nach langer Musterung als diejenige erkannte, die das Geschäftslokal des Mr. Osalez führen sollte. Er stieg vom Pferde, übergab es einem kräftig aussehenden Manne, der ihm unaufgefordert bereits seine Dienste anbot, trat durch die Tür in den kleinen Hof und aus diesem durch einen gegenüber gelegenen Durchgang in einen zweiten, größeren. Die eine Seite desselben bildete ein altmodisches Wohnhaus, die andere eine fortlaufende Reihe kleinerer Gebäude, deren Parterre-Wohnungen aus einem Komptoir neben dem andern bestanden. An dieser Seite schienen die großen Rolltüren in ununterbrochener Bewegung zu sein; man kam, man ging, - an Ruhe war nicht zu denken; und die sorglichen, bleichwangigen Leute, die mit ihren fest zugeknöpften Röcken und wohlverwahrten Taschen dort aus und eingingen, denen man's ansehen konnte, daß ihr Geist auf Reisen und bald in Bombay bald in Boston war, sie alle gaben sich auf den ersten Blick als Söhne der Mammonszunft zu erkennen.

Unbeachtet, denn diese Leute haben bei ihrer Geschäftlichkeit, in der sie geistig aufgehn, auch nicht einen Gedanken übrig, um über jeden Hahnenpflug oder alle fremden Gesichter Betrachtungen anstellen zu können, trat Basil, nachdem er einen Vorsaal passiert hatte, in ein großes, dem Sonnenlicht zugängliches Zimmer, dessen Mobiliar-Vermögen aus drei langen Schreibtischen, vierzig hölzernen Stühlen und ebenso vielen hölzernen Commis bestand, von denen jeder ein in Leinwand gebundnes Kontobuch vor sich und eine Seele in sich hatte, in die das Einmaleins so tief wie die Buchstaben in die Gesetzestafeln eingegraben war.

In der Mitte des Zimmers befand sich ein Stuhl und Pult von Mahagony-Holz, das etwas höher als die übrigen und augenscheinlich für den Hohenpriester des Mammon-Tempels bestimmt war. Doch der Platz war leer. Commis liefen mit Kontobüchern, Brieftaschen, Wechseln und Anweisungen auf und ab und schrieben dann ihre Zahlen mit einer Gleichgültigkeit nieder, als ahn' es keiner, daß Leben und Tod vom Striche ihrer Feder abhängen könne. Ein Summen und Flüstern, das sich jedoch niemals bis zu einem ungeschäftlichen Lärm erhob, schien einen Bestandteil der heißen, unangenehmen Luft zu bilden, die das ganze Zimmer erfüllte, und das auf dem abgegriffenen Zahltisch hin- und herrollende Geld schien für alle Anwesenden keinen größren Reiz zu haben, als Gerstenzucker in den Augen eines Konditorjungen, für den das Verbot zu naschen aufgehört hat, eine Qual zu sein.

Wie stets, wenn Basil Annesley auf seinen außergewöhnlichen Freund Jagd machte, fand er auch hier einen Menschenschlag, mit dem er nicht das kleinste Übereinstimmende hatte. Nachdem er einige Minuten lang von geschäftseifrigen Personen, die wie die meisten tätigen Leute weder viel um sich her blickten noch auf ihr Äußeres große Sorgfalt verwandten, bald hier, bald dorthin geschoben worden war, fragte er nach Mr. Osalez. Der Commis, an den er sich gewandt hatte, zeigte nur auf den leeren Platz, als wollt' er sagen: »Wozu hast Du denn Deine Augen im Kopf? Kannst Du nicht sehn, daß er fort ist?!« worauf Basil, als er in ihm einen jungen unbärtigen Menschen seines Alters erkannte, einige Schritte weiter ging und seine Frage einem ernsten Mann von mittleren Jahren gegenüber wiederholte. Mit kahlem Kopf, einem fadenscheinigen Rock auf dem Leibe und einem Trauerring am kleinen Finger, so saß er da und korrigierte eben seine Feder.

Da er sich durch einen wohlgekleideten Fremden mit Artigkeit angeredet fand, erhob er sich sogleich vom Schreibtisch und forderte Basil auf, ihn bis zum äußersten Ende des Zimmers zu folgen. Hier führte er ihn in ein kleineres Gemach, das lediglich durch eine mit grünen Vorhängen versehene Glaswand von dem allgemeinen Geschäftszimmer getrennt war. Auch seine Ausstattung war einfach; man gewahrte ebenfalls ein Pult mit einem alten silbernen Schreibzeug und einigem Schreibmaterial; außerdem ein halbes Dutzend mit Pferdehaar gepolsterte Stühle.

»Ich bitt' um Entschuldigung, Herr«, sprach der etwas stumpfgewordne alte Commis. »Ich glaubte, Mr. Osalez wäre hier! Er muß soeben fortgegangen sein. Gegen zwei Uhr ist er wieder da. Ja, er ist um Schlag zwei Uhr stets hier zu treffen. Gedenkt Ihr wiederzukommen oder wollt' Ihr die Güte haben, mir Euren Namen aufzuschreiben?«

Basil lag weder am einen noch am anderen. Er fühlte, daß er bei seiner Jagd einen Bock geschossen hatte, und kam sich in diesen Räumen so wenig heimisch vor, als befänd' er sich im tiefsten Schacht einer Goldmine. Überdies war der Platz zu vertrauten Mitteilungen, auf die er gerechnet hatte, eben so wenig geeignet als die Glockenstube der St. Pauls-Kirche. Ärgerlich über sich und die vergeudete Zeit murmelte er gegen den Commis etwas von »wiedervorsprechen« und eilte so hastig durch das Geschäftszimmer, wo er nicht mehr beachtet wurde wie die Sonnenstäubchen, die in den schräg einfallenden Lichtstrahlen tanzten, als läg ihm daran, statt der Maschinen wieder lebendige Menschen zu sehn und die Naturreize eines gepflasterten, vor dem altmodischen Wohnhause gelegnen Plätzchens zu genießen. Dieser erfreute sich einer Pumpe und einer alten Sycomore, welchen Herrlichkeiten er seinen Namen »Garten« verdankte, obschon der Baum nicht mehr Saft in seinem Stamm beherbergen mochte als ein Zink- oder Kupferbaum.

Als Basil den Torweg, der von dem Hofe auf die Straße führte, wieder erreicht hatte, bestieg er, während der Alte mit einer Hand die Zügel hielt, die andere aber zum Empfang eines Trinkgeldes ausstreckte, sein Pferd und suchte in den Tiefen seiner Westentasche nach einem Sixpence. Während er noch auf der Entdeckungsreise nach dieser Münze war, die sich gewiß in einen

Schilling verwandelt hätte, wenn sein Besuch minder fruchtlos gewesen wäre, flüsterte der Fremde im Tone geheimnisvoller Vertraulichkeit: »Üm wasch süchen der Herr ihn hier?« – und bei genaurer Betrachtung erkannte Annesley in dem jetzt ziemlich anständig gekleideten Alten dieselbe Person, die bereits in Delahaye-Street und Rochester-House dem Protegée A.O.s ihre Ergebenheit kundgetan hatte.

»Wo anders soll ich Mr. Osalez suchen, als in seinem Geschäftslokal?« fragte Basil.

»Hat er doch noch mihr Gebeide vors Geschäft«, entgegnete der in Abednegos Tun und Treiben Eingeweihte.

»Führt mich dorthin, wo ich ihn zu finden hoffen darf, und treff' ich ihn wirklich, soll's Euer Schade nicht sein«, sagte Basil.

Der Alte betrachtete dabei spöttisch die kleine Münze, die ihm Annesley gegeben hatte, und nahm dann einen so listigen Gesichtsausdruck an, daß er in diesem Augenblick des fuchsroten Bartes gar nicht bedurfte, um als der alte Jude aus Delahaye-Street erkannt zu werden. Dann nickte er vertraulich mit dem Kopfe, als wollt' er ihm seine Bereitwilligkeit ausdrücken, nahm das Pferd vorn am Zügel, und führte Roß und Reiter kreuz und quer durch eine Menge schmutziger Nebengäßchen, in denen die Atmosphäre wie im Kerker eines Missetäters eingeschlossen zu sein schien.

Nach zehn Minuten hielt er in einer engen, armseligen Gasse an, die der ungleichen Form ihrer Häuser nach zu schließen die Rückseite, oder aber den Ausläufer einer größeren Straße bilden mußte, und öffnete, nachdem er einen Schlüssel aus der Tasche gezogen hatte, eine erbärmliche alte Tür, an der weder Klopfer noch Klingelgriff zu bemerken war. Dann näherte er sich wieder halbverstohlen dem jungen Reiter und nahm ihm die Zügel ab.

»Denkt Ihr, ich habe Lust in solch ein Loch hineinzukriechen?«

fragte Annesley. »Wer bürgt mir dafür, daß ich hier in keine Diebeshöhle ersten Ranges komme?«

»Künnen Se doch tun, wasch Se wüll'n!« sagte der nicht im geringsten beleidigte Jude. »Werden Se doch finden A.O. ins Gebeide; dasch ist alles!«

Basil rief sich in diesem Augenblick die Bekanntschaft des Alten mit Abednego ins Gedächtnis zurück und faßte Mut, das Unternehmen zu wagen. Im Kampfe Mann gegen Mann konnt' er's mit einem recht gut aufnehmen; zudem mußte sich sein sonderbarer Führer überzeugt haben, daß nach ihm, als einem Offizier der Garde, die genausten Nachforschungen angestellt werden würden. Vom Geschäftslokal des Mr. Osalez aus konnt' es nicht schwer halten, den Ort seines Verschwindens ausfindig zu machen. Trotz alledem blieb der Eingang in die schmale Pforte abschreckend genug, um selbst einen kühneren Abenteurer mit Bedenklichkeiten erfüllen zu können.

Gleich als er über die Schwelle trat, wuchs seine Besorgnis durch den geheimnisvollen Anblick, den das Innere ihm bot. Doch blieb ihm wenig Zeit zur Musterung, denn kaum war er wenige Schritte den Korridor entlang gegangen, als hinter ihm die Haustüre zugeworfen ward. Er befand sich jetzt in dem langen Steingang allein, abgeschnitten von aller Welt und hätte selbst des Lichtes entbehrt, wenn nicht vom andern Ende des Korridors her etwas Tagesschimmer durch ein Gitterfenster hereingefallen wäre. Umzukehren schien schwieriger und nutzloser zu sein als gradaus zu gehn; so schritt er denn erwartungsvoll vorwärts. Als er sich der am äußersten Ende gelegenen Türe näherte, fand er, daß sich der vorher schmale Weg wie zu einer Zelle erweiterte. Hier befand sich eine Holzwand, und da das Gitter so hoch gelegen war, daß er nicht hindurchsehen konnte, mußt' er dem Klang der Stimme und dem Gegenstand der Unterhaltung nach, denn plötzlich schlugen Töne an sein Ohr, erraten, wer dahinter verborgen sei. Die eine Stimme war ihm wohlbekannt, es war die A. O.s. Die andre schien einem weiblichen Wesen anzugehören.

Er tappte nach einem Ausgang umher, überzeugte sich jedoch bald, daß der Raum, in dem er sich befande, ein Observatorium, ein Dionysius-Ohr, oder etwas dem Ähnliches sei, von wo aus Abednego wie aus einem ähnlichen Schlupfwinkel in Greek-Street Soho eine vorläufige Musterung seiner Kundschaft vornehmen könne. Die Unterhaltung, deren Ohrenzeuge er war, zwang ihn an Ort und Stelle zu bleiben. Zurück konnt' er nicht, die Tür unterhalb des Gitters hätt' ihn in das Sprechzimmer selbst geführt, wo sein Erscheinen, da niemand wissen konnte, wie lang' er schon gelauscht habe, dem einen Teil eine unangenehme Überraschung, dem andern eine Demütigung verursacht hätte.

Die Bruchstücke einer Unterhaltung, der er jetzt als Spion wider Willen beiwohnen mußte, gewährte ihm keinen neuen Aufschluß über den Charakter einer Dame, die ihm bereits zur Genüge bekannt war. Alles, was Abednego ihm früher schon Unschmeichelhaftes über dieselbe gesagt hatte, ersparte ihm jetzt ein Staunen über den barschen Ton und die vorwurfsvolle Miene, womit der Pfandleiher zur jungen Gräfin von Winterfield sprach.

Jetzt war er nicht mehr der feingekleidete, wohlgebildete Mr. Osalez; nichts verriet jetzt den Finanzier von Einfluß und Bedeutung, nichts den erleuchteten Beschützer der Künste. Jetzt war er wieder der barsche, vorsichtige, berechnende alte Wucherer aus Greek-Street, der in seinem weiten Armstuhl der nach neuster Mode mit höchster Eleganz gekleideten Gräfin gegenübersaß, die bald weinend, bald zaubrisch lächelnd, jetzt mit Pathos flehte und gleich darauf mit ihren Reizen kokettierte, um – gleichviel ob durch Schönheit oder Beredsamkeit – das widerstrebende Herz A. O.s zu erweichen.

Wir sind
zu vielem
gezwungen,

was andern
als Luxus
erscheinen
mag!

Kapitel 17

»Doch wenn ich Euch versichre ...«, rief die unbedachtsame Lady Winterfield, nicht ahnend, daß eine dritte Person in der Nähe sei, zu deren Ohren alle Kunstgriffe drangen, womit sie den Pfandleiher umzustimmen hoffte, »wenn ich Euch versichre, daß ich heut zum letzten Male meine Zuflucht zu Euch nehme!«

»Dasselbe, Madame, haben Sie mir die letzten sechs Male schon versichert«, entgegnete der unerbittliche Abednego kalt und bestimmt. »Schon während des Besuches, den Sie in den Weihnachtsfeiertagen von Brighton aus in London machten, hatt' ich die Ehre, Ihrer Ladyschaft zu versichern, daß jedes fernre Darlehn außer meiner Macht liegen würde. Was ich Ihnen vorgestreckt habe, übersteigt bereits den Wert Ihrer bei mir verpfändeten Juwelen.«

»Unsinn! Weiß ich doch, wie teuer sie von Lord Winterfield, der sie mir vor kaum fünf Jahren als Brautgeschmeide schenkte, bezahlt wurden! Noch in diesem Augenblick besitz' ich die Quittung des Juweliers, die ich Euch zeigen kann.«

»Glaub's! Doch können Sie mir auch das Gewissen des Juweliers zeigen?« entgegnete Abednego. »Derartige Artikel werden meist mit zwei Drittel über ihrem eigentlichen Wert verkauft. Um Sie zu überzeugen, Madame, wie ernst es mir damit ist, biet' ich Ihnen gegen die darauf entlehnte Summe nebst den Zinsen Ihre Diamanten hiermit zurück, und glauben Sie mir, ich werde keinen Augenblick zögern, wenn Sie meinen Antrag annehmen.«

»Ihr sprecht so«, rief Lady Winterfield empfindlich, »weil Ihr wißt, daß ich nicht im Stande bin, die Summe zurückzuerstatten. Ihr haltet Euch überzeugt, daß mich nur die höchste Not veranlassen konnte, diese Juwelen Euren Händen anzuvertrauen, und beschimpft mich jetzt eines Pfandes halber, das ich, Ihr wißt es so gut wie ich selbst, nicht einlösen kann. Woher soll ich jemals die erforderliche Summe entnehmen?«

»Das ist Sache Ihrer Ladyschaft! Als Sie es unter Bitten und Tränen bei mir verpfändeten, sprachen Sie von einer augenblicklichen Verlegenheit und hofften, die Summe in kurzem zurückerstatten zu können.«

»Ja, ja! – das sagt' ich; ich sprach, wie man einem Pfandleiher gegenüber gewöhnlich zu sprechen pflegt.«

»Wohl mögen das die gewöhnlichen Redensarten sein, deren sich Gräfinnen, nach neuester Mode und in höchster Verlegenheit, einem Pfandleiher gegenüber zu bedienen pflegen; doch kann ich Ihrer Ladyschaft versichern, daß es noch Personen gibt, die nicht nur ihr Ehrenwort geben, sondern es auch – selbst einem Pfandleiher gegenüber – halten! Was die äußerste Not anbetrifft, die Sie veranlaßt haben soll Ihre Juwelen zu verpfänden, so erlaub' ich mir dabei die Bemerkung, daß ich die häusliche Einrichtung Eurer Ladyschaft aus eigner Anschauung kenne, sogar das Glück gehabt habe, mich in Dero Wohnzimmer, das von dem meinigen ...«, sprach er, auf die nackten, weißgetünchten Wände deutend, »sehr verschieden war, umzusehn, und wahrlich es wäre überflüssig gewesen, den Besitzer solcher Prachtgemächer seiner ›äußersten Not‹ halber zu bedauern!«

»Wir sind leider, der Stellung nach, die wir in der Gesellschaft einnehmen, zu vielem gezwungen, was andern als Luxus und Verschwendung erscheinen mag!« unterbrach ihn die Gräfin hochfahrend.

»Ich bedaure es aufrichtig mit Eurer Ladyschaft«, war die Erwiderung des durchaus nicht aus der Fassung zu bringenden Abednegos. »Ich verdanke dieser traurigen Verpflichtung Eurer Ladyschaft zweifelsohne die Ehre, Dero Juwelenwächter und Schatzkämmerer zu sein!«

Die reizende Lady errötete bei dieser unerwarteten Entgegnung bis zu den Schläfen, doch mehr vor Ärger, als vor Schreck.

»Noch eine Stufe tiefer«, fuhr Abednego ruhig fort, »und die Juwelen prangen vielleicht am Schaufenster eines Pfandleihers, während die gefeierte Gräfin von Winterfield in falschem Schmuck bei Hofe erscheint.«

»Ihr mißbraucht die traurige Lage, in der ich mich befinde, um mich zu beschimpfen; Ihr weidet Euch an meiner Not!« rief die entrüstete Gräfin und erhob sich von ihrem Platz.

»Erlauben Sie mir, Madame, die Bemerkung, daß Sie sich ›Ihre traurige Lage‹ selbst geschaffen haben. Es ist nichts Seltenes, daß ich Gelegenheit habe, das Elend meiner Mitmenschen, selbst derer, die Ihrem Geschlecht angehören, zu beobachten. Doch wie verschieden ist deren Not von der Ihrigen. Glauben Sie mir, Madame, die Welt birgt Leiden ernsterer Art, als ein zerknittertes Rosenblatt Ihnen bereiten mag. Ich habe Mütter gesehn, die um Brot für ihre Kinder Tag und Nacht arbeiteten; ich habe Weiber kennengelernt, die durch den Unverstand ihrer Gatten zu Bettlern geworden waren, wie sie still und fleißig, die niedrigste Arbeit nicht scheuend, das Elend abzuwenden suchten. Madame, solchem Mißgeschick zoll' ich meine Achtung. Noch mehr, ich habe hochgeborene Damen gesehn, die sich selbst der Schande und Entbehrung oder doch deren Möglichkeit preisgaben zur Wohlfahrt des Geliebten, und auch sie hab' ich hochgeschätzt. Doch ich ziehe meinen Hut nicht vor jeder Dame, die dem Götzen der Eitelkeit ihr beßres Ich zum Opfer bringt, und verehre kein weiblich Herz, das nur um die Gunst leichtfertiger Bewunderer buhlt! Die Komödianterei, durch die Sie, Madame, einen albernen Toren insoweit fesseln wollen, daß er Ihnen liebestoll seine Hand anträgt, vermag ich nur zu tadeln. Wenn Sie einer Loge in der großen Oper durchaus bedürftig sind, damit der junge Marquis nicht nur den Tag, sondern auch abends an Ihrer Seite schwelgen kann, - wenn Sie stets neue, prächtige Kleider nötig haben, um Ihre Schönheit zu erhöhn und Ihrer Galane sich zu versichern, wenn Sie ohne brillante Equipagen nicht leben können, wenn Sie durchaus von der Spazierfahrt zum französischen Frühstück, von Ausflügen nach Greenwich zum Picknick in Kenwood eilen müssen, - Ihre Ladyschaft geruhn zu bemerken, daß ich von Dero Tun und Treiben ziemlich gut unterrichtet bin - so mögen Sie sehn, wo Sie das Geld dazu hernehmen. Ich habe nicht Lust, derartigen Torheiten mit meinem Gelde das ewige Leben zu erkaufen.«

Lady Winterfield erhob sich augenblicks. Sie wollte der Aufforderung Abednegos gehorchen und andren Orts ihr Heil versuchen. Aber bald begab sie sich ihres Vorhabens; ein augenblickliches Nachdenken mußte ihr ins Gedächtnis zurückrufen, daß sie's schon oft und immer vergeblich versucht habe; daß ihr keine andre Hilfsquelle, keine Hoffnung weiter bliebe als der unverschämte Tadler ihrer Fehler. So fügte sie sich denn, unter dem eisernen Druck der Notwendigkeit. In einem Augenblick war ihre Heftigkeit bekämpft, ihr Stolz gedemütigt und eine Zahmheit an dessen Stelle getreten, die, wie bei wilden Tieren, auch hier durch »Entbehrung« erzwungen ward.

»Ihr seid streng gegen mich«, sagte sie mit jener einschmeichelnden Stimme, die ihr schon so manchen Sieg errungen hatte, »doch vielleicht nicht strenger, als ich's verdiene. Wenn ich Euch aber versich're, daß ich verloren bin, an Vermögen und gutem Ruf ruiniert, wenn Ihr mir diese fünfhundert Pfund wirklich verweigert …«

»Meine Verweigerung macht Ihre Ladyschaft nicht um einen Schilling ärmer, als Hochdieselben bereits sind. Wie also können Sie mich beschuldigen, dadurch Ihren Ruin herbeigeführt zu haben?«

»Ihr wenigstens bringt ihn zur Kenntnis und blamiert mich vor aller Welt.«

Abednego zuckte die Achseln. »Madame«, sprach er, »Sie blamieren sich durch eine derartige Beweisführung fast nicht minder. Ein für allemal wiederhol' ich's Ihnen, daß Sie das Vermögen anderer und Ihrer eignen Kinder bloßen Flittertandes halber verschwenden. Solange Sie mit Dingen Luxus treiben, die Sie nicht bezahlen können, solange Sie auf Kosten Ihrer Wagenbauer, Juweliere, Galanteriehändler und Pfandleiher glänzen wollen, sind Sie niedrigen Handwerkern und Kaufleuten auf verächtliche Weise verpflichtet. In diesem Augenblick – Weib und Gräfin wie Sie sind – stehn Sie dennoch tief unter mir, obschon Sie das Wappen eines Reichsgrafen führen und ich der elende A. O. zu sein die Ehre habe. Ich steh' über Ihnen als Kapitalist, ich erhebe mich als Moralist über Sie, dem Sie selbst die Angriffswaffen in die Hand gegeben haben.«

Jetzt war's an Lady Winterfield mit den Achseln zu zucken, doch schien sie mehr ungeduldig als beleidigt zu sein.

»Vergangene Woche«, fuhr Abednego fort, der ihrem Mienenspiel wenig Aufmerksamkeit schenkte, »kam eine Frau, jung und schön wie Sie, Madame, zu mir, die gleich Ihnen ihre Mittel verausgabt und ihre Zinsen nicht bezahlt hatte. Sie kam zu mir nicht in der Hoffnung, mich durch ihren Liebreiz oder eine affektierte Verzweiflung zum Mitleid zu bewegen. Ihr standen andre Waffen zu Gebote, und, Madame, diese Waffen erfochten ihr den Sieg. Ich schenkte ihr das Dreifache ihrer Schuld, und zwar aus eignem Antriebe.«

»Und welcher Art waren diese Waffen?« fragte Lady Winterfield, tief errötend und durch niedergeschlagne Blicke dartuend, daß sie – wenn sich's darum handle – auch Ausdrücke der Liebe und Bewunderung für den finden würde, der ihr wie eine Harpie zuwider war.

»Es frommt wenig, darüber zu sprechen«, erwiderte Abednego mit schlecht unterdrücktem Frohlocken, als er sich vom Stuhl erhob und ihr näher trat, »denn jene Waffen waren der Art, daß eine so vornehme Dame wie die Gräfin von Winterfield schwerlich Lust hat, dadurch zu profitieren.«

Basil, der von der Holzwand aus ins Zimmer sehen konnte, stockte bei diesen Worten das Blut in allen Adern.

»Ich bin bereit von jeder Waffe Nutzen zu ziehn, mich auf jede Bedingung einzulassen«, stammelte das schöne Weib und eine Totenblässe folgte der Röte ihrer Wangen, als sie die Kühnheit des Pfandleihers so reißend wachsen sah.

Abednego faltete gleichgültig seine mageren Hände, bückte den Kopf ein wenig, und die reizende Sünderin vom Wirbel bis zur Zehe musternd, spielte ein unbeschreibliches Lächeln um seinen Mund. Es war unmöglich, ein schöneres Weib zu sehen, und der Pfandleiher schaute sie an, als gält' es, ihre Reize zu taxieren.

»Die Waffen, von denen ich sprach, stehen nicht zu Ihrer Ladyschaft Verfügung!« war endlich seine sarkastische Erwiderung. »Es waren Tränen aufrichtiger Gewissensangst darüber, einer eingegangenen Verpflichtung nicht nachzukommen, das gegebene Wort nicht halten zu können. Es war der Stempel des Grams, den Mühe, Not und Arbeit auch dem schönsten Gesicht aufdrükken. Sie hatte, gleich Ihnen, Madame, ihren Gatten früh verloren, sie war Witwe gleich Ihnen, und die Mutter hilfloser Kinder, die ihrer Einsicht vertrauten. Sie sagte mir – und ihre Mienen bestätigten mir die Wahrheit ihres Ausspruchs, daß sie Tag und Nacht für ihre Kinder gearbeitet und sich selbst kaum Nahrung und Ruhe gegönnt habe. Trotz alledem, das Geld, das man ihr geliehen hatte, war weder zurückerstattet noch zeigte sich irgendeine Aussicht dazu. Sie war noch arm, noch zahlungsunfähig, noch der Nachsicht bedürftig und kam gleich der feinen, modischen Gräfin von Winterfield zu mir, um Gnade zu erbitten.«

Die Lady, wie sie auch durch eine solche Vorlesung gefoltert werden mochte, fühlte sich erleichtert, und die vornehme Verschwenderin holte tief Atem.

»Ich gewährte ihr, was sie bat!« fuhr der rauhe Sittenprediger fort. »Auch meine Achtung erwarb sie sich, fast sogar meine Zuneigung. Der alte Pfandleiher tröstete sie, wie sie ein Vater vielleicht getröstet hätte, und schickte sie in Fried' und Freud' zu ihren Kindern heim. Die Ihren, Madame, werden Ihnen weniger dankbar sein. Ich will Sie nicht der Strenge des Gesetzes preisgeben, doch für das von mir entnommene Geld werden Sie mir die verpfändeten Diamanten überlassen, und zwar, ohne eine einzige Guinea aufs Neue darauf zu empfangen, da Sie weder durch diese noch durch eine Million dem Verderben und der Schande entrinnen würden.«

»Dann bin ich verloren!« rief Lady Winterfield, aller Selbstbeherrschung bar und bloß und unfähig ihre Tränen zurückzuhalten, »diese wertvollen Diamanten ...«

»Sie tun recht daran, diese Diamanten zu preisen«, unterbrach sie Abednego. »Sie waren das Brautgeschenk eines Mannes, der Ihnen noch mehr –, sein eignes Herz schenkte, weil er Ihrem schönen Äußren vertraute; der Sie zum Hüter seiner Ehre bestellte, weil er Ihrer Liebestreue Glauben schenkte; – der, auf dem Sterbebette, seine Kinder Ihrer Sorge anempfahl, da er nicht fürchten wollte, Sie vergeblich geliebt, Ihnen umsonst vertraut zu haben. Ja, Sie haben ein Recht, Madame, diese Liebesangedenken zu preisen! Doch trösten Sie sich, sie sind bei mir sicherer aufgehoben als bei Ihnen!«

»Doch wenn ich nun von jemand anders eine hinreichende Summe bekäme«, fuhr das gedemütigte Weib, die Hände ringend und Tränen im Auge, fort, »hinreichend, um die von Euch entlehnte Summe zurückzuerstatten und meine anderweitigen Bedürfnisse zu bestreiten?«

»Das ist unmöglich!« unterbrach sie Abednego, »der humanste Juwelier kann Ihnen nicht mehr dafür zahlen, als Sie bereits empfangen haben; keine fünfzig Pfund mehr kann er Ihnen bieten, vielleicht aber weniger. Nicht viele in London verstehn sich besser als ich darauf, den Wert von Juwelen zu beurteilen!«

»Doch wollt' Ihr mich's nicht versuchen lassen!« entgegnete die Lady halbverstellend, halb schmeichelnd.

»Nein, Madame!« erwiderte der Pfandleiher mit einem sehr bezeichnenden Lächeln. »Ich darf Ihnen ein so wertvolles Eigentum nicht anvertrauen. Ich würde, wenn ich der vorhin erwähnten armen Handwerkerwitwe diese Diamanten einhändigte, mir viel eher schmeicheln, sie wiederzusehen, als wenn ich sie der höchstehrenhaften Gräfin von Winterfield übergeben wollte.«

In diesem Augenblick rief sich Basil Annesley die Erscheinung dieser glänzenden Modedame, wie er sie bei der Auktion in Rochester-House gesehen hatte, ins Gedächtnis zurück. Lachend und schwatzend saß sie damals im Kreise von Modeherrchen und Tageshelden, die nimmer unterließen, ihr Lächeln bezaubernd zu finden, und jedem ihrer Wünsche wie einem Gesetze gehorchten.

»So bleibt mir nur – der Tod«, rief die Lady außer sich und riß eine besondre Zierde ihrer französischen Mütze, einen mit seidnen Fransen und Brüsseler Spitzen besetzten Schleier herunter. »Mögt Ihr niemals die Schmach bereuen, die Ihr an diesem Tage auf mich und die Meinen gehäuft habt!«

»Wer viel von Selbstmord schwatzt, pflegt den Geist vorläufig noch nicht aufzugeben«, entgegnete der unerbittliche Abednego. »Ihre Ladyschaft wird noch lange leben, noch lange genug, um sich einschränken zu lernen, noch lange genug, um zu bereuen.«

»Unbarmherziger Mann!« rief Lady Winterfield, die selbst unter aufrichtigen Tränen die alte, gute Gewohnheit, Komödie zu spielen, nicht aufgeben konnte. »Kann denn nichts Euer steinern Herz erweichen? Soll ich vor Euch auf die Knie sinken? Soll ich ...«

»Sparen Sie sich diese Effektszene, Madame«, unterbrach sie Abednego kalt. »Ich habe zu oft Gelegenheit, die Sprache zu hören, die menschliches Elend führt, um nicht Augenblicks beurteilen zu können, ob ein Gefühl wahr oder falsch ist. Die Not, Madame, bezieht einen eisernen Schlüssel, der die Tiefen des menschlichen Herzens öffnet, Tiefen, in denen glühende Beredsamkeit wie Lava im Vulkane lebt, und dieser Schlüssel hat in meiner Gegenwart so manches Herz schon aufgeschlossen. Der Kaufmann, der seinen Kredit, – der Soldat, der seine Ehre, – der Gatte, der den Frieden seines Hauses gefährdet sieht; Mütter, die die Fehler ihrer Kinder verbergen möchten, und Kinder, denen das Elend der Eltern zu Herzen geht, – alle diese, Madame, haben sich um Beistand an mich gewandt, und oft vergebens. Urteilen Sie jetzt selbst, ob ein Mann, der den Bitten eines Kaufmanns, über den der Bankrott hereinzubrechen drohte, oder dem Fehlen eines Weibes widerstehen konnte, das einen ehrenhaften Gatten dem Kerker und der Schande preisgegeben sah – ob ein solcher Mann durch einige hochtragische Attitüden, die durch nichts als die Rechnung eines Galanteriewarenhändlers oder die stürmische Forderung eines mit Schönheitsmitteln schachernden Quacksalbers veranlaßt wurden, zum Mitleid bewegt werden kann?«

Lady Winterfield erhob sich jetzt, im Gefühl verwundeten Stolzes mit einer Entrüstung, die ungleich echter war als ihre pathetischen Beschwörungen.

»Närrin, die ich war«, rief sie, »bei einem Pfandleiher menschliches Gefühl vorauszusetzen! Glaubt nicht, daß Ihr mich ungestraft in den Staub treten könnt. Ihr werdet durch eine höhere Autorität, als die meinige ist, gezwungen werden, jene Juwelen wieder herauszugeben. Mein Advokat sagte mir bereits, daß ich Euch der Wucherei gegen mich anklagen könnte, und setzte hinzu, daß Ihr mehr in meiner Gewalt wäret als ich in der Euren. Wollt Ihr den Krieg mit mir, nun denn, so ertragt die Folgen; und wahrlich, Eure freche Stirn soll Euch diesmal vor dem Schlimmsten nicht bewahren.«

Abednego lächelte sarkastisch über die plötzliche Umwandlung der feinen Dame in eine Amazone.

»Ich gerate allgemach in Furcht und Schrecken, Madame«, sagte er. »Erlauben Sie mir nach Ihrem Wagen zu klingeln. Vielleicht mindert es meine Angst und Ihre Gemütsbewegung gleichzeitig.«

Während Abednego sprach, erhob er sich von seinem Stuhl; und Basil, der öfters beobachtet hatte, daß A.O. den Gang der Unterhaltung plötzlich abzubrechen liebte, fürchtete jetzt, Wirt und Gast würden ihn beim Hinausgehn in seinem Schlupfwinkel bemerken. Dem war nicht so. Kaum hatte jener geklingelt, als eine gegenüber befindliche Tür geöffnet ward, durch die ein frechstirniger Commis den Kopf steckte. Die Feder hinter dem Ohr schien dort so ganz am rechten Ort zu sein, daß man sich des Gedankens nicht erwehren konnte, er sei mit derselben auf die Welt gekommen. Er heftete sein stechendes, katzengraues Auge auf die Lady, als ob er's im Dienste des Pfandleihers gelernt hätte, den günstigen oder ungünstigen Erfolg, den das Gesuch eines Klienten herbeiführen mußte, auf dem Gesicht des letzteren zu lesen.

»Geleite die Dame zu ihrem Wagen, Raffles«, sprach Abednego, seinen gewöhnlichen Platz am Bureau einnehmend, und schien, während er die Feder ergriff, so ganz in Geschäftseifer zu geraten, wie wenn es gälte, der Lady ein Entlassungsdekret zu schreiben. »Ihre Ladyschaft hat Eile.«

Zu stolz, um einen Untergebenen, der wahrscheinlich nicht um ein Haar gefühlvoller war als sein Herr, zum Zeugen des Elends zu machen, das an ihrem Herzen nagte, hüllte sich Lady Winterfield in ihren Brüsseler Spitzenschleier, und in gewohnter Weise, das Seidenkleid ein wenig in die Höhe hebend, als entsetze sie sich vor der Berührung desselben mit der gemeinen Erde, verließ sie in Begleitung eines wunderbaren Pagen das Zimmer des Pfandleihers. Höhnisch riß der Commis die Flügeltüren auf, wie wenn er irgendeine erhabene Person zum Wagen zu geleiten habe, wodurch Basil Gelegenheit gegeben wurde, einen Blick in das hübsche, mit Gemälden verzierte Nebenzimmer zu tun. Es ward ihm jetzt klar, daß er von der Hinterseite aus Eintritt in ein Gebäude gefunden hatte, dessen ganze Beschaffenheit sich als minder unscheinlich als jener sehr verdächtige Eingang ergeben konnte. Auch gedacht' er wieder der plötzlichen Erscheinung A. O.s in Greek-Street Soho, wo dieser, wie aus der Wand tretend, plötzlich vor ihm stand, und hielt sich jetzt überzeugt, daß sein Tun und Treiben, noch eh' er jemanden in seiner Nähe vermutete, von ihm beobachtet war. Ein solches Spioniersystem empörte ihn und es erschien ihm nur als eine gerechte Wiedervergeltung, wenn er, bevor er seine Anwesenheit zu erkennen gäbe, die weitren Vorgänge im Zimmer in Augenschein nähme.

Kaum hatte sich die Tür hinter der Gräfin geschlossen, als A. O. die Feder, womit er ihr Entlassungsdekret geschrieben zu haben schien, niederwarf und sich im Armstuhl voll höchster Selbstgefälligkeit zu wiegen begann. Der Gedanke, die Gräfin bis aufs Blut gepeinigt zu haben, schien ihn überaus glücklich zu machen, er rieb sich mit frohlockender Miene die welken Hände und lachte so herzlich, daß es unsrem gutherzigen jungen Zuhörer Mark und Bein durchdrang.

»Schrecklich!« dachte Basil, dem es bei dem triumphierenden Lachen Abednegos schauderte. Doch bevor er noch Zeit gewonnen hatte, ein Wort auszusprechen, das ihn wahrscheinlich verraten hätte, öffnete sich aufs Neue die gegenüberliegende Tür und Annesleys Gefühl empörte sich bei dem Gedanken, daß das unglückliche Opfer der Torheit und des Leichtsinns zurückkehren könne, um ihre bis dahin fruchtlosen Versuche dem Pfandleiher gegenüber zu erneuern. Er fühlte sich erleichtert, als der freche Commis allein erschien.

»Nun, Raffles, wieviel hat Euch das reizende Närrchen geboten, um Euren Einfluß auf mich zu ihren Gunsten geltend zu machen?« fragte Abednego noch immer lachend.

»Herr, Ihr scheint eine instinktmäßige Einsicht in derartige Angelegenheiten zu haben«, sagte der Commis unter possierlichem Grinsen. »Ihre Ladyschaft bot mir zehn Prozent, wenn mir's gelänge, ihr von Euch oder irgendeinem andern Pfandleiher Geld zu verschaffen. Es wäre überflüssig gewesen, einer so feinen Dame zu versichern, daß ich ehrlich gegen Euch verfahren müßte, da Ihr mich freigebig zu besolden pflegtet und daß ›ehrlich überhaupt am längsten währe.‹ Armes Geschöpf, das! Ich war wirklich betrübt, als ich sie den Flur entlang zur Haustür führte, der gegenüber ihr Fuhrwerk wartete.«

»Spart Euer Mitleid für würdigere Gegenstände, mein guter

Freund«, rief der Geldverleiher und begann auf dem neben ihm stehenden Tische einige Papiere zu ordnen. »Ich habe dem törichten Weibe eine Lektion gegeben, die so bald nicht wieder vergessen wird. Nichtsdestoweniger war's bloße Wortverschwendung. Die Motte wird sich die Flügel immer wieder verbrennen und bei erster bester Gelegenheit in der Flamme umkommen.«

»Kaum fünfundzwanzig Jahr, ihrem Äußren nach zu urteilen«, rief der zutrauliche Commis, »und schon in den Händen der Juden. Es ist betrübend; wirklich sehr betrübend.«

»Die schönen Augen Ihrer Ladyschaft scheinen auf den Diener einen Eindruck gemacht zu haben, den sie trotz alles Funkelns auf den Herrn nicht ausüben konnten«, rief Abednego höhnisch. »Raffles, Ihr seid ja so weich wie ein Baumwollballen. Nehmt Euch in acht, oder Ihr werdet unbrauchbar fürs Geschäft. Nichtsdestoweniger, da sie einmal Euer Mitleid erregt hat, mögt Ihr der Lady diesen Wechsel zustellen. Es geschieht das nicht, um sie von dem beabsichtigten Sprung in den Schlangenturm, vom Einkauf einer erforderlichen Dosis Rattengift, oder irgendeinem andren Schritt abzuhalten, womit sie uns in Angst und Schrecken setzen wollte, sondern lediglich um ihren Namen, der schon gelitten hat, vor einem Schandfleck zu bewahren, der sobald nicht wieder zu verwischen ist. Ich hab' einem ihrer Brüder, der ein Mann von Ehre ist, Bericht über ihre tolle Lebensweise abgestattet; bis der erscheint, hab' ich über ihre Schritte zu wachen und sie vor dem Äußersten zu bewahren.«

»Ihr wollt ihr wirklich noch ein anderweitiges Darlehn auf ihre Diamanten machen?« fragte der sichtlich erstaunte Commis. »Ihr erinnert Euch doch, daß ich Euch benachrichtigte, wie all und jede Sicherheit dahin ist!«

»Ich weiß, ich weiß! Zum Teufel die Sicherheit! Die Furcht, die sie vor der Veröffentlichung hat, gewährt die größte Sicherheit.«

war, diesen aufs Unangenehmste berührt habe. Annesley war kalt, einsilbig, zurückhaltend – weder gab er seinen Beifall über die beißenden Scherze seines Gefährten zu erkennen, noch lauschte er seinen Episteln mit besondrer Aufmerksamkeit. Der offenherzige Soldat schien nichts weniger wie erbaut über die neue Einsicht, die er in das Tun und Treiben des Pfandleihers gewonnen hatte, und hielt es für passend, ihn diese seine Ansicht einigermaßen fühlen zu lassen.

Während einiger Minuten mühte sich Abednego, das so plötzlich entstandene Mißtrauen zu bekämpfen. Als er jedoch fand, daß jede derartige Bemühung vergeblich war, nahm er zum einfachsten und sichersten Mittel seine Zuflucht.

»Ich sehe, wie die Sachen stehn!« rief er. »Ich hab Euer Vertrauen, Eure Freundschaft verloren. Glaubt mir, Eure warme Teilnahme erquickte wie Tau mein altes Herz und belebte Gefühle in ihm, die ich kaum vermutete, jemals wieder ins Dasein rufen zu können. Soll die Quelle so bald versiegt und die früh're Wüste so schnell wieder hergestellt sein?! Millionen besitz' ich, und doch das Mitgefühl, das Ihr, jeder Selbstsucht fern, für mich hegtet, geht mir über alle meine Schätze. Und nun haßt Ihr mich! Ich les' es in Euren Zügen, – hör's an Eurer Stimme, oder richtiger – entnehm' es Eurem Schweigen. Leugnet es nicht, Basil Annesley, Ihr seid auf bestem Wege, den unglücklichen A. O. mit einem Gefühl des Ekels zu verachten!«

»Unglücklich!« wiederholte Basil lächelnd.

»Ja, höchst unglücklich!« bekräftigte Abednego seinen Ausspruch. »Ein Opfer seit seiner Geburt, – O, schon vor derselben; ein Ausgestoßener, ein vorweg Verdammter, ein verabscheuter Paria, – ein ...«

»Haltet ein, Mr. Osalez«, unterbrach ihn Basil. »Fern sei es von mir, Eure Geheimnisse durchdringen zu wollen. Erwägt, bevor

Ihr zu weitern Mitteilungen schreitet, ob Ihr's nicht einst bereuen könnt, sie gemacht zu haben!«

»Nein!« rief der Pfandleiher, dessen Gesichtszüge die heftigste Bewegung verieten. »Die Zeit ist gekommen. Ich fühle, daß ich die Last Eurer Vorwürfe nicht ertragen kann. Ich muß sprechen oder sterben. Ich muß mich rechtfertigen. Ihr seid der einzige Mensch, dem gegenüber ich es kann, zudem seid Ihr berechtigt, Aufklärung über so manches zu fordern; hört mich und urteilt leidenschaftslos über die Laufbahn Abednegos Osalez.«

»In *meinem Namen*, Basil, ruht das Geheimnis meiner Bestimmung, er ist der Schlüssel, ohne den es nicht erschlossen werden kann«, fuhr der Pfandleiher nach einer Pause fort, »denn er ist der Name eines – *Juden*. Mag ich leben nach allen Geboten der Lehre Christi, mag ich Gott fürchten und meinen Nächsten lieben wie mich selbst, mag ich wie Paulus als Märtyrer sterben, am Kreuz oder auf dem Scheiterhaufen – es frommt zu nichts, man verschreit mich als einen Juden, weil ich einen jüdischen Namen führe. Mein Vatersname riecht nach der Synagoge! – Ich bin ein Jude, – ich *muß* ein Jude sein, – die Welt hält mich für einen solchen, und wer möchte deren Ansicht bekämpfen, der *Welt* – den Mund stopfen? Die öffentliche Meinung gesellte mich zu den Kindern Israels! Basil Annesley, unter dem Einfluß dieser ›öffentlichen Meinung‹ ist die edlere Natur in mir bekriegt und ich selber zu dem gemacht worden, was ich in diesem Augenblicke bin!

Hört!

Verelst hat Euch vielleicht schon mitgeteilt, daß ich der einzige Sohn eines reichen Cadizer Kaufmanns bin, der mit der ganzen Welt, besonders aber mit England in Handelsverbindung stand. Meine Mutter sowohl, wie meines Vaters Mutter gehörten sogar diesem Lande an. Als sich mein Großvater mit einer jungen Engländerin, die einer sehr ehrenhaften protestantischen Familie angehörte, verheiratete, entsagte er dem Glauben seiner Väter und ward Christ. Sein Übertritt war durchaus ein Akt der Überzeugung, denn mein Großvater, reich wie ein Doria oder Medici und ein Mann, der Kopf und Herz am rechten Flecke trug, würde, selbst wenn er die Tochter eines englischen Admirals hätte zum Altar führen können, dennoch seine Liebe bekämpft haben, wenn sie mit seinem Glauben, der ihm Gewissenssache war, in Widerspruch geraten wäre. Durch diesen Schritt entfremdete er sich seinem eignen Volke; Freunde und Verwandte wurden seine Feinde und das Blut in den Adern seiner Angehörigen verwandelte sich in bittre Galle gegen ihn. Hatte er nicht ein Recht, von seinen neuen Glaubensbrüdern einen um so innigeren Empfang vorauszusetzen? Durft' er nicht hoffen, daß christliche Liebe die Wunden heilen würde, die ihm die Böswilligkeit seiner beleidigten Glaubensgenossen geschlagen hatte? Durfte der neue Christ nicht erwarten, von Christen christlich behandelt zu werden?

Dem war nicht so. In Cadiz, wo er lebte, war das Volk zu jener Zeit über alle Maßen bigott; und mein Großvater hieß bis ans Ende seiner Tage ›Osalez, der Jude‹. Wär er zum Katholizismus übergetreten, mochte der Fall vielleicht ein andrer gewesen sein. Doch seine Andacht trieb ihn nicht zu den Altären der Kathedrale, um dort zu beten; so blieb er denn im Munde des Volkes: ›Osalez, der Jude‹.

Aus jener Zeit erinnre ich mich nur weniger Dinge! Mein Großvater starb bald nachdem ich das Licht der Welt erblickt hatte; doch entsinn' ich mich noch manch' leisen Gesprächs und manch' ängstlichen Geflüsters, das zwischen seiner ehrwürdigen Witwe und meinem Vater jedesmal stattfand, wenn ein Volksaufruhr durch verschwenderische Wohltaten des ›Cadizer Juden‹

gedämpft werden mußte; widrigenfalls seine Schiffe und Speicher am Hafen und in den Quais von der wütenden Rotte angegriffen und beraubt worden wären.

War das vernunftgemäß? Lehrt nicht der Gott der Christen, daß im Himmel mehr Freude über einen reuigen Sünder sei als über neunundneunzig Gerechte? Und wer hat sich mehr als Christ erwiesen: Er, der die Liebe seiner Verwandten zum Opfer bringt und dem Glauben seiner Väter entsagt, um das Kreuz zu tragen, – oder er, der einen lauen Glauben von seinen Eltern erbt und sich unangefochten bis zum Grabe schleppt? Hat ein solcher gekämpft und gerungen? Hat er der Wahrheit und seiner Überzeugung ein Opfer gebracht? Nein! Unter dem Schutze der Geistlichkeit lustwandelt er behaglich im Olivenwäldchen, während der getaufte Jude bestimmt ist, das Kreuz als eine schwere Last zu tragen und fast erliegend dem Grabe zuzukeuchen.

Noch einmal frag' ich, Basil Annesley, ist das vernunftgemäß? Doch welches unter Priesterherrschaft verdummte Volk wäre jemals vernünftig gewesen? Meinem Vater, der auf Wunsch seiner Mutter in England erzogen worden war, ging das Mißtrauen, dem auch er in der Heimat ausgesetzt blieb, tief zu Herzen, und er verweilte noch in England, als seine Erziehung längst beendet war. In England liebte er, schloß er eine glückliche Ehe, ward er Vater und kehrte erst nach meiner Geburt auf die Nachricht vom plötzlichen Tode seines Vaters nach Cadiz zurück. Gern würd' er sich aus dem Geschäftsleben zurückgezogen, sein ganzes Vermögen gesammelt und das Land religiöser Freiheit und wissenschaftlicher Aufklärung zu bleibendem Aufenthalt gewählt haben. Doch es war unmöglich! Sein Vermögen war so weit zerstreut, seine außereuropäischen Besitzungen – namentlich in Ostindien, an denen er mit Engländern gleichzeitig beteiligt war – so fern gelegen, daß er den Rest seines Lebens gebraucht haben würde, um einer Ruhe und Freiheit zu genießen, nach der er Augenblicks Verlangen trug.

Nichts nagt mehr am Herzen als das bittre Bewußtsein, vergeblich gestrebt, umsonst gehofft zu haben. Auch mein Vater blickte schmerzlich auf Verhältnisse, die seinen Lieblingsplan vereitelten. Osalez – ›der Sohn des Juden‹, obschon der reichste Bürger in Cadiz, obschon ein Mann, dessen Schiffe in allen europäischen Häfen froh begrüßt wurden, ein Mann, in dessen Macht es stand, Tausende und Abertausende reich oder arm zu machen – fühlte sich dennoch elend und hielt sich nicht des Neides wert. Korn, Wein und Öl, wie seine Speicher auch damit gefüllt sein mochten, boten seiner Seele keine Nahrung dar. In Spanien, im katholischen Spanien, stand er außer aller Gemeinschaft wie sein Vater vor ihm, und wo sich ein Verhältnis knüpfte, gebot es seinen Widersachern ihr Vorteil oder die Konvenienz; selten aber fand er ein Freundesherz. Er ward Witwer; und der ärmste Kaufmann in der Stadt würde in die Verheiratung seiner Tochter mit dem Sohne ›Osalez des Juden‹ schwerlich gewilligt haben.

Noch einmal, Basil Annesley, frag' ich Euch, war das recht, war es vernunftgemäß? Mein armer Vater, immer noch die süße Hoffnung hegend, daß England frei von solchen Vorurteilen sei, blickte von Zeit zu Zeit vertrauensvoll in die Zukunft. ›Die Zeit wird kommen‹, dacht' er, ›wo ich mein Geschäft den Händen eines reichen und gediegenen Mannes, der es mit seinen Aktivis und Passivis übernimmt, anvertrauen kann, und dann mein Sohn‹, so hör' ich ihn jetzt noch sprechen, ›dann brechen wir auf in das freiste und glücklichste Land auf Erden. England ist ein Handelsstaat. Dort wird man die Quelle unsres Reichtums achten, und der Grundbesitz, den ich mir für mein Vermögen dort zu erkaufen gedenke, wird Dich, mein Sohn, an jenes Land fesseln und Dir Gelegenheit bieten, an seiner Gesetzgebung mitzuwirken.

Abednego, Du wirst im Parlament sitzen. Bei Deinen Talenten und einer Erziehung, die jene vervollkommnen soll, wird es Dir dereinst an Bedeutsamkeit im Staate nicht fehlen und wirst Du der Gründer einer geachteten Familie werden. Nur wünscht' ich, Du hättest in der Taufe einen Namen erhalten, der minder bezeichnend für den Ursprung Deines Hauses gewesen wäre. Doch als Du getauft wurdest, war mein alter Vater noch am Leben und ich erschrak vor dem Weh, das ihm bereitet worden wäre, wenn ich Dir – als schämte ich mich eines Namens, den er und ich geführt hatten – einen andren Vornamen als Abednego gegeben hätte. Freilich‹ – pflegte mein braver Vater zu sagen – ›verdank ich diesem meinem Vornamen den halben Haß, der mich noch immer als den Sohn ›Osalez des Juden‹ verfolgt; doch so oft ein gehässiges Wort mein Ohr trifft, dem ich, wäre mein Name ein andrer, vielleicht entginge, gedenk' ich der grauen Haare meines Vaters und bin – beruhigt. So tu' auch Du. Verletzt Dich jemals der rohe jämmerliche Spott einer kleinen Seele, so rufe Dir den Beweggrund ins Gedächtnis zurück, dem Du den Namen Abednego verdankst, und fasse Dich in Geduld.‹

Das, Basil, waren die Ansichten und Hoffnungen eines ausgezeichneten Mannes, als er sich entschloß, mich nach England zu schicken und mir dort eine Erziehung ersten Grades auf Schulen und Universitäten angedeihn zu lassen. Er konnte die Trennung von mir so eher ertragen, als er sich wieder verheiratet hatte und Vater einer Tochter ward, die er aus Pietät gegen die Familie Rahel nannte. Ich war ein muntrer, vorwärts wollender Bursche. Seit frühster Kindheit empfing ich im elterlichen Hause den besten Schulunterricht und bewegte mich in der Gesellschaft aufgeklärter und gebildeter Leute. Die Tafel des reichen Osalez war jedem bedeutenden oder geistreichen Manne seiner Vaterstadt zugänglich. Die Granden und Hidalgos, denen er so oft Gelegenheit hatte,

Verbindlichkeiten zu erweisen, der Erzbischof, der Gouverneur, der Kommandant, – sie alle fehlten nicht. In unsrem Hause ging es her, als wäre sein Haupt einer der italienischen Handelsfürsten, und die Stolzen vergaßen ihren Bettelstolz, so lang' es ging, ihre Sinne zu kitzeln. Ich verließ Spanien in dem Glauben, daß wir eine große und mächtige Familie wären und daß ich auch andren Orts die Beachtung und Auszeichnung finden würde, die mir im elterlichen Hause von seinen Gästen zu Teil geworden war.

Dem stolzen Knaben war eine bittre Lehre vorbehalten, nimmer werd' ich die erste Woche vergessen, die ich in Eton verbrachte, und stets des in Tränen überströmenden Herzens gedenken, mit dem ich mich nachts in die Kissen preßte, nachdem der wohlbekannte Ruf ›Abednego der Jude‹ auch dort zu meinen Ohren gedrungen war. Im Laufe der ersten Tage trat jeder Schüler zu mir heran und erkundigte sich: ›was Schadrach und Meschech, meine Brüder machten?‹ Das Bett, das ich mit meinen Tränen benetzte, nannten sie ›den feurigen Ofen‹; und bei jedem Bissen, den ich verzehrte, ward mir ein Stückchen Schweinefleisch oder irgendeine andre Speise angeboten, die den Juden verboten ist. Es gab vorläufig nur ein Mittel, den Verfolgungen ein Ende zu machen. Wie andre gehänselte Schulknaben, versuchte ich's, mir mit der Faust Ruhe und Frieden zu verschaffen. Ich schlug mich tapfer herum, ward vorerst durchgebläut und nachträglich bestraft, mich gebalgt zu haben! Ich ertrug alles, weil Auszeichnungen, die mir als ›Schüler‹ zu Teil wurden, mich bald einsehen ließen, daß ich meine Gegner mit beßren Waffen bekämpfen könnte. In mir lebte der Drang nach etwas Höhrem. Ich wollte mich über die kauderwelschen Herrlein und Lordchen erheben, die mich verachten, und fühlte die Kraft dazu in mir. ›Sie sollen noch von mir hören, sie sollen mich noch fühlen‹, dieser Gedanke beseelte mich bei allem, was ich tat, bis ich endlich Gegenstand allgemeiner Bewunderung war. Meine englischen Verse, meine Fortschritte im Griechischen wurden stets gepriesen. Die Lehrer selbst sprachen es aus, daß ich zu den schönsten Hoffnungen berechtige und es im Staatsleben zu einem Manne von Bedeutung bringen könne. Den Schluß aber jeder Lobeserhebung bildete wie immer ein aufrichtiges Bedauern darüber, ›daß ein Mensch von solchen Fähigkeiten ein Jude sei. Armer Junge, 's ist jammerschade!‹ so ging es fort, und vergeblich war sogar die Beteuerung des Rektors, daß weder ich, noch mein Vater ein Jude sei. ›Unmöglich! hieß es dann; – der *Name*! Abednego Osalez! Überdies aber, – seht sein Gesicht, – werft nur einen einzigen Blick auf ihn! Augen, Züge, Haar – der Jude spricht aus jeder Linie!‹

Als ich die ersten Male solche Bemerkungen hörte, erinnerte ich mich des Trübsinns, der oft aus den Zügen meines Vaters sprach, wenn er mich betrachtete. Wenn Schmeichler und Schmarotzer ihm von der Schönheit seines Knaben erzählten, hört' ich ihn oftmals murmeln: ›Wollte, er hätte mehr von der nordischen Schönheit seiner Mutter geerbt. Mir behagt dies orientalische Feuer seiner Augen und die Schwärze seines Haares nicht. Daß er mir ähnlich sieht, mag ein Unglück für den Knaben sein.‹ Prophetische Worte, Basil, deren Wahrheit ich auf Schule und Universität, gleichviel ob mich der grobe Hohn der einen oder die Ironie der andern verfolgte, bald einsehen sollte.

Obschon oft aufs Schmerzlichste verwundet, so war ich doch damals noch der Verzweiflung fern. Ich haßte meinen Namen und verabscheute meine Abstammung als die Quelle ungerechter Verfolgungen; doch ich haßte noch nicht – die Welt. Genauso, wie mein Vater und Großvater in Cadiz gesprochen hatten, wenn sie aufs Gröblichste beleidigt wurden, wie diese die Überzeugung hegten, daß dies unter Priestertyrannei verdummte Volk seiner Unverschämtheit halber nur zu bemitleiden sei, so fragt' ich mich: können Dich denn die Sarkasmen einiger Schulknaben und Gelbschnäbel wirklich kränken? Männer und Frauen mußten mir mein Urteil sprechen, sie nur konnten mir meine Stellung in der Gesellschaft anweisen. Ich hatte damals kaum eine Ahnung davon, daß ›die Welt‹ wie eine Knabenschule an Vorurteilen kranken werde. In Oxford widmete ich mich politischen Studien mit ganz besondrem Eifer. Der brennende Ehrgeiz meiner Seele wollte mich im Parlamente sehn. Ich zweifle, daß irgendein Patriot von dem Wunsche, seinem Vaterlande zu dienen, jemals mehr beseelt gewesen ist als ich, obschon mich lediglich nach der Ehre lechzte, ein Sprecher im Unterhause zu sein. Ich hielt mich überzeugt, daß an den Wänden im Hause der Gemeinen bereits das Wappen meiner zukünftigen Ritterschaft hinge; dort wollt' ich mir den Lorbeer erringen, dessen ich bedurfte, um Name und Ehre einer ausgestorbenen Adelsfamilie auf mich übergehn zu sehn; –

Dort wollt' ich leben oder gar nicht leben!

Keinen Augenblick mißtraute ich der Kraft in mir. Ich fühlte mich wie zu einer Laufbahn berufen, die ich nun bald zu betreten hoffte. Ich glaubte mein eignes Schicksal bestimmen zu können und dadurch auch das Urteil der Welt über mich. Damals war mein ganzer Ehrgeiz, mich bis zu meinen Mitmenschen zu erheben und unverdiente Schande von mir abzuwälzen. Das Verlangen, meinen Fuß auf den Nacken der Menschheit zu setzen, entstand erst später in mir. Damals träumt' ich von einem schönen Ziel, das ich leicht zu erreichen glaubte, und solange mich noch diese Hoffnung beseelte, lebt' ich in Frieden mit der Welt und mir!

Beleidigungen, die von Zeit zu Zeit mein Ohr erreichten, gingen unbeachtet an mir vorüber. Der Name, den ich mir zu schaffen hoffte, sollte den Abednegos Osalez bald vergessen machen.

Ach, wie hätt' ich geschaudert und mich entsetzt, wenn ich damals geahnt hätte, welche Laufbahn dem zukünftigen A.O. vorbehalten war!«

Weil ich
Abednego
hieß und

wie ein
Jude aussah!

Kapitel 18

Erst nach einer Pause von einigen Minuten, während welcher die Aufregung des Pfandleihers in etwas durch das Interesse, das Basil unzweifelhaft an seiner Erzählung nahm, gemindert schien, fuhr er in ruhigerem Tone fort.

»Der Mensch ist mehr das, wozu er durch die Menschen gemacht wird, als das, wozu ihn die Natur bestimmte. Der Wolf ist wild, wenn man Jagd auf ihn macht. Die Schlange sticht Euch, wenn Ihr sie reizt und verfolgt. Das Kind neigt sich zum Schlechten, wenn Ihr es ungerechterweise quält und peinigt. Doch vor allem wird der Mensch grausam und ungerecht, wenn er von seinen Mitmenschen mit Grausamkeit und Ungerechtigkeit verfolgt wird. Ich war sündig geboren wie jeder andre Mensch, doch bin ich überzeugt, daß schöne, edle Keime in meiner Seele lebten, die erst unter dem Einfluß des Hohns und der Verachtung in Böswilligkeit ausarteten. Der Keim zum Guten war da; doch stets mit Gift getränkt, trug er tödliche Frucht.

Voll besten Willens, voller Vertrauen zu mir und andern trat ich ins Leben ein. Mein Vater gewährte mir eine jährliche Rente, die noch einmal so bedeutend war, als sie der reichste Adlige auf der Universität bezog; und obschon dies zu der unaufhörlich wiederkehrenden Bemerkung ›Der reiche Osalez – reich – reich wie ein Jude‹ Veranlassung gab, so setzte es mich dennoch in den Stand, ein ganzes Heer aus der sogenannten ›guten Gesellschaft‹ um mich zu versammeln. Diesen Leutchen war ich einzig und allein ›Osalez‹, – Osalez, der die famosesten Jagdhunde hatte, der ganz kapitale Weine besaß, der ganz seinen Freunden lebte; – und mein Freund zu sein, war das eifrige Bestreben meiner halben Bekanntschaft. Die, welche entzückt waren, mit mir zu jagen und zu dinieren, – oder richtiger statt meiner – führten mich in ihre Familie ein; und nach und nach ward' ich in den Kreisen der ›feinen Welt‹ ein gerngesehner Gast. Ich war reich, jung und hübsch – so hübsch, wie mein jüdischer Gesichtsausdruck, der mir trotz allen Taufwassers geblieben war, es in den Augen der Welt irgend möglich machte. Man bewunderte mich, man schmeichelte mir, man suchte mich auf, noch mehr – ich glaubte mich sogar – geliebt!«

»Und warum nicht?« fragte Basil verbindlich, der nicht anders dachte, als Abednego schwiege, um durch irgendein freundliches Wort ermutigt zu werden.

»Warum nicht? Weil ich Abednego hieß und wie ein Jude aussah! – Doch hört weiter, Basil! Die höchsten Ehrenbezeugungen waren mir auf der Universität zu Teil geworden, und bevor ich meine parlamentarische Laufbahn, die man damals mit Hilfe des Geldes ohne große Schwierigkeit antreten konnte, begann, hielt ich es für meine Pflicht, meinen Vater zu besuchen. Könnt' ich das Entzücken beschreiben, mit dem er mich willkommen hieß, und den Stolz in Worten ausdrücken, den er bei den Fortschritten empfand, die ich gemacht hatte! Hättet Ihr, Basil, die liebende Bewunderung meiner kleinen Schwester, die aufrichtige Freude meiner Stiefmutter gesehn!

Im Hause meines Vaters, dessen Einrichtung glänzender war, als ich jemals eine in London bewundert habe, betrachtete man mich wie einen Halbgott!

Über den jetzt kommenden Abschnitt meines Lebens, würd' ich gern schweigen!« sprach Abednego mit gedämpfter Stimme. »Es ruft jedes Wort darüber Erinnerungen in mir wach, die mich in Euren Augen leicht als Schwächling erscheinen lassen können.

Nichtsdestoweniger muß ich auch seiner Erwähnung tun, um Euch zu einem Urteil über mich überhaupt zu befähigen.

Es war Winter, Basil. Meine Jagdhunde zur Verfügung eines Heers von sogenannten Freunden stellend, eilt' ich nach Cadiz, und zwar zu einer Jahreszeit, die dort vor allen angenehm ist. Nachdem ich in den Mauern großbritannischer Städte jahrelang nur feuchte, neblige Luft eingeatmet hatte, war mir's in der Tat ein hoher Genuß, die reine, milde Luft des Südens und den Duft der Orangenhaine wieder einsaugen zu können. Niemals hatt' ich's für möglich gehalten, daß sich ein Menschenherz, unter so rein äußerlichen Einflüssen, im Vollbesitz der Glückseligkeit fühlen könne, und wirklich – es war auch mehr denn milde Luft und der Wohlgeruch von abertausend Blüten, was mich die höchsten Freuden meines Lebens empfinden ließ. Ich war überglücklich, weil ich mit einem andren Wesen, jung, schön, edel und hochherzig, das mir bald teurer als das eigne Leben sein sollte, zusammen die Reize der Natur durchschwelgte.

Die Familie eines englischen Lords verbrachte den Winter in Cadiz, um die Gesundheit des einzigen Sohnes, der an der Auszehrung litt, wiederhergestellt zu sehn. Eine von den Töchtern seiner Lordschaft – eine von seinen drei Töchtern …«

Abednego schwieg aufs Neue; und Basil Annesley, dessen Interesse an der Erzählung aufs Höchste gespannt war, bat ihn dennoch, im Widerspruch zum Wunsche seines Herzens, von Mitteilungen, die ihm peinlich zu sein schienen, abzusehn. Doch Abednego erlangte seine Festigkeit bald wieder.

»Bis zu meiner Ankunft im elterlichen Hause«, fuhr er fort, »langweilten sich diese Leute, diese vornehmen Reisenden über alle Maßen. Mit Ausnahme jener einen, deren ich schon Erwähnung tat, war kein Mitglied der ganzen Familie imstande, durch bloße Naturreize oder das Anziehende, das jedes fremde Land für uns zu haben pflegt, gefesselt zu werden. Vater und Schwestern vergingen fast vor Sehnsucht nach der ›feinen Welt‹ Alt-Englands, und hungrig und durstig, wie sie nach Neuigkeiten aus der Gesellschaft, nach Klatschereien aus den Klubs und den Jämmerlichkeiten des aristokratischen Lebens waren, mußten sie mich, der ich allen diesen Kreisen eben erst enteilte, mit Freuden willkommen heißen. Die glänzenden Festlichkeiten im Hause meines Vaters, an den seine Lordschaft als an den reichsten Kaufmann der Stadt nicht nur empfohlen war, nein, dessen zweites Haus – mein Vater besaß dessen mehrere – er sogar bewohnte, gewann jetzt für ihn und die Seinen einen neuen Reiz. Die Damen bewegten sich beständig in der Gesellschaft meiner Stiefmutter, einer heitren, feingebildeten Frau; und ich, der ich in Erwägung dessen, daß wir in Cadiz waren, der Welt angehörte, die sie ausschließlich ›die ihre‹ nannten, war in ihrem Zirkel ein oft und gern gesehner Gast.«

»Wie ich die jüngste und schönste Tochter des Hauses liebte, Basil Annesley, darüber zu sprechen, geziemt mir jetzt nicht! Wie sie mich liebte, würden meine Beteuerungen kaum ausreichen, Euch glauben zu machen. Wir waren ein Herz und eine Seele! So kurze Zeit währte unsre Bekanntschaft, bevor sie zur Liebe reifte und zur heftigsten Leidenschaft ward, daß es fruchtlos sein würde, wollt' ich die Fortschritte, die unsre Neigung machte, aufzählen. Wir waren beständig beieinander. In der Oper, auf Frühpromenaden, bei Wasserpartien – der Reichtum und Einfluß meines Vaters setzte mich in den Stand, eine Freude der andern folgen zu lassen, wobei mein einziger und höchster Genuß der war, das Weib meines Herzens in der Nähe zu wissen. Welch ein Traum war es! Welche Wonne – welcher Wahnsinn! Nichtsdestoweniger war sie die erste, die den Wunsch heimlicher Zusammenkünfte aussprach, da ihr die Gegenwart ihrer Schwestern lästig und der Vater ein Mann von so gewaltigem Hochmut war, daß sie im voraus wußte, ein Schwiegersohn wie ich würde vor seinen Augen keine Gnade finden. Die Gärten unsrer beiden Häuser grenzten aneinander, und durch das Klima begünstigt, sprachen wir uns, wie meist die Liebespaare im Süden, heimlich und beim verschwiegenen Licht des Mondes, sprachen uns oft und schieden unentdeckt. Sie verlobte sich mir. Nur die Einwilligung ihres Vaters fehlte mir, um sie für immer ›mein‹ nennen zu können! Auf ihren eignen Wunsch verschob ich das Anhalten um ihre Hand.

›Dein bedeutendes Vermögen‹, sagte sie, ›mag die Schwierigkeiten zum Teil aus dem Wege räumen, die man uns von Seiten meiner Familie machen wird; und dennoch weiß ich's vorher, daß Dein jüdischer Name und Deine Abstammung uns immer noch unübersteigliche Hindernisse darbieten werden. Teurer Osalez, mache Dir einen Namen, begründe Deinen Ruf, wo nicht Deinen Ruhm – und beinah jede Schwierigkeit wird beseitigt sein. Zeichne Dich im Parlamente aus. Sowie die Berührung mit dem Göttlichen ein Verbrecherkreuz in das Sinnbild des Heils und der Erlösung verwandelt hat, so spricht der Genius jeder Abstammung Hohn und weiht jeden, dem er angehört. Komm zu meinem Vater und fordre meine Hand, sobald Du Dir den Beifall der Versammlung im Unterhause errungen hast, und er wird Dich nicht mit einer Verachtung zurückweisen, der Du jetzt schwerlich entgehen würdest.‹

Wie verletzend diese Worte für mich sein mochten, sie sprachen nichts als die Wahrheit, denn auch ich kannte den Hochmut ihres Vaters. Mein verwundeter Stolz stachelte mich zu neuen Bestrebungen auf und lieh mir sogar den Mut, der Geliebten ›Lebewohl‹ zu sagen, um sie unter günstigeren Verhältnissen wiederzusehn. Ihre Familie wollte erst im Sommer nach England zurückkehren. Bis dahin, hofft' ich mit Zuversicht, würd' ich

Gelegenheit gehabt haben, meine Laufbahn im Parlament rühmlichst zu beginnen. Durch Londoner Bevollmächtigte meines Vaters war ich bereits unter den Wahlkandidaten eines kleinen Städtchens genannt und die Beschaffenheit meiner Nebenbuhler ließ mich das Beste hoffen.

Ich eilte nach London. Der Abschied von einem Wesen, dem jeder Pulsschlag meines Herzens gehörte, würde mir unendlich schwer, wo nicht unmöglich geworden sein, wenn mich nicht umgekehrt der heiße Wunsch beseelt hätte, mich ihrer würdig zu machen, oder richtiger – zu zeigen. Ich setzte alles Vertrauen in meine Kraft. Die Universität hatte mich bereits vor vielen ausgezeichnet, und manches Auge war auf mich gerichtet. Alles, dessen ich bedurfte, um eine Stellung in der Welt einzunehmen, war der Paß, den einem jedesmal die Anerkennung schreibt, die man sich als Sprecher im Parlament zu erringen wußte.

Doch ach, der Flecken, dessen Gunst mir bereits erkauft war, entging mir durch die Trägheit oder Unfähigkeit meines Agenten; und ich beklagte es bitter jetzt, den Bitten der Geliebten, als ich Abschied von ihr nehmen wollte, gewillfahrt und meine Abreise um eine Woche verschoben zu haben. So war ich denn außer Stande, Versprechungen zu erfüllen, wovon das Glück meines Lebens abhängen konnte, und aller Wahrscheinlichkeit nach mußte mich die Geliebte bei ihrer Rückkehr nach England als dieselbe unbekannte Person wieder vorfinden, als welche ich sie verlassen hatte. Welche Aussicht! Bat ich dennoch bei ihrem stolzen Vater um die Hand seiner Tochter, so mußt' ich fürchten, mich als ›Enkel Osalez des Juden‹ zurückgewiesen und verhöhnt zu sehn.

Schon der Gedanke an die Möglichkeit einer solchen Abweisung war mir unerträglich, und dennoch mußt' ich einen solchen Schritt wagen, wenn ich nicht ungleich Schlimmres befürchten wollte. Konnte nicht jeder Tag einen neuen Bewundrer seiner jüngsten Tochter in das Haus des Lords führen und war nicht anzunehmen, daß die älteren Schwestern, die auf die jüngere ohnehin eifersüchtig waren – man liebte sie nicht, weil alle Welt sie liebte – ihren ganzen Einfluß auf den Vater geltend machen würden, einem Freier, dessen sie selbst nicht mehr habhaft werden konnten, die Schwester zuzuführen, die ihnen jeden Verehrer zu rauben schien? Um dieselbe Zeit belebte der plötzliche Tod eines Abgeordneten meine Hoffnung aufs Neue. Im voraus überzeugt, daß mein Vater jeden gesetzlichen Schritt, und bedinge er die größten Ausgaben, billigen werde, wenn es sich darum handle, das mir gesteckte Ziel zu erreichen, beschloß ich, den Kampf zu wagen. Reich, beredt und unbescholtnen Charakters, wie ich war, durft' ich an der Möglichkeit des Sieges nicht verzweifeln. Den Anwälten nach, denen es hauptsächlich um gute Bezahlung zu tun war, konnte mir's gar nicht fehlen und ich eilte nach L., wo, wie sie meinten, alles klar gemacht und meine Wahl ins Parlament aufs Beste vorbereitet sei.

Nimmer werd ich den frohen Mut vergessen, der mich während der ganzen Reise beseelte! Ich freute mich, die Begleitung der Geschäftsleute abgelehnt zu haben, die mir Gesellschaft leisten wollten. Denn die Hoffnung war unterwegs mein Gefährte und versprach mir alles, was ein jugendliches Herz ergötzen kann: ein gesegnetes Haus, ein braves, schönes, liebereiches Weib und außerhalb meiner vier Pfähle Achtung und Ehre bei meinen Mitmenschen.

Mit solchen Gefühlen und Erwartungen, Basil, traf ich an einem schönen, sonnenhellen Nachmittag in L. ein. Als ich durch die Stadt fuhr, betrachtete ich die Menschenmenge auf den Straßen mit ganz besondrem Interesse. Das war das Volk, zu dessen Gunsten ich zum ersten Male meine geistige Befähigung und die Tüchtigkeit meiner Gesinnung geltend machen sollte. Sie waren meiner Fürsorge anvertraut, wie die Herde dem Hirten; ich hatte über ihre Wohlfahrt wie eine Vorsehung zu wachen. Nun, junger Mann, Ihr kennt wenigstens genug von der Welt, um Euch von der Torheit und Abgeschmacktheit so hochherziger Gefühle überzeugt zu halten!«

Der Erzähler geriet jetzt mehr und mehr in seine frühre Heftigkeit; die gedämpfte, traurige Stimme, mit der er, als ob ein klagender Orgelton ihn begleite, über den glücklichen Traum seiner Liebe sprach, ward nach und nach wieder rauh und ungestüm.

»Ja, Herr! Ich erreichte die Stadt!« sprach er noch einmal. »Ihr habt gewiß dem Triumphzug eines Wahlkandidaten schon oftmals beigewohnt. An Lorbeern, Schleifen und Dekorationen, an Festessen, Armenabfütterungen, Musik und Beifallgeschrei, - an allem, was man mit Geld bezahlt hat, läßt es das käufliche Volk nicht fehlen. Ich muß gestehn, daß auch der beßre Teil des Volkes mir Ehrenbezeugungen angedeihen und mehr ›Hurrahs‹ und ›Vivats‹ freiwillig ertönen ließ, als ich an die Käuflichen bezahlt haben mochte. Doch als ich den Marktplatz betrat, Basil, war das erste, was meine Augen gewahrten, ein Bild, auf dem ich inmitten eines feurigen Ofens abgebildet war. Ringsumher las man Zettel und Anschläge aller Art: ›Welcher Christ wird für Abednego den Juden stimmen?‹ - ›Keinen Beschnittenen!‹ - ›Barabbas war ein Räuber!‹ - und auf Stöcken und Stangen waren Schweinerücken und ähnliche beleidigende Gegenstände gespießt, die den Juden in mir verletzen sollten, obschon ich keiner war.

Diese Roheiten gingen von der Oppositionspartei aus. Ich ärgerte mich, aber weiter auch nichts. Bekannt damit, daß die Wahlen zu ähnlicher Ungebühr sehr oft Veranlassung geben, hielt ich's für außerordentlich leicht, die Bevölkerung von L. über ihren Irrtum aufzuklären. Andren Tages aber, bevor zur Abstimmung geschritten ward, nahm ich in meiner Rede auch Bezug darauf, daß man mich für einen Juden zu halten scheine. Ich versicherte, ich sei kein solcher, würde auch die kirchlichen Interessen der Stadt vertreten, da ich Christ und Protestant gleich ihnen wäre, und glaubte so jeden Anstoß beseitigt zu haben.

Meine Beredsamkeit errang sich einen glänzenden Sieg. Das Volk umjubelte mich, die Vornehmen sprachen mir Mut ein und bezeichneten meine Wahl als unzweifelhaft. Doch in der Nacht machten meine Gegner einen neuen Versuch, mich durch Beschimpfungen aller Art zu stürzen. Als ich am andern Morgen aus dem Gasthof trat, gewahrt ich an allen Straßenecken Pasquille und Karikaturen. Hier war ein Shylock mit Messer und Waage abgebildet, wie er sich anschickte, ein Pfund Fleisch herauszuschneiden, dort war das Märtyrertum des kleinen St. Hugh dargestellt, dessen Gruft sich unglückseligerweise in der Kathedrale der Stadt befand, und während der Wahlen sang ein Chor von Stentor-Stimmen das Bänkelsängerlied ›des grausamen von einem Judenmädchen begangenen Mordes‹. Ich versuchte zu sprechen und die Menge zu beruhigen; umsonst, ihr lauter Gesang unterbrach mich, bis mir endlich der Name, St. Hughs von Lincoln, wie ein Fluch in den Ohren klang.

Die Bigotterie in Cadiz war zahm und blaß im Verhältnis zu der in diesem Bischofssitz herrschenden Intoleranz. Genüg' es, daß ich, nachdem mehrere tausend Pfunde verausgabt waren, nicht gewählt wurde und mit dem Sitze im Parlament mein Vertrauen auf menschliche und göttliche Gerechtigkeit verlor.

Wiederum frag' ich Euch, Basil Annesley, war es vernunftgemäß, mich unerprobt und ungehört zu schmähen und abzuweisen? Einen tölpelhaften Squire mir vorzuziehn, weil ein Possenreißer meiner vorläufigen Ernennung folgendes geistreiche Frag'- und Antwortspiel hinzugefügt hatte: ›Wie heißt Du?‹ –

›Abednego!‹ – ›Wer gab Dir den Namen?‹ – ›Der Oberrabbiner! Bei meiner Taufe in der Synagoge!‹

Tausend zermalmende Gedanken hegte meine Seele, als ich andren Tages nach London zurückkehrte – ich war besiegt, und die Bitterkeit eines besiegten Kandidaten ist sprichwörtlich geworden. Doch niemals wohl sah jemand in Folge solcher Niederlage seine Zukunft so umwölkt und jede Hoffnung auf Erdenglück so vernichtet, wie ich nach diesem Unfall. Das Parlament war der Prometheusfunken, der mich mit Lebensmut und Strebekraft erfüllen konnte; jetzt war er mir erloschen.

Damals, Basil, lernt' ich zuerst den Wert des Geldes kennen. Statt der Vorsehung, an die mein Glaube wankend geworden war, verehrt' ich im goldenen Kalbe meine Gottheit. Ich sprach nicht, einem Lucifer gleich, zu mir: ›Böses, sei Du mein Gutes!‹ – Nein, ›Gold, sei Du mein Schutzengel!‹ rief ich aus. Auch flüsterten mir jetzt die Anwälte, durch deren Ungeschicklichkeit ich meinen Sitz im Parlament eingebüßt hatte, tagtäglich ins Ohr, daß ich mich vielleicht ›hineinkaufen‹ könnte. Ich hatte nichts dagegen und wenige Tage darauf war ein verschwenderisches Herrchen mit einer Abstandssumme von einigen hundert Pfunden abgefunden, wofür die Bevollmächtigten meines Vaters, beiläufig bemerkt, eben so viel Tausende auf sein Konto schrieben, und Abednego Osalez nahm alsbald seinen Platz im Hause der Gemeinen ein.

Und jetzt, Basil, schien mir das Glück aufs Neue zu lächeln; das Haupthindernis war beseitigt, meine Laufbahn lag klar und eben vor mir. Ich war ein Mitglied der aufgeklärtesten gesetzgebenden Versammlung der Erde und mein Ruf mußte im Lande der Freiheit, durch eine freie Presse bald verbreitet werden. Lorbeerwälder schossen vor mir auf. Ich erwartete Ruhm und Volkstümlichkeit. – O, großer Gott, was erwartete ich nicht alles!« rief der mächtig ergriffne Mann, sich selbst unterbrechend aus. »Noch einmal beseelte die höchste Freude mein Herz, noch einmal zog die Hoffnung darin ein, und mein ganzer Reichtum wog nichts gegen die Wonne, die mich noch einmal ganz erfüllen sollte.«

»Und gewiß herrschte im Parlament das ungerechte und grundlose Vorurteil nicht, das Euch bis dahin verfolgt hatte!« bemerkte Basil, der aufs Höchste interessiert, doch durch die Heftigkeit Abednegos auch beunruhigt war.

»Selbst dort«, fuhr dieser in etwas gemäßigtem Tone fort, »selbst im Parlamente des *freisinnigen* und *aufgeklärten* Englands war und blieb ich ›Osalez der Jude‹! O, diese gerechten Gesetzgeber gingen noch weiter als die Frömmler in Cadiz. Diesen war ich der *Sohn* des Juden, jenen – nur ›*der* Jude‹. Mein Name und mein Gesicht sprachen dafür, und eines andren Beweises bedurft' es nicht. Sprach ich gut im Hause der Gemeinen, so war es ›gut genug für einen Juden‹, sprach ich schlecht, so hieß es: ›was kann man von einem Juden erwarten?‹ Verteidigte ich dies, bevorwortete ich das, so las man andren Tages in den Blättern, dies und das erfreute sich der Protektion eines Juden. Kurzum, alles suchte sein bißchen Witz auf meine Kosten geltend zu machen, sobald ich meine Lippen öffnete.

Ich war auf dem Punkte rasend zu werden. Hätt' ich meine öffentliche Laufbahn in gereifteren Jahren begonnen, würd' ich solchen Spott teils ruhiger zu ertragen, teils mit gleichen Waffen zu bekämpfen gewußt haben. Doch ich war ein Knabe. Im Gefühle der Ungerechtigkeit, die mir widerfuhr, mich windend vor Schmerz, verlor ich meine Mäßigung. In solchem Zustande sprach ich einigemals in ungebührlicher Art und Weise und verdoppelte dadurch die Angriffe, denen ich bis dahin ausgesetzt gewesen war. ›Doch was kann von einem Menschen erwartet werden, der Abednego heißt‹, so schlossen die Artikel vom ersten bis zum letzten.

Ein sarkastisches Mitglied der Oppositionspartei, dessen Witz wie ein Natterstich verwundete, griff mich während einer Sitzung, in der ich durch eine Rede über die Korngesetze die Aufmerksamkeit des Hauses auf mich gelenkt hatte, mit bitterem Hohne an und meinte, ›obschon ein Namensvetter und Ahnherr des sehr ehrenwerten Sprechers den Überlieferungen der heiligen Schrift zufolge durch einen grasfressenden König verfolgt und somit unsterblich geworden sei, so folge hieraus doch keinen Falls, daß die Abednegos unsrer Zeit durch ihre Verdienste ums Korn berühmt werden müßten.‹ Das ganze Haus brach bei diesem Witz in ein schallendes Gelächter aus, und das Lachen des Parlaments brennt wie glühendes Eisen. Die Zeitungen andren Tages erzählten den Vorfall mit großem Wohlbehagen, und noch eh' ich drei Monate im Parlamente saß, hatt' ich statt der Anerkennung, die meiner Befähigung und meinem guten Willen gebührte, mir nur den Spitznamen ›Korngesetz-Abednego‹ errungen.

Noch blieb mir ein Trost. Das Weib, das ich liebte, war zu treu, zu gut, zu reich an Liebe, um durch das Urteil des großen Haufens in ihrer Meinung über mich bestochen zu werden. Sie wußte ja, daß ich weder ein Jude noch der Sohn eines Juden war. Ihr war es nicht fremd, daß ich eine freisinnige Erziehung genossen und der höheren Gesellschaft, gleich ihr, angehört hatte; ich hielt es für unmöglich, daß einige über mich gerißne, pöbelhafte Witze von Einfluß auf sie sein könnten. Und selbst wenn ihr Vater meinen Antrag zurückweisen sollte, sie, – sie konnte die Gabe nicht zurückfordern, die mir ihr Herz geschenkt hatte.

Die Familie des Lords kehrte nach England zurück. Monatelang hatte sie die Gastfreundschaft meines Vaters angenommen; als ich jetzt an ihrer Tür erschien, war sie mir verschlossen.

Nach meiner Abreise aus Cadiz war das Verhältnis, in welchem sie, für die ich mein Leben hingegeben haben würde, zu mir gestanden hatte, entdeckt und jede Fortsetzung desselben streng verboten worden.

Der Bruder meiner Braut war noch immer so kränklich, daß der alte Lord nicht London, sondern seinen eignen, einsam gelegen Park, zum Aufenthaltsorte wählte. Dort mocht' er auch seine jüngste Tochter vor etwaigen kecken Zudringlichkeiten des Cadizer Juden am ehsten gesichert glauben!«

»Ihr aber setztet das Verhältnis fort?« fragte Basil mit lebhaftestem Interesse. »Nicht wahr, Euch galt nur *eine* Entlassung, nur *das* Wort, das von den Lippen der Geliebten kam?«

»Ja, ich suchte sie auf!« fuhr Abednego fort. »Ich sah sie wieder. Wir hielten, wie vordem, heimliche Zusammenkünfte. Die Sommernächte, die unsre Liebe zu begünstigen schienen, hörten unser Geflüster. Wieder versicherte sie mich ihrer Treue, wieder gelobte sie, wohin es immer führen möchte, mir treu zu sein bis in den Tod. Doch wir wurden entdeckt, – erlaßt mir das Übrige. Ihre Schwestern waren es, die eine entsetzliche Entdeckungsszene herbeiführten. Es entspann sich ein Kampf, ein unglückseliger Kampf; ihr Bruder ward entwaffnet. Doch so wahr ich lebe, Basil, ich verwundete ihn nicht! Dennoch starb er. Die Untersuchung sprach mich frei. Sie hatte ergeben, daß während des Vorfalls ein Blutgefäß geplatzt sei und den traurigen Ausgang herbeigeführt habe.

Nach einem solchen Ereignis, das nebst der Ursach, die unsern Kampf veranlaßt haben könne, von aller Welt besprochen ward, nach solchem Vorfall noch an eine Aussöhnung zu denken, wäre Torheit gewesen. Der bloße Versuch wäre wie eine Beschimpfung betrachtet worden. Meine Braut schrieb mir und bat mich davon abzustehn: ›ihr Vater, dem das Herz ohnehin gebrochen sei‹ sagte sie, ›würde nur um so schneller in die Grube sinken‹. Aufs Neue aber schwor sie mir Lieb und Treue für diese und jene Welt mit jenem heiligen Ernst, den nur ein Weib anzunehmen weiß. ›Angesichts Gottes bin ich Dein Weib!‹ – ›Angesichts Gottes!‹ so schwor sie, als ob auch sie einem verworfenen Juden gegenüber ungestraft ihre Eide brechen dürfe!«

»Faßt Euch, Herr!« murmelte Basil gütlich, als er aus dem Auge seines Gefährten Tränen über die Wangen rinnen sah. »Bitte, sprecht nicht weiter davon!«

»Jetzt, oder nie!« rief der Alte mit einer Kraftanstrengung, um seiner Gefühle Herr zu werden. »Ich gehorchte ihrem Wunsche. Die Sitzung war vorüber. Ich kehrte nach Cadiz in der Absicht zurück, wenigstens sechs Monate von England und ihr entfernt zu leben. Doch welchen Aufenthaltsort wählt' ich mir? Er konnte meinen Schmerz nur nähren. Da waren noch die Lustwälder, die Gärten, in denen wir Hand in Hand auf und ab gewandelt waren; da waren dieselben weißen Mauern, dasselbe Mondlicht, das unser Glück beschienen hatte. Und sie, deren ganze Seele damals den Freudenrausch der meinigen mit durchschwelgte, sie war fern, weinend, einsam, traurig, meiner harrend, um mich bangend! Und doch, es lag in diesem Gedanken mein ganzer Trost! Meine Tränen flossen reichlicher, erleichterten mir aber den Schmerz meiner Seele auch um so mehr, wenn ich daran dachte, daß sie, die mir das Teuerste auf Erden war, den Kummer teile, der mich erfüllte!

Drei Monate darauf, nachdem ich in Cadiz eingetroffen war, geriet mir eine Zeitung in die Hände, die ihre Verheiratung mit einem Andern anzeigte!«

»Welche Treulosigkeit!« klang es unwillkürlich von den Lippen Basil Annesleys, obschon sich ein Verdacht in seiner Seele zu regen begann, wenn er die Erzählung Abednegos mit den Fieberphantasien des alten Gärtners verglich, die ihn damals so entsetzt hatten.

»Ja, ungeheure, undankbare Treulosigkeit!« fuhr der gereizte Abednego glühenden Auges fort. »Und seht, an diesem Tage tat ich einen Schwur, den Schwur, mich großartig zu rächen, zu rächen an beiden, an allen, an dem Gatten, – an seinem Weib, – an der ganzen hochmütigen, hartherzigen Familie! – Und ich tat's! Mein Racheschrei wenigstens fand Erhörung bei Gott!«

»Eh' Ihr weitersprecht, Herr, haltet einen Augenblick inne!« unterbrach ihn Basil verwirrt. »Sprecht in Eurem erregten Zustande nicht Dinge, die Ihr später bitter bereuen möchtet, ausgesprochen zu haben!«

»Ich habe bereits erwägt und wünschte, Ihr wüßtet alles schon«, entgegnete der Alte in ruhigerem Tone. »Ihr aber mögt einen Augenblick über meine Lage nachdenken, sie Euch klar zu machen suchen, um mich später richtiger, vielleicht auch milder beurteilen zu können. Bedenkt, daß sich all mein irdisch Glück auf jener schwachen Barke befand und daß der Schiffbruch vollkommen war. Meine Hoffnungen waren vernichtet. Nichts war mir auf der Welt geblieben, nichts als – Geld. Im ersten Anfall der Verzweiflung gab ich meinen Sitz im Parlamente auf und verschwor es, das Land wiederzusehn, in dem ich so schmählich behandelt, so unaufhörlich verfolgt worden war. So blieb ich denn zu Cadiz im elterlichen Hause, ohne demselben Ehre zu machen oder Frieden in dasselbe zu bringen. Mein Vater, der Ausgezeichnetes von mir erwartet hatte, sah sich bitter getäuscht wie ich selbst und ward allgemach mutlos und grämlich. Das Haus des reichen Osalez hörte auf, der Sammelplatz der schönen Welt, ein stetes Asyl für Kunst und Wissenschaft zu sein.

Diese Veränderung in unserem häuslichen Leben war es unzweifelhaft, die in meiner Schwester den Wunsch rege machte, außerhalb des elterlichen Hauses ihr Glück zu suchen. Bald nach meiner Ankunft in Cadiz starb ihre Mutter, und ausschließlich auf die Gesellschaft eines zänkischen Vaters und mürrischen Bruders angewiesen, war es nicht zu verwundern, daß Verelst der Gegenstand ihrer Neigung wurde. Er war damals der Zeichenlehrer meiner Schwester, obschon er lediglich aus Eifer für die Kunst in der Welt umherzog und schon damals höhere Begabung zeigte, als man sie bei ›Zeichenlehrern‹ anzutreffen pflegt.

Als ich von dem zwischen Verelst und meiner Schwester bestehenden Verhältnis Kunde erhielt, kannte mein Zorn keine Grenzen. Der junge Maler konnte der lieblichen Blüte unsres Hauses kaum ein Obdach, viel weniger eine Lebensweise gleich der unsren bieten, die, wie anders sie auch geworden sein mochte, doch mindestens keine ›Not‹ und ›Entbehrung‹ kannte. So schob ich denn dem Maler selbstsüchtige Absichten unter und ließ ihn fühlen, daß ich selbst gelitten und keine Gnade gelernt habe. Ich drang in meinen Vater, dem Abenteurer sein Haus zu verbieten, was die Flucht und heimliche Verheiratung meiner Schwester zur Folge hatte. Das war zu viel für meinen armen alten Vater; er starb kurz darauf. Ich gebot jetzt über Millionen. Die Bemühungen, die mein Vater, immer noch von der Hoffnung beseelt, Spanien einmal verlassen zu können, behufs der Zusammenziehung seines großen Vermögens nie gespart hatte, waren nicht erfolglos geblieben. Dennoch war eine Reise gen Osten, wo meine Vorfahren an den verschiedensten Orten Handelsverbindungen angeknüpft hatten, ganz unerläßlich für mich. Zudem versprach ich mir einigen Reiz davon. Ich wollte Völker sehn, die ihren mehr natürlichen Sitten und Gebräuchen treu und unsrer sogenannten Kultur möglichst fern geblieben sind. Auch trug ich Verlangen, den Boden zu betreten, auf dem mein unglückliches Volk einst heimisch gewesen war. Meine Ansichten über Gesittung, Unfehlbarkeit der einen und Lügentum der andern Religion wichen schon sehr von denen ab, die unsere ›zivilisierten Völker‹ darüber hegen; – im Orient legt' ich die letzten Vorurteile ab, die ich in dieser Beziehung mit der Muttermilch eingesogen hatte. Ich lernte Religionen kennen, die fest standen gleich dem Christentum, Völker beglückten und Wohltaten erwiesen, wie die alleinseligmachende Kirche; Religionen, die oft den klimatischen Verhältnissen jener Länder entsprechender waren, als es diese gewesen sein würde, und überzeugte mich, daß der allwissende Gott – dem Altäre und Throne nur die Fußschemel seiner Macht sind – nach gar weisen Ratschlägen dem einen Volke die Lehre Mohameds, dem andern die der Brahminen zugänglich machte. Ich erkannte, daß er durch den Mund seiner Propheten viele Jahrhunderte früher, als Christus geboren ward, das große Werk der Erlösung längst begonnen hatte, und hegte wohl gar die Überzeugung, daß jeder Christ der Grausamkeit des jüdischen Volkes Dank wissen müsse, da nur sie die Erlösung herbeigeführt habe, anstatt die Enkel eines Verbrechens halber zu verfolgen, das durch ihre Ahnen begangen worden sei. So erschienen denn die Juden meinem Auge wie jedes andre Volk, und nahmen nur so vieler ungerechter Verfolgungen halber mein Mitgefühl als irgendein andres.

Während ich mich überzeugte, daß Religionen und Gesetze, Sitten und Gebräuche von den Längen- und Breitengraden abhängig und die Tugenden der einen Hemisphäre die Laster der andren seien, begann ich mich nach einem ›Etwas‹ umzusehn, das überall von gleichem Einfluß sei, überall im höchsten Ansehn stehe. ›Was‹, rief ich aus, ›steht über Recht und Unrecht? Was ist das Wahre? Was gediegner denn alles andre in der Welt?‹ – meine Antwort, Basil Annesley, war ›*Gold!*‹

Wer will es leugnen, daß bei allen Nationen, gleichviel ob sie unter der Tyrannei eines oder vieler, unter der Herrschaft der Krone oder der Tiara seufzen – der Mammon mächtiger ist denn sie alle. Gold, Gold, Gold ist der mächtigste Hebel, die einzige Gottheit, der Jehovah unserer Erde!

Einmal davon überzeugt, beugt ich mein Knie zur Erde und betete! Lange hatte ich nach einem Etwas gesucht, dem ich vertrauen könne; jetzt hatt' ich's gefunden und jubelte laut! Meine umherirrende Arche war auf dem Gipfel des Ararat angelangt, und ich suchte kein besseres Land als einen Rastplatz für die Sohle meines Fußes.«

Es schien ihnen keine Sorge zu machen, auf wessen Kosten

sie vergnügt würden

Kapitel 19

»Fünf Jahre lang lebt' ich im Orient und sah einen Glanz und eine Pracht um mich her, als wär' ich ein Satrap. Währenddessen fanden in Europa große Umwälzungen statt. Throne wurden gestürzt; Dynastien erloschen. Die Folgen der Revolution wurden selbst in einem Lande fühlbar, das bis dahin unter Zepter und Bischofsstab gleich schwer geseufzt hatte – und selbst England zitterte.

Nach England zurückzukehren hatt' ich trotz alledem keine Lust. Ich haßte seine gleißnerischen Institutionen. Ich verachtete seinen Eifer, das ›äußerliche Christentum‹ aufrecht zu erhalten, da seine Handlungsweise den Geist des Christentums verleugnete und unter dem Vorwand eines ›heiligen Krieges‹ die unglücklichen Überbleibsel der Kinder Israels verfolgte, ohne durch die erhabne Lehre Christi an Lastern ärmer und an Liebe reicher zu werden.

Frankreich, wenn schon eine größere Sünderin, war mindestens aufrichtig und machte kein Hehl aus seinen Sünden. Ich, halb und halb ein spanischer Untertan, war bei dem soeben zwischen Großbritannien und dem Direktorium ausgebrochnen Kriege unbeteiligt und eilte deshalb nach Paris, um dort mit Hilfe einer goldenen Saat eine reiche Freudenernte halten zu können.

Um diese Zeit zeigten sich in der durch die Revolution herbeigeführten Aufregung der Gesellschaft nur jene unregelmäßigen Schwingungen noch, die der Wiederherstellung der Ruhe und Ordnung unmittelbar vorherzugehn pflegen. Es war gerade ein

Zeitpunkt, wie ihn ein Mann gleich mir, der rastlos unerlaubten Vergnügungen nachjagte, sich wünschen mußte; ein Zeitpunkt, wo man oft um ein Geringes durch Raub und Plünderung gewonnene Schätze an sich bringen konnte, deren eigentliche Herren emigriert oder der Guillotine anheimgefallen waren. Ein fürstliches Hotel in der Hauptstadt selbst, außerdem ein prächtiger, an den waldigen Ufern der Seine gelegener Landsitz, befähigten mich, einen Glanz um mich her zu verbreiten, der die Bemühungen derer weit hinter sich ließ, die mit den Trümmern königlicher Macht ihre Herrlichkeit begründen wollten. Die ganze Aristokratie, die in Paris zurückgeblieben war, versammelte sich bei meinen Festen und jubelte bei einer Wiederaufnahme sinnlicher Vergnügungen, worauf sie seit langem Verzicht leisten mußten. Der *Almanach des Gourmands* entlehnte zur Hälfte seine Vorschriften dem in meiner Küche begründeten Kochbuch und die neusten Kompositionen Garats hörte man in meinem *Salle de Concert*!

Es wäre unnötig, Basil, Euren reinen Sinn durch eine Beschreibung meines sybaritischen Lebens verletzen zu wollen. Genüg es Euch, daß mich ein Sardanapel darum beneiden und der Geist des Cardinal Richelieu getrost erscheinen konnte, um Teil daran zu nehmen. Ich genoß bis zum Ekel, bis der Freude am Genuß die Langeweile - gleich einem gespenstischen Schatten, - folgte; genoß, daß ich seitdem nur noch der Entbehrung und Enthaltsamkeit, als dem Kontrast einer lästigen Übersättigung früherer Tage, Geschmack abgewinnen konnte.

Dennoch lag für mich, solang ich überhaupt Interesse daran nahm, etwas Berauschendes in diesen wild sich jagenden Vergnügungen. Die ersten Künstler, die geistreichsten Köpfe, die gefeiertsten Schriftsteller versammelten sich in meinen Salons, wie sie vordem in den Antichambren Sr. Majestät erschienen waren.

Unter andern war Talleyrand, der zynische Exbischof und nachmalige hochgefeierte Fürst, gar oft in meiner Gesellschaft. Wie manches Epigramm ward in unsrer prächtigen Zurückgezogenheit über die Erbärmlichkeit des Menschengeschlechts gemacht, – welche Blasphemien wurden gegen alle Religionen ausgestoßen. Und nur das ›goldne Kalb‹ ward mehr denn je verehrt.

Aus diesem Chaos politischer und sittlicher Wirren erhob sich das Konsulat und Napoleon. Ich bekümmerte mich wenig um Politik. Als ein eingefleischter Epikuräer, war es für mich einzig und allein von Interesse, ob Krieg oder Frieden meine Vergnügungen hindre oder begünstige; und obschon ein Krieg in England bitter gefühlt zu werden pflegt, da es des Kontinents bedarf, um die Sinne seiner Bewohner zu kitzeln, so blickt doch Frankreich, das alles selbst erzeugt, dessen es bedarf, mit großer Gelassenheit auf seine blockierten Häfen. Nichtsdestoweniger freute auch ich mich, als die Feindseligkeiten zwischen den Nebenbuhler-Völkern beigelegt wurden, da ich jetzt der Hoffnung leben durfte, bald ganze Scharen von englischen Reisenden in Paris zu sehn, das sie, wenn sie ihrer nebligen Heimat einmal den Rücken kehren, nie zu umgehen pflegen.

Welcher Triumph, ihnen den Zutritt in mein Haus zu verweigern! Welche Wonne, sie von der glänzenden Gastfreundschaft des reichen Spaniers ausschließen, sie Tantalusqualen empfinden lassen zu können. Hier war ich ›der reiche Spanier‹, der alte Ehrentitel ›Jude‹ traf mich nicht länger. In Paris hatte die Religion aufgehört, zu Vorurteilen über irgendjemanden Veranlassung zu geben, ob er nun dieser oder jener angehörte. ›Osalez der Jude‹ galt hier nicht mehr, noch weniger wie ›Osalez der Türke‹, und ob ich zum Gott der Christen oder zum ›Fo‹ betete, war allen denen gleichgültig, die meinen Sillère mousseux tranken und meine Salmis sich schmecken ließen. Nichtsdestoweniger war mir der Name Osalez durch so vieles Ungemach, das er über mich gebracht hatte, so widerwärtig geworden, daß ich von dem Augenblicke an, wo ich Paris zu meinem Aufenthalte wählte, den Namen Clerval führte.

Kaum waren die Festlichkeiten, zu denen der Friede zu Amiens Veranlassung gegeben hatte, vorüber, als sich meine Erwartungen bereits erfüllten, und Paris aufs Neue ein Sammelplatz der englischen Aristokratie wurde, die jetzt nach der Ehre meiner Bekanntschaft dürstete und Zutritt zu meinen Galerien und Festlichkeiten zu erlangen suchte. Da die sehr ehrenhaften Lords nur ihrem Vergnügen leben wollten, schien es ihnen keine Sorge zu machen, auf wessen Kosten sie vergnügt würden.

Ich fürchtete nicht, erkannt zu werden. Die heißere Sonne des Orients und die Lebensweise eines üppigen Satrapen hatten meine Züge so verändert, daß niemand das ehemalige, oft ausgehustete Parlaments-Mitglied dahinter vermuten könnte; niemand hätte Clerval den Millionär für den vermeßnen und verhöhnten Cadizer Juden gehalten. Ich galt in Paris als der Feinste der Feinen. Da ich im Orient mit der schönen Mrs. Grant, die jetzt die reizende und gefeierte Gemahlin Talleyrands war, auf freundschaftlichem Fuße gelebt hatte, galt ich jetzt in den gewählten Zirkeln von Neuilly, Rainey und Rambouillet als der Stellvertreter des vor der Revolution als Freigeist und Lebemann berühmt gewesenen Duc de Lauzun.

Andrerseits war mein ungeheurer Reichtum die Klippe, an der mancher dummdreiste Londoner Verschwender scheiterte, der das gefährliche Meer der Vergnügungen befahren wollte. Wer mit dem reichen Clerval rivalisieren wollte, gleichviel ob in Finanzspekulationen oder an der Spielbank, war allemal ruiniert. Ich verfügte stets über bedeutende Summen und begnügte mich nicht mit den Zinsen und Renten, die ich aus meinem Vermögen ziehen konnte. Dennoch wagten einige, die wohl daran getan hätten, mir zu folgen, den ungleichen Kampf. Was konnte das Los dieser Allzukühnen sein, die durch ein flüchtiges Glück bei Whites gefoppt, den Strauß mit mir bestehen wollten? Konnten sie mit ihren Kapitalien, die in einer gestickten Brieftasche Platz hatten, einem Manne gegenüber siegreich sein, der damals, wo die Rothschilds ihren Ruhm erst gründen sollten, auf die Geldmärkte von halb Europa seinen Einfluß geltend machen konnte?

Unter den ersten, die am Spieltisch meine Beute wurden, befand sich der Gemahl einer jener älteren Schwestern meiner Geliebten, deren Böswilligkeit meine schönsten Hoffnungen vorzugsweise zu Schanden gemacht hatte. Lord Willesden – ich verberge hinter dieser Bezeichnung den eigentlichen Namen meines Opfers – war einer jener selbstgefälligen, verschwenderischen Nichtstuer, die sich auf dem Pflaster von St. James-Street das Ansehen eines Gewalthabers zu geben wußten. Mit Charles Fox in Paris eintreffend und übermütig durch einige bei Whites gefeierte Triumphe, nahm dieser Londoner Gelbschnabel, wenn er bei Legacq's oder im Pavillon de Hanovre speiste, eine Miene an, die in seiner Heimat, wo man ihn kannte, einigermaßen zu entschuldigen, in Paris aber lächerlich war. Eine Zeitlang bezeugte er Lust, mir Trotz zu bieten, obschon er alle Ursach hätte, schon vor der Kühneit solchen Gedankens zu erschrecken. Als er bald darauf fünftausend Livres auf Ehrenwort an mich verlor, war er gezwungen, meine Überlegenheit anzuerkennen.

Seiner Gemahlin, der Lady Willesden, brach fast das Herz bei seiner systematisch betriebenen Liederlichkeit; sie war beständig krank und verließ selten ihr Hotel. Wir hatten uns nie gesehn, doch ihr Gatte, der die Pariser mit Recht annehmen ließ, daß aus der Asche frühren, liederlichen Treibens ein neuer Phoenix bereits hervorgegangen sei, war mein steter Gefährte.

Sechs Wochen nach seiner Ankunft war Lord Willesden ruiniert, ruiniert bis zur Unmöglichkeit, sich jemals wieder erholen zu können. Seine Güter, seine Häuser, sein Silbergeschirr, seine Juwelen – alles war bereits an Leute verpfändet, die ich mit den dazu erforderlichen Mitteln versehn hatte, um über kurz oder lang meine goldnen Koffer mit größren Summen zu füllen, als ich ihnen zu dem Zweck entlehnte. Hazard und Roulette machte den stolzen Aristokraten in kurzer Zeit zu meinem Sklaven. Ich setzte meinen Fuß auf seinen Nacken und auf den Nacken seiner Kindeskinder. Um diese Zeit, Basil, besaß ich ein steinern Herz und glich einem verwüstenden Ungeheuer des Altertums. Grausamkeit war meine Wonne und Rache mein Stolz. Doch diese Grausamkeit war durch jene Behandlung erst erzeugt worden, die ich in frühren Jahren erduldet hatte, und es bedurfte der Geißel und Tortur, um mich zu dem zu machen, der ich war.

Jetzt besaß ich tausend Vorteile vor denen, die mich in meiner Schwäche verfolgt hatten, und keinen ließ ich unbenutzt. Nachts, wenn ich mich auf mein prächtiges Lager warf und bei der Rückerinnerung an die im Lauf des Tages durchlebten Wonnen in tollem Entzücken mit den Zähnen knirschte, lag eine Steigerung des Genusses in dem Gedanken, daß ich keinem ein Leid zugefügt habe, als den Landsleuten derer, die mich so ungerecht beschimpft hatten. Sie, die auf meinen Judenkittel gespien hatten, mußten jetzt schwer dafür büßen. Ich trat sie, wie sie mich getreten hatten. Man spreche mir nicht von einem Rosenpfuhl. Ich lobe mir ein Kissen, das von den Seufzern eines gedemütigten Feindes umtönt ist; ich lobe mir einen Schlummer, den dumpfe Klagelaute ...«

Er schwieg! Ein unwillkürliches Schaudern Basils veranlaßte ihn, seine Rede zu unterbrechen. Doch es war zu spät. Das angeborne Vorurteil, das in Basils Seele lange geschlummert hatte, erwachte jetzt unwillkürlich in ihm; die Art und Weise dieser Rache glaubte er nur durch die jüdische Abstammung Abednegos Osalez erklären zu können. Zum ersten Mal erschien ihm sein Gefährte als ein unverkennbarer Sprößling jenes Volkes, das die Hände und Füße des Nazareners ans Kreuz genagelt und seine Weichen durchbohrt hatte.

So deutlich sprachen sich diese Gefühle in seinen Zügen aus, daß Abednego, als er seine Erzählung fortsetzte, des wütenden Eifers nicht mehr erwähnte, mit dem er seine Rache verfolgt habe.

»Genüg' es«, sprach er um vieles ruhiger, »daß ich mir nicht nur die Aufgabe gestellt hatte, einen orientalischen Luxus um mich her zu verbreiten, daß ich nicht nur genießen und meine Sinne kitzeln wollte, sondern auch tiefren Empfindungen, kühneren Leidenschaften Raum gestattete, die durch die kaltblütigen Verfolgungen englischen Hochmuts in mir geboren waren.

Lord Willesden war meine Puppe geworden. Der aufgeblasene Londoner Naseweis tanzte nach meiner Pfeife. Doch obschon er täglich, bald in meinem glänzenden Hotel, bald auf meinem fürstlichen Landsitz, mein Gast war, hatt' ich dennoch seine Schwelle niemals überschritten. Lud er mich ein, so lehnt' ich es unter dem Vorwande ab, daß Lady Willesden krank und es mir wahrhaft unangenehm sei, das Haus eines Kranken zu besuchen; mein eigentlicher Zweck war jedoch, seiner unglücklichen, tiefbetrübten Gattin ein Interesse für mich einzuflößen. Meine Nachsicht als Gläubiger und Freigebigkeit als Gefährte erreichten mit verschiedenen Gerüchten über neue Torheiten und Verschwendungen ihres Gatten gleichzeitig ihr Ohr; und da sie von Herrn von Clerval nur als von einem gastfreien Wirt und einem wahren Muster für die ›feine Welt‹ sprechen hörte, erkannte sie dankbar das Zartgefühl an, das ihn von ihrer ärmlichen Zurückgezogenheit fern zu halten schien.

Obschon eitel und liederlich, hatte Willesden dennoch Gefühl für die Leiden seiner Frau. Freilich war auch dies Mitgefühl eines Egoisten würdig. Hätt' er sie in England zurückgelassen und plötzlich die Nachricht von ihrem Absterben empfangen, würd' er sich erleichtert gefühlt haben. Doch er konnte sie nicht leiden sehn. Im Bewußtsein des himmelschreienden Unrechts, das er gegen Weib und Kind beging, erschrak er vor dem traurigen Anblick, den ihm die Züge seiner Gattin boten. Je leidender und schwächer sie wurde, desto tiefer stürzte er sich in Ausschweifungen aller Art, um jede Erinnerung an sein häusliches Elend zu ertöten.

Eines Morgens trat er früher denn gewöhnlich in mein Frühstücks-Zimmer und begann, während er sich aufs Kanapée warf, in gewohnter Art und Weise von seinem Pech zu sprechen, das er vergangne Nacht beim Spiel gehabt habe.

›Marie ist allein daran Schuld‹, schrie er. ›Das närrische Weib bildet sich ein, es störe sie, wenn ich mitten in der Nacht nach Hause käme, und meint, sie warte deshalb stets auf meine Rückkehr. So hab' ich denn versprechen müssen, nie bis nach drei Uhr auszubleiben, und die Folge davon war, daß ich den Spieltisch gerade verlassen mußte, als sich das Glück mir zuzuwenden schien.‹

›Das war nicht mehr wie billig!‹ antwortete ich meinem System gemäß, demzufolge ich jeder Ansicht seiner Gattin das Wort zu reden pflegte. ›Weil Ihr ein Roher seid, braucht Ihr noch immer nicht bestialisch gegen Eure Frau zu verfahren. Was liegt an erbärmlichen tausend Livres mehr oder weniger, da, wo es sich um eine Gefälligkeit gegen diejenige handelt, die so vielen Beleidigungen von Eurer Seite ausgesetzt ist!‹

Willesden war seiner Frau niemals weniger zugetan, wie wenn ich mich in affektierter Weise zu ihrem Verteidiger aufwarf.

›Zum Teufel das ganze Geschlecht, zusammt aller ihrer Beleidigungen!‹ war seine rohe Erwiderung. ›Euch ziemt es freilich, den Advokaten der Weiber zu spielen, Euch können sie noch wie reizende Märtyrer erscheinen; Euch drücken nicht die ehernen Fesseln, an denen jeder Ehemann zu schleppen hat, Ihr dürft in ihnen noch eine Schar von Engeln sehn. Mein alter Freund, wer sich dann und wann in meinem Garten ergeht, und die Rosen in voller Blüte gewahrt, bewundert ihren Duft und ihre Schönheit; doch der Besitzer solcher Rose, der sie Blatt um Blatt entfalten sieht, und alsbald nur Dornen und nutzlose Früchte übrig behält, dessen Begeisterung, glaubet mir, ist bald verraucht. N'importe! Meine ehelichen Aussichten sind besser denn je! Nächste Woche hoff ich frei zu sein und sehe hoffentlich, wo und wie es mir beliebt, die Sonne aufgehn. Die Schwester meiner Frau wird von England herüberkommen, um diese zu pflegen. Marie, denk' ich, wird' eine solche Jeremiade über meine Vernachlässigung gesungen haben, daß ihre Familie sich's Angelegenheit sein läßt, hinfort besser für sie zu sorgen.‹

Urteilt selbst, Basil, wie mir das Blut, das aus meinen Wangen ins Herz zurückgedrängt war, urplötzlich wieder ins Gesicht schießen mußte, als ich auf meine fast atemlos gestellte Frage nach dem Namen seiner Schwägerin ihren Namen, den Namen meiner treulosen Geliebten hörte. Ihr Gatte, Gott sei Dank, begleitete sie nicht; seine militärische Stellung machte es ihm unmöglich, England zu verlassen! Sie kam allein, um einer sterbenden Schwester Beistand und zärtliche Pflege angedeihn zu lassen.

Nimmer werd' ich den Kampf der verschiedenen Gefühle vergessen, die an dem Tage, wo mir diese Nachricht geworden war, in meinem Herzen tobten. Der Boden schien mir unter den Füßen zu wanken, die Luft zu dünn für meine Atemwerkzeuge. Mein Verstand ward beim Andrang widerstreitender Gefühle überwältigt, ich wußte kaum, wie ich Gelegenheit finden würde, mich ihr zu nahn, um endlich meine hungrige Rache zu sättigen, die ich bis dahin, wie ein wildes Raubtier, in den dunklen Tiefen meiner Seele gepflegt hatte.

Noch wenige Tage und sie kam. Mit erkünstelter Gelassenheit schickt' ich mich an, Lord Willesden über seine Schwägerin zu befragen, und hörte mit scheinbarer Gleichgültigkeit, daß sie gegen ihren Willen verheiratet worden und eine freudlose Gattin und Mutter sei.

›Gott sei Dank‹, schloß Willesden seinen Bericht, ›sie wird sich im Krankenzimmer ihrer Schwester ganz wohl befinden. Obschon erst in der Blüte des Lebens, hat die Welt bereits aufgehört, ihr irgendein Interesse zu bieten. So lang' ich sie veranlassen kann hier zu bleiben, genieß' ich, für mein Teil, endlich einmal der Freiheit, und werd' ich's nicht verabsäumen, mich nach Herzenslust zu vergnügen.‹

Von diesem Augenblick an macht' ich meinen Einfluß auf Willesden in ganz andrer Art und Weise geltend. Ich erkünstelte ein tiefes Bedauern über die Lage, in die er seine Kinder gebracht habe, und predigte wie ein Reformator. Da ich seine Schwäche kannte, durft' ich mich überzeugt halten, daß er jedesmal, wo seine Schwägerin in ihn dränge, seiner unglücklichen Familie eingedenk zu sein und vom Spiele abzustehn, in die Phrase ausbrechen würde: ›Ihr schwatzt fast so gut wie Clerval und stellt Beweise auf, die mein Freund tagtäglich im Munde führt! Clerval behauptet auch, daß ein Gatte und Familienvater nicht befugt sei, außer Mode gekommenen Moralgesetzen Hohn zu sprechen.‹

Nichtsdestoweniger war ich außerordentlich besorgt, trotz meiner neuen Eigenschaften als Mentor meinen alten Ruf und Ruhm als Mann vom ›feinsten Ton‹ nicht einzubüßen. Das Krankenzimmer der Lady Willesden ward von der Herzogin von

Gordon und einem halben Dutzend andrer englischer Damen ziemlich häufig besucht, die sich allesamt das Aufhören der Feindseligkeiten zu Nutzen machen und eine Saison in Paris zubringen wollten. Ich sparte nichts, um mit Wahrscheinlichkeit annehmen zu können, daß mein Name in ihren Zirkeln oft genannt und ich selbst Gegenstand der Unterhaltung sei. Niemals waren Feste veranstaltet worden wie jene, wodurch ich die englischen Damen zu blenden wußte, niemals war die Gesellschaft so auserlesen, wie eben jetzt. Von Zeit zu Zeit stand meine Tür jedem offen und Hunderte von Gästen wurden mit einer Pracht und Verschwendung bewirtet, als gält' es ein arabisches Märchen ins Dasein zu rufen. Dann aber bestand die Gesellschaft wieder aus einem kleinen Häuflein Auserwählter und keine Silbe verlautete darüber in größeren Kreisen, obschon sich alles mühte den Hergang bei Feste zu erfahren und ›der Neid‹ von ungeheuren Summen sprach, die wieder vergeudet worden wären. Endlich ward ich von den frivolen Schönheiten des Tages, wie zu Zeiten Ludwig XIV. und ein ähnlich systematischer Genüßling, mit dem Beinamen ›der Zauberer‹ beehrt.

Ich erreichte meinen Zweck vollständig und erfuhr von Willesden, daß meine Absonderlichkeiten die Neugier seines Familienzirkels in hohem Grade erregt hätten.

›Lady Willesden ist nach Ankunft ihrer Schwester wie durch ein Wunder genesen!‹ sagte er eines Tages, als wir von Château Clerval auf einem Paar englischer Renner nach Paris zur großen Oper jagten. ›Und das erste Symptom ihrer Wiederherstellung ist ihr häufiges Befragen um Euch. Die Damen wünschen beiderseits Eure Bekanntschaft zu machen, Clerval. Wann wollt' Ihr kommen, um bei mir zu speisen?‹

Ich lehnte seine Einladung unter dem Vorwande ab, daß ich bereits für eine ganze Woche und länger im voraus beansprucht sei, und Willesden, der sich überzeugt hielt, daß manche der genannten Einladungen nur meine eigne Schöpfung sei, glaubte mit jener Empfindlichkeit, die zurückgesetzten Leuten eigen zu sein pflegt, daß ich seinen kleinen Zirkel der Geldverlegenheit halber verschmähe, die mein Besuch veranlassen könne, oder suchte den Grund wohl gar darin, daß ihm kein Koch des ersten Ranges zu Gebote stehe.

›Ich weiß freilich‹, erwiderte Willesden, ›daß ich nicht im Stande bin, Euch etwas von Belang zu bieten. Auch würd' ich's gar nicht gewagt haben, Herrn von Clerval, den Gastronom, zu meiner einfachen Tafel zu laden, wenn nicht meine Schwägerin Verlangen trüge, Eure Bekanntschaft zu machen. Eure Freigiebigkeit als Beschützer der Kunst, bei welch letzterer sie Zuflucht gesucht zu haben scheint, um Trost für eine unglückliche Liebe zu finden, hat sie besonders zu Euren Gunsten gestimmt.‹

Ich verbeugte mich und lächelte, weigerte mich aber dennoch, seiner Einladung Genüge zu leisten. Gegenteils, je mehr er in mich drang, desto bestimmter wies ich sie zurück. Schließlich mochte Willesden fürchten, daß ein weitres Inmichdringen mir lästig werden und selbst auf mein Verhältnis zu ihm einen nachteiligen Einfluß äußern könne; so schwieg er denn. Meine Festigkeit aber diente nur, um die ruhelose Neugier derjenigen noch zu vermehren, gegen deren Frieden alle meine Machinationen gerichtet waren. Dennoch sah ich sie wieder. Von meiner Loge in der großen Oper aus und auf öffentlichen Promenaden sah ich sie, die mir noch immer das Teuerste auf Erden war; und ihr Anblick reizte mich nur noch mehr, meine Rachepläne zu verwirklichen. Sie stand jetzt auf der Höhe weiblichen Reizes. Das liebenswürdige Mädchen von achtzehn Jahren war jetzt zur schönheitsstrahlenden, gebietenden Frau von dreißig geworden. Wie schön sie war, bezeugte die Bewunderung, die ihr in den Pariser Zirkeln von allen Seiten gezollt wurde, – bewies der Kampf in meinem eignen Herzen, der mich zwang ihre unmittelbare Nähe zu fliehen. Sonst gewohnt, mich meinen Neigungen zwanglos hinzugeben, erhöhte nun die Vorsicht und Selbstbeherrschung, die ich ihr gegenüber zu beobachten gezwungen war, den Grad meiner Leidenschaft. Ich war auf dem Punkt, vor Liebe toll zu werden, und um so verzweifelter mußte mein Zustand sein, als nicht mehr das reine Feuer in mir glühte, das mich einst um ihre bräutliche Liebe flehen ließ.

Ich hatte eine zu hohe Meinung, Basil, von der edleren Natur meiner Geliebten, als daß ich mir hätte schmeicheln dürfen, durch rein äußren Glanz und bloßen Flittertand sie fangen zu können. Ich wußte, daß sie den Kunstmäzen in mir nicht nur bewundern, sondern den Menschen Clerval auch achten müsse, bevor es mir gelingen könne, einen bedeutenden Eindruck auf ihre Gefühle zu machen. Zu diesem Zweck sorgt' ich dafür, daß überall, wo sie mitleidig eine Gabe spendete, mein Name als ein früherer edler Wohltäter ihr Ohr erreichen mußte. Sie konnte keiner Witwe, keiner Waise Beistand leisten, ohne meiner milden Hand zu begegnen, wenn sie die ihre ausstreckte. Oft waren es als Beifallklatscher besoldete Bettler, die ihre Aufmerksamkeit auf mich lenken mußten. Mit Hilfe des Geldes, Basil, ist es nicht schwer, eine Rolle zu spielen und sich besser zu stellen, als man in Wahrheit ist. Die menschenfreundliche, milde Frau hatte keine Ahnung davon, daß meine ganze Wohltätigkeit nichts war als eine auf Effekt berechnete Szene in der großen Oper.«

»Ich sehe kaum ein, Herr«, unterbrach ihn Basil Annesley plötzlich, »welcher Vorteil uns beiderseits aus solchen Mitteilungen erwarten kann. Ist es ›Reue‹, was Euch zu solchen Geständnissen treibt, so gebührt mir wenigstens Eure Freisprechung nicht, und ist der Beweggrund ›eitle Ruhmredigkeit‹, so verschont mich mit einer Erzählung, die mich gegen einen Mann einnehmen muß, dem ich mich zu Dank verpflichtet fühle.«

»Hört mich an«, rief Abednego. »Weder Prahlerei noch weinerliche Reue läßt mich so zu Euch sprechen. Nein, ich stehe vor Euch als ein Mann, den der Himmel schwer geprüft und oft in Versuchung geführt hat, als ein Mann, der einem andern, den er liebt, noch von den bösen Früchten zu erzählen hat, die verdientermaßen seine Intrigen bestraften! Das einzige Zugeständnis, das ich Eurer leicht zu verletzenden Weichherzigkeit machen kann, ist eine möglichst kurze Besprechung der Schlingen und Fallen, die ich auf allen Wegen und Pfaden meinem erwählten Opfer legte und stellte, von denen ich bald einen glücklichen Erfolg hoffte, bald ein Fehlschlagen meiner Erwartungen fürchtete. Doch sollt' es mir nicht gelingen, ihre Liebe zum zweiten Male zu erringen, so hatt' ich beschlossen ihren Stolz mindestens zu demütigen.

Es war zu Anfang des Frühlings, als ich wieder eine jener glänzenden Festlichkeiten veranstaltete, die allmonatlich stattzufinden und ganz Paris in Bewegung zu setzen pflegten. Das Fest sollte diesmal bei Tage und zwar auf meinem Schloß an der Seine begangen werden. Eine Flottille von venetianischen Gondeln ließ ich zu dem Zweck erbauen, um meine Gäste von Paris aus dem Landungsplatze zuzuführen. Blitzesschnell verbreitete sich unter allen Geladenen das Gerücht, daß sich unter den Gästen des Herrn von Clerval kein einziger Engländer befinden werde. Willesden als mein steter Gefährte schmeichelte sich zwar, daß ich zu seinen Gunsten eine einzige Ausnahme gestatten werde, doch teilte ich ihm bei ehester Gelegenheit mit, daß ich eines ganz besonderen ›Gegenstandes‹ halber gezwungen sei, bei meinem bevorstehenden *Fête des Lilacs* ihn wie alle übrigen Engländer auszuschließen.

Obschon durch meine Mitteilung augenscheinlich verletzt, steckte Willesden doch zu tief in meiner Schuld, um auch nur den leisesten Einwand dagegen zu wagen. Da er dem gebrauchten Ausdruck ›Gegenstand‹ keine andre Bedeutung wie ›Herzenskönigin‹ unterschob, begann er über die geheimnisvolle ›Liaison‹ zu scherzen, die solche Bedingungen stelle und solche Vorbereitungen notwendig mache, worauf ich in Ausdrücken französischer Galanterie erwiderte, die, wie ich annehmen durfte, in seinem Familienkreise wiederholt werden und dazu dienen würden, ein neues Interesse für mich zu erregen.

Ohne daß ich mit Vorsicht zu fragen brauchte, erfuhr ich die Wirkungen meiner Intrigen, da Willesden unaufgefordert über seine Damen zu sprechen pflegte. Ich ersah daraus, daß ich der stete Gegenstand der Unterhaltung in seinem Hause war. Während er mir versicherte, daß er seiner Frau und Schwester gegenüber oft gezwungen sei, die Rolle meines Champions zu spielen, verriet mir seine unschädliche Eitelkeit ungleich mehr, als er ahnen mochte. Zudem verhehlte er mir durchaus nicht, wie schmerzlich es seine liebenswürdige Schwägerin berühre, gerade aus dem einzigen Hause in Paris, in das sie begierig wäre, eingeführt zu werden, ausgeschlossen zu sein.

Ich machte ein finstres Gesicht, und als Lord Willesden noch einmal auf diesen Gegenstand zurückkehren wollte, vermied ich hinfort seine Gesellschaft und gab Befehl, ihm den Zutritt in mein Haus zu verweigern. Als wir uns zufällig im Bois de Boulogne begegneten, gab ich meinen Zügen einen so kalten und ernsten Ausdruck, daß der arme Teufel ganz entsetzt war, meinen Zorn in so hohem Grade erregt zu haben.

Seine Armut, die ihn nur allzu oft auf meine gefüllten Beutel anwies, gab ihn in meine Gewalt und ließ es ihn unrätlich erscheinen, einen so Mächtigen zu beleidigen. Hatt' ich nicht allen Grund mir selbst zu gratulieren? Abednego der Jude zwang den in Schulden steckenden Pair von England zur jämmerlichsten Unterwürfigkeit.

Er war zu einer noch erbärmlicheren Rolle bestimmt. Die Geldverlegenheiten, in denen er sich befand, machten aufs Neue eine Anleihe notwendig; doch kein Banquier ließ sich bereitwillig finden ihm beizustehn. Seine Not wuchs und ward von Einzelnen bereits kopfschüttelnd besprochen; dennoch war er mir schon so unzählige Male verpflichtet, daß er zu meiner Börse nicht seine Zuflucht nehmen wollte, umso weniger, als unser letztes Zusammentreffen so wenig versprechend gewesen war. Nicht ahnend, daß das Verderben, von dem er sich umgarnt sah, durch mich heraufbeschworen sei, benahm er sich mir gegenüber, wenn uns der Zufall zusammenführte, als wär' ihm nichts Lästiges zugestoßen. Erst als er fürchtete, noch selbigen Abend Frau und Schwester unter freiem Himmel statt in Prunkgemächern empfangen zu müssen, kam er zu mir und bat mich um Beistand.

Bevor er noch seine Bitte halb ausgesprochen hatte, war sie ihm bereits gewährt und das Dreifache der gewünschten Summe ihm beinah aufgedrungen. Jetzt in der Fülle seiner Erkenntlichkeit schien mir Lord Willesden der Mann dazu, seinem Wohltäter alles zu gewähren, das er von ihm fordern könne.

›Sorgt Euch doch nicht um einer so erbärmlichen Summe willen!‹, rief ich ihm zu, ›glaubt mir, es macht mich glücklich, Euch helfen zu können. Wenn Ihr Euch erkenntlich zu zeigen wünscht, so bitt' ich Euch um eins: führt mich in Euren Familienkreis ein, sollten auch von Seiten der Lady Willesden und ihrer Schwester Versuche gemacht werden, mein Erscheinen zu hintertreiben.‹

›Zu hintertreiben?‹, wiederholte der erstaunte Willesden. ›Hab' ich Euch nicht seit sechs Wochen von dem lebhaften Verlangen meiner Schwägerin erzählt, Eure Bekanntschaft zu machen?!‹

›Das Verlangen der Lady dürfte nicht mehr dasselbe sein, wenn sie mich einmal gesehen hat. Zudem genügt mir eine bloße Bekanntschaft keineswegs. Mein Ehrgeiz fordert es, der erste in ihrer Gunst zu sein.‹

›In diesem Falle, mein teurer Clerval, schmeichelt Euch mit keinem all zu günstigen Erfolg‹, erwiderte Willesden ziemlich verwirrt. ›Obschon sie nicht glücklich verheiratet ist, halt' ich sie nicht für fähig, ihre Pflichten als Gattin und Mutter zu brechen.‹

›Geht mir! Alle Eure englischen Damen haben so entsetzlich strenge Grundsätze und sind so ängstlich in ihrer Führung, daß man sich wundern muß, wie nicht jeder Ehescheidungskontrakt als Pasquill bestraft wird.‹

›Ich bin nicht willens, mit der Tugend meiner Schwägerin prahlen zu wollen‹, entgegnete Lord Willesden, während sein bleiches Gesicht so rot wurde, daß ich mich überzeugen mußte, nur der Gedanke an alles, was er mir schuldig war, hielt ihn davon ab, mich zu Boden zu schlagen. ›Sie hat kein Herz mehr zu verschenken. Ein niedriges Subjekt gewann ihre erste Liebe und, wie mir meine Frau versichert, hat sie jenen Patron nie vergessen können.‹

Jetzt war es an mir, tief zu erröten, und die unwissentliche Vermessenheit des Herrn von Habenichts bestärkte mich nur in meinen Vorsätzen.

›Niemand kann die Capricen und Launen eines Weibes im voraus berechnen‹, antwortete ich. ›Alles, was ich von Euch fordre, ist das feierliche Versprechen, mir niemals den Zutritt zu Eurem Hause zu verweigern, wie immer das Urteil der Lady Willesden und ihrer Schwester über mich lauten mag.‹

›Euch den Zutritt verweigern?‹ rief seine Lordschaft. ›Euch, meinem besten Freunde, meinem Wohltäter! Euch, dessen Gast ich während des ganzen Winters war? Unsinn!‹

›Vielleicht! Doch da ich Eure Einladung bis heute von der Hand gewiesen habe, nehm' ich sie nur gegen die schriftlich ausgestellte Versicherung an, daß ich auf ein ›Willkommen‹ rechnen darf.‹

Im Vergleich zu allen Dienstleistungen, für die er mir verpflichtet war, mußte ihm diese Bedingung als nichts andres wie ein Spaß erscheinen, und herzlich lachend stellte er mir einen Erlaubnisschein aus, demzufolge mir das Recht zustand, sein Haus zu jeder Zeit und unter allen erdenklichen Verhältnissen besuchen zu können.

Ich schloß, daß Willesden den Inhalt unseres Gesprächs seiner Gattin mit einigen Modifikationen mitgeteilt habe, da ich aus Verschiedenem abnehmen konnte, daß mein Besuch beinah stündlich erwartet werde. Doch ich blieb aus. Fast ein Monat mochte vergangen sein und Willesden glaubte sicherlich, daß mich nichts als eine Marotte veranlaßt habe, jenen Erlaubnisschein von ihm zu fordern. Denn nicht nur, daß ich keinen Gebrauch von dem mir gewordenen Zugeständnis machte, nein, ich vermied sogar die Gesellschaft Willesdens selbst. So wurden Neugier und Interesse an einem Mann, der in seinen Entschlüssen unstet und wandelbar wie ein Komet auf seiner Himmelsreise schien, aufs Höchste gespannt, und als ich auf meinem Schlosse eine zweite Festlichkeit, wiederum mit Ausschluß aller Engländer veranstaltete, nahmen Willesden und seine Damen – die für diesmal eine Ausnahme machten – meine an sie ergangene Einladung an.

Mit Geld spielt man den Zauberer ohne viel Mühe und namentlich ist Paris der Ort, wo es in der Macht jedes reichen Verschwenders steht, Feenpaläste ins Dasein zu rufen. Die bevorstehende, unter dem Namen ›La Fête des Roses‹ in allen Zirkeln bereits vielfach besprochene Festlichkeit sollte alles Frühere an Glanz übertreffen, und die Wiedergeburt der Kunst, die unter dem Konsulate stattfand, befähigte mich in der Tat dazu, hinter derartigen Erwartungen des Publikums nicht zurückzubleiben. Doch die ungeheure Summe, die für die Festlichkeit verausgabt und durch mannigfache Gerüchte noch vergrößert wurde, ward weniger durch außergewöhnlichen Glanz als vielmehr dadurch bedingt, daß ich an den Ufern der Seine die unvergeßlichen Gärten zu Cadiz aufs Täuschendste nachbilden wollte, an die sich die glücklichsten Augenblicke meines Lebens knüpften. Mein Plan gelang vollkommen. Es schien Strauch für Strauch und Baum für Baum derselbe Fleck zu sein, der Zeuge unsres mitternächtigen Liebesgeplauders gewesen war.

Dort, Basil, empfing ich sie. Dort hieß ich das freudlose Weib willkommen, als sie in ganzer Fülle weiblicher Schöne auf den Arm ihres Schwagers gelehnt dem beleidigten Geliebten ihrer Jugend gegenübertrat.«

Er ist
mein
Freund,

mein
Wohltäter

Kapitel 20

»In der Verderbtheit meines Herzens, Basil Annesley, bezweifelte ich keinen Augenblick das Gelingen meines Plans. Die Schmach, die mir frühre Zeiten bereitet hatten, war durch eine Reihe von Triumphen verwischt. Schon seit Jahren schien ich wie vom Glücke verfolgt und, lange daran gewöhnt dem Götzen der Eitelkeit zu opfern, hielt ich mich jetzt überzeugt, daß sie, die mir als ›unglückliche Gattin‹ geschildert war, keinen Augenblick zögern werde, mich für so vieles, das ich ihretwegen erduldet hatte, schadlos zu halten.

Doch während wir in unsren Lastern triumphieren, widerfährt es uns oft, daß wir uns in der Schwäche andrer verrechnen. Weder im Orient als despotischer Wüstling noch in Paris als lasterhafter Epikuräer war ich auf Herzensreinheit, Selbstachtung, Sittlicheit und jenen weiblichen Stolz gestoßen, der meine Anmaßungen jetzt kalt zurückwies. An dieser Würde scheiterten jetzt alle meine Intrigen in solchem Maße, daß die Versicherungen meiner unveränderten Liebe als Beleidigung angesehn und verbeten wurden.

Hätt' ich mich ihr in einer weniger herausfordernden Art und Weise genähert, wär' ich arm, elend und verlassen vor ihr erschienen, würde sie sich meiner wie eine Freundin angenommen haben. Doch sie verachtete den hochfahrenden und prahlerischen Mann, der sich ihr mit der Miene eines Eroberers gegenüberstellte. Ihr klarer Verstand, ihr richtiges Gefühl konnte durch alle meine Teufelskünste nicht hinters Licht geführt werden, und das Netz, in dessen feingestrickten Maschen sich ihr schwachköpfiger Schwager allenfalls verwickeln konnte, war nicht geeignet, sie selbst zu fangen. Ich habe kaum den Mut, die schimpflichen Bezeichnungen zu wiederholen, die am besten dartaten, welche Einsicht sie in meinen Charakter gewonnen hatte.

›Mein Vater und meine Familie überhaupt hat Euch nur zu richtig beurteilt!‹, sprach sie, ›und ich gestehe jetzt selbst, daß mich meine Neigung zu Euch über Euren eigentlichen Charakter in Blindheit ließ. Dem Fluche, der auf Eurem Volke ruht, seid auch Ihr nicht entgangen; auch Ihr, Osalez, seid ein Götzendiener des Mammon. Ihr habt durch Flittertand und Verschwendung ein Herz zu blenden gesucht, das gewiß freundschaftlich für Euch gefühlt hätte, wenn Ihr arm und bedürftig vor ihm erschienen wäret. Mein Vater hatte recht. Zwischen uns kann keine Gemeinschaft mehr bestehn.‹

Urteilt über meine Empörung. Urteilt über meine Verzweiflung, als ich mich von ihren eignen Lippen verurteilt hörte. Bald wollt' ich mich zu ihren Füßen stürzen und ihre Meinung über mich, so hart sie auch sein möge, eine gerechte nennen, bald die Rache, mit der ich ihre Familie zu verfolgen bereits angefangen hatte, auch auf sie übertragen. Als sie in aller Würde verwundeten Stolzes mich verließ, fühlt' ich, daß mein Dasein hinfüro zwecklos sei. Die folgenden zwei Tage schloß ich mich ein mit meiner Verzweiflung. Am dritten verließ ich meine Einsamkeit in der Absicht, ihre Vergebung nachzusuchen und die Versöhnung einzuleiten. Sie war fort. Sie hatte Paris verlassen. Dem Schutze, den ihr ein Schwager wie Willesden bieten konnte, nicht ferner mehr vertrauend, war sie nach England in die Arme eines ehrenhaften Gatten zurückgekehrt.

›Meine unglückliche Schwester begleitet mich auf meiner Reise‹, schrieb sie mir von Dover aus. ›Sollten die Anstrengungen derselben ihre leidende Gesundheit vollends untergraben, so seid Ihr am Tode meiner Schwester Schuld. Durch Lord Willesden über die Zahlungsunfähigkeit seiner selbst und den Ruin ihrer unschuldigen Kinder endlich unterrichtet, wollte sie nicht länger in einem fremden Lande verweilen, in dem sie auf die Gnade eines Mannes von Eurer Grausamkeit angewiesen wäre. Ihr Gatte bleibt zurück, haltet Euch schadlos an seiner Person. Tut Euer Schlimmstes! Macht, wenn Ihr könnt und wollt, Lord Willesden zu Eurem Gefangnen, wie er bereits Euer Narr ist.‹«

»Doch Ihr tatet es nicht!« rief Basil Annesley, dessen Seele sich von einem schrecklichen Verdacht erlöst fühlte. »Ihr hattet nicht den Mut, noch weitre Beleidigungen auf das edelmütige Weib zu häufen!«

»›Ihr sprecht die Wahrheit! Ich hatte nicht den Mut dazu! Doch der böse Leumund brachte eine schändliche Lüge in Umlauf. Wenige Monate darauf, nachdem sie in ihre Heimat zurückgekehrt war, fiel sie als ein Opfer der Verleumdung. Man raunte sich ins Ohr, daß meine gottlosen Intrigen den beabsichtigten Erfolg gehabt hätten. So wahr ich lebe, Basil, ich war es weder, der solche Gerüchte schuf, noch ihre Verbreitung sich angelegen sein ließ. Es war das teuflische Werk einiger meiner Feinde. Doch so grundlos das Gerücht sein mochte, es trieb ihren unglücklichen Gatten in den Tod. Er fand ihn, Basil Annesley, an der Spitze seines Regiments auf dem Felde der Ehre und starb in dem grausamen Wahn, daß seine Gattin eine Ehebrecherin sei und ihr noch ungebornes Kind in Schanden empfangen habe. Unglückseliges Weib! Von einem Gatten und einem Geliebten verflucht, die beide nicht fähig waren, die Tugend ihrer Seele zu würdigen!

Ich hielt eine Versöhnung noch jetzt nicht für unmöglich, ich bewarb mich noch einmal um ihre Hand, ward aber mit größrer Verachtung zurückgewiesen, als mir durch ihren hochmüthigen

Vater je zu Teil geworden war. Sie sah in mir den Mörder ihres Bruders und Gatten und verabscheute meine Nähe. Sie sprach von Pflichten gegen ihre Kinder! Ihre Kinder! Das Mädchen war nach dem Willen ihres Vaters ihr genommen worden, da er sie nicht für würdig hielt, die Erziehung seiner Tochter zu leiten. Der Knabe – der unschuldige Kleine, der jetzt an ihrer Brust ruhte, war als das Kind der Schande von ihm verleugnet worden. Basil – Basil! Warum erhobt Ihr Eure Händchen nicht, um zu meinen Gunsten zu vermitteln?«

»So haben mich denn meine Ahnungen wirklich nicht getäuscht«, rief der junge Mann, von seinem Platze aufspringend. »So ist's denn in der Tat meine teure, unglückliche Mutter, die ein ganzes Leben hindurch Euer Opfer gewesen ist!«

»Mein Opfer? – Mit tausend Freuden hätt' ich alles für die Erlaubnis getan, als der Geringste ihrer Diener in ihrer Nähe leben zu können! Mein Opfer! Nein, nein! Ich war das ihre! Rasend gemacht durch ihre Gleichgültigkeit, o mehr, durch ihren Abscheu gegen mich, warf ich mich den tollsten Ausschweifungen in die Arme. Ich floh zum Spieltisch und der kalte, berechnende Clerval spielte mit einem Male unverständig wie ein Kind.

Mein Glücksstern verließ mich. Mein Reichtum schmolz allgemach zusammen. Selbst die Besitzungen Lord Willesdens, die mir verpfändet waren, gerieten in andre Hände, von denen bald rücksichtsloser als von meiner Seite gegen den verarmten Lord verfahren wurde, dessen Gattin und Familie auch hierin nur meinen Rachedurst zu erkennen glaubten.

Am Rande des Verderbens sah ich mich nach einem verzweifelten Mittel um, das aufs Neue mein Glück begründen oder meine Laufbahn mit einem ehrenvollen Tod beschließen sollte. Der Krieg tobte in Deutschland, ich trat als Freiwilliger in die Sambre- und Meuse-Armee. Allgemach ward ich mit Leib und

Seele Soldat. Leiden und Freuden hatten aufgehört von Einfluß auf mein Herz zu sein, der Reiz aber, den eine militärische Laufbahn stets mit sich bringt, wenn man unter der Führung eines befähigten und unerschrocknen Feldherrn zum Siege eilt, dieser Reiz war mir neu und ließ mich umso freudiger unter den Adlern des großen Kaisers fechten, als mir jeder Kampf Gelegenheit bot, die Verbündeten meiner eigentlichsten Feinde zu bekriegen.

Wie alle Übrigen, die während der Napoleonischen Zeit mit Leidenschaft beim Waffenhandwerk waren, stieg ich bald bis zum Offizier. Ein ehrenvoller Auftrag, den ich zur Zufriedenheit erfüllte, machte mich bekannt; und ein höhrer Grad in der Armee war mir bereits in Aussicht gestellt. Doch meine militärische Laufbahn sollte auf grausame und unvermutete Art und Weise unterbrochen werden.

Während des Feldzugs passiert' ich Heidelberg und entsann mich, daß es der Geburts- und Aufenthaltsort Verelsts sei. Die Erkundigungen, die ich über ihn und meine Schwester einzog, bewiesen zur Genüge, daß die vordem an meinen Vater gerichteten Briefe, die mir in die Hände geraten waren, durchaus keine übertriebne Schilderung ihrer traurigen Lage enthalten hatten. Ich, im Wohlleben gemästet und häufig grausam aus Prinzip, hatte damals kein Gefühl für ihre Klagen. Das Böse, das mir selbst widerfahren war, schlug Wurzel in meiner Seele und trug bittre Frucht. Da ich geschworen hatte, nichts für sie zu tun, hielt ich's für tugendhaft, meinen Eid zu halten. Und obschon ich mich bei meiner Anwesenheit in Heidelberg zu einer kleinen Unterstützung veranlaßt fühlte, glich meine Gabe doch um vieles mehr dem Almosen eines Fremden, als der Spende brüderlicher Liebe.

Verelsts Eifersucht ward rege. Er suchte den Capitaine Clerval auf, der es gewagt hatte, seinem geliebten Weibe eine Geldunterstützung zu übersenden. Als ihm seine Bitte um Audienz in beleidigender Weise abgeschlagen wurde, lauerte mir der empörte Ehemann auf und schlug mich meiner Unverschämtheit halber. Ich zog den Degen, drang auf ihn ein und würd' ihn niedergestoßen, vielleicht ihn getötet haben. Doch er war erst leicht verwundet, als ich bereits ergriffen und in Gewahrsam gebracht ward. Die Disziplin im kaiserlichen Heere war streng, und ich – noch vor kurzem der Besitzer von Millionen – wäre nach abgehaltnem Kriegsgericht wie ein Hund erschossen worden, wenn nicht Verelst, der den Capitaine Clerval inzwischen erkannt haben mochte, mein Leben um einen teuren Preis gerettet hätte.

Er versicherte, ich sei toll, und meine nächste Verwandte bestätigte seine Aussage. Während ich neben ihm stand und – freilich von Wachen umringt – auf seine Worte lauschte, schwor mir's der Bursche ins Gesicht hinein, daß ich vor mehreren Jahren schon die Beweise von Geistesabwesenheit gegeben hätte! Es war Unsinn, doch er entriß mich gewissem Tode. Allein um welchen Preis?! Ich ward als ein Wahnsinniger nach Paris gebracht und in Charenton unter ärztliche Aufsicht gestellt. In der Wut über alles, was ich erdulden mußte, beschuldigte ich Verelst und meine Schwester böswilliger niedriger Absichten und wähnte, sie hätten mich einsperren lassen, um mit der Verwaltung meines noch übrigen Vermögens beauftragt zu werden.«

»Verelst ist solcher Gemeinheit so unfähig, wie der Edelsten einer im ganzen Lande!« rief Basil entrüstet.

»Ich stimm' Euch bei, – jetzt, wo ich leidenschaftslos urteile. Doch laßt Euch nur erst einsperren, Fesseln anlegen und das Haupt scheren, laßt Euch nur erst Hungerkur und Douche verordnen, fallt nur erst einem Experimente-machenden Apotheker in die Hände, und Ihr werdet weniger milde über die Beweggründe dessen urteilen, der Euch einkerkern ließ«, entgegnete Osalez schaudernd. »Wäre mein Schwager jemals in meine Zelle zu

Charenton getreten, ich würd' ihn wahrscheinlich auf der Stelle erdrosselt haben.

Nichtsdestoweniger, Basil, dort wie überall erwies sich Gold als mein Schwert und Schild! Einer der Ärzte, die mich besuchten, war ein weltkluger Mann und ersah aus meiner Lage und angedichteten Krankheit, daß ich nie toll gewesen war. Wir wurden bald handelseinig und gegen eine bestimmte Summe verpflichtete er sich, mich als ›halb genesen‹ in ein gewöhnliches Krankenhaus zu schaffen, um von dort aus, nach einiger Zeit, mich als geheilt zu entlassen!

In dieser Zeit, wo ich nicht besser wie im Kerker lebte, ward ich Philosoph. Die Umstände drangen mir die Überzeugung auf, daß von den sogenannten notwendigen Lebensbedürfnissen außerordentlich viel zu entbehren sei. Ich fühlte mich um vieles wohler, seitdem mir Aufwartung und Bedienung fehlten. Es ward meine größte Wonne allein zu sein. Innerhalb meiner vier Wände schuf mir meine glühende Phantasie allen Glanz des Orients wieder. Ich trug mein Paradies in mir. Ich sah jetzt die Gärten von Sulistan, oder die weißen Mauern von Cadiz zauberschön in meinen Träumen, wie sie mir vor Zeiten in der Wirklichkeit erschienen waren, und fragte mich: Wie?! – bedarfst Du kostbarer Tapeten, – gebrauchst Du goldner und silberner Gefäße? Was sollen Dir Kunstgegenstände, was der Marmor des Bildhauers, was die Leinwand des Malers, da Du hier in Deiner Abgeschiedenheit jene Schätze *geistig* mehr genießt wie damals, wo sie sich unbeachtet unter dem Dach Deines spanischen Palastes oder Deiner Pariser Villa befanden, unbeachtet, weil die Alltäglichkeit des Anblicks das Interesse daran ertötet hatte. Ich begann, das Hungerleiden und die Nachtwachen einem förmlichen Studium zu unterwerfen, und unterzog mich der ›Selbstprüfung‹ im ausgedehntesten Sinne des Worts. So gewöhnt' ich mich an jegliche Art von

Entbehrung und lernte Ungemach mit Leichtigkeit ertragen. In dieser Zeit ward ich Herr meiner selbst und, was daraus folgt: Herr über andre.

Um Euch nicht zu ermüden, genüg' es, daß ich endlich wieder in Freiheit gesetzt wurde. Doch anstatt mich aufs Neue entnervenden Vergnügungen hinzugeben, die mir, während ich im Kerker schmachtete, schal und abgeschmackt erschienen waren, begann ich jetzt einzig und allein den Mammon zu verehren. Einsames Nachdenken hatte mich zu der Überzeugung geführt, daß Geld das allmächtige Werkzeug sei, wodurch ich meine Rachepläne verwirklichen könne. Meinen unverschämten Schwager beschloß ich aufs Neue allen Qualen der Dürftigkeit preiszugeben, während sich Millionen in meinen Koffern häuften. An Armen-Anstalten und milde Stiftungen schenkt' ich bedeutende Summen, während meine Verwandten ihr Brot beinah erbetteln mußten und *sie*, die mich zweimal verschmäht hatte, aller Bitterkeit des Entbehrens überantwortet war. Rachepläne, Basil, waren damals meine höchste Wonne! Ja, Wonne! Wenn sich ein Gott die Rache vorbehalten hat, muß es eine Wonne sein, die der Unsterblichkeit würdig ist!«

»Ihr täuscht Euch, Mr. Osalez«, entgegnete Basil, »oder Ihr wollt mich täuschen. Seid ehrlich gegen Euch und mich und Ihr werdet zugestehn, daß Ihr gestern Abend, als es zwischen Euch und Euren nächsten Verwandten zur Versöhnung kam, größere Freude empfunden habt als jemals seit einer Reihe von Jahren, mit welcher Lust Ihr auch das Amt der Wiedervergeltung geübt haben mögt.«

Das Schweigen Abednegos schien dieser Ansicht beizustimmen. Doch er begnügte sich, ausweichend darauf zu erwidern: »Als ich mich den Wonnen der Rache hingab, um mein träges Blut wieder in schnellen Umlauf zu setzen, was blieb mir damals andres übrig? England hatte mir die Laufbahn, zu der mich einst ein schöner edler Ehrgeiz trieb, verschlossen und dadurch mir die Freuden häuslichen Glücks auf immer geraubt. Die Gesellschaft hatte mich, wie einen Hund, von ihren Türen weggejagt. Was Wunder, wenn das unglückliche, lange Zeit gehetzte Tier endlich knurrte und wütend ward, was Wunder, wenn es sich endlich gegen seine Verfolger wandte! Doch, nichts mehr davon. Ich steh' nicht hier, um meinen eignen Tugenden ein Loblied zu singen, als gält' es mit nächstem meine Heiligsprechung. Genug, daß ich bald reichliche, stets wachsende Freude an der Vermehrung meiner Schätze fand. Alle übrigen meiner Triebe gingen in der Sucht nach Geld unter. Gold war mein Weib, mein Kind, war mir Freund und Verwandter. Keine Mühe war zu groß, keine Erniedrigung zu wegwerfend, um Geld zu erlangen. Der schmutzigste Schlamm schien meine Finger nicht zu besudeln, wenn ich ein glänzendes Teilchen darin gewahrte! Vielleicht werdet Ihr meinen jüdischen Ursprung darin erkennen wollen? Nein, Basil! Dieser Trieb lebte nicht in mir, als ich mit ihr in den Orangenhainen zu Cadiz wandelte, er war nicht in mir, als ich durch Frömmler und Narren im Hause der Gemeinen ausgehustet ward! Es war ein Trieb, der erst mit jenem nagenden Seelenhunger in mir erwachte, der sich an der Menschheit sättigen wollte, die mich so schmählich verurteilt hatte!

Mein Jagen nach Gewinn war mir keine Arbeit, sondern ein kurzweiliger Zeitvertreib. Die Verkleidungen, die ich wählte, die Rollen, die ich spielte, ergötzten mich in hohem Grade, setzten mich in den Stand, meinen Klienten ins Herz zu schauen und ihr Schicksal zu bestimmen. Die meisten Menschen sind höchst talentvolle Schauspieler. Der eine gaukelt in einer Liebhaberrolle, der andre auf sammet'nem Teppich bei Hofe, ein Dritter auf der Kanzel, ein Vierter auf der Rednerbühne, welche auf Wollsäcken und welche auf Bischofsbänken, – ich aber in Paulet-Street, St. Agnes le Clare. Ich war auf mein Genie als Mime und Schauspieler, das mich befähigte, dem Winde gleich, wohin ich wollte zu dringen, oft nicht minder stolz als der Richter auf seine auswendig gelernte, mit Pathos vorgetragene Rede, als der Rektor oder Kanzler einer Universität auf die Bewunderung, die sein Perücken-Enthusiasmus einer Menge von Strohköpfen einzuflößen versteht. Ich hatte meine Rattenlöcher, in denen ich mit meinen jüdischen Genossen schacherte trotz Einem. Ich hatte meine Comptoire und Wechselgeschäfte, um auch einen ehrenvollen Platz im Mammon-Tempel einzunehmen, und schließlich ein wohlanständiges Wohnhaus, um jene großen Kapitalisten auf angemessene Weise empfangen zu können, da ich in ihnen nicht lauter Zyniker meines Schlages erwarten durfte.

Dieser bunte Wechsel rettete mich vor der Eintönigkeit des menschlichen Daseins. Ich war abwechselnd König und Bettler, – Richard im Trauerspiel und Abel Drugger in der Posse. Gott! Wie hab' ich mir oft über die Torheit der Welt ins Fäustchen gelacht! Welche Puppen waren die Großen in meiner Hand – welche Schwächlinge die Gewaltigen! Auserlesen aber war der Triumph, wenn ich Schlauköpfe, die mich als Werkzeug zur Ausführung ihrer Pläne benutzen wollten, überlisten und lediglich zu meinem Werkzeug machen konnte.

So war ich noch in meinem Denken und Handeln, als Ihr mich kennen lerntet. Doch von dem Augenblick an, wo mir Eure milde Hand linderndes Öl in meine Wunden träufelte, begann ein neues Leben in mir. Es war mir, als entdeck' ich eine edlere, bis dahin ungeahnte Bedeutung des Geldes. Es regte sich die Hoffnung in mir, daß es dermaleinst noch Menschen glücklich machen und mehr als das vorübergehende Vergnügen seines jetzigen Besitzers erzielen könne. Das Interesse, das Ihr an Verelst nahmt, machte mich bald darauf mit dem Aufenthaltsort meiner Schwester bekannt. Der Wunsch nach Versöhnung regte sich in mir, meiner Seele, in der die Rache so lange gebrütet hatte, verlangte es endlich nach Frieden.

Verkleidet sucht' ich Verelst und seine Familie auf. Ich lernte die Tugenden derselben schätzen und ihre Liebenswürdigkeit bewundern. Ich bereu' es jetzt wenig, Basil, Verelsts reizende Töchter der rauhen Schule des Unglücks ausgesetzt zu haben. Sie sind gut, brav, zärtlich und edel geblieben. Tugenden, die durch die lockenden Freuden der Welt nur zu oft in hoffärtiges Wesen verwandelt, wo nicht ganz zerstört werden. Um nichts in der Welt möcht' ich in ihnen so verächtlichen Nichtstuern begegnet sein, wie's Eure alten Freundinnen, die Maitlands sind, noch möcht' ich sie so kalt und hochfahrend gefunden haben wie – wie *sie*, denn alles Glück zukünftiger Tage erwart' ich von der Gesellschaft dieser lieblichen Mädchen.

Und nun, Basil (damit Ihr nicht wieder in die Westentasche greift, um nach der Uhr zu sehn) sollt Ihr erlöst sein. Ich verlange in diesem Augenblick Eure Meinung über alles, was ich Euch mitgeteilt habe, nicht. Ich seh's in Euren veränderten Gesichtszügen, daß Ihr vorläufig zu nicht allzu schmeichelhaften Resultaten über die Wesenheit meines Charakters gelangt seid. Bitte, übereilt Euch nicht. Denkt über alles nach und erwägt reiflich, bevor wir uns wiedersehn.«

Die Vertagung seiner Kritik schien Basil sehr gelegen zu kommen. Er erhob sich kalt und ruhig von seinem Platz und, einen Blick auf die Holzwand werfend, schickte er sich zum Aufbruch an.

»Nicht dort hinaus!« rief der Alte in freundlichem Tone. »Ich bin stolz darauf, Euch wieder mit einer neuen Wohnung Abednegos Osalez bekannt machen zu können.« Dann, die Tür eines

Speisesaales öffnend, in welchem vortreffliche Gemälde alter Meister hingen, führte er ihn durch seine Bibliothek in ein zierliches Ankleidezimmer, wo ein sauber gebürsteter Rock und Hut, Taschentuch und Handschuhe zu Seiten eines Toiletten-Tisches schon in Bereitschaft für ihn lagen, um ohne Verzögerung das Haus verlassen zu können. Annesley schüttelte unwillkürlich den Kopf.

»Ihr denkt an Delahaye-Street, nicht wahr?« bemerkte Osalez lächelnd. »Mir gilt beides gleich, ich fühle mich hier um nichts behaglicher als dort in der Dachstube. Ist einem nur Herz und Seele leicht, so läßt sich's leben in der Welt, gleichviel wo! Und glaubt mir's, Basil, sollten Weltereignisse Eure geistige Tätigkeit jemals in solchem Maße fordern, wie sie z.B. die Aufmerksamkeit jedes großen Kapitalisten in Anspruch nehmen, so würd' auch Euch binnen kurzem gleichgültig sein, auf welchem Lager Ihr schliefet und an welcher Tafel Ihr äßet. Doch warum soll ich ungerecht gegen mich selbst verfahren? Warum nicht eingestehn, daß ich mir alle jene Entbehrungen wie eine Buße auferlegte? Und wahrlich, Basil, daß der Himmel Euch in meine Nähe führte, will mir wie die erste Versicherung erscheinen, daß meine Schuld gesühnt sei.«

Während Osalez seinen Rock zuknöpfte, bot er Basil einen Platz in seinem Wagen an, um ihn nach West End begleiten zu können.

»Seid Eures Pferdes halber unbesorgt«, sprach er weiter, als Basil seine Einladung ablehnte. »Zebedee hat es auf meinen Befehl vor einer halben Stunde schon in Eure Ställe geführt.«

»Himmel, was wißt Ihr denn von meinen Pferdeställen, die erst geschaffen werden sollen!« rief Basil fast entrüstet. Osalez aber antwortete ruhig: »Verzeiht! Ich weiß alles, was Euch angeht. Das Pferd ist dort, wo es hingehört. Und nun wär' es wohl am gescheitesten, Ihr führet mich nach Bernard-Street und speistet bei mir!«

Sie traten jetzt eben aus der Tür eines, seiner Front nach, stattlichen Hauses. Während Osalez in den Wagen stieg, der vor der Tür bereits auf ihn wartete, entschuldigte sich Basil, auch dieser Aufforderung nicht Folge leisten zu können. Er hatte inzwischen nämlich erfahren, daß Verelsts zugegen sein würden, und murmelte etwas von der Notwendigkeit Toilette zu machen vor sich hin!

»Basil, was muß ich an Euch noch erleben! Seit wann seid Ihr ein Stutzer geworden?« rief Abednego. »Aß es sich nicht das vorige Mal ganz leidlich bei mir, auch ohne vorher Toilette gemacht zu haben? Woher urplötzlich diese Ehrerbietung vor Verelst und seiner Familie? – Seid Ihr bei ihnen nicht stets wie ein ›Kind vom Hause‹ gewesen? Seid Ihr nicht ein wohlerprobter Freund?! – Unter allen Umständen fahrt Ihr mit mir. Besteht Ihr darauf, so steigt Ihr aus, bevor wir Temple-Bar erreichen.«

»Habt Ihr Verelst etwa veranlaßt, das ihm durch den Marquis gewordene Engagement aufzugeben?« fragte Basil, als sie in starkem Trabe die City entlangfuhren.

»Gegenteils! Ich würde in ihn dringen, eingegangenen Verpflichtungen nachzukommen, wenn sich bei einem Mann wie Verelst überhaupt der Wunsch regen könnte, dieselben unerfüllt zu lassen. Der Künstler bedarf vor allen der Unabhängigkeit. Er mag sich selbst emporschwingen, und er wird es und seine Unsterblichkeit begründen, wenn er kann! Das wird für alle das Beste, das höchste Glück sein. Mutter und Töchter werden, solange der Vater im Norden seiner Kunst lebt, in meinem Hause wohnen.«

Als sie in Bernard-Street ankamen (denn nachdem sich Basil erst im Wagen befand, war kein Gedanke mehr an Aussteigen bei

Temple-Bar) ward Annesley von Mrs. Verelst und ihren Töchtern so herzlich bewillkommt, als es nur jemals, sowohl in Heidelberg wie London, der Fall gewesen war.

»Undankbares Mädchen!« drohte der junge Soldat, als er in das offne, heitre Gesicht seiner geliebten Esther blickte. »Nicht einmal Mitgefühl scheint sie für all' das Elend zu haben, das sie über mich gebracht hat.«

Und in der Tat benahmen sich Esther sowohl wie Salome mit so liebenswürdiger Zuvorkommenheit gegen ihren alten Freund, als habe niemals ein Duca di San Catalda auf Erden existiert.

»Ihr habt so oft die Rolle meines Bedienten gespielt, daß ich mich mindestens verpflichtet fühle, meinen wirklichen Kammerdiener einmal zu Eurer Disposition zu stellen«, sprach Osalez zu Basil und beauftragte den uns von früher bekannten, wohlansehnlichen, zeitunglesenden Diener, den Mr. Annesley ins Ankleidezimmer zu führen. »Essen, Basil, müßt Ihr bei mir, dabei bleibt's! Ich besitze einen Rheinwein, wie er nicht besser aus dem Keller Lord Maitlands kommen könnte, und ich wette drauf, daß Verelst schwört, es sei veritabler Hochheimer. Der soll Euch bald die Herzen öffnen und die schönen, in Deutschland vertraulich miteinander verlebten Tage wieder heraufbeschwören.«

Es währte nicht lange, so waren die Herzen wenigstens insoweit geöffnet, daß Basil die neben ihm sitzende Esther leise fragte, ob die Branzinis nicht verstimmt wären, auf den erwarteten längeren Besuch eines verehrten Gastes Verzicht leisten zu müssen?

»In der Tat, es tut ihnen leid!« antwortete Esther, nicht im leisesten verwirrt. »Indessen der Onkel hat uns Wagen und Pferde zu beliebigem Gebrauche überlassen, keine Schulstunde schmälert uns hinfort unsre Zeit, da können wir alsdann täglich sowohl Madame Branzini wie Madame di San Catalda besuchen.«

»Madame di San Catalda?« fragte der erstaunte Basil. »Die Mutter des Herzogs?«

»Nein, seine Gattin, – Madame Branzinis Schwester. Kennt Ihr sie vielleicht?« fragte Esther. »Freilich, – sie ist fast so leidend wie unsre arme Mama und geht selten aus.«

Basil gelangte jetzt urplötzlich zur Überzeugung, daß der Rheinwein ›echter Hochheimer‹ sei. Hätte nicht ein einziger trüber Gedanke, dessen er sich beim besten Willen nicht entschuldigen konnte, seine Freude in etwas gelähmt, er würde diesen Tag für den glücklichsten seines Lebens gehalten haben. Von allen Seiten blickte und nickte man ihm zu, hier hieß er – Freund, dort – Wohltäter, ein Dritter machte ihn gar zum – Idol. Osalez sah mitunter auf ihn, als woll' er sagen, der ist mir eine Million in Gold wert, während ihn die Verelsts als den Begründer ihres Glücks und ihres Friedens fast ans Herz gepreßt hätten.

Es stach ihm ins Herz, als ihn der Gedanke durchfuhr, daß er von seiner Mutter nie wie von diesen Leuten geliebt worden sei. Wie selten war ihm während seines ganzen Lebens durch Lady Annesley nur ein Tausendteil solcher Herzlichkeit zu Teil geworden! Dennoch mußt' er sich fragen: näherte sie sich jemand anders mit größerer Liebe? – Nein! War sie zärtlicher gegen sich selbst? – Nein! Schien doch ihr ganzes Leben eine freiwillige Buße zu sein, gleich jener, die sich Osalez auferlegt hatte.

Je länger er darüber nachsann, desto schmerzlicher berührte ihn der Gedanke. Er fürchtete sich fast darüber nachzugrübeln, was alles die hohe Seele seiner Mutter gequält haben möge, bevor ihr dieser strenge Ernst zur zweiten Natur geworden war. Er wußte, daß ihr nach dem Tode seines Vaters die Erziehung seiner Schwester vorenthalten ward, er rief sich Einzelnes aus der Erzählung Abednegos, sowie die Fieberphantasien des alten Nicholas ins Gedächtnis zurück, gedachte der Hollarschen

Kupferstiche, die ein A.O. auf dem Titelblatte führten, und zitterte vor dem traurig-wechselvollen Dasein, das die Jugend seiner Mutter bezeichnet haben mußte. Es war ihm nicht möglich, noch länger an der Tafel Abednegos zu verweilen.

Seine Wange verlor nach und nach jede Spur von Farbe und die Bewegung seiner Seele sprach sich so deutlich in seinen Zügen aus, daß niemand in ihn drang, noch unter ihnen zu bleiben, als er, ein Unwohlsein vorschützend, die Gesellschaft urplötzlich verließ. »Vielleicht hätt' ich einen frohen Abend in ihrem Kreise verlebt«, dachte Basil, als er seiner Wohnung zueilte. »Aber eben die Liebe, mit der man mir entgegenkam, wäre mir mit jedem Augenblick gefährlicher geworden. Nein, ich darf sie alle nicht eher wiedersehen, als bis es zwischen meiner teuren Mutter und mir zu einer Erklärung gekommen ist. Fällt sie ungenügend aus, so werd' ich Abednego und die Seinen niemals wiedersehen.«

Am anderen Abend war er in Barlingham. Jetzt zog er im Zwielicht eines köstlichen Maiabends querfeldein, Thymian, der ihm zu Füßen blühte, und Hagedorn umdufteten ihn, während das zitternde Grün des Heidelandes in einer Zartheit prangte, als könne die Dauer seiner Schönheit nur eine Stunde sein.

Als er den freien Platz erreichte, auf dem sich das isoliert stehende alte Herrenhaus erhob, sank ihm der Mut. Die Furcht vor dem strengen Gesicht und der ernsten Stimme seiner Munter dämpfte seinen Frohsinn. Die Aussicht, eben dort mit gewohnter Kälte empfangen zu werden, wo er einzig und allein eine herzliche Begrüßung fordern durfte, war wohl geeignet, ihn zu verwirren und die Freuden des Wiedersehens zu beeinträchtigen. Als er in das Wohnzimmer der Lady Annesley trat, saß diese in ihrem hochlehnigen Ebenholzstuhle am offenen Fenster und schien, die balsamische Luft der Sommernacht einatmend, ihren Gedanken nachzuhängen. Der Tau fiel, die Vögel schwiegen. Ringsumher herrschte Stille und heiliger Friede. Obschon die Lady ihren Sohn gesehen haben mußte, als er die über den Wallgraben führende Zugbrücke passierte, hatte sie sich dennoch nicht erhoben, um ihn bei seinem Eintritt mit mütterlicher Zärtlichkeit zu begrüßen. Nichtsdestoweniger glaubte Basil eine außergewöhnliche Milde und Sanftmut in ihren Zügen zu bemerken.

»Sei mir willkommen, mein lieber Sohn!« tönte es von ihren Lippen, was Basil von Seiten seiner Mutter ein freundlicherer Empfang dünkte, als es für jeden anderen die herzlichsten Liebkosungen seitens zärtlicher Eltern gewesen wären.

Es war stets schwierig für Basil, mit seiner Mutter, die an dem Getriebe der Außenwelt so gut wie gar keinen Anteil nahm, eine Unterhaltung anzuknüpfen. Neuigkeiten, Mitteilungen über die neusten Opern und Ballets, Auszüge aus einer glänzenden Debatte oder einem neuen Roman wurden meistenteils einsilbig mit einem »so, so!« oder »ja, ja!«, wenn nicht gar stillschweigend durch eine tadelnde Miene beantwortet. Heute lenkte sie selbst zu Basils äußerstem Erstaunen das Gespräch auf derartige Gegenstände.

»Was waren Deine Bekanntschaften in letzter Zeit?« fragte sie freundlicher, als es gewöhnlich zu geschehen pflegte. »Die Abreise des Herzogs von Rochester muß ein schmerzlicher Verlust für Dich gewesen sein. So viel ich weiß, warst Du häufig im Rochester-House. Auch Maitlands, so hört' ich, würden London verlassen. Du nanntest mir die Zirkel derselben Deinen gewöhnlichen Zufluchtsort. Wird es Dir nicht schwerfallen, Dich von der blondlockigen Lucy zu trennen, die Dich mit einiger Auszeichnung behandeln soll?«

»Die Maitlands gehören zu jenen Mädchen, die jedem jungen Mann mit Auszeichnung begegnen, der's nicht verschmäht, seine Zeit in ihrer Gesellschaft tot zu schlagen«, erwiderte Basil und machte ein ziemlich verlegenes Gesicht, als ihn der Gedanke durchfuhr, daß sich seine Mutter möglicherweise nach den Beweggründen seiner Gleichgültigkeit gegen Lucy erkundigen könne!

»Wußtest Du das im voraus, mein Sohn, so hättest Du vorsichtiger sein und die Neigung des Mädchens durch keine Zuvorkommenheit nähren müssen«, entgegnete seine Mutter. »In derlei Fällen wird der Friede eines Mädchenherzens stets geringer als alles andere erachtet, und doch, Gott weiß es, kann dem Manne kein schönres Los zu Teil werden als das Glück, das er an der Seite eines liebenden Weibes genießt.«

»Ich stimme Dir von ganzem Herzen bei«, rief ihr Sohn, »und würde niemals in leichtfertiger Weise mit der Neigung eines Mädchens spielen, sobald ich diese als eine echte erkannt hätte. Lucy Maitland aber spielte mit mir, und während wir ein Herz und eine Seele schienen, würde sie mit tausend Freuden den Antrag jedes ›ältesten Sohnes‹ angenommen haben, der ihr in den Weg gekommen wäre.«

»Kurzum, die schöne Lucy hat keine Gnade vor Deinen Augen gefunden! Und doch«, fuhr Lady Annesley fort, »sahen andre, die Deine Liebe gern einem andren Wesen zuwenden möchten, das einzige Hindernis in Deiner Bevorzugung Lady Maitlands!«

»Wie, man will mich verheiraten?« rief Basil ebenso erstaunt wie entrüstet. »Ich bin den Leuten für die große Mühe, die sie sich geben, außerordentlich dankbar, besitze aber weder Lust noch Mittel, um mich ihrem Wunsche gemäß zu verheiraten! Wie unsinnig, wie unverschämt!«

»Du mußt bereits gewählt haben, wenn auch nicht Lucy Maitland. Die Sprache, die Du führst, macht das ganz unzweifelhaft!« antwortete Lady Annesley. »Das ist gerade der Punkt, um dessentwillen Vardyn, mein Londoner Anwalt, an mich schrieb;

gerade hierüber bat er mich Gewißheit zu erlangen. Zwar sollte der Inhalt seines Briefes ein Geheimnis für Dich sein, doch ich bin's müde, mich ewig mit Geheimnissen umherzutragen. Je mehr wir uns dem Grabe nähern, je lauter wird die Mahnung in uns, denen, die wir lieben, unser ganzes Vertrauen zu schenken. Wenige Jahre noch, und alles, was überhaupt von uns bekannt werden kann, wird zur Kenntnis aller gelangt sein. Wozu also das ewige Komödienspiel, uns anders zu zeigen wie wir sind, und vor der Welt zu verbergen, was wir verheimlichen möchten?«

Diese Äußerung seiner Mutter setzte Basil in größeres Erstaunen als alle Freundlichkeit, mit der er heute bewillkommt war.

»Vardyn schreibt mir«, fuhr ihre Ladyschaft fort, »daß die Dame, deren Familie Dich gern zu den Ihrigen zählen möchte, jung, liebenswürdig, tugendhaft, schön und gebildet, dazu eine reiche Erbin und Dir von ganzem Herzen zugetan sei.«

»Mir herzlich zugetan?« wiederholte Basil. »Bist Du überzeugt, daß er wirklich schrieb: sie wäre mir herzlich zugetan?«

»Ja, das bin ich! Doch scheint Dein Interesse an der schönen Unbekannten, die noch eben so verächtlich behandelt wurde, einigermaßen im Wachsen zu sein.«

»Und doch weiß ich kaum warum!« entgegnete Basil mit einem tiefen Seufzer, der allgemach zu ahnen begann, daß Osalez, von dem Wunsche beseelt, ihn mit einer seiner Nichten zu verheiraten, diesen außergewöhnlichen Empfang vorbereitet habe. »Denn wäre sie noch tausendmal anziehender und reicher, unsere Verbindung würde Dir doch unmöglich scheinen.«

»So kennst Du denn die Dame?«

»Ich fürchte, ja! Und halte mich leider überzeugt, daß keine Schwiegertochter so wenig nach Deinem Wunsche sein dürfte wie eben diese!«

»Und doch schreibt mir Vardyn, der zwar ein Weltmensch, im übrigen aber ein Ehrenmann ist, der meine vollkommenste Hochachtung in Anspruch nimmt, daß sich Dir kaum jemals wieder eine so treffliche Partie darbieten dürfte. Der Onkel der jungen Dame macht sich anheischig, Dich ins Parlament zu bringen, und gewährt Dir eine jährliche Rente von fünfzehntausend Pfund!«

»Und gewährte er mir fünfzehntausendmal so viel, Du würdest uns Dein ›Jawort‹ dennoch verweigern.«

»Du reizest meine Neugier über alle Maßen!« rief Lady Annesley. »Fast scheint es mir, als setztest Du bei mir weniger Sinn für irdische Güter voraus, als ich in der Tat besitze. Glaube nicht, daß ich gleichgültig gegen derartige Zugeständnisse bin.«

»Aber noch minder gleichgültig wirst Du gegen andre Umstände sein, die hierbei in Betracht zu ziehen sind«, entgegnete Basil halblaut, der jetzt den Augenblick nahe glaubte, wo es zur Erklärung kommen müsse.

»Basil, glaube mir, daß unter allen Gaben, die uns ein geliebtes Wesen bieten mag, Reichtum nicht fehlen darf, um mit Wahrscheinlichkeit auf eine glückliche Zukunft schließen zu können!« entgegnete die Einsiedlerin. »Geld, mein lieber Basil, ist die Quelle alles Einflusses hier auf Erden.«

»Dennoch gibt es Vorurteile, die selbst unter solchem Einflusse nicht beseitigt werden können«, sprach ihr Sohn, dem sein Geheimnis bereits auf der Lippe zitterte.

»Von solchen kann hier schwerlich die Rede sein«, fuhr Lady Annesley fort. »Vardyn versichert mir ausdrücklich, daß die reiche Erbin einer vortrefflichen Familie angehöre und eines unbescholtenen Rufes genieße. Zudem hab' ich aufgehört, auf meine Ahnen und deren Grafenkronen ein bedeutendes Gewicht zu legen.«

»Wenn *sie* aber *jüdischer* Abstammung wäre?« stotterte Basil, durch die Mäßigung, mit der seine Mutter sprach, in etwas ermutigt.

»Ist sie nur selbst eine Christin, so seh' ich auch hierin kein Hindernis«, entgegnete Lady Annesley in so milder herzlicher Weise, daß jedes Wort wie Balsam lindernd in seine Ohren drang. »Höre mich, Basil! Ein solches Vorurteil hat über das Glück eines Lebens den Stab gebrochen und mich auf immer von der Seite eines Mannes gerissen, dem die erste und einzige Liebe meines Herzens gehörte. Ein ganzes Leben voll Schmerz und Trauer hat mich mit jener Schwäche nicht ausgesühnt, die mich den Wünschen meiner Eltern nachgeben und die Hand eines Mannes annehmen ließ, den ich achten mußte, aber nicht lieben konnte. Ich würde unter der Last eines schweren, nicht wiedergutzumachenden Unrechts zu Grabe gewankt sein, wenn nicht das edle Herz dessen, den ich liebte, unter dem Einfluß meines Treubruchs rachsüchtigen Gefühlen Raum gestattet und Wiedervergeltung gegen mich und andre geübt hätte! Seine Rache scheint mir Vergebung erwirkt zu haben. Doch verzeih, Basil«, fuhr sie zitternd fort. »Es ziemt mir nicht, darüber gegen Dich zu sprechen.«

»Doch, – doch!« rief der junge Mann, sich ihr zu Füßen werfend und die Hand der tiefbewegten Frau ergreifend. »Wem anders als Deinem Sohn, Deinem Dir in Liebe und Verehrung zugetanen Sohn, kannst Du Dein Herz aufdecken? Wer kann und wird so mit Dir fühlen, wie eben er? O, erzähle mir von Deiner Jugendliebe, Mutter – erzähle mir von Cadiz – von ihm, dem Du Dein Herz schenktest.«

»So weißt Du denn alles?« unterbrach ihn Lady Annesley totenbleich, ohne sich jedoch seinen Liebkosungen zu entziehen. »Ich sah es voraus, daß Dir meine Geschichte nicht stets ein Geheimnis bleiben würde.«

»Und *er selbst* löste mir so manches Rätsel, *er*, der außer Dir es einzig und allein konnte!«

Lady Annesley schüttelte das Haupt. »Der Mann, von dem ich Dir erzählte, fiel wie Dein Va…, wie sein glückliches Opfer in der Schlacht. Er focht und sank unter den napoleonischen Adlern bei Austerlitz. Dies, *dies* hier ist alles, was von ihm auf Erden geblieben ist!« fuhr die Lady mit kaum hörbarer Stimme fort, während sie das Porträt vom Pulte nahm, das Basil bei einer früheren Gelegenheit bereits gesehen hatte. »Wie teuer er mir war, mir stets und immer gewesen ist, darüber laß mich schweigen. Schau auf dies Bild, – mustre jeden dieser edlen und geistreichen Züge, und antworte mir, ob Dir die Schwäche Deiner Mutter nicht verzeihlich erscheint.«

Basil betrachtete das Bild umso lieber, als ihm dadurch Gelegenheit ward, sein Auge von seiner Mutter abzuwenden, die, bewegt wie sie war, sich ungern nur seiner Beobachtung preisgegeben sah.

»Nach dem hohen Interesse, das Du soeben für das Original dieses Bildes an den Tag gelegt hast«, sagte er endlich mit so fester Stimme, wie es sein klopfendes Herz erlaubte, »fehlt es mir fast an Mut, meine frühere Versicherung, daß er noch lebe, zu wiederholen. Noch gestern drückt' ich die Hand Abednegos Osalez, er ist mein Freund, mein Wohltäter. Nebst Dir, teure Mutter, hat Osalez den höchsten Einfluß auf mich gewonnen.« Lady Annesley faltete ihre Hände in unaussprechlicher Bewegung. »Basil, täusche mich nicht!« rief sie. »Sprich, sprich! Laß mich jene Worte noch einmal hören! Er lebt? Er liebt Dich?«

»Ja, er lebt, ist reich, glücklich und von Einfluß! Die Tochter seiner einzigen Schwester ist's, die meine Gattin werden soll!«

Diese Nachricht übte einen gewaltigen Eindruck auf Lady Annesley aus. Ihre Gemütsbewegung war so heftig, daß sie gefährlich erkrankte und der Freudenhimmel beider Familien durch die Möglichkeit ihres Todes mit dunklen Wolken bedeckt wurde. Alle Sorgen, denen sie jahrelang ausgesetzt gewesen war, schienen von geringerem Einfluß auf ihre Lebenskraft gewesen zu sein als die unerwartete Aussicht auf glücklichere Tage, die sich jetzt ihrem Auge darbot. Der zärtlichen Pflege ihres Sohnes, sowie all derer, die nach Barlingham eilten, um dem Wunsche der Lady gemäß ihr letztes ›Lebewohl‹ zu empfangen, den Bemühungen all dieser gelang es, die Kranke gegen ihr Erwarten wiederherzustellen.

Endlich genesen, war sie weit davon entfernt, eine Zustimmung zurückzunehmen, die sie ihrem Sohne bereits gegeben hatte. Der Verbindung Basils mit seiner geliebten Esther wohnte sie persönlich bei und erteilte beiden ihren mütterlichen Segen. Unmittelbar nach der Trauung begab sich das junge Paar auf ein prächtiges Landgut in Berkshire, das ihnen der großmütige Verwandte der Mrs. Annesley zum Hochzeitsgeschenk gemacht hatte. Es war der aufrichtige Wunsch beider, *den* Mann, dem sie vorzugsweise ihr Glück verdankten, stets in ihrem Hause zu sehn. Doch unmittelbar nach der feierlichen Handlung hatte Abednego Osalez England verlassen und keinen Zeitpunkt festgesetzt, bis wann er zurückgekehrt sein wolle.

Basil hält sich überzeugt, daß Abednegos plötzliche Abreise die Folge einer mit Lady Annesley abgehaltnen Unterredung sei, in der dieselbe mit gewohnter Festigkeit und Würde die Unmöglichkeit eines näheren Verhältnisses zwischen ihr und dem Manne ihrer ersten und einzigen Liebe dargetan habe – und bezweifelt deshalb die Rückkehr seines Freundes nach England. Esther schiebt seiner Reise einen anderen Beweggrund unter. Sie glaubt, er sei nach Deutschland aufgebrochen, um Verelst vor jeder polizeilichen Verfolgung zu sichern, wenn er als politischer

Flüchtling jemals in seine Heimat zurückkehren sollte. Zudem hofft sie, daß er die Familie des Grafen Ehrenstein bekehren und somit auch Salome bald zur glücklichen Gattin machen werde.

Lady Annesley, obschon sie häufig ihren Sohn besucht, lebt nach wie vor im Halbdunkel des stillen, alten Herrenhauses und horcht auf die Vermutungen, die jedes Mitglied der Familie über Abednegos Verschwinden in seiner eignen Weise hegt. Sie ist der Meinung, daß er seine Abwesenheit lediglich benutzen werde, um jedes Verhältnis abzubrechen, das ihn dermaleinst, mehr oder weniger unangenehm, an seinen früheren Beruf erinnern könne. Treue und tätige Agenten arbeiten in der Tat bereits an einer Zentralisation seines Vermögens und erstehen dafür einen bedeutenden Grundbesitz. Sollte sich die Hartnäckigkeit eines Mannes, die Zeit seines Lebens von Einfluß auf ihn gewesen ist, bis zu seiner Rückkehr nach England insoweit gemildert haben, daß er sich zur Annahme eines andren, vielleicht seiner Besitzung entlehnten Namens entschließen kann, so dürfte bald niemand in dem feingebildeten Land-Edelmann den ehemaligen Pfandleiher A. O. vermuten.

ENDE.

Der Geldverleiher ist im September 2021 als vierhunderteinundvierzigster Band der ANDEREN BIBLIOTHEK erschienen.

Die Herausgabe lag in den Händen von Christian Döring.

Die Übersetzung aus dem Englischen stammt von Theodor Fontane.

Catherine Gores Roman ist als *Abednego, the Money-Lender* zuerst erschienen zwischen März und Dezember 1842 im *Tait's Edinburgh Magazine*.

Das im Fontane Archiv Potsdam aufbewahrte Typoskript wurde von Iwan-Michelangelo D'Aprile ediert und mit einer Einleitung versehen, in der die Wiederentdeckungsgeschichte von Fontanes bisher unveröffentlichter Übersetzung nebst einer editorischen Notiz sowie einer literarhistorischen Einordnung nachzulesen sind.

Iwan-Michelangelo D'Aprile (geb. 1968 in Berlin) ist Literaturwissenschaftler und Historiker. Er lehrt als Professor für »Kulturen der Aufklärung« an der Universität Potsdam. Von ihm erschien 2018: *Fontane. Ein Jahrhundert in Bewegung* (Rowohlt Verlag).

Dieses Buch wurde von Jenna Gesse, Hamburg, gestaltet
und ausgestattet.

Den Satz besorgte Dörlemann Satz, Lemförde, mit den Schriften
Franziska, Unicorn Display und Fabrikat.

Die Herstellung lag bei Katja Jaeger, Berlin.

Das Memminger MedienCentrum druckte auf 100 g/m^2 holz- und
säurefreies, ungestrichenes Munken Pure. Dieses wurde von Arctic
Paper ressourcenschonend hergestellt.

Den Einband besorgte die Verlagsbuchbinderei Conzella in
Aschheim-Dornach.

Die Originalausgaben der ANDEREN BIBLIOTHEK sind limitiert
und nummeriert.

1.–3.333 2021

Dieses Buch trägt die Nummer:

2777 *

ISBN 978-3-8477-0441-6
Die Andere Bibliothek

Die Andere
Bibliothek